国家出版基金项目
NATIONAL PUBLICATION FOUNDATION

“十三五”国家重点出版物出版规划项目
高原医学系列丛书

高原医学与生理学

HIGH ALTITUDE MEDICINE AND PHYSIOLOGY

（第5版）

国家出版基金项目
NATIONAL PUBLICATION FOUNDATION

"十三五"国家重点出版物出版规划项目
高原医学系列丛书

高原医学与生理学
HIGH ALTITUDE MEDICINE AND PHYSIOLOGY

（第 5 版）

原　著　John B. West
Robert B. Schoene
Andrew M. Luks
James S. Milledge

主　译　格日力

副主译　姜　军

北京大学医学出版社

GAOYUAN YIXUE YU SHENGLIXUE（DI 5 BAN）

图书在版编目（CIP）数据

高原医学与生理学：第 5 版 /（美）约翰 · 韦斯特（John B. West）等原著；格日力主译. —北京：北京大学医学出版社，2021. 12
（高原医学系列丛书 / 格日力总主编）
书名原文：HIGH ALTITUDE MEDICINE AND PHYSIOLOGY
ISBN 978-7-5659-1952-7

Ⅰ. ①高…　Ⅱ. ①约… ②格…　Ⅲ. ①高原医学 ②人体生理学　Ⅳ. ① R188 ② R33

中国版本图书馆 CIP 数据核字（2019）第 039003 号

北京市版权局著作权合同登记号：图字：01-2015-2175

High Altitude Medicine and Physiology，fifth edition. John B. West，Robert B. Schoene，Andrew M. Luks and James S. Milledge. ©2013 by John B. West，James S. Milledge，Andrew M. Luks and Robert B. Schoene.

ISBN：978-1-4441-5432-0

高原医学与生理学（第 5 版）

主　　译： 格日力
出版发行： 北京大学医学出版社
地　　址：（100191）北京市海淀区学院路 38 号　北京大学医学部院内
电　　话： 发行部 010-82802230；图书邮购 010-82802495
网　　址： http：//www.pumpress.com.cn
E-mail： booksale@bjmu.edu.cn
印　　刷： 北京信彩瑞禾印刷厂
经　　销： 新华书店
策划编辑： 许　立　赵　莳　陈　奋　药　蓉
责任编辑： 陈　奋　陶佳琦　**责任校对：** 靳新强　**责任印制：** 李　啸
开　　本： 889 mm × 1194 mm　1/16　**印张：** 30.5　**字数：** 896 千字
版　　次： 2021 年 12 月第 1 版　2021 年 12 月第 1 次印刷
书　　号： ISBN 978-7-5659-1952-7
定　　价： 265.00 元

高原医学系列丛书
编　委　会

分册编委会

主　　译　格日力

副主译　姜　军

译　　者　（按姓名汉语拼音排序）

白玉婷　青海大学医学院
旦增诺扬　青海大学医学院
黄　璐　青海大学医学院
李　佳　青海大学医学院
李润乐　青海大学医学院
李英兰　青海大学医学院
刘慧慧　青海大学医学院
刘　洁　青海大学医学院
刘军莉　青海大学医学院
马　爽　青海大学医学院
马　燕　青海大学医学院
胥　瑾　青海大学医学院
张培莉　青海大学医学院
朱明明　青海大学医学院

秘　　书　黄　璐　青海大学医学院

主译简介

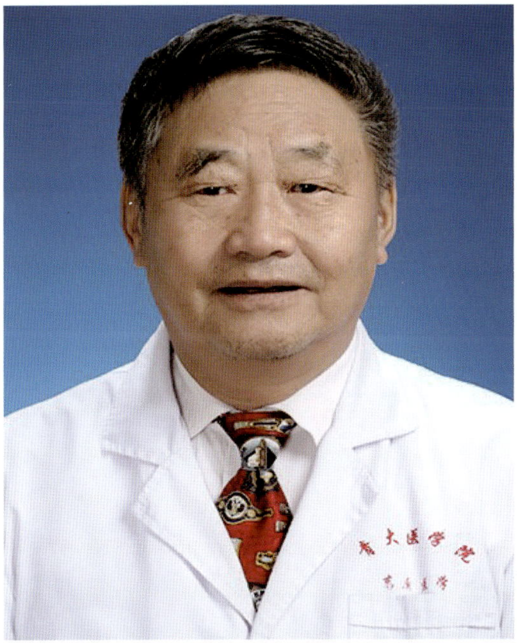

格日力，医学博士，教授，主任医师，博士生导师。现任青海省科学技术协会副主席，青海大学高原医学研究中心主任，呼吸内科学与高原医学教授、主任医师，享受国务院政府特殊津贴。兼任青海大学学位委员会主任，国际高原医学会常务理事、亚太地区国际高原医学会主席、教育部医学与生物学部委员、《中国高原医学与生物学杂志》主编。

主要从事低氧生理和高原医学研究，在国内外期刊发表论文390余篇，其中包括*Science*、*Nature*等顶级期刊；著有专著3部。承担国家级和省部级科研项目18项；获国家科技进步特等奖、二等奖，何梁何利奖、青海省科技进步一等奖（两次），全国杰出专业技术人才、全国优秀科技工作者提名奖，2016年发展中国家科学院基础医学奖，2017年全国创新争先奖。2019年担任青海省人才联合会理事长，注重用科技服务民生，其科研成果在青藏铁路建设、高原病防治、玉树地震救灾、高原病急救以及促进高原经济社会发展、维护边疆稳定等方面发挥了重要的作用。

在高原医学人才建设上，创建了集教学、科研、医疗为一体的高原医学研究基地，创建了第一个青海高等院校高原医学博士点和国家级重点学科，培养了40余名高原本土医学博士。

丛书序一

高原医学是一门新兴的交叉学科，与特殊的地域环境密切相关，主要特点是低压低氧、低温、干燥、强紫外线等。生活在高原地区的一切生命体均涉及对低压低氧等特殊环境的自身平衡调节。机体为了适应特殊自然环境，启动自身平衡调节机制，使各系统功能达到新的动态平衡，实现机体的习服与适应。如果调节机制失衡、适应功能不良，出现失代偿，就会发生高原疾病。高原低压低氧环境对呼吸、循环、消化、血液、神经、泌尿、内分泌等多系统及水、电解质和能量代谢等产生诸多效应。我们认为，高原环境对人体的影响是多系统、多方位、急慢性损害并存的复杂的病理生理现象，目前还有许多医学难题有待研究。

近几年来，高海拔地区医学和生理学领域的研究取得了跨越式的快速发展。荣获2019年诺贝尔生理学或医学奖的来自美国、英国的三位科学家经过27年的潜心研究，揭示了氧气如何在细胞中起作用，以及人体从整体水平上如何适应低氧环境变化，从而进一步精准地解释了有关新陈代谢、免疫调节等影响人体适应高原低氧环境的科学问题。高原低氧给人体所带来的影响是多方面的，如高原劳动力受限、高原衰退、高原生活质量下降，以及各类急、慢性高原疾病。细胞氧感知通路的新发现，为高原适应与损伤机制研究和高原运动训练、高原老年医学、高原野外急救医学，以及肿瘤学等的深入研究带来了新的启示与方向，具有重要的理论价值和巨大的临床应用潜力。

为了进一步促进高原医学教学与科研工作的健康快速发展，更广泛地开展高原医学科普教育，深化医教协同，推进医学教育改革与发展，在提升医学人才培养质量的时代要求与背景下，我们紧紧围绕国家生态文明建设战略及高原人群的健康与卫生保健需求，突出青藏高原地域特色，在北京大学医学出版社的大力支持下，启动了“高原医学系列丛书”的编写工作，并成功申请到了国家出版基金资助。根据医学专业类别的不同，本系列丛书共分为11个分册，其内容涉及高原特殊环境有关的基础与临床研究、高原劳动卫生防护、高原动物与人体遗传适应、高原运动生理、藏医药等。本系列丛书包括：

1.《高原适应的生物基础》 青藏高原由于地理环境的特殊性和长期的自然选择，逐步形成了独特的生物多样性。藏族、蒙古族等少数民族是主要世居者，世代的变迁使他们一步步适应了这一特定的自然环境，得以生存繁衍。如藏羚羊、牦牛、藏绵羊、高原鼢鼠、高原鼠兔等高原特有动物经过不断进化，成为该地区的主要动物物种，为维持青藏高原的生态平衡和生物多样性起到了重要作用。为了逐步揭开高原世居人群和土著动物的神秘面纱，本书以适应低氧环境的遗传学机制为切入点，从生理、生化、形态学和分子学等方面来探秘人类和动物适应严酷高寒低氧环境的生物学机制。总结了这些生存于高原的人和动物，特别是藏族人群中所发现的*EGLN1*、*PPARA*、*EPAS1*等基因的生理功能，从而为高原医学研究提供新的研究策略。

2.《高原医学与生理学》（第5版） 该书为英译中文版翻译图书，原著主编者为国际著名高原医学专家约翰·韦斯特（J.B. West）教授，其内容阐述了高原医学和生理学的基本知识及最新研究进展，内容新颖前沿，它将会推动我国高原医学科学的发展。

3. *Hypoxia-Related High Altitude Illness*（《低氧相关高原疾病》） 该书用英文编写，全面地整理和总结了高原低氧环境中各系统疾病的变化特点，探讨了高原地区常见的各种急、慢性疾病的病理生理学变化。立足青藏高原，将我国高原医学研究的新成果推上了国际舞台。

4.《高原低氧神经生理》 本书是专门阐述在低压低氧和常压低氧环境下，神经系统结构和功能变化特点及其规律的一部书籍。该书涉及在低氧环境下脑血流变化、血脑屏障、脑电活动、神经递质合成和释放、突触可塑性、信号传递通路、感觉神经和运动神经活动规律、认知功能、能量代谢以及神经干细胞等方面。它是对当前高原脑科学领域研究状况的一次概括和总结，是致力于三江源地区人居住健康发展的一部著作。相信该书的出版将对高原脑科学研究的发展具有一定的推动作用，也为广大高原医学研究者提供参考。

5.《高原常见疾病》 本书重点对高原地区较常见的急性和慢性高原病的病理生理学变化、诊断标准，以及防治等进行详细整理和总结，特别是简要介绍了调节细胞氧感知通路过程中的关键转录因子——低氧诱导因子（HIF-1），其中的关键分子——脯氨酰羟化酶（PHD2）与高原红细胞增多症患者氧稳态的分子机制，以及低氧性肺动脉高压发生、发展过程中HIF-1的作用机制，包括慢性低氧如何调控肺动脉平滑肌细胞的增殖与收缩，如何寻找有效的基于HIF-1靶向治疗低氧性肺动脉高压的有效药物等进行了叙述。另外，对具有高原区域特色的疾病如结核、包虫病、高原烧伤与冻伤和高原麻醉进行阐述，突出了临床疾病在高原特殊环境下的特点和诊治要点。本书旨在提高临床医师对高原特殊环境下的相关临床疾病的深入认识，在临床实践中不断总结经验，提高高原临床疾病的诊治水平，服务于广大高原人民。

6.《高原实用妇产科学》 本书是高原地区临床使用的综合性妇产科参考书籍，旨在研究高原地区妇女生殖系统各种疾病的发生、发展变化的特点，以及在妊娠、分娩、产褥期等不同时期的孕产妇的生理、病理变化特点，并对高原地区胎儿、新生儿的生理病理特点进行阐述，为广大高原地区妇产科医生提供参考。

7.《高原运动医学基础与应用》 通过总结多年高原训练的实践经验和国内外最新研究成果，以高原运动医学为切入点，力求理论与应用并重，前沿动向和实际相结合，探讨了高原地理环境及高原运动锻炼的低氧生理适应机制，全面总结和分析了高原训练及运动锻炼的基本理论、方法和应用，提出了一系列建设性意见和注意事项，对进一步推进我国高原训练实践及全民健身活动发展具有积极意义。

8.《高原藏医药学》 藏医药与高原医学有着密切关系，本书参考了诸多著名藏医专家的著作，总结了多年藏医研究的精华，浓缩了具有浓郁民族特色的藏医药文化精髓，并与高原地域特色密切结合。民族医药与高原常见病、多发病的诊治密切相关，编写本书旨在更好地治疗高原少数民族人民的疾病。

9.《高原临床病理生理学》 本书的编写遵循病理生理学内容的基本结构，同时紧跟学科发展的前沿，力求介绍最新的研究进展和成果。编写上，一方面突出病理生理学这门“桥梁学科”特点，注重基础与临床的紧密联系；另一方面注重介绍高原低氧环境中相关器官系统，如呼吸系统、心血管系统、血液系统、中枢神经系统、免疫和营养代谢系统等在缺氧条件下的损伤机制及变化。它不仅为临床医生诊疗工作提供了丰富的基础医学理论与知识，而且为广大医学生学习高原医学及相关医学知识提供了教材和参考书籍。

10.《高原医学》（第 2 版） 这是一本适用于医学本科生、研究生使用的教材，是在《高原医学》（第 1 版）教材的基础上编写而成的。编写过程中所有章节都做了认真仔细的更新，对陈旧的内容进行了必要的删减，同时增加了许多新的图片和表格，并对参考文献进行了更新。完善后的教材层次性、逻辑性、结构严谨性、文字简洁流畅性均大幅提升。本书作者在高原缺氧研究领域中的高原医学理论成果获得国际认可，在此基础上，将基础理论与最新研究成果有机结合，同时吸收国际最新成果，突出“高原、民族、地域”等特色，编写了独特的高原医学教材，主要适用于临床医学本科、研究生和全科医学专业学生。

11.《走进高原健康必读》 本书是针对初上高原地区，对高原医学感兴趣的非医学专业人士的科普读物，详细介绍了与高原有关的保健知识，具有较强的实用性，同时向公众提供了高原医学的实用科学知识。本书从高原的地理概况、气候特征、高原民族文化、饮食文化、高原交通枢纽，以及初上高原需要掌握的基本医学和保健知识的角度，做了较为全面、详细的梳理和介绍，尤其对高原上各种交通工具的使用、高原气候的逐步适应、初上高原发生的不良反应的自我评估和出现严重高原不良反应时的重要解决途径做了较为全面的介绍，希望读者在欣赏高原地区美丽自然风光的同时，能对高原的圣洁美景、特殊气候、自然条件、民族风俗、饮食文化，以及高原医学知识的储备有更多的深入了解。

本丛书大部分的编写人员是来自青海、西藏、重庆等地区从事高原医学基础与临床工作的专家，还有一些在其他地区从事高原医学研究的专家学者，其中不乏中青年博士、少数民族学者，他们本着严谨、科学、负责的态度，为编撰好本丛书付出了大量心血。衷心感谢北京大学医学出版社的责任编辑许立、赵莳、陈奋等老师对本丛书出版所付出的努力。在此向他们致以诚挚的谢意和崇高的敬意。

由于高原医学是一门发展中的新兴学科，对高原特殊环境下的临床与基础研究尚不够深入，再加上编者的专业范围较广，对各专业临床及基础理论的论述，虽各有侧重，但仍难免有重复之处。另外，编者学术理论、临床实践水平有限，书中难免存在不足，恳请广大读者批评指正，以利于我们不断改进和进步。

格日力 教授

青海大学高原医学研究中心

2021 年 5 月

丛书序二

青藏高原被称为“世界屋脊”、地球“第三极”和欧亚大陆制高点，是我国的特色地貌之一。青藏高原毗邻多国，民族众多。历史的烽火硝烟至今余烬犹在，青藏高原的地理位置也事关国家战略安全。青藏高原地质成矿条件好，又是“亚洲水塔”，自然资源丰富，是我国经济可持续发展的重要战略资源地区。

新中国成立以来，川藏、青藏、新藏等多条公路的建成，多条航空线路的开通，青藏铁路的运行，西藏电网的覆盖，光纤工程的实施等将青藏高原与内地紧密地联系起来；“十四五”期间，川藏铁路、大型水电工程的建设必将进一步提升青藏高原在我国国防安全、经济建设和社会发展的战略地位。

高原地区经济与国防建设的突飞猛进，使人们对高原低氧等极端环境的防护需求日益加大。平原世居者急进高原而产生的急性高原病，移居人群和世居人群的慢性高原病，还有多种高原低氧的机体损害问题都需要在科学研究的基础上进行科学的医学防护。

我国的高原医学专家多年来扎根高原，悉心耕耘，在急性高原病防治上，创造了青藏铁路建设者急性高原病“零死亡”的奇迹；在慢性高原病的诊断上，提出了“青海标准”；开展了对其他高原低氧引发病症的多层次深入研究。

在这一时代背景和历史机遇下，这套描述高原医学相关问题的丛书应运而生。本套丛书的作者们或是世居高原的藏族、蒙古族儿女，或是父母移居高原的“高二代”，或是其他将大好年华挥洒在高原的奉献者。他们都是高原医学相关领域的精英、翘楚，他们都对高原怀有深深的爱。

本套丛书的出版是我国高原医学发展的需要，也是我国高原医学发展的必然。相信本套丛书的问世，将对高原医学领域的医、教、研发展起到重要的作用，在青藏高原地区的建设中发挥重要作用，而且将会进一步为确立我国在国际高原医学领域的领军地位产生重大影响。

致敬作者，祝福青藏，扎西德勒。

范　明 教授

中国人民解放军军事医学科学院

2020 年 12 月

丛书序三

It is a truly amazing feat of human physiology that each of the approximately one hundred trillion cells in the healthy adult human body is supplied with adequate O_2 to meet its metabolic needs or, to put it another way, that O_2 supply and demand are matched on such a massive scale.

The discovery of hypoxia-inducible factors (HIFs) and their regulation by HIF hydroxylases has provided a molecular mechanism for understanding how oxygen homeostasis is maintained despite moment-to-moment changes in O_2 delivery and utilization across those hundred trillion cells.

The HIFs and their hydroxylases are present across metazoan species, the evolution of which is a story of increasingly large and complex body plans, necessitating increasingly extensive and sophisticated physiological systems for O_2 delivery, culminating in the respiratory and circulatory systems of mammals. It is no surprise that this evolutionary process was accompanied by an increasing complexity of the underlying molecular mechanisms. *Caenorhabditis elegans*, a simple nematode that is composed of roughly one thousand cells, makes only one HIF protein and just a single HIF hydroxylase, whereas the genome of Homo sapiens encodes three HIF proteins and four HIF hydroxylases.

Besides the evolution of metazoan species of increasing size and structural complexity, another truly remarkable feature of animal life on earth has been its ability to populate virtually every available ecological niche on land and in the sea. Even within a single species, the drive for environmental adaptation seems to have been relentless. As a result, humans have adapted to life at high altitude, with long-term settlement of regions of the Himalayas, Andes, and Ethiopean plateau at elevations exceeding 3500 meters. The principal challenges of life at high altitude include increased exposure to ultraviolet light and cold temperatures, but the greatest challenge is reduced O_2 availability. Thus, individuals residing at an altitude of 3650 meters in Lhasa, Tibet must maintain O_2 homeostasis despite an ambient O_2 concentration of 14% (a partial pressure of ~ 500 mmHg), which is one third less than is present at sea level (21%, ~ 760 mmHg).

Evolution is the product of mutation and selection. Thus, over many millennia, humans and their hominid progenitors, as well as other metazoan species living at high altitude, have been subject to the process of natural selection, in which individuals with genetic variants that improved the adaptation of their body to chronic hypoxia were more likely to pass their genes along to the next generation. The recent identification of variants in the *EPAS1* and *EGLN1* genes, which encode a HIF protein and HIF prolyl hydroxylase, respectively, as the most highly selected polymorphisms in the genome of high-altitude Tibetans has underscored that O_2 homeostasis provides an organizing principle for understanding human evolution and biology.

Still, given the profound requirement for O_2, there are many unanswered questions about the impact of chronic hypoxia on human development and physiology, as well as the predisposition to, and progression of, various human diseases. The eleven books in this series will focus on many of these issues. For example, while most Tibetans appear well adapted to life at high altitude by virtue of having inherited protective alleles at the *EPAS1* and *EGLN1* genes, individuals who have not inherited these variants are at increased risk for the development of chronic mountain sickness, a life-threatening condition that is often characterized by polycythemia, pulmonary hypertension, and cognitive deficits. The potentially fatal outcome of this disease represents a selection against individuals who do not carry the protective variants. Another major source of selection is during pregnancy, when chronic hypoxia exerts its maximum effect by affecting survival at the earliest stages of life. As we achieve a greater understanding of the pathophysiological effects of chronic hypoxia, we will be in a better position to prevent or treat hypoxia-associated diseases. Conversely, what we learn about the molecular and cellular mechanisms underlying effective adaptation to chronic hypoxia in high altitude populations may provide new strategies for the treatment of disorders that are common in lowland populations, such as ischemic cardiovascular disease due to atherosclerosis and pulmonary hypertension due to chronic lung disease.

Gregg L. Semenza, MD, PhD
Professor of Johns Hopkins University
School of Medicine USA
Member of the National Academy of Sciences of USA
Winner of the 2019 Noble Prize in Physiology or Medicine
January, 2021

丛书序三（译文）

一个健康成年人体内大约有100万亿个细胞。让人惊奇的是，每个细胞都有足够的氧气供应以满足其代谢需要，换言之，这是一种在最大限度上达到了氧气供需平衡的状态。

尽管氧的输送和利用在100万亿个细胞中时刻变化着，但低氧诱导因子（HIF）的发现和HIF羟化酶对其的调控为氧稳态维持提供了一种分子调控机制。

HIF及其羟化酶广泛存在于多细胞动物物种中。多细胞物种的进化需要越来越广泛和复杂的生理系统支持以保证氧气输送，最终使氧气到达哺乳动物的呼吸和循环系统。可以肯定的是，该进化过程的潜在分子机制更为复杂。秀丽线虫（*Caenorhabditis elegans*）是一种由大约1000个细胞组成的简单的线虫，只产生一种HIF蛋白和一种HIF羟化酶，而现代人的基因组编码了3种HIF蛋白和4种HIF羟化酶。

除了多细胞后生动物物种的体型进化得越来越大、结构越来越复杂之外，地球上动物生命的另一个真正显著的特征是它能够在陆地和海洋上几乎占据所有可用的生态区域。即使是在一个物种内部，对环境适应的驱动力似乎也是不间断的。因此，人类已经适应了高海拔地区的生活，并在喜马拉雅山、安第斯山脉和埃塞俄比亚高原地区等海拔超过3500米的地区长期定居。高海拔地区生活的主要挑战包括紫外线、低温，但最大的挑战是低氧。因此，尽管西藏拉萨（海拔3650米）的氧浓度为14%（大气压约500 mmHg），比海平面（氧浓度21%，大气压约760 mmHg）低1/3，但居住在这里的人也必须适应并维持氧稳态。

进化是突变和选择的产物。因此，几千年来，生活在高海拔地区的人类和人类的祖先及其他多细胞动物物种一直受到自然选择的影响。他们不断发生着遗传变异，这种变异使得他们对慢性缺氧的适应能力增加，并且把适应缺氧的基因传递下去，进行着种族繁衍。最近，在编码HIF蛋白和HIF脯氨酰羟化酶的*EPAS1*和*EGLN1*基因中发现了变异。这两个基因是高海拔藏族人基因组中高度选择的遗传多态性，说明氧稳态为人类进化和生物学提供了一个组织原则。

尽管如此，鉴于对氧气的巨大需求，我们仍有许多问题有待研究，包括慢性缺氧对人类发育、生理的影响，对各种疾病的易感性等。本系列丛书的11个分册将集中讨论其中的许多问题。例如，虽然大多数藏族人在*EPAS1*和*EGLN1*基因上遗传了保护性基因，因此似乎很好地适应了高海拔地区的生活，但没有遗传这些变异的个体患慢性高原病的风险增加。该疾病通常以红细胞增多症、肺动脉高压和认知障碍为特征，可危及生命。这种疾病的潜在致命结果代表了对不携带保护性基因的个体的选择。另一个主要的选择来源是在妊娠期间，慢性缺氧通过影响生命早期的存活发挥最大的作用。随着我们对慢性缺氧的病理生理学效应有了更深入的了解，我们将能够更好地预防或治疗缺氧相关疾病。相反，我们对高海拔人群有效适应慢性缺氧的分子和细胞机制的了解可能为平原人群常见疾病的治疗提供新的策略，如动脉粥样硬化引起的缺血性心血管疾病和慢性肺病引起的肺动脉高压。

格雷格·塞门扎 教授
美国约翰斯·霍普金斯大学医学院
美国国家科学院院士
2019年诺贝尔生理学或医学奖获得者
2021年1月

丛书序四

People and other species adapting to the challenge of high-altitude hypoxia form the substance of this set of volumes overseen by Editor-in-Chief Ge Ri-Li, director of the Research Center for High-Altitude Medicine, Qinghai University. With an average altitude of 4500 m, the vast Qinghai-Tibet Plateau afforded Dr. Ge, national and international colleagues, and students a richly endowed natural laboratory to address classic scientific questions and raise new ones about the biological consequences of hundreds of generations, a lifetime, or a short period of exposure to an unavoidable, severe, and unique stress: hypobaric hypoxia. It results from falling barometric pressure with increasing altitude; the air becomes less dense and has fewer molecules, including oxygen molecules that make up 21% of air. The renowned physician-scientist John B. West has remarked that high-altitude hypoxia affects every system in the body. The topics in this set of volumes support his assertion.

One volume of the series launches the series with an evolutionary approach examining the genetic bases of adaptation by Tibetans, a population with millennia of highland residence, and highland animal species such as the Tibetan antelope (*Pantholops hodgsonii*). Several volumes expand to physiology, pathology, and medicine among highlanders and others. People of many nationalities have migrated to the Qinghai-Tibet Plateau, worked there for a time, or visited as tourists. Volumes in the series deal with their responses. Other volumes address the medical specialties of neurology and obstetrics, and gynecology when practiced at high altitudes. Adaptations to hypoxia may increase vulnerability to certain diseases, a topic covered from both biomedicine and Tibetan medicine viewpoints.

This series aims to serve a diverse audience with basic science and translational science perspectives. For example, one volume addresses new residents themselves, another advises athletes in training, and another teaches medical students. In summary, Editor-in-Chief Ge Ri-Li has organized a series of volumes that will form a reference work about the basic science, its educational, practical and public health applications obtained during decades of research and practice on the Qinghai-Tibet Plateau.

Cynthia M. Beall, PhD

Professor of Case Western Reserve University

Member of the National Academy of Sciences of USA

January, 2021

丛书序四（译文）

这套丛书是在青海大学高原医学研究中心主任格日力教授的指导下完成的，其主要讲述了人类和动物物种对高原低氧环境的适应。青藏高原地域辽阔，平均海拔4500米，为格日力教授及其团队提供了得天独厚的自然实验室，用以解决经典科学问题，并不断提出关于数百代人一生或短时间暴露在不可避免的、严重的、独特的低压低氧环境下的生物学效应的新问题。低压缺氧是指随着海拔升高，气压下降，进而出现空气稀薄，包括占空气21%的氧分子在内的分子减少。著名的医学家约翰·韦斯特（J.B. West）曾指出高原缺氧会影响身体各个系统，这套丛书支持该观点。

丛书分册之一从进化角度研究了藏族人群及高原动物物种（如藏羚羊）适应高原缺氧的遗传基础。许多分册还分别介绍了青藏高原世居者、移居人员、工作和旅游参观人群的生理学、病理学及医药学等相关内容。有些分册还涉及高海拔居住人群的神经病学、妇产科学等。此外，缺氧适应可能会增加人体对某些疾病的易感性，这是生物医学和藏医学所涵盖的一个主题。

本丛书旨在为不同的读者提供基础科学和转化科学的视角。例如，其中一个分册主要是针对住院医师，而另一个分册则是针对训练中的运动员，还有一个分册是针对医学生编写的。总而言之，格日力教授主编的这一系列丛书，是一套在青藏高原几十年研究和实践中获得的有关基础医学、教育、实践和公共卫生应用的参考书。

辛西娅·贝尔 教授
美国凯斯西储大学人类学部
美国国家科学院院士
2021年1月

译者前言

初次见到这本《高原医学与生理学》(*High Altitude Medicine and Physiology*)(第5版)时，我们即刻被它重要的临床价值和丰富实用的内容所吸引。书中讲述的高原医学相关知识和内容，给予我及我的学生们很大的帮助，对于我们进行高原医学研究具有强大的推进作用。我时常翻阅此书，从中既能获取对临床工作的启迪，又可温故而知新。在对此书品味之余，特别希望能与我国的广大同仁分享此书的内容和经验。恰逢北京大学医学出版社的出书邀请，我第一时间谈到了我对翻译此书的想法并自告奋勇承担了此书第5版的翻译任务，随即开始了译书的一段“苦旅”。

在翻译的过程中遇到的困难远大于预期，主要原因如下：本书的主体是研究式的文本，呈跳跃式思维；涵盖内容的时间和专业范围广，既有最传统的高原病描述，也包含最新的高原病研究；书中内容密切结合临床知识。故此，在翻译中，为了准确地表述，经常要查阅经典的和最新出版的专著；还要向临床同行请教相关专业的学术进展，推敲准确的表达，回想起来也是一趟痛并快乐着的精神之旅。

在专业理论著述和日常临床工作的操作之间，存在着一个间隔地带。怎样把理论知识转化为实践技能，常常要靠“意会”，要靠耳濡目染以及与经验丰富的专家共事并学习。笔者以为，本书恰恰可以在一定程度上帮助读者跨越此“鸿沟”。因为此书是著者把临床医生在日常工作中的经验(也是经验的精炼)予以整理、归纳的结果。经验丰富的专家常常忽视这些临床经验，因为他们虽然在日常工作中应用临床经验，但很难对其做“科学”(证实、证伪、循证医学根据)的描述，本书著者以一个住院医师的视角和需求，把这些散落的经验聚拢起来，点石成金，成就了这本供临床医师阅读的畅销书。

本书的一个短板是由于涉及年份跨度大，对于名词命名不统一。近年来，高原医学飞速发展，相关名词命名有一定变化，因此，将文中的名词做统一整理很有必要。其中各种疾病统称按照缩略语进行统一，全文一致，比如将“习服”与“适应”的概念做了清楚划分；“高原疾病”统一翻译成“高原病”；有些翻译需要用全称，如“低氧性肺动脉高压”；民族翻译力求准确，比如 Han Chinese 译为“汉族”而不是“中国汉族”；high altitude 译为“高海拔”；very high altitude 译为“特高海拔”；extremely altitude 译为“极高海拔”；sea level 译为“海平面”。需要统一并换算文中的单位，如血红蛋白的单位为 g/L；“inch”全部换算为“m”；大气压的单位“kPa”全部换算为“mmHg”。此外，结合本书的内容，斟酌再三，译名定为《高原医学与生理学》，其中滋味，有待读者在阅读中拨冗体会。

本书翻译的主体工作由青海大学高原医学研究中心的老师完成，他们认真翻译，逐字修改、反复揣摩，尽可能准确地表达原文之意，确为

“呕心沥血”之作，全体老师的辛苦努力使得本书的翻译得以顺利完成。在此，我们对各位辛苦付出的译者致以真诚的感谢！

格日力

2020 年 8 月

原著前言

近年来，高原医学与生理学研究接连不断地取得新进展。例如，自 2007 年最近一次本书修订出版以来，高原遗传学领域研究取得了重大进展，其中最重要的发现之一——对藏族人和汉族人之间的基因差异研究——有望更好地解释藏族人为何拥有非凡的高原环境适应能力；此外，对低氧诱导因子功能的研究也有重大突破。现在人们意识到，低氧诱导因子调控着机体对组织缺氧的反应。由此，人们更好地理解了安第斯人和藏族人（世界上成功适应了高原环境的两种人群）之间的表型差异。本书增设了有关高原遗传学的章节，以收录上述一系列研究，意在使那些在这一方面欠缺背景知识的读者能够通过这些章节更加了解这一领域的相关知识。

此外，对高原病的研究也取得了重大突破。例如，针对急性高原病的各种可用药物的重要性以及有关高原环境习服策略与方法的新观点得以明确。人们进一步探明了高原肺水肿的病理机制及其治疗方法。高原病的有关章节对此进行了详述，本版图书对已被发现的高原病的章节进行了详细修订。

另一个快速发展的研究方向是如何解决那些必须去高原工作的人群所面临的健康问题。高海拔地区采矿活动日益增多，这一趋势在南美洲尤为明显。现今，智利北部海拔 5000 m 地区坐落着许多大型综合巡天望远镜，在那里，工作人员只有身处富氧室才能够高效工作。青藏铁路线上运行的列车需要驶过海拔 5000 m 以上的高原，一项重要的技术突破是，科技人员利用先进技术成功提高了每一节旅客列车的车厢氧浓度。遗憾的是，在海拔 6000 m 以上的锡亚琴冰川地区，印度和巴基斯坦之间军事冲突不断，在该地区作战的军队人员也因而极易罹患高原病。

新版本对所有章节进行了详细修订，以保证篇幅较为合理。书中新增大量插图，参考文献也进行了更新，其中一部分是最新版本，已完成验证。

特别感谢本书的编著者之一——来自华盛顿大学西雅图分校的安德鲁博士（Andrew Luks，MD）。他热衷于登山并且对高原病的临床研究抱有浓厚兴趣。因此，他负责修订了本书中有关这一领域的部分章节。

越来越多的人正参与到高山滑雪、高原徒步旅行或登山运动中，高海拔地区的商业活动也在快速增加。在过去，对影响高海拔地区常住居民疾病的研究一直无法得到应有的重视，现如今，这一领域的研究正蓬勃发展。我们希望新版的本书能不断改善在高海拔地区生活、旅游及工作的人员的健康和安全。最后，感谢来自 Hodder Arnold 出版社的 Joanna Koster 和她的同事们对我们的大力支持。

John B. West
Robert B. Schoene
Anderew Luks
James S. Milledge
（格日力　黄　璐　译）

目　录

换 算 表

表1　压力单位：mmHg（毫米汞柱）转换为kPa（千帕）

mmHg	kPa
1	0.133
10	1.33
20	2.67
30	4.00
40	5.33
50	6.67
60	8.00
80	10.7
100	13.3
200	26.7
300	40.0
500	66.7
700	93.3
760	101.3

1 托 = 1mmHg

表2　大气压和海拔换算表（根据国际民航组织标准大气压和低纬度高山上的实际气压进行换算）（见表2-1）

海拔		压强 mmHg	
米	英尺	标准大气压	实际大气压
0	0	760	760
1000	3281	674	679
2000	6562	596	604
3000	9843	526	537
4000	13 123	462	475
5000	16 404	405	420
6000	19 685	354	369
7000	22 966	308	324
8000	26 247	267	284
9000	29 258	231	247

1 W = 6.12 kg · m/min

表3　温度单位：℃（摄氏度）转换为°F（华氏度）

℃	°F
−40	−40
−30	−20
−25	−13
−20	−4
−15	5
−10	14
−5	23
0	32
5	41
10	50
15	59
20	68
25	77
50	86
35	95
40	104

1 W = 6.12 kg · m/min

表4　能量单位：kcal（千卡）转换为kJ（千焦）

kcal	kJ
50	209.4
100	418.8
250	1047
500	2094
1000	4188
2000	8375
3000	12 563
4000	16 750
5000	20 938
6000	25 126

1 W = 6.12 kg · m/min

缩 略 词

17-OHCSs　17-hydroxycorticosteroids，17- 羟皮质类固醇
2,3-DPG　2,3-diphosphoglycerate，2,3- 二磷酸甘油酸
ACE　angiotensin converting enzyme，血管紧张素转换酶
ACTH　adrenocorticotropic hormone，促肾上腺皮质激素
ADH　anti-diuretic hormone，抗利尿激素
AFC　alveolar fluid clearance，肺泡液体清除率
AH　acute hypoxia，急性缺氧
Aldo　aldosterone，醛固酮
ALMA　Atacama large millimeter/sub-millimeter array，阿塔卡玛大型毫米 / 次毫米波天线阵
AM　adrenomedullin，肾上腺髓质素
AMREE　American Medical Research Expedition to Everest，美国珠峰医学研究考察队
AMS　acute mountain sickness，急性高原病
ANP　atrial natriuretic peptide，心房钠尿肽
ASHRAE　American Society of Heating，Refrigeration and Air-Conditioning Engineers，美国采暖、制冷与空调协会
ATP　adenosine triphosphate，三磷腺苷
AVP　arginine vasopressin，精氨酸升压素
BAL　bronchoalveolar lavage，支气管肺泡灌洗
BBB　blood brain barrier，血脑屏障
BCAA　branched-chain amino acid，支链氨基酸
bFGF　basic fibroblast growth factor，碱性成纤维细胞生长因子
BMEME　British Mount Everest Medical Expedition，英国珠穆朗玛峰医疗探险队
BMR　basal metabolic rate，基础代谢率
BNP　brain natriuretic peptide，脑钠肽
BP　blood pressure，血压
BTPS　body temperature and pressure saturated，体温与压力饱和度
CAD　coronary artery disease，冠心病
CBF　cerebral blood flow，脑血流量
CF　cystic fibrosis，囊性纤维化
CH　chronic hypoxia，慢性缺氧
CKD　chronic kidney disease，慢性肾病
CMS　chronic mountain sickness，慢性高原病
CNS　central nervous system，中枢神经系统
COPD　chronic obstructive pulmonary disease，慢性阻塞性肺疾病
CPAP　continuous positive airway pressure，持续气道正压通气
CSF　cerebrospinal fluid，脑脊液
CT　computed tomography，计算机断层扫描
CTS　comet-tail scores，彗星尾数
CXEE　Caudwell Xtreme Everest Expedition，考德威尔珠峰探险
DLCO　diffusing capacity of carbon monoxide，一氧化碳弥散能力
E　estrogen，雌激素
E+P　estrogen plus progesterone，雌孕激素
ECF　extracellular fluid，细胞外液
ECG　electrocardiogram，心电图
ECMO　extra-corporeal membrane oxygenation，体外膜肺氧合
EEG　electroencephalogram，脑电图
EMG　electromyography，肌电图
eNOS　endothelial nitric oxide synthase，内皮一氧化氮合酶
EPO　erythropoietin，促红细胞生成素
ERB　endothelin receptor blocker，内皮素受体阻滞剂
ERPF　effective renal plasma flow，有效肾血浆流量
ESQ　environmental symptom questionnaire，环境症状问卷
ET　endothelin，内皮素
ET-1　endothelin-1，内皮素 -1
FSH　follicle-stimulating hormone，促卵泡激素
FVC　forced vital capacity，用力肺活量
GABA　gamma aminobutyric acid，γ- 氨基丁酸
HACE　high altitude cerebral edema，高原脑水肿

HAPE　high altitude pulmonary edema，高原肺水肿
HAR　high altitude retinopathy，高原视网膜病变
Hb　hemoglobin，血红蛋白
Hct　hematocrit，血细胞比容
HCVR　hypercapnic ventilatory response，高二氧化碳通气反应
HIF　hydroxia-inducible factor，低氧诱导因子
HIF-1　hypoxia-inducible factor 1，低氧诱导因子 -1
HIF-1α　hypoxia-inducible factor-1 alpha，低氧诱导因子 -1α
HPVR　hypoxic pulmonary vascular response，低氧性肺血管反应
HRE　hypoxia response element，低氧反应元件
HVD　hypoxic ventilatory decline，低氧通气下降
HVR　hypoxic ventilatory response，低氧通气反应
I/D　insertion/deletion，插入 / 删除
ICD　implantable cardiac defibrillator，植入性心脏除颤器
ICP　intracranial pressure，颅内压
IH　intermittent hypoxia，间歇性低氧
IHE　intermittent hypoxic exposure，间歇性低氧暴露
iNOS　inducible nitric oxide synthase，诱导型一氧化氮合酶
INR　international normalized ratio，国际标准化比值
IOP　intraocular pressure，眼内压
ISMM　International Society for Mountain Medicine，国际高原医学协会
IT　interval training，间歇训练
IUGR　intra-uterine growth retardation，胎儿宫内生长受限
LASIK　laser-assisted in situ keratomeliusis，准分子激光原位角膜消除术
LH　luteinizing hormone，促黄体素 / 黄体生成素
LHTL　live high, train low，高住低练
LLS　Lake Louise Score，Lake Louise 评分
LLSS　Lake Louise Scoring System，Lake Louise 评分系统
LLTH　live low, train high，低住高练
LLTL　live low, train low，低住低练
LT　lactate threshold，乳酸阈
LVF　left ventricular failure，左心室衰竭
MFNS　magnetic femoral nerve stimulation，磁股神经刺激
MIGET　multiple inert gas elimination technique，多种惰性气体消除技术
MR　magnetic resonance，磁共振
MRI　magnetic resonance imaging，磁共振成像
MVV　maximal voluntary ventilation，最大通气量
NESP　novel erythropoiesis stimulating protein，新红细胞生成刺激蛋白
NFPA　National Fire Protection Association，国家消防协会
NHE1　sodium/hydrogen ion exchanger isoform，钠氢离子交换蛋白 1
NIPPV　non-invasive positive pressure ventilation，无创正压通气
NO　nitric oxide，一氧化氮
NOx　NO metabolites，一氧化氮代谢产物
NPY　neuropeptide Y，神经肽 Y
NREM　non-rapid eye movement，非快速眼动睡眠
NSAIDs　non-steroidal anti-inflammatory drugs，非甾体抗炎药
OHD　oxygen–hemoglobin dissociation，氧合血红蛋白解离
ONSD　optic nerve sheath diameter，视神经鞘直径
OPS　orthogonal polarization spectral，正交偏振光谱
PAC　plasma aldosterone concentration，血浆醛固酮浓度
PAL　physical activity level，活动度
PAP　pulmonary artery pressure，肺动脉压
PASP　pulmonary artery systolic pressure，肺动脉收缩压
PCr　phosphocreatine，磷酸肌酸
PCV　packed cell volume，红细胞压积
PDE-5　phosphodiesterase type-5，5- 磷酸二酯酶
PDGF　platelet-derived growth factor，血小板生长因子
PFO　patent foramen ovales，卵圆孔未闭
PHD　prolyl hydroxylase domain，脯氨酰羟化酶结构域
PRA　plasma renin activity，血浆肾素活性
PRK　photorefractive keratectomy，屈光性角膜切开术
PV　plasma volume，血浆容量
PVR　pulmonary vascular resistance，肺血管阻力
RAS　renin-angiotensin system，肾素 - 血管紧张素系统
RBC　red blood cells，红细胞
RCM　red cell mass，红细胞团
RDBPC　randomized, double-blind, placebo controlled，随机，双盲，安慰剂对照
REDST　redox state，氧化还原态
REM　rapid eye movement，快速眼动睡眠
rhEPO　recombinant human EPO，重组人促红细胞生成素
RK　radial keratotomy，放射性角膜切开术
ROS　reactive oxygen species，活性氧类
RQ　respiratory quotient，呼吸商
SAH　subarachnoid hemorrhage，蛛网膜下腔出血
SBP　systolic blood pressure，收缩压
SDF　sidestream dark-field，侧流暗场
SIDS　sudden infant death syndrome，婴儿猝死综合征
SiEp　serum immunoreactive EPO concentration，血清免疫反应性促红细胞生成素浓度
SL　sea level，海平面
SNP　single nucleotide polymorphism，单核苷酸多态性
STPD　standard temperature and pressure, dry, gas，标准温度和压力，干燥，气体

SWS　slow wave sleep，慢波睡眠

TBG　thyroxine-binding globulin，甲状腺结合球蛋白

TBW　total body water，体内总水量

TEG　thromboelastography，血栓弹性成像

TGF　transforming growth factor，转化生长因子

TIA　transient ischemic attacks，短暂性脑缺血发作

TLC　total lung capacity，肺总量

TRPC　transient receptor potential channel，瞬时受体电位通道蛋白

TSH　thyroid-stimulating hormone，促甲状腺激素

TT　time trial，计时赛

UA　uterine arteries，子宫动脉

Ub　ubiquitin，泛素

UKIRT　United Kingdom Infrared Telescope，英国红外望远镜

V/Q　ventilation/perfusion，通气 / 血流比值

VAS　visual analog scale，视觉模拟评分

VDH　ventilatory deacclimatization from hypoxia，低氧通气失习服

VEGF　vascular endothelial growth factor，血管内皮生长因子

WBC　white blood cells，白细胞

第一章

历　史

概述

高原医学和生理学的历史是整个生命科学中最具特色的一部分。尽管在1600年之前对高海拔医疗的问题只有一些零星的参考，但1590年Joseph de Acosta出版的对急性高原病的描述成为高原医学和生理学史的一个转折点。随后，Evangelista Torricelli于1644年发明了水银气压计，人们很快发现气压随着海拔升高而逐渐下降的现象。1660年Robert Boyle和Robert Hooke制作了第一个用于生理学测量的空气泵。之后不久，Boyle提出了著名的生理测量法。从17世纪到18世纪，人们阐明了呼吸的性质，1777年由Lavoisier首次较清楚地描述了呼吸气体的组分。不久后，诸多早期热气球驾驶者对快速进入高海拔地区后机体产生的反应进行了报道，其中几例甚至因严重缺氧而导致死亡。1878年，法国生理学家Paul Bert出版了《环境医学》（*La Pression Barométrique*）这本具有里程碑意义的书，在这本书中首次明确指出了低氧分压会导致高原病。

19世纪中期，越来越多的人攀登了欧洲的阿尔卑斯山脉，急性高原病的病例也日趋增多。法国瓦洛特天文台（Observatoire Vallot）和意大利玛格丽塔小屋（Capanna Margherita）的建设促进了早期高原医学和生理学研究的发展。20世纪初，人们开始进行高原特殊探险以完成医学和生理学的测试，包括1911年派克峰远征。当时人们对"氧气很可能是由肺分泌的"这个话题非常热衷，最终得出的结论是：氧气的运输是通过被动扩散作用实现的。1953年，人类首次在吸氧的情况下成功登顶世界最高峰——珠穆朗玛峰，缔造了一段英雄壮举。1978年，人类首次在不吸氧的情况下成功登顶珠穆朗玛峰。

近年来，对高海拔地区生命科学领域有很多研究，其中一个重要的研究领域是针对高原世居者的医疗和生理学研究，以及藏族和汉族之间的遗传适应研究。上述研究发现藏族在适应高原低氧环境方面存在特殊基因，并且在如何改善高海拔地区工作者的生活质量方面也取得了一些研究成果。

1.1 引言

本章概述了高原医学和生理学的历史，后续章节中也给出了更多有关这些特定事件的信息。需要了解更多细节的读者可以在*West*（1998）中找到答案。表1-1中提供了高原医学和生理学发展中的一些主要事件。

1.2 古希腊与罗马

令人惊讶的是，在古希腊和罗马的大量著作中，很少提及高海拔对人体的不良影响。尤其是在希腊史诗和神话中对旅行和人性的弱点进行的十分详细的描述，让人们认为这些指的就是高海拔的有害影响，但实际并非如此。然而，17世纪的作家认为，古希腊人已经认识到高原的空气稀薄。例如，Robert Boyle（1672—1691）声称Aristotle（公元前384—公元前322）持有这一观点，他写道：

> "这些山的高度都与Aristotle有关，那些登上奥林匹斯山顶的人如果没有随身携带湿海绵，是无法维持自己的生命的，依靠海绵的帮助，他们可以呼吸空气，否则空气太稀薄，无法呼吸……（Boyle 1660，p357）"

然而，现代历史学家们却未能在Aristotle众多的著作中找到这一说法。与此相似的观点可以在弗朗西斯·培根（Francis Bacon，1561—1626）的著作和*St Augustine of Hippo*（354—430）中找到。更多信息详见*West*（1998）。

1.3 中国的头痛山

著于约公元前30年的中国古代经典——《汉书》中提到了一个让人联想到急性高原病的例子。一位中国官员警告说，前往西部地区（可能是现在的阿富汗的某地区）也许会遭遇危险，旅客不仅会遭到强盗的袭击，而且还会生病。其中一个译本是：

> "再次经过大头痛山、小头痛山、赤土、身热之阪，人们觉得浑身发热、脸色苍白，出现头痛和呕吐；驴、牛都出现一样的情况……"

一些人曾试图找出头痛山的具体位置，认为可能是在喀喇昆仑山脉的喀什吉尔吉特（Gilbert，

表1-1　高原医学和生理学发展中的一些主要事件年表

年份	事件
公元前 30 年	《汉书》（*Ch'ien Han Shu*，中国古典历史）中提到"大头痛山"和"小头痛山"
1590 年	Joseph de Acosta 出版的《印度人的自然史和道德史》（第 1 版）中报道了高原病
1644 年	Torricelli 首次描述了水银气压计
1648 年	由 Pascal 设计的实验证明高海拔地区气压是降低的
1777 年	Lavoisier 清晰地描述了氧气和其他气体
1783 年	Montgolfier 兄弟首次放飞热气球
1786 年	Balmat 和 Paccard 第一次成功登上勃朗峰（Mont Blanc）（4807 m）
1878 年	Paul Bert 出版《环境医学》
1890 年	Viault 描述了高原红细胞增多症
1890 年	Joseph Vallot 在勃朗峰 4350 m 处建立了高海拔实验室
1891 年	Christian Bohr 出版 *Uber Die Iungenathmung*，为肺分泌氧和二氧化碳提供证据
1893 年	意大利玛格丽塔小屋建立在海拔 4559 m 的罗莎峰上
1906 年	Zuntz 等出版了 *Hohenklima und Bergwanderunge*
1909 年	Abruzzi 在没有吸氧的情况下登上了喀喇昆仑山脉（Karakoram），海拔 7500 m
1910 年	Zuntz 组织国际高海拔地区探险队考察特内里费（Tenerife）
1910 年	August Krogh 发表《肺部气体交换机制》反驳气体交换分泌理论
1911 年	英美派克峰探险队（Anglo-American Pikes Peak expedition，4300 m），参与者 C. G. Douglas，J. S. Haldane，Y. Henderson 和 E. C. Schneider
1913 年	T.H. Ravenhill 发表《安第斯山高原病的一些经验》，描述正常型、心源型和神经型的高原病
1920 年	Barcroft 等发表了他在一个缺氧玻璃室生活 6 天的实验结果
1921 年	A. M. Kellas 完成他的《如何登上珠穆朗玛峰》手稿，但直到 2001 年才出版
1921—1922 年	以 Joseph Barcroft 为首的国际高海拔地区探险队考察了秘鲁的塞罗德帕斯科
1924 年	E. F. Norton 在没有吸氧的情况下登上了珠穆朗玛峰海拔 8500 m 处
1925 年	Barcroft 发表《血液的呼吸功能》第 1 部分——来自高原的教训
1935 年	科学家 D.B. Dill 带领国际高海拔探险队考察了智利
1946 年	C. S. Houston 和 R. L. Riley 执行了珠穆 I 号行动
1948 年	Carlos Monge M. 发表《对安第斯山的习服》，这是一个关于秘鲁安第斯世居者的出版物
1949 年	H. Rahn 和 A. B. Otis 发表《高原习服期间和之后的呼吸反应》
1952 年	L. G. C. E. Pugh 和同事在珠峰附近的卓奥友峰进行科学实验，为 1953 年的探险做准备
1953 年	Hillary 和 Tenzing 首次登上珠穆朗玛峰（供氧情况下）
1960—1961 年	科学家 L. G. C. E. Pugh 领导的珠穆朗玛地区喜马拉雅山科学研究与登山队在 5800 m 的银色实验室（又称"银色小屋"）测量的海拔高度可高达 7440 m
1968—1979 年	科学家 C. S. Houston 开展了洛根山（5334 m）的高原研究
1973 年	科学家 P. Cerretelli 在海拔 5350 m 建立意大利珠穆朗玛峰探险实验室
1978 年	Messner 和 Habeler 首次在没有氧气供应的情况下登上珠穆朗玛峰
1981 年	科学家 J. B. West 带领美国医学研究考察队考察珠穆朗玛峰
1985 年	珠峰 II 号行动，科学家 C. S. Houston 和 J. R. Sutton
1983 年至今	来自苏黎世、伯尔尼和海德堡的 O. Oelz、P. Bärtsch 及其同事在玛格丽塔小屋（4559 m）进行研究

续表

年份	事件
1984 年至今	J. P. Richalet 和同事在瓦洛特天文台（4350 m）进行研究
1985 年	P. Hackett 在海拔 4400 m 麦金利山（德纳里山）进行研究
1990 年至今	P. Cerretelli 和同事在 Lobuje（尼泊尔）的金字塔实验室中进行研究
1991 年	领队 J. P. Richalet 带领考察队于萨哈马（6542 m）进行科学研究
1994 年	英国珠峰医学研究考察，领队：S. Currin、A. Pollard 和 D. Collier
1997 年	珠峰Ⅲ号行动，领队：J. P. Richalet
1998 年	医学研究探险队考察干城章嘉峰，领队：S. Currin，D. Collier 和 J. Milledge
1998 年	考察恰卡塔雅（5200 m），领队：B. Saltin
2007 年	考德威尔极限珠穆朗玛峰探险队，领队：M. Grocott
2010 年	报道与汉族相比藏族人群的几组遗传基因的改变

1983）到喀喇昆仑基里克达坂（4827 m）这一区域，但这些说法尚无定论。

1.4　高原肺水肿的早期记载

Fâ-Hien 是中国的一名佛教僧人，公元 400 年，他完成了一次中国与周边国家的非凡游历。他提到，当他穿越“小雪山”（可能是现在的阿富汗）时，他的同伴生病了，“他的嘴里出现了很多白色泡沫”，之后他死在了高原。研究者认为这是对高原肺水肿的首次描述。

1.5　Joseph de Acosta 描述的高原病

Joseph de Acosta（1540—1600）是一名耶稣会牧师，于 1570 年前往秘鲁攀登安第斯山脉，并对高原相关的疾病进行了详细描述。1590 年首次用西班牙语出版《印度人的自然史和道德史》(*The Naturall and Morall Historie of the East and West Indies*)（Acosta，1590）（图 1-1）以详述与高海拔相关的疾病，1604 年该书的英文版出版。以下是当队伍接近帕里亚卡山顶时，书中描述的一些段落：

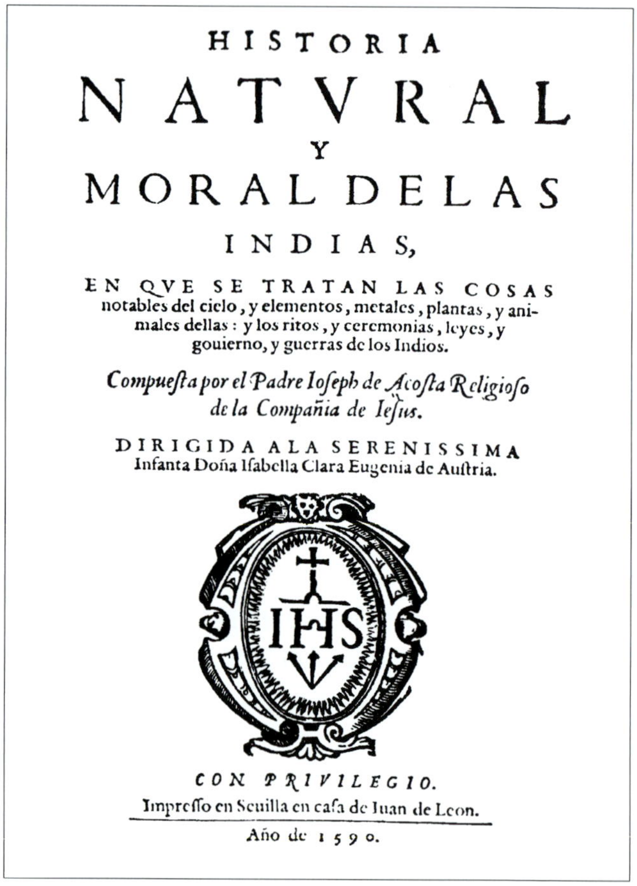
HISTORIA
NATVRAL
Y
MORAL DELAS
INDIAS,
EN QVE SE TRATAN LAS COSAS notables del cielo, y elementos, metales, plantas, y animales dellas: y los ritos, y ceremonias, leyes, y gouierno, y guerras de los Indios.
Compuesta por el Padre Ioseph de Acosta Religioso de la Compañia de Iesus.
DIRIGIDA ALA SERENISSIMA Infanta Doña Isabella Clara Eugenia de Austria.

CON PRIVILEGIO.
Impresso en Seuilla en casa de Iuan de Leon.
Año de 1590.

图 1-1　1590 年由 Joseph de Acosta 在塞维利亚出版的《印度人的自然史和道德史》（第 1 版）扉页

“我突然感到一种可怕而奇怪的痛苦，我几乎要从高处倒在地上……”

他接着补充道：

“我被这种剧烈的痛苦所震惊，在吐了一大堆黄绿色的食物后，我差点把我的心脏吐出来，在胃部绞痛难忍时我吐血了，如果这种情况继续下去，我一定会死的……”

其次是一段经常被引用的话：

“我劝我自己，空气中的成分是如此稀少，它与人所需的呼吸是不成比例的，人的呼吸需要更多的气体和湿润的空气，我相信这是导致胃肠道异常和性情改变的原因。”

值得注意的是，以上描述并不是一个典型的急性高原病的症状，典型的急性高原病通常是逐渐出现的，并且不伴有严重的呕吐。这种描述听起来更像是胃肠道不适。

Acosta 的书被广泛阅读，例如，Robert Boyle 就很熟悉 Acosta 对高原病的描述，包括 Gilbert（1991）在内的许多人都试图确定书中所描述的 Pariacaca 遗址的具体位置，但人们对此存在一些分歧。

1.6 气压计的发明

发现大气压随海拔高度的增加而降低这一现象是高原科学发展的关键。1644 年 Evangelista Torricelli（1608—1647）给他的朋友 Michelangelo Ricci 写了一封信，信中描述了他是如何在玻璃管内装满水银并将玻璃管倒立于水银槽内的（Torricelli，1644）（图 1-2）。水银下降后形成一个约 76 cm 的水银柱，他认为，玻璃管内的水银是由水银槽内大气的重量所支撑，在他的信里提到：“我们生活在空气海洋的底部，毋庸置疑，该实验证明空气有重量……”，这是一个概念上的突破。Torricelli 还推测，山顶的压力可能会减低，因为空气变得“明显稀少”。

然而，大气压随海拔高度的增加而降低是由 Blaise Pascal（1623—1662）证明的。1648 年，他说服他的姐夫 Florin Perier 携带了一个水银气压计前往法国中部的 Puy-de-Dôme。通过这个精心设计的实验，他成功地验证了山顶的气压值比克莱蒙特（Clermont）低了约 12%。

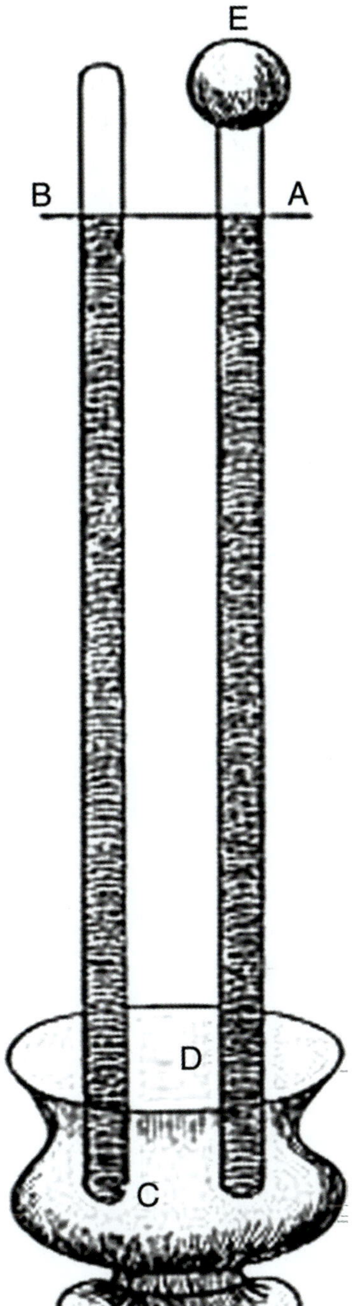

图 1-2 1644 年 Torricelli 写给 Michelangelo 的信中画的第一个水银气压计

1.7 空气泵的发明

第一个有效的空气泵是由德国中部马格德堡市的市长 Otto von Guericke（1602—1686）设计的。在这个著名的实验中，他制造了两个金属半球，当里面的空气被泵出时，它们能精确地组合在一起。两组马同时发力牵拉也无法分开这两个半球，这生动地展示了气压可以产生的巨大力量。

但 Guericke 的空气泵操作复杂，并且不能把物体放在半球上用于研究低气压产生的影响。Robert Boyle（1627—1691）和他的机械天才同事 Robert Hooke（1635—1703）首次设计了一个由黄铜缸内置活塞组成的空气泵。空气泵上有一个大的玻璃容器，里面可以放置各种物体和小动物（图 1-3）。在他的开创性著作《物理力学新实验、

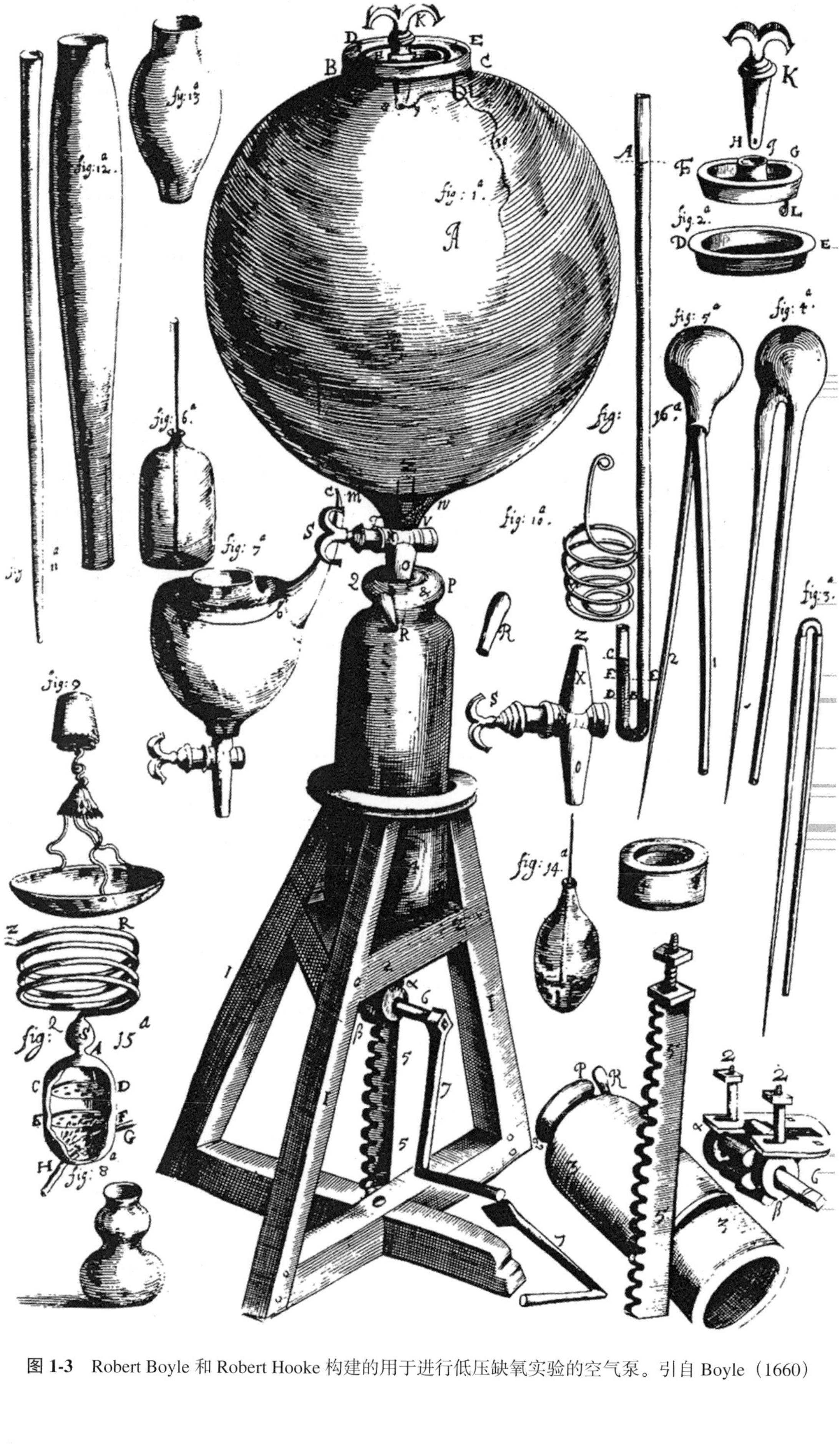

图 1-3　Robert Boyle 和 Robert Hooke 构建的用于进行低压缺氧实验的空气泵。引自 Boyle（1660）

触摸春天的气息和它的影响》(*New Experiments Physico-Mechanicall Touching the Spring of the Air, and its Effects*)(Robert, 1660)中记载着他用各种实验证明了气压降低所产生的影响。其中一个实验是将一只云雀放入容器中，Boyle 写道：

“云雀非常活泼，当它被放进容器时还能跳得很高。小心并快速地关上容器，当气泵开始抽气时，云雀还显得很活泼；但在抽出更多空气后，它开始变得萎靡不振并很快出现烦躁和不规则抽搐，就像我们平时看到家禽的头被拧断后所表现的那样……”

在这些实验之后，Hooke 做了一个足够一个人坐在里面的房间，房间内的空气被部分抽出，他向青年皇家学会报告说：

“我自己亲自参与试验，一直待在里面，波纹管装置和阀门抽出内部十分之一的空气（通过管内悬挂的测量仪发现）时，并没有感到不适，只是觉得空气被抽出时耳内有些疼痛，并且当空气再次进入时，耳内也有同样的疼痛感。”

1.8 氧气的发现

17 世纪和 18 世纪，氧气的发现受到一些阻碍，直到自然呼吸气体的特点被描述。在 17 世纪，没有人去记载 Boyle、Hooke、Lower 和 Mayow 等的工作，以及 Joseph Priestley（1733—1804）、Carl Scheele（1742—1786）和 Antoine Lavoisier（1743—1794）发现氧气的有趣故事。1674 年 John Mayow（1641—1679）将氧气描述为“硝基 - 空中幽灵（nitro-aerial spirit）”，他的研究和发现被忽略了近一个世纪。Priestley 和 Scheele 成功分离出氧气，但 Priestley 对其性质感到困惑，认为这是一种“unphlogisticated air”，Scheele 的报告也因为出版问题而延迟。这些困惑留给了法国化学家 Lavoisier（图 1-4），他清楚地描述了三种呼吸气体，1777 年他写道：

“呼吸的空气（他后来称之为氧气）进入肺部，以白垩状的无形酸（二氧化碳）的形式以几乎相等的体积留存在于肺内……呼吸只为了摄取纯空气的那部分……多余的是有毒的部分（氮），作为一种单纯的被动介质，其进入和离开肺……都没有发生任何改变。空气中的可吸入部分具有与血液结合的特性并且使血液变成红色。”

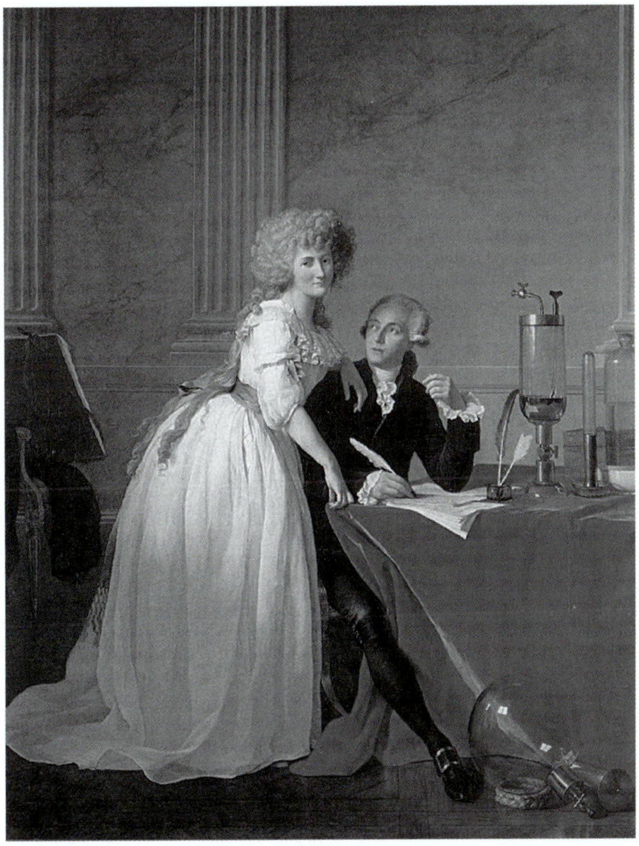

图 1-4 1780 年由 David 画的 Antoine Lavoisier（1747—1794）和他的妻子 Marie-Anne（1759—1836），Anne 同时是他的实验室助手

Joseph Black（1728—1799）在早期就发现了二氧化碳，当时还是个医学生的他称其为“固定空气”。

1.9 第一个热气球的升空和对严重急性缺氧的认识

Montgolfier 兄弟、Joseph（1740—1810）和 Jacques（1745—1799）首次利用加热的空气发明了载人气球，后来改换为使用氢气升空。1783 年在巴黎首次实现了载人气球的自由升空。不久后，这些爱冒险的气球爱好者就意识到了高海拔对人体的有害影响。例如，1783 年 12 月，Alexandre Charles（1746—1823，发明 Charles 定律的人）乘坐一个氢气球升空，并在报告称“在极度狂喜中，我被右耳的一种不同寻常的疼痛唤醒了”，他准确地把它归因于空气压力对人体的影响。

更多的不利影响很快就被其他研究者注意到了。1785 年，Jean Blanchard（1753—1809）声称在海拔超过 10 000 m 的高度时（尽管对这个海拔高度有争议），“我的身体变得倦怠，我感到麻木，昏昏欲睡”。然而巧合的是，在 1862 年，当 James Glaisher（1809—1903）和 Henry Coxwell（1819—1900）上升到据估计超过 10 000 m 的高空时，Glaisher 出现局部瘫痪，随后开始丧失意识，Coxwell 的手也无法动弹，只能通过牙齿咬住绳索打开气球的阀门。Glaisher 也报道了在他局部瘫痪之前出现的视觉障碍。

1875 年，由 Gaston Tissandier（1843—1899）、Joseph Crocé-Spinelli（1843—1875）和 Theodore Sivel（1834—1875）三位法国热气球驾驶员驾驶的奇尼斯（Zénith）热气球在升空过程中发生的事故成为了热气球史上的著名惨案。Paul Bert（见下文）曾建议他们携带氧气，他们所处环境中的氧气太少了且难以吸入。Tissandier（1875）的报告是非常有研究价值的：

“在接近 7500 m 时，麻木的体验是非同寻常的……根本感受不到痛苦；相反，更像是在体验内在的喜悦，像是被淹没在光的洪流之中，人变得冷漠……很快，我想抓住氧气管，但不能抬起我的手臂……我突然闭上眼睛，感觉反应迟钝，完全失去知觉。”

当气球最终到达地面时，Sivel 和 Crocé-Spinelli 已经死亡，死亡原因是严重缺氧。当时这场灾难在法国引起了轰动。

1.10 登山者中的高原病

19 世纪，登山运动变得非常受欢迎，特别是在欧洲阿尔卑斯山一带。人们通过登山运动对急性高原病有了更多的描述，虽然其中一些在今天看来似乎过分夸大了。最早的描述来自德国博物学家 Alexander von Humboldt（1769—1859），他于 1799 年攀登了美国南部的两座火山，攀登至琛坡拉索山海拔 5540 m 时他感到“身体不适、乏力、呕吐，这是由于该地区的氧气不足和空气稀少所导致的”。另一早期描述严重缺氧的记录是由 1787 年 Horace-Bénédict de Saussure（1740—1799）攀登勃朗峰（4807 m）时记录的，当接近山顶时他这样描述：

“我希望能在 45 分钟的时间内到达顶峰；但稀少的空气给了我意想不到的麻烦。最后我不得不每走 15 步或 16 步就停下来喘口气……这是绝对不可能克服的；当我试图克服时，我发现我的腿已无法移动……”

在 Paul Bert 的《环境医学》（1878）这本书的第一章中有更多关于高海拔对登山者产生其他有害影响的报道。

1.11 Paul Bert 和《环境医学》的出版

法国环境生理学家 Paul Bert（1833—1886）被誉为是现代高原医学和生理学之父。1878 年由他出版的《环境医学》（*La Pression Barométrique*）毫无疑问是一个重要的里程碑或事件。他首次提出暴露于低气压所导致的有害影响是由低氧分压（PO_2）引起的。他通过将一组实验动物暴露于低压环境（低压缺氧），将另一组实验动物暴露于常压低氧环境（常压缺氧）来证明关键变量是 PO_2。《环境医学》这本书对于对高原医学和生理学有浓厚兴趣的人来说是一本必读的经典之作。其英文版（Bert，1878）是一个很不错的英译本，书中包含一段很长的引言，介绍了 Bert 所见证的历史，Bert 的文字迷人而文雅。这本书不仅论述了低压对医学和生理学的影响，还论述了高压对医学和生理学的影响。

Bert 的许多研究是在巴黎索邦大学的高压和低压氧舱进行的（图 1-5）。有一段时间，他对之前提到的三名法国热气球驾驶员（Tissandier、Crocé-Spinelli、Sivel）进行了测试，并且明确警告他们旅程中将会面临氧气不足，但警告信来得太晚了。

《环境医学》包含了许多有趣的文章。例如，它包含了首个血液中的氧气和二氧化碳解离曲线的图示。Bert 还推测，红细胞增多症可能会发生在高海拔地区，不久之后，Viault（1890）和他的同事就验证了这一假设。Bert 认为，频繁造访高原的

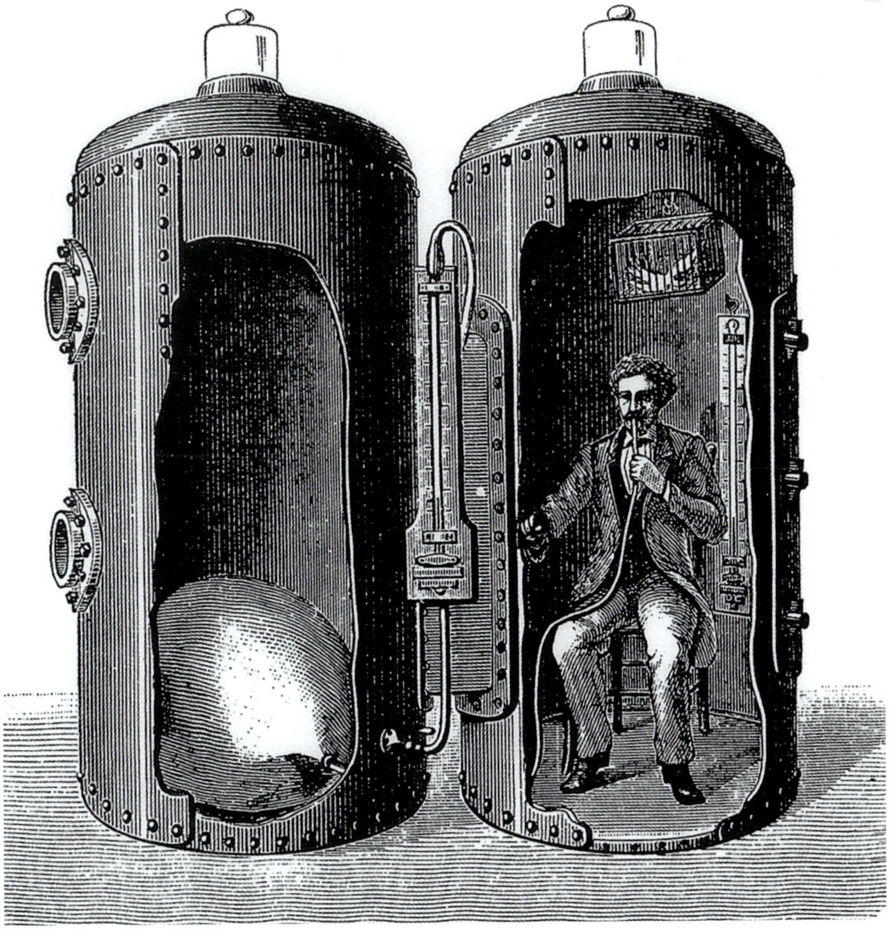

图 1-5 Paul Bert 在索邦大学（Sorbonne）使用过的低压氧舱。引自 Bert（1878）

人及高原世居者的新陈代谢可能会降低。下面引用一小段文字来展示 Bert 的风格和独到的智慧：

在我们的生活中常使用大量的氧和营养物，这两者之间密切相关。就像农民，吃的食物虽然比我们少，但他们对食物的利用和吸收比我们好，使其能承担繁重的工作。正如一位巴斯克人登山时只带一块面包和一些洋葱，而其他登山俱乐部的成员需要带一磅肉。高原当地居民耗氧少，做功能力强。因此我们可以解释，这些变化与世居民族对高原的最佳适应有关。

（Bert，1878，英译本中的第 1004 页）

1.12 高海拔劳动力

1.12.1 瓦洛特天文台

19 世纪末《环境医学》的出版，促进了高原医学与生理学的发展。这个时期建立了两个高海拔实验室。第一个是 1890 年在勃朗峰的瓦洛特天文台建立的高海拔实验室。Joseph Vallot（1854—1925）提出在海拔约 4350 m 的地方建造一个小型实验室的想法，这个实验室位于离勃朗峰峰顶约 460 m 的地方。带着典型法国人的气派，他不满足于一个简单的小实验室，而是将这个实验室布置成设备齐全的综合性实验室，还挂有 18 世纪法国宫女挂毯。该实验室被用于包括天文学、冰川学在内的数门物理学研究，同时也可以进行生理学研究，其中包括对高海拔周期性呼吸的首次观察（Sinclair，1893）。虽然该实验室经历了大量的改造，但瓦洛特天文台至今仍在使用。这个天文台由于高原低氧、冰天雪地等环境因素而使得对其的探访变成了一项严峻的挑战。当然，也可以选择乘坐直升机上去。

1891 年，一位年轻的内科医生 Jacottet 死在瓦洛特天文台（Observatoire Vallot），几乎可以肯定其死亡原因是高原肺水肿。在 Mosso 的《人类生活在阿尔卑斯山》（*Fisiologia dell' uomo sulle Alpi: studii fatti sul Monte Rosa*）（Mosso，1898）一书

中记录了这个疾病以及尸检结果，这些将在下一节中讨论。

1.12.2 玛格丽塔小屋

瓦洛特天文台施工后不久，在海拔 4559 m 的意大利罗莎峰又建立了一个更高的实验室。该实验室早在 1893 年建造完成，10 年后由颇具影响力的意大利科学家 Angelo Mosso（1846—1910）扩建，包括一个生理学和医学实验室。实验室得名于萨瓦的皇后玛格丽塔，她不但是一位登山运动爱好者，还是一位慷慨的科学赞助人。1893 年她参观了玛格丽塔小屋（Capanna Margherita），并在那里留宿了一晚。

Mosso 是一个兴趣广泛的生理学家，他对运动和环境生理学有浓厚的兴趣。在他的书中描写了他早期在玛格丽塔小屋的研究，这本书被翻译成英语，书名叫《人类生活在阿尔卑斯山》(1898)。在玛格丽塔小屋内进行的项目期间，他发现了周期性呼吸和高海拔肺总通气量。Mosso 认为高海拔对人体产生的有害影响与血液中的低二氧化碳含量有关，而不是之前由 Paul Bert 提出的与低氧分压（PO_2）有关。Mosso 创造了“血液内二氧化碳缺乏”这个术语，用来描述这种情况，并认为它在急性高原病的发展中具有很重要的作用。一个有趣的事件是一名意大利士兵 Pietro Ramella 在生病后发展成为呼吸道感染，随后康复，现在回想起来，这可能与 Jacottet 在瓦洛特天文台患的高原肺水肿一样。玛格丽塔小屋多年来一直在扩建，并且是那时非常活跃的研究项目基地（图 1-6）。

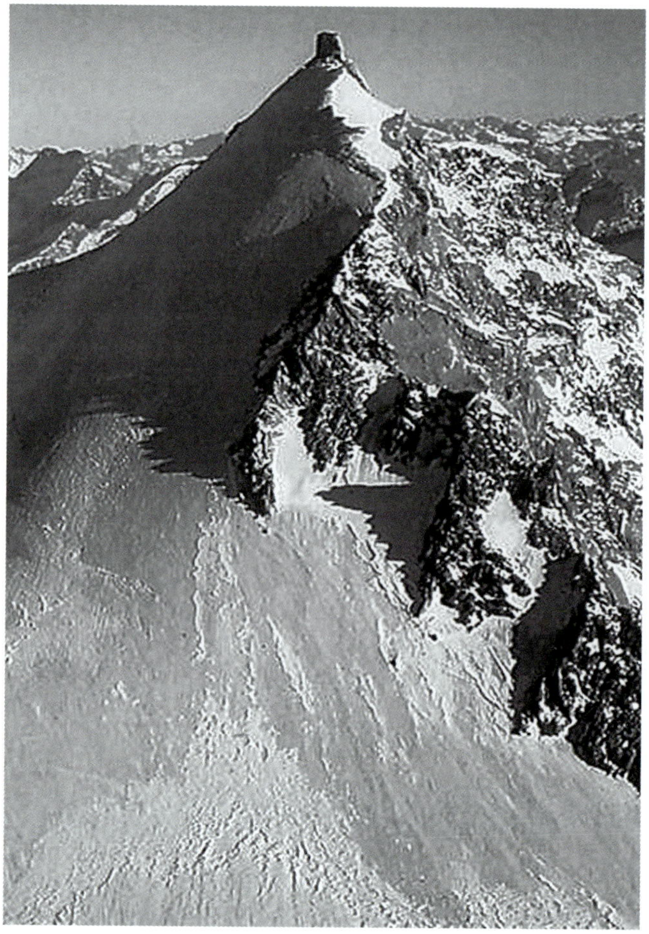

图 1-6 在罗莎峰的一座山峰上的玛格丽塔小屋。它是一个还在进行着高医学与生理学研究项目的地方

1.13 高海拔地区的早期科学考察

20 世纪初，一些研究者开始组织探险队到高海拔地区开展医学和生理学研究，第一次探险是由柏林动物生理学教授 Nathan Zuntz（1847—1920）组织的，1906 年他作为第一作者首次出版了一本有关高海拔生理学的有影响力的书（Zuntz et al，1906）。探险队前往加那利群岛的特内里费岛（Tenerife in the Canary Islands）时，实验在海拔 3350 m 的维斯塔小屋（Alta Vista）中进行。探险队的成员中有 Joseph Barcroft（1872—1947）、C.G. Douglas（1882—1963），他们对肺泡气体和习服进行了一个有趣的观察。在维斯塔小屋，Barcroft 是唯一一个肺泡二氧化碳分压（PCO_2）没有显著下降的成员，换句话说，他是唯一一个没有表现出通气增加的人，也是唯一一个因急性高原病丧失行为能力的人。相比之下，Douglas 的肺泡 PCO_2 从 41 mmHg 下降到 32 mmHg，而 Zuntz 的肺泡 PCO_2 从 35 mmHg 下降到 27 mmHg，而且这两位成员都没有出现高原病。这项观察证实了 Bert 提出的高原病是由低 PO_2 引起的，而不是像 Mosso 提出的由低 PCO_2 引起的。

1911 年由 J.S. Haldane（1860—1936）率领的英美探险队在位于派克峰（Pikes Peak）海拔 4300 m 的一个酒店进行了一项非常重要的考察（图 1-7）。选择派克峰是因为可以乘坐火车直达山顶。在这场精心策划的探险中，他们在登山之前先在一个较低的海拔进行测量。然后，队伍迅速乘坐火车登山，并停留在山顶收集数据。最后，参与者返回到低海拔再次进行测量，因此得出了很多重要的观察结果：随着海拔高度的增加，过

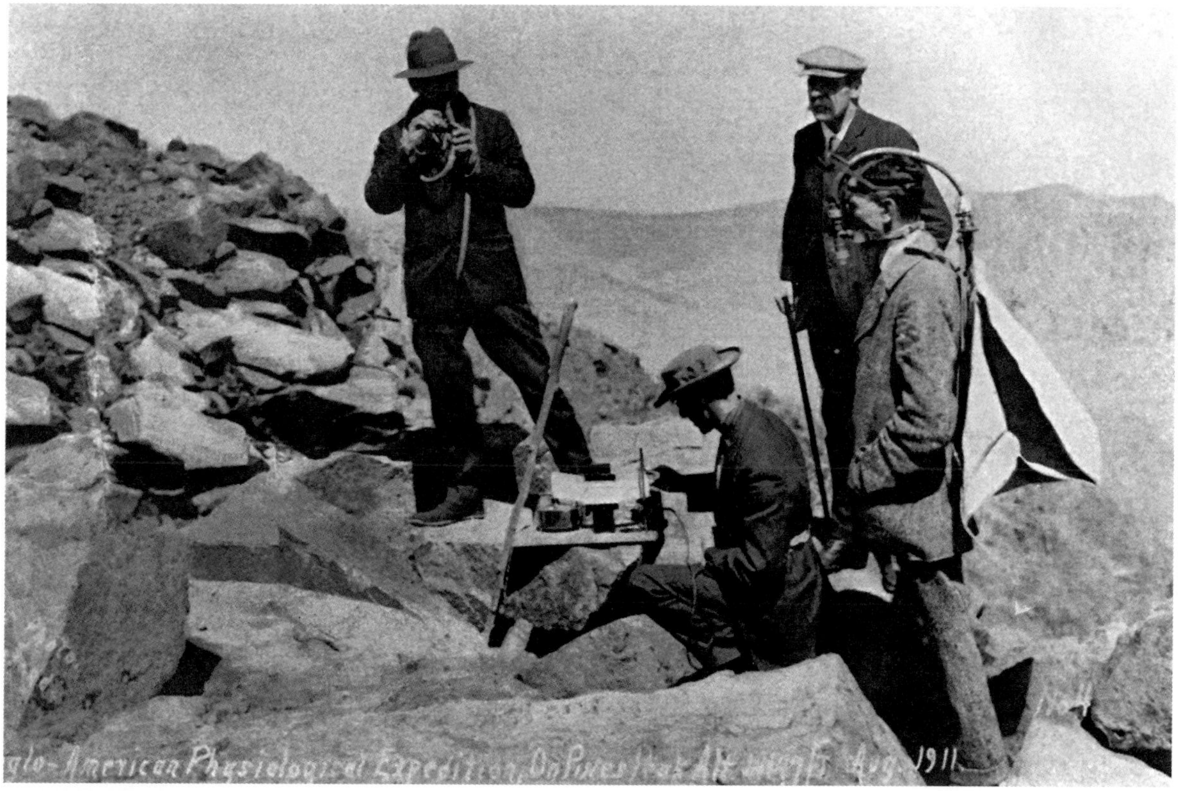

图 1-7 1911 年英美派克峰探险队（Anglo-American Pikes Peak Expedition）成员。从左到右为：Henderson 采集肺泡气体样本，Schneider 坐着并记录他的呼吸，Haldane 站着，Douglas 背着一个“道格拉斯包”来收集运动中呼出的气体。引自 Henderson（1939）

度通气也随之增加，肺泡 PCO_2 在峰顶 2 周内下降到其海平面值的 2/3；周期性呼吸被确认；在山顶几周后血液中血红蛋白的百分比增加，出现红细胞增多症，通过血液颜色变化，测得血液中的血红蛋白含量增加到正常值的 115% ~ 154%。所有的测量结果都被记录在一份很长的报告中（Douglas，1913）。

探险队的成员也相信他们已经获得了高海拔地区氧气分泌的证据。该报告指出，在静息状态下动脉血 PO_2 值为 35 mmHg，高于山顶的肺泡值，在海平面或接近海平面时，动脉血氧分压值和肺泡值是相等的。研究人员提出，氧的分泌是习服环境的最重要因素。迄今为止，人们依然不清楚这个测量中的关键错误在哪。

这一时期的主要争议是存在氧气分泌现象，直到 1936 年，Haldane 去世前依然坚信他自己的观点。事实上，他的第 2 版关于呼吸的书（Haldane 和 Priestley，1935）有一个完整的章节专门描写了氧气分泌的相关证据。当 Haldane 首次拜访哥本哈根（Copenhagen）的基督徒 Christian Bohr（1855—1911）后发展了这个观点，而 Bohr 也是氧气分泌这一观点的另一位伟大倡导者。但是，August Krogh（1874—1949）和他的妻子 Marie（1874—1943）在 1910 年发表的一系列论文表明，绝大多数生理学家认为，氧气分泌这一学术观点是错误的。

Mabel FitzGerald（1872—1973）被邀请参加派克峰的探险，但不知道由于什么原因，她并没有在实验室待上一段时间。相反，她在科罗拉多州参观了位于海拔 1550 m 和 4300 m 的各种采矿营地，测量了习服矿工的肺泡 PCO_2 和习服中度海拔的数据，这些数据到现在仍被广泛的引用（FitzGarald，1913；FitzGerald，1914）。虽然她在牛津大学有数年的学习经历，但在当时并没有给女性学位的惯例。直到 1972 年她 100 岁时，校方才授予了她荣誉硕士学位。

另一个经典的高海拔探险是由 Joseph Barcroft（1872—1947）领导的于 1921—1922 年在秘鲁塞罗德帕斯科（Cerro de Pasco）进行的国际高海拔探险。该地区海拔高度约为 4330 m，可以从利马乘火车直接到达成为了实验地选择的优势条件，

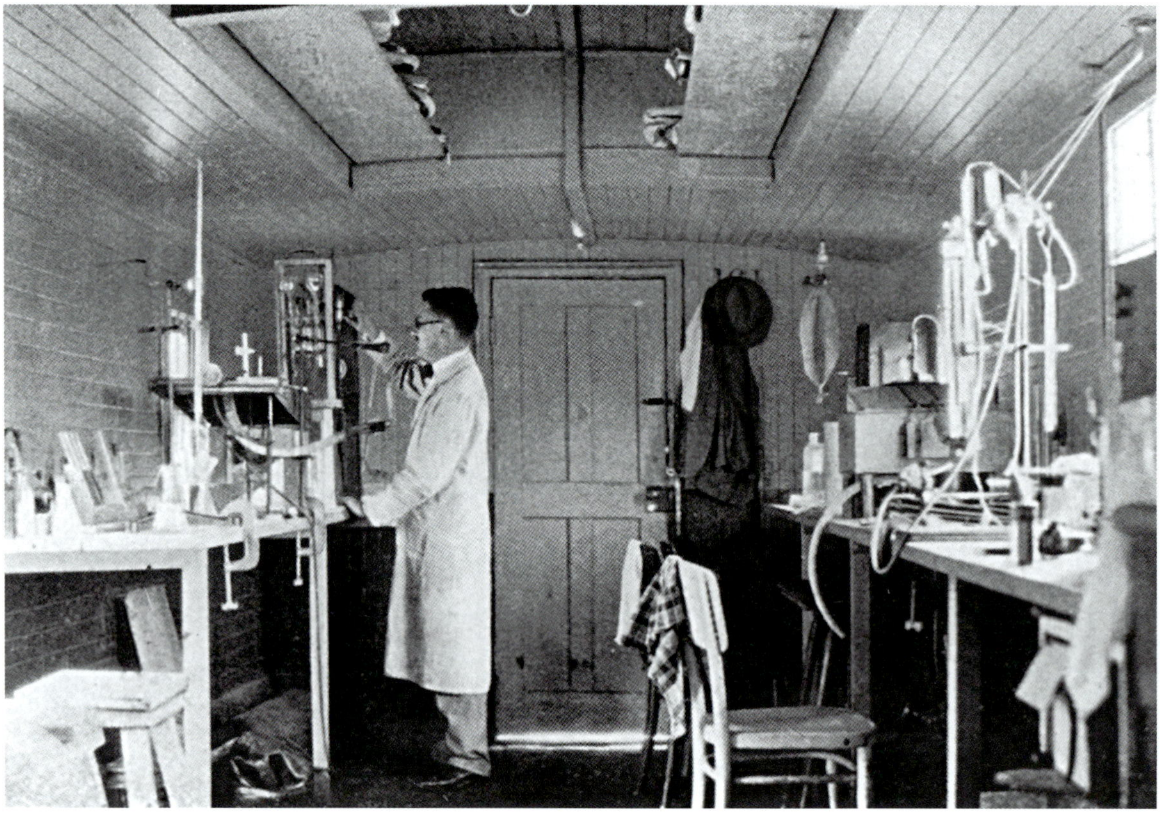

图 1-8 秘鲁塞罗德帕斯科（Cerro de Pasco，Peru）的国际高原探险实验室（1921—1922），该实验室建在有轨电车里。引自 Barcroft 等（1923）

探险队为此配备了一辆铁路行李车作为高效的实验室（图 1-8）。有一个范围非常广泛的科学项目，报告达 129 页（Barcroft et al，1923）。报告中对氧气分泌进行了研究，但是并没有找到支持这一观点的有力证据。事实上，气泡平衡法测量动脉血中的 PO_2 比肺泡气中的 PO_2 低约 3 mmHg。红细胞浓度比海平面增加了 20% ~ 30%。在高海拔运动时，动脉血氧饱和度下降，其原因是肺泡气和肺毛细血管血液之间由于弥散限制导致 PO_2 不平衡。对神经心理功能的广泛测量表明，神经心理功能在高海拔地区是受损的。事实上，Barcroft 曾提出“所有在高海拔地区定居的居民的身体和智力都会受到损伤”。

在这次探险中，最重要的工作是研究者进行了高原世居人群的研究。塞罗德帕斯科是一个有大量常住人口的采矿小镇，研究表明，高原世居人群的红细胞比海平面高 40% ~ 50%，并显著高于高原移居者。研究还发现，塞罗德帕斯科的世居者的动脉氧饱和度较低，数值为 80% ~ 85%，这是高原世居者比高原移居者具有更低的通气的早期迹象之一。

1935 年，在科学家 Dill（1891—1986）的带领下，国际高海拔地区探险队到达智利。在海拔 5334 m 的矿山营地进行了大量测量，其研究论文《血液作为一种物理化学系统 · Ⅻ · 人在高原》（Blood as a physicochemical system · Ⅻ · Man at high altitudes）（Dill et al，1937）通过对运动生理学的大量研究发现，其中 1 名受试者在高海拔地区与海平面相比，最大耗氧量从 3.72 L/min 下降到 1.80 L/min，最大心率从 190 次 / 分下降到了 132 次 / 分。1936 年 Edwards 发现了一个特别有趣的现象，即适应良好者体内的血乳酸水平非常低，比急性缺氧（AH）或者适应不良者还要低。这一现象被称之为“乳酸悖论”，并在之后的实验中被多次观察到，但其具体原因尚不清楚。

1.14 高海拔世居人群

很多人在高海拔地区永久居住。根据 1996 年 WHO 的报告，大约 1.4 亿人生活在海拔 2500 m

以上，并且每年大约有 4000 万人前往海拔 2500 m 以上的地区工作或旅行。高原人群主要分布在世界欠发达地区，包括安第斯山脉、青藏高原和埃塞俄比亚的少部分地区。这部分人群尚未得到一定的重视。

正如很多人认为 Paul Bert 是现代高原生物学之父一样，Carlos Monge Medrano（1884—1970）也被认为是高原世居人群之父。他在利马（Lima）建立了有着深远影响的秘鲁学校，这个学校之后被 Alberto Hurtado Abadilla（1901—1983）和 Monge 的儿子 Carlos Monge Cassinelli（1921—2006）管理。这个秘鲁学校至今仍然非常活跃，并有着像 Fabiola León-Velarde 这样的科学家，在阿根廷、玻利维亚、智利、中国西藏地区都有着大量从事研究高原世居人群的组织。

Barcroft 早前曾提出“所有在高海拔地区定居的居民的身体和智力都会受到损伤”（Barcroft，1925）。Monge 对这一观点表示强烈反对，并且在他编写的书《安第斯高原习服》（Monge，1948）中提到“Barcroft 教授，这位剑桥大学生理学家在塞罗德帕斯科待了 3 个月后发表的这一声明令人难以置信”。由于高海拔的“气候入侵”影响，Monge 指出，安第斯山人群不应该与那些居住在海平面水平的居民使用同一标准来评估。事实上，在某一阶段，Monge 把 Barcroft 的这一观点归因于当时他出现了高原反应。

Monge 对居住在安第斯山脉的高原世居人群关于耐低氧和耐寒冷方面进行了深入的研究。然而，他最具影响力的工作是对慢性高原病的研究，在他的书中（Monge，1928）首次报道了这一疾病，之后被人们称之为蒙赫病。在该书中，他描述这种病伴有红细胞增多症、发绀和多种神经心理学症状，包括头痛、眩晕、嗜眠症和疲劳。起初这种病被认为是真性红细胞增多症，但是后续研究证明两者还是有区别的。

Alberte Hurtado（1901—1983）是一位生理学家，他曾受 Monge 指导，并在海拔 4550 m 的莫罗科查（Morococha）对高海拔居民进行了大量的研究。其中具有代表性的成果是：血氧饱和度在 81% 的情况下，对应的动脉氧分压仅为 45 mmHg。然而有趣的是，由于红细胞增多症的患者血红蛋白浓度升高到近 20 g/dl，动脉血氧饱和度实际上高于海平面值。Monge 的儿子 Carlos Monge Cassinelli（1921—2006）是一位生物学家，对高原生物学包括生理学方面有着浓厚的兴趣，对高原、红细胞增多症和慢性高原病之间的关系进行了大量研究，他的很多研究内容被记载在一本经典的书籍中（Winslow 和 Monge C，1987）。

1.15 近 60 年的高原医学研究

关于高原的研究有很多，在本章中难以进行全部概括。这些研究的大部分关注点在极高海拔对人体产生的影响上，这本书的后续章节会顺便提及这些研究，这里仅仅给出一个简短的总结。

1944 年，Charles Houston（1913—2009）和 Richard Riley（1911—2001）在佛罗里达州的彭萨科拉美国海军大学航空医学中心进行了一项著名的研究——珠峰 I 号行动（Operation Everest Ⅰ）。4 名志愿者在将气压逐渐降低到与珠穆朗玛峰相等水平的低压氧舱内连续生活了 35 天。这项研究对于海军来说是合理的，因为这与提高飞行员在高海拔地区的耐受能力有关。通过对肺泡气体和动脉血液的研究，最惊人的一项发现是，在模拟高海拔环境（实际上超过了珠穆朗玛峰峰顶的高度）时，高原习服者能在静息状态下存活 20 分钟左右。之所以得出这个结论是因为他们使用的是标准大气压，这使得预测的峰顶气压要比实际气压低。

另一位著名的高原生理学家 L.C.G.E. Pugh（1909—1994），在 1953 年参与了攀登珠穆朗玛峰的探险并首次成功登顶。1952 年，Pugh 和其他人在附近的卓奥友峰（Cho Oyu）进行了生理学研究，目的在于阐明耐受极高海拔的一些原因，包括通气率、最大耗氧量、氧气呼吸效果、水合作用、食物和衣物。Edmund Hillary（1919—2008）和 Tenzing Norgay（1914—1986）之所以能成为第一批到达世界最高峰的人，也离不开 Pugh 的研究贡献。

1960—1961 年，Pugh 是喜马拉雅山科学研究与登山队（即被普遍称之为“银色小屋探险队”）的领袖。之所以称之为银色小屋探险队是因为科学家们在这个海拔（5800 m）的银色木制实验室中度过了数月的寒冬（图 1-9）。他们的研究项目十分广泛，主要研究高原运动生理学、肺气体交换、通气控制、红细胞增多症、心电图和神经心理学等（Pugh，1962a）。很多研究会在后面的章节提到。

1981 年，前往珠穆朗玛峰的美国医学研究探

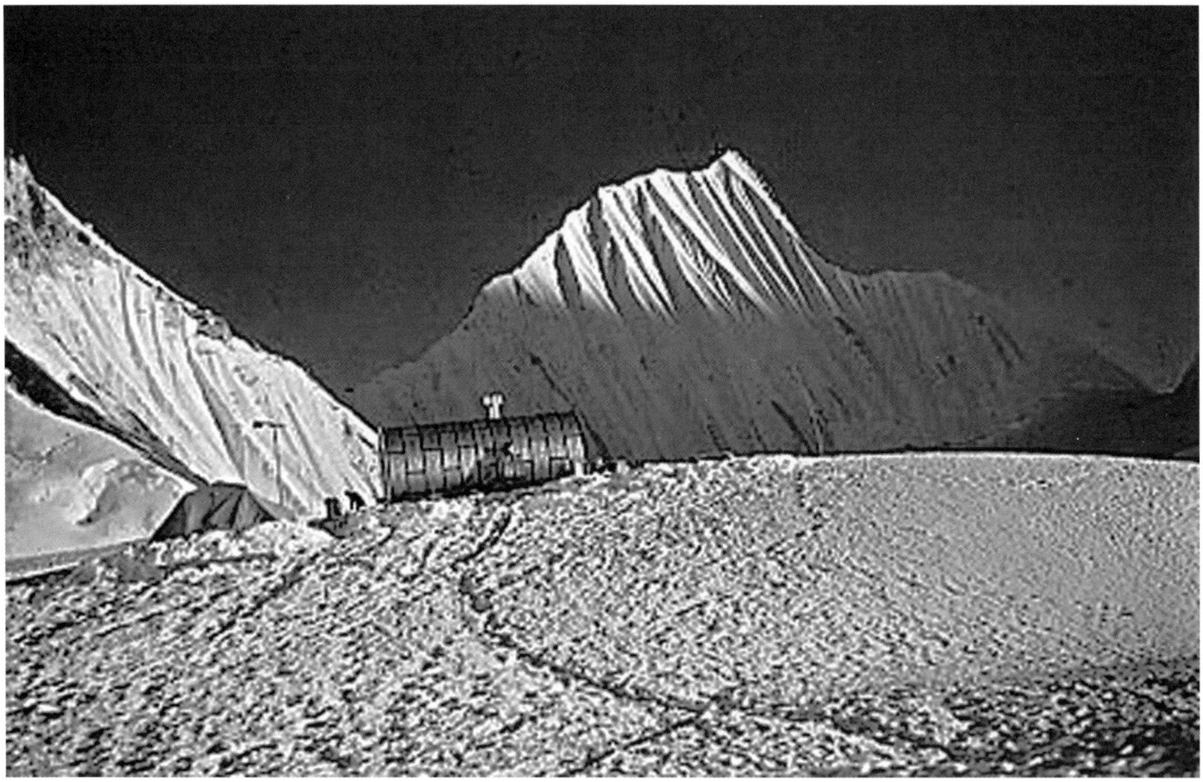

图 1-9 银色小屋实验室位于珠穆朗玛峰以南约 16 km、海拔 5800 m 的地方，是喜马拉雅山科学研究与登山队的主要实验室（1960—1961）

险队（AMREE）从珠峰峰顶获取了第一份数据。这些卓越的发现是：肺泡的 PO_2 和 PCO_2 分别为 35 mmHg 和 7 ~ 8 mmHg，动脉血 pH（基于肺泡的 PCO_2 和血液碱剩余）在 7.7 以上，珠穆朗玛峰顶的气压为 253 mmHg，最大耗氧量（利用峰顶吸入 PO_2）略高于 1 L/min。

4 年后，Houston 和 John Sutton（1941—1996）在美国马萨诸塞州的纳蒂克美军基地中实施了珠峰Ⅱ号行动，这项行动与珠峰Ⅰ号行动基本相似，但所研究的内容更多、更复杂。同上次一样，这项行动将这些志愿者所在的环境气压逐渐降低至珠穆拉玛峰峰顶气压水平，完成了在实际环境中无法完成的大量测试，包括心脏导管插入术中显示的随着海拔的升高肺动脉压也升高的现象，这一现象在运动中尤为明显。一个非常有趣的发现是，在几天后给志愿者吸入纯氧并不能逆转其肺动脉高压，说明肺循环发生了一些改变。通过对骨骼肌活检、测量肺气体交换以及神经心理变化获得了一些其他的重要信息。1997 年又进行了一项使用低压氧舱模拟珠穆朗玛峰高度的实验（称为珠峰Ⅲ号行动），并且同样在很多领域获得了重要的新发现。

2007 年，Michael Grocott 率领考德威尔极限珠穆朗玛峰探险队在海拔 8400 m 收集了 4 名登山者的动脉血样，发现动脉 PO_2 降低至 19.1 mmHg。另外，对 220 个艰苦跋涉至珠峰大本营的人员也进行了大量研究（Grocott et al，2010）。

2010 年，一些研究组织报道发现了藏族与汉族的遗传差异基因，其中一个被证实的上调基因是 *EPAS1*，*EPAS1* 可以编码低氧诱导因子 HIF-2α。这是目前最有意义的一项研究成果（Beall et al，2011）。

（白玉婷 译　格日力 校）

第二章

气　压

概述

发生在高原的大多数疾病都是由低氧分压（PO_2）导致的。随着海拔的升高，气压下降，因此气压和海拔的关系是非常重要的，尤其对于有大量人口居住的安第斯山脉和喜马拉雅山脉。以往对气压与海拔关系的假说相当混乱，但最近的研究工作更精确地阐明了气压与海拔的关系。事实上，在一定的海拔高度上气压往往会更高，这是因为气压和海拔的关系是纬度依赖的，而世界上大多数高山都相对位于赤道附近，在极高海拔，气压随季节的变化被认为足以影响人类活动，这种感受对于在珠穆朗玛峰攀登的登山者来说是特别真实的，在那里，登山者能感受到耐受缺氧的极限。其他影响大气的因素如温度、湿度、太阳辐射也很重要。

2.1 引言

1878年，在Paul Bert的著作《环境医学》(Bert，1878）出版后，人们才认识到高海拔对人体的有害影响大部分是由缺氧引起的，这也是气压降低的直接结果。尽管Bert的书出版于130年前，但仍有一些内科医生和生理学家对气压和海拔之间的关系搞不清楚，尤其是在极高海拔。例如，当今一些环境生理学家发现喜马拉雅山的实际大气压比由航空业使用标准气压表测量的气压高得多；人类可以在不需要额外补充氧气情况下登上峰顶，因为测量气压的标准不够准确，对此他们感到非常惊讶，虽然大多数由高海拔引起的不良反应主要是由缺氧造成的，但也有可能是由寒冷、脱水、太阳辐射、不确定的电离辐射等外界特殊环境造成的。然而，这些环境恶化所造成的危害大多可以通过适当的防护服装或其他防护避免，但缺氧却是不可避免的，除非获得可补充氧气。事实上低气压本身并不能造成生理后遗症，除非减压过快。例如在一个窗口未加压的飞机上进行爆炸减压实验时，快速减压造成的气压伤，是由于气压下降后导致人体含气腔室内外压差过大，导致机体组织损伤，包括肺和中耳的损伤。这样的情况也会发生在深海潜水工作人员的上升过程中，在此不进行讨论。

低气压本身是无害的，但不总是能被人们认识到。事实上，早期的高原病理论均基于减少压力本身（Bert，1878：342-347，摘自1943年译本），包括一些基于减压本身的外来解释。一种假说是髋关节衔接的弱化，人们一直认为大气压力是将股骨头套入臼窝的一个重要因素，在高海拔地区，髋关节附近肌肉动作增加必然导致肌群疲劳；另一种假说是维持正常血管张力的压力降低会导致浅表血管扩张及破裂，实际上，首次接触高原生理学的现代医学生们偶尔会提出这类问题。更进一步的理论解释是，肠道气体的膨胀会干扰膈肌的作用，也会阻碍静脉血液回流至心脏。不过，所有这些理论都忽略了这样一个事实：当人类进入高原后，身体的所有压力都会下降。换句话说，虽然浅表血管外的压力下降，但血管内的压力也有同样程度的下降，因此血管内外的压力差是保持不变的。

2.2 海拔高度与大气压

2.2.1 历史记载

关于大气研究的历史概况已经在第一章中介绍了，本章将介绍大气相关的一些补充背景资料。更深入的讨论见*West*（1998）。大气有重量，而在地球表面产生大气压这一一直未得到古希腊人认同的理论，直到文艺复兴时期才得到认同。Galileo（1638）清楚地意识到真空的力量，因此努力想要“打破”这种力量，他认为要打破这种力量，需要像切断铜丝一样通过拉扯它来切断导线内物质的内聚力。这个问题后来留给了Galileo的学生Torricelli，他意识到真空产生的真空力是由大气层的重量造成的。此外，他还提出了一些问题，空气开始明显稀少的高山山顶上，大气压力是否变得越来越低。Torricelli首次制造了水银气压计，虽然1639年Berti已经研制了一款充满其他液体的气压计，但由于液体的蒸气压的影响，这款气压计是有局限性的。

1648年，一个具有里程碑意义的实验开始了，法国哲学家和数学家Blaise Pascal（1623—1662）建议他的姐夫F.Périer，拿气压计到法国中部的Puy-de-Dôme山顶部（1463 m）检测大气压力是否下降（Pascal，1648）。很快，Périer写了一封令人兴奋的回信，把实验结果告诉了Pascal，在信中Périer描述了在攀登到500 ft（大约海拔900 m）

时水银气压计下降了约3个大拇指的长度（约75 mm）。本实验经过了精心的策划，牧师神父Chastin曾称，“一个像他这样足够虔诚的人一定能做好此事”，他守在克莱蒙特镇观察气压计，而Périer和其他几位观察者（包括几个神职人员、顾问以及一位医学博士）则带着另一个气压计到山顶观测。返回途中，发现第一个气压计没有变化，Périer甚至用上山时所带的水银再次填充气压计来检测它。第二天，他们在克莱蒙特的一个很高的教堂塔顶进行了另一次观察，发现气压计压力下降，尽管下降程度很小。

几年后，Robert Boyle使用新发明的空气泵进行了实验，并撰写了一本非常有影响力的书——《物理力学新实验——触摸空气的弹簧及其影响》。这本书的第2版于1662年出版，在第2版中他创立了著名的波义耳定律：即气体的体积与压强成反比关系（在恒定的温度下）（Boyle，1662）。对原版书及波义耳定律的评论都是可获取的（West，1999b；West，2005）。

Zuntz等（1906）对海拔和气压之间的关系进行了有影响力的分析，他们指出温度对压力-海拔关系的重要影响。在晴朗温暖的天气，上升气流将空气带到高海拔地区，从而增加海平面气压。事实上，这正是基于大气压力的天气预报的基础。

Zuntz等（1906，37-39页）给出了在任意海拔确定气压的对数关系的公式：

$$\log b = \log B - \frac{h}{72\,(256.4+t)}$$

其中h是高度差，t是在高度h的空气柱的平均温度（℃），B是相对低海拔的气压（mmHg），b是相对高海拔的气压（mmHg）。这个表达式意味着平均温度越高，气压随海拔高度下降的速度越慢。此外，如果温度是恒定不变的，则$\log b$与负的海拔高度成正比，也就是说，随着海拔高度增高，压力会呈指数递减。Zuntz等引用Hann的*Lehrbuch der Meteorologie*，在这本书里，给出了一个稍微不同的压力与海拔的关系形式（Hann，1901）。

FitzGerald（1913）曾经在她的研究中采用Zuntz的公式，那次研究是在1911年派克峰探险期间，她研究的内容是在科罗拉多山脉不同海拔地区居民的肺泡PCO_2与血红蛋白浓度。她的研究表明，当海平面气压为760 mmHg，空气柱的平均温度为115℃时，采用Zuntz公式计算出的气压与山区观察到的压力密切相关。Kellas（2001）用同样的公式预测在喜马拉雅山脉的大气压，假设峰顶平均温度为0℃时，获得有价值的珠峰气压值为251 mmHg，这是几乎与Bert（Bert，1878，附录1）给出的248 mmHg相同，但由于Bert不恰当地应用标准大气压（见第2.2.3节），使得气压测量值被错误地使用了70年。然而，随着Zuntz公式的使用，一个主要问题出现了，即该公式在计算压力对温度的敏感性以及空气柱的平均温度时是不准确的。例如，根据Kellas的计算，珠穆朗玛峰峰顶的气压值在平均温度为115℃时为267 mmHg，而平均温度为0℃时气压值为251 mmHg。

2.2.2　物理原理

气压随海拔的增加而下降，因为海拔越高，由于大气层自身重量的作用，气压越低。大气压力有各种单位，在这本书中使用的是mmHg。1 mmHg等于0.133 kPa。海平面的标准气压为760 mmHg或101.325 kPa。其他单位包括1013.25毫巴（mbar）或14.696磅每平方英寸（psi）。

如果大气就像液体一样是不可压缩的，那么气压会随海拔高度的升高而线性降低，就像它在液体中一样。然而，由于大气上层气体的重量压缩了下层气体，大气压在接近地球表面的高度时下降就更快。如果温度恒定不变，则压力以指数下降，但由于温度随着海拔的升高而下降（至少在对流层），压力下降的速度就会比指数公式预测得快。

气体中的压力、体积和温度之间的关系是由简单的定律决定的。这些理论是由空气动力学理论推导出来的，这些气体分子在连续的随机运动中，只有通过与其他分子或容器壁的碰撞才会偏离其运动轨道，当他们撞击墙壁并反弹时，由此产生的轰击力形成了压力。压力的大小取决于存在分子的数量、质量和速度：

- 波义耳定律指出：在恒定的温度下，给定质量的气体的压力（P）与体积（V）成反比，或者PV = 常数（在恒定温度下）。这可以用这样一个事实来解释，当分子之间的距离缩小并更紧密地聚集在一起（体积更小）时，在单位表面产生的轰击速率增加（压力更大）。

- 查尔斯定律指出，在恒定的压力下，气体的体积与它的绝对温度（T）成正比，或 V/T = 常数（在恒定压力下）。温度升高会提高分子的运动速度和动能，从而增加它们在容器上的轰击力。查尔斯定律的另一种形式是，在恒定体积下，压力与绝对温度成正比（注意，绝对温度是通过在摄氏温度基础上加上273得到的。因此 37℃ = 310 K）。
- 理想气体定律结合上述定律，即公式 $PV = nRT$。这里 n 是气体的克分子数，R 是气体常数。当单位采用毫米汞柱（mmHg）、升（L）和开尔文（K），则 $R = 62.4$。在高压下，由于分子间的作用力实际气体会偏离理想气体，而在理想气体定律的推导过程中忽略了分子间的相互作用力。
- 道尔顿定律指出，混合气体中的每一种气体，都会根据其自己的浓度，独立于其他气体而单独施加压力，也就是说，每个组分的行为就像单独存在一样。每一种气体的压力被称为它的分压。总压力是所有气体的分压之和。在公式 $P_x = PF_x$ 中：P_x 是气体 x 的分压，P 是总压力，F_x 是气体 x 的分数浓度。例如：如果混合气体中一半气体是氧气，则 $F_{O_2} = 0.5$，分数浓度一般指的是干性气体。
- 气体的动力学理论解释了气体在气相中的扩散。由于它们的随机运动，气体分子往往倾向于均匀分布在任何可用的空间，直到各处分压相同。较轻气体比较重气体扩散的速度快，这是因为分子的平均速度更高。气体动力学理论认为，在给定的温度和压力下，所有的气体的动能（$0.5\ mv^2$）是相同的。由此可知，气体的扩散速率与它的密度平方根成反比（格雷厄姆定律）。

在不同气体的扩散速率的基础上，人们可能会认为像氦气这样非常轻的气体会从上层大气中分离出来。这的确可能会发生在极高海拔地区。然而，在我们感兴趣的高度上，如 10 km 高度，对流混合使得大气组成保持恒定。

在垂直方向上，大气层可以在温度变化的基础上分为对流层、平流层和更上面的区域。对流层是所有的天气现象发生的区域，是高原医学研究感兴趣的区域。在这里，温度随海拔高度升高而线性下降，直到约零下 60℃。对流层的高度延伸到赤道处约 19 km 的高度，但在两极只有大约 9 km，平均高度约 10 km。

在对流层之上是平流层，在这里，温度几乎恒定保持在大约零下 60℃，高度为 10 ~ 12 km。对流层与平流层之间的界面被称为对流层顶。

在平流层之上，温度同样随海拔高度变化而变化。该区域的一个重要组成部分是电离层，在那里，分子的电离程度使短波无线电传播成为可能。

2.2.3 标准大气压

随着航空业在 20 世纪 20 年代的发展，有必要研发一种气压与海拔高度关系的检测仪器，它能被普遍接受被用于校准海拔高度。多年来，人们认识到压力和海拔高度之间的关系是温度依赖的，也就是说是纬度依赖的，在地球表面上应用近似于平均条件的模型大气压，有明显的优势。这通常被称为 ICAO 标准大气压（ICAO，1964）或美国标准大气压（NOAA，1976）。这两个大气压与我们感兴趣的海拔高度相同。

在标准大气下，假设海平面气压是 760 mmHg，温度是 +15℃，在海拔 11 km 以下，气温与海拔高度（递减率）的线性下降关系为海拔每升高 1 km，气温下降 6.5℃（表 2-1）。Haldane 和 Priestley（1935 年，323 页）在其教科书《呼吸》（第 2 版）中给出了标准大气压力与海拔高度关系的表达式：

$$\frac{P_0}{P} = \left(\frac{288}{288\text{-}1.98H}\right)^{5.256}$$

其中，P_0 和 P 分别代表海平面和高海拔的压力，单位以 mmHg 表示，H 代表几千英尺的高度。一个更严格的描述是源于国际民航组织标准大气（ICAO，1964）的手册。

应该强调的是，此标准大气压从来就不是用来预测在特定区域的实际大气压力的，确切地说，标准大气压是在对流层中有更多或更少的平均条件下特定的模拟的压力，它（帮助人们）充分认识到纬度和其他因素会造成局部变化。然而，标准大气压在呼吸生理学中具有一定的重要性，因为它能被广泛地应用于高度计校准的标准，它经常被不恰当地用于预测地球表面不同地方的大气压力，尤其是在高海拔地区。

Haldane 和 Priestley（1935）明确指出，通过标

表2-1　标准大气压（ICAO，1964）和模型大气压（West，1996a）（mmHg）：模型大气压更适合大多数高海拔生理学及医学研究的选址

海拔		标准大气		模型大气	
千米	英尺	气压	吸入氧分压[a]	气压	吸入氧分压
0	0	760	149	760	149
1	3281	674	131	679	132
2	6562	596	115	604	117
3	9843	526	100	537	103
4	13 123	462	87	475	90
5	16 404	405	75	420	78
6	19 685	354	64	369	67
7	22 966	308	54	324	58
8	26 247	267	46	284	50
9	29 528	231	38	247	42
10	32 810	199	31	215	35

[a] 代表吸入湿润气体的氧分压为 0.2094（P_B − 47）

准大气压预测的气压值远远低于由 Zuntz 等（1906）公式预测的气压值。这一说法已被 FitzGerald 证实，在科罗拉多山脉，当平均空气柱的温度设定为 +15℃时，Zuntz 的公式可准确预测压力。

然而，一些生理学家已经使用标准大气压来预测高海拔地区的气压，例如在珠穆朗玛峰（Houston and Riley，1947；Riley and Houston，1951；Rahh and Fenn 1955；Houston et al，1987）。以这种方式计算珠峰峰顶的大气压力（海拔 8848 m）为 236 mmHg，这个值太低了。回顾过去，对于标准大气压来说，在第二次世界大战期间，呼吸生理学研究的鼎盛时期，不加区别地在低压氧舱中频繁使用无疑是它被滥用的原因之一。

高海拔攀登者应该知道，他们使用的从体育用品商店中购买的海拔高度计，包括手表，通过这些设备计算的海拔高度是使用标准大气压将气压转换而得到的。这些高度表给出的读数和真实的海拔高度之间是有差距的，对于在山区前行来说，这些差距直到海拔 3000 m 都是无关紧要的。从海拔 4000 m 到 5000 m，登山者应该在高度表上加上 3% 的数值，以得到真实的海拔高度。从 5000 m 到 6000 m 应该加上 4%，从 6000 m 到 8000 m 应该加 5%，8000 m 以上应该加 6% ～ 7%。当然，如果海拔高度计可正常测量并可读取压力数值，最好的解决方法就是使用模型大气压方程计算出数值。

2.2.4　气压随纬度的变化

当我们研究不同纬度地区的气压和海拔高度的关系时，标准大气压的适用范围得到了进一步阐明（图 2-1）。这表明在地球表面的大气压和 24 km 的海拔的压力基本上是独立于纬度的。然而，在 6 ～ 16 km 的海拔高度范围内，冬季和夏季，赤道附近的气压有明显增加。由于珠穆朗玛峰的纬度是北纬 28°，其峰顶（8848 m）的压力要比在两极附近同一高度的山高得多。

在赤道附近气压升高的原因是，在赤道上的平流层中有一团非常冷的空气（Brunt，1952，379 页）。事实上，与之矛盾的是，大气中最冷的空气居然是在赤道之上。这种现象是通过复杂的辐射和对流现象共同引起的，其结果是在赤道附近产生了大量的上升气流。同样现象的另一种推论是，在赤道附近，对流层顶的高度要比靠近两级的高度要高得多。这些纬度依赖的压力变化对于任何试图在不吸氧气的情况下攀登珠峰的人来说都具有重要的生理意义。因为珠峰峰顶的气压比模型大气压的预测要高得多。由于同样的原因，在高海拔地区德纳里（Denali）的麦金利山，低气压对攀登者是一个相当大的挑战，尤其是在冬季。

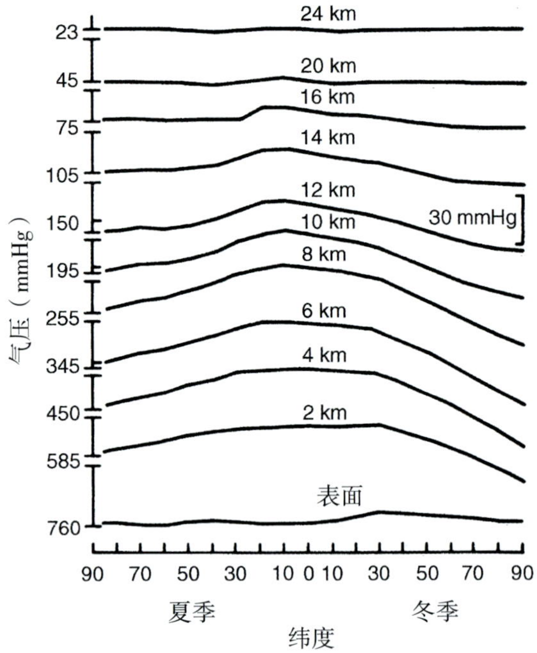

图 2-1　在冬季、夏季，接近赤道的不同纬度大气压有所增加。纵坐标显示压力按横轴的刻度等比例增加。纵坐标的数字显示在不同高度的两级气压；珠峰海拔高度为 8848 m。（Brunt，1952）

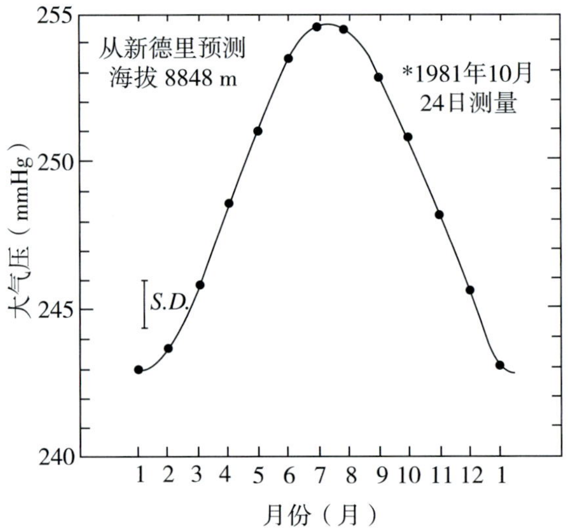

图 2-2　从印度新德里释放的气象气球获得的海拔 8848 m 的平均每月大气压。注意：大气压在夏季月份的增长。平均每月大气压的标准差（SD）已给出。1981 年 10 月 24 日（*）在珠峰峰顶测量的气压在该月异常高。引自 West 等（1983a）

2.2.5　气压随季节的变化

大气压不仅随纬度变化，而且根据年月的变化也有明显的变化。例如，图 2-2 显示了超过 15 年的从印度首都新德里通过释放气象气球所获得的海拔为 8848 m 的月平均压力。新德里与珠穆朗玛峰的纬度差不多。值得注意的是，平均压力最低的时间是在冬季 1 月和 2 月（分别为 243.0 mmHg 和 243.7 mmHg），平均压力最高是在夏季的 7 月和 8 月（两个月均为 254.5 mmHg）。每月标准偏差范围为 0.65 mmHg（7 月）至 1.66 mmHg（12 月）。在夏季日均标准偏差最低为 1.54，冬季最高为 2.92。如图 2-2 所示，标准偏差是一年 12 个月的月标准差的平均值。

1981 年 10 月 24 日，在珠穆朗玛峰峰顶上由 Pizzo（West et al，1983a）测的大气压为 253.0 mmHg（图 2-2）。这比图 2-1 所示的数据高 4.3 mmHg。这是 10 月份大气压力日标准差的 2 倍。应该补充的是，Pizzo 成功登上珠峰峰顶那天的天气异常晴朗，峰顶的温度为零下 9℃，远高于该海拔高度的预期温度（见第 2.3.1 节）。

图 2-3 综合了纬度和月份对海拔 8848 m 气压的影响。这些数据是北半球的，比较了 1 月（冬至）、7 月（仲夏）和 10 月（季风后登山的首选月份）的压力。5 月通常是在前季风季节到达顶峰的月份，5 月的情况与 10 月几乎相同。数据是所有经度的平均值（Oort 和 Rasmusson，1971）。数据清楚地显示了纬度和季节对大气压力的显著影响。有趣的是，在仲夏时节，珠穆朗玛峰（北纬 28°359）附近的压力达到最大值。图 2-3 显示，如果珠峰位于麦金利山的纬度（北纬 63°）上，那么峰顶的压力将会大大降低。

世界各地的气象站每天发射两次气象气球，从恒定压力图中可以得到有关气压和海拔关系的数据。关于如何获得这些数据，请参见 *West*（1993a）。利用这些数据可以预测出 1978 年 Messner 和 Habeler 在没有补充氧气的情况下，首次登上珠峰峰顶时的气压为 251 mmHg。1980 年 8 月，Messner 在没有吸氧的情况下第一次单独登顶，他很幸运，当时大气压异常高，高达 256 mmHg。1987 年 12 月 22 日，当 Sherpa Ang Rita 第一次在冬季登顶时，气压只有 247 mmHg。

2.2.6　在高原医学和生理学中气压 - 海拔高度的关系

我们已经看到，利用标准大气压计算往往低估了高山的压力，这些是人们对高原医学和生理学感兴趣的方面。最近，确定喜马拉雅山脉和安第斯山脉的大气压力 - 海拔高度的关系已成为可能，并且在研究高海拔医学和生理学的其他许多地方，这种关系也是成立的。

如前所述，早在 1981 年，美国医学研究考察队（West et al，1983a）的医学研究员 Pizzo 在珠穆朗玛峰上首次直接测量了大气压，该气压值为 253 mmHg，如图 2-2 所示。在本次考察期间，他们还在珠穆朗玛峰的另外两个地点进行了气压的测量，它们的海拔高度是准确已知的。测量结果提示这些测量点的对数值非常接近压力 - 高度图上的直线，因此在高海拔地区珠穆朗玛峰的大气压力 - 海拔关系被首次准确地描述（West et al，1983a）。这种关系具有重大生理意义，因为正如在第十三章所讨论的那样，峰顶附近的压力极低，使得 PO_2 非常接近人类生存的极限。

对珠穆朗玛峰的海拔高度又进行了补充测量（West，1999）。1997 年 5 月在山顶进行了另一次直接测量，该测量值为 253 mmHg，与 Pizzo 测量值仅相差 1 mmHg。此外，从南坳（7986 m）遥测信息的气压计中报告了大量的测量结果，当把这些点加到 1981 年探险获得的数据中（图 2-4）时，其结果大大增加了我们对气压 - 海报关系的信心。

另外两个数据最近才曝光。Charles Corfield 于 1999 年 5 月 5 日上午 10 时在珠穆朗玛峰峰顶对大气压进行了一次测量，他使用了 Kollsman 无液气压计，测量值为 253 mmHg（个人通讯），当时空气温度为 –18℃，但这并不影响气压计的校准。另一个数据点来自于意大利的 Ev-K2-CNR 计划在南坳进行的测量。他们在 1992 年 9 月 29 日、30 日和 10 月 1 日报告了 52 次气压测量数据（个人通讯），平均值为 383.0 mbar（287 mmHg）。这与 1997 年 8 月麻省理工学院研究小组发现的压力是相同的（West，1999a）。这两个附加数据与上面列出的其他测量结果非常吻合。

2.2.7　模型大气压方程

如今可以提供大气压力 - 海拔高度关系，并可准确地预测高原医学和生理学中大多数令人感兴趣的地理位置的压力（West，1996a），数据如图 2-5 所示。如果测量气压的地点位于赤道 30° 以内，特别是如果在夏季测量压力，则该预测尤其

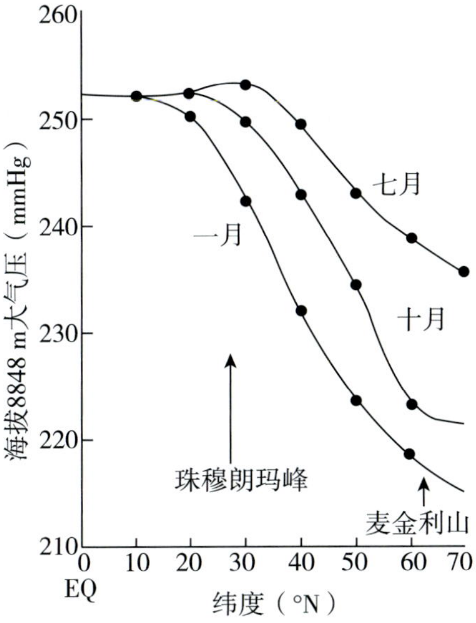

图 2-3　北半球盛夏、隆冬和后季风期（10 月）最适宜登山月份的珠穆朗玛峰气压与纬度对比图。注意到冬季的气压要低得多。箭头表示珠穆朗玛峰和麦金利山的纬度。引自 West 等（1983a）

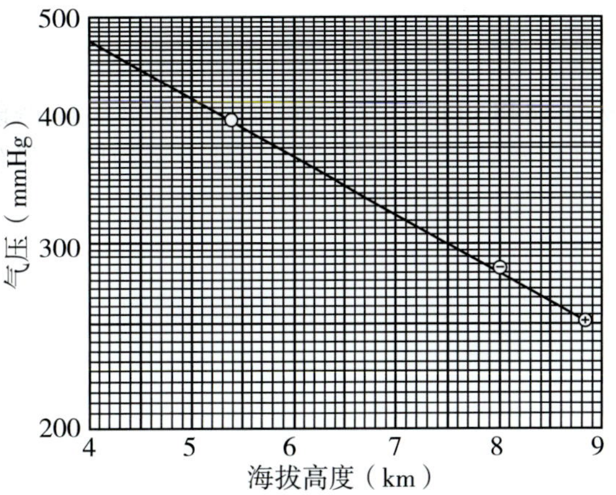

图 2-4　珠穆朗玛峰气压与海拔高度关系。这些圆圈表示从 1981 年美国医学研究考察队到达珠峰的探险数据。峰顶（8848 m）的十字数据来自 1997 年 NOVA 探险队。海拔 7986 m 的数据来自麻省理工学院 1998 年的测量数据。标准偏差过小，无法显示。这条线对应的模型大气方程为：$P_B = \exp(6.63268 - 0.1112h - 0.00149h^2)$，其中 h 的单位为 km。引自 West 等（1983a）

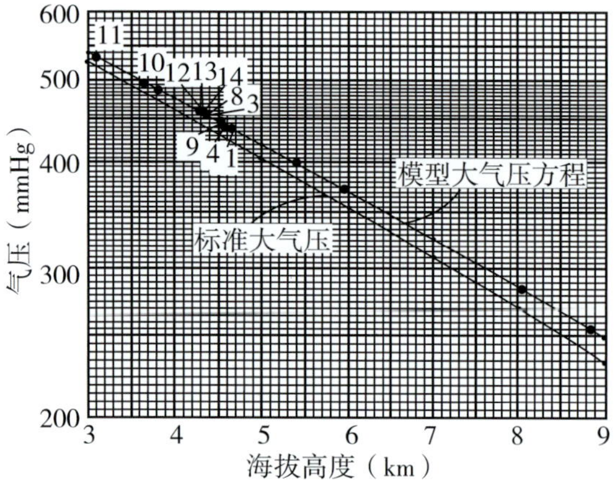

图 2-5 与模型大气压方程对应的气压 - 海拔关系。请注意，它很好地预测了高原医学和生理学中许多让人感兴趣的地点的海拔高度。而下面的线则是标准大气压，它预示着压力过低。位置和测量压力如下：(1) 科亚瓦西矿，智利，438 mmHg；(2) 奥坎基尔查矿（Aucanquilcha mine），智利，372 mmHg；(3) 瓦洛特天文台，法国，452 mmHg；(4) 玛格丽塔小屋，意大利，440 mmHg；(5) 珠峰大本营，尼泊尔，400 mmHg；(6) 珠峰南坳，284 mmHg；(7) 珠峰峰顶，253 mmHg；(8) 塞罗德帕斯科，秘鲁，458 mmHg；(9) 莫罗科查，秘鲁，446 mmHg；(10) 拉萨，中国西藏，493 mmHg；(11) 克鲁克德克里克（Crooked Creek）加利福尼亚州，530 mmHg；(12) 巴克罗夫特（Barcroft）实验室，加利福尼亚州，483 mmHg；(13) 派克峰，科罗拉多州，462 mmHg；(14) 白山山顶，加利福尼亚州，455 mmHg。引自 West（1996a）

准确。由于许多高原医学和生理学研究都是在符合这些标准的地点和时间进行的，所以这种关系在实践中是非常有用的。直线方程是：

$$P_B = \exp(6.632\,68 - 0.111\,2\,h - 0.001\,49\,h^2)$$

其中 P_B 是大气压力（单位 mmHg），h 是海拔高度（km）。这个公式被称为模型大气压方程，对高原生理学的理论计算很有用，例如预测不同高度的富氧作用。标准大气压和模型大气压都可以在网站上查阅，网址为：http：// physiology ucsd. edu//convert.html。

2.2.8 气压和吸入气氧分压

正如我们所看到的，大气的组成是恒定的，因此，我们可以有把握地假设吸入气的氧气浓度在干燥空气中约为 20.94%，而在高海拔地区的水蒸气对吸入气氧分压（PO_2）的影响变得越来越重要。

当人类呼吸空气时，在上支气管进行加热和湿化，并在人体温度下被水蒸气饱和。37℃的水蒸气压力为 47 mmHg，这当然与海拔高度无关。因此，湿化气体的 PO_2 可由以下表达式得出

$$P_IO_2 = 0.209\,4\,(P_B - 47)$$

其中 P_B 是大气压力。该方程式显示了在非常高的海拔高度下，水蒸气压力的重要性。例如，在海平面上，37℃的水蒸气压力仅为总气压的 6%。然而，在珠穆朗玛峰峰顶，大气压力约为 250 mmHg，水蒸气压力几乎是总压力的 19%，并且吸入的 PO_2 相应进一步降低（表 2-1）。

有人指出，在极高海拔人体的体温相对较小幅度的降低会大幅度增加吸入气的 PO_2。例如，如果体温从 37℃降至 35℃，水蒸压力为 42 mmHg，那么吸入的湿润气体的 PO_2 将从 42.5 mmHg 升至 43.5 mmHg。这种 1 mmHg 的增加是有益的，因为动脉 PO_2 将增加大致相同的程度，并且由于氧解离曲线在这一点上非常陡峭，所以动脉氧浓度将会有明显的增加。然而，没有证据表明体温会在极端高度下降。假设肺泡内气体交换的温度大大低于人体核温度，这也是不合理的。

2.2.9 高原大气压力的生理意义

由于大气压力直接决定了人体吸入的 PO_2，所以很明显，如 2.2.4 和 2.2.5 节所述，气压随纬度和季节的变化将影响体内低氧血症的严重程度。例如，阿拉斯加麦金利山位于北纬 63°，登山者在峰顶所受的气压要比热带地区同等高度山峰所受到的气压低得多（图 2-3）。

低气压引起的吸入 PO_2 减少不仅会影响运动表现，还可能增加罹患高原病的风险。事实上，有一些证据表明，Rceves 等（1994）报告的科罗拉多山区的相对适中的海拔高度（2650 ~ 2950 m）可能就是这种情况。他们发现，与夏季相比，冬季的气压相对低 8 mmHg，环境温度平均降低 23℃。虽然在这两个时期，患者到高原医疗中心（2773 m）的诊疗次数几乎相同，但在冬季，高原肺水肿患者的发病率更高。但有趣的是，急性高原病的发病率没有差异，寒冷似乎比气压的影响更重要。

从生理学角度看，在极高海拔的地方，如珠穆朗玛峰峰顶附近，大气压力随季节和纬度的变化尤为显著。例如，有人认为，如果珠穆朗玛峰

峰顶的压力符合标准大气压，就无法在没有补充氧气的情况下攀登（West et al，1983）。此外，一年中每个月份的大气压力变化如图 2-2 所示，表明除了低温和大风带来的明显困难以外，吸入 PO_2 降低会导致在冬季如果没有补充氧气，要到达峰顶会困难许多。在季风季节前后的时期，只有一个人在没有吸氧补充的情况下在冬季攀登到峰顶，他就是在 1987 年 12 月 22 日登顶的 Sherpa Any Rita，基于该日期的气象气球数据，当时的气压为 247 mmHg，比在仲冬时节的日常压力要高得多，例如 1 月下旬（图 2-2）。在冬季，有 13 名登山者已到达珠峰峰顶，但所有人都补充了氧气（Salisbury 和 Hawley，2007）。这个内容将在第十三章进行更详细的讨论。

2.3 高海拔地区气压以外的因素

2.3.1 温度

温度以每上升 150 m 下降约 1℃的速度随着海拔的增加而下降，这个递减率基本上与纬度无关。其结果是，在一座非常高的山峰上，例如珠穆朗玛峰，峰顶附近的平均温度约为零下 40℃，大多数登山者选择在一年中较为温暖的月份（如 5 月）登顶，此时海拔 8500 m 的珠峰峰顶温度为零下 27℃（Pugh，1957），Pizzo 在 10 月份时测得峰顶温度为零下 9℃（West et al，1983），冬天的温度会更低。然而，即便如此，也不可能达到加拿大北部或西伯利亚北部在隆冬季节时的极低温度。

比温度更重要的是风寒因素。Moore 和 Semple（2011）使用气象数据计算了两个与珠穆朗玛峰冻伤的相关指标。他们发现，一年四季典型的风寒等效温度总是低于零下 30℃，而典型的面部冻伤时间一般不超过 20 分钟。在春季登山季节，典型的冻伤数据是零下 50℃和 5 分钟。作者指出，峰顶大气压对这些指标有很好的预测作用，低气压与低温、短时间冻伤时间有关。寒冷所造成的伤害在山区很常见，将在第二十四章中讨论。

2.3.2 湿度

绝对湿度是指当前温度下每单位体积气体的水蒸气质量。由于温度降低时水蒸气压力下降明显，因此这个值在高海拔处非常低。即使空气被水蒸气充分饱和，实际量也非常小。例如，+20℃时的水蒸气压力为 17 mmHg，–20℃时仅为 1 mmHg。

相对湿度是衡量空气中水蒸气含量的指标，它的百分比可被当前温度控制。这个数值可能是低的、正常的或高的。绝对湿度和相对湿度之间的差异可以解释为由于温度过低，即使饱和空气也不能包含大量的水蒸气。如果空气被加热而没有产生更多水蒸气，它的相对湿度就会下降。

高海拔地区极低的绝对湿度往往导致脱水。首先，由于吸入空气的干燥，由通气引发的水损失是巨大的。其次，通气水平可能非常高，尤其是在运动时会增加水分丢失（第十二章）。例如，在珠穆朗玛峰峰顶附近，与海平面同等水平的活动相比，总通气量比海平面增加了约 5 倍。Pugh（1964b）计算出在 5500 m 高度运动期间，单侧肺的体液流失率大约是每 100 L 通气损失 2.9 g 水（身体体温和压力，饱和水蒸气或 BTPS）。这相当于中度强度运动时每小时约 200 ml 的水摄入。

然而，Pugh 的计算结果很有可能给出了错误的数据，因为呼出的气体温度低于体温，而且气体不可能被水完全饱和，即使在较低的温度下（Loewy and gerhartz，1914；Burch，1945；Webb，1951；Ferrus et al，1980）。根据 Ferrus 等（1984）所提供的公式，Milledge（1992）计算出假设在极高海拔的登山者的呼出气体在体温下完全饱和，失水率仅为该值的 30% ~ 40%。因此，在极高海拔攀登时的实际测量值是有价值的。

有证据表明，由于这些快速流动的液体损失，在高海拔脱水不会像在海平面水平那样产生强烈的口渴感。这就是高海拔登山者即使没有想喝水也需要饮用大量水来保持体内水分的原因。那些在海拔 6000 m 每天攀登 7 小时的人，需要补充 3 ~ 4 L 水来维持每天 1.5 L 的尿量（Pugh，1964b）。即便如此，生活在高海拔地区的人们似乎也处于一种慢性耗竭状态（Blume et al，1984）。在美国医学研究考察队考察珠穆朗玛峰的研究中，居住在 6300 m 的人群血清渗透压与海平面相比显著增加，尽管有充足的液体供应，并且在运动和饮食方面的生活方式并不特殊（Blume et al，1984）。

2.3.3 大气臭氧

臭氧（O_3）是一种潜在的有毒气体，是烟雾的重要组成成分。臭氧可引起黏膜和支气管炎症、咳嗽、咽喉炎、支气管收缩和呼吸困难。有趣的是，在欧洲阿尔卑斯山（Stohl et al，2000）和珠穆朗玛峰极高海拔地区（Zhou et al，2006；Bonasoni et al，2008；Semple 和 Moore，2008）有记录到臭氧浓度增加的情况。珠穆朗玛峰地区的表面测量数据在 8 小时暴露期间已超过 140 磅（Semple 和 Moore，2009）。两种臭氧浓度增加的机制已经在珠穆朗玛峰上找到：一个是在前季风期间臭氧穿透了平流层，另一个是在季风期间臭氧穿透了对流层。后者可能与东南亚污染而造成的所谓的“亚洲褐云”有关（Ramanathan et al，2007）。

2.3.4　太阳辐射

高海拔地区太阳辐射强度显著增加的原因有两个。第一，稀薄的大气吸收的太阳光较少，特别是在光谱中近紫外线区域的短波长光线。第二，积雪反射的太阳光会大大增加太阳的辐射。

与海平面相比，海拔 4000 m 高空空气密度降低是导致高海拔地区太阳辐射增加达 100% 的原因（Elterman，1964）。由于大气中的水蒸气吸收了大量的太阳辐射，造成山地空气干燥，这是太阳辐射增加的另一个重要因素。

地面反射太阳辐射的效率被称为反照率。在高海拔地区，该值从低于 20% 到高达 90% 不等（Buettner，1969）。登山运动员熟悉太阳辐射的极端强度，尤其是在两山之间的山谷中和冰川上。在这里，阳光从两山以及冰川上的积雪或冰上反射过来，即使在海拔很高的地方，高辐射也会让人感觉到非常压抑。这导致处在这些条件下的营地注意到了温度的极端变化。

2.3.5　电离辐射

宇宙射线的强度随海拔的升高而增加，这是由于射线由太空射入时，地球大气层吸收射线的能力减弱。这就是为什么宇宙辐射实验室通常位于高山的原因。研究表明，在海拔 3000 m 的高空，宇宙辐射的增加会使人类的辐射剂量增加到大约 0.0007 Gy/y（70 mrad/y）。这应该是考虑到了所有来源的 0.0005 ~ 0.004 Gy/y（50 ~ 400 mrad/y）正常背景辐射剂量。高海拔地区电离辐射增强被认为是导致急性高原病的原因之一（Bert，1878），但这一论断没有科学依据。

（刘　洁 译　格日力 校）

第三章

地理及人类应对高原环境

3.1　引言

3.2　人口

3.3　地形

3.4　气候

3.5　经济

3.6　运输

3.7　搬运工的健康和福利

3.8　房屋和住所

3.9　服饰

概述

在全球范围内，高海拔地区居住着大量的人群。那里的气候恶劣，耕作的方法也不得不因地制宜。梯田已经成为了高海拔地区一道亮丽的风景线，但是，美国南部高原和青藏高原仍允许正常的耕作。畜牧饲养和采矿也占有一席之地，此外，旅游业也日益蓬勃发展，为山区的经济条件做出了巨大的贡献。

山脉常常成为文化差异的分界线。高原世居者的体质能够使他们适应严寒和缺氧的严峻环境。大峡谷缺少道路，其经济往来主要依靠搬运工人，如果没有他们出色的载货能力，高海拔地区的经济将会停滞不前。适应缺氧环境是复杂而且难以达到的，其取决于缺氧的严重程度和缺氧速率（见第五章）。当地人有耐寒能力，但他们不是普遍能适应寒冷，御寒通常借助传统的方法、衣物和住所。

3.1 引言

尽管目前对“高原”还没有一个准确的定义，但大多数人在海拔 3000 m 以上都会有明显的临床、生理学、解剖学和生物化学指标上的改变。虽然这也存在个体差异，但大多数人在海拔 2000 m 的高度时就会出现反应。对于来自海平面的旅行者很难接受暂时居住在海拔 4600 ~ 4900 m 的高度；对高原居民来说海拔 5800 ~ 6000 m 是迄今为止的最高记录（West，1986a）。事实上，最高的人类常住地可能是秘鲁南部的拉林科纳达（La Rinconada），一个拥有 29 678 位居民（GeoNames，2010）的海拔 5100 m 的小镇（West，2002）。尽管高原居民会被海拔所影响，但是世居人群的限制因素可能是经济，而不是生理等因素。海拔超过 5000 m，即使在热带地区谷物也不能生长，更不能全年放牧。游牧和半游牧民族会定期带着牲畜在 5000 m 以上的地方放牧，但那里没有固定的居所。

全球海拔超过 3000 m 的地区有：

- 青藏高原（the Tibetan plateau）
- 喜马拉雅山脉及其峡谷（the Himalayan range and its valleys）
- 天山山脉和帕米尔高原（the Tien Shan and Pamir）
- 土耳其、伊朗、阿富汗、巴基斯坦东部的山脉（the mountain ranges of east Turkey，Iran，Afghanistan and Pakistan）
- 美国和加拿大的落基山脉和内华达山脉（the Rocky Mountains and Sierra Nevada of the USA and Canada）
- 墨西哥的马德雷山脉（the Sierra Madre of Mexico）
- 南美洲的安第斯山脉（the Andes of South America）
- 欧洲的阿尔卑斯山脉（the European Alps）
- 西班牙与法国之间的比利牛斯山脉（the Pyrenees between Spain and France）
- 北非的阿特拉斯山脉（the Atlas Mountains of North Africa）
- 埃塞俄比亚高原（the Ethiopian highlands）
- 东非和南非山脉（the mountains of East and South Africa）
- 南极洲的高原和山脉（the plateau and mountains of Antarctica）
- 新几内亚部分地区和其他一些小的区域，比如，夏威夷岛、特内里费岛和新西兰（parts of New Guinea and other small regions such as Hawaii，Tenerife and New Zealand）

目前有三个主要的高海拔地区有大量的人口居住，分别是青藏高原（the Tibetan plateau）与喜马拉雅峡谷（the Himalayan valleys）、南美洲的安第斯山脉（the Andes of South America）以及埃塞俄比亚高原（the Ethiopian highlands）。

3.1.1 欧洲阿尔卑斯山脉

登山和滑雪等运动项目的发展使人类能够在荒凉地区旅行。“alp”这个词最初来源于凯尔特语，意思是“高山”：中世纪以来的现代用法是指“高山牧场”。

欧洲阿尔卑斯山脉的历史是一个讲述了这一地区是如何在地理位置和地形制约的情况下，成为整个欧洲交流中至关重要和不可或缺的一环的故事。

“锡米拉温人”（Similaun Man）大约已有 5000 年的历史，他们在海拔 3210 m 的地区被发现，表明当地人从一个峡谷到另一个峡谷时跨越了相当高的海拔高度。他们用金手镯供奉山神在中世纪前期是很普遍的习惯，在圣伯纳德大山口（the Great St Bernard Pass）附近还发现了许多祭祀品。

当地人口并不是一成不变的，也不具有同质性，但罗马人在这个地区创造了语言的框架。然而，他们并没有对阿尔卑斯山的畜牧业经济产生什么影响，本土居民敬畏着罗马人的龙预言和邪恶力量。那些易患甲状腺肿的人也不怎么受人尊敬。

直到19世纪时通信的逐渐开放，人们的愚昧无知才逐渐转变为（科学）知识与（对知识的）理解（Snodgrass，1993）。

3.1.2 喜马拉雅山脉和青藏高原

喜马拉雅山脉形成了一个地形极度复杂的地区，从西方的帕尔巴特山（Nanga Parbat，8125 m）到东方的南迦巴瓦峰（Namcha Barwa，7756 m），蜿蜒长达1500 m。在它西边的尽头是一群由山峰、航道和冰川组成的区域，那里是由昆仑山（Kun Lun）西部、喀喇昆仑山脉（Karakoram）、比尔本贾尔岭（Pir Panjal）、帕米尔高原（Pamirs）组成的一个相当于法国大小的区域。喜马拉雅山脉有着世界最高的山峰——珠穆朗玛峰（Mount Everest）（8848 m），其他山峰的海拔高度也都超过了7500 m。中度海拔的中间区域成为中亚和印度的分水岭。外部的喜马拉雅山脉（相当于1500 m）组成了从印度平原上升起的丘陵。

青藏高原上生活着大量藏族人，他们有良好而完整的文化。青藏高原向南一直延伸到喜马拉雅山脉和峡谷。高原的西面被喜马拉雅山脉北方的弯道分界，再延续入克什米尔（Kashmir）、巴尔蒂斯坦（Baltistan），然后到吉尔吉特（Gilgit）和喀喇昆仑山脉（Karakoram）。北面昆仑山脉的高峰（高达7700 m）有1500 m长，把青藏高原和新疆划分开。青藏高原的东面延伸到青海湖，更南面有青海、新疆的峡谷以及西藏东南部的峡谷地区。

这片区域大概有150万平方公里，是世界上最大、最高的高原，其大部分海拔都在4600 ~ 4900 m。它呈现了差异巨大的气候和地势。最主要的气候差别是在喜马拉雅山南部和山谷，在夏季印度季风的影响下出现强降雨；然而在东部，青藏高原则干旱和少雨。在喜马拉雅山脉东部这种变化是如此突然，植被从热带地区到亚寒带地区只有几步之遥。

藏族人受中国、印度、中亚和中东的影响已经好几个世纪了（Stein，1972），可以在3500 m的海拔高度上发现游牧民族的永久性建筑。人们也在拉萨附近发现了新石器时代的人类遗骸（Ward，1990；Ward，1991）。Aldenderfer（2011）曾研究人们究竟在高原生活了多长时间。他说："虽然数据不足，但考古学和基因学指出，很可能早在30 000年以前更新世晚期时，人们就在高原上生活了。"然而他们大多数是后来的移民，但有证据显示在6500年、5900年、3750年前就有人类永久居住的证据。

随着汉族人口的迁移，在海拔3000 m以上的高原生活的人口已经超过了300万。据估计，这片土地能用来种植农作物的比例仅有5%。2006年7月，格尔木到拉萨火车的全线通行意味着现在从中国其他任何地方都能通过铁路到达拉萨。这是一件了不起的事。此段铁路全长约1100 km，其3/4的地区的海拔高度都在4000 m以上（West，2004）。汉族人不论在西藏旅行还是定居，都会使高原病的患病风险增加。这些外来人比本土居民患高原病的风险要大（见第十九章至第二十一章）。

3.1.3 南美洲的安第斯山脉

安第斯山脉北起哥伦比亚（Colombia），南至智利（Chile）中部，西面是干旱的沙漠，东面是被深深侵蚀的陡坡，与亚马逊盆地（Amazon basin）毗邻。

安第斯山脉的中央地区有三个宽广的地区与太平洋平行：西边的山脉、高原，中部4000 m蜿蜒的平原和东边的山脉。

有关人类生存的最早的考古证据，可以追溯到20 000年前（MacNeish，1971）秘鲁海拔2900 m的阿亚库乔（Ayacucho）；其他的早期发现在委内瑞拉（Venezuela）、阿根廷（Argentina）、智利（Chile）中部地区也有所记载。但是这一日期和证据被Lynch（1990）质疑，他认为人类生存的最早日期为应12 000年前。在秘鲁的劳里科查（Lauricocha）（4200 m）发现了9500年前的人类骸骨（Hurtado，1971）。所有的南美地区的本土居民都是通过白令陆桥（Bering land bridge）从亚洲迁徙到南美洲的蒙古人群，这一观点也被广泛接受了。

古印加文明主要分布在太平洋海岸沿线，人们以海产品为生。关于这个时期的高原居民的信息人们知之甚少。

农业和畜牧业都是自给型经济，农业发展的极限海拔是 4000 m，畜牧业发展的极限海拔是 4600 m，农业和畜牧业仅能维持最基本的经济。在更高海拔的地区，采矿业会有所发展，旅游业也日益兴旺。

3.1.4 埃塞俄比亚高原

这里不存在界线清楚的高海拔地区。这个国家被许多裂谷分割，在南部地区建立了南非裂谷和红海之间相互的联系。裂谷系统将其分为三个地区：东部高原、西部高原和裂谷本身等较低的区域。

西部高原北面的部分是阿姆哈拉高原（Amhara highlands），包含最高海拔的地区（2400 ~ 3700 m）。埃塞俄比亚（Ethiopian）的诸多历史中心在这个区域已经存在了几个世纪。有许多埃塞俄比亚的大族群栖息于此地，比如阿姆哈拉人（Amharas）和蒂格雷人（Tigraeans），他们是公元前 1000 年南部阿拉伯人的后代（Sellassie，1972）。

贡德尔（Gondar，3000 m）位于阿姆哈拉高原（Amhara highlands），是一座拥有 20 万人口的城市，是非洲第二大城市。亚的斯亚贝巴（Addis Ababa）在 1 世纪中期被发现前，贡德尔一直是埃塞俄比亚的首都。

许多埃塞俄比亚人都生活在海拔 2000 m 以上的地区。在高海拔地区存在两种主要的耕作方式：用犁耕作和用锄头耕作。埃塞俄比亚画眉草是一种由一粒小种子长成的植物，可以在海拔 3000 m 以上生长，它是埃塞俄比亚农业经济的主要来源。

3.2 人口

世界上的许多高海拔地区都位于经济最不发达的地区，出于这个原因，人口数量与海拔高度很难匹配。尽管据估计有 4 亿人口都生活在高山上，但大部分人还是生活在海拔较低的峡谷中。De Jong（1968）猜测，有 1300 万 ~ 1400 万人生活在海拔 3000 m 以上。世界卫生组织的一项数据表明，8930 万人居住在海拔 2500 m 以上，2590 万人生活在海拔 3500 m 以上，540 万人居住在海拔 4500 m 以上（世界卫生组织，数据来自于 2004 年）。

在南美洲，自史前以来就有大量人口生活在高海拔地区，据估计，自从安第斯山脉作为西班牙殖民地以来，有 450 万 ~ 750 万人居住在高海拔地区。1980 年有 1000 万 ~ 1700 万人生活在海拔 2500 m 以上，在秘鲁，400 万人中有 30% ~ 40% 生活在海拔 2500 m 以上，1.5% 人生活在海拔 4500 m 以上。

在亚洲和非洲，这个数据不太准确。青藏高原由西藏自治区和青海省组成，大约有 400 万 ~ 500 万常住人口。拉萨（3658 m）在 1986 年时就有 13 万居民，主要是藏族人，最近汉族也逐渐多了起来。而小群体游牧人（5450 m）和矿工（6000 m）生活在更高的地区。大量人口居住在海拔 3000 m 以上的西藏东部，在尼泊尔大约有 6 万人生活在这个高度，一部分人生活在海拔 5000 m 的 Dolpo（Snellgrove，1961）。在埃塞俄比亚 2600 万的人口中有 50% 的人生活在海拔 2000 m 以上。墨西哥、美国、苏联（如吉尔吉斯斯坦）的一部分人口生活在海拔 3000 m 以上。

在热带地区定居的人通常居住在牧草和木材都相对便于利用的地方，居住的最高海拔可能在这二者较为丰富的地区之间。在离赤道更远的地区，居住的上限降低到森林线以下，温度的变化呈季节性。上层牧草地被用于半游牧经济。定居的村庄一般处于较低海拔，放牧季节牧场上有一个个孤立的建筑物或窝棚，到了冬季就全部疏散了。大部分人可能会迁移，一小部分人可能永远都在迁移的路上。目前已关闭的一个煤矿位于南美洲海拔 5950 m 的高度上。尽管矿工生活在相对低海拔的地区，但看守者仍然居住在高海拔处（West，1986a）。

高原居民在繁荣的低海拔贸易中心扮演着重要的角色。因为他们的生理适应能力好，能负重跨越高山，可以利用他们的牲畜运送农产品。几个世纪以来，世界范围内主要的山脉一直作为贸易、人类运动、思想和疾病的传播要道。

3.3 地形

高海拔地区存在很多种类不同的地形，但有两种典型地区：平坦的高原（青藏高原和南美洲的高原）和深谷（喜马拉雅山脉和安第斯山脉）（图 3-1）。

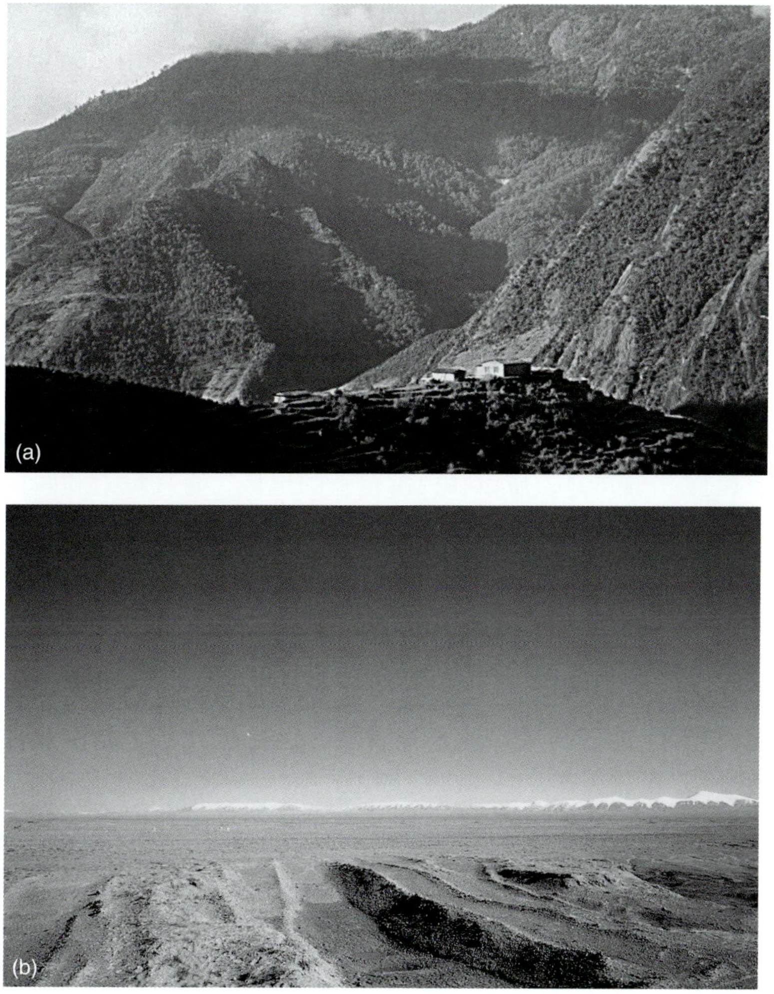

图 3-1　高原地形与气候的对比。(a) 喜马拉雅山脉南坳典型的山区；(b) 青藏高原北部昆仑山脉

高原上拥有众多的人口和大型城镇，但它们通常远离以政治、商业和工业为中心的重要低地城市。

在山谷之中，因为平地有限，人口往往较少，人群栖息在山坡和山脊上，彼此远离。将房屋安置在阳光充足的位置是很困难的，所以人群隔绝是十分常见的。通信很容易被滑坡、雪崩和其他自然灾害切断。山谷的漏斗效应可能会增加风的速度，影响植物和树木的生长。因此，这也限制了房屋的建造、水的使用，并增加自然灾害发生的可能性。

3.4　气候

高海拔地区地面附近的气候有几个基本特征。在任何给定的纬度、每个月温度的季节变化在高海拔地区比在海平面地区要小。当到达赤道时，季节性温度变化几乎消失，昼夜变化是相当大的，温差可以高达 30℃。这是由于高水平的长波辐射发生在白天万里无云的天空，在夜晚则躲进晴朗的夜空中。在阴暗的条件下，昼夜温度变化则会减小。

随着海拔高度的增加温度逐渐下降，海拔每升高 150 m 气温下降 1℃，但是下降没有统一的标准或递减规律。

人类在极高海拔地区维持机体热平衡的一个重要外界来源是太阳辐射。狂风也是山脉的特征之一。

3.4.1　降水量

在亚洲，季风从东向西流经印度，由于受到喜马拉雅山脉的影响而被迫增大，从而使温度下降。水蒸气凝结降而为雨，当它向西移动时，季风就会耗尽水分。东喜马拉雅山脉因此变得非常潮湿，而西部则始终干燥。大吉岭（Darjeeling）的年降水量是 2000 ～ 3000 mm。在喜马拉雅山脉中部的西姆拉（Simla）是 1500 mm，但在西方的拉达克（Ladakh）年降水量只有 75 mm，喀喇昆仑山脉是干旱地带，而喜马拉雅山脉东部地区是潮湿地带。

青藏高原的亚北极物种和热带物种之间通常有相当大的南北差异，虽然两者只相距几百码。这一点在东部喜马拉雅山脉特别明显。在高原上，虽然季风云团处在拉萨以北 700 km 的唐古拉范围，但降水量却很少。沙漠里的塔里木盆地和西藏北部的柴达木，年降雨量可能甚至要少于 100 mm。

安第斯山脉的太平洋沿海地带是沙漠。安第斯山脉的西部土坡很干旱，仙人掌和桉树生长繁茂，只有少数高山被冰雪覆盖。往下延伸到亚马逊盆地的东部土坡，那里则变得越来越湿润和郁郁葱葱。

3.4.2 温度

在全球范围内，温度随海拔高度的升高而下降在第二章中曾被讨论过。然而，高海拔地区的温度是千变万化的。1884 年到 1901 年的本尼维斯山顶（1300 m）的天文台记录显示，这 17 年平均气温为 -0.1℃。最低温度为零下 17℃，最高温度为零上 19℃。

在北美，阿拉斯加（Alaska）和育空（Yukon）的一部分海拔 6000 m 的山峰位于北极圈。在冬天，寒风凛冽，据记录，海拔 5500 ~ 6000 m 的温度是零下 30℃（Mills，1973b）。

在欧洲的阿尔卑斯山脉，于瑞士伯尔尼斯高地进行的一次海拔 4000 m 的冬季考察中，为期几天的平均温度为零下 13℃，持续数天狂风并不罕见（Leuthold et al，1975）。珠穆朗玛峰冬日温度可达零下 60℃；夏日平均气温约为零下 30℃。希拉里在 1953 年 5 月 29 日早上 3 点记录了在 8500 m 的珠穆朗玛峰的温度是零下 27℃，这是史上第一次向珠穆朗玛峰更高海拔挺进的日子（Ward，1993b）。1981 年 10 月 24 日，Pizzo 测量到的温度则是零下 8.8℃。

在拉萨，一年有 100 多天气温维持在 10℃左右，夏日气温高达 27℃，但是冬天又降到零下 15℃。

在南极洲，最低气温是零下 88.2℃，最高气温 15.2℃。因此，在山区有冻伤的危险，容易发生复杂的事故或疾病。

3.4.3 太阳辐射

尽管温度随海拔高度的上升而下降，但辐射却随海拔高度的升高而上升（第二章）。大量辐射通过衣服和不同的体态被人体吸收。山间纯净的空气增加了直接辐射的强度，由雪反射造成的间接辐射又再次增强了直接辐射的强度。太阳的高度也很重要（Chrenko and Pugh，1961）。衣物可以吸收太阳热，深色系的衣服比浅色系的衣服吸收得多。

3.4.4 紫外线

在高海拔地区，紫外线水平会升高，与草地反射 9% ~ 17% 相比，雪地反射 90% 的紫外线（Buettner，1969），所以在白雪覆盖的地区，直接反射和间接反射的紫外线是相当高的。

3.5 经济

大部分山区是依靠畜牧业和农业的；在一些地区的采矿业也很重要，但是近几年，旅游业占据了举足轻重的地位。

畜牧业在农业生产能力不足的地区占主导地位。在青藏高原，牧民放着成群的牦牛、绵羊和山羊。在吉尔吉斯斯坦等中亚国家的山区，现在大部分牧民是半游牧民族，冬天居住在城镇或村庄的房子里，夏天居住在传统的帐篷（蒙古包）里。在气候恶劣的条件下，游牧生活是唯一可行和经济的生活方式，它可能开始于 9000 年或 10 000 年前。动物生存完全依赖于自然饲料，这就引发了一个问题，因为莎草和草的生长时间只有 5 月到 9 月。高原的冬天由于寒冷寸草不生长，而远距离的迁移又会削弱种群规模，所以它们只有 40 英里（1 英里 = 1.6 km）的短距离可以穿越。每户家庭都有一个“基地”，有时是一栋房子，虽然没有围栏，但人们会建起一个大家都知道的边界线。在青藏高原，人们用牦牛毛和羊毛做成帐篷居住。再往北方，骆驼也开始变得常见（Goldstein and Beall，1989）。在喜马拉雅山谷的上方这种模式很常见，羊群一整个夏天都在海拔 5000 m 的牧场，但低于雪线；在冬天它们则回到海拔 4000 m 的定居地。

美洲驼（Lama glama）和牦牛（Bos grunniens）对南美高原、青藏高原和喜马拉雅山谷的经济是极其重要的。这两种动物都表现出对高原的遗传适应（见第十八章）。

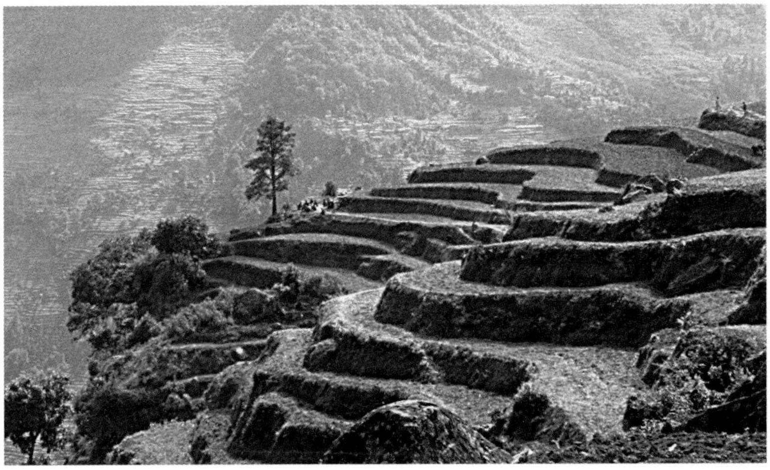

图 3-2　尼泊尔晚秋收割的典型梯田

农业的主要限制因素是土壤，因为在高海拔地区，需要花费几个月的时间来解冻土壤。农作物的类型可能会影响人口的数量。1850—1860 年，马铃薯被引入尼泊尔的喜马拉雅山谷，因此使昆布珠峰地区人口从 1836 年的 169 户增加到 1957 年的 596 户（Fuhrer-Haimendorf，1964）。西藏人从海拔 5800 m 的冰川垭口南下移居，由于那里的食物更加丰富，他们能够适应宗教生活，并建造新的寺庙。

平地不得不以梯田的形式耕作。这种农业生产技术应用于陡峭的山坡，在几乎所有山区出现，尤其是在喜马拉雅山脉和安第斯山脉。梯田的范围，从几平方英尺到一个相对较大的区域，但相比牧场通常还是太小（图 3-2）。灌溉则需要巧妙地从周围溪流建造水管道，这项任务是非常艰巨的，尤其是当肥料需进行处理时。梯田是人口稠密的山谷的显著特征，因为它涉及群体的所有权和集体的维护，而非个人，有重要的社会意义。阿尔卑斯山脉高山牧场是公共的牧场，也有一定的社会意义。

采矿通常在牧场或在岩石地形中进行，主要涉及特殊的城镇及道路建设。在西藏，在海拔 5000 m 挖采金矿已有很多个世纪的历史了。然而，过去使用浅战壕而不用深矿井。现在，在北智利海拔 4500 m 处建立了金矿，在秘鲁特罗莫克海拔 4900 m 处又建立了新铜矿，这些地区没有人长期居住，矿工在高海拔矿山工作 1 周或 10 天后，下到低海拔地区休养。因此，矿工们既不会完全适应，也不会不适应。这种高海拔间歇性低氧暴露，曾引起很多生理学家的极大兴趣（Richalet et al，2002，详见第二十八章）。

旅游业，尤其是滑雪运动，可能需要开发拥有较好条件的基地，且该地区不能影响当地的自然环境。据资料统计，2001 年大约有 25 000 名游客前往珠峰地区观光，约 10 万名徒步旅行者和近 30 万名名游客赴尼泊尔高山观光。

3.6　运输

在通常情况下，各类物品进入高海拔地区需要人力背负搬运完成。在喜马拉雅山脉，大部分商品和经济依赖于职业搬运工人、牦牛和骡子（图 3-3a）。

Pugh 在 1952 年和 1953 年 3 月进入珠峰后观察到（Pugh，1955b），搬运工负重 40 ～ 50 kg，另外加 10 kg 的个人行李，每天行走 10 ～ 12 小时，超过 10 ～ 12 英里（1 英里 = 1.6 km）。通常要上升和下降 1000 ～ 1200 m，偶尔会搬运超过 60 kg 的茶或纸。

搬用工的体重一般是 45 ～ 60 kg，平均身高略高于 150 cm，每名搬运工都搬运跟体重差不多的货物。

在可能的情况下，配载是一个锥形的、轻而强劲的柳条篮子，底部为 22 × 30 cm，顶部为 50 × 70 cm，高 60 cm（图 3-3b）。大尺寸篮子可以用于携带笨重的物品，如腐叶土。负载由一个穿过前额头的、低于篮子下缘的带子固定。篮子的上缘与搬运工的头部水平。因此重心会尽可能接近穿过骨盆中心的垂直线，从而减少脊柱的扭曲。头带的好处是它允许脊柱直接传输配载，肌

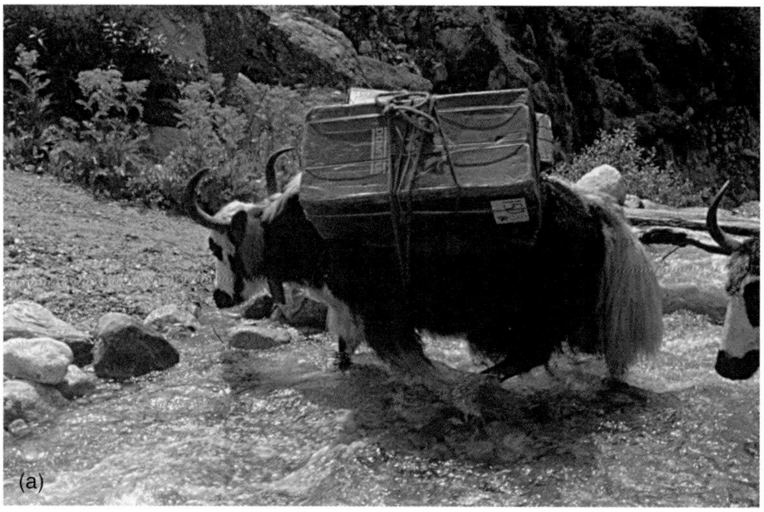

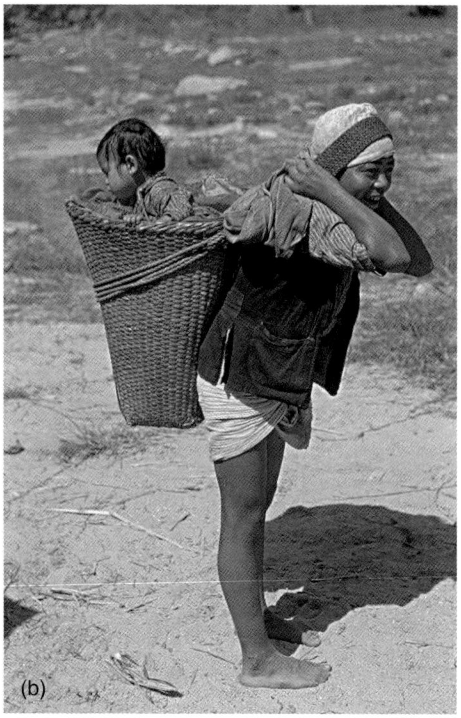

图 3-3 喜马拉雅山脉的搬运。(a) 一头牦牛在搬运物品；(b) 一位年轻的尼泊尔搬运工用篮子和头带携带物品和他的妹妹

肉用于保持平衡而不是使用肩带时的支持重量。这种方法需要从小学起，所以喜马拉雅山上的搬运工的颈部肌肉非常发达。在东非，重物也用这种方法搬运的或仅需头部保持平衡。这种搬运方法曾经被提倡，从孩童时练起，就耗氧量来说，比西方的背包方法更经济（Maloiy et al，1986）。Minetti 等（2006）发现尼泊尔的搬运工与白种人登山客相比，负荷运载搬运性能较好。上坡行走尤其如此（+60% 的速度和 +39% 机械功率），在下坡行走时也显示出更高的效率。一般认为搬运工卓越的搬运表现可以部分由平衡力来解释；他们比登山者的身体震动幅度小，大概是由于搬运了一生所获得的技能。这样，他们就不会浪费精力去做登山者保持平衡所需的非生产性肌肉收缩。

行进的技术取决于负载的重量。当负载 50 kg 时，每行进 2 ～ 3 分钟停一下，每前进 70 ～ 250 m 后要休息 0.5 ～ 1.0 分钟，这些数据的变化也取决于坡度。较轻的负载，通常每前进 10 分钟，休息 2 ～ 3 分钟是正常的。每小时有较长时间的停顿。

在短暂休息期间，负载由 1 m 长的 T 形棍支撑，搬运工不坐下。在长时间休息期间，负载被放置在小道的石头墙的顶部，通常在一棵大树的树荫下。

在大约3700 m处，搬运工要搬运物品到5700 m时，负载要减到25 kg（毛重35 kg）。过度工作导致没有充分的休息会使人筋疲力尽；几乎没有搬运工对登山感兴趣，所以当缺氧发生时他们会想放弃。

在高海拔居住的夏尔巴人承受负载的能力也很强。1933年8名登山者携带10 ~ 15 kg的负载在没有氧气供给的情况下爬上了8300 m的珠峰，就像1952年的瑞士珠峰探险队一样。低海拔的搬运工携带自己的食物，食用糌粑（提前烘焙的大麦）或糨糊（白面粉），一天3次。4 kg的糌粑是每个人3.5天的标准口粮，相当于每人每天3500 kcal（14.6 MJ）的热量 。

登山者会携带相当重的负载前往高海拔地区，但他们会使用肩带，爬得慢一点，休息也不那么频繁。

3.7　搬运工的健康和福利

在高原攀登早期，徒步旅行喜马拉雅山脉时，夏尔巴人曾被雇佣为搬运工并攀登到海拔3000 ~ 3500 m的地方。他们穿着抵御寒冷的衣服，并且具备良好的高原生理适应能力。随着财富储备的增长，夏尔巴人扩张到了一定的规模，成为了探险队和徒步旅行者的向导和工作人员，因此缺乏抵御寒冷的衣物和缺少高原适应能力的低海拔搬运工被雇佣前往高海拔地区工作（图3-3b）。糟糕的是，他们被雇佣为临时工，在很多情况下，探险队员或徒步旅行向导，认为不需要给予他们福利。搬运工不得不自己提供食物、衣物和住所。通常情况下，许多商业搬运是在低海拔地区进行的，从一个村子到另一个村子，但是徒步旅行者和探险者制订的路线往往远离村庄。近年来，大量慈善家在一些探险常走的路线上建立提供衣物和遮蔽的场所，并鼓励徒步旅行公司对他们的搬运工负责。

下面的场景非常常见：

一名年轻的搬运工从低海拔的尼泊尔扛着大约40 kg的材料，在Lobuche（5018 m）时感到不舒服。这是他第一次前往珠峰。他在自己家能携带许多重物，所以他不理解为什么在此处会如此困难。在Pheriche（4280 m）时，他已经出现了急性高原病的症状，但他不想失去工作，没有抱怨，继续攀登Lobuche，很快，他出现头痛、恶心、呕吐，甚至出现醉酒步态。他感到非常累，是最后一个到达Lobuche的。他的徒步领队意识到他病得很重，必须从Pheriche撤离到Lobuche。他来到了Lobuche的救护站，检查显示他的动脉血氧饱和度低至70%并且有定向力障碍出现。在被诊断为高原脑水肿和高原肺水肿（HACE和HAPE）后，用高流量氧气浓缩器进行治疗，服用类固醇和硝苯地平，尽管要求同伴留下来帮忙照顾他，但他的同伴仍把他扔到救护站就回去了。

好在他的情况很快改善了，在第二天他就可以返回低海拔的家了。后来在询问管理团队的领队时，他认为尼泊尔人对高原适应能力很好，大多都是西方人患病。这份材料由Basnyat博士提供（个人交流）。

适应能力较差的低海拔搬运工和西方游客一样容易罹患高原病和其他疾病，如胃肠道疾病和呼吸道疾病。这些雇佣搬运工的雇主应该对搬运工负责。Basnyat和Litch（1997）在海拔高达5100 m的尼泊尔Mansalu徒步22天，搜集了关于搬运工疾病的数据。搬运工群体的患病率和西方徒步旅行群体接近（52%和55%），但是低于徒步旅行的夏尔巴人（13%）。然而，搬运工的人数要高于徒步者（102：22）。大部分疾病并不是高原病，但是疾病复发后，搬运工和徒步者患病率大致相同，5%的团体需要从高原被疏散，其中大部分都来自搬运工群体。

3.8　房屋和住所

在高海拔地区提供舒适的“小气候”，降低热损失的观念已经开始普及。这种理念建议房屋由表面积与体积比例低、通风和构造良好的材料建成，以中和每日的极端温度。屋顶要有良好的隔热层。

在安第斯山脉，土坯（干泥）建筑物是由石头制成的一米左右的墙壁。瓦片、草或锡的屋顶，墙壁涂抹泥浆来提供气密结构；屋顶很严密，地板可能是木质的或泥质的。因为这种结构使昼夜变化的影响变小了（Baker，1966）。在喜马拉雅山脉，为半游牧建造的石材结构的热防护似乎较少。传统的夏尔巴人的房子通常只有地板、石墙及石头支持的木质屋顶。一楼没有窗户，为牲畜的住舍。二楼是人类居住的地方。窗户通常没有玻璃，但有木制百叶窗，房子一侧的中心放置明火，但这仅暂时升高了温度。现在，在像纳姆泽巴扎尔这样的地方，旅游业大大增加了经济收益，已出现了有玻璃窗户的房子。然而，在徒步者极少的地区，如 Rolwaling 山谷，传统的夏尔巴人的房屋仍然很普遍。

在北不丹的房屋也有相同的构造，牲畜圈养在院子里。不丹人和夏尔巴人房子的石头之间的裂缝充满了泥土。西藏的房屋可能不止一层，常常在露台上还有一层。玻璃是罕见的，房子用明火或火炉加热取暖。游牧民族有松散的防水织物帐篷，可以保存温暖的空气，烟从露天火焰中排出。然而，一些半游牧家庭是有一个带烟囱的炉子的。

在中亚地区，游牧民族生活在蒙古包里。这些帐篷般的建筑物是由木制的框架组成的，外周覆盖着毛毡。墙壁和地板由毯子覆盖。蒙古包是圆形的，在圆锥形屋顶的中心有一个开口，允许烟雾逸出。这个开口可以被覆盖以帮助抵抗寒风。蒙古包可以被快速拆卸并用牦牛、骆驼或马匹运输。

3.9 服饰

由于高海拔地区存在低温、高辐射和对流等恶劣气候，需要使用具有良好绝缘性能的衣物来防寒保暖。羊毛是最好的自然绝缘材料，它可以抗低压、抗湿润等，在被打湿时仅会丧失 40% 的绝缘性。织物松散的衣服优于紧穿衣服，多层衣物优于单层衣物，因为隔热层可以随意改变，从而最大限度地减少汗水流失。最外面的一层要尽可能防水不渗，不受风的影响。一件羊皮大衣是符合所有特征的最佳选择，通常里面再配上棉或毛的内衣。

通常来说，安第斯人的传统服装符合上述要求，天然服装就足够满足所有可能遇到的情况。对不戴帽子、披肩和披风的普通衣服进行绝缘测量显示，男性的绝缘值略低于女性，手部和脚部的表面湿度增幅最大。安第斯高原居民们在夜晚可使用皮毛等床上用品维持基础代谢率，提高睡眠质量。

在喜马拉雅山谷和青藏高原使用的服饰大致相似。主要是羊皮“chupa”搭配，长而宽的袖子，当手臂伸展时可以保持手部温暖，因此可以不用戴手套。通常，衣服通过腰带束在腰部，并且系在膝盖上，使得在胸前有一个用于装物品的口袋。当皮带松开时，衣服延伸到地面，可以用作睡袍；通常在温暖的环境中，可以裸露一个或两个肩膀。里面是一件羊毛衫，通常是长羊毛、棉或羊皮裤子。柔软的皮靴和装饰的羊毛打底裤一直延伸到膝盖，上面铺满了草、稻草或树叶，但西藏人常常可以赤脚走在雪地里，或者穿过河流。有些人戴着毡帽，是为了防止雪盲，如果没有护目镜，可以把牦牛毛放在眼前（Desideri，1712—1727；Moorcroft and Trebeck，1841， 第 1 卷， 第 399 页）。西藏人使用的其他方法包括戴着边缘是黑色的有小眼镜孔的面具或把眼睑涂黑（MacDonald，1929，182 页）。棉质服装在高温和低海拔地区备受青睐，但在高原，游牧民族还是穿着羊毛或羊皮。现在许多人都穿羊毛衫和皮靴。西藏的游牧民族枕着肘部和膝盖入睡，所有的衣服盖在背上（Holditch，1907；Duff，1999）。这种“胎儿姿势”减小了表面积和热量损失；与地面的接触也很小。

一些西藏喇嘛练就出“不用火保暖”的能力。在寒冷的条件下，他们可能通过持续的轻度颤抖，增加基础代谢率，使得中心体温升高，还可能通过练习 g-tum-mo 瑜伽（一种西藏瑜伽的重要组成部分）来达到保暖的效果，这似乎涉及外周血管舒张的生理变化（Pugh，1963；Benson et al，1982）。

（马　爽 译　格日力 校）

第四章

遗传学和高原

概述

高原遗传学研究是一个发展快速的领域，本书中加入了这一章节。过去很多人就高原居民如藏族居民、安第斯山居民等出众的锻炼耐力发表了评论。但是，直到最近人们才发现，这种现象是有遗传基础的。其中研究最早的遗传因素是*ACE*基因多态性的影响，研究认为尽管这种突变在高海拔的重要性还不确定，但是的确能够影响运动表现。低氧诱导因子的发现是一个重要的进展，众所周知，它在缺氧环境下的基因表达中扮演着重要的角色。在高海拔地区，它们具有改变红细胞的生成、低氧通气反应和低氧性肺血管收缩等功能。藏族人基因变化的发现是一个激动人心的事件，2010年，这个发现已经在至少7个独立出版物中报道了。这个方面的研究正在迅速发展，其中编码HIF-2α的主要的基因是*EPAS1*，因此会产生各种各样的生理影响，与此同时，对其他高海拔居民遗传变化的研究也在不断进行，比如南美安第斯山的居民和埃塞俄比亚的居民。另一项重要的研究是遗传因素对高原病的作用，不同个体、家庭和人群的敏感性存在差异都表明了遗传因素的作用，并且大量的候选基因也正在研究中。最后，对藏族居民和安第斯山居民之间显著的表型差异进行了评论。通过许多研究发现，这两组对高原适应性很强的高原居民有着不同的生理构成，这个事实十分吸引人，并不断引发更多的研究。

4.1 引言

高原遗传学包含了高原医学和生理学中一个最新和发展最快的话题，并且已经吸引了大量的研究，充足的结果足以支撑其成为单独的章节，一个恰当的起点是承认*ACE*基因多态性会影响身体运动耐力，事实上，1998年就有出版物第一次表明插入的等位基因与高原登山者优秀的耐力有关（Montgomery et al，1998），虽然这个结论在当时受到了质疑。1992年低氧诱导因子被发现，现在我们已经认识到它在机体低氧的反应中发挥着重要的作用（Semenza和Wang，1992）。直到2010年，对藏族和汉族基因的比较才被几个独立工作团队报道出来，这一新的领域发展太快，以至于作者在该章节写作的时候回想起这些就充满了热情。其他相关的话题包括：可能的高原病遗传基因、藏族居民和安第斯山居民有趣的表型区别。

这样的发展速度可能使教材的撰写跟不上最新的工作，然而，总结课题的发展进程还是有价值的，特别是对一般读者来说。许多这样的新工作非常有技术性，一些读者也许没有足够的科学背景来理解详细信息，因此此章主要供那些想要查阅原始论文和评论的人参考使用。

4.2 历史

与这本书中大多数的材料相比，对人类基因变化的研究是新近的。1953年Watson和Crick（1953）DNA结构的发现是一个标志性的事件，但直到2001年人类基因组才被全面测序（Lander et al，2001；Venter et al，2001）。早前的文献中就有许多关于人类适应高原的例子，用事实表明，与平原人群相比，高原人群似乎有着不一样的生物学特征。

Bert（1878）在他的书中这样写道：

> “就像巴斯克的登山者在探险时只携带一块面包和几颗洋葱一样，登山俱乐部的成员在探险中必须要带一磅肉。这可能是因为高原居民机体耗氧量减少，但却有着与平原居民相同的生命力。”

Kellas是第一个承认夏尔巴人在高原相对有更好耐力的人（这些藏族人在许多年前迁入了尼泊尔），1907年在他第一次探险时，携带的两个瑞士向导均受到高原病的严重影响（Kellas，1912）。当时，在1921—1922年，Barcroft在塞罗德帕斯科国际高原探险中谈到了土著居民杰出的体能和明显不同的表型，比如他们巨大的胸廓（Barcroft，1923）。

Monge在他的经典书《安第斯高原习服》中用大量的篇幅讲述秘鲁盖丘亚族高原居民的特色（Monge，1948）。他坚定地认为不应该用对平原人的标准判断这些人，他被Barcroft“所有在高海拔地区定居的居民的身体和智力都会受到损伤”的评论激怒了，Monge对此的回应是：“安第斯山的居民不同于海平面的居民，他们的生物特性必须用不同的标准来衡量，与适用于山谷和平原人的标准不同。”所以，在早期文献中引用了许多高原居民与平原居民不同的研究结果。即使基因基础确实存在，但在当时也没有办法去研究。

如前所述，高原遗传学或许可以追溯到 1998 年认识 *ACE* 基因多态性对运动表现的可能的影响、1992 年 HIF 的发现以及 2010 年对藏族和汉族遗传差异的令人印象深刻的论证。进一步研究的前景是非常令人兴奋的。

4.3　*ACE* 基因的多态性

多态性指的是 DNA 序列改变引起基因的自然变异。基因的多态性在一般人群中经常以相当高的频率发生，但通常对个体无害。ACE 是血管紧张素转换酶，它能降解血管扩张神经激肽并能将血管紧张素 Ⅰ 转换为强大的血管收缩剂——血管紧张素 Ⅱ。肾素 - 血管紧张素系统（RAS）不仅是一个内分泌调节机制，还在局部组织和细胞中发挥着多种功能。多态性被确认为影响了肾素 - 血管紧张素系统的许多组件，这里涉及了插入和缺失 *ACE* 基因的多态性，插入或缺失等位基因指的是基因中加入或缺失 250 个碱基对的 DNA 片段。在白皮肤的北美人中，基因型 Ⅱ、ID 和 DD 的分布大约占到 29%、40% 和 31%，而其他民族显示的分布则不同（Mathew et al，2001），这通常和不同种族基因背景的变化是一致的。

值得注意的是，在三项全能运动中，Ⅰ 等位基因已被证明与以耐力为主的运动有关，另一方面，D 等位基因与以力量和技能为主的运动有关，并且已经发现 D 等位基因在优秀的游泳运动员中的分布明显超出正常范围。但是，这些等位基因联合的表型又有所不同。

对 *ACE* 基因多态性与体育运动关系的最初描述中，认为插入的等位基因与高原登山运动员的高水平耐力表现有关，比如，通过研究 33 名登山者不吸氧攀登超过 7000 m 高度的历史发现，其中有 15 位登山者无补充氧攀登超过 8000 m，而他们没有一个是 D 等位基因的纯合子，其中有 6 个是 Ⅱ 等位基因，9 个是 ID 等位基因（Montgomery et al，1998）。

后来的研究似乎证实了 Ⅰ 等位基因与极高海拔耐力之间有关联，比如参与探险的 141 个登山者，在超过 8000 m 的山峰上完成了调查问卷并给 ACE Ⅰ/D 基因分型研究提供了口腔拭子，并且有报道称 Ⅰ 等位基因与人所能攀登到的最高海拔有关（Thompson et al，2007）。另一项研究报告涉及了 Ⅰ 等位基因的存在与成功到达勃朗峰顶（4807 m）之间的关联（Tsianos et al，2005）。还有一个报道称 Ⅰ 等位基因在夏尔巴人中更为普遍，表明了 Ⅰ 等位基因可能是给予他们在高原上生存优势的基因之一（Droma et al，2008）。

Ⅰ 等位基因与高原异常表现存在关联的可能的表现使携带 Ⅰ 等位基因的登山者不易患高原病。然而，在一项研究中，83 名登山运动员彻夜待在玛格丽塔小屋（海拔 4559 m）后出现了急性高原病症状，他们的 *ACE* 基因多态性是相同的。此外，进行这项研究的人员报道了参与研究的 76 名登山者中有 38 名已经出现了高原肺水肿，其症状与 *ACE* 基因多态性的频率也没有联系（Dehnert et al，2002a）。*ACE* 基因多态性与高原生理变化之间的其他可能的联系一直在探索中但还未成功。比如，González 等（2006）的研究就未能证明 63 名到达 2200 m 海拔处运动员的 *ACE* 基因型与高原红细胞生成反应之间的关系。

最近一个深度的研究推断 Ⅰ 等位基因通常与改善运动耐力、提高组织对氧的利用有关，而 D 等位基因明显与训练能增强力量有关，是肌肉力量训练中增加肌肉体积的相关影响因素（Puthucheary et al，2011）。在这篇文章中，关于高海拔忍耐力的讨论不是重点。文中用一个大表格总结了大约 54 个 *ACE* 多态性影响体育运动的研究结果，有兴趣的读者将会在表格中找到丰富的信息。

4.4　低氧诱导因子

4.4.1　对低氧诱导因子的描述

低氧诱导因子（Hypoxia-inducible factor，HIF）是一种对细胞环境中可用氧的变化有反应的转录因子。一个转录因子即为一个绑定在基因中特定 DNA 片段上的蛋白质，它能控制遗传信息从 DNA 到 mRNA 的转录，通过帮助或阻碍 RNA 聚合酶结合到 DNA 来调节转录。加快基因转录称之为上调，而减缓基因转录称为下调，还有一些额外的蛋白质如辅激活因子也在 DNA 转录中发挥着作用，但它们如果不包含 DNA 绑定区域就不会被归类为转录因子。

大多数的氧气呼吸物种表达HIF-1转录因子，换句话说它是高度保守的。它是一个异质二聚体，由α和β亚基两个大分子组成，这两个大分子分别被称为HIF-1α和HIF-1β亚基，HIF最初是作为在缺氧状态下与*EPO*基因的缺氧反应元素结合的蛋白质被发现的（Semenza和Wang，1992）。*EPO*基因编码调节红细胞生成的促红细胞生成素（EPO）。HIF-1在大量细胞缺氧反应中起着决定性的作用，例如，在缺氧细胞中使上百个mRNA转录增加而同等数量mRNA的表达减少。

4.4.2　HIF应对缺氧

HIF-1对常氧和缺氧的不同应答是复杂的（图4-1）。如上所述，HIF-1是一个异质二聚体，包含HIF-1α和HIF-1β两个亚基，HIF-1β基因是组成性的表达，即它被不断转录，相比之下，HIF-1α亚基以非常低的水平出现在常氧环境，如图4-1左边部分所示。在常氧下，HIF-1α被有脯氨酸羟化酶的蛋白质羟化，被羟化的HIF-1α再通过分子氧与VHL蛋白相互作用导致加速泛素化。泛素是一个普遍存在于组织中的小型调节蛋白，它在废弃蛋白质的降解中发挥着重要作用，结果是蛋白酶体的降解，即切断肽键破坏蛋白质，残基可用于合成新的蛋白质。

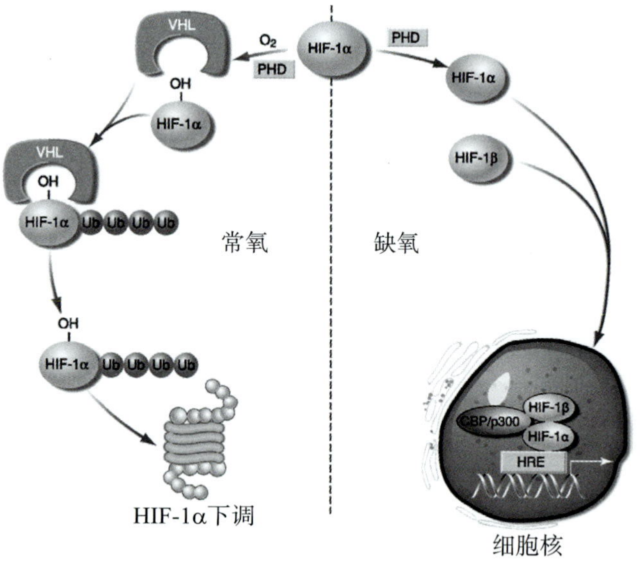

图4-1　组织缺氧的调节。在常氧（左半边）中，脯氨酸羟化酶结构域（PHD）用分子氧对HIF-1α进行羟化导致了与VHL蛋白的相互作用，以及泛素（Ub）的加入，从而导致了蛋白酶的降解。在缺氧（右半边）中，HIF-1α并不是针对降解的目标，它会转移到与HIF-1β结合的细胞核中，并结合低氧反应元件（HRE）中的辅活化因子来影响基因转录（经美国胸科学会批准再版。2012年版权归属美国胸科学会。（Shimoda，L.A. and Semenza，G.L.（2011）HIF and the lung：role of hypoxia-inducible factors in pulmonary development and disease. *American Journal of Respiratory and Critical Care Medicine* 183，152-6.）

如图4-1右边的部分所示，在缺氧条件下，PHD活动减少，这影响了HIF-1α的稳定性，它随即转移到细胞核中与HIF-1β结合，并补充辅激活蛋白质到HIF与低氧反应元件（HRE）的结合部位，HRE是一个特定的有50个或更少碱基对的短序列DNA，结合结果是各种目标基因的转录激活。

发现HIF-1α几年后，一个密切相关的蛋白质被识别并命名为HIF-2α，HIF-2α的加工与HIF-1α相似，如图4-1所示。然而，尽管HIF-1α在所有有核细胞中都能找到，但HIF-2α的表达模式相对更受限制。如上图所示，大量的目标基因被HIF正调控，一些结果被展示在图4-2中，我们可以看到，HIF产生的生理影响包括VEGF基因导致血管生成的调节、*EPO*基因控制红细胞生成、酪氨酸羟化酶的基因改变了身体颈动脉对缺氧的敏感性，因此，HIF是身体对缺氧一般反应的总开关。

4.4.3　楚瓦什人先天性的红细胞增多症

这个不寻常的现象十分有趣，因为其和HIF有关，如图4-1所示。楚瓦什人居住于俄罗斯东部的一小块区域内，其中一些居民患有与基因变异有关的先天性红细胞增多症。据报道，这种疾病表现为血红蛋白浓度高达22.6±1.4 g/L，但血小板和白细胞计数正常（Sergeyeva et al，1997）。受影响的人为纯合子错义突变，即一个单核苷酸的改变导致编码出错误的氨基酸。结果是与VHL蛋白结合的羟化HIF-1α受损导致HIF活化，使给定的PO_2水平下HIF的活性升高。除了血红蛋白浓度升高，这些患者肺通气和肺血管张力也发生了改变，相较于正常人，在高氧分压水平下缺氧和肺血管压力发生率高，表明了氧传感能力基本缺陷（Smith et al，2006）。这些患者的运动代谢反应也发生了改变（Formenti et al，2010）。

4.4.4　HIF调节细胞新陈代谢

人们已经发现一些原始动物体内有HIF-1的表达，如秀丽隐杆线虫，它没有专门的呼吸和消

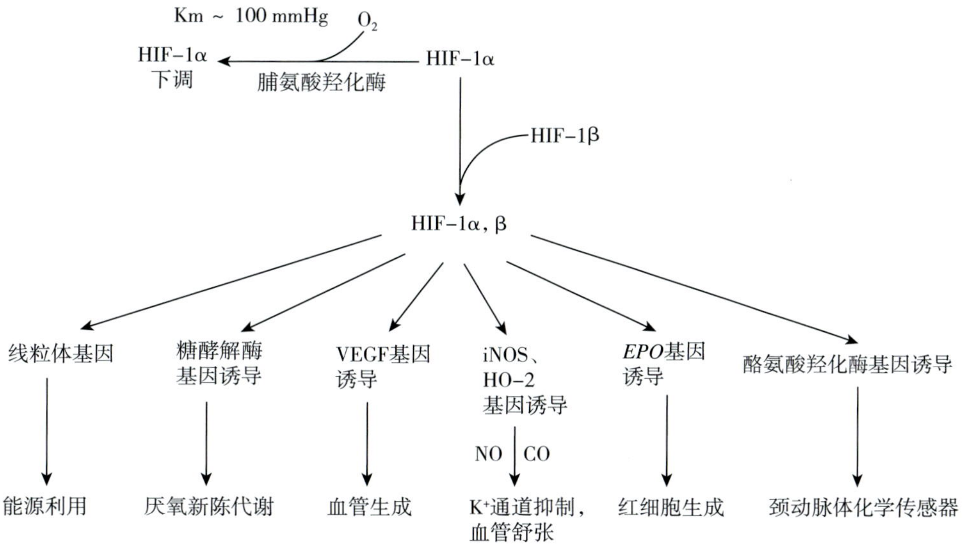

图 4-2 HIF-1α 的一些作用。由图 4-1 所示的机制使大量的基因表达上调会产生广泛的生理影响。引自 Wilson 等（2005）

化系统，这表明 HIF 最初是允许单个细胞在低氧环境下存活的。与此相同，在缺氧情况下 HIF-1 通过将氧化代谢转换为糖酵解代谢来帮助细胞存活，这是通过提高基因的表达增加葡萄糖转为丙酮酸的量来实现的，如丙酮酸脱氢酶激酶及其基因抑制丙酮酸脱氢酶的表达并将丙酮酸转化为乙酰辅酶 A；促进乳酸脱氢酶表达的基因加快丙酮酸转化为乳酸（Kim et al，2006）。与氧化代谢相比，糖酵解产生 ATP 效率较低，后者每摩尔葡萄糖产生的 ATP 量是糖酵解的 18 倍。

对细胞新陈代谢作用的研究中发现了一些有趣的事，HIF-1α 缺失的成纤维细胞（即两个基因拷贝缺失）以浓度 1% 的 O_2 产生的 ATP 量高于野生型细胞以浓度 20% 的 O_2 产生的 ATP 量，这个现象十分令人惊讶。这表明在严重缺氧的环境下，氧气的量不会限制 ATP 的产量，而在此环境下 HIF-1α 缺失致使细胞死亡是由于产生了活性氧类（ROS），这表明了代谢方式转变为糖酵解的优点是防止线粒体产生过度的 ROS（Semenza，2012）。这项研究提出了一个问题：若发生此现象会干扰缺氧环境下线粒体的电子传递，细胞的能量代谢切换为糖酵解是由于氧气不足还是由于缺氧环境中氧化代谢导致线粒体产生致死量的 ROS 呢？

4.4.5 HIF 和低氧性肺动脉高压

慢性肺泡缺氧（例如在高海拔地区）造成低氧性肺血管收缩及血管壁重建，包括平滑肌和成纤维细胞的增殖引起血管壁增厚和平滑肌细胞延长到前毛细血管前的非肌性小动脉。

近期，针对 HIF-1α 和 HIF-2α 对低氧性肺动脉高压的作用机制进行了大量研究。众所周知，细胞内钙离子浓度和 pH 升高促进肺动脉平滑肌细胞在缺氧条件下的增长和收缩，有证据指出，细胞内 pH 升高与钠氢离子交换蛋白 1（NHE1）的活性及表达有关（Rios et al，2005）。此外，细胞内钙离子浓度升高是由瞬时受体电位通道蛋白（TRPC）的表达增多和钙离子通过非选择性阳离子通道进入细胞的能力增强造成的（Wang et al，2006）。细胞内 pH 和钙离子浓度的增加都是由 HIF-1 介导的（Shimoda et al，2001）。

众所周知，长期用来治疗心力衰竭的药物——地高辛，能抑制 HIF-1。为了检测这种药物对低氧性肺动脉高压的治疗效果，给小鼠分别注射地高辛和生理盐水并分组置于室内常氧和低氧环境中喂养 3 周，结果发现注射地高辛的动物可显著抑制右心室肥大、促使肺血管重建、肺动脉平滑肌细胞内钙离子浓度和 pH 增加；同时，右心室压力也降低（Abud et al，2012）。这些激动人心的结果表明地高辛在治疗高原肺动脉高压中可能有重要的作用，William Withering（1741—1799）是第一个发现毛地黄中治疗心力衰竭的有效成分的人，想必他当时和我们一样惊讶。

4.4.6 HIF 和间歇性缺氧

间歇性缺氧通常发生在高海拔地区，例如高海拔地区的许多人在睡眠期间有周期性呼吸，有时会有几秒钟的呼吸暂停。事实上，平原居民到达 5000 m 时出现周期性呼吸很普遍。间歇性缺氧的另一种形式见于高原工作的煤矿工人，例如，位于智利北部的科亚瓦西煤矿的工人居住在海平面水平的伊基克，尽管他们在较低的海拔 3800 m 处休息，却在 4500 m 的高原工作，一周待在煤矿，紧接着一周待在海平面，数月或数年重复着这样的模式。

因此，有趣的是，HIF 的表达模式会被间歇性缺氧影响。对处于间歇性缺氧模式动物的研究发现，这种间歇性缺氧类似于发生在有阻塞性睡眠呼吸暂停的多数人的间歇性缺氧。众所周知，夜间这些人通过缺氧和再氧合多次循环提高了交感神经的兴奋性和儿茶酚胺的水平，儿茶酚胺升高会引发高血压。大鼠间歇性缺氧培养 35 天（最低氧浓度 3% ～ 5%）会出现高血压和左心室肥大（Fletcher et al，1992）。

正如已经讨论过的，在常氧下 HIF-1α 表达水平低，但它也会被慢性间歇性缺氧诱导表达。然而，值得注意的是，间歇缺氧对 HIF-1α 和 HIF-2α 的作用结果截然相反，通过大鼠实验发现，虽然 HIF-1α 和 HIF-2α 的结构存在相似性，但是间歇性缺氧上调了 HIF-1α，下调了 HIF-2α（Nanduri et al，2009）。通过间歇性缺氧处理的大鼠可知，间歇性缺氧对两个转录因子的不同影响均存在于间歇性缺氧处理的大鼠的组织中和培养的细胞中。而在细胞培养中持续缺氧使 HIF-1α 和 HIF-2α 均受到正调控，这个结果更令人惊讶。因此，间歇性缺氧对这两种结构相关的 HIF 转录活化因子均有特殊的效应。这些研究也表明间歇性缺氧处理的大鼠出现的 HIF-2α 负调控能被钙蛋白酶抑制（钙蛋白酶是一个蛋白质，属于独立钙蛋白酶的一种），这可能对预防因间歇性缺氧引起的病理学改变有意义（Nanduri et al，2009）。

4.4.7 HIF 和肺损伤

由于急性呼吸窘迫综合征造成的急性肺损伤可导致严重的低氧血症并伴有肺毛细血管病理性改变和肺水肿，尽管还没有发现一个清晰的作用模式，但已经有初步研究探索 HIF 在这些病变中的作用。使用分离的雪貂肺制作缺氧缺血 / 再灌注模型，在缺血缺氧环境下，HIF-1α mRNA 和蛋白质的水平均升高，这些都与 VEGF 的增加有关，在这个模型中，VEGF 被认为是使肺血管通透性增加的介质（Becker et al，2000）。相比之下，另一项研究通过使用两种内皮细胞培养物和缺乏一对 HIF-1α 等位基因的大鼠发现，在肺损伤模型中 HIF-1α 和腺苷激酶存在负性调控（Morote-Garcia et al，2008）。

4.4.8 HIF 和肿瘤

大多数的癌变肿瘤血液供应不足导致病变的中心缺氧，因此，不难发现这些肿瘤中 HIF-1α 被上调。此外，可能出现 VHL 蛋白功能损伤，VHL 蛋白能提高 HIF-1α 和 HIF-2α 的表达能力，因此，人们对使用化疗抵御癌症的机制有相当大的兴趣，这是一个非常活跃的研究领域。

4.4.9 HIF 和局部缺血

有冠状动脉疾病的患者由于冠状动脉狭窄经常会出现侧支循环，如果主干血管受损，已建立侧支循环的患者很有可能出现更小的梗死（Reasar et al，2005），已证明有侧支血管的冠状动脉疾病患者体内影响 HIF-1α 的单核苷酸的多态性增加，HIF-1α 的这一变化与稳定的劳累性心绞痛有关联，而与严重的心肌梗死无关（Hlatky et al，2007）。

4.5 藏族人的基因变化

4.5.1 藏族人表型差异的早期证据

在 4.2 部分已经略微提到了夏尔巴人（最原始的藏族人）在高原有优秀的运动表现。例如，早在 1920 年前，Kellas 已经认识到了这一点，并且夏尔巴人在早期珠穆朗玛峰的探险中发挥了重要作用。Tensing Norgay 和 Edmund Hillary 是第一批登上珠穆朗玛峰的人，1960—1961 年，一个夏尔巴人被放在 5800 m 的高原进行研究，结果发现他的最大耗氧量比任何一个西方人都高。此外，夏尔巴人的最大心率达 186 次 / 分，而西方人心率的平均值只有 143 次 / 分。

另一个明显的区别是藏族人或夏尔巴人的血

红蛋白浓度较西方人和汉族人更低，Pugh（1954）早期的研究发现夏尔巴人在 1952 年卓奥友峰和 1953 年珠穆朗玛峰的探险中，其血红蛋白与欧洲登山员相比均较低。最近，Wu 等（2005）发现在相同海拔，藏族人血红蛋白的浓度显著低于汉族人。其次，与汉族人、欧洲人和安第斯居民相比，藏族人低浓度的血红蛋白与他们慢性高原病的低患病率一致（Moore，2001）。

另一个显著的区别是藏族人低氧性肺血管收缩反应明显低于安第斯居民（Groves et al，1993），这与藏族人血浆一氧化氮（NO）含量较高有关，因为 NO 可以促进肺血管舒张（Erzurum et al，2007），藏族人与其他群体包括安第斯居民、欧洲人和汉族人之间的另一个区别在于在相同海拔出生的婴儿中，藏族的婴儿体重更高，这与怀孕藏族妇女子宫血流量更高相一致。最后，出生在高原的藏族婴儿比同样出生在高原的汉族婴儿的动脉血氧饱和度要高（Niemeyer et al，1995）。

所有的研究都显示了藏族人和汉族人及其他人群相比可能存在的基因变化（Moore，2001）。当然，直到 2010 年基因组学诞生之前，这方面的研究还没有取得任何进展，但随之而来的是爆炸性的新发现。

4.5.2　基因变化的描述

在 2010—2011 年，有关于藏族人基因变化的文章不少于 7 篇（Aggarwal et al，2010；Beall et al，2010；Bigham et al，2010；Simonson et al，2010；Yi et al，2010；Peng et al，2011；Xu et al，2011），其中的许多作者非常专业，对普通读者来说，阅读他们发表的文章可能是一个挑战。简单来说，本书中的专业性解释较少，但提供了所有引用文献以便读者查阅。大量的该系列文章中只有 3 篇在本文会被详细讨论。

首先，我们应该意识到确认组成人类基因组的 30 亿 DNA 中分散的 25 000 个基因的潜在作用是个艰巨的挑战。Beall 等（2010）采取的方法是测序整个人体基因组以寻找藏族人与汉族人不同的区域。他们在找了超过 50 万个单核苷酸多态性（SNP）位点后发现其中 8 个位点具有多态性。这 8 个变异的 SNP 位点在藏族人体内明显分布增多。从文中 30 多个作者的名字就可以领会到这个项目的规模之大。他们来自许多大学，包括凯斯西储大学、牛津大学和一些中国的机构。研究表明，这 8 个多态性位点出现在靠近 *EPAS1* 基因的 2 号染色体上。*EPAS1* 是内皮 PAS 区蛋白质 -1 的简称。众所周知的编码 HIF-2α 的基因在第 4.4.4 节已提到。除了这项基本研究，*EPAS1* 的 SNP 位点差异还与另外两组藏族人的血红蛋白浓度偏低有关。

研究者们认为 *EPAS1* 的变化在藏族人对高原的适应中至关重要。它通过减少红细胞生成反应来帮助避免慢性高原病的发生。高红细胞比容还存在着其他有害的影响，如微循环流动异常，包括红细胞缗线状形成会干扰氧气的传输。除此之外，血液黏度的增加提高了肺血管的阻力。如图 4-1 所示，HIF 参与了众多基因和路径的调节和减少红细胞生成反应的调节。因此，红细胞生成素反应的减少，虽然明显是有利的，但可能只是适应高海拔环境的冰山一角。

Simonson 等（2010）采用了一种不同的方法，这项工作在位于盐湖城的犹他大学进行，同时与位于中国西宁的青海大学开展合作。西宁位于通往青藏高原的一条主干道上，多年来，这里一直有着丰富的高原生物学研究，该项目包括藏族人与低海拔地区亚洲人的比较，包括中国的其他地区和日本。此方法的目的是关注被认为很有可能参与高原适应的候选基因群。这些基因从两个数据库（Gene Ontology 和 Panther）中选出，参与氧气输送途径，包括 NO 代谢。研究者寻找到了能对阳性选择有强信号的染色体区域，该区域包括 247 个基因。有 10 个正选基因被筛选出来，而这 10 个基因中有 6 个与 HIF 系统相关，其中包括被 Beall 等识别的 *EPAS1* 基因（2010）。除此以外，他们还发现了另外两个基因 *EGLN1* 和 *PPARA*，它们与血红蛋白浓度有关。这再次与前面提到的表型一致。特别是 *EGLN1* 编码的蛋白质被认为参与了 HIF-1α 介导的基因表达。

下面简要回顾 Yi 等（2010）的研究，其中有不少于 60 个作者，他们分别来自加州大学伯克利分校、加州大学戴维斯分校和中国。他们的研究方法又有所不同。研究者有针对性地分析了整个人类基因组及藏族人的 50 个外显子组。外显子是基因的一部分，具体来说是表达基因的编码部分。用这种方法，研究者能够掌握 92% 的基因编码序列。在此事实上，一个 *EPAS1* 基因的基因型在藏族人与汉族人间分布的频率相差 78%（87% 与

9%）。这种基因型与血红蛋白浓度和血细胞数量有关，同时也和之前讨论过的表型信息一致。

Yi 等（2010）提出的一个有趣的猜想是藏族人和汉族人的人口分化不到 3000 年，如果这是事实，它可能成为达尔文进化史对人类观察中的最早的例子。这份荣誉唯一的竞争者是人类进化中乳糖耐受性的选择，例如，在北欧，人们就可以继续饲养其他家畜。然而，这个主张受到了强烈的质疑，例如，Aldenderfer（2011）研究了人类在西藏居住时间的人类学证据。但是 Yi 等的研究表示由于存在很强的选择性压力导致了遗传差异。

除了以上简略介绍的 3 项研究，还有一些其他的相关报道，在这里只会提一下，感兴趣的读者可以去查阅原始文章。Bigham 等（2010）通过高密度扫描 3 个藏族土著居民的基因组获得了 *EPAS1* 对藏族人高原适应能力有作用的支持依据。Peng 等（2011）用 Affymetrix 芯片 6.0 从 7 个藏族团体中检测了 50 个人的 SNP 分型，这个方法也被 Bigham 等（2010）使用过。Xu 等（2011）比较了藏族人和汉族人全基因组的等位基因频率，并认为 *EPAS1* 和 *EPAS2* 是重要的。调查者重新分析了 Yi 等（2010）、Beall 等（2010）、Simonson 等（2010）的数据。大量的、基本相互独立的研究提供了如此多的共识，使我们对结果的信心大大增加。

这些研究的一个有趣的特点是，目前没有人发现 *HIF-1A* 的任何突变，*HIF-1A* 是编码 HIF-1α 的基因。我们可以看到，HIF-1α 被认为是缺氧反应的中心媒介，它的突变体的缺失是一个谜。一个可能的解释是 HIF-1α 控制极为重要的反应，这些反应限制了 HIF-1α 的突变而 HIF-2α 可能发挥着一个更合适的调节器作用。

如前所述，这个领域研究的步伐太快以至于这里给出的简单介绍很快就会被取代。然而，对早期发现的讨论及研究有助于获得一个全新的视角。

4.6　安第斯人的基因变化

居住在南美洲安第斯高海拔地区的居民比世界其他高海拔地区的居民都要多，因此需要探讨他们是否也有不同的高原适应基因。然而，目前对安第斯高原居民的研究报告很少，其中一个原因是自从 16 世纪西班牙征服美洲后，原始高原居民的基因就与欧洲人的基因混合，相比之下，藏族人则很少会发生基因混合。

Bigham 等（2010）调查了两个安第斯高原种族的基因组，盖丘亚族和艾玛拉族。报道称较多的染色体区域表明选择安第斯高原居民比选择没有地区共享的藏族人更具有研究意义（37 ： 14），他们推断这两个种族对高原适应的遗传基础是不同的。然而，他们在安第斯人中发现了 *EGLN1* 基因具有选择性的依据。我们期待在不久的将来，安第斯高原居民能引起更多关注，而埃塞俄比亚居民作为另一个重要的群体则开始被研究（Scheinfeldt et al，2012）。

4.7　遗传学和高原病

遗传因素是否能帮助我们预测高原病的易感性？这是一个有趣且重要的研究课题。但这项研究仍处于早期阶段。到目前为止，我们所了解到的大部分都是由哥伦比亚大学的一个小组完成的（Rupert 和 Koehle，2006；MacInnis et al，2010；MacInnis et al，2011）。高原病包括急性高原病（acute mountain sickness，AMS）、高原肺水肿（high altitude pulmonary edema，HAPE）、高原脑水肿（high altitude cerebral edema，HACE）、高原肺动脉高压（high altitude pulmonary hypertension，HAPH）（即亚急性高原病）和慢性高原病（chronic mountain sickness，CMS）。

从高原病的易感性证据可以推断出遗传的模式，这些包括个人模式、大众模式和家庭模式。个人模式的易感性已被认识很多年，虽然经常是轶事而不是科学基础，例如，Bärtsch 等（2001）指出，通过高海拔疾病史能很好地预测以后的疾病。事实上，对个体发生 HAPE 敏感和不敏感的研究已经是高原医学研究的重要内容。Dehnert 等（2002a）研究了前往海拔 4559 m 的玛格丽塔小屋的 76 名登山者，大约一半有高原肺水肿病史，其中有 66% 是在向上攀登时出现的。相比之下，他们中没有一个是没有既往史就患上 HAPE 的人。在对登顶惠特尼山（4420 m）的登山者的研究中，Wagner 等（2006）发现有 AMS 病史是再患 AMS 的一个危险因素。这些研究一致认为个体易感性发挥了作用，虽然他们并不能区分出是遗传因素、环境因素还是发展因素的影响。在某些情况下，生理指标测量可以预测危险因素。例如，多年前人们就知道了肺动脉压高的患者在低氧情况下很有可能发生 HAPE（Hultgren et al，1971；Dehnert et al，2005）。因此，可能导致肺动脉高压的基因是值得关注的。

家族模式的易感性已经被描述了好几次，例如在早期研究中，Hultgren 等（1961）描述了两个秘鲁家庭，在上升到 3760 m 后，兄弟姐妹均出现了 HAPE，Norboo 等（2004）描述了另一个高发病率家庭，4 人中有 3 人患 HAPE，MacInnis（2010）在文章的表 1 中列举了大量家族易感性的例子，其中包括一个惊人的家庭描述：在一个家庭里，11 岁的男孩、他的父亲、他父亲的祖父、他的叔叔阿姨、表兄到高原时均患过 HAPE。

易感性的大众模式也表明了遗传基础，如今大量的实验表明上升到高原后，汉族 AMS 的发病率比藏族更高，这与第 4.5 节中谈论过的藏族遗传变化相符。据 Wu 等（2005）记录，汉族比藏族出现 AMS 的频率高，对青海藏族铁路工人上升至海拔 5000 m 的研究也充分说明了这一点。有相当多的证据表明，相比于处于相同海拔高度及环境的安第斯居民，CMS 在藏族人中不太常见，正如第 4.8 节中讨论过的。

下面我们来看个体基因的易感性在高原病中可能扮演的角色，*ACE* 基因多态性的可能影响在第 4.2 节中已经简要讨论，例如，Aldasher 等（2012）报道称吉尔吉斯斯坦的高原居民有 ID 基因型的优势。然而，因为大量有关高原病的候选基因的编译太长而不能在这里展示，有兴趣的读者可以查阅 MacInnis 等（2010）文章中的表 2，其中包含了非常专业的数据。

4.8　藏族人和安第斯人的表型差异

最后一节没有直接介绍基因差异，而是介绍与此相关的话题，这表明了最适应高原的两个民族，藏族人和安第斯人表型不同，据此推测，他们的表型区别是有一定遗传基础的，但这点还没确定。两组高原居民有着如此不同的身体特征，实在令人惊讶。

4.8.1　通气

如图 4-3 所示，Beall（2000）报道称艾玛拉人比藏族人的静息通气功能弱，这里静息通气功能用“L/min”衡量，被研究者的年龄跨度较大，小的不足 20 岁，大的超过 90 岁，用实心圈表示男性，空心圈表示女性。值得注意的是，艾玛拉人的静息通气功能普遍较低，除此之外，女性的静息通气功能较男性低。这个发现在一定程度上是令人惊讶的，因为许多高原静息通气功能的测量表明女性的通气功能较高，例如，Fitz Gerald（1914）在早期对处于科罗拉多山脉时肺泡二氧化碳分压的研究中发现，同一高度女性的二氧化碳氧分压比男性低，这表明她们通气功能较强。

图 4-3 的一个显著的特点是藏族人的静息通气量范围跨度较大，许多藏族人静息通气量高于艾玛拉人。藏族人和安第斯人在同一高度的测量数据对比表明两个种群的静息通气功能是不同的（Beall，2000）。

当我们看到两个种群在缺氧环境下的通气反应，他们的通气量差异也就清楚了，如图 4-4 所示，事实上，与图 4-3 相似，艾玛拉人在整个年龄范围内低氧通气反应都相当低，相比之下藏族人则有相当大的差异性。然而，在同一指定年龄中，

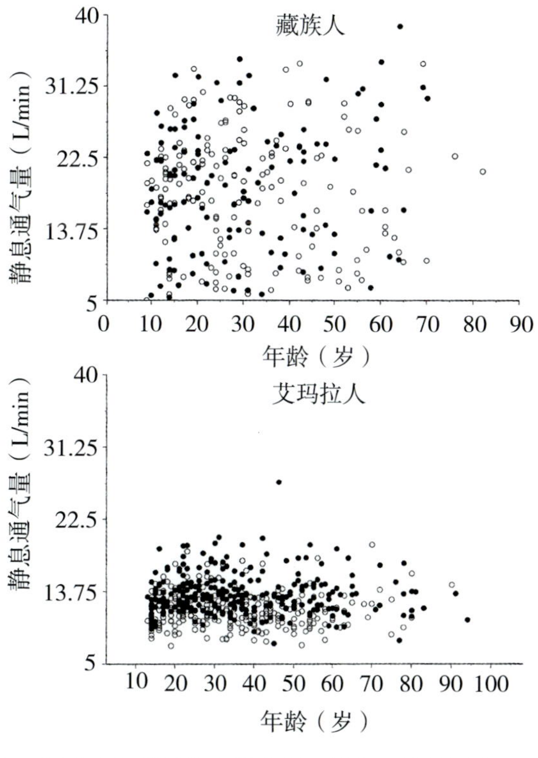

图 4-3　藏族人和艾玛拉人静息通气量与年龄关系的对比图。男性，实心圈；女性，空心圈。引自 Beall（2000）

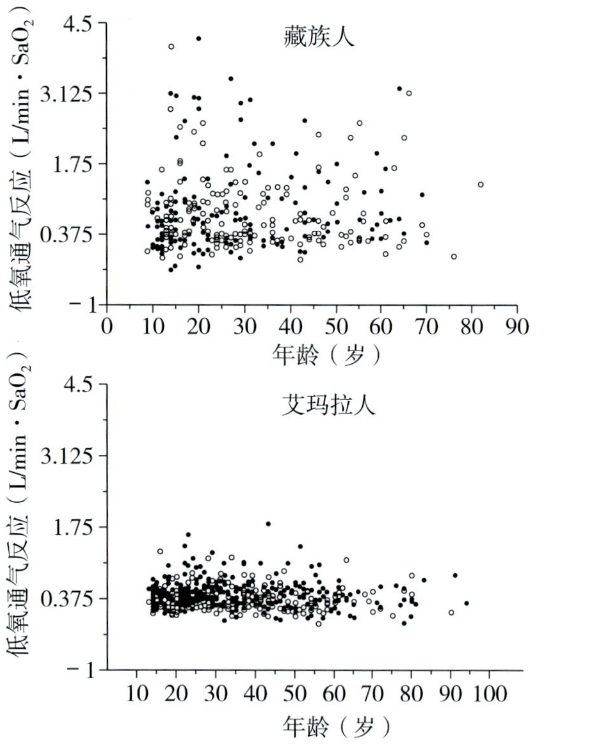

图 4-4　藏族人和艾玛拉人的低氧通气反应与年龄关系的对比图。男性，实心圈；女性，空心圈。引自 Beall（2000）

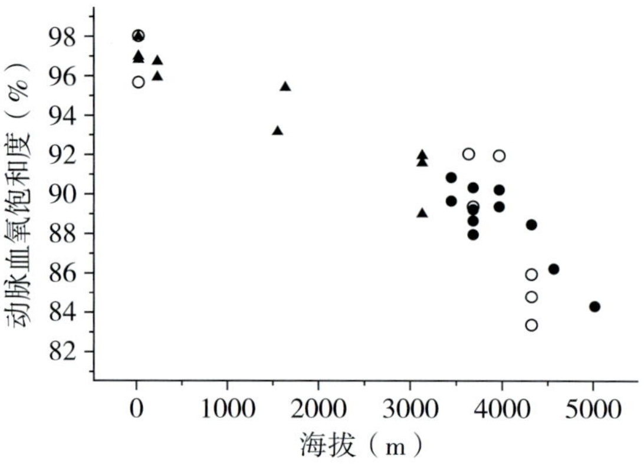

图 4-5　藏族人（实心圈）、安第斯人（空心圈）和欧洲人（实心三角）的动脉血氧饱和度与海拔关系的对比图。引自 Beall（2000）

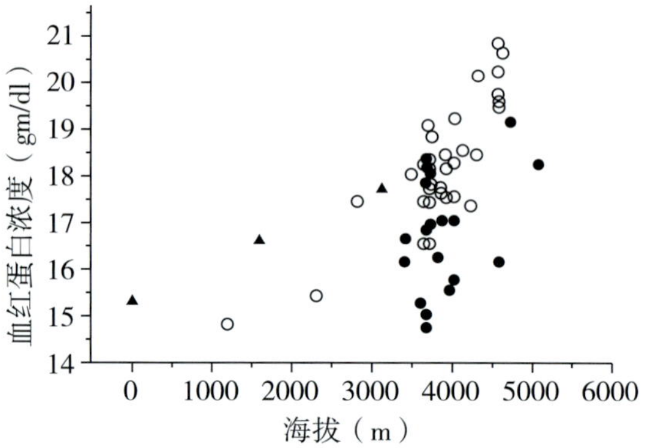

图 4-6　藏族人（实心圈）、安第斯人（空心圈）和欧洲人（实心三角）的血红蛋白浓度与海拔关系的对比图。引自 Beall（2000）

许多藏族人缺氧通气反应高于艾玛拉人，藏族人和艾玛拉人静息通气量的差异似乎可用缺氧通气反应的差异来解释。此外，藏族人相对较高的通气反应可能与前面描述过的遗传因子有关，藏族人编码 HIF-1α 的 *EPAS1* 基因上调，有证据表明这种转录因子能诱导酪氨酸羟化酶基因的转录，增加颈动脉体的化学敏感性。

4.8.2　血液变化

图 4-5 展示了测量藏族人（实心圈）和安第斯人动脉血氧饱和度与海拔关系的结果，三角表示美国人和欧洲人的结果，基于藏族人的高通气量和低氧通气反应，我们认为他们会有较高的动脉血氧饱和度，这在超过 4000 m 高度似乎是正确的，但 3000 ~ 4000 m 有 2 个空心圈似乎不满足条件。数据显示的是 10 个或更多个高原人样本，平均年龄 10 ~ 50 岁。

图 4-6 显示了与海拔相关的血红蛋白浓度图，藏族人用实心圈表示而安第斯人用空心圈表示。这个图显示安第斯人有较高的血红蛋白浓度，而藏族人血红蛋白浓度相对较低，这可能和 *EPAS1* 基因编码的 HIF-2α 调节促红细胞生成素的有关。

图 4-3、图 4-4、图 4-5 和图 4-6 显示的是静息通气、低氧通气反应、血氧饱和度和血红蛋白浓度等参数的分散性。Beall（2000）对数据重新统计分析发现，艾玛拉人前两个性状的值比平均值高出至少 0.5 个标准差。此外，在后两个性状中藏族人的平均值比艾玛拉人的平均值低了至少 1 个标准差。同时，Beall 计算了四个性状的“规模效应”，即 20 ~ 29 岁的男性平均值的差除以合并标准差。结果表明，藏族人的静息通气和低氧通气反应平均值大于艾玛拉人，而其两者之间呈正相关，而藏族人的动脉血氧饱和度、血红蛋白浓度平均值小于艾玛拉人，两者之间呈负相关。

4.8.3 低氧性肺血管收缩

图 8-11 显示了藏族人、安第斯人和北美人平均肺动脉压、动脉氧分压之间的关系（Groves et al，1993）。PO_2 下降时血压升高是由于肺血管缺氧收缩引起的，尽管测量了动脉 PO_2，但致病变量是肺泡 PO_2。安第斯人和藏族人之间有显著差异，安第斯人和北美人的肺血管收缩反应基本相同，但藏族人肺血管收缩反应显著减弱。低肺血管收缩反应在高海拔地区对人体是有益的，因为肺动脉高压，尤其是运动时，易导致右心室肥厚。此外，它可能是高原肺水肿发生的主要因素。

关于缺氧性肺血管收缩差异的机制与血浆一氧化氮浓度有关。Erzurum 等（2007）发现藏族人血浆 NO 浓度显著低于北美人，一氧化氮是肺循环中强有力的血管扩张剂。已知 HIF 能诱导 iNOS 和 HO-2 基因抑制血管平滑肌细胞的钙通道，从而抑制缺氧性肺血管的收缩。

有趣的是，缺氧肺血管收缩的减少不仅限于藏族人，而在该地区的一些土著动物身上也能看到。例如，Ishizaki 等（2005）报道，在海平面水平、海拔 2260 m 和 4500 m，牦牛的肺动脉压力较低。

（胥 瑾 译 朱明明 校）

第五章

高原习服和衰退

概述

高原习服是指当机体暴露于高海拔（或低压氧舱）环境时，体内各系统为应对低氧而产生的一系列生理反应的过程。这一过程在一定程度上缓解了氧分压（PO_2）下降所带来的影响，减轻了低氧对全身各组织的损伤，对机体有利，但却不能使机体的各项功能恢复到在海平面时的水平。低氧通过影响控制呼吸的化学感受器进而刺激外周化学感受器（颈动脉体），增加呼吸（每分通气量），这可能是低氧给机体带来的最重要的变化之一。另一个由低氧所导致的显著变化是机体血液中血红蛋白浓度的增加。上述变化的发生时程各不相同，但大多数在低氧暴露的几天到几周内发生。这些变化使得机体在氧分压低的情况下仍然能够把氧传递到组织。不同个体对高原习服的速度和程度存在差异。即使某一个体曾经对高原习服，也不能预示当该个体再次暴露于高原环境时他（她）仍然能够习服。最近的研究热点之一是间歇性低氧的作用，研究发现间歇性低氧可以促进机体习服高原。

高原适应是指高原上的动物和人类，一代又一代在自然选择作用下所产生的对高原环境的适应性改变，目的是使他们能够在高原上更好地生存。

高原衰退是机体暴露在极高海拔时出现的不良反应，如食欲减退、体重减轻、嗜睡、疲劳、思维和判断力迟钝等。这些不良反应在机体暴露于海拔 5500 m 的几周内、海拔 8000 m 的几天内就有可能发生。

5.1 低氧生理反应

5.1.1 引言

机体对低氧的反应取决于暴露于低氧的速度和程度。例如：①飞行员在相当于珠峰峰顶的高度飞行时氧气供应突然减少；②登山者利用几周时间在相同海拔山峰攀登。上述两种情况下低氧对飞行员和登山者造成的影响完全不同。飞行员在几分钟内可能就会失去意识（图 5-1），而登山者虽然呼吸困难，却能保持清醒，按照路线行走，慢慢向上攀登。

急性缺氧的症状少且轻微（图 5-1）。Bert 首次指出热气球驾驶员（早期）上升到高空时所处

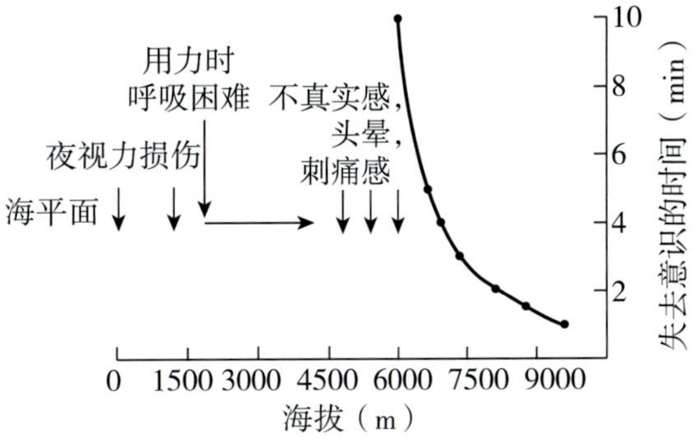

图 5-1 急性暴露于不同海拔对机体的影响。右侧的曲线显示了极高海拔下一定时间后会出现意识丧失，但出现的时间存在个体差异。引自 Sharp（1978）

环境可能对机体造成不良影响（见第一章）。此后，科学家对于急性缺氧，尤其是严重急性缺氧对机体影响进行了广泛的研究。图 5-1 显示急性暴露在不同海拔高度对机体产生的影响。中度海拔导致的呼吸困难同时出现心率增快。中度海拔对机体的影响主要还是集中在中枢神经系统。机体在海拔 1500 m 时夜间视力会受损（Pretorius，1970），海拔 4000 ~ 5000 m 时手指和嘴唇会有麻木感（此时虽然机体的确处于缺氧状态，但是主观上可能并没有意识到这点），海拔 5000 m 以上时部分人可能会失去意识，海拔 7000 m 以上时多数人会失去意识（Sharp，1978）。值得注意的是，不同个体对于急性缺氧的反应存在明显的个体差异。图 5-1 显示了急性暴露于不同海拔高度后机体意识丧失的平均时间。急性暴露在相当于珠穆朗玛峰顶峰的海拔高度时，未习服者有意识的状态仅能保持 2 分钟。

相反，对于已习服个体而言，低氧的影响要少得多，其主要症状是气促。登山者在高海拔地区最大氧摄量（VO_{2max}）可达到平常的 50%，在海平面达到这样的 VO_{2max} 所需要的肺通气量为每分 50 L，而在海拔 6300 m 时肺通气量大约为每分 160 L，该值已经是接近海平面时的最大通气量。登山者和飞行员暴露于同一海拔高度下所产生的不同反应正是由于登山者对高原习服所产生的一系列适应性变化。

氧气是维持哺乳动物生命最重要的物质之一，缺氧会给机体各系统带来诸多不良影响，相关内容将在后面的章节提到。而习服则会给机体带来

有益的改变。

5.1.2 高原习服的定义

对于登山者而言，习服是一个过程，可以使他们到达某个海拔时不那么难受，同时比第一次登上某个海拔时有更好的表现。习服不仅减轻了急性高原病（acute mountain sickness，AMS）的症状，同时部分恢复了由于海拔因素所影响的攀登能力。对于生理学家而言，严格意义上讲，高原习服指的是在应对高原低氧环境时，机体产生的全部有益改变，但是高原习服却常仅被定义为通气量的增加，随之出现的 PCO_2 下降（以及 PO_2 的增加）。

5.1.3 习服率

关于习服的常见问题是“多久才能习服？”（图 5-2）。由于习服所带来的改变发生在机体的各个系统和不同时间段，其中，最重要的改变发生在心血管、呼吸和血液系统，可在低氧暴露最初几天或几周内发生。图 5-3 展示了在海拔 4300 m 低氧暴露的最初 10 天里机体发生的一些生理改变（Muza et al，2010）。

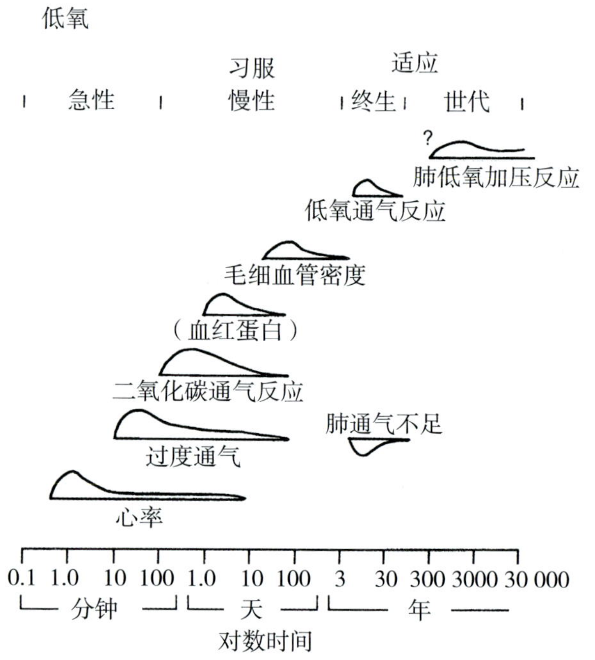

图 5-2 在时间的对数标尺上显示了一系列习服和适应性改变，每个反应的曲线表示变化的速度，它是先快后慢的。包括：心率、通气过度和肺通气不足、高二氧化碳通气反应（HCVR）、血红蛋白浓度、毛细血管密度（Cap. Dens）、低氧通气反应（HVR）及肺低氧加压反应（PHPR）

曾有学者对 6 位平原人进行过关于高原习服的早期改变的研究（Lundby et al，2004）。首先对这 6 人在低海拔地区进行常氧和急性缺氧的研究，随后在这 6 人到达 4100 m（玻利维亚）后的第 2 周和第 8 周进行高原习服的研究。同时该研究还将世居高原的玻利维亚当地人纳入研究。该研究的部分结果见图 5-4（静息状态时见图 5-4a，最大限度运动时见图 5-4b）。从图中可以看出，6 位平原人在到达玻利维亚的最初 2 周红细胞比容增加并接近世居高原当地人，第 8 周开始不再增加（图 5-4）。6 位平原人在高原停留的 8 周时间里 PaO_2 虽有增加，但依然低于世居高原当地人水平。6 位平原人的 PCO_2 在到达高原第 2 周出现明显改变。此时由于急性缺氧，肺泡动脉氧分压差［(A-a) PO_2］变大（第 2 周时增加最多，第 8 周时略有下降），而世居高原当地人的（A-a）PO_2 很低。最大运动时，除了运动引起持续的通气增加而导致的 PCO_2 持续下降外，大部分指标的变化与上述情况类似。其中血 PO_2 的增加在所有指标里尤其令人印象深刻，这无疑与登山运动员探险过程中 PaO_2 增加而提高了其登山能力有关。

在某些情况下，高原习服引起机体生理指标的改变是双向的。如刚登上高原时，低氧会在几分钟内使机体的心率迅速增加，但停留几周后心率会逐渐下降（第九章）。因此，研究高原习服时，应在习服过程中不同的时间点检测相关指标。如通气量的测定既要在急性暴露于低氧环境的最初几分钟进行，也要在低氧暴露 1 ~ 20 天后进行，因为随着中枢和外周化学气感受器的调节，通气量会缓慢变化（第六章）。类似需要在高原习服过程中不同时间点检测的指标还有血红蛋白浓度，低氧初期由于血浆容量的下降，血红蛋白浓度快速增加，随着低氧时间的延长，血红蛋白浓度伴随红细胞的增多而缓慢增加（第九章）。

5.1.4 低氧：常压低氧和低压低氧的区别

从 Bert 的研究（Bert，1878）开始，“低氧对机体的一系列影响是由 PO_2 下降造成的”这一观点开始被广泛接受。低氧可以由攀登高原时大气压下降所造成的低压低氧引起，也可以由吸入氧含量低的混合气体所造成的常压低氧引起。

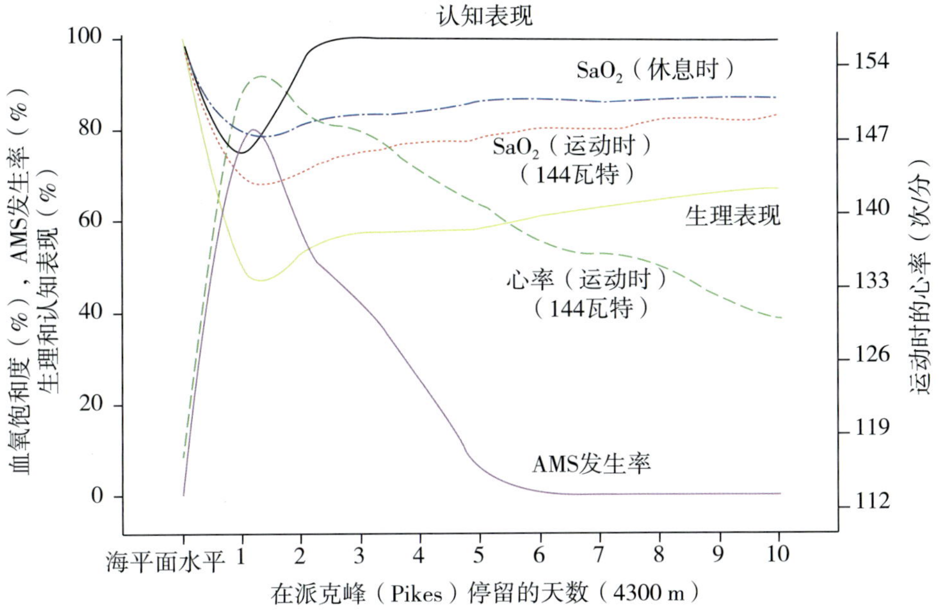

图 5-3　平原世居者到达海拔 4300 m 的高度之后，其认知功能、静息和运动时的血氧饱和度、运动表现以及 AMS 发生率的变化。引自 Muza（2010）

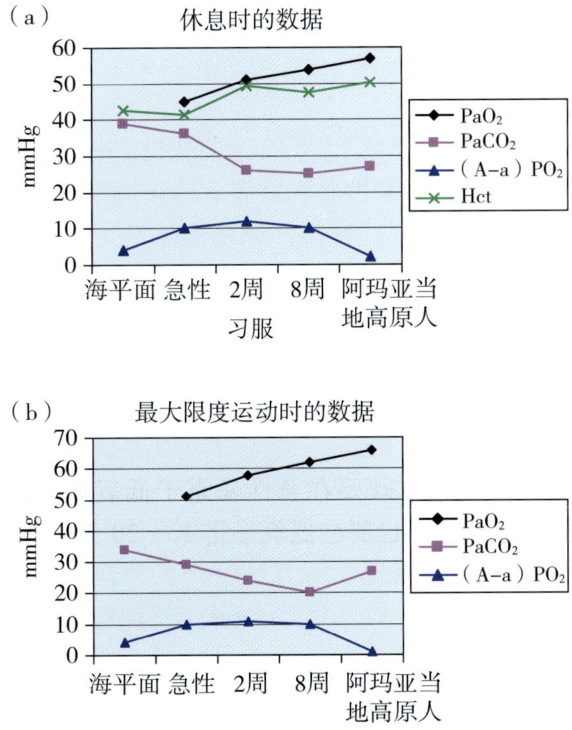

图 5-4　6 位平原人以及 8 位高原世居当地人（HANat）在海平面时（常氧和急性缺氧状态下）、海拔 4100 m 习服第 2 周和第 8 周时的 PaO_2、PCO_2、（A-a）PO_2、血细胞比容（Hct）。(a) 静息状态；(b) 最大运动。引自 Lundby 等（2004a）

低压低氧对机体造成的影响，除了低氧之外，还包括低压的影响（尤其是突然作用于机体时）。机体的血液和组织可能会由此产生气泡，类似于潜水员过快到达水面时罹患的减压病，以及飞机机组人员在高空遭遇的暴发性减压。当旅行者花数小时或登山者花费数天时间登上高原时则不必担心上述情况，但在低压氧舱做实验时可能由于升压速度较快而导致机体内形成微小气泡。

低压低氧时空气密度变低，呼吸功下降，影响空气向气道弥散的速率。当研究呼出一氧化氮（NO）时应该考虑到这一点（Hemmingsson 和 Linnarsson，2009）。因此，与常压低氧相比，低压低氧时空气密度下降促进了 NO 的逆向扩散，增加了血液对肺泡中 NO 的摄取。这一机制能够部分解释为何运动员经过高原训练（高住低练）后在平原比赛的成绩比常压低氧下训练得好（Bonetti 和 Hopkins，2009）。

许多研究已经涉及了这个问题，并报道了一些关于低压低氧和常压低氧对机体影响的差异。Borel 等（1998）研究了被麻醉的猫，发现这些猫的动脉 PO_2 和 $PaCO_2$ 在低压低氧和常压低氧下没有差异，而通气量随着呼吸频率的下降而下降，研究者怀疑无效腔是否也随之下降。

Roach 等（1996）将 9 名受试者暴露在常压低氧和低压低氧（相当于海拔 4564 m）以及低压常氧（降低气压，增加氧浓度）环境里 9 个小时，发现低压低氧环境中的受试者 AMS 评分要明显高于常压低氧环境中的受试者。

Loeppky 等（1997）做了相似的实验，不过他特别关注肺通气量，发现常压低氧 3 小时、6 小时和 9 小时后的通气量要比同时间低压低氧的通气量高 26%。而低压低氧时呼气末二氧化碳分压（$P_{ET}CO_2$）要比常压低氧时高。该作者随后的研究（Loeppky et al，2005）不仅进一步证实了常压低氧和低压低氧对 AMS 评分的影响，还发现了两种情况下机体的体液平衡和对内分泌反应的差异。此外，低压低氧时血浆容量下降也比常压低氧时少，尤其是低压低氧下 AMS 个体更加明显。与低压低氧环境相比，在常压常氧下，醛固酮（Aldo）水平升高而抗利尿激素水平降低。血氧饱和度（SaO_2）在常压低氧和低压低氧下没有差别。

Savourey 等（2003）研究了机体在低压低氧和常压低氧下（相当于海拔高度 4500 m）40 分钟后心肺功能的差异，发现与常压低氧相比，低压低氧会使机体通气量、PaO_2、SaO_2、$PaCO_2$ 更低，pH 更高，这提示在低压低氧时存在气体交换问题，而在常压低氧时不存在。Conkin 和 Wessel（2008）认为低压对低氧和 AMS 的作用是独立的，他们提出一个方程，综合气压和 F_IO_2 去构建“标准低氧”曲线，即考虑 PaO_2 和 AMS 发生率的低氧应激曲线。

但现有的数据较少而且结论并不一致。吸入氧分压（P_IO_2）相同的情况下，AMS 的发病率和每分静息通气量（V_E）在常压低氧时比低压低氧时低。导致上述结果的原因尚不明确，可能与低气压导致气体密度下降有关。气压低导致呼吸功下降和气体弥散率改变，从而引起更低的 PaO_2、SaO_2 和 $PaCO_2$。更多关于这一方面的讨论请翻阅 Millet 等（2012）的文献。

5.2 高原习服和适应

5.2.1 高原习服

高原习服是指当吸入空气中氧分压减少时，低海拔的人或动物体内出现的一系列生理变化。这一过程仅指机体应对低氧产生的有益改变而非病理性（例如 AMS）改变。

高原习服的过程是机体试图减少 PO_2 下降（由外界进入到组织的氧减少）所造成影响的过程。然而即使是高原习服非常好的个体，其组织内的 PO_2 也无法恢复到海平面水平，机体的运动表现也会受到影响。图 5-5 显示，机体暴露于急性缺氧以及习服之后，P_IO_2 以及 PaO_2 的变化；平原时 PaO_2 的变化；慢性阻塞性肺疾病患者持续性吸氧治疗后 PaO_2 的变化。可以看出，即使是已高原习服的个体，在海拔 4000 m 以上时，PaO_2 还是低于慢性阻塞性肺疾病患者持续性吸氧治疗后的 PaO_2。

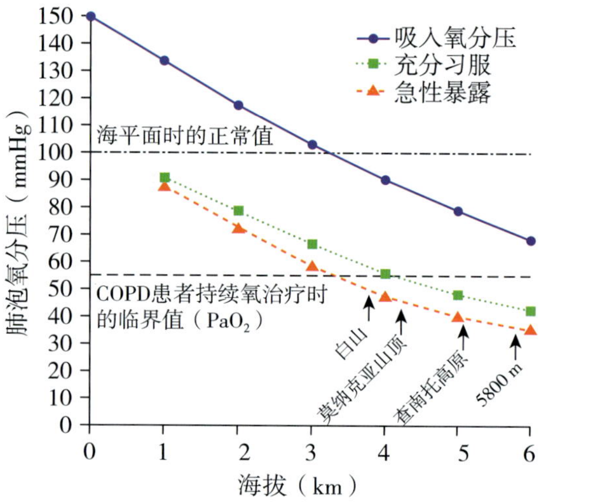

图 5-5 海拔高度 1000 ~ 6000 m，急性暴露于低氧者及高原习服个体的肺泡氧分压。图中用不同的虚线标出了机体在海平面的肺泡氧分压（100 Torr）和慢性阻塞性肺疾病（COPD）患者持续性吸氧治疗时的肺泡氧分压（55 Torr）。值得注意的是，高原习服个体在海拔 4000 m 以上时的肺泡氧分压仍低于 COPD 患者持续性吸氧治疗后的肺泡氧分压（West，2004b）。

5.2.2 高原适应

世居高原人群具有某些对高原习服的低海拔人群所不具备的生理学等方面的特征。究竟是环境因素、幼年期成长经历，还是遗传因素造成了世居高原人群生理学等方面特征的出现？学术界对此尚有争论。对基因库的研究发现物种（如牦牛、羊驼等动物）在自然选择的压力下会出现高原适应性表现。以牦牛为例，可能由于一个显性基因的作用导致牦牛缺乏低氧性肺动脉增压反应（Harris，1986）。还有一个关于自然选择下物种高原适应的例子，那就是世居藏族人（详见第四章）。

5.3 氧传递系统

5.3.1 引言

图 5-6 显示了海平面及高海拔环境下机体的

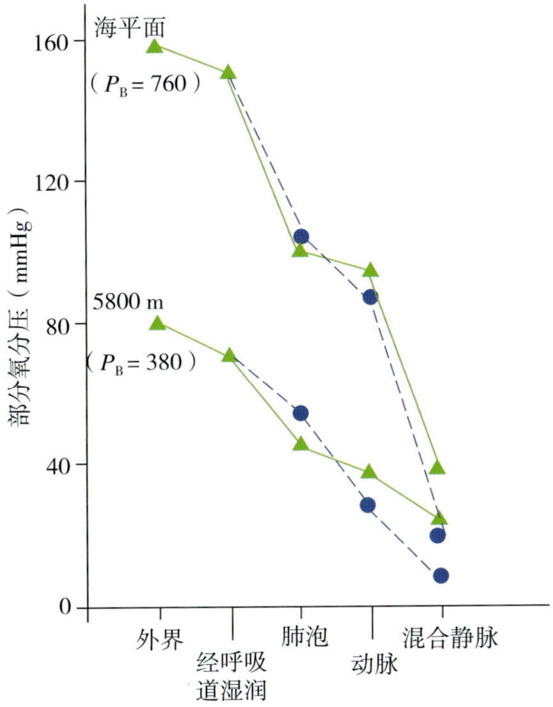

图 5-6　在海平面和海拔 5800 m，氧从外界环境进入组织的氧分压变化（氧传递系统）。P_B，大气压；▲，静息状态；●，最大运动［Pugh，L.G.C.E.（1964a）Man at high altitude，Scientific Basis of Medicine，Annual Review，pp. 32-54，1964.］

氧传递系统，可以看到由习服所引起的种种改变，后面的章节也会陆续介绍。PO_2 会在氧从外界环境传递到机体组织的每一个阶段逐渐下降，P_IO_2 > 肺泡氧分压 > PaO_2 > 混合静脉血氧分压（接近组织中的平均氧分压）。这构成了 PO_2 的阶梯或瀑布式下降。高原习服的过程可以看成是上述每个阶段 PO_2 的下降。

5.3.2　从大气压到吸入氧分压

海平面干燥空气的 PO_2 为 160 mmHg，大气压为 760 mmHg，此时空气中 PO_2 占大气压的 20.9%。图 5-6 所示，海拔 5800 m 时的大气压仅为海平面的一半（见第二章），所以大气中 PO_2 也只有海平面的一半（80 mmHg）。由于机体通过鼻、口、喉和气管对吸入空气中的水蒸气进行加温、加湿，而水蒸气压在 37℃时为 47 mmHg，所以 P_IO_2 会比大气 PO_2 低 10 mmHg。尽管 PO_2 下降对机体的影响十分重要，但由上述原因引起的 PO_2 下降是不受机体主观控制的，由海拔上升引起的 PO_2 下降同样也是如此。

5.3.3　从吸入氧分压到肺泡氧分压

在海平面，肺泡氧分压会比 P_IO_2 低 50 mmHg，这是由于氧的摄取及二氧化碳的排出增加，并且还依赖于代谢率和肺泡通气量。氧摄取和二氧化碳排出所引起的肺泡氧分压低于 P_IO_2 的程度与肺通气量有关。加倍的通气量会使 PO_2 从吸入到肺泡的下降程度减少一半。如果通气量无限增加，P_IO_2 和肺泡氧分压就不会改变，肺泡里将完全充满新鲜空气。个体习服 5800 m 后，静息时的肺泡通气大约是平时的一倍，P_IO_2 到肺泡氧分压下降程度减少一半（图 5-6）。肺通气增加是高原习服最重要的表现之一，其机制可能与呼吸调节有关，详见第六章。

图 5-6（虚线部分）展示了运动对氧传递系统的影响。在平原运动时 PaO_2 变化与静息状态时比相差很小，但在海拔 5800 m 时，运动状态下通气量的增加要比在平原多很多，所以机体在高海拔运动状态下的 PaO_2 明显高于静息状态，$PaCO_2$ 也更低（见第十二章）。

5.3.4　从肺泡氧分压到动脉氧分压

氧气通过肺泡毛细血管膜弥散入血液，此时 PO_2 的下降很少（1 mmHg）。海平面时（A-a）PO_2 为 6 ~ 10 mmHg，这主要是取决于通气 / 血流比值（V/Q）。即使是健康人，其 V/Q 的匹配也并不完美。某些疾病，如肺气肿、肺栓塞时，肺通气和肺血流失衡，V/Q 值增大，出现缺氧。关于这一问题的讨论请查看 *West*（1986b）。

人体在高原静息状态下（A-a）PO_2 与平原时相差无几。由于缺氧会导致肺动脉压增加，所以 V/Q 值仅适度下降（见第八章），引力效应对肺血流分布的影响减少，但上述改变曾被认为不能增加习服过程中的肺弥散量（West，1962）。然而最近对珠峰大本营登山者的研究发现，肺弥散量和膜弥散量都有所增加（Agostoni et al，2011）。

人体在高原运动时，（A-a）PO_2 明显增加（图 5-6），成为影响运动表现的重要因素。关于弥散限制（West et al，1962），详见第七章、第十二章及第十三章。

5.3.5　从动脉氧分压到混合静脉氧分压

如图 5-6 所示，PaO_2 到混合静脉氧分压是整个氧传递系统中最后一次 PO_2 下降，其主要原因是全身毛细血管对氧的摄取。这个过程中 PO_2 下降的程度受代谢率、心输出量和血液携氧能力（血红蛋白含量）的影响。众所周知，在高原血红蛋白浓度增加是高原习服的重要表现之一。

血红蛋白的适度升高增加了携氧能力，对机体是有利的。海拔上升到 4000 m 时，PaO_2 下降会导致 SaO_2 下降，但血红蛋白适度升高可平衡 SaO_2 下降所带来的影响，从而使动脉血中的氧含量恢复到海平面水平（虽然此时大气氧分压低于海平面水平）。然而，血红蛋白增高的代价是血液黏稠度增高以及由此带来的血流阻力增加和肺动脉压升高。上述情况可见于慢性高原病患者红细胞压积大于 80% 时。如果血流阻力过大，心输出量就会下降，氧传递也会受到影响。有研究表明，这些患者的红细胞压积降低后，运动表现可能会提高（Winslow 和 Monge，1987a），但这同样增加了患血管疾病的风险。Calbet 等（2002）研究了血液稀释对处在海拔 5260 m 的平原人所造成的影响，发现这些人的血红蛋白浓度下降了 24%，但最大摄氧量（VO_{2max}）未发生改变。适度的生理性血红蛋白升高时，血红蛋白和血流的交互作用有利于氧向特定组织的传递（如运动的肌肉和大脑），使这些组织的血红蛋白浓度和摄氧量保持在了一定范围内。关于最佳血红蛋白浓度的讨论请参见第九章。

中度海拔高度的体外实验发现，随着二磷酸甘油酸（2,3-DPG）的增加，氧解离曲线会轻微右移。但在体内时，由于 pH 不确定，氧解离曲线会怎样变化并不确定（Winslow 和 Monge，1987b）。中度海拔时机体可能存在一定程度的呼吸性碱中毒，抵消了 2,3-DPG 的作用。登山者在 7000 m 极高海拔时，会出现严重的呼吸性碱中毒，氧解离曲线明显左移，这使得氧气能够最大限度地传递到运动肌肉。氧解离曲线左移是由于更多的氧从肺组织进入血液，而进入肌肉的氧仅有轻微下降，氧解离曲线在正常情况、高 pH 和低氧分压情况下的位置变化较小（参见第十章有关于氧解离曲线的讨论，图 10-1）。

急性缺氧时心输出量增加，但在高海拔地区持续停留超过 1 ~ 2 周，随着血红蛋白浓度增加，心输出量下降。这些改变以及血液系统的变化将在第八章中提到。在组织水平，由于肌纤维直径减小，毛细血管密度会增加（见第十一章）。

就整体而言，混合静脉氧分压被认为可以反应平均组织氧分压。图 5-6 显示，机体一系列习服的改变都是为了使 PO_2 尽可能接近海平面水平。除此之外，在组织水平上机体也可能通过微循环和细胞内的机制适应低氧（见第十一章）。

5.4 实际问题和建议

高原习服研究中一个非常实际的问题是，对高原习服的过程没有明确的衡量标准。呼吸习服非常重要，可以通过测量每分通气量、肺泡二氧化碳分压或呼气末二氧化碳分压来进行。机体在高原的最初几天，随着逐渐习服，通气量增加，PCO_2 呈指数方式下降。其他系统的改变奠定了高原习服的基础，登山者发现他们的表现在很长时间内持续改善。由于在如何评价个体习服程度时，常伴随着个体进入低氧环境的速度和最终习服程度存在巨大差异的情况，这就使我们难以回答“运动能否加速高原习服”等看似简单的问题。另外，低氧暴露早期和快速习服的时段也是 AMS 发生的风险时段。预防 AMS 和快速习服之间有着密切关系，因此，这里给出的习服和预防 AMS 的建议是一样的，但仍需要更多的证据。此外，在缺乏确凿数据的情况下，必须依靠坊间证据。

5.4.1 低氧暴露的速度

缓慢进入低氧环境可以避免 AMS 的发生，这是大家公认的事实。登山的速度通常受到地形和营地等因素的限制。一般来讲，进入 3000 m 以上高度时，每晚驻扎时的高度应该比前一天高 300 m。当团队登山且连续两晚都住在同一营地时，每攀登 2 ~ 3 天后应当就地休息 1 天。对多数人来说，这种缓慢上升的速度不是必要的，但对于少数人而言这个上升速度还是有点快（详见第十九章）。如果想攀登更高海拔，应该休息 1 天。有经验的登山者认为前往更高海拔后再返回原处休息对身体是有好处的，这与海拔增加和运动促使机体习服有关。应该指出的是，剧烈运动是发生 AMS 的危险因素之一（Roach et al，1999）。

5.4.2 个体差异和高原习服

如前所述，在习服的速度和程度上存在较大

的个体差异。一些人能够迅速适应中度海拔，但是却无法耐受 7000 m 以上的高度。还有一些人可能需要较长时间来习服高原环境，但在极高海拔下却表现良好。通常情况下，与 AMS 的易感性一样，个体以往的登山经验对未来进入高原具有良好的指导意义。然而对于高原习服，尚缺乏可靠的预测指标。

5.4.3　年龄、性别和登山经验

目前没有太多研究数据可以回答"年龄或性别对高原习服的影响"等类似问题。但一般而言，老年人对 AMS 的易感性比年轻人低，老年人似乎和年轻人一样可以很好地习服低氧环境，前提是他们身体健康，适应能力也很好。男女在高原习服上似乎也没有任何区别。儿童与成人的 AMS 发病率大致相同，在预测未来 AMS 的易感程度方面，儿童的既往史不如成人可靠（Rexhaj et al，2011）。有经验的登山者比新手对高海拔环境习服更好。关于妇女、儿童和老年人对高原环境的习服将在第二十六章和第二十七章讨论。

5.4.4　持续性低氧预习服

在登山之前对高原环境预习服是当今人们最有兴趣的话题之一。毫无疑问，在模拟高原环境的低压氧舱里生活数天会使机体达到习服状态（Roach et al，1992）。但这种方式与登山相比，运动负荷不足，所以习服的程度不如实地登山的效果好，这在长期以来对"珠峰Ⅰ、Ⅱ号行动"的研究中得到了证实（West，1998）。无论如何，大多数登山者对在模拟高原环境的舱里"禁闭"数天或数周都难以接受。相对而言，在长途攀登阿尔卑斯山或是落基山脉之前，短期的"彩排"——白天行进到高海拔攀登而晚上返回大约海拔 2000 m 的区域住宿，可能对于正式登山时习服高原环境大有裨益（Muza et al，2010）。

5.4.5　间歇性低氧预习服

间歇性低氧是否会导致机体一定程度的习服？这一问题已被广泛研究。间歇性低氧可以通过每天在低压氧舱里待几个小时实现，期间可以运动（即在低氧条件下训练），也可以睡觉，例如"高住低练"——这是 Levine 和 Stray-Gunderson（1997）推广的模式，其目的是提高运动员在平原比赛时的成绩。"高住低练"这种低氧暴露模式促进了运动员的高原习服（见下文）。无须运动员真正在高原和平原来回往返，可以通过在常压氧舱里吸低氧气体或者通过氧发生器来降低运动员吸入气体中的氧含量来实现"高住低练"的效果。这种设备可以设定各种低氧或常氧模式。通过"高住低练"的模式，能够研究间歇性低氧状态下心肺功能、血液学和运动表现的变化，但这种模式能否提高运动员在高原的运动表现尚不清楚。Savourey 等（1998）研究了个体在相当于海拔 4500 m 的低氧环境中（每天 8 小时连续 5 天）体内各种激素和生化指标的变化，发现这种高原预习服对体内各种激素和生化指标影响很小。Garcia 等（2000）让受试者连续 12 天每天吸入 13% 的氧气（相当于海拔 3800 m），发现 HVR 显著升高并在第 5 天达到高峰，但肺通气、PCO_2 和 SaO_2 没有明显变化。

Townsend 等（2002）比较了训练有素的耐力运动员"高住低练"（实验组）和常氧训练（对照组）时的肺通气相关指标，实验组运动员在吸入相当于海拔 2650 m 时氧浓度的常压舱里睡觉，对照组运动员夜间不吸入低氧气体，但与实验组运动员做相同的运动。20 天后，实验组的 HVR 明显增加，肺通气（常氧时测量）没有明显改变，但 $P_{ET}CO_2$ 下降（仅降低 2.5 Torr）。

Pialoux 等（2009）也发现当受试者持续 4 天每天 6 小时暴露于低氧后，其急性 HVR 明显增加。他们还发现受试者的活性氧增加，而抗氧化活性却没有补偿性增加。

间歇性低氧对红细胞生成的影响已经被很多学者研究过。Garcia 等（2000）发现间歇性低氧使得机体网状红细胞增多，而血红蛋白浓度和红细胞压积没有变化。Schmidt（2002）回顾了间歇性低氧对红细胞生成的影响研究，发现间歇性低氧对红细胞生成的影响取决于低氧的程度和持续时间，这个持续时间既包括了每次间歇性低氧的时间，也包括整个间歇性低氧的天数。像睡眠呼吸暂停的短暂缺氧似乎仅少量增加了血红蛋白浓度，原因可能是血浆含量减少。对于间歇性低氧似乎有一个关键的临界值——持续低氧 90 分钟。运动员在低氧环境中睡觉（较长时间低氧）后，血浆中的红细胞生成素、转铁蛋白受体和网织红细胞计数都有所增加（Koistinen et al，2000），但

红细胞数量并未增加。Gore 等（2006）一周 5 天将受试者暴露于海拔 4000 ~ 5000 m 的低氧环境中，每天持续 3 小时，连续 4 周，发现红细胞生成素的浓度有所升高而红细胞数量并未增加。

Burtscher 等（2008）回顾了 21 项关于间歇性低氧对低氧习服的影响研究，发现模拟海拔 4000 m，每天低氧暴露 1 ~ 4 小时，持续 1 ~ 5 周，似乎触发了机体肺通气和自主神经系统对高原的适应，同时还可降低 AMS 的发生发展。他们认为，在较长时间的低氧暴露过程中，运动可以增加个体在高原时的运动表现，而在较短时间的低氧暴露过程中运动或休息对其在高原时的运动表现没有明显影响。他们还总结了 141 名登山者的研究资料（非双盲实验），其中有 67 人进行间歇性低氧的预处理（每天 1 ~ 2 小时，共 5 天），这 67 人中大约有 10% 的人在登山过程中发生中度 AMS，而未进行低氧预处理的人中大约 30% 发生了中、重度 AMS。他们还报道了一位对高原肺水肿易感的女性登山者，由于她在登山之前进行了间歇性低氧的预处理，所以在登山过程中未发生高原肺水肿。

间歇性低氧促使机体发生了某些高原习服样的改变。肺通气、PCO_2 以及 HVR 都依赖于低氧的“剂量”。机体红细胞生成素在间歇性低氧时明显升高，但红细胞数量并不增加。因此对登山者进行间歇性低氧预处理可能会减少正式登山时 AMS 的发生。

对海平面的竞技类运动员所进行的现场或模拟高原训练的相关内容请参见第二十九章。

5.4.6 低氧习服持续的时间

如果高原预习服是一种尝试，那么登山者要以怎样的速度离开所登的山峰呢？换句话说，习服的时间能够持续多久？关于这方面的研究数据很少，Lyons 等（1995）的一个研究显示，高原暴露组在 4300 m 逗留 3 周后回到平原，在回到平原的最初 8 天，之前高原习服的作用仍然对机体产生着有益的影响。同一研究小组之后的研究（Beidleman et al，1997）采用同样的流程对低氧习服持续时间进行了定量研究，发现高原组返回平原海平面地区的最初几天，高原习服对于 92% 的 SaO_2 影响、对运动时 74% 血浆容量、58% 乳酸浓度和 75% 的 VO_{2max} 影响仍然存在。Townsend 等（2002）对于间歇性低氧的研究引用了上述结果，间歇性低氧处理使 HVR 增加了 50%，处理停止后 2 天 HVR 下降了 30%。然而，Katayama 等（2001）发现间歇性低氧对于 HVR、通气当量和 SaO_2 的大部分影响能够在停止间歇性低氧处理后持续 1 周。Muza 等（2010）对上述问题进行了回顾总结和讨论。

以上研究支持了高原习服者返回平原后习服的作用仍能维持一段时间的观点。低氧习服的作用可能在机体返回平原后 2 ~ 3 周的时间内以指数方式下降，但有些人在返回平原数月后仍能感受到高原习服所带来的益处。低氧习服的作用在个体返回平原后的下降瞬态时序，跟机体各系统对低氧习服的进程不同有关。

5.5 高原衰退

5.5.1 引言

“高原衰退”一词最初被早期珠穆朗玛峰探险队员使用，由于长期停留在高海拔地区而导致精神和身体状况出现衰退。De Filippi（1912）在一次喀喇昆仑山脉探险中提到了这种情况，他写道：

> “在 17 500 ft 探险对身体的确有一些不利影响，并在这里生活几周之后逐渐表现出来，如食欲减退，进而引发营养不良，但消化功能没有出现紊乱。”

这样就将高原衰退与 AMS 区别开了，虽然两者产生的机制（至少厌食）是一样的。

登山者都知道长时间待在高海拔地区对身体不利，海拔超过 8000 m 的地域曾被称为“死亡区”。有会议提出要尽可能减少在超过海拔 8000 m 地区的停留时间，这显然是非常明智的。高原衰退与个体在高原环境下脱水、饥饿、体力透支及寒冷等因素有关。然而就算没有上述因素，严重低氧本身也足以导致高原衰退（Pugh，1962）。长期的低压氧舱内实验（如“珠峰Ⅱ号行动”），也会使机体出现各种症状和体征（Houston et al，1987；Rose et al，1988）。当机体处于海拔 5000 ~ 6000 m 的环境时，高原衰退的症状和体征就会出现，而且存在明显的个体差异。高原世居者比平原移居者的低氧耐受性更强（West，1986）。平原移居者能否长期在高原生活取决于他们所居住的海拔高度。根据平原移居者冬季在海拔 5800 m 地区的居住经验，5800 m 已经超过了“临界值”（Silver Hut，1960），一旦高于这个海拔，人们能够停留的时间就会因高原衰退的影响而明显缩短。海拔越高，衰退速度越快。

5.5.2 症状和表现

高原衰退（没有脱水、饥饿等情况）的特点是体重减轻、食欲下降、疲劳恢复缓慢、嗜睡、易怒、工作意愿下降（Ward，1954）、思维活动迟缓、情感迟钝和认知功能受损，以及低血压等。

厌食与体重减轻

到达高原后食欲下降是 AMS 的症状之一。习服后，5500 m 以下的高度可以恢复食欲。超过 5500 m 食欲会持续下降。这被动延长了在这一高度停留的时间。在海拔 5800 m 的银色小屋时，所有受试者的体重以每周 0.45 ~ 1.36 kg 的速度下降（Pugh，1962a）。厌食的情况往往在早晨和食用某些类型的食物后更为严重，并存在较大的个体差异。厌食会导致热量摄入减少、摄入和消耗的热量失衡、体重下降，还可能有一定程度的吸收不良。体重减轻是高原衰退最常见的表现，其机制将在第十五章深入讨论。

疲劳和活动后体力恢复

高原衰退的其他表现如疲劳和活动后体力恢复缓慢是主观且难以测量的指标。在 20 世纪 70 年代，我们试图从生化指标的变化方面为高原环境下最大运动后恢复缓慢这一现象寻找原因。我们研究了在平原常氧（呼吸空气）和低氧（吸入 12% 氧）情况下肌糖原在运动耗尽后的再合成，发现虽然肌肉整体处于低氧状态，但肌糖原再合成率却没有明显减慢。Ⅰ型纤维和Ⅱ型纤维之间肌糖原再合成率差异明显，表明低氧抑制Ⅰ型纤维合成肌糖原，不抑制Ⅱ型纤维合成肌糖原（Milledge et al，1977），这可能是个体在高原剧烈运动后恢复缓慢的原因。然而在没有运动的情况下，个体有时同样会感觉到疲倦和精神不振，这也可能是影响体力恢复的重要因素。

精神活动迟缓，行动迟钝与认知功能损伤

关于高海拔地区认知功能的研究非常多，但对极高海拔地区认知功能的改变尚缺少研究数据。以往的研究通过一些记忆力的测试发现高原环境对认知功能有损伤（Raichle 和 Hornbein，2001，第十七章），此外语言能力随着海拔的增加也开始出现衰退（Leiberman et al，1995）。严重低氧会导致精神和身体功能下降，但这点却常常被忽视。例如，在极高海拔时，一些看似很容易的动作，如系紧裤腿等，需要花费相当长的时间。同样的脑力劳动，比如计算氧气瓶的氧剩余供应时间，虽然仍能完成，但比在低海拔时用时更长。在极高海拔常出现嗜睡，随着时间的推移，这种情况会变得越发严重。登山者本来是非常活跃的人，但当暴露于高原环境时，却想躺在帐篷里打瞌睡，情绪似乎也会变得迟钝，遇到意外情况时启动新计划的能力也会降低。Ward 在 1953 年珠穆朗玛峰探险后报道，在 Lhotsi 的 7 号营地，当疲惫的 Tom Bourdilon 出现时，其他人只会说：“可怜的老汤姆，他受够了！”Ward 本人毫不怀疑，在较低海拔，人们会试图帮助疲惫的登山者（Pugh 和 Ward，1956），然而在珠峰这个高度，人们的观察力和判断力都受到了影响，这会导致极高海拔下意外事故的发生。

睡眠

相比平原，高海拔地区存在睡眠频繁唤醒的情况，由于快速眼动睡眠时间减少，睡眠结构也随之改变（Weil 和 White，2001）。周期性呼吸可能会导致上述情况的发生，并随着海拔高度的升高而变得更频繁。登山者意识到他们睡得不好，没有精神焕发的感觉，这种睡眠剥夺可能导致心理方面的衰退。第十四章将对高原睡眠进行更详细的叙述。

体循环低血压

海拔对血压的影响表现为轻微上升或没有变化，习服后血压会恢复到平原时的水平。然而，有一些报道称从极高海拔返回平原后，血压会下降。Pugh 和 Ward（1956）报道了 1953 年珠峰探险中，部分登山者从山上较高海拔的地方返回营地

后的情况，其中一人的收缩压为 86 mmHg，舒张压为 66 mmHg；另一人的为收缩压为 80 mmHg，舒张压为 60 mmHg；还有一人的收缩压为 115 mmHg，舒张压为 90 mmHg。在“珠峰Ⅱ号行动”中，Reeves 在日记里提到了人体处在模拟珠峰峰顶时的情况，Gough 的研究强调需要注意严重低氧时的血压变化，当受试者不运动时，他们的动脉血压会下降，收缩压会降到 80 mmHg 或更低（Houston et al，1991），但机制尚不清楚。Pugh 认为可能是与肾上腺功能不全有关，但尚没有充足的证据证实这一观点，需要进一步的研究。如果极高海拔导致了低血压，那么极高海拔也会导致高原衰退的另一重要表现——疲劳。

（马 燕 译 格日力 校）

第六章

高原呼吸调节

6.1 引言
6.2 低氧通气反应
6.3 外周化学感受器
6.4 海平面的低氧通气反应
6.5 高海拔低氧通气反应和间歇性低氧
6.6 低氧通气反应与急性高原病
6.7 低氧通气反应与海拔高度：运动表现
6.8 低氧通气反应与睡眠
6.9 海拔与低氧通气反应的结论
6.10 肺泡气体与高原习服
6.11 急性常压低氧与高原习服
6.12 二氧化碳通气反应与高原习服
6.13 静息状态下高二氧化碳通气反应的机制
6.14 动力型二氧化碳反应
6.15 长期高原习服

概述

在人体对高原低氧环境习服所产生的生理变化中，肺通气量的增加是最重要的生理改变。在高原低氧环境下，低氧通气反应（HVR）及高二氧化碳通气反应（HCVR）均会发生变化。虽然测量 HVR 的改变比较困难，但现在人们普遍认为，HVR 在几天到几周的时间内会随着海拔高度的增加而增加。早在 50 年前，人们就对 HCVR 的变化特征进行了描述，其表现为二氧化碳曲线左移且变陡。这就意味着，对于在低二氧化碳分压（PCO_2）环境中已习服的人，二氧化碳的改变较未习服的人更敏感。HCVR 变化的时间轴是呈指数变化的，也就是说在特定的海拔下，近一半变化在前 24 小时内发生，而大部分变化在 2 周内完成。现在人们普遍认为，呼吸化学控制器的改变是肺通气量增加的基础，并导致了低 PCO_2、高氧分压（PO_2）的习服特征。二氧化碳敏感性升高的机制可能是与脑脊液（CSF）、血液，甚至是脑细胞外液（ECF）中的碳酸氢根离子浓度降低有关。HVR 升高的机制是有争议的，但可能与低氧相关的外周化学感受器的改变及大脑中枢感受器的信号处理有关。

尽管高原肺水肿（HAPE）易感患者有较低的 HVR，但 HVR 并不能预测急性高原病（AMS）的易感性。与高原习服者相比，高原世居者有类似的 HCVR，但 HVR 大多数钝化。研究发现，极高海拔的 HVR 与运动表现有关，一些优秀登山者的 HVR 即使在极高海拔也依然处于正常水平。在高原世居者中，夏尔巴人和安第斯人的 HVR 较低，而藏族人群 HVR 高于安第斯人，但低于汉族人群。这三个族群在高海拔地区的运动表现均高于低海拔人群。

6.1 引言

在到达高原的最初几天，肺通气量的增加是习服过程中最重要的改变之一。肺通气量的增加能够使肺泡及动脉 PO_2 升高，PCO_2 降低，肺通气量升高是由呼吸化学感受器的改变所引发的，其机制研究可追溯到 20 世纪初期。Haldane 发现，在海平面，人体内的 CO_2 水平处在一个稳定状态，但在高海拔地区，肺通气量增加会导致 PCO_2 降低。Haldane 及其同事（1911）在首次攀登派克峰（Pikes Peak）时，测定了科罗拉多州不同海拔地区的当地居民的肺泡 PCO_2，发现随着海拔高度的增加，PCO_2 呈线性下降（FitzGerald，1913），但当时对 HVR 的机制尚不清楚。Heymans 父子（1927）发现颈动脉体可感知低氧变化（见第 6.3 节），从那时起，生理学家们开始了对通气调节较为深入的研究，本章将逐一进行回顾。

呼吸化学控制器有两种：外周化学感受器（颈动脉体和主动脉体）和中枢化学感受器（延髓）。影响肺通气量的三个化学因素分别为：缺氧、pH 及二氧化碳（CO_2）。虽然外周化学感受器能感知 CO_2 和 pH，但它们主要感知的是缺氧，而中枢化学感受器主要感知因 pH 改变而引起的 PCO_2 改变。

6.2 低氧通气反应

6.2.1 引言

低氧通气反应（HVR）是指由急性缺氧条件引发的肺通气量增加。这种增加并非简单的线性增加，而是基于 PCO_2 的通气效应完成的复杂过程。由于肺通气量的增加与缺氧、PCO_2 降低、pH 的升高有关，因此，除非采取措施防止 PCO_2 的降低，否则 CO_2 驱动的呼吸反应降低和低氧反应可能会掩盖。

无论是在低压氧舱内减压，还是吸入气的 PO_2 急剧降低（几分钟内），肺通气量均会随即升高。然而，肺通气量的升高有显著的个体差异，而且只有当吸入气的 PO_2 降低至大约 100 mmHg、肺泡气 PO_2 为 50 mmHg（相当于到达海拔 3000 m 高度）时，肺通气量才会发生改变（Rahn 和 Otis，1949）。此后，随着吸入气的 PO_2 进一步减少，通气量增加得更加迅速。

肺通气量与 PO_2 的关系曲线呈双曲线形（图 6-1），但动脉血氧饱和度（由血氧计测量）与肺通气量的关系曲线则近似为直线。肺通气量增加时的 PaO_2 对应氧解离曲线变陡时的 PO_2，因此，当血氧饱和度下降时，HVR 使肺通气量增加从而使动脉血氧饱和度升高。

急性缺氧对肺通气量的实际效应依赖于 PCO_2 是否继续降低。除非有实验可以控制 P_ACO_2，否则肺通气量的升高必然导致 PCO_2 的下降。当人体到达一定海拔高度时，这种情况往往就会发

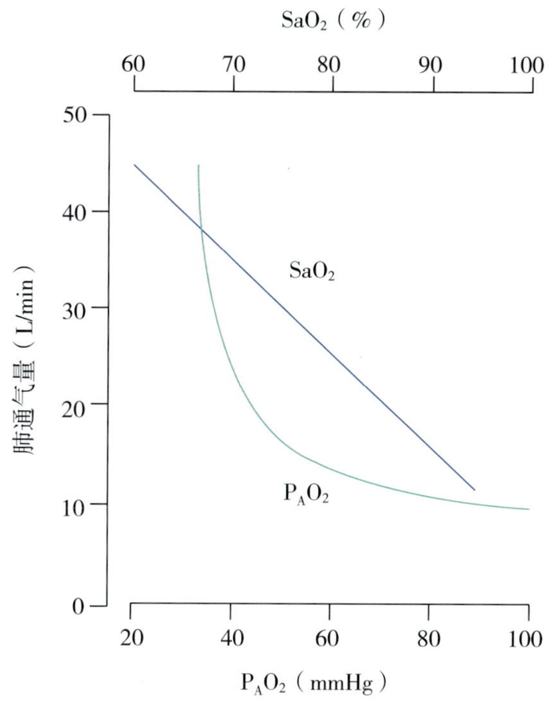

图 6-1　低氧通气反应降低 P_AO_2 及动脉 SaO_2

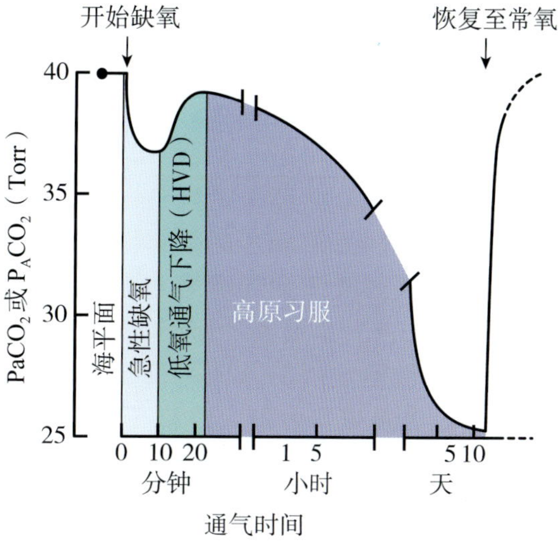

图 6-2　理想的肺通气习服过程，以 PCO_2 作为肺通气标准。Simth 等（2001）

生。由于 PCO_2 的降低使得呼吸驱动消失，单纯的 HVR 是观察不到的，因此，为了能够观测到完整的 HVR，PCO_2 必须保持稳定，测得的反应称为等压低氧通气反应。

6.2.2　低氧通气反应的时间轴从数分钟到数天

以 PCO_2 作为测定肺通气量（倒数）的指标，HVR 可分为三个阶段（图 6-2）：

- 如果缺氧十分严重，在最初的几秒钟到约 10 分钟内，肺通气量升高（PCO_2 下降）。
- 在 20 ~ 30 分钟，肺通气量又会逐渐下降恢复至接近低氧前水平（PCO_2 上升），这个过程被称为低氧通气下降（HVD）或“抑制”。对于这个现象的深入讨论请参见 Smith 等的著作（2001）。Bascom 等（1990）发现，HVR 在此期间降低，到最低点的时间大约为 5 分钟。Vovk 等（2004）指出，在这 5 分钟的突然跌落之后，可需要 36 分钟才能恢复到达低氧前的通气水平。然而，Garcia 等（2000）发现，肺通气量的这种降低不会引发 HVR 的改变，他们的研究结果显示，肺通气量 / 血氧饱和度（SaO_2）曲线的斜率未发生改变，但其截距减小，其确切的机制尚不清楚。
- 此后将有约 30 分钟到几天的时间，肺通气量持续升高（PCO_2 下降），直至在 2 周内以较慢的速度升高至一恒定的值（在海拔高度一定时）。这个过程则称为呼吸习服，与 HVR 及 HCVR 的升高有关，这一主题将在其他章节继续阐述。

6.3　外周化学感受器

在讨论 HVR 之前，首先要对低氧反应信号传导通路有进一步的了解。低氧信号传导的作用在于将一种信号模式转换为另外一种信号模式，而将 PaO_2 信号转换为神经信号的化学感受器是颈动脉体。

6.3.1　历史

早在 20 世纪初，在海平面常氧条件下，低氧刺激呼吸的作用就已经被人们所熟知，而 CO_2 是肺通气反应的主要化学刺激剂。

20 世纪 20 年代末，比利时 Heymans 父子的科研团队通过在狗身上进行复杂的交叉 - 循环实验证实了缺氧的主要感受器是颈动脉体（Heymans 和 Heymans，1927）。此后不久的 1938 年，Comroe 发现主动脉体也有类似的功能。它们被统称为外周化学感受器。然而不论是在大多数动物，还是在人类，对低氧信号的主要感受器是颈动脉体，如果颈动脉体被切除或者其神经被阻断，那么在急性缺氧条件下，HVR 将被抑制。

6.3.2 颈动脉体解剖特征及生理学

人类颈动脉体的重量大约为 10 mg，位于颈动脉分叉处正上方。就其质量和耗氧量而言，颈动脉体含有丰富的血窦，血液灌注率很高，因此，颈动脉体只能从血液中消耗非常少量的氧。这就解释了它为什么对动脉 PO_2（或 SaO_2）敏感，而不是对氧含量敏感。颈动脉体对低氧血症的刺激反应明显，而对贫血、血流量降低等无任何反应。这对机体非常有益，因为当机体暴露于低氧环境时肺通气量显著增加，从而使机体能够抵抗缺氧反应，而肺通气量增加不会帮助机体克服因贫血和心输出量减少引发的组织缺氧。

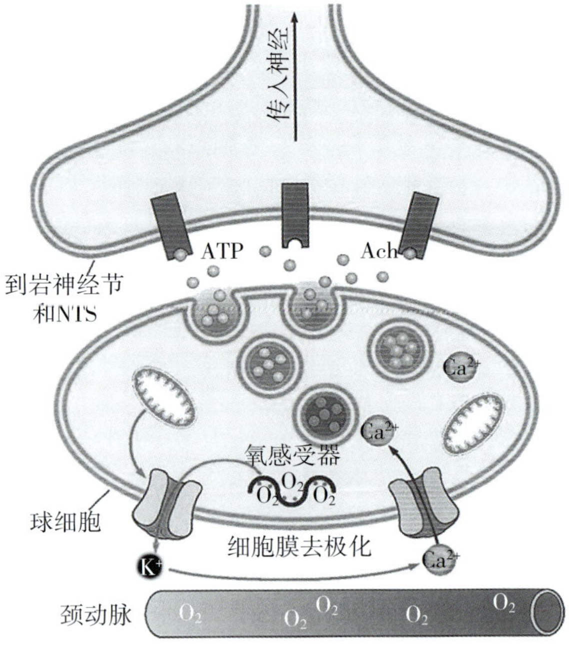

图 6-3 低氧信号传导到神经冲动的可能机制。Teppema 和 Dahan（2010）

急性缺氧反应机制

关于颈动脉体的报道很多，现在普遍认为颈动脉体的主要特征性细胞为球细胞（Ⅰ型细胞）。球细胞为化学感应的位置所在，生理性和化学性刺激引起球细胞释放神经递质，从而调节颈动脉体传入纤维的冲动。毫无疑问，这些信号在球细胞的系统中未经过基本的感应程序而被修饰、放大或抑制。动脉 PO_2 的信息经由颈动脉窦神经和滑车神经传入呼吸中枢，进而调整心输出量、呼吸速率及肺通气量。

有关颈动脉体低氧反应引起神经传递的机制已有大量报道（Lahiri 和 Cherniack，2001；Wilson et al，2005；Prabhakar 和 Jacono，2005；Teppema 和 Dahan，2010）。由于低氧使氧传递链中细胞色素亲和力降低，线粒体电子传递便相应减慢。线粒体电化学梯度逐渐下降会导致球细胞中神经递质的释放，线粒体钙离子流入到细胞液中。细胞内钙离子浓度的升高将引起神经递质的释放。影响电子传递及氧化磷酸化的代谢阻滞剂也有类似的效果（Mulligan et al，1981；Biscoe 和 Duchen，1990）。然而，由 PO_2 降低引发颈动脉体放电速率下降的程度比因线粒体电子传递下降导致的变化快得多（Teppema 和 Dahan，2010）。

如图 6-3 所示，位于球细胞内的基础氧感受器感知到缺氧并使钾离子通道关闭，于是细胞膜去极化，钙离子通道打开。同时，线粒体经由血红蛋白感知缺氧，可能与钾离子通道进行通信。细胞膜与线粒体膜的去极化使胞浆内钙离子浓度升高，导致神经递质（乙酰胆碱和三磷腺苷）释放，刺激颈动脉窦神经的神经末梢。

实验证实有些非线粒体酶类亦参与了缺氧的感知过程，如 NADPH 氧化酶、一氧化氮（NO）合酶、血红素加氧酶等。这些蛋白质有助于活性氧、NO 或一氧化碳等生成物的传导（Prabhakar 和 Overholt，2000）。

多巴胺是颈动脉体分泌最多的神经递质。低氧可以提高球细胞释放多巴胺的速率。去甲肾上腺素和 5- 羟色胺是另外两种重要的颈动脉体分泌的递质。有些球细胞也可分泌一定数量的乙酰胆碱和类啡肽。P 物质、内皮素 -1（ET-1）、腺苷及嘌呤能受体等可能参与调节低氧反应（Wilson et al，2005）。

值得注意的是，尽管外周化学感受器（颈动脉体和主动脉体）最主要的功能是对低氧做出反应，但它对 $PaCO_2$ 的增加及动脉 pH 的降低均会做出反应。对 PCO_2 最大的反应是经由位于脑干的中枢化学感受器完成的（见第 6.13.1 节）。2003 年 Fatemian 等的一项研究指出，如果将机体的两侧颈动脉体切除，实验组的 HCVR 较正常组低约 36%。

慢性缺氧

从解剖角度看，慢性缺氧会导致动物和人类颈动脉体肥大，这主要与血管内皮生长因子（VEGF）

的上调有关（Prabhakar 和 Jacono，2005）。而从生理学角度看，颈动脉体在缺氧 30 分钟至几周内，其敏感性逐渐升高。其机制可能涉及以上提到的多个系统（毫无疑问还有其他系统），可能与基因诱导有关（详见第 6.5.1 节）。

6.4 海平面的低氧通气反应

6.4.1 低氧通气反应的测定方法

HVR 的测定方法有很多，各有其优缺点。在涉及大量研究对象的研究中，最常用的方法可能是重复呼吸法，该方法通过重复呼吸，在 PCO_2 保持不变的情况下，用脉氧仪测定氧饱和度（Rebuck 和 Campbell，1974）。

早前，人们使用稳态法测定 HVR，如 Cunningham 等（1957）和 Severinghaus 等（1966a），让受试者吸入一种低氧混合气体直至肺通气量稳定，通常需要 10 ～ 20 分钟。所有的方法均测量了等 CO_2（isocapnic）下的 HVR。单次呼吸法也曾被使用过（Dejours et al，1959），在给定了单次呼吸变动的 PO_2，观察到在随后的呼吸中，潮气量发生了变化。单次呼吸法被认为是外周化学感受器的反应，而与中枢化学感受器无关，因此也不会受到 HVD 的影响，也没有更多的时间使 PCO_2 发生显著的改变。稳态法则反映的是外周及中枢两种化学感受器的敏感性，以及 HVD 的影响，效果取决于“稳态”保持的时长。HVR 亦受脑血流量（CBF）的影响，由于 CBF 能够改变动 - 静脉血气差，因此即使呼气末 PCO_2 保持稳定，中枢化学感受器也能够预见 PCO_2 的改变。这种简单而常用的低氧测试方法，将会受到两种化学感受器、HVD 以及 CBF 的共同影响。

还应该记住，身体姿势也会影响 HVR（但不会影响 HCVR）。通常情况下，受试者是坐着的，但平躺会使 HVR 降低 52%，而轻微失重可使 HVR 降低 46%。其机制可能是由于压力感受器和化学感受器能够相互作用（Somers et al，1991），姿势改变使流经颈动脉体压力感受器的血压升高（Prisk et al，2000）。

每一种方法都各有优劣，但哪一种方法最为有效，目前尚未达成共识。Duffin（2007）和 Severinghaus（2008）曾就此进行了非常好的叙述。

6.4.2 HVR 的影响因素：年龄、特定人群、药物

海平面健康人群的 HVR 范围是很广的，在不同研究中其变化系数在 23% ～ 72% 之间（Cunningham et al，1964；Weil et al，1970；Rebuck 和 Campbell，1974）。

在海平面上，不同组别受试者的 HVR 均较对照组低，如耐力赛运动员组（Byrne-Quinn et al，1971）和游泳运动员组（Bjurstrom 和 Schoene，1986）。随着年龄的增长，HVR 会降低（Kronenberg 和 Drage，1973；Chapman 和 Cherniak，1986；Poulin et al，1993）。酒精（Sahn et al，1974）、呼吸抑制药物及麻醉剂均可抑制 HVR（Davis et al，1982）。

利用 N- 乙酰半胱氨酸治疗时发现，氧化还原态（REDST）巯基二硫对 HVR（和促红细胞生成素产物）有效。Hildebrandt 等在 2002 年发现，在应用此药物 6 天后，治疗组的 HVR 比对照组提高了 1 倍以上。这项治疗大大提高了 REDST 巯基二硫水平且增加了 HVR 水平，表明两者间存在正相关关系。因此，他们认为 HVR 随年龄增长而降低可能是由于年龄对 REDST 的影响。

6.5 高海拔低氧通气反应和间歇性低氧

6.5.1 HVR 与习服

在到达高原的最初几天，会发生呼吸习服。表现为肺通气量增加、P_AO_2 下降。急性暴露于高原环境时，P_AO_2 立即下降，随后的几天内 P_AO_2 上升（P_ACO_2 下降）。急性缺氧条件下肺通气量的增加与 HVR 的调节有关，但随着在高原居住时间的延长，肺通气量的增加与 HVR 和 HCVR 共同调节的有关（详见第 6.12 节）。

外周化学感受器是呼吸习服的基础，阻断了颈动脉体神经的动物无法在低氧条件下发生习服（Forster et al，1981；Lahiri et al，1981；Smith et al，1986）。阻断了颈动脉体的动物在急性缺氧时 $PaCO_2$ 会明显升高，但慢性缺氧条件下，在少数个体中会出现 $PaCO_2$ 的轻度下降，这个现象被一些研究者认为是高原习服的证据（Sorensen 和 Mines，1970）。这和另一些实验结果提示，慢性缺氧对肺通气量的效应并不仅仅局限于颈动脉体机制，可能还与脑代谢有关。但无论如何，研究者一致认为阻断了神经的动物在高海拔地区会发生疾病，

甚至部分会导致死亡。

一般都会认为，在低氧条件下暴露几天或者几个月后，HVR 会减弱或者更加敏感。Michel 和 Milledge（1963）发现在海拔 5800 m 处居住 1 ~ 3 个月后，3/4 受试者的低氧参数 A 显著增加。低氧参数 A 是 P_AO_2 与肺通气量关联的双曲线的“图形”参数（图 6-1）。其值越大，反应也就越强。其他低氧参数没有改变，如参数 C（理论上，肺通气量可接近无限值，参数 C 为其渐近线）。Cruz 等在 1980 年也发现，在高海拔地区暴露 74 小时后，参数 A 升高，但这种升高在 P_ACO_2 下降的受试者中未出现。

Yamaguchi 等（1991）和 Sato 等（1992，1994）发现，受试者在海拔 3730 ~ 4860 m 的地区习服后，其 HVR 较未到高海拔地区时高。Masuda 等（1992）连续 27 天测量了 7 位从低海拔地区到拉萨（3658 m）的受试者的 HVR，结果发现，起初的 3 ~ 5 天内 HVR 轻度下降，而其后的 5 ~ 27 天，HVR 显著增加。最初几天，这种反应的个体差异明显，可能与受试者对急性高原病（AMS）的易感性和抵抗能力有关（见第 6.6 节，Bartsch et al，2002）。而这些个体差异可能解释了不同研究结果之间的某些差异。

牛津大学 Robbins 团队进行了一系列的低压氧舱实验，他们通过控制吸入气，使得受试者呼气末 PCO_2 保持恒定，从而观察到缺氧后最初 8 小时及最末 48 小时受试者的 HVR 情况，并能够观察到是否出现上述混合性呼吸性碱中毒。他们发现，即使在等 CO_2（isocapnic）下 HVR 也会增加（Howard 和 Robbins，1995），同时还发现在急性缺氧条件下，即使是等 CO_2，肺通气量也会升高，习服依然发生。在低氧暴露 48 小时内，等 CO_2 组和变 CO_2（poikilocapnic）组的低氧通气反应可在 12 小时明显增高，36 小时达到峰值，两组无差异，提示呼吸性碱中毒（由于 PCO_2 下降）通常发生在习服的早期，并不是 HVR 增加机制的重要组成部分。

低氧暴露几天甚至几周时 HVR 仍增加，可以进一步解释慢性缺氧环境下与 HVR 有关的肺通气量增加，但其机制至今尚不清楚。对清醒山羊应用选择性通气抑制剂的实验发现，5- 羟色胺（5-HT）在肺通气习服中并非起着重要作用（Herman et al，2001）。也有人曾认为习服过程中 HVD 可能改变，但 Sato 等（1992）的研究假设为，3 天到 2 周之内 HVD 可能在习服过程中发生改变，但结果却显示 HVD 并没有变化。而后 Hupperets 等（2004）在模拟海拔 3900 m，持续 8 周的实验中也未发现 HVD 有任何变化。

Kline 等（2002）研究了低氧诱导因子 -1α（HIF-1α）在低氧习服过程中调节 HVR 的重要性。在他们的研究中，敲除 *HIF-1α* 基因的转基因小鼠（基因敲除纯合子在胎儿期全部死亡）与野生型小鼠相比，虽然在急性缺氧条件下，无明显差异，但是在慢性缺氧（3 天，0.4 个标准大气压）条件下，反应却不同。野生型小鼠显现出和预期相同的 HVR 增加，但基因敲除小鼠却表现出 HVR 降低，在肺通气量，尤其是呼吸速率改变上，以及窦神经的活动上，提示敲除基因除了影响中枢系统，还对颈动脉体有显著影响。HIF-1α 介导多种与低氧有关基因的转录，也影响着上文中提到的低氧条件下球细胞的钾离子通道活性、影响去极化，导致钙离子浓度增加，以及神经递质的释放（Prabhakar，2000）。HIF-1α 是主要的氧稳态调节因子，具有广泛的作用（关于 HIF-1 的进一步讨论详见第九章，第 9.4.1 节）。Gassmann 等（2009）发现，小鼠脑干促红细胞生成素（EPO）的升高提高了 HVR，而 EPO 拮抗剂（可溶性 EPO 受体）可阻止此反应的发生。这种效应在雌性小鼠中比雄性小鼠更为显著。该课题组的另外一项研究利用转基因小鼠，对 *EPO* 基因过度表达，得到了同样的结果。他们的人体试验发现，在吸入 10% 的氧气之前，受试者给予 EPO 试剂，HVR 在男性、女性受试者中均增加，且女性受试者的增加程度高于男性受试者。

Malik 等（2005）发现了与低氧习服的 HVR 有关的调控基因 *fos B*，该基因是转录因子家族的成员之一，在脑内，可在多种刺激下，如药物、激素、重复性行为以及低氧时具有活性。他们发现，缺乏此基因的小鼠（突变型小鼠）与野生型小鼠具有相同的 HVR，但在其后的慢性缺氧条件下（3 天，0.4 个标准大气压），突变型小鼠的肺通气量和 HVR 未增加。

关于二氧化碳反应及脑细胞外碳酸氢根浓度变化对 HVR 的调节见第 6.13 节。

6.5.2　HVR 和间歇性低氧

随着间歇性低氧（IH）应用于运动员训练，

以及临床上阻塞性睡眠呼吸暂停等情况的出现，越来越多的 IH 被应用在研究中，并观察了 IH 对 HVR 的影响。

Serebrovskaya 及其同事（1999）要求他们的受试者每天做 3 次换气训练，每次 5 ~ 6 分钟，中间的两次间隔时间分别为 5 分钟，共持续 14 天。随着患者对缺氧的主观耐受性增加，受试者的呼气末 PO_2 从第 1 周的 100 ~ 105 mmHg 降低至 40 ~ 50 mmHg，而在第 2 周，PO_2 可降低至 35 ~ 40 mmHg。呼气末 PCO_2（$P_{ET}CO_2$）则保持恒定。他们发现低氧训练后的 HVR 较训练前的基础值增加了 43%。

Garcia 等（2000）将人体暴露于相当于海拔 3800 m 的低氧环境中，每天 2 小时，持续 12 天。发现到第 5 天时，HVR 较基础值增加了 193%，但在第 12 天，又下降到了 70%。Katayama 等（2001）发现，每天缺氧 1 小时（相当于海拔 4500 m），持续 7 天，HVR 会显著升高。Townsend 等（2002）对“高住低练”的运动员进行 HVR 测试，发现其也可以显著增加 HVR 且它是“剂量”依赖性的。也就是说，缺氧最严重组的 HVR 增幅最大，这种增长会随着夜间低氧条件下居住时间的增加而增加。他们同时发现 $P_{ET}CO_2$ 在常氧条件下也会降低大约 3 torr，尽管没有测到肺通气量的变化。Katayama 等（2007）证实，IH 可增加 HVR，但有趣的是，却不能增加运动时的肺通气量。Peng 等（2006）利用 *HIF-1*α 基因敲除小鼠发现 IH 诱导的 HVR 增加依赖于 HIF-1。

看来 IH 似乎确实增加了 HVR，至于暴露低氧的持续时间及程度（剂量）是否对 HVR 的变化产生影响，则不是十分清楚。IH 对低氧生理学的其他方面影响将在其他章节中讨论。

6.5.3 HVR 和高原世居者

Chiodi（1957）报道，安第斯山脉的高原世居者较平原习服者有更高的 P_ACO_2。Severinghaus 等（1966a）报道，出生并生长在安第斯山脉的安第斯人的 HVR 钝化，居住在喜马拉雅地区的夏尔巴人也有相同的结果（Lahiri 和 Milledge，1967）。图 6-4 显示，典型的低海拔人群和夏尔巴人用稳态法吸入低氧气体的图形。可以看出，低海拔人群的 CO_2 反应线呈“展扇形”，表现出 HVR 敏感，而夏尔巴人的图形则表现出“合扇形”，表明在 30 mmHg 和 200 mmHg 之间变化的 P_AO_2 对肺通气量没有明显的影响。这些工作曾被 Lahiri（1977）做了总结和报道。HVR 的变化在不同人群中有所不同。Hackett（1980）声称夏尔巴人并没有表现出 HVR 钝化的现象，但是即使如此，该研究也指出，夏尔巴人在长时间的低氧暴露下有较低的 HVR。Zhuang（1993）等研究发现，在海拔 3658 m 地区，藏族人的 HVR 低于处于同海拔地区的汉族习服者。

Beall（1997）等比较了 320 名藏族人及 552 名安第斯人肺通气量的变化，发现藏族人的静息肺通气是安第斯人的 1.5 倍，但他们的 HVR 却是安第斯人的 2 倍。这两个不同种族的肺通气量的比较，详见第十八章。

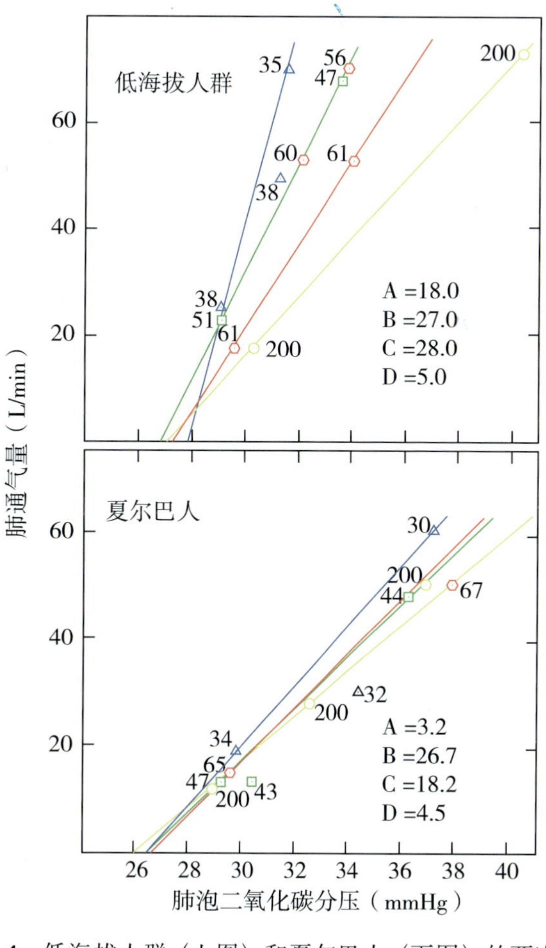

图 6-4 低海拔人群（上图）和夏尔巴人（下图）的两次稳态吸入实验。图中数字代表每个点的 PO_2。两者 HCVR 无显著性差异，但是合扇形图显示夏尔巴人的 HVR 较小。字母 A、C 代表 HVR 有关参数，B、D 代表 HCVR 有关参数（Milledge 和 Lahiri，1967）

Weil 等（1971）报道，生长在美国科罗拉多州莱德维尔（Leadville）（3100 m）的居民 HVR 钝化，与海平面比较，HVR 是对照组的 10%，HVR 的钝化与居住高原的时间有关，居住 10 年者大约降低 50%。综上所述，与低海拔人群相比较，出生并生长在高海拔地区的藏族、夏尔巴人、高加索人的 HVR 有所降低，而高海拔安第斯人的 HVR 更低。

6.5.4 低海拔居民到高原

早期的研究认为，低海拔居民在高原生活数年后，HVR 无明显变化（Sorensen 和 Severinghaus，1968；Lahiri et al，1969）。但 Weil 等（1971）的一项为期数十年的研究证实，低海拔居民在到达高海拔地区后，HVR 钝化的确在缓慢地发生。

6.5.5 高原世居者到平原

高原世居者在到达海平面 10 个月后，HVR 无任何变化（Lahiri et al，1969），但 Vargas 等（1998）的两项研究发现，在南美海平面测定的高原世居者和低海拔世居者的 HVR 没有显著性差异。其中一项研究选择的是在海拔 3000 m 以上平均居住了 14 年的高原世居者，并移居平原至少 20 年，而另一项研究选用的高原世居者居住于海拔 3500 m 处达 20 年以上，并移居平原不超过 5 年。来自利马（Lima）和牛津的研究人员延续了此研究，Gamboa 等（2003）认为，HVR 的差异可能取决于测试是否应用了足够短的低氧暴露以避免 HVD 的发生（见第 6.2.2 节）。他们发现，居住在海拔 3500 m 的世居者迁至低海拔居住 5 年以上后，与低海拔居民相比，其 HVR 出现钝化（在持续 10 分钟低氧暴露时）。但是更换低氧暴露条件（氧浓度的每一次变化持续 50 秒）后，大部分差异消失了。这些结果能够解释本节之前说过的一些情况。但高海拔居民为何较低海拔居民出现更高的 HVD 尚不清楚。

6.5.6 HVR 钝化过程

Lahiri 等（1976）发现，安第斯山脉的居民在儿童时期的 HVR 是正常的，但随着年龄的增长，HVR 开始钝化。钝化速率随着海拔的升高而加快。Weil 等（1971）发现，在北美科罗拉多州莱德维尔（Leadville）地区的受试者，HVR 也会慢慢钝化，但是只有在高海拔地区生活几十年以后才会出现。

Tatsumi 等（1991）研究发现，在模拟海拔 5500 m 的低氧刺激下，猫在低氧暴露 3 ~ 5 周后即可发生 HVR 钝化。他们对颈动脉窦神经测试也得到了同样的结果。因此他们认为，中枢和外周神经都对总体 HVR 的降低发挥作用。这些研究证实，人类 HVR 的钝化需要很多年才能形成，这种变化受环境因素的影响而不是受遗传因素的影响。

6.6 低氧通气反应与急性高原病

急性高原病（AMS）是健康人群急速到达高原后出现的不适应症状。其具体的症状、病因及治疗参见第十九章。HVR 敏感性高的人，通过增加肺通气量，降低组织缺氧，减少 AMS 的发生，这是众所周知的事实。这种现象确实存在，但却没有一种方法能够完全证明。

Hu 等（1982）报道，6 名 HVR 敏感者（无 AMS 病史）在到达高原后未发生高原反应；而另有 4 名 HVR 钝化者在到达高原后均发生了急性高原病。Richalet 等（1988）报道，128 名登山队员在前往高原之前被测试了的 HVR，结果显示 HVR 较低的人有明显的 AMS 患病风险。然而，高原世居者的 HVR 呈现钝化状态（见第 6.5.2 节），但他们罹患 AMS 的风险却较低。Milledge 等（1988，1991）报道，在低海拔地区不同海拔高度的居民中，于海平面测得的 HVR 与他们在攀登珠穆朗玛峰、肯尼亚山和玻利维亚山之前测得的 AMS 得分无任何关系。

Masuda 等（1992）发现，平原人在到达拉萨（3700 m）的最初 1 ~ 5 天，HVR 降低，之后逐渐升高，这就解释了为何最初几天是发生 AMS 的风险时段。Bartsch 等（2002）测量了海平面 HVR 与随后到达海拔 4599 m 处发生 AMS 的关系，结果发现二者无任何关联。同时，他们又测定了到达海拔 4599 m 处最初几天的受试者的 HVR，发现到达高原第 1 天的 HVR 和平原 HVR 出现明显差值，与到达第 2 天的 AMS 评分呈显著相关性。也就是说，那些 HVR 升高的人群，更有可能抵御 AMS 的发生，而那些第 2 天 AMS 评分较高的人群，其 HVR 在到达的第 1 天是降低的（图 6-5）。多数研究显示，HVR 的测量都是在低氧刺激几分钟内进行的，因此测量的是反应初始阶段的 HVR（第 6.2.2 节），而 AMS 的发生却与 HVR 的第三阶段有关。Burtscher 等（2004）提出这个观点并且研究了 63 名 AMS 易感者和 87 名 AMS 非易感者，发现经过 20 ~ 30 分钟的缺氧后（CO_2 变动状态），易感组的 SaO_2 较非易感组的 SaO_2 低 4.9%。模型对 AMS 易感性的识别准确率为 86%。因此，HVR 的某些测量指标可能是影响 AMS 敏感性的一个因素。

HVR 是否与 AMS 的发生有关，目前尚无定论；然而，HVR 与 HAPE 的关系似乎较为清楚。Hackett 等（1988b）研究了 7 名男性 HAPE 患者的 HVR，发现他们的 HVR 均较低，尤其是那些患重度低氧血症者的 HVR 更低。Bandopadhyay 和 Selvamurthy（2003）也报道了患有 HAPE 的士兵 HVR 较低的现象。

Hohenhaus 等（1995）检测 30 名 HAPE 易感者的 HVR，发现该组人群的 HVR 显著低于对照组，提示低 HVR 与 HAPE 的发生有一定关系，而与 AMS 的发生无关联。与对照组相比，HAPE 易感者具有更强烈的低氧性肺血管反应（HPVR）（详见第二十一章）。HVR 较低的人，在进入高原后，他们的 P_AO_2 明显低于同海拔的对照组，尤其是在运动时（见第 6.7 节），进而引发肺动脉压的进一步升高。

6.7　低氧通气反应与海拔高度：运动表现

抛开 AMS 不谈，有些人在极高海拔“很适应”，而另外一些人，类似于运动适应一样，似乎受到了更多不利因素的影响。一般来讲，不受 AMS 影响与在高海拔地区良好的运动表现之间存在相关性，但也有许多例外。在不吸氧的情况下可攀登海拔 7000 m 高度的登山者中，血管紧张素转换酶（*ACE*）基因的 I 等位基因纯合子的个体比例很高（Montgomery et al，1998）。然而并没有发现这种关联与 AMS 抵抗 / 敏感有关（Koehle et al，2006；Kalson et al，2009）。这方面的许多研究工作已在第四章进行了介绍，并且有一篇系统综述可供查阅（Puthucheary et al，2011）。

HVR 敏感性增高可以提高机体对运动肌肉的氧传递，这有利于登山者的生存，但目前也有些研究结果与此不相符，需要进一步验证。

Hornbein 等（1989）发现，具有 HVR 高敏感性的登山者在高海拔地区会出现脑功能衰退，其原因可能与较低的 $PaCO_2$ 导致了脑血流量的降低有关（详见第十七章）。

Schoene（1982）发现，14 名高海拔登山者的 HVR 显著高于对照组 10 名受试者的 HVR。在 1981 年美国珠峰医学研究考察队探险期间，Schoene 等（1984）延伸了这项工作，登山前和登山中的 HVR 与高海拔地区的运动表现有明显的相关性（图 6-6）。

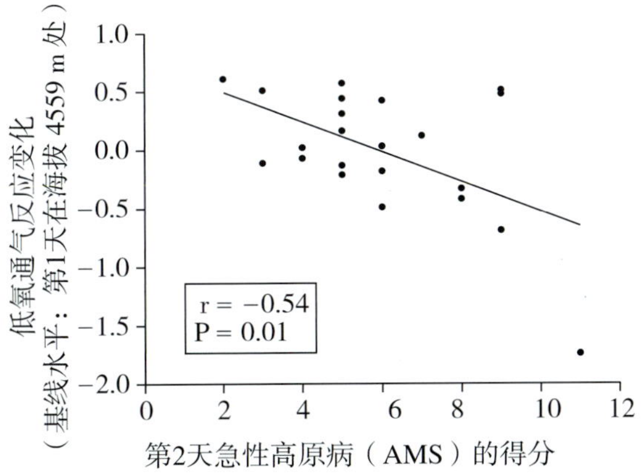

图 6-5　在海拔 4559 m 处第 1 天的等 CO_2（isocapnic）HVR 与第 2 天的 Lake Louise 急性高原病（AMS）得分的变化关系（Bartsch et al，2002）

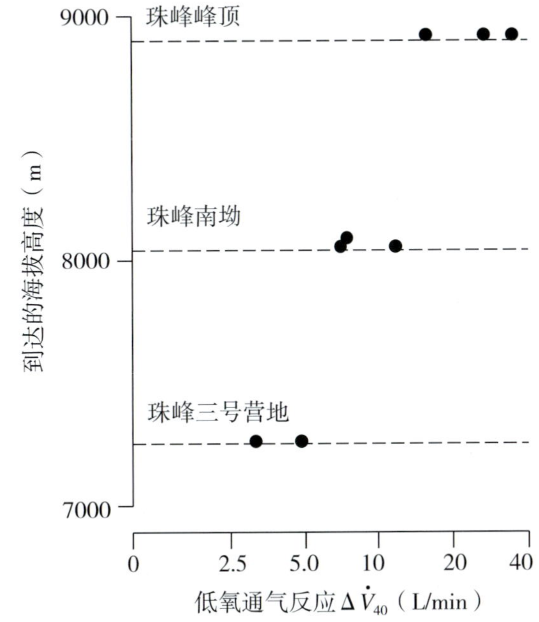

图 6-6　1981 年美国珠峰医学研究考察队的 8 位登山者在珠峰不同海拔高度处的低氧通气反应（HVR）（重绘引自：Schoene et al，1984）

HVR 较低的登山运动员在海拔 6300 m 处进行运动时，他们的血氧饱和度下降更明显，而 HVR 敏感者的血氧饱和度则下降得最不明显。这种效应在极高海拔处最为明显，此时 PaO_2 刚好处于氧解离曲线陡坡段。在另一项研究中，受试者吸入低氧混合气之后，这种效应更加明显。因此，HVR 钝化的受试者不仅在休息时缺氧明显，而且在运动时比 HVR 敏感者的缺氧更严重。这是因为 HVR 与运动通气反应之间存在相关性（Martin et al，1978）。

另一方面，Bernardi 等（2006）在攀登珠穆朗玛峰或 K2 峰过程中发现，那些未使用氧气而登上珠穆朗玛峰者的 HVR 反而低于使用氧气的登山者（习服 15 天后测试），说明 HVR 的高低与登山能力似乎无关，他们认为这个结果与强大的通气储备有关。换言之，在一定的 SaO_2 条件下，两组之间的肺通气量和最大通气量之间有差异。

Matsuyama 等（1986）报道了 5 名到达海拔 8000 m 的 Kangchenjunga 峰（8486 m）的登山者，他们的 HVR 比未登顶的 5 名登山者要高。

然而，HVR 钝化的高原世居者，尽管他们的 HVR 是钝化的，但他们仍保持与低海拔相同的运动表现，说明高原世居者对低氧的适应途径不同于移居者，如他们可能具有较大的肺容积和肺弥散能力，以及代谢系统的不同（详见第十八章）。也有人报道，有些优秀的登山运动员 HVR 并不敏感。Milledge 等（1983c）报道，英国团队攀登 Kongur 山过程中，4 位优秀的登山者的 HVR 低于 4 位同行的科研人员。Schoene 等（1987）报道，在 2 位未使用氧攀登珠峰者中，其中 1 位登山者具有较低的 HVR。Oelz 等（1986）报道了 6 名登上 8400 m 高峰的优秀运动员的 HVR 与对照组无显著性差异。Richalet 等（1988）在一项前瞻性研究中发现，128 名登山者的 HVR 与海拔高度无关，而在海平面测量的最大氧耗量与到达的海拔高度有关。

Serebrovskaya 和 Ivashkevich（1992）发现，具有最高 HVR 者在中度海拔有较强的运动表现，但对极端缺氧的耐受性较差，因为他们出现意识障碍时的 PO_2 比低 HVR 者高。这可能是由于过度通气使得 PCO_2 降低，继而导致脑血流减少，脑部缺氧。所以认为，具有高 HVR 的低海拔人群，在中海拔和高海拔地区可提高其运动表现，但在极高海拔地区，这种优势就消失了。

6.8 低氧通气反应与睡眠

高海拔地区睡眠的一个重要特征是周期性呼吸。周期性呼吸不仅影响睡眠，而且经常使人在窒息的压迫感中惊醒，因为周期性呼吸的不断重复会出现短暂但反复的深度缺氧（详见第十四章）。虽然在周期性呼吸下，SaO_2 的峰值及均值都比较高，但是这种短暂而又重复的深度缺氧造成的危害要比持续中度低氧所造成的危害更严重（Salavaggio et al，1998）。Lahiri 等（1984）认为周期性呼吸的形成与 HVR 敏感有关，因此，从这个角度来讲，HVR 敏感对于在高原的睡眠可能是一个不利因素。

6.9 海拔与低氧通气反应的结论

切除颈动脉体神经的动物，移到高原后，将会出现病态反应，死亡率很高。从这点看，HVR 对抵抗低氧所引起的中枢抑制效应是有效的。对于 HVR 敏感者是否比 HVR 稍温和者更有利，目前尚无定论。然而，高海拔地区肺通气量相对较低是发生 AMS 的一个危险因素（详见第十九章），但在海平面所测的 HVR 仅仅反映到达高海拔地区前两天的肺通气量变化。呼吸习服的速度（HVR 和 HCVR 的变化率）可能比海平面的 HVR 更重要（图 6-5）。

那些 HVR 敏感的人，与 HVR 钝化的人比较，其周期性呼吸在较低海拔就会出现，而且夜晚出现次数较多。在高海拔地区甚至回到平原后，他们脑功能的损坏程度比 HVR 钝化者更严重（详见第十七章）。

居住在低海拔地区的 HVR 敏感者，如果没有或者很少有高原生活的经历，他们更有可能快速习服并避免 AMS 的发生。但对高原世居者而言，由于长期居住在高原而导致组织水平上的适应，从而能够耐受缺氧并且避免过度通气所造成的伤害，同时也避免了能量消耗。

那些经验丰富的登山者也似乎形成了这种适应机制，因此不需要依靠敏感的 HVR 来避免高原病的发生，并且能在高海拔地区正常运动。

6.10　肺泡气体与高原习服

已知如果吸入气氧分压（P_IO_2）在几分钟内逐渐下降，则对肺通气量的影响是微乎其微的，而当 P_IO_2 下降到大约 100 mmHg（相当于海拔 3000 m）时，才可能改变肺通气量。然而，居住于此海拔以下的居民，当 P_IO_2 降低时，其肺通气量是增加的。这种慢性缺氧引起肺通气量增加的效应是呼吸习服的重要方面。

由于使用口罩等会使肺通气量增加，因此，静息条件下测定每分钟肺通气是比较困难的。人们一般选用 P_ACO_2 作为肺通气的指标，因为在稳定状态下，P_ACO_2 和肺通气量之间存在显著负相关关系。

Rahn 和 Otis 绘制了高海拔地区肺泡气体如何影响 O_2/CO_2 的经典曲线（图 6-7）。图中的两条曲线，一条为受试者在低压氧舱中急性缺氧条件下测定的，而另一条则为查阅文献得到的不同海拔的测量结果。

可以看出，在慢性缺氧条件下，从海平面到海拔 5400 m 时，PCO_2 呈直线下降，而在高于海拔 5400 m 时，PCO_2 下降更快，使得曲线变弯曲，这与随着海拔的升高，PCO_2 急剧降低而 PO_2 的降低较小有关。这个海拔高度是人类不能永久居住的高度，而这些数据是由登山者在到达这个高度的几天或者几周内收集的。在这个海拔高度，完全习服是不可能的，其生理学机制的深入探讨详见第十三章。图 6-7 显示了大约在海拔 3600 m 地区肺泡气 PO_2 和 PCO_2 的差异，即已习服人群的 P_ACO_2 比未习服者低 10 ~ 12 mmHg，提示其肺通气量较未习服人群高出 40%。

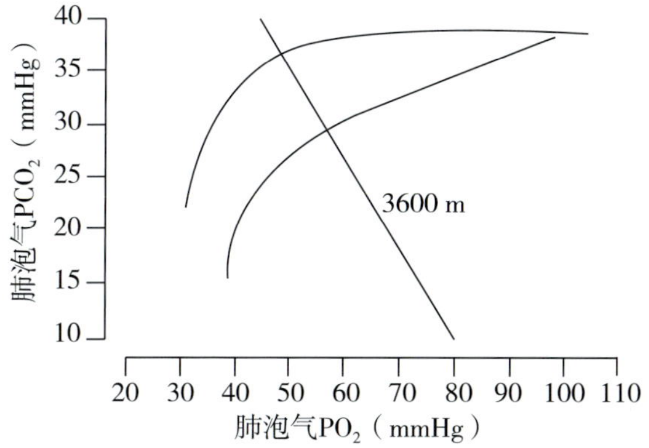

图 6-7　肺泡气浓度与海拔高度。上线是急性暴露于低压氧舱者的 PO_2 和 PCO_2。下线来自不同海拔高度已习服的登山人员（Rahn 和 Otis，1949）

6.11　急性常压低氧与高原习服

如果已习服者快速返回正常 PO_2 环境（海平面）或通过吸入含高浓度氧气的气体混合物以恢复 PO_2，他们的肺通气量减少，P_ACO_2 升高，但均不能达到原有海平面水平。返回后，肺通气量仍较高，P_ACO_2 则较低，这个现象称为“低氧通气失习服”（VDH）。吸入气氧分压（P_IO_2）升高抑制低氧通气驱动，但仍有轻度过度通气，说明通气习服是由于 CO_2 反应所致。在运动状态下可精确测定 VDH 的变化。

图 6-8 显示了两个经典实验结果（Milledge，1968）。可以看出，在任何给定的亚级最大运动速率下，在 P_IO_2 处于海平面的条件下，高海拔地区肺通气量的增加比例比海平面低了 40% ~ 50%。这就意味着，大约 50% 的肺通气量升高是因为低氧的刺激（HVR 由于习服而升高），而另外 50% 是由于通气习服引起呼吸调节的改变（主要是 CO_2 的反应）。

如果受试者突然返回到海平面，就像长时间处在低压氧舱一样，过度通气可能会持续几天。这种 VDH 的持续时间过程与习服过程类似，且其机制也基本相同，只不过一个是抑制习服，另一个是促进习服。但也有人认为，由于高原现场环境和低压氧舱模拟研究的不同（Smith et al，2001），可能还有其他机制参与其中。Tansley 等（1998）发现，暴露于低氧 48 小时（等 CO_2）者

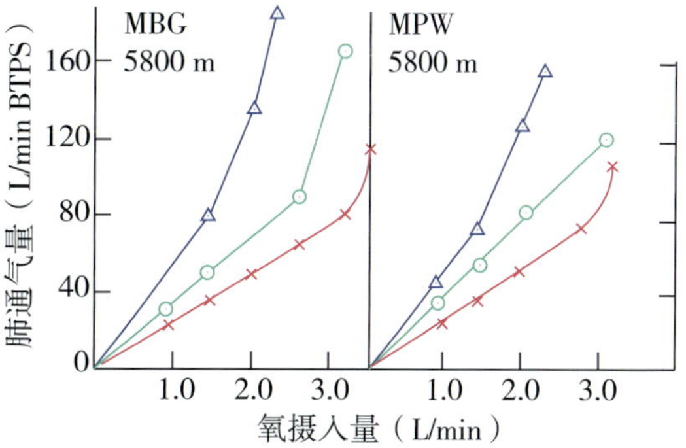

图 6-8　两名高原习服人员每分钟运动肺通气量的 P_IO_2 变化（○）与在高原（△）和海平面（×）的肺通气量比较（Milledge，1968）

的 VDH 与允许 PCO_2 下降（变 CO_2）条件下的 VDH 相似。

6.12 二氧化碳通气反应与高原习服

呼吸习服很重要的方面是二氧化碳通气反应的改变，二氧化碳通气反应的测定是通过稳态法（Lioyd et al，1958）和重复呼吸方法（Reed et al，1998）获得的。

图 6-9 显示了高海拔地区 HCVR 与居住时间的关系，该项工作是由 Kellogg（1963）完成的。攀登白山（White Mountain）之前，3 位受试者通过稳态法测定了 HCVR，到达海拔 4350 m 时再次重复测定，此后每隔一段时间重复试验一次。结果显示（图 6-9），HCVR 曲线逐渐左移且变陡。

这个结果由 Michel 和 Milledge（1963）及 Fan 等（2010）的实验得到进一步证实。仅持续 6 小时的自发性过度通气对二氧化碳曲线的左移有显著影响。

6.13 静息状态下高二氧化碳通气反应的机制

6.13.1 中枢化学感受器

尽管外周化学感受器对 PCO_2 及氢离子浓度敏感，但 PCO_2 的主要感受器是中枢髓质化学感受器。位于第四脑室底部下端内侧。1963 年 Mitchell 发现，该区域对脑细胞外液中氢离子浓度的变化非常敏感。这些变化主要是由动脉 PCO_2 的变化引起的。最近的研究表明，除此之外，脑干中还有其他部位也对氢离子的化学反应敏感（Nattie，2002）。

CO_2 很容易快速通过血脑屏障，氢离子次之，碳酸氢根再次之，因此 $PaCO_2$ 的升高影响了脑脊液中的 PCO_2，从而使脑脊液（CSF）氢离子的浓度迅速升高，继而氢离子刺激中枢化学感受器，导致肺通气量显著增加。

6.13.2 脑脊液碳酸氢根离子的重要性

化学感受器感知大脑细胞外液的氢离子浓度（或胞内胞外的其他成分），但由于无法采样，故我们将在下面着重讨论可被检测的脑脊液的酸碱平衡问题，关于两者间的进一步讨论，请参见第 6.15.1 节。

图 6-10 显示脑脊液 PCO_2、碳酸氢根离子浓度及 pH 的关系，借助 Henderson-Hasselbalch 方程。要使氢离子浓度保持恒定，碳酸氢根离子浓度的改变必然影响到 PCO_2 的改变。试想如果中枢化学感受器对氢离子浓度的敏感性不变，那么碳酸氢根离子浓度的降低将导致氢离子浓度的升高，从而刺激中枢化学感受器，使肺通气量升高。肺通气量的升高反过来会使 PCO_2 降低，使得氢离子浓度回归正常，但此时，PCO_2 处于较低状态。经过这样循环，CSF 碳酸氢根离子浓度的降低产生了 HCVR 的效应，使得化学感受器在较低 PCO_2 的状态下开始做出反应（HCVR 线左移）。脑脊液碳酸氢根离子浓度升高则会有相反的效应，主要见于慢性阻塞性肺疾病患者（COPD）和高碳酸血症患者。如果中枢化学感受器对 pH 能做出应答，那么 PCO_2 在低值状态下（如 20 ～ 21 mmHg）时产生的反应将是在正常值（40 ～ 41 mmHg）时的 2 倍。

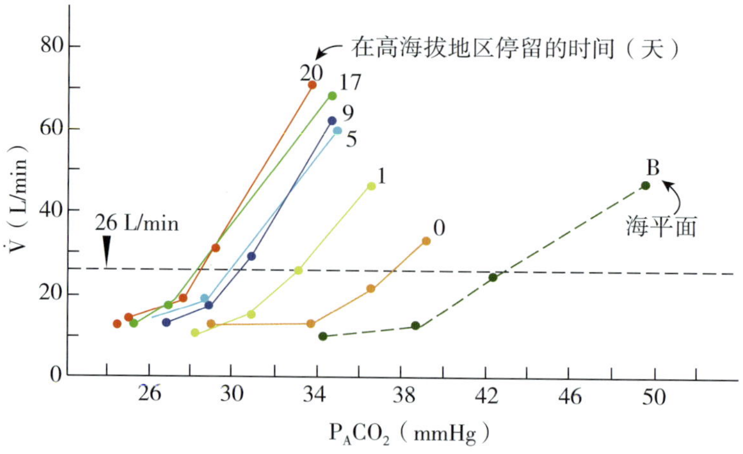

图 6-9 在海拔 4340 m 地区的习服对 HCVR 的影响（Kellogg，1963）

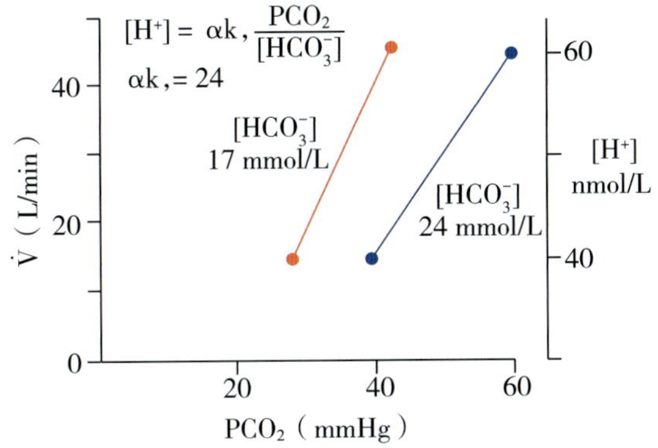

图 6-10 应用 Henderson-Hasselbalch 方程计算出脑脊液（CSF）中碳酸氢根离子［HCO_3^-］下降对 HCVR 的影响，并假设通气诱导的 PCO_2 变化使 CSF 的 pH 保持稳定。$\dot{V}$：通气量

这也许可以解释高原习服人群 HCVR 曲线陡峭的原因。

这些影响如图 6-10 所示。这是脑脊液中碳酸氢根离子浓度降低对 HCVR 影响的理论表征。右边直线为海平面典型 HCVR 线，脑脊液碳酸氢根离子浓度为 24 mmol/L。如果碳酸氢根离子浓度降低到 17 mmol/L，化学感受器将感受到氢离子浓度的增加，刺激通气，直至氢离子浓度降低到初始值。左边线是将 PCO_2 值标记并连接成的新的 HCVR 直线，这个效应非常类似于 HCVR 急性习服效应。提示 HCVR 的变化是由脑脊液碳酸氢根离子浓度的降低所致。这个结论是 Pappenheimer 等（1964）在清醒山羊脑脊液中灌注人工脑脊液，改变 pH 和碳酸氢根离子浓度得来的。他们证实，脑脊液碳酸氢根离子浓度的降低，致使 HCVR 曲线左移。

6.13.3 高海拔地区脑脊液碳酸氢根离子的降低

平原人在进入海拔 3800 m 地区的第 2 天，脑脊液碳酸氢根离子浓度从海平面均值 24.7 mmol/L 降到 20.4 mmol/L，第 8 天时降至 20.1 mmol/L（Severinghaus et al，1963）。在海拔 4880 m 处也有相同的结果（20.1 mmol/L）（Lahiri 和 Milledge，1967）。高原世居人群也有类似结果（19.1 ～ 21.3 mmol/L）

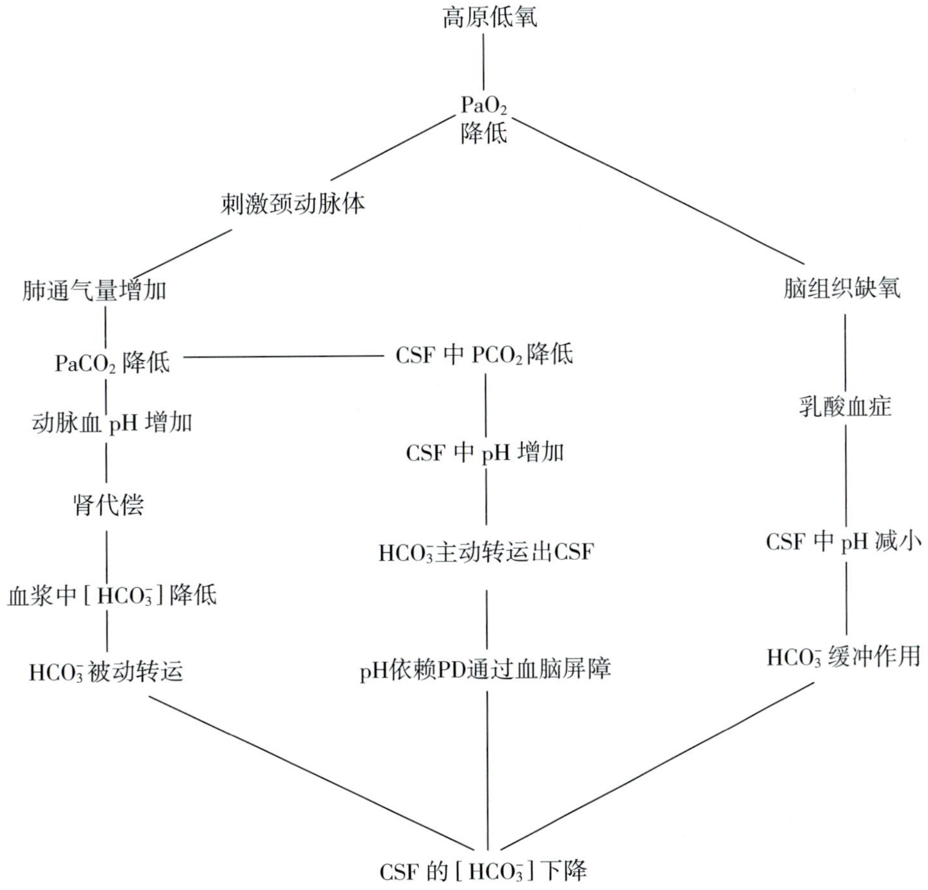

图 6-11 高海拔低氧引起脑脊液（CSF）中［HCO_3^-］下降的可能机制。PD：电位差

(Severinghaus 和 Carcelan，1964；Lahiri 和 Milledge，1967；Sorensen 和 Milledge，1971)。因此，尽管呼吸习服的机制可能与 HVR 等诸多因素有关（见第 6.5.1 节），但高海拔地区所测得的脑脊液碳酸氢根离子浓度比海平面降低了 4.5 mmol/L，可能是致使 HCVR 曲线左移的原因。碳酸氢根离子浓度降低机制，以及中枢神经系统 pH 的重要性，曾在以前版本中有过详细讨论。然而，目前的共识认为，高海拔习服过程中肺通气量的增加，主要是 HVR 所致，而非 HCVR。正如 Smith 等所说的（2001）：

> "经过仔细的分析，中枢神经系统［H^+］的变化作为低氧通气习服调节机制的重要的假设，具有相当大的逻辑吸引力。但当我们对整个通气习服过程进行较为深入的分析后，却很难将中枢神经系统［H^+］变化作为主要的呼吸调节机制。"

6.14 动力型二氧化碳反应

二氧化碳只能通过呼气清除，但在吸气时，肺内还有一部分保留。血液中的二氧化碳水平是随着呼吸运动变化而改变的。在运动过程中，这些改变会明显增加。Yamamoto 和 Edwards (1960) 认为，这些改变可能是外周化学感受器的反应，可能有助于解释运动时的呼吸亢进。二氧化碳随着呼吸运动的变化而传出信号，称为动力型二氧化碳反应。Datta 和 Nickol（1995）发现，人体运动间的吸气前后，注射小剂量二氧化碳后，肺通气量明显增加，说明动力型二氧化碳通气反应可以在运动的人类身上证实（之前在被麻醉的猫上做过类似实验）。Collier 等（2008）认为，这种小剂量的二氧化碳反应在人体的确能出现，而且对已习服的个体暴露于极高海拔（7000 m）后，这种反应最为明显。有人报道这种反应在急性缺氧刺激下出现，也有人报道了相反的结果。因此，到达高原的早期，这种反应是微弱或者缺失的，但随着习服时间的延长，外周化学感受器感受动力型二氧化碳反应像低氧反应一样，逐步加强（见第 6.5.1 节）。

6.15 长期高原习服

6.15.1 高原世居人群

与已习服的高原移居人群相比，高原世居人群具有较低的肺通气量和较高的 $PaCO_2$（Chiodi，1957），这可能与其 HVR 钝化有关（见第 6.5.3 节）。安第斯山脉原住民（Severinghaus et al，1966a）、夏尔巴人（Milledge 和 Lahiri，1967）及藏族人（Shi et al，1979）的 HCVR 与居住在同一海拔高度的平原人基本相同。与平原人相比，其二氧化碳通气反应曲线，略偏右（Severinghaus et al，1966a）或者没有差异（Milledge 和 Lahiri，1967）。因此，平原人和高原人的 HCVR 几乎没有显著差异。

6.15.2 平原世居人群

尽管大部分通气习服发生在到达高原的几小时或者几天内，但随后的几周内也可能会有一些持续的变化。在人类，肺通气量和 PaO_2 将会进一步升高，$PaCO_2$ 将会进一步降低（Forster et al，1974），而在动物，如狗和山羊，$PaCO_2$ 在 8 ～ 12 小时内降低到最低，之后逐渐升高；老鼠与人类相似，$PaCO_2$ 可持续下降达 14 天之久（Dempsey 和 Forster，1982）。在通气习服阶段，酸碱平衡没有发生改变，提示肺通气量增加可能与 HVR 的敏感性有关，也可能与颈动脉体的敏感性（见第 6.5.1 节）、与中枢神经的肺通气调节（如：在 1977 年，Tenney 和 Au 在猫的实验中证明）以及与 *fos B* 等基因的激活有关（第 6.5.1 节）。

（格日力 译　黄　璐 校）

第七章

肺气体交换

概述

在高海拔地区，肺气体交换会发生很大的改变。最重要的特征就是低氧刺激外周化学感受器引起过度通气。在高原，尽管吸入气体 PO_2 降低，但过度通气使肺泡 PCO_2 下降，从而保持了肺泡 PO_2 水平。例如，登山运动员攀登珠峰顶时，肺泡通气量增加了 5 倍，使肺泡 PCO_2 降低至 10 mmHg 以下。过度通气的程度取决于受试者是否暴露在急性缺氧条件下或者受试者是否有习服优势。在到达大约海拔 3500 m 之后，急性缺氧可能不会增加肺通气量，但对于一些已习服的人来说，随海拔高度（海平面以上）的升高，肺通气量增加、PCO_2 下降。在高原常会发生血 - 气屏障的氧弥散受阻。即使在中度海拔地区做运动，或者在高海拔的静息状态，肺弥散功能也会发生障碍，这是在正常的肺中氧气扩散受限的少数情况之一。如果血红蛋白氧亲和力增强，通过血 - 气屏障的弥散量也会增加，有趣的是，在极高海拔地区由于重度呼吸性碱中毒，血 - 气屏障弥散量也会增加。到达高海拔地区的平原人由于红细胞增多，弥散功能将有一些提升。高原世居者由于在低氧环境下肺生长加快，其弥散功能高于平原人。高海拔地区人群的通气 / 血流灌注失衡所导致的肺泡气 PO_2 的降低小于低海拔地区人群 PO_2 的降低水平，其主要原因是氧解离曲线在高海拔地区变陡所致。在极高海拔地区，尤其是运动状态，由于发生亚临床肺水肿，会导致通气 / 血流灌注严重失衡。已有研究证实，高原世居者的胎盘气体交换是增加的。

7.1 历史

关于高海拔对肺气体交换的一些影响，尤其是过度通气以及发绀等，从早期通过气球乘坐者的试验中就已经得到证实。举例来说，1804 年，法国杰出的科学家 Louis Joseph Gay-Lussac 乘坐热气球到达约海拔 7020 m 的高空时出现呼吸困难、脉搏及呼吸频率加快，因发绀出现双手及面部苍白等症状。事实上，在第一章提到的 Zénith 的不幸的飞行中，Tissandier 报告说 Sivel 的脸是黑色的。但与此同时，那些热气球乘坐者们没有像高海拔登山者那样总是感到呼吸困难，因为急性缺氧并不会像慢性缺氧那样能够引起通气反应的过度增加，详见下文。

早期的登山者就意识到了高海拔登山会导致呼吸困难。1787 年，瑞士生理学家 Saussure 在攀登勃朗峰时就这样写道：

“氧气缺乏给我带来的不便超越了我的想象，每走 15 ~ 16 步，我就不得不停下来喘气……”

当到达山顶时，他抱怨道：

“缺氧迫使我停止工作并尽全力呼吸。”

1880 年，杰出的登山家 Whymper 在第一次攀登坎博拉索山（6420 m）时，对呼吸困难进行了精彩描述：

“我们无法满足自己对空气的渴望，唯一能做的就是张大嘴贪婪地呼吸……呼吸的频率高出平时太多太多，每一秒钟都感觉生命无法继续，不断出现痉挛性的吞咽，就像鱼离开了水。”

更多惊人的关于呼吸困难的阐述来自于攀登珠穆朗玛峰的探险家们，比如在 1924 年，大约海拔 8380 m 处，Norton 写道：

“我们步履蹒跚，原本我想着持续一口气攀登 20 几步到达山顶，不停下来休息也不蹲下来喘气，然而我却做不到，最多也就是一口气爬 13 步。”

他的同伴 Somervell 更气喘吁吁地说道：

“从每走一步喘气 3 ~ 4 次，到后来每走一步需要喘气 10 次或者更多。”

1978 年，Messner 和 Habeler 在没有任何供氧设备条件下首先到达峰顶。Messner 阐述在峰顶的感觉时写道：

“除了呼吸，我什么都做不了，我只是一个单纯的，狭窄的，快要被抓碎的肺。”

值得注意的是，这种在高海拔下过度通气的

事实不胜枚举，但一些非常杰出的生理学家却声称他们根本没有发生这样的事情。比如 Paul Bert 就写道，在高海拔地区这种过度通气并没有发生：

“可以确定的是……高原世居者，并没有通过提高呼吸频率来对抗由于缺氧而导致的血液中氧含量减少。Jourdanet 博士的观点是决定性的。”

（Bert，1878）

也许这样的错误原因可以归结为 Bert 的实验完全是在低压氧舱内完成的，因此他们并没有观察到急性缺氧的长期效益。然而，即使是 Angelo Moso 这位长期从事玛格丽塔小屋附近常驻居民的研究者也认为，尽管到达高海拔以后呼吸频率增加，但是总的肺通气量却在减少。他能够得出这个错误结论的主要原因是因为他用标准状况（0℃，1000 mmHg）来计算，而不是用人体正常体温与压力饱和度（BTPS）。

至今若谈及肺气体交换弥散功能，关于氧分泌假说的争论依然是高原医学史上不得不提的精彩绝伦的篇章之一。在第一章我们就粗略地提及这场辩论。关于氧分泌假说的最早支持者是丹麦生理学家 Christian Bohr。1891 年他在一篇文章中，比较了肺泡气的 PO_2 和 PCO_2，并同时采集了动脉血以测定动脉血气值。结果显示，相比于动脉血气值，肺泡气的 PO_2 降低 30 mmHg，而 PCO_2 升高 20 mmHg。Bohr 的实验结论是，我的实验完全展示了肺组织在气体交换过程中具有重要的生物活性作用，因此，肺组织可以视为类似腺体。Bohr 认为肺组织分泌氧是它的一项特殊功能，肺主动分泌氧气和二氧化碳的过程需要消耗的氧气量大约是全身氧需求的 60%。

August Krogh 是 Bohr 的学生之一，从 1899 年到 1908 年一直在他老师的实验室从事气体分泌的研究工作。然而，Krogh 在实验中发现，氧气并不是由肺组织分泌的，而是被动扩散的。于是在 1910 年，他发表了一篇里程碑式的文章。由于 Bohr 是他的老师，且 Bohr 对自己的氧分泌理论很有自信，所以 Krogh 在论文开头小心地写道：

“我将不得不在以下篇幅中驳斥我的老师 Bohr 教授的重要观点……一方面，我对他给予我的帮助表示感恩，而另一方面，我也要尊重事实……在过去二十多年关于肺的研究和成果，大部分来自于他的实验室……”

英国生理学家 Haldane 在哥本哈根拜访了 Bohr 后，成为氧分泌理论的忠实拥护者。例如，在 1897 年，Haldane 和 Smith 写道：

“肺对氧的摄取并不能单纯用氧的弥散来解释。”

他认为肺分泌氧在高海拔地区是非常有益的。为了验证他的假设，1911 年他组织了英美派克峰探险队，用吸入一氧化碳来间接计算出动脉血 PO_2，结果似乎强烈支持了氧分泌假说。但这一结论也遭到了 Marie Krogh（Krogh 的妻子）的攻击，她发明了以小剂量一氧化碳测定肺弥散能力的方法后，认为即使是吸入气 PO_2 降低，正常肺组织也是通过被动扩散的方式传递大量氧气的。

另一个不能接受氧分泌假说的人是生理学家 Joseph Barcroft。他做了一项大胆的实验，将自己封闭在一个充满低氧气体的玻璃舱里 6 天（Barcroft，1920），同时将左侧桡动脉暴露一英寸半（3.81 cm）并抽血测定氧饱和度。当抽出来的血“看起来很黑”后，他认为“这是一项非常有趣的实验，实验结果显示，在低氧条件下，扩散是氧气穿过血 - 气屏障的唯一必要机制。”

为了验证氧分泌假说是否成立，1921—1922 年，Barcroft 和他的团队组织了前往秘鲁塞罗德帕斯科（海拔 4430 m）的国际高海拔探险队。他们用肺一氧化碳弥散量来测定 5 人在低海拔地区和高海拔地区肺的弥散量，其结果是到达高原后弥散量稍有增加。因此 Barcroft 认为，在高海拔运动后，其动脉氧饱和度的降低可以解释为肺泡及肺毛细血管之间 PO_2 的失衡（Barcroft et al，1923）。这是第一次直接证实了此前提及过无数次的高海拔地区氧的弥散障碍，这一发现后来被多次证实。

更有意思的是，Haldane 用尽一生捍卫其氧分泌理论。1935 年，即 Haldane 去世前一年，由 Priestley 编写出版的《呼吸》（第 2 版）中，关于气体交换的整章内容都在为氧分泌理论提供证据（Haldane 和 Priestley，1935）。之后 Haldane 逐渐转变立场。起初，他认为氧分泌在任何条件下均会发生，但后来他却认为只有在高海拔地区，氧分泌才能显著发生，再后来他的理论变成了只有在高原有一段习服之后氧分泌才会发生。对于我们来说，他的这种固执有些荒谬，但是 Haldane 却是一个活力论者，坚信对于生物体的所有现象并不能简单地用物理和化学的原理来解释（Sturdy，1988）。

7.2 气体交换中过度通气的作用

在高海拔地区，肺气体交换的最重要的特征就是肺泡通气量的增加。如果我们暴露于极高海拔，如珠峰峰顶，肺过度通气的重要性将会显现出来。首先我们需要了解与肺气体交换有关的两个方程。

第一个方程是肺泡通气量方程：

$$\dot{V}_A = \frac{\dot{V}_{CO_2}}{P_ACO_2} \times K$$

$\dot{V}_A$ 为肺泡通气量，$\dot{V}_{CO_2}$ 为 CO_2 产生量，P_ACO_2 为肺泡气 CO_2 分压。这个公式表明，如果 CO_2 的生产速率不变，则肺泡通气量与肺泡 P_ACO_2 呈负相关，也就是说当肺通气量增加 1 倍，PCO_2 则降低一半。

第二个方程是肺泡气体交换方程：

$$P_AO_2 = P_IO_2 - \frac{P_ACO_2}{R} + F$$

其中 P_AO_2 和 P_ACO_2 分别表示肺泡气氧分压和肺泡气 CO_2 分压，P_IO_2 为吸入气氧分压；R 为呼吸交换率；F 为相关因子系数，在正常呼吸中其值可忽略不计。

在海平面，正常肺泡通气量方程中的肺泡 P_ACO_2 约为 40 mmHg，将其带入肺泡气体交换方程，假设 P_IO_2 为 150 mmHg，正常呼吸交换率为 0.8 计算，可得到肺泡 PO_2 为：

$$150 - \frac{40}{0.8} = 100 \text{ mmHg}$$

现在我们将此方程应用到珠峰峰顶。其大气压为 250 mmHg（图 2-2），则吸入还湿润气体的 PO_2 为：

$$P_IO_2 = 0.2904\ (P_B - 47)$$

其中 0.2904 为氧的气体体积浓度。P_B 为大气压，47 mmHg 为水蒸气压。如此计算出的 P_IO_2 为 43 mmHg。如果现在我们假设，从海平面到珠峰峰顶，肺泡通气量与 CO_2 产量没有变化，肺泡 P_ACO_2 为 40 mmHg，则肺泡气体交换方程中的肺泡 P_AO_2 为：

$$43 - \frac{40}{0.8} = -7 \text{ mmHg}$$

显然，这个结果是不合理的。如果登山者将其肺通气量提高 5 倍，P_ACO_2 降低到 8 mmHg，则肺泡 P_AO_2 则变为：

$$P_AO_2 = 43 - \frac{8}{0.8} = 33 \text{ mmHg}$$

虽然这个值依然很低，但是对于维持生命已经足够了。这个简单的方程给我们展示了在高海拔地区过度通气的重要性。过度通气的机制是低氧刺激外周化学感受器，详见第六章。

7.3 急性缺氧与习服的比较

急性低氧暴露后的通气水平与已习服后的通气水平有很大的不同。1949 年，Rahn 和 Otis 完成了一个经典的实验，其结果如图 7-1 所示。图中上面的曲线是在低压氧舱中急性缺氧暴露后得到的数值，而下面的曲线是对平原人到高海拔地区并经历了不同时长后测定的肺通气结果，其中一些人是长期居住在高海拔地区的平原人。

可以看出，在到达海拔 3600 m 之前，急性暴露于低氧环境下，肺泡气 PCO_2 几乎没有变化，说明肺泡通气量无明显变化。与此相比，习服者的肺泡气 PCO_2 明显下降，意味着在海拔升高时其肺泡通气量明显上升（注：海拔并没有直接标出，但是两条 RQ 曲线表示了随着海拔的升高，其肺泡气 PO_2 在下降）。图 7-2 显示了肺泡气 PO_2 与海拔高度的关系，无论是急性低氧暴露还是已经习服，随着海拔的升高，肺泡气 PO_2 在下降。但是，根据之前提到的方程，习服使得肺通气量增加，肺泡气 PCO_2 降低，肺泡气 PO_2 升高。横坐标为海拔高度，可以直接读取，另外介绍一些重要的高海拔地区：夏威夷的莫纳克亚山，其峰顶海拔为 4200 m，这里配置了很多大型望远镜供天文学研究人员观察；智利北部海拔 5050 m 的查南托（Chajnantor）高原，其中就包括阿塔卡玛大型毫米波天线阵；还有位于查南托附近的海拔 5800 m 的高原，也被考虑用于天文学研究。

图 7-2 显示尽管高原低氧引起过度通气，但仍可能发生严重的肺泡缺氧，从而导致动脉低氧血

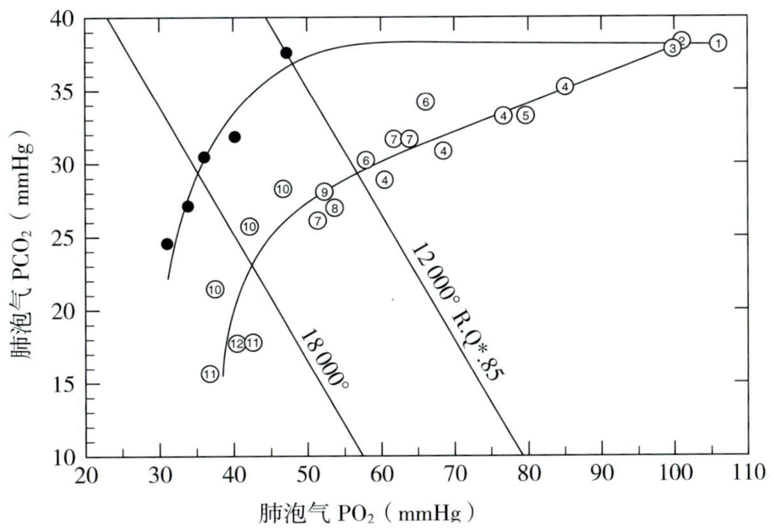

图 7-1　急性缺氧（上面曲线）与习服后（下面曲线）肺泡气氧与二氧化碳分压的变化情况。两条对角线分别代表海拔 3600 m 及 5490 m 的呼吸商（RQ），为 0.85。圆圈中的数字标明了原始数据的来源（详见原论文）（引自 Rahn 和 Otis，1949）

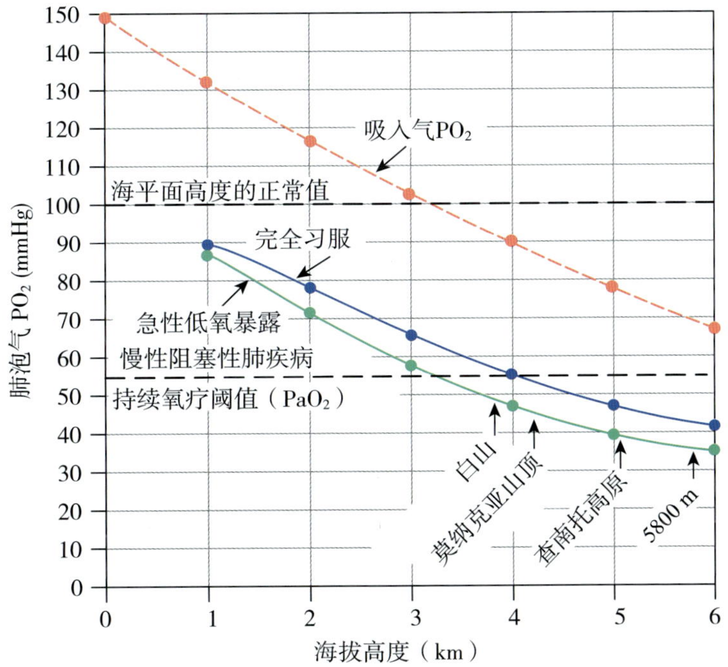

图 7-2　急性低氧暴露（下面曲线）和高海拔地区完全习服（上面曲线）的肺泡气 PO_2。其数据来自图 7-1 中的测量值，存在相当大的个体差异。一些天文学家工作的天文台的海拔高度也被标出，可以看出在海拔 4200 m 的莫纳克亚山顶，完全习服的天文学家的肺泡气 PO_2 低于给予持续氧疗的慢性阻塞性肺疾病患者的肺泡 PO_2

症。例如，在莫纳克亚山工作的天文学专家，即使他们对高原已完全习服，但他们的平均肺泡 PO_2 也低于 55 mmHg，动脉 PO_2 因此会更低。Forster 在 1986 年报道在到达海拔 4200 m 的第 1 天，平均动脉 PO_2 为 42 mmHg，到第 5 天平均动脉 PO_2 则升高到 44 mmHg。当动脉 PO_2 低于 55 mmHg 时，其低氧血症的严重程度就等于海平面慢性阻塞性肺疾病而持续给予吸氧治疗的水平。这就说明即使是完全习服者，在如此高海拔也会发生重度低氧血症。实际上，居住在莫纳克亚山的天文学专家由于居住时间较短，他们从未完全习服。图 7-1 和图 7-2 强调了习服在高海地区提高肺泡 PO_2 的重要性。但有趣的是，那些高原世居居民与平原移居已习服者比较，前者的肺泡 PO_2 更低，而 PCO_2 更高。关于这方面的讨论见第六章（6.15.1 节）。

7.4 肺弥散生理学

7.4.1 Fick 弥散定律

根据 Fick 弥散定律，气体通过膜的速率与膜的面积、膜两侧的气压差呈正比，而与膜的厚度呈反比。人类肺的血 - 气屏障的面积大约为 50 ~ 100 m^2，厚度大部分小于 0.3 μm，因此对肺气体弥散非常有利。

此外，气体的传送速率还与膜对某种气体弥散常数呈正比，该常数取决于组织特性与气体的特殊性质，与其气体的溶解度呈正比，与气体分子量的平方根呈反比。由于在 37℃时 CO_2 的溶解度是 O_2 的 24 倍，而它们的分子量之比为 1.375 ∶ 1，这就意味着 CO_2 的弥散速度较 O_2 高出 20 倍左右。

Fick 弥散定律可写成如下公式：

$$\dot{V}_{gas}=\frac{A}{T}D\,(P_1-P_2)$$

其中 $\dot{V}_{gas}$ 是单位时间内气体体积，A 为面积，T 是厚度，D 是弥散常数，P_1、P_2 是指两面的分压差。

由于人体血 - 气屏障结构很复杂，不可能在活体中测量面积及厚度，因此，我们将 A、T 和 D 合并为 D_L，则此方程为：

$$\dot{V}_{gas}=D_L\,(P_1-P_2)$$

D_L 即为肺弥散能力。

测定肺弥散能力所选用的气体为低浓度的一氧化碳，由于 CO 对血红蛋白的亲和力极高，其在毛细血管中的分压非常小（吸烟者除外）。因此，气体的传送仅仅受到血 - 气屏障弥散功能的影响。我们可以将以上公式变换为：

$$D_L=\frac{\dot{V}_{CO}}{P_1-P_2}$$

其中 P_1、P_2 分别为肺泡气 CO 分压和静脉血 CO 分压。我们将 P_2 定为 0，则测定 CO 在肺中的弥散功能公式则变为：

$$D_L=\frac{\dot{V}_{CO}}{P_ACO}$$

也就是说，肺对 CO 的弥散功能为每分钟传送 CO 的体积除以该气体在肺泡内的分压。

7.4.2 与血红蛋白的反应率

早期的学者们认为，肺泡气体进入静脉血的阻力只与血 - 气屏障的弥散功能有关。直到人们用快速反应仪器测定出氧与血红蛋白的反应速率后，才发现氧气与血红蛋白的结合速率也是一个重要的影响因素。如果氧气遇到去氧血，氧合血红蛋白的进程就会加快，正常情况下 0.2 秒即可反应。然而，肺毛细血管中的氧合发生得如此之快以至于这种快速反应显著延迟了细红细胞对氧的负荷，可以视为一种阻力。因此，我们可以将氧的摄入分为两个阶段。

1．经由血 - 气屏障发生氧弥散（包括从血清到红细胞间隙）。

2．氧气和血红蛋白的反应（图 7-3）。

事实上，我们完全可以将这两个阶段合并当做一个阻力来对待（Roughton 和 Forster，1957）。

之前我们提到气体的弥散功能方程如下：

$$D_L=\frac{\dot{V}_{gas}}{P_1-P_2}$$

也就是说，弥散功能等于气体流量除以压力差，那么，D_L 的倒数即为压力差除以气体流量，这就类似于电阻与电流、电压的关系。如图 7-3 所示，血 - 气屏障的阻力为 $1/D_M$（M 为膜），氧与血红蛋白的反应速率可定义为 θ，其可将单位“ml/min”转化为 1 ml 血与 1 mmHg 氧分压的比，也就相当于 1 ml 血的“弥散能力”。再乘以毛细血管血液容量（V_C），即可得到氧合血红蛋白反应的有效“弥散能力”（θV_C），再取其倒数（$1/\theta V_C$），

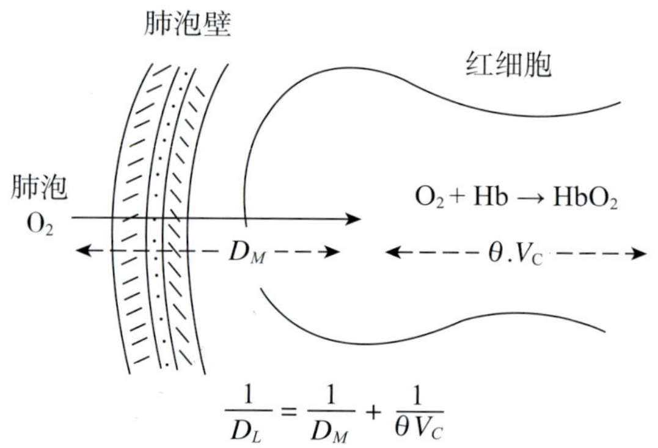

图 7-3　肺弥散量（D_L）测量包括两部分，一部分是膜自身的弥散过程（D_M），另一部分是氧气与血红蛋白的结合时间（θV_C）

用以表示该反应的阻力。

膜的阻力和血红蛋白与氧反应的阻力可以相加，得到总阻力，于是完整的公式是：

$$\frac{1}{D_L}=\frac{1}{D_M}+\frac{1}{\theta V_C}$$

实际上，在正常肺中，膜的阻力和氧合血红蛋白的阻力大致相等。

7.4.3　肺毛细血管氧摄取率

根据 Fick 弥散定律及氧和血红蛋白的反应速率数据，可计算出肺毛细血管氧结合血红蛋白时 PO_2 随时间变化的趋势。由于氧气和血红蛋白之间形成了化学键，此处必须要用到 Fick 弥散定律。这就意味着 PO_2 与血液氧浓度并非呈线性关系（见氧解离曲线）。这个问题最早是由 Bohr 解决的，并且提出了公认的 Bohr 积分。由于氧气被摄取，二氧化碳不断地释放，氧解离曲线发生改变。对后一个过程的全面处理不仅要考虑二氧化碳通过血 - 气屏障的速率，而且还需要考虑血液内二氧化碳的反应速率。由于并非各种情况下的速率均可查出，因此，有必要做出假设并简单化一些公式。

图 7-4 显示了在海平面的健康人群中计算的在静息条件下肺的典型时间进程（Wagner 和 West，1972；West 和 Wagner，1980）。

血 - 气屏障的弥散能力（D_M）假设为 40 ml/(min · mmHg)，血流通过毛细血管的时间为 0.75 s（Roughton，1945）。其他的假设包括静息状态下心输出量为 6 L/min，氧摄入量为 300 ml/min。

值得注意的是，从毛细血管进入肺循环的 PO_2 为 40 mmHg，当血流通过肺循环的 1/3 时，肺泡气 PO_2 迅速升高到大约肺泡气水平；在剩下的 2/3，PO_2 的升高是非常缓慢的。而其间的肺泡气和毛细血管末端的 PO_2 差几乎可以忽略不计。

这个时间变化过程可以与一个在珠峰峰顶休息的登山者的 PO_2 随时间变化的进程相比（图 7-5）。在海拔 5800 m 已习服者的弥散能力假设为 40 ml/(min · mmHg)（West，1962），氧摄取量为 350 ml/min，其他肺泡气和血液的变量根据 1983 年美国珠峰医学研究考察队资料而得。由于血液在肺毛细血管中的停留时间主要依赖于肺毛细血管血容量和心输出量的比值（Roughton，1945），而这些指标在高原（海拔 5800 m）与平原并未发生改变（West，1962a；Pugh，1964c）（详见第八章，第 8.3 节），所以血液在肺毛细血管内的停留时间依然按 0.75 s 计算。

可以看出，极高海拔地区氧的分布跟海平面有显著的不同，肺循环血 PO_2 为 21 mmHg，而毛细血管血 PO_2 缓慢上升至 28 mmHg，于是产生了 7 mmHg

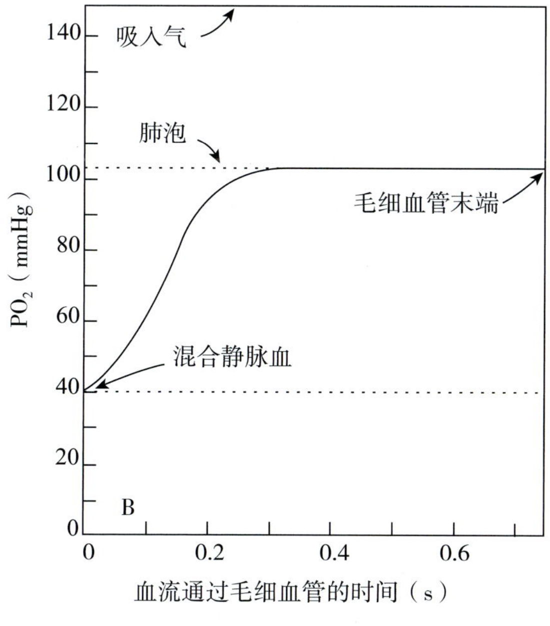

图 7-4　海平面静息状态下肺毛细血管 PO_2 随时间的变化。注意肺泡气和毛细血管末端之间 PO_2 的平衡要有足够的时间。$\dot{V}_{O_2}$ 为 300 ml/min；D_MO_2 为 40 ml/(min · mmHg)（West 和 Wagner，1980）

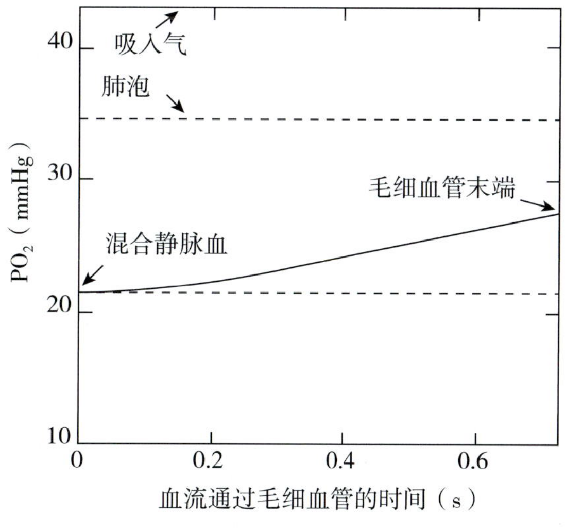

图 7-5　静息状态下攀登珠峰峰顶者的 PO_2 随时间的变化。在巨大的肺泡气 - 肺毛细血管末端之间 PO_2 差下，氧摄取弥散功能受限。P_B 为 253 mmHg；$\dot{V}_{O_2}$ 为 350 ml/min

的分压差，提示氧传递出现弥散障碍。可以预见，这种弥散障碍会随着运动负荷的增加而更加严重。关于极高海拔地区的弥散障碍将在本章第7.6节讨论。

图7-4和图7-5分别代表了海平面和地球上的最高处，人体静息状态下PO_2的变化完全不同。但在中度海拔地区，肺泡及毛细血管末端PO_2的差异将大大减少，可以忽略不计。然而，在高海拔运动状态下，正如Barcroft等在1923年最早提出的，很容易发生氧传递弥散功能障碍。

二氧化碳的耗竭是否限制了氧弥散至今不甚清楚。这是因为血中二氧化碳的某些反应速率至今尚不明了。

7.4.4 氧传递过程中的弥散和灌注

图7-4显示，在海平面静息状态下不发生肺弥散限制，这是因为肺泡气与毛细血管末端不存在PO_2差。在这种状态下，血液的氧摄取主要由肺血流量的大小决定，提示氧摄取中可能出现灌注障碍。

相比之下，图7-5显示了氧气吸入后部分弥散障碍的现象。肺泡气与毛细血管末端PO_2差较大。在这种状态下，为了提高氧摄取量，肺血流量也相应增加，但在这种情况下仍然存在一部分的灌注障碍。

图7-4显示氧传递中的严重弥散障碍是由低PO_2导致的低浓度梯度造成的。但是这并不正确，事实上，这种情况下弥散障碍和灌注障碍同时存在。在1980年Piiper和Scheid证实了这个理论。他们基于多种的猜想，包括在工作范围之内的将氧解离曲线改变等方法，运用一种简单的模式进行验证。发现在重度缺氧时，当肺中氧解离曲线运行非常低时，弥散障碍和灌注障碍同时存在。

利用这个简单的模式，Piiper和Scheid提供了某气体的总传递率M：

$$\dot{M} = (P_A - P_V)\,\dot{Q}\beta\left[1 - \exp\left(\frac{-D}{\dot{Q}\beta}\right)\right]$$

其中P_A和P_V分别为肺泡气和静脉血中的氧分压。$\dot{Q}$是心输出量，D为弥散能力，β为氧解离曲线斜率（将氧解离曲线视为线性）。总气传导率G，即肺泡气和毛细血管间总的气体交换率，为总传导率除以压差（$P_A - P_V$），或以下方程：

$$G = \dot{Q}\beta\left[1 - \exp\left(\frac{-D}{\dot{Q}\beta}\right)\right]$$

这个公式确定了弥散/灌注障碍的影响因素。如果D远大于$\dot{Q}\beta$，那么括号内的值趋近于1，这就意味着气体传递只受灌注功能的限制，总传导率可写作$G = \dot{Q}\beta$。将无弥散障碍的总传导率和实际传导率间的差值作为弥散障碍的测定值。如图7-6所示的纵坐标L_{diff}。

相反的，如果$\dot{Q}\beta$变大且超过了D，或者换句话说，D变得相对较小，则会出现弥散障碍。完全弥散功能障碍便会发生，方程就会变成$G = D$。无灌注障碍的总传导率和实际传导率间的差异同样可作为灌注障碍的基数。如图7-6所示的0表示完全灌注障碍。

图7-6显示，在高氧条件下，氧气摄入完全受灌流障碍的影响（图右边），对一些惰性气体（如

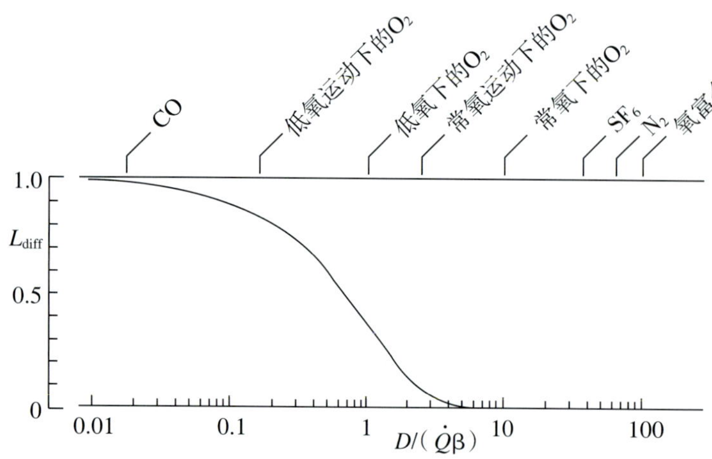

图7-6 肺气体传导过程中的弥散障碍。L_{diff}为弥散障碍的测量值，当其值为1.0时，气体传导为完全受到弥散障碍的限制。可见，在高氧条件下，L_{diff}对CO的影响最大，对O_2的影响最小。D为弥散能力，$\dot{Q}$为肺血流量；β为气体在血液中的溶解度，或者是解离曲线的斜率（见正文）（Piiper和Acheid，1980）

氮气，它们不与血红蛋白结合）或者 SF_6 等气体的摄取也是如此。图中段为低氧条件下发生了弥散障碍，特别是在运动时，耗氧量大大增加。而对于一氧化碳（CO）（图最左侧），在所有条件下，气体转移本质上是弥散受限的。

经过以上分析，我们发现导致弥散障碍的一个非常重要的因素是 β 的增加，即血液气体解离曲线的斜率增加。由于 CO 的解离曲线斜率非常大，因此会发生完全弥散障碍。高海拔地区氧解离曲线斜率增大导致弥散障碍的主要原因是：

1．在较低氧解离曲线下，肺功能的变化更易导致曲线陡峭。

2．在高海拔地区红细胞增多，改变了每单位血氧含量，也改变了其 PO_2。

3．由于呼吸性碱中毒引起的曲线左移使得斜率增大。事实上，在极高海拔，氧与 CO 有些类似。

对于以上分析和讨论，如果读者要求更直观的解释，可以这样表达：当肺毛细血管中的气体"有效溶解量"（即曲线斜率）远远超过了血 - 气屏障组织中的气体溶解量，就可能发生弥散障碍。由于 CO 与血红蛋白有强大的亲和力，高海拔低 PO_2 和血红蛋白浓度升高导致氧解离曲线变陡后，它们均会发生弥散障碍。

好比一群羊通过狭小的门进入宽广的羊圈时，进羊圈的羊的数量因门的狭小而被严重限制。这就像在高海拔地区，即便 PO_2 较低，但氧解离曲线左移，从而能够允许携带更多的氧。但如果门和场地都变大或者都变小，那么进入羊圈的羊的数量主要受到场地大小的限制——如海平面的灌注障碍。

7.4.5　血红蛋白的氧亲和力与弥散障碍

显然，高海拔地区氧弥散障碍条件下，血红蛋白对氧的亲和力的升高加速了肺毛细血管的氧载。血红蛋白对氧的亲和力可用 P_{50} 表示。所谓 P_{50} 是指血红蛋白氧饱和度为 50% 时的 PO_2。一般成人 P_{50} 的正常值约为 27 mmHg。

大量的资料显示，血红蛋白亲和力的增加（氧解离曲线左移）保证了肺泡气与毛细血管之间 PO_2 的平衡。解离曲线左移使得血液中的 PO_2 在氧载的最初保持较低水平，而在氧合作用的大部分时间内在肺泡气和毛细血管间保持一个较大的 PO_2 差。这个增大的 PO_2 差保证了驱动压力和加速氧载。

然而，氧解离曲线的左移却干扰了外周毛细血管对氧的释放。因为游离氧的减少，PO_2 降低，血液中没有足够的氧压差向组织弥散氧气。因此，我们在左移的氧解离曲线中并不能直观地看出肺毛细血管氧载的增加和外周毛细血管氧释放能力降低。

大量研究证实，在低氧状态下高血红蛋白氧亲和力是有益的。比如原本在秘鲁高原生活的南美洲羊驼和小羊驼，其氧解离曲线左移（图 7-7），这点与那些居住环境中氧含量降低的穴居动物类似（Hall et al，1936）。虽然人类胎儿动脉 PO_2 低于 25 mmHg，但胎儿血红蛋白在 pH 7.4 时的 P_{50} 为 17 mmHg，因而有较高的氧亲和力。实验研究证实，人工制造氧解离曲线左移的大鼠对急性缺氧的适应优于正常对照组（Eaton et al，1974）。1978 年，Hebbel 等描述了一家 4 个亲兄弟，其中有两个拥有异于常人的血红蛋白（Andrew-Minneapolis），其 P_{50} 为 17 mmHg。这两个兄弟在高海拔地区（3100 m）拥有比另外两兄弟高得多的 VO_{2max}。

大量的动物模型试验证实增加血红蛋白对氧亲和力可显著改善毛细血管中的氧合作用，而不是提高弥散障碍条件下外周毛细血管释放氧的功能（Bencowita et al，1982）。表 7-1 显示了低氧

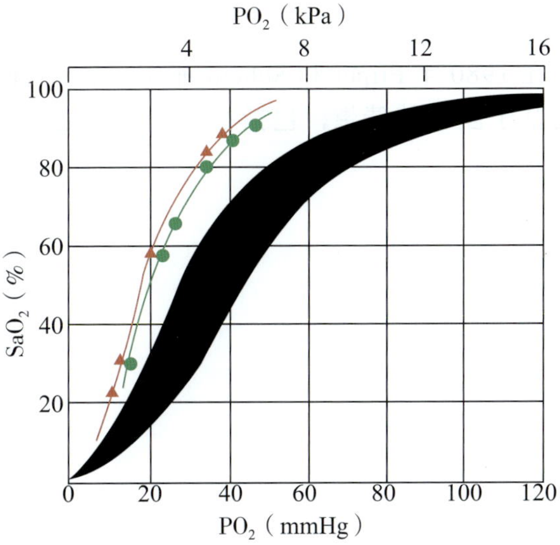

图 7-7　南美洲羊驼（●）和小羊驼（▲）的氧解离曲线与其他哺乳动物解离曲线的比较。解离曲线左移表示这些高原土著生物的氧亲和力增加，有助于肺毛细血管摄取更多的氧气（Hall et al，1936）

条件下各种动物（包括人）在缺氧条件下提高血红蛋白氧亲和力的策略。

表 7-1 慢性缺氧下增加氧亲和力的策略

方法	对象
球蛋白链的序列不同	人类胎儿，条纹头鹅，羞蟾鱼
降低红细胞中的 2, 3-DPG	狗胎儿，马，猪
降低 ATP	鳟鱼，鳗鱼
血红蛋白不同，小 Bohr 效应	蝌蚪
血红蛋白变异（Andrew-Minneapolis）	明尼苏达州的一家人
呼吸性碱中毒	极高海拔下的登山者

2,3-DPG：2,3- 二磷酸甘油酸；ATP：三磷腺苷

极高海拔登山人员由于血液 pH 增高而血红蛋白氧解离曲线左移。这是呼吸性碱中毒引起的代偿反应。1981 年美国珠峰医学研究考察队有 3 名队员曾在海拔 6300 m 处停留几周之后，其动脉 pH 均值为 7.47（Winslow et al，1984），远高于正常值。

在极高海拔地区，会发生超乎寻常的呼吸性碱中毒。比如 Pizzo 医生攀登珠峰顶所测的动脉血 pH 超过了 7.7，而动脉 PCO_2 仅为 7.5 mmHg，静脉血碱剩余浓度为 –5.9 mmol/L。这种极度的呼吸性碱中毒会导致氧离曲线左移，使得 P_{50} 约为 19 mmHg。因此，登山者在珠峰的这种状态类似于人类胎儿——动脉 PO_2 低于 30 mmHg 而 P_{50} 低于 20 mmHg。

7.5 高海拔地区的肺弥散量

7.5.1 已习服的平原人

Barcroft 和他的团队于 1921—1922 年对前往安第斯山脉的塞罗德帕斯科的 5 名队员在静息状态下应用 Krogh 法（1915 年报道）测定了他们的一氧化碳的弥散量。发现与海平面比较，他们的一氧化碳弥散量并无明显改变。而在此之前，他们猜想其弥散量会有上升趋势。他们认为这种轻微的改变对习服作用并无多大意义（Barcroft et al，1923）。随后，研究者们确定了即使海拔上升到 4560 m，经过好几个月的高原居住，受试者静息状态下的一氧化碳的弥散量也无明显改变或者仅有少量的增加（不超过 10%）（Kreuzer 和 Van Lookeren Campagne，1965；Degraff et al，1970；Guleria et al，1971，Dempsey et al，1978）。

经过 7 ~ 10 周高原（5800 m）习服，运动受试者的肺弥散量可增加 15% ~ 20%（图 7-8）。这种少量的增加可能与低氧性血红蛋白浓度的增加和血红蛋白与一氧化碳结合反应的增加有关（West，1962a）。

关于肺弥散量增加的机制可参考图 7-3。血红蛋白与氧气结合的阻力可定为 $1/(\theta V_C)$，其中 θ 为血红蛋白与一氧化碳的反应速率，V_C 为肺毛细血管血容量。实验证实 θ 值受到环境 PO_2 的影响。在较低的 PO_2 条件下，θ 值就会增加，也就是说氧传递过程中的阻力减小。另外一个因素是血红蛋白浓度的增加，也就是说在一定的 V_C 条件下，血红蛋白的百分含量升高。因此，这些因素联合作用使得高海拔条件下一氧化碳的弥散是增加，但并不能说明在海拔 5800 m 经过 7 ~ 10 周后，肺的弥散量没有改变。

已有研究证实，急性高原病患者一氧化碳弥散量降低（Ge et al，1997）。受试者到达海拔 4700 m 两天后测定弥散量，结果显示，与无急性高原病者比较，急性高原病患者有较低的肺活量

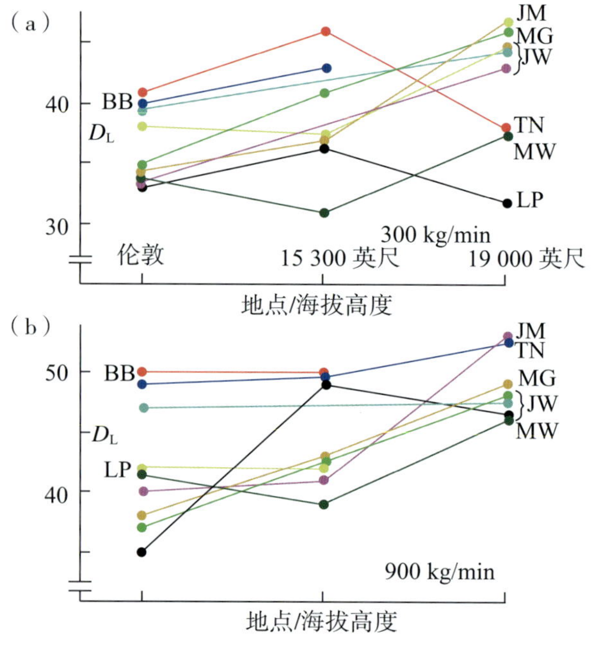

图 7-8 运动状态下平原人在海平面（伦敦）、海拔 15 300 ft（4700 m）、海拔 19 000 ft（5800 m）的弥散量（D_L）。(a) 300 kg/min；(b) 900 kg/min。提示随着海拔升高，一氧化碳的弥散量升高（引自：West，1962）

和动脉 PO_2，但肺泡 - 动脉 PO_2 差增加。其机制可能与亚临床肺水肿有关。另一项研究发现，患有高原肺水肿者与正常人比较，在低氧状态下和运动时，高原肺水肿的易感人群肺弥散量降低（Steinacker et al，1998）。高原肺水肿易感组的每搏输出量、心输出量及肺通气量在运动状态下均高于正常对照组。这种弥散量的降低可能与低氧性肺动脉收缩增强有关。

有趣的是，在亚极量运动期间，肺弥散量下降到前往喜马拉雅山脉考察（4900 m）之前和之后的肺弥散量范围内。肺弥散量比上山前低 14%（Steinacker et al，1996），心脏指数下降约 16%，VO_{2max} 下降约 5%。这可能是由于剧烈运动时骨骼肌对血液的需求增加使心输出量降低，从而降低了弥散量。

一项研究提示，Agostini 等（2011）测定了 33 名平原人登山前、经过 9 天徒步跋涉到海拔 5400 m 珠峰大本营并在此居住 2 周后的一氧化碳弥散量。结果显示，D_{LCO}、D_M 及肺泡容量有明显增加，但 V_c 无变化。将肺泡容量标准化后，他们惊奇地发现 D_M 从 10.9 ml/（min・mmHg）显著增高到 16.0 ml/（min・mmHg）。作者认为这可能是与交感神经系统的兴奋性增加有关。这样的结果与以往大多数的研究结果都不一致。

7.5.2　高原世居者

多项研究显示，高原世居者肺弥散量比平原人的预测值（平原对照组比较，图 7-9）高出 20% ～ 50%。1956 年，Velásquez 第一次调查了 12 位居住在莫罗科查（Morococha）的世居者，发现氧弥散量高于平原对照组。Remmers 和 Mithoefer（1969）发现，居住在海拔 3700 m 的安第斯人的一氧化碳弥散量较预测值高出约 50%。居住在海拔 3100 m 的高加索人也有高肺弥散量的报道（Degraff et al，1970；Dempsey et al，1978）。这种增加均可见于静息和运动状态。

如何指定弥散量的适当预测值是值得注意的问题。例如，在 Remmers 和 Mithoefer（1969）的研究中，预测值是从北美高加索人中获得的，但是却应用于南美高海拔安第斯人。这可能会因为种族差异而产生误差。然而在其他的研究中，如 Dempsey 等（1971）的研究中，是用同种族不同海拔的人来比较弥散量的差异的（图 7-9）。

弥散量增加可能与胸腔大、肺泡表面积大以及毛细血管血容量增加有关。Barcroft 等（1923）用 X 线片证实，生长在塞罗德帕斯科的高原居民的胸腔宽度与身高的比例比盎格鲁 - 萨克逊人（平原人）要大。生长在海拔 3000 m 的儿童具有较大的肺容量和较大的弥散量（de Meer et al，1995）。动物实验也表明，与常氧环境下生长的动物相比，暴露于低氧环境下的动物能够发育出更大的肺及更大的弥散量（图 7-10）（Bartlett 和 Remmers，1971；Burri 和 Weibel，1971）。比格犬到达海拔 3100 m 后，其弥散量和肺组织容量较平原对照组显著上升（Johnson et al，1985）。后续的研究还发现将小猎狐置于海拔 3800 m 的低氧环境仅

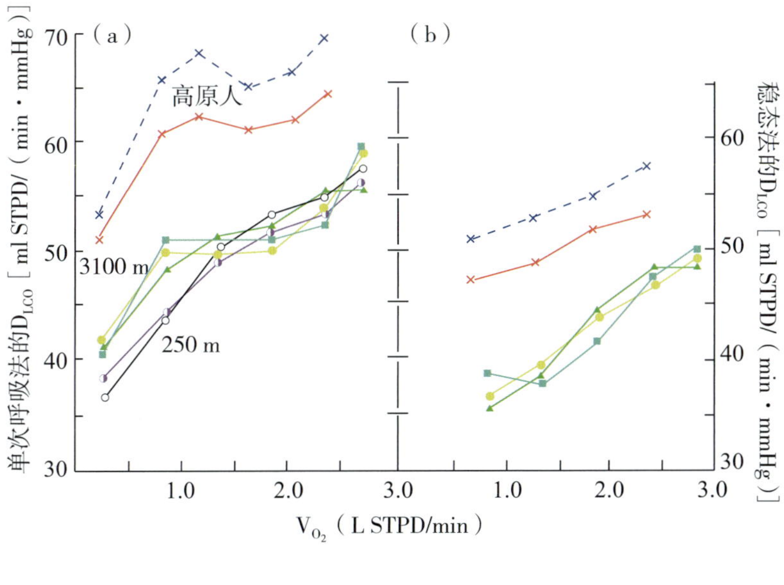

图 7-9　应用单次呼吸法（a）和稳态法（b）测定的三组受试者的肺一氧化碳弥散量：居住在 250 m 的低海拔组（空圈与半空圈）、低海拔人移居至海拔 3100 m 组（实心圈、三角形、正方形表明在该海拔的不同时期）、居住在海拔 3100 m 高原世居人群。虚线是高原人的测定数据，实线表示经过 1/θ 修正后的结果。测定对象全部为高加索人，海拔 3100 m 的数据采集来自科罗拉州的 Leadville。注意在运动和静息状态下，高原人都具有较高的弥散量

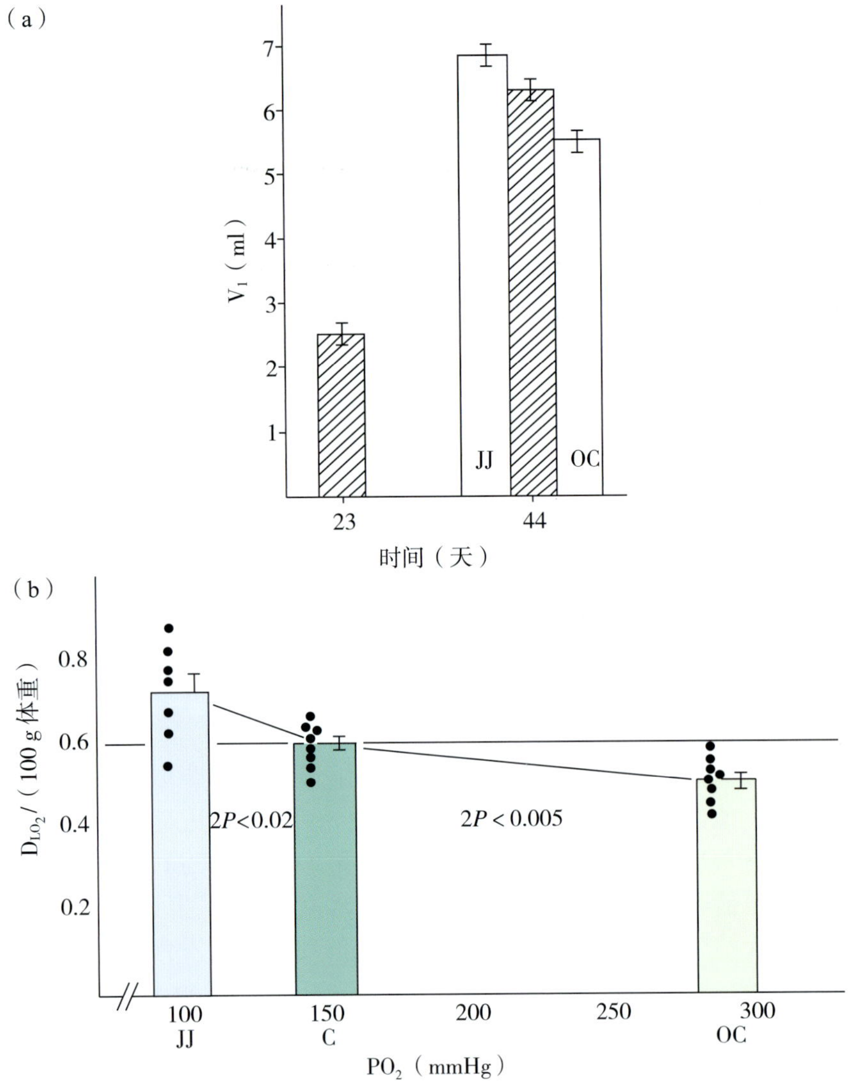

图 7-10 (a) 三组小鼠从出生第 23 天到第 44 天肺容量(V_1)的增加量。JJ 组:海拔 3450 m 的低氧暴露组;斜纹组:海平面组;OC 组:海平面给予 40% 氧气组。可以看出,在动物中低氧组的肺容量增加最大,在高氧时增加最少;(b) 相同三组小鼠在出生 44 天采用形态计量法测定的弥散量。肺弥散量反映了肺容量的变化。C 组为对照组(Burri 和 Weibel,1971)

过 5 个月后,其弥散量显著增加(McDonough et al,2006)。这些研究证实了高海拔地区使肺弥散量增加,也为 Guleria 等(1971)提出的高原世居者到平原居住一段时间之后,又返回高原仍保持较高的弥散量提供了理论基础。但是,Lechner 等(1982)认为低氧环境只能加速肺的生长,但肺容量与低海拔地区生长对照组没有差别。那么,到底为什么会出现这种情况尚不清楚。

为研究妊娠对一氧化碳弥散量的影响,2003 年,McAuliffe 等测了秘鲁妊娠与非妊娠妇女的弥散量。研究对象被分为两组,海平面组和高海拔(4300 m)组,结果发现弥散量与血红蛋白浓度相关。无论是妊娠妇女还是非妊娠妇女,其弥散量无差异,但高海拔组弥散量均高于低海拔组。这个结果也支持了之前提到的在高海拔地区停留能够提高肺弥散量的观点。

7.6 高海拔地区氧传递的弥散障碍

已有研究证实,高海拔地区肺弥散量非常重要,因为弥散障碍可以影响氧摄取及有氧运动表现。1923 年 Barcroft 团队首次报道了高海拔地弥散障碍。他们在海拔 4300 m 处测定了一氧化碳弥散量,结果显示在海拔 4300 m 处,肺泡 PO_2 与肺毛细血管末端 PO_2 并未达到平衡,尤其是在运动状态下,这种不平衡更显著。随后,Houston 和 Rily(1947)测量了在低压氧舱中生活了 32 天的 4 名受试者,其舱内气压由 760 mmHg 逐渐降低到

320 mmHg（模拟珠峰 Ⅰ 号行动）。在静息状态和轻度运动状态下（模拟高原下氧摄入量低于 1200 ml/min）测定了肺泡 - 动脉氧分压差，发现运动状态下肺泡 - 动脉氧分压增加约 10 mmHg，他们认为这些变化可能与肺弥散障碍有关。

1960—1961 年的“银色小屋”探险过程中，测定了居住在海拔 5800 m 4 个月的 5 名受试者氧饱和度（P_B = 380 mmHg），结果显示，在静息条件下平均氧饱和度为 67%，但在剧烈运动（300 kg · m/min）和 900 kg · m/min 后，氧饱和度分别降低到 63% 和 56%（West et al，1962）。运动负荷增加，氧饱和度降低，肺泡气 PO_2 增加。这个结果进一步证明了氧传递过程中存在肺弥散障碍。他们在最大运动状态下收集了 9 个标本，并计算了肺泡 - 动脉 PO_2 差为 26±4 mmHg。这是运用波尔积分法计算得出的，这个结果与氧最大弥散量为 60 ml/（min · mmHg）一致。

特高海拔运动状态下弥散障碍的另一个证据是由 1981 年美国珠峰医学研究考察队的资料提供的。15 名受试者在海拔 6300 m 居住 4 周后检测静息和运动状态下的氧饱和度（P_B = 350 mmHg）（图 7-11），发现当运动负荷增加到 1200 kg · m/min 后（相当于约 2.3 L/min 的耗氧量），动脉氧饱和度显著降低，肺泡 - 动脉 PO_2 差为 21 mmHg（West et al，1983c）。同时还测定了海拔 6300 m 处受试者吸入 16% 和 14% 的氧后的血氧饱和度的变化。发现吸入 14% 氧时，吸入气体 PO_2 为 42 mmHg，相当于在珠峰峰顶的 PO_2（图 7-11）。有 2 名受试者在吸入 14% 氧进行最大运动时，其中 1 名的氧饱和度降低至 10% 以下。虽然在这种海拔下仪器的校准值不一定可信，但可以确定实际的氧饱和度也应该是非常低的。

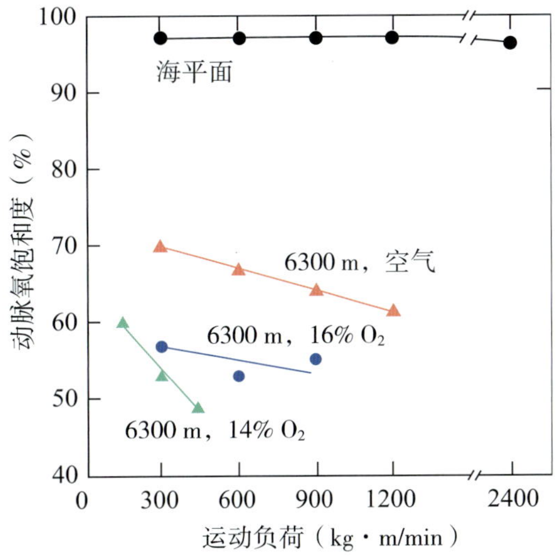

图 7-11　海平面和海拔 6300 m 处动脉氧饱和度（耳尖测定）与运动负荷的关系。较低的两条线分别是受试者在海拔 6300 m 处吸入 16% 和 14% 的氧后得到的结果。提示在高海拔地区，运动负荷的增加会降低氧饱和度（West et al，1983c）

7.7　通气 / 血流灌注失衡

低海拔地区通气 / 血流灌注失衡是由于肺疾病（如慢性阻塞性肺疾病、间质性肺疾病、急性呼吸衰竭等）导致气体交换受损而引起的，而在高海拔地区多见于高原肺水肿或者高原肺血栓栓塞等疾病。如果没有明显的肺部疾患，在高海拔地区，通气 / 血流灌注失衡的影响是很小的。事实上，有局部解剖学的证据表明，通气 / 血流灌注失衡是随着海拔的上升而逐渐改善的。其原因可能由于低氧性肺动脉收缩引起肺动脉压升高，使得肺血流分布更加均匀，从而改善了肺通气和血流之间的关系（Dawson，1972）。然而，通气和血流解剖学差异对于正常肺通气 / 血流灌注失衡效应很少，仅仅是个微小因素。

Wagner 及其团队模拟珠峰高度进行实验显示，在极高海拔地区，特别是在运动状态下，通气 / 血流灌注失衡会加剧。通气 / 血流灌注失衡的测定一般采用多重惰性气体消除技术，因为惰性气体在运动状态下的气体交换不受弥散障碍的影响（Wagner et al，1974）。

图 7-12 是一项在低氧舱内生活 40 天的实验，可以看出，随着海拔升高和运动负荷的增加，通气 / 血流灌注失衡在加剧（Wagner et al，1987）。其中纵坐标为肺血流量标准差的对数，可作为通气 / 血流灌注失衡的参数之一。在海平面的静息状态下，其值为 0.5，但当运动时，氧耗达到 3 L/min，其值略有增加。在气压为 347 mmHg 的海拔高度，静息状态下肺血流量的标准差对数接近 0.9，且在运动后升高到 1.5 以上。对于这些有趣的数据无法做出准确解释，但是否与亚临床肺水肿有关，值得探讨。也有证据显示，快速暴露于高海拔地区者比缓慢暴露者更易导致通气 / 血流灌注失衡，这表明高原习服可能是其中一个重要因素。从

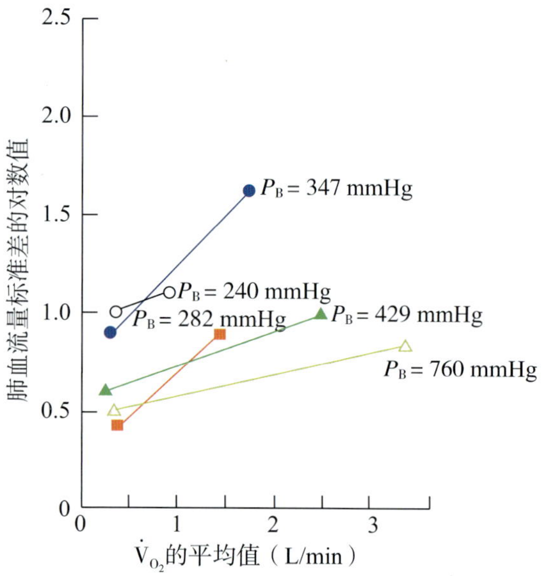

图 7-12 低压氧舱内模拟珠峰高度（珠峰Ⅱ号行动）的肺通气 / 血流灌注失衡程度与氧摄入量的关系。其中纵坐标为肺血流量标准差的对数，可作为通气 / 血流灌注失衡的参数。无论是气压降低还是运动负荷增加，均可增加肺通气 / 血流灌注失衡的程度（Wagner et al，1987）

Hopkins（2010）的综述中得知，即使在海平面，有些运动员在最大运动负荷期间也可能会发生肺水肿或亚临床肺水肿。

利用已有大量通气 / 血流灌注失衡的数据，我们就有可能确定弥散障碍与通气 / 血流灌注失衡在高海拔条件下对肺泡 - 动脉 PO_2 差产生影响中所占的比例。图 7-13 显示，在气压为 347 mmHg 的最大运动状态下，氧耗量略高于 2 L/min，肺泡 - 动脉 PO_2 差的均值为 13 mmHg。海拔越高，肺泡 - 动脉 PO_2 差越小，这与最大氧耗量降低及氧解离曲线更陡有关。

图 7-13 显示通气 / 血流灌注失衡以及肺泡 - 动脉 PO_2 差的预测值是在同一个时间应用多重惰性气体消除技术测得的。图 7-11 显示肺泡 - 动脉氧分压差的预测值随海拔高度的升高而降低，而通气 / 血流灌注比值就更大了。出现这种现象的原因依然是氧解离曲线较陡。从数据中我们可以看出，肺泡 - 动脉 PO_2 差可以分为两部分。一部分是由通气 / 血流灌注失衡造成的，而另一部分是由弥散障碍造成的。从结果中可以看出，在海平面，当氧耗量达到 3 L/min 时，肺泡 - 动脉 PO_2 差可归因于通气 / 血流灌注失衡。在高运动负荷下，弥散

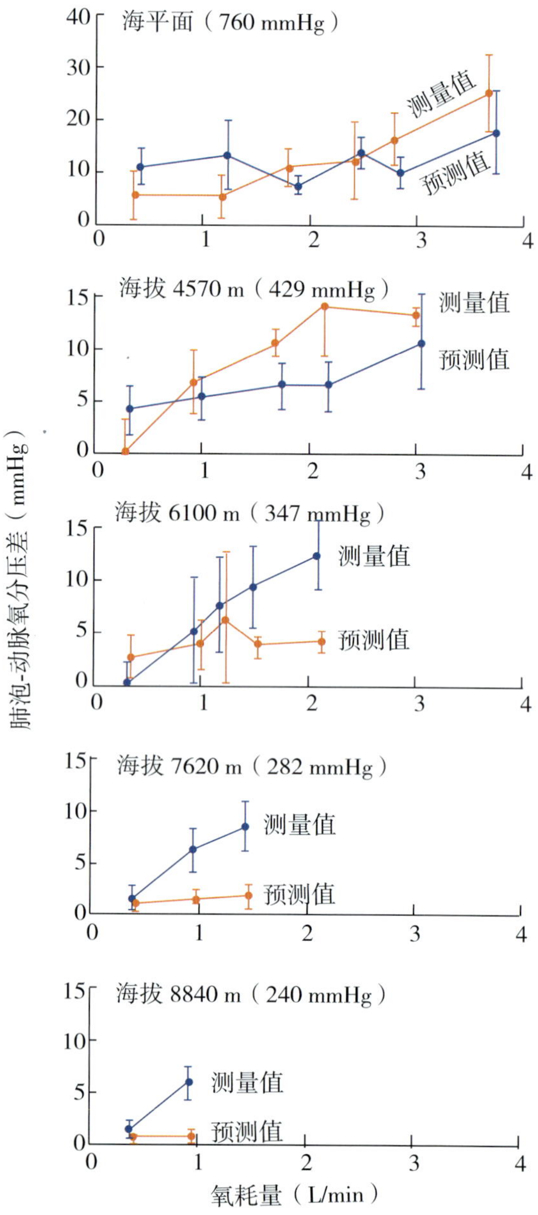

图 7-13 珠峰Ⅱ号行动中肺泡 - 动脉氧分压差与氧耗量的关系（与图 7-12 比较）。预测差值是经通气 / 血流灌注失衡计算得出的。在最高海拔，实际测量值超过了预测值，提示氧耗量的弥散障碍是存在的。在 240 mmHg 环境下测定的吸入 PO_2 为 43 mmHg（Wagner et al，1987）

障碍开始出现。而在气压为 429 mmHg 的高海拔地区，氧耗量测定值为 1.0 L/min，超出了根据通气 / 血流灌注失衡计算出的预测值。在气压为 347 mmHg 时也出现了相同的结果。在更高的模拟海拔，如气压为 282 mmHg 和 240 mmHg 时，肺泡 - 动脉 PO_2 差的变化几乎完全是由弥散障碍引起的。这些研究完美地阐述了在高海拔地区的运动状态下，肺

弥散量对低氧血症的发生起着主要作用。

7.8 高海拔地区胎盘的氧弥散

胎儿是通过胎盘而不是肺获取氧气的。比起肺，经由胎盘的气体交换效率很低，在海平面，胎儿动脉 PO_2 低于 25 mmHg。而在高海拔地区的胎儿则处于更加低氧的状态。众所周知，高海拔地区胎儿体重较轻，而且有研究显示低体重儿的死亡率较高（Lichty et al，1957；Moore et al，1998）。

一个有趣的问题是，高海拔胎盘的弥散功能是否就像高原世居人群的肺弥散功能一样有所提高呢？Reshetnikova 等（1994）检测了来自海拔 2800 m 的吉尔吉斯斯坦地区的 10 个足月分娩妇女的正常胎盘，发现其毛细血管血容量增加，母胎屏障的厚度为 4.8 μm，较平原对照组的 6.9 μm 显著降低。他们用组织形态学计算出绒毛膜对氧的弥散量，发现绒毛膜弥散量增加约 81%。Zhang 等（2002）报道，与低海拔相同民族人群比较，高海拔世居人群胎盘毛细血管扩张，周围血管平滑肌细胞较少。关于高海拔胎盘结构特征不同的报道来自 Tissot van Patot 等（2003），他们发现居住在海拔 3100 m 地区人群胎儿的胎盘毛细血管密度比海拔 1600 m 地区人群的胎儿更高。但是 Mayhew（1991）研究了海拔 400 m 和海拔 3600 m 地区玻利维亚人的胎盘发现，虽然高海拔地区人群胎盘结构在母体侧的弥散功能增加，但在胎儿侧胎盘的弥散功能并未增加。在另一项研究中，毛细血管表面积及毛细血管长度在不同海拔高度并无明显差异，因此，他们认为高海拔妊娠与血管生成增加无关（Mayhew，2003）。

（格日力 译 黄 璐 校）

第八章

心血管系统

8.1 引言
8.2 研究历史
8.3 心功能
8.4 体循环血压
8.5 肺循环
8.6 微循环

概述

在高海拔地区心血管系统会发生重大变化。当急性暴露于高原低氧环境时，心输出量会明显增加，但对于已习服的平原人和高原世居者而言，在一定的运动状态下其心输出量与处于海平面时一致。然而，由于低氧导致红细胞数量增加，血红蛋白含量增高。

在静息状态和给定的工作强度下，在高海拔地区，人的心率较海平面增快，因而每搏输出量降低。然而，这并非是由心肌的收缩力降低引起的，相反，这是正常个体在高海拔下的储备。在高原，尽管有严重的低氧血症和异常心律，房性期前收缩或室性早搏等心律失常是极为少见的。然而，随着周期性呼吸的出现，也会发生窦性心律失常。

体循环血压在高海拔的变化是多样的。总的来说，在到达高原的最初几天，血压会有轻微的上升，很多报道也证实了这点。但是，一些高血压患者的实例却显示，当他们到达高原后，其血压会有所下降。

不管是新到高原的人还是高原世居者，肺动脉压力都是普遍增高的，特别是在运动状态下更为明显。藏族的肺动脉压较其他高原世居者低，一些高原土著动物也有类似的情况。在急性暴露于低氧条件下时，吸氧可以缓解肺动脉压的升高，但经过几天后，这种对低氧的反应就会降低，可能与血管的重塑有关，由右室肥厚引起的心电图改变常会出现。高海拔地区新生儿较易发生右心衰竭，驻扎在极高海拔地区的年轻士兵也有可能出现右心衰竭。

8.1 引言

心血管系统在氧从空气运输到线粒体的过程中起着重要的纽带作用，因此，在高原低氧环境的习服和适应过程中，心血管系统也起着重要的作用。然而，在高海拔地区，尚未对心血管功能进行较深入的研究，因为在低氧环境下很难准确地测量心功能，特别是通过有创的方法来测定心输出量和肺动脉压非常困难。因此，越来越多地被用于评估肺动脉收缩压的方式（采用超声心动图来评价三尖瓣反流）得到越来越多的人的认可。

在这一章，我们将讨论和展示许多心血管功能方面的研究数据，但同时也有很多资料依然被忽视了。

8.2 研究历史

到高原旅游的人常会出现各种与心血管系统有关的症状。Paul Bert 收集了这些信息并将它们列在了其著作 *La Pression Barométrique* 的第一章中（Bert，1878，1943 年译版本的第 29 页）。例如，他引用了著名探险家 Alexander von Humboldt 在攀登南美安第斯山脉坎博拉索山（5070 m）时的说法：“血液从口、眼流出”。其他一些游客也有类似的口、眼、鼻流血的记录。他们将这个情况归因于大气压与体内血管压力不平衡。显然，这个说法是个谬论，体内各血管的压力是随着大气压的降低而降低的（见第二章，第 2.1 节）。这些早期报道中的流血问题是非常有趣的，因为如今看来，这根本不是高原病的典型特征。

关于早期高原游客的另一个症状为心悸，特别是在运动状态下发生心悸。Bert 的书中记录了探险家 D′ Orbigny 的描述（Bert，1878，1943 年翻译版本的 37 页）：“在那时，哪怕是轻微的移动，我都能感到强烈的心悸”。多数游客测量了自己的脉搏，发现脉率加快，特别是剧烈运动后，如骑马等都会显著增加脉率，而在平时，这种事情是根本不会发生的。当时他们吃大量的蒜来缓解这种症状，这在如今的读者看来是多么的滑稽可笑而又夸张。

还有一个有趣的历史故事，在 20 世纪早期，美国犹他州和科罗拉多州高海拔地区饲养的牛会发生外周性水肿（Hecht et al，1962）。当时称之为“胸肉病”，因为水肿主要发生在牛的前腿和脖子。这种疾病主要是由于低氧性肺血管收缩引起急性肺动脉高压而导致的右心衰竭。在高海拔地区的新生儿中，特别是出生在藏区的汉族小孩，右心衰竭也是经常发生的（Sui et al，1988）。类似的情况在印巴边境的印度士兵中也有报道（Anand et al，1990）。我们将在第二十二章中讨论。

早期攀登珠峰的登山者们有时候会被诊断为心脏扩张。这种状况被认为是失习服的特征之一。1934 年 Leonard Hill 曾说道：“组织的低氧分压造成心脏和其他器官衰退，是攀登珠峰人员不得不面临的危险”（Hill，1934）。

8.3 心功能

8.3.1 心输出量

众所周知，急性低氧暴露无论是在静息状态下还是在运动状态下均可导致心输出量增加。这种反应常发生于海平面水平吸入低氧混合气体或者直接暴露于高海拔地区的情况下（Asmussen 和 Consolazio，1941；Keys et al，1943；Honig 和 Tenney，1957；Kontos et al，1967；Vogel 和 Harris，1967）。也有资料显示，对于完全习服的人来说，他们的心输出量与运动负荷在习服后能够回到海平面水平（Pugh，1964；Reeves et al，1987）。但对于短期习服的人来说，目前尚不清楚这种改变是否存在。

Douglas 和 Haldane 等首次较为系统地研究了高海拔地区心输出量的变化（Douglas et al，1913）。他们在英美派克峰探险队中采用投影心搏描记术测量了自己的心输出量，结果显示心脏每搏输出量没有显著变化，其结论是：静息时心率与心输出量成正比。对心率的检测结果显示，在海拔 4300 m 地区逗留的前 11 天，心率有所增加，之后逐渐趋于正常水平。Barcroft 等（1923）利用间接 Fick 技术在安第斯山脉（4330 m）测定了自己的心输出量，结果显示，已习服者的心输出量与在低海拔地区无明显差异。

1929 年 Grollman 等（1930）攀登派克峰时，利用乙炔重复呼吸法测定心输出量，在到达高海拔地区后，静息状态下心输出量显著增高，并且在大约 5 天后达到最高值，之后逐渐降低，并在 12 天后恢复到海平面水平。Christensen 和 Forbes(1937) 在参加智利国际高山探险的研究中也有类似的报道。

图 8-1 显示模拟急性暴露于高海拔的最初 40 个小时的心输出量变化（Vogel 和 Harris，1967）。Klausen（1966）报道，急性暴露在海拔 3800 m 时，心输出量明显增加，但停留 3 ~ 4 周后，可恢复到原值。同样的报道在 Vogel 等攀登派克峰（4300 m）时也有报道（Vogel et al，1967）。Alexander 等（1967）发现，居住在海拔 3100 m 的地区 10 天后，运动状态下的心输出量降低，而这种降低是由每搏输出量降低引起的。Wolfel 等（1994）和 Sime 等（1974）也报道了高海拔地区习服几天后心输出量的降低。

对于完全习服的人群和高原世居人群，运动负荷对心输出量的影响与在海平面水平相同。Pugh（1964d）在攀登海拔 5800 m 的过程中采用乙炔重复呼吸法测定心输出量得到相同的结果（图 8-2）。Cerretelli（1976a）对珠峰大本营已经习服 2 ~ 3 个月的受试者进行心输出量测量也得到同

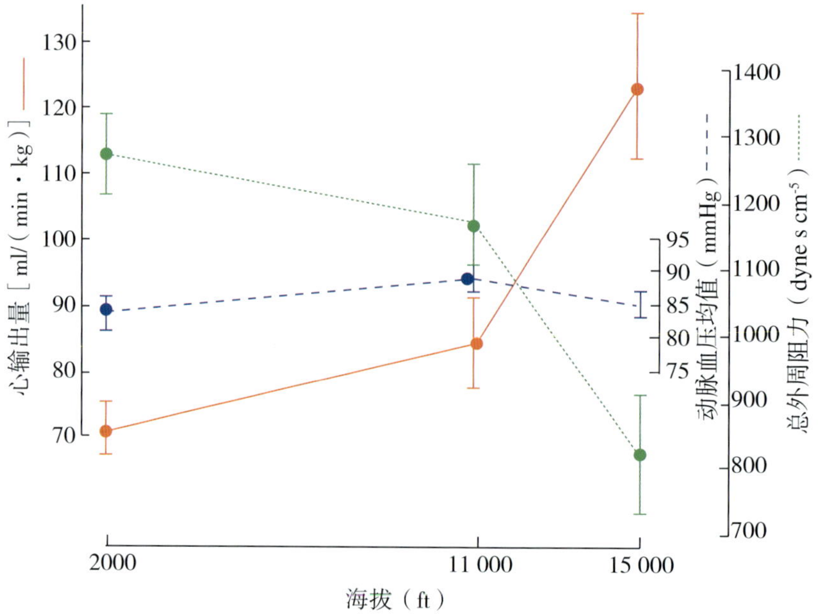

图 8-1　模拟在海拔 2000 ft（610 m）、11 000 ft（3353 m）及 15 000 ft（4572 m）处的心输出量（实线）、平均动脉压（长虚线）、计算所得的外周阻力（点虚线）。对于 16 名受试者在每一海拔停留 10 小时、20 小时、30 小时、40 小时后进行测量。垂直轴的数据用均数 ±SE 表示（1dyne=10^{-5}N）（引自：Vogel 和 Harris，1967）

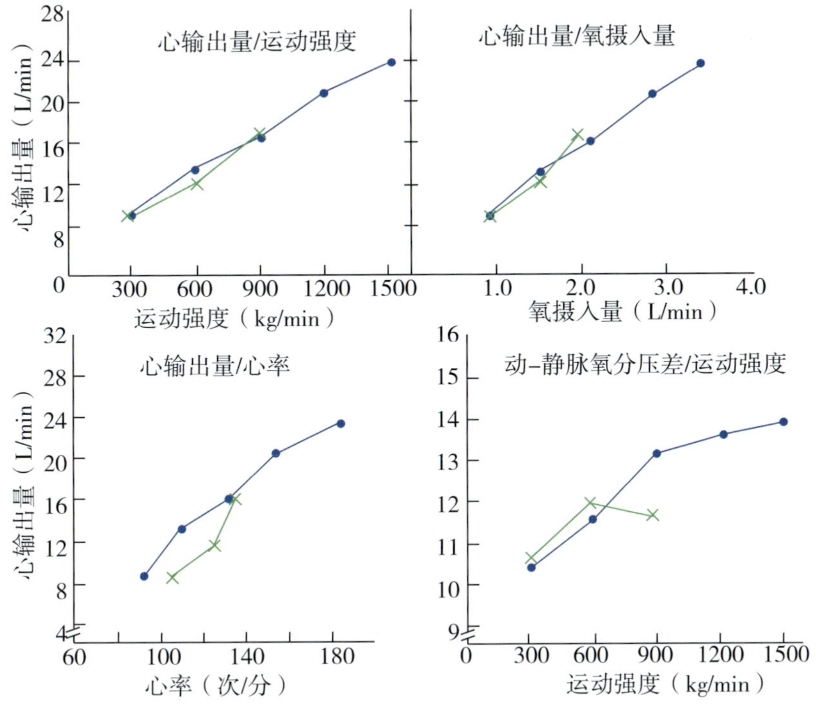

图 8-2　在银色小屋探险期间对 4 名完全习服的人进行心输出量与运动负荷测量得到的相应变化。心输出量与运动负荷的关系在海拔 5800 m 时（×，380 mmHg）与在海平面时（•）一致（引自 Pugh，1964a）

样的结果。Reeves 等（1987）报道，在珠峰Ⅱ号行动期间，低压氧舱氧分压降低至 43 mmHg（相当于在珠峰峰顶，图 8-3）时，用漂浮导管测定心输出量与在海平面水平无明显差异。同样的结果在珠峰Ⅲ号行动中也有报道（Boussuges et al，2002）。由于在高海拔地区最大运动负荷会大大降低，因而最大心输出量也会随之降低。Bogaard 等（2002）认为这并不能用自主神经系统的功能改变来解释。

高原世居人群在运动状态下也表现出与海平面相同的心输出量与耗氧量。Vogel 等（1974）研究了 8 个塞罗德帕斯科（海拔 4350 m）世居者的耗氧量与心输出量，在 8 ~ 12 天后，于利马（平原）行重复试验，其结果几乎完全一致（图 8-4）。

有趣的是，平原习服者和高原世居者拥有相同的心输出量和运动耐力。在高海拔地区的运动状态下，组织严重缺氧，导致 PO_2 升高，心输出量增加以及外周氧传递。然而，在理论上 Wagner（1996）认为，尽管在海平面上的心输出量的增加会提高运动状态下的最大耗氧量，但在高海拔下这种提高会大大缩减。事实上，对珠峰峰顶受试者的测算显示，当心输出量较预期值高出 50% ~ 150%

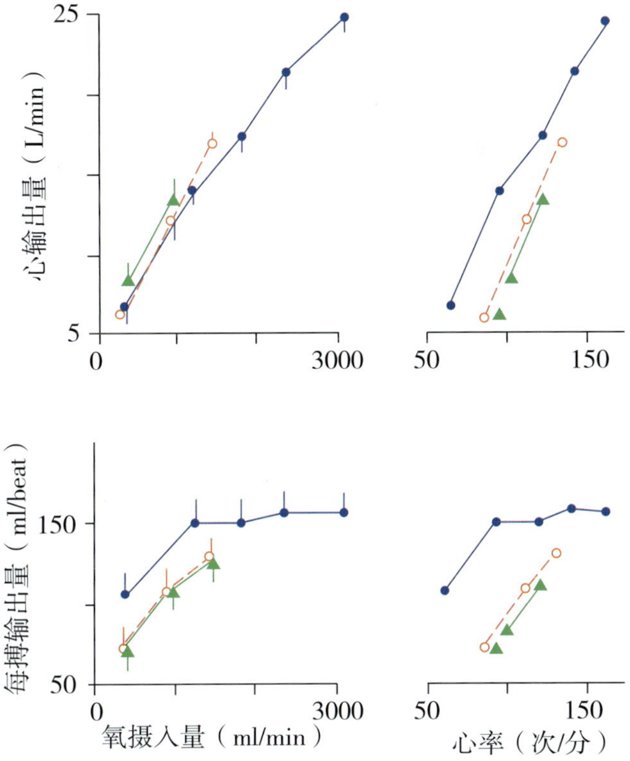

图 8-3　在珠峰Ⅱ号行动中，心输出量和每搏输出量与心率、氧摄入量之间的关系。● 760 mmHg（*n*=8），○ 347 mmHg（*n*=6），▲ 282 mmHg（*n*=4）▲ 240 mmHg（*n*=2），在 240 mmHg 的测量中，受试者吸入氧混合物，获得 43 mmHg 的 PO_2（引自 Reeves et al，1987）

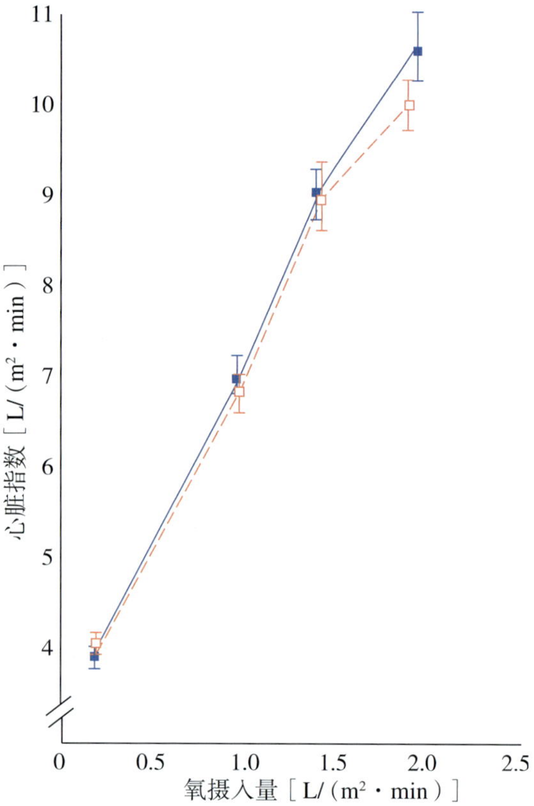

图 8-4　海拔 4350 m 地区（□）及返回海平面后 8 ~ 13 天（■）重复试验得到的心脏指数和氧摄入量（两者均与体表面积相关）的关系（Vogel et al，1974）

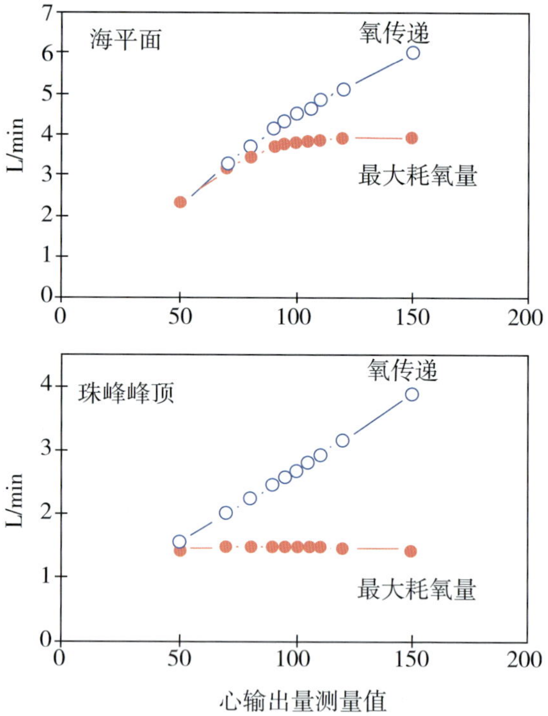

图 8-5　在海平面和极高海拔地区理论计算得到的最大氧耗量和心输出量的关系。尽管在海平面水平，最大耗氧量有所上升，但在极高海拔，其基本上没发生改变。其原因可能与肺弥散障碍有关（引自 Wagner，1996）

时，最大氧耗量（VO_{2max}）基本上没发生什么变化（Wagner，1996）（图 8-5）。

当血红蛋白浓度改变预测值的 50% ~ 150% 时，由于心输出量和血红蛋白浓度均提高，计算所得的氧传递量会大大增加。在极高海拔，随着心输出量和血红蛋白增加，氧耗没有相应增加，原因可归为氧弥散功能障碍，从而无论在肺部还是在肌肉，氧的可利用率降低。在中度海拔，随心输出量和血红蛋白浓度增加，VO_{2max} 的增加量刚好处在海平面和极高海拔的值之间。Reeves（2004）也曾讨论高海拔地区心输出量和血红蛋白浓度不增加的原因。Calbert 等（2002）发现，在海拔 5260 m 处已习服的人的 VO_{2max} 和最大心输出量均无增加。

在一定运动状态下的高原习服人群或高原世居人群，其心输出量并未明显改变，但由于红细胞增多，血红蛋白浓度稍有增加。正如早在 1930 年 Grollman 所提到的，心输出量恢复到海平面值可能与血红蛋白浓度增加有关（Grollman，1930）。

8.3.2　心率

急性缺氧下，无论静息状态还是运动状态，其心率（就像心输出量）都是增加的，而且海拔越高，心率增加就越快。与海平面水平心率比较，在模拟海拔 4000 ~ 4600 m，PO_2 降低到 40 ~ 45 mmHg 时，心率增加了 40% ~ 50%（Kontos et al，1967；Vogel 和 Harris，1967）。Benoit 等（2003）发现正常人急性缺氧暴露后，其动脉血氧饱和度最低的人，往往心率也最慢。

对于已习服的个体来说，尽管有个体差异，但总的来说，在到达约海拔 4500 m 后，心率恢复到接近海平面值（Rotta et al，1956；Peñaloza et al，1963）。图 8-6 显示了 4 名喜马拉雅山登山探险队员在平原和在海拔 5800 m 停留几个月后的心率（Pugh，1964），可以看出，在平原时的心率要比高原低。当最高强度运动时，4 名受试者中有 3

名的心率发生交叉，这意味着这些人已对高原低氧产生耐受性。所以在相同的运动负荷下，高原实际心率低于海平面同等运动负荷下的心率，而且每一个交叉的形成都与氧耗的降低有关，说明高强度运动是在厌氧条件下完成的。

高原已习服的人在运动状态下的最大心率是下降的，图 8-6 显示了这一点。在珠峰Ⅱ号行动中，最大心率由平原的（160±7）次 / 分降低至模拟海拔 6100 m 的（137±4）次 / 分；海拔 7620 m 的（123±6）次 / 分，以及海拔 8848 m 的（118±3）次 / 分（Reeves et al，1987）。如图 8-7 所示，在一定运动负荷下，高海拔心率较低海拔地区高，但有趣的是，在低压氧舱气压为 347 mmHg、282 mmHg、240 mmHg 条件下，其值没有什么差别，这可能反映了受试者在高海拔地区的习服是有限的（West，1988a）。Lundby 和 van Hall 对在野外和在低压氧舱内心率的差异进行了比较（2001），发现虽然在海拔 8750 m 时最大心率会降低，但其值高于在低压氧舱中的实验数据。在珠峰Ⅲ号行动中也显示最大心率低于海平面水平（Richalet et al，1999）。2001 年，Lundby 等（2010）进一步证实了最高心率随着海拔的上升而下降。

Richalet（1990）指出高原习服者的最大心率降低是一种生理学适应，因为它在氧利用率降低的条件下降低了心脏负荷。其机制可能与低氧可诱导 β- 肾上腺素能受体下调（Voelkel et al，1981；Kacimi et al，1992）有关，提示自主神经系统可调节心率及心输出量。短期低氧暴露可增加血清肾上腺素和去甲肾上腺素的浓度（Richaler，1990），且低氧引起的心率加快可由 β 受体阻滞剂抑制（Kontos 和 Lower，1963）。Mazzeo 等（2003）研究了在海拔 4300 m 地区运动对 β- 肾上腺素刺激

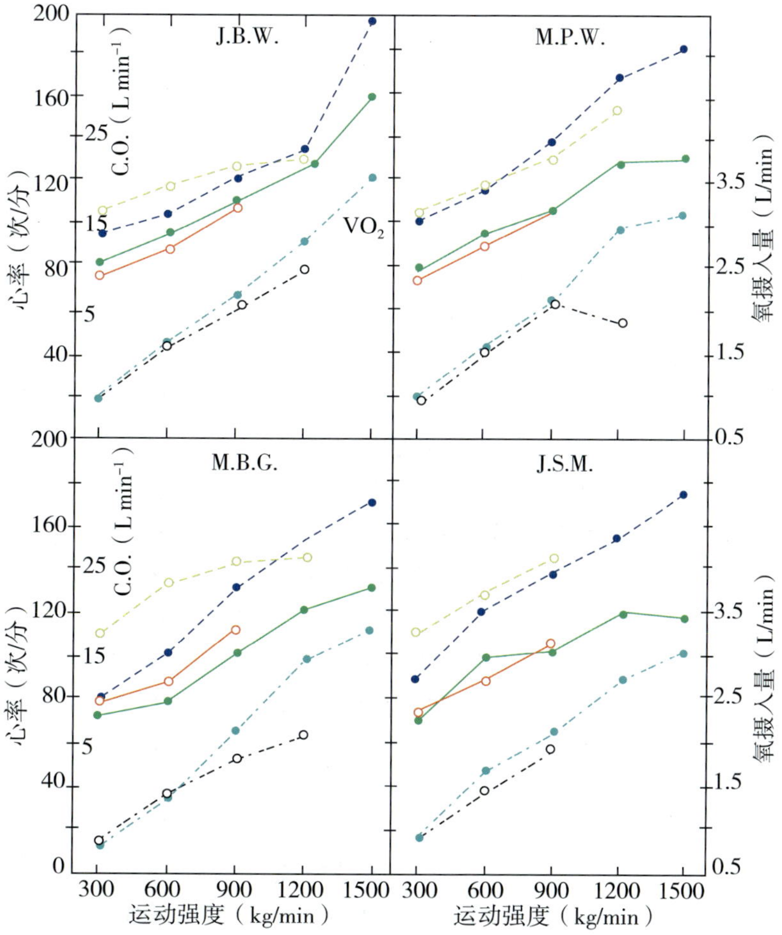

图 8-6　海拔 5800 m 处（○，P_B 为 380 mmHg）和海平面（●），4 名完全习服的受试者的心率（---）、心输出量（C.O.，-）和氧摄入量（VO_2 -·-）与工作强度的关系（Pugh，1964d）

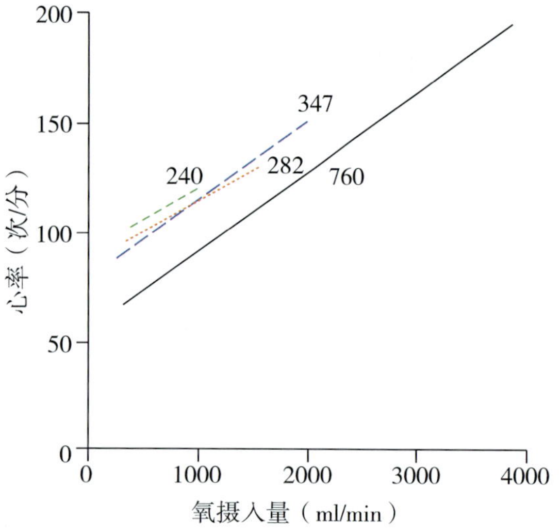

图 8-7　珠峰Ⅱ号行动期间，在气压为 760 mmHg、347 mmHg、282 mmHg、240 mmHg 时心率和氧摄入量的关系。在气压为 240 mmHg 时，受试者吸入氧混合物，获得 43 mmHg 的 PO_2（Reeves et al，1987）

的多种模式。Lundby 等（2001b）报道多巴胺 D_2 受体没有参与低氧诱导的最大心率降低。

关于习服者最大心率降低的原因可以有不同的解释。既然在静息状态或者运动状态下心率比海平面水平要高（最大运动负荷除外），那么最大心率的降低可能与最大运动负荷降低有关。比如，珠峰峰顶的 VO_{2max} 为 1 L/min，最大心率却与海平面 VO_{2max} 为 4 ～ 5 L/min 时的最大心率相同。

在特定工作强度下，已习服者在高原吸氧情况下的心率会降低（Pugh et al，1964d）。第十二章图 12-4 显示，在一定运动负荷下的心率较海平面时的心率低。其可能的解释是，在海拔 5800 m 给予 100% 的氧气后其动脉 PO_2 远高于海平面水平，同时，这些人员当停留在海拔 5800 m 时，发生红细胞增多，血红蛋白浓度高于海平面水平。而众所周知，在一定运动负荷下，海平面的心率与血红蛋白浓度呈反比（Richardson 和 Guyton，1959）。

8.3.3　每搏输出量

每搏输出量是由心输出量除以心率得到的，它在高海拔地区的改变将在最后两章中仔细讨论。

急性缺氧引起心输出量和心率增加，其结果导致每搏输出量几乎没什么变化。事实证明在静息和运动状态下，这个理论是正确的（Vogel 和 Harris，1967）。

对于在高海拔停留几周的人，他们的心输出量与在低海拔时相同（图 8-2、图 8-3），但是心率依然很快（图 8-6、图 8-7），而每搏输出量降低，可能与高原缺氧导致心肌缺氧而引发心功能下降有关（Alexander et al，1967）。但是，正如下一节所描述的，年轻健康人群在极高海拔下，心肌的收缩力并无变化。每搏输出量降低这一事实在珠峰Ⅱ号行动中也得到了确认。研究发现，在特定的肺楔压或充盈压条件下，吸纯氧也不能增加每搏输出量，提示每搏输出量的降低并不是由低氧对心肌收缩力的抑制引起的（Reeves et al，1987）。因此，每搏输出量降低可能与血浆容量降低有关，在珠峰Ⅲ号行动中也有关于每搏输出量降低的报道（Boussuges et al，2000）。然而，Calbert 等（2004）发现，血浆容量的升高并不能引起在海拔 5260 m 处已习服的平原人的最大心输出量和耗氧量增加。

居住在海拔 4350 m 地区的高原世居者的每搏输出量与习服的平原人相同，在海拔地区与在低海拔地区的心输出量与耗氧量的比值无显著性差异。但 Vogel 等（1974）报道，在高海拔地区，人的心率显著上升，每搏输出量显著下降达 13%。

8.3.4　心肌收缩力

正如上文提到的，与海平面水平相比，无论是已习服的平原世居者还是高原世居人群，每搏输出量均会降低。每搏输出量降低与充盈压降低或心肌收缩力降低有关，而充盈压的降低与心率加快或者循环血量的降低有关，也有可能是这两者的共同作用。

在珠峰Ⅱ号行动期间，测量了受试者的右心房平均压（右室充盈压）和肺动脉楔压（左室充盈压）。这两者在模拟海拔升高过程中均有降低（Reeves et al，1987）。有趣的是，即使是肺动脉压升高，右房压却有降低趋势（见第 8.5 节）。简言之，每搏输出量与右房压关系是保持不变的，说明心脏收缩功能也未发生改变。此外，如上文提到的，吸氧并没有提高在一定充盈压下的每搏输出量，提示每搏输出量的降低并不是由低氧导致心肌收缩力降低引起的。

心肌收缩力正常的另一个证据来自于珠峰Ⅱ号行动中的心脏二维彩超的研究（Suarez et al，1987）。结果显示，在气压为 282 mmHg（相当于海拔 8000 m）的静息状态下，心室射血分数、收缩压峰值 / 收缩期末容积、正常平均收缩容量均保持正常。但奇怪的是，在此大气压下，在 60 W 的运动负荷下，心室射血分数较海平面会有轻度升高（79%±2% vs. 69%±8%）。因此，除了心输出量的降低、严重的低氧血症和肺动脉高压，受试者的心脏收缩功能保持不变。珠峰Ⅱ号行动研究显示（Boussuges et al，2000），模拟低氧暴露后，左室舒张功能不变。Bernheim 等（2007）通过高原肺水肿易感者的研究，进一步验证了这个理论。他们的研究包括在海平面和海拔 4559 m 的地区，对高原肺水肿易感者和正常对照组进行静息和运动状态下的比较研究，结果显示肺水肿易感者在急性缺氧后，肺动脉压有大幅升高。同时，他们应用多普勒超声心动图发现左室功能无论是在海平面水平、高海拔地区、运动状态还是在高原肺水肿易感者（右心室压力梯度为 43±9 mmHg），均无明显变化。

Caudwell 对 14 名攀登珠峰人员在返回珠峰前后做了心脏彩超，发现左心室充盈率和峰值二尖瓣流量降低，说明其舒张功能发生障碍。Holloway 等（2011）同时发现体重指数降低 3%，左室心肌指数降低 11%，而肌肉指数可能降低更明显（见第十五章，15.4 节）。在这个研究中，他们还应用了 ^{31}P 磁共振技术测定心脏磷酸肌酸（PCr）/ 三磷腺苷（ATP）比值，结果显示这一指标降低了 18%。Hocharchka 等（1996）以及 Weiss 等（1990）对夏尔巴人和冠心病患者运动状态下的心脏 PCr/ATP 研究也显示，其值有所降低，说明心脏能量代谢的降低是对心肌缺氧的一种普遍反应。

8.3.5　心律失常

异常节律（除周期性呼吸过程中的窦性心律不齐）在高海拔并不常见，考虑到严重的动脉低氧血症，这个结果可能令人惊讶。攀登珠峰峰顶的登山者在静息状态下，动脉 PO_2 大约在 30 mmHg 或以下（West et al，1983；Sutton et al，1988；Richalet，2010）。Grocott 等（2009）发现在离珠峰峰顶 352 m 的地方，5 名登山者的 PO_2 为 19.1 ~ 29.5 mmHg（均值为 24.5 mmHg）。在运动状态下，由于肺弥散功能障碍，动脉 PO_2 更低（West et al，1983，Sutton et al，1988）（见第六章）。因此，当心肌暴露于极度低氧条件下时，心肌细胞就有可能出现异常节律（Josephson 和 Wellens，1984）。

1981 年美国珠峰医学研究考察队考察期间，对 19 名登山人员进行心电图研究发现，其中一位在海拔 5300 m 处出现室性期前收缩，另外一位在海拔 6300 m 处出现房性期前收缩（Karliner et al，1985）。在 1960—1961 年的银色小屋探险研究中，有一位受试者在海拔 5800 m 处运动后出现了室性期前收缩（图 8-8），但其他队员无异常节律出现（Milledge，1963）。其他一些相关的报道中也偶尔会提及房性期前收缩或室性期前收缩（Cummings 和 Lysgaard，1981）。有一项报告指出，异常节律会随着年龄的增长而出现得更加频繁（Alexander，1999）。综上所述，心肌极度缺氧（极高海拔）不会引起心肌细胞节律性的改变。这个观点与心脏收缩力在极度低氧或极高海拔下保持不变是一致的（第 8.3.4 节）。

高原世居人群（2800 ~ 4000 m）静息状态下心律不齐的发病率高于平原人，但在运动状态下则低于平原人（Mirrakhimov 和 Meimanaliev，1981）。动物实验发现，间歇性低氧可保护心肌细胞免受因局部缺血而导致的心律不齐（Meerson et al，1987；Asemu et al，1999）。

睡眠过程中的周期性呼吸导致的窦性心律不齐在高原非常多见（见第十四章）。在平原利用周期性心律检测周期性呼吸的出现，这种方法也用于美国珠峰医学研究考察对在考察期间（8050 m）对登山人员进行周期性呼吸检测（West et al，1986），发现部分动脉血氧特别低的人员，夜间睡眠期间会发生周期性呼吸甚至呼吸暂停。因此，偶尔出现房性早搏或者室性早搏也就不奇怪了。例如，在海拔 8050 m 对 4 名受试者进行睡眠研究发现，其中一例出现偶发室性期前收缩，另一例出现房性二联律，第三例偶发房性早搏（Karliner et al，1985）。

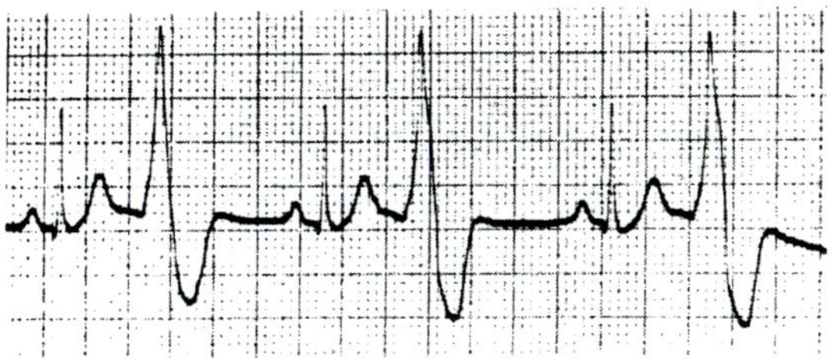

图 8-8　在海拔 5800 m 处运动后，心电图显示室性期前收缩

Wood 等（2008）利用植入环形记录仪在海拔 6300 m 处对徒步旅行的 9 名尼泊尔人员进行研究，发现在海拔 5000 m 以上的地区，所有受试者均出现了心动过速和窦性心律不齐。其中一位受试者出现短暂性房扑，一人出现非传导性 P 波，另有一人出现 ST 段压低。在 7 个心律不齐的报告中，其中 6 例发生在攀登至海拔 4300 m 时，而第 7 例在海拔 2800 m 的运动状态下，氧饱和度降到 84% 时发生了心律失常。在此之前，这些受试者在英国高山徒步期间并未出现心律不齐。本研究第一次使用这样的仪器并在运动中被应用。这种记录仪能够在很长的一段时间内捕获心律失常的信号，因此心律失常的发生率并不高。但这些受试者的平均年龄为 30 岁，我们可以想象，如果年长者前往高海拔地区，则心律失常的发生率一定会上升，并且心律失常的发生可能导致高海拔地区出现不明原因的心脏性猝死。

8.3.6 冠脉循环

心肌细胞通常会从冠状动脉血中汲取大量氧气，因此，冠状静脉的 PO_2 值是全身所有器官中最低的。已证明在急性缺氧条件下，冠脉血流量与动脉血氧含量的降低呈正比（Hellems et al，1963）。但有趣的是，高原世居人群冠脉血流量更低。Moret（1971）测定了拉巴斯（3700 m）和塞罗德帕斯科（4375 m）地区世居人群的冠脉流量，并与处于海平面的人群进行比较发现，高原组每 100 g 左心室的流量要少 30% 左右，低于平原组。Grover 等（1970）发现，到达高海拔地区 10 天后的平原人冠脉血流量也有同样幅度的降低。

除此之外，有关高原世居者心肌缺血的研究（Arias-Stella 和 Topilsky，1971）显示，高海拔冠脉血管模型组较海平面对照组拥有更密集的侧支循环。这也许能够部分解释高海拔地区心肌缺血较少，心绞痛的发生率较低的原因。

8.4 体循环血压

急性缺氧（静息状态下长达 40 h），或者到达海拔 4600 m 地区，人类体循环动脉血压无明显改变（Kontos et al，1967；Vogel 和 Harris，1967）。这一点与动物实验完全不同。狗在急性缺氧后的血压明显上升（Kontos et al，1967）。当低海拔人群快速到高海拔后，在最初的几周，血压常常会升高。Kamat 和 Banerji（1972）报道，32 名平原人到达海拔 3500 ~ 4000 m 之后，有 31 人血压上升，并且持续了大约 3 周，当他们返回平原后，血压恢复正常。在另一项研究中，4 名平原人在到达海拔 4350 m 处时，平均动脉压从 100 mmHg 升高到 128 mmHg，并且持续了 10 天（Vogel et al，1974）。Wolfel 等（1994）发现 11 名受试者在到达海拔 4300 m 处时血压升高，并服用萘氧丙醇安后血压有所降低，说明血压上升与交感神经兴奋有关。

Levett 等（2011）报道，一组由 24 人组成的平原队伍在到达珠峰大本营（5300 m）后，他们的血压从海平面的 130/80 mmHg 升高到 140/90 mmHg。

与短期到达高海拔地区后血压升高不同，久居高原者常会有收缩压和舒张压较低的表现（Marticorena et al，1969；Hultgren，1970），这些结果是由 100 名平原人移居到海拔 3800 ~ 4500 m 地区居住 2 ~ 15 年后获得的。也有报道显示，在到达海拔 4500 m 1 年后，收缩压和舒张压均降低（Rotta et al，1956）。

有证据显示，当高血压患者到达高原后，其血压有所改善。Penaloza（1970）报道，患有高血压的患者到达海拔约 3750 m 处后，其血压有所下降，他的发现与在海拔 4100 ~ 4360 m 的秘鲁的一项高血压发病率调查研究结果一致。与高海拔地区相比，低海拔地区男性高血压的患病率是高海拔地区男性的 12 倍，而在女性中，这种差异更加突出（Ruiz 和 Penaloza，1977）。

Vogel 等（1974）发现，在海拔 4350 m 处的平均桡动脉血压始终高于在海平面的同一受试者。与此不同的是，已习服高原的平原人和居住在平原的人在进行剧烈运动时出现全身动脉压升高的表现是一致的。高海拔地区的健康成年人可能会偶发晕厥（Nicholas et al，1992；Perrill，1993；Freitas et al，1996；Westendorp et al，1997），这主要发生在到达高原 24 小时的青年人身上，而且通常是在饭后，包括饮酒之后。因此，交感 - 副交感神经失衡是其发生的可能原因。

8.5 肺循环

8.5.1 肺动脉高压

高原低氧暴露后，心血管系统最主要的变化

是由肺血管阻力的增加引起的肺动脉压升高。肺动脉高压在急性低氧暴露人群、高原已习服人群以及高原世居人群中均会发生。急性缺氧引起的肺动脉高压在氧气得到补充后可以回落，但对已习服的平原人和高原世居者却不会产生影响。

在平原，正常人吸入低氧混合气体后，平均肺动脉压均会升高。von Euler 和 Liljestrand（1946）报道，实验猫吸入 10% 氧气后，肺动脉压升高。基于此，Motley 等（1947）报道，人体吸入含 10% 氧的混合气体后，肺动脉压上升了 13 ～ 23 mmHg。肺血管阻力增加的最主要原因是由于肺小动脉平滑肌收缩引起肺血管收缩的结果。

人类以及动物在急性缺氧暴露下的肺循环研究非常多。图 8-9 是 Barer 等（1970）对麻醉猫的研究，其左下肺叶暴露于低氧条件下，并将其肺泡 PO_2 与血流图进行标记，结果显示出一条非线性刺激 - 反应曲线。当 PO_2 在 100 mmHg 以上时，很少观察到血流的变化和肺血管阻力的变化，而 PO_2 降到约 70 mmHg 时，肺血管阻力明显增加，PO_2 降到接近于静脉血含量时，此处的血流几乎完全停止。

物种间的刺激 - 反应曲线是不一样的。Tucker 和 Rhodes（2001）描述了很多物种的刺激 - 反应曲线。认为羊和狗是典型的低反应群，而牛和猪则在低 PO_2 下有较大的肺动脉压增幅，且反应程度与肺动脉的肌化程度相关。像牦牛和鼠兔等高海拔物种则属于典型的低反应物种。有人认为，牦牛肺血管收缩反应较低与一氧化氮（NO）有关，但这种说法是有争议的（Ishizaki et al，2005）。

对人类来说，急性缺氧肺血管收缩反应有显著的个体差异。Read 和 Fowler 等（1964）将差异个体分为“有反应者”和“无反应者”。事实上，一个有趣的假说认为，低氧肺血管收缩反应只不过是在成人体内的一个尚未退化的功能，而其真正重要的功能是从胎盘到肺的气体交换的转换。当新生儿第一次呼吸时，肺血管收缩反应便开始发生，血液循环由胎盘模式迅速转变成人肺模式。推测这一现象就是人类进化的最初起源。

已习服的平原人在海拔 4540 m 处停留 1 年后，静息状态下其平均肺动脉压较在海平面时提高了 12 ～ 18 mmHg（Rotta et al，1956；Sime et al，1974），而在运动后提高得更为明显。图 8-10 展示了在珠峰Ⅱ号行动期间，受试者肺血管压力梯度（平均肺动脉压 – 肺动脉楔压）与心输出量的关系（Groves et al，1987）。随着心输出量的增加，压力梯度也在增加（主要与肺动脉压有关），但更有意义的是，随着海拔的升高，曲线的坡度在变陡，说明肺血管阻力的增加与海拔变化有关。

安第斯世居人群在运动状态下，平均肺动脉压也会增加。Sime 等（1974）报道，在海拔 4500 m 运动

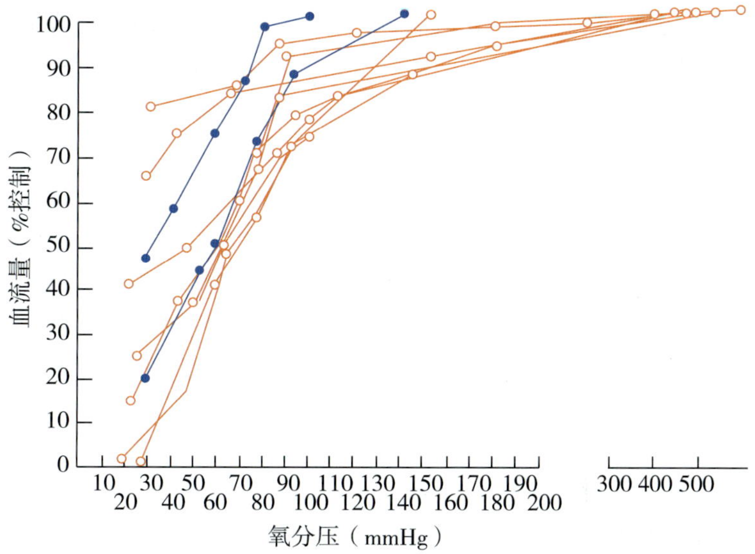

图 8-9　开胸麻醉猫的肺静脉血 PO_2 与其左下肺叶血流量的关系。左下肺叶吸入不同的混合气，肺的其他部分吸入空气（○）或 100% 纯氧（●）（Barer et al，1970）

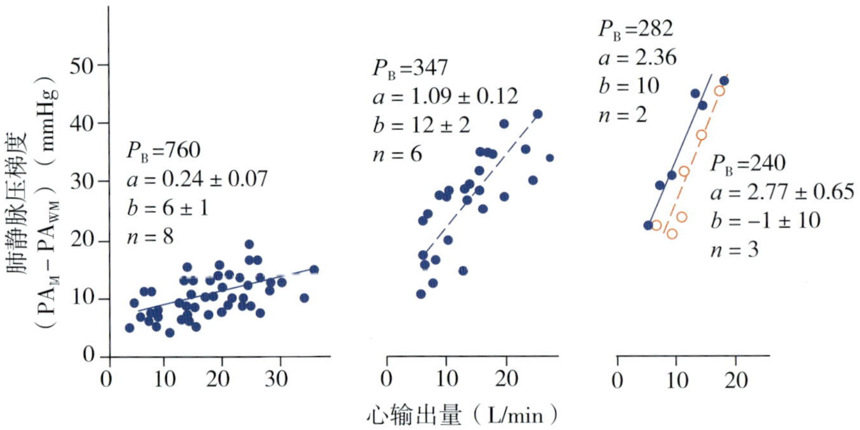

图 8-10 在珠峰Ⅱ号行动期间，不同大气压下心输出量和平均肺动脉压（PA_M）与平均肺动脉楔压（PA_{WM}）差值的关系。在气压为 240 mmHg 时，吸入含氧混合气中气体氧分压为 43 mmHg。●：282 mmHg，○：240 mmHg（Groves et al，1987）

后，其平均肺动脉由 26 mmHg 上升到 60 mmHg。这个结果是在已习服的平原人中所见到的最高值。

与急性缺氧时补充氧的显著影响（使肺血管阻力恢复至缺氧前）相比，吸氧对已习服者和高原世居者降低肺血管阻力效果甚微。珠峰Ⅱ号行动期间在低压低氧暴露 2 ~ 3 周之后，给予 100% 氧气吸入可见心输出量和肺动脉压降低，但血管阻力却未见显著下降（Groves et al，1987）。在解读这个结果时，应该认识到心输出量的下降通常导致肺血管阻力的升高，因为毛细血管血压下降导致毛细血管去复张，使仍然扩张的毛细血管的直径缩小。(Glazier et al，1969)。但实验结果中毛细血管阻力并未按预期上升，说明吸氧在一定程度上还是降低了肺血管阻力，两者相互抵消，表现出肺血管阻力无变化。尽管如此，仅在低氧暴露 2 ~ 3 周后，也会造成肺血管阻力不可逆转的增加，说明肺血管结构发生了重构，而不仅仅是肺血管平滑肌的收缩。这与近期研究的肺循环血管快速重构的观点是一致的（Tozzi et al，1989）。研究认为（Smith et al，2009），肺动脉对低氧的收缩反应是依赖铁离子的水平的，其原因可能是铁为低氧诱导因子（HIF）羟化酶合成的必要因子，而 HIF 羟化酶在常氧下可降解 HIF。当受试者低氧暴露 8 小时，注射铁离子几乎完全阻止了肺动脉压的升高，而去铁胺（一种铁离子螯合剂）可提高肺动脉压。同时，虽然作者没有提及，但是结果却显示经过 8 小时的低氧后，再经过 10 min 的常氧处理，肺动脉压并未降低到对照组水平。

高原世居者吸入 100% 氧气后，肺血管阻力并未明显改善，其原因可能与肺小动脉平滑肌的增殖等能够引起肺血管结构发生变化的因素有关（见第 8.5.2 节）。

一项对藏族人的小样本研究证实，与高原其他常住居民相比，藏族人拥有非常低的低氧肺血管收缩反应（Groves et al，1993）。5 名居住在拉萨（3658 m）的男性居民在静息状态和运动状态下做肺循环功能测定发现，在静息时的平均肺动脉压和肺血管阻力与海平面正常值一致。与北美或者南美的其他高海拔居民相比，藏族人平均肺动脉压较低（Reeves 和 Grover，1975）（图 8-11）。

运动可将心输出量增加到 3 倍以上，同时可降低肺血管阻力。运动时吸入 100% 氧气并不能降低肺动脉高压及肺血管阻力。Hoit 等（2005）研究了 57 名居住在海拔 4300 m 的藏族受试者，发现他们吸入的 NO 分压为 23.4 mmHg，显著低于海平面对照组。但是 NO 通过气道壁的转移率为海平面的 7 倍，提示肺血流量较高。肺动脉收缩压为 31.4 mmHg（低于海平面人群及安第斯高海拔居民），说明高 NO 与肺高血流量有关。

8.5.2 低氧肺血管收缩反应机制

尽管研究人员对低氧性肺血管收缩反应的机制做了大量研究，但确切机制依然未完全清楚。由于肺血管收缩反应可在离体的肺中出现，说明它并不受中枢神经的调节。如果肺动脉被切除的

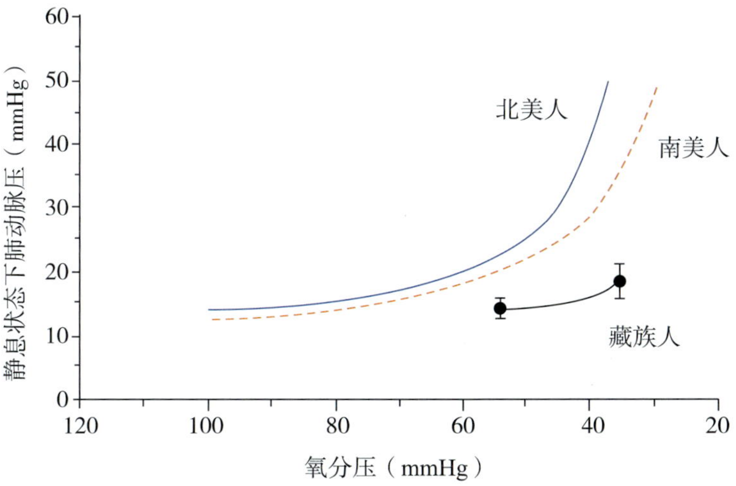

图 8-11 肺泡缺氧状态下 5 名藏族人与南美高原人、北美高原人的平均肺动脉压比较（Groves et al，1993）

部分在低氧环境下发生血管收缩，说明其发生了低氧性肺血管收缩反应（Lloyd，1965），这种反应是由局部血管受到低氧刺激而引发的。肺泡气 PO_2 对这种反应起主要作用（Duke，1954；Liod，1965）。通过动物实验也得到了验证，动物肺灌入高 PO_2 血液，同时保持肺泡 PO_2 处于低水平，在这种状态下便可清晰地观察到低氧性肺血管收缩反应。

肺血管收缩反应主要发生在肺细小动脉（Kato 和 Staub，1966；Glazier 和 Murray，1971）。研究认为，肺泡壁血管对肺阻力起一定作用，因为血管收缩细胞存在于肺泡壁的间质组织中，这些收缩细胞使毛细血管迅速变形从而增加阻力（Kapanci et al，1974）。在高海拔地区，有些人的肺动脉压可高达 50 mmHg，甚至更高，但却不会引发高原肺水肿，说明低氧性血管收缩反应的主要场所在肺毛细血管的上游段，液体一般由此渗出。

高原肺水肿是高海拔地区较为常见的疾病（见第二十一章），其机制可能与低氧性肺血管不均匀收缩有关（Hultgren，1978）。异常的肺高压破坏了肺泡壁血管的超微结构，形成渗透性肺水肿，具体见第二十一章，第 21.6.5 节。

低氧性肺血管收缩反应的具体机制至今仍然是这个领域的研究热点。以往对某些化学调节物质，如儿茶酚胺、组胺、血管紧张素及前列腺素（Fishman，1985）进行了研究，而近来在海拔 4559 m 的玛格丽塔小屋的研究发现，肺动脉压的升高与跨肺交换去甲肾上腺素无关（Berger et al，2011）。

Goerre 等（1995）发现，受试者快速达到高海拔地区后，内皮素 -1（ET-1）迅速升高，而且这种升高可能与低氧性肺动脉高压的发生机制有关。Modesti 等（2006）在受试者快速到达玛格丽塔小屋后，给他们服用波生坦（ET-1 阻滞剂），发现受试者在到达高原后的第 2 天，其肺动脉压显著低于服用安慰剂的对照组，认为 ET-1 确实参与了低氧性肺血管收缩反应。但他们同时提醒，与安慰剂组比较，波生坦组出现了影响利尿、损伤肾小球滤过功能的作用。因此，波生坦可能并非是治疗急性高原病或高原肺水肿的推荐药物。

近年来，研究者对吸入 NO 可以抑制低氧性肺动脉收缩反应产生了极大关注。NO 是一种血管内皮驱动舒张因子（Lgnarro et al，1987），L-精氨酸经由一氧化氮合成酶催化后生成 NO，这是多种生化过程最终的共同路径（Moncada et al，1991）。NO 激活可溶性鸟苷酸环化酶，经由环化 GMP 合成酶使平滑肌松弛。很多研究认为平滑肌细胞中的电压门控钾离子通道也是肺血管收缩反应的影响因素，它可以增加细胞内的钙离子浓度。临床应用多年的硝基类血管扩张剂，如硝普钠、硝酸甘油等，被认为具有相同的作用机制。

NO 合成酶抑制剂可增强离体肺动脉环的低氧性肺血管收缩反应（Archer et al，1989）、减少羊羔的肺血管扩张性（Fineman et al，1991）。吸入 NO 可降低人类（Frostell et al，1993）及绵羊（Pison et al，1993）的低氧性收缩反应，也可降低高原肺水肿患者的肺血管阻力（Anand et al，1998）。由于高剂量的NO具有毒性，因此NO的临床吸入量非常少（大约20 ppm）。对NO作用的认识为我们理解低氧性肺血管收缩反应打开了一个全新的视角。

Vinnikov等（2010）将呼出的NO作为肺功能的一个指标进行测试，结果发现吉尔吉斯斯坦的煤矿工人在到达海拔4000 m高原的3天后，矿工呼出的NO降低了17%，2～3周后降低了30%。从而认为低浓度的NO参与了低氧性肺动脉高压的进程。然而，Donnelly等（2011）虽然同样发现了低海拔受试者在到达高海拔后呼出NO的减少和肺动脉压的升高，但他们却认为NO并不是肺高压形成的重要影响因素。

Bailey等（2010）在海拔4559 m的玛格丽塔小屋研究了氧自由基和NO，发现低氧导致肺内产生了大量的氧自由基，从而使NO代谢物的活性丧失。他们选择了26名平原人，包括3名曾患过高原肺水肿者，在到达高原前后采集其动、静脉血液，测定ROS、抗氧化剂及几种细胞因子；通过心脏彩超测定心输出量及肺动脉压。他们的实验进一步验证了肺可产生ROS，而ROS的产生与肺动脉压呈正相关。ROS的增长不仅能够降低NO的生物活性，而且能够通过ROS信号转导和钙离子的释放对平滑肌的收缩产生直接效应（Waypa和Schumacker，2008）。

血管平滑肌中的钙离子及电压门控钾离子通道在血管收缩反应中扮演着重要的角色。这方面的研究也发展迅速，2005年Remillard和Yuan对其做了描述。低氧降低了钾离子通道的活性，使膜去极化，导致钙离子内流，从而使平滑肌细胞收缩。因此，跨膜离子流入调节平滑肌细胞的兴奋收缩耦联。离子流入同时调节细胞容量、凋亡以及细胞增殖，从而使血管重构。

肺血管扩张剂在某些情况下可用来降低肺动脉高压。钙离子通道抑制剂如硝苯地平可降低肺动脉压，因此常用于高原肺水肿的治疗和预防（Bärtsch et al，1991；Hackett和Roach，2001）。

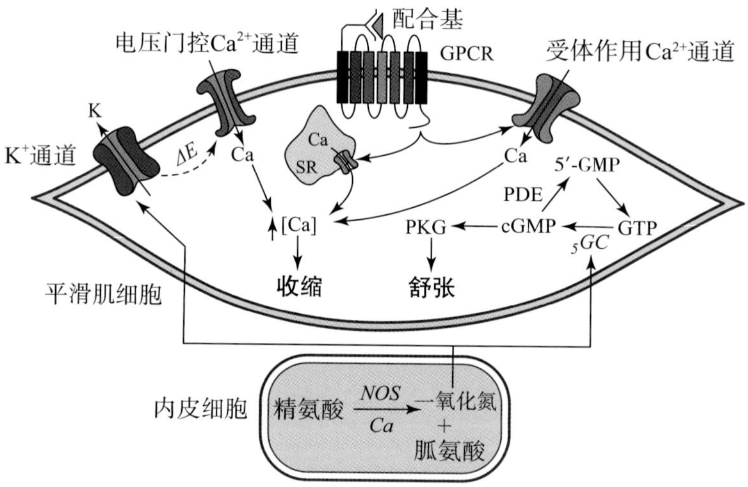

图8-12 离子通道功能和细胞内钙离子在肺血管收缩反应中的作用。钙离子通道分为电压依赖性（VDCC）通道和受体作用（ROC）钙离子通道，钙离子从内质网及肌质网（SR）中流入细胞质引起胞内钙离子浓度增加[Ca^{2+}]（[Ca^{2+}]cyt），从而触发肺动脉平滑肌细胞（PASMC）的收缩。VDCC受膜电压（ΔE_M）的调节，而ΔE_M的改变则完全依赖于钾离子通道的活性。在细胞静息状态下，通常钾离子通道将E_M保持在负值。当暴露于急性缺氧，钾离子通道的蛋白质表达和功能降低，从而使细胞去极化，引起VDCC活性增加，细胞内钙离子浓度上升。抑制血管收缩神经（如去甲肾上腺素）对膜的受体（如G反应蛋白受体，GPCR）可使钙离子从SR释放增加，且增加钙离子内流。低氧亦可增加钙离子从SR的释放及通过ROC钙离子内流。钙离子通道抑制剂（如硝苯地平、维拉帕米或地尔硫卓）通过降低PASMC的钙离子内流，已经应用于临床治疗肺动脉高压患者。一氧化氮产生于与PASMC毗邻的内皮细胞，并且弥散入PASMC激活可溶性鸟苷酸环化酶（sGC），催化GTP成为环形GMP（cGMP）。cGMP转化为无活性的5'-GMP的分解代谢需要磷酸二酯酶（PDE）的参与。PDE抑制剂，如西地那非，可阻止这一反应而增加PASMC中的cGMP的浓度。经由cGMP依赖蛋白酶（PKG）的作用，cGMP可使血管平滑肌松弛。一氧化氮现已被用于治疗肺动脉高压患者，同时一氧化氮可以直接激活钾离子通道以降低VDCC活性，还可抑制钙离子通道，促进钙离子返回SR，从而降低［Ca^{2+}］cyt，促进PASMC的松弛。图由Jason Yuan提供

5-磷酸二酯酶抑制剂，如西地那非，可降低静息或运动状态下的高原肺动脉高压，也可用于高原肺水肿的治疗和预防（Zhao et al，2001；Ricart et al，2005；Richalet et al，2005）。图 8-12 总结了低氧性肺血管收缩反应的一些机制。

由于部分气道被阻塞，低氧性肺血管收缩可促使血液向正常肺部区域流入，因而可以降低病变肺中的通气 / 血流灌注失衡，升高动脉 PO_2。这对于哮喘或慢性阻塞性肺疾病患者来说是一种有利的机制。然而，高原肺动脉高压除了能够让血流在肺中均匀分布外，并无其他益处（Dawson，1972）。肺内血液均匀分布虽然能够引发通气 / 血流灌注比值的部分改善，但整个气体交换的改变是微乎其微的（West，1962）。因此，大家认为高海拔地区肺动脉高压没有益处，只有害处。高原肺水肿与肺高压有直接关系。正如我们之前谈到的，低氧性肺血管收缩反应的进化压力可能来源于其在围生期的价值。

8.5.3 肺动脉高压和运动耐力

关于高原肺动脉高压是否影响运动表现，是否降低最大氧耗量，Naeije 等（2010）的研究回答了这个问题。他们对一组受试者在海平面常氧和急性缺氧状态下，以及之后徒步到达尼泊尔的 Pyramid 实验室（5050 m）过程进行研究。其中一半的受试者口服内皮素 A 受体拮抗剂司他生坦，其他的受试者给予安慰剂。药物降低了肺动脉压力，而 VO_{2max} 在低海拔地区低氧状态下提高了 30%，而在高海拔地区提高了 10%，肺动脉压的降低与 VO_{2max} 的提高显著相关，提示低氧性肺血管收缩反应不仅是高原肺水肿发生的危险因素，也对高海拔运动表现的降低起着一定的作用。另外，Olfert 等在 2011 年于低压氧舱实验研究中发现，西地那非和波生坦均可增加 PaO_2、提高运动表现。其他一些研究也讨论过用药的问题，认为除了能降低肺动脉压，该药物还会有其他一些效应。关于这个问题“赞成与反对”的讨论请参考 Naeije 等提供的文章（Naeije，2011；Anholm 和 Foster，2011）。

8.5.4 血管重构

关于长期居住在高原的人的肺组织以及肺动脉压的变化，Heath 和 Williams（1995）做了大量研究，其主要表现在直径小于 500 μm 的肺细小动脉发生平滑肌增殖。正常情况下，肺细小动脉只有一层弹性薄膜，而无平滑肌。在高原低氧环境中，这些小血管内外层之间形成了环状的平滑肌层（图 8-13），因而血管腔狭窄，肺血管阻力增加。肺小动脉中膜肌化只会发生在某些个体，并非一种普遍现象（Wagenvoort 和 Wagenvoort，1973）。

闭塞性内膜纤维化显然不会发生，但高原人群肺小动脉内膜纵向肌纤维变化也曾被报道（Wagenvoort 和 Wagenvoort，1973）。Kay 等（1974）曾报道，长期暴露在低氧条件下的动物，肺内肥大细胞增加，这是非常有意思的发现，因为有人曾认为，血管调节物质来源于肥大细胞，例如组胺，而组胺本身有可能参与了血管收缩反应。

这些结构的改变，与高原世居者吸氧后肺动脉压只有轻微降低（15% ~ 20%）（Peñaloza et al，1962）是一致的。居住在塞罗德帕斯科（4330 m）的居民移居到海平面 2 年后，其平均肺动脉压从

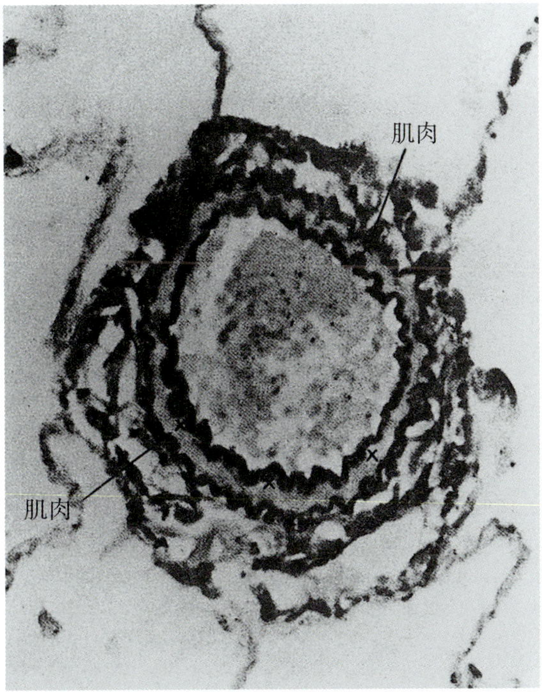

图 8-13 一名居住在秘鲁安第斯山脉高海拔地区的盖丘亚族安第斯人的肺小动脉组织切片。弹性薄膜内外可见肌肉组织。通常情况下，在海平面上，如此小尺寸的血管中只有一个简单的弹性薄膜而无肌肉组织（弹性 van Gieson 染色，×375）（Heath 和 Williams，1995）

24 mmHg 降低至 12 mmHg。平原人在到达高原 2 ～ 3 周后发展为肺动脉高压，而在吸氧后不能完全恢复到原来的水平（Groves et al，1987），说明他们的肺血管也有一部分肌化。

动物暴露于低氧后，肺动脉压升高并导致肺动脉结构发生改变，被称为血管重构（Riley，1991）。血管重构最早是 Mcyrick 和 Reid（1978，1980）等报道的。他们将大鼠暴露于常压低氧 1 ～ 52 天，结果由于出现了低氧性肺血管收缩，引发肺动脉压升高，2 天后发生肺小动脉肌化，而 10 天后由于血管平滑肌、胶原纤维以及弹性蛋白的增加，肺动脉中膜和外膜的厚度增加了 1 倍，甚至发生了水肿。之后经过 3 天的常氧暴露，其厚度稍有下降，14 ～ 28 天后中膜的厚度恢复正常，但胶原纤维增加和增厚的部分持续了 70 天之久。

有关肺血管反应的分子生物学研究已有大量报道。Mecham 等（1987）观察了新生小牛肺缺氧后的肺动脉反应，发现肺动脉壁和中膜平滑肌细胞的弹性蛋白增加了 2 ～ 4 倍，同时弹性蛋白的信使 RNA 明显升高。Poiani 等（1990）将大鼠暴露于 10% 的低氧中 1 ～ 14 天，发现在暴露的第 3 天就发生了胶原蛋白和弹性蛋白的增加，且伴有 α_1（Ⅰ）前胶原 mRNA 增加。

Tozzi 等（1989）进行了更有趣的研究，他们将大鼠主动脉血管环放入 Krebs-Ringer 碳酸氢盐缓冲液中 4 小时，将透壁压调整为 50 mmHg，发现胶原蛋白（加入了 ^{14}C- 比格氨酸）、弹性蛋白（加入了 ^{14}C- 缬氨酸）、α_1（Ⅰ）前胶原 mRNA、原癌基因 v-*sis* 的 mRNA 等的合成显著增加。原癌基因 v-*sis* 可能调节血小板生长因子（PDGF）或转化生长因子（TGF）-β 的形成，而这些物质都是血管内皮依赖的，如果将内皮从动脉环中移除，这些反应都不会发生。

血管重构是肺血管内皮的重要特征。毛细血管壁必须要有双重功能，一方面，它必须极薄，以满足气体交换，另一方面，它必须能够承受毛细血管压升高对侧壁的张力（West 和 Mathieu-Costello，1992）。实验证实，血 - 气屏障的胞外基质对维持毛细血管壁张力起着重要的作用，二尖瓣狭窄患者其周围毛细血管长期处于高压状态，因而出现胞外基质增厚（Kay 和 Edwards，1973），于是毛细血管可能通过血管内皮感应而改变毛细血管压力，调节其血管壁的结构，从而对压力改变做出反应。毛细血管压是在肺循环中最重要的血管，管壁重构是肺血管结构改变的重要特征，其优点是能够防御毛细血管壁免受高压力的损伤。

目前对因毛细血管壁压力升高而导致血管重构机制的研究有很多。Berg 等（1997）将实验组兔子的肺进行高压充气，发现与对照组（正常压力下的肺充气膨胀）相比，高压肺充气膨胀组的 α_1（Ⅲ）和 α_2（Ⅳ）前胶原蛋白、纤维结合蛋白、碱性成纤维细胞生长因子（bFGF）以及 TNF-β1 等的表达显著增加。然而，α_1（Ⅰ）前胶原及血管内皮生长因子（VEGF）的 mRNA 水平却未见增加。Parker 等（1997）通过对离体大鼠肺进行间歇性静脉压力增加而增加其毛细血管透膜压，结果显示，与未增加静脉压的对照组相比，α_1（Ⅰ）和 α_1（Ⅲ）前胶原蛋白、纤维结合蛋白及层黏连蛋白的基因表达增加。Berg 等（1998）等认为由于肺泡低氧导致的低氧性血管是非均匀收缩的，有些毛细血管会暴露在高透膜压下，从而显著增加血管壁张力。他们将大鼠暴露于含 10% 氧气的环境下 6 小时到 10 天后，α_2（Ⅳ）前胶原 mRNA 在低氧 6 小时后表达增加了 6 倍，3 天后增加 7 倍，但在 10 天后明显降低。PDGF-B、α_1（Ⅰ）及 α_3（Ⅲ）前胶原蛋白及纤维结合蛋白的 mRNA 水平也同样增加。这些结果提示，血管壁张力增加可导致毛细血管壁重构，但其详细机制依然不明了。

人类胎儿与高原世居者相似，根据实验动物资料，胎儿动脉 PO_2 均低于 30 mmHg（Itskovitz et al，1987）。由于胎儿的肺动脉是通过动脉导管连接全身动脉系统的，为了保持这种状态，胎儿的肺必须保持肺动脉高度肌化。出生在高海拔地区的婴儿可以保持这种肌化状态，而出生在海平面的婴儿在经过短短几周就可以达到成人的水平（Heath 和 Williams，1995）。

8.5.5 右心室肥厚

高海拔地区肺动脉高压可导致习服者及高原世居者右心室肥厚。Arias-Stella 和 Recavarren（1962）对 2 ～ 10 岁儿童的研究发现，平原人左心室与右心室的比值为 1 ∶ 8，而在高海拔（3700 ～ 4260 m）地区，这个比值低于 1 ∶ 3。对处在海拔 5500 m 的大鼠进行研究发现，在停留不到 5 周时即可出现右心室肥厚（Heath et al，

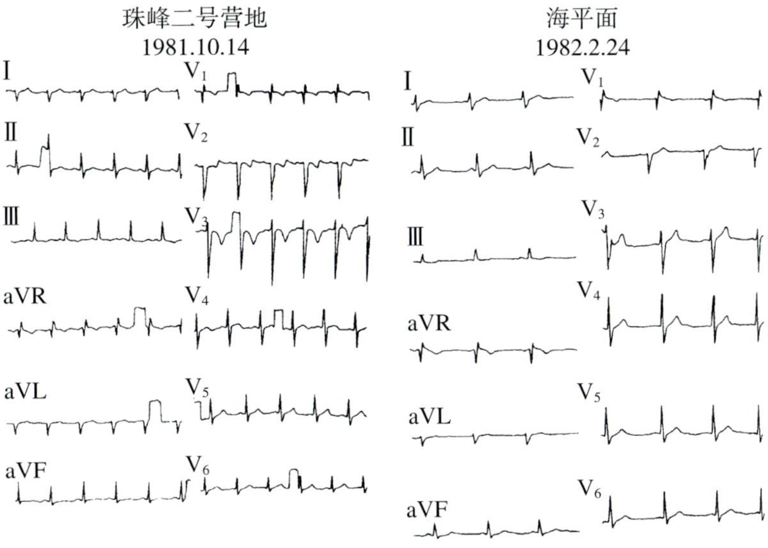

图 8-14　在珠峰二号营地（6300 m）和从高海拔地区返回平原 3 个月之后的受试者的心电图。窦性心动过速和 T 波弥漫性平坦发生在高海拔地区，V_2 和 V_3 导联的 T 波倒置（Karliner et al，1985）

1973）。

已习服者缺乏直接测定右心室肥厚的资料，大量的资料来自心电图，从中发现习服者确实存在右心室肥厚（见第 8.5.6 节）。Pugh（1962）曾报道从高海拔地区返回平原的登山者，其胸部 X 线片显示存在右心室肥厚的征象。

8.5.6　心电图改变

心电图的改变主要由肺动脉高压引发。在 1981 年美国珠峰医学研究考察对考察期间 Karliner 等（1985）测定了 19 名平原人从海平面到达海拔 5400 m、6300 m 以及重返平原时的心电图。结果显示，静息心率由平原的 57 次 / 分上升到 70 次 / 分（5400 m）和 80 次 / 分（6300 m）。在海拔 6300 m 处，Ⅱ导联的 P 波振幅上升了 40%，与右心肥大一致。许多人心电图的电轴右偏，额面 QRS 轴从 +64° 上升到 5400 m 的 +78° 和 6300 m 处 +85°。3 例在海拔最高处出现右束支传导异常，3 例出现右心室肥厚；7 例出现 T 波低平、4 例出现 T 波倒置（图 8-14）。返回平原后，全部的异常改变均恢复正常。

其他研究者也曾报道了类似的结果，但样本数较少，或者所测的海拔较低。Milledge（1963）在 1960—1961 年银色小屋探险过程中对居住在海拔 5800 m 数月的人进行了测试并报道了相应结果。此外，他们对攀登海拔 7440 m 期间未吸氧的登山人员进行了测量，发现有 6 人右前肢导出现了 T 波倒置，2 人左前肢导出现了 T 波倒置。吸氧对这些改变无效。Das 等（1983）报道了 40 名快速到达海拔 3200 m 或 3771 m 处的人，有趣的是，在停留 10 天后，他们均出现电轴右偏的趋势。

Phantog 女士的心电图测量是一项特殊而非凡的工作。Phantog 是 1975 年珠峰登山队的副队长，她平躺在珠峰峰顶做心电图，结果在 8848 m、海平面水平以及下山后，心电图无改变（Zhongyuan et al，1980）。她的 I 导联是在山下大本营被遥测的。

其他在高海拔地区测量心电图的研究主要有 Peñaloza 和 Echevarria（1957）、Jackson 和 Davies（1960）、Aigner 等（1980）、Kappor（1984）、Malconian 等（1990）、Chandrashekhar 等（1992）及 Halperin 等（1998）。

8.6　微循环

除了肌肉活检研究，到目前为止，对人类微循环的研究尚为空缺。随着侧流暗场（sidestrean dark-field，SDF）及其前身 - 正交偏振光谱（orthogonal polarization spectral，OPS）影像学（Groner et al，1999；Goedhart et al，2007）和小型便携式仪器的出现，科学家们可以用这些设备来研究高海地区微循环。Matin 等（2010）对登珠峰大本营者的舌下微循环进行研究，发现与海平面水平相比，低氧导致微循环流指数降低、血管密度增加，认为这是由于登山早期对现有毛细血管的补充，且可能是长期暴露于低氧环境而出现血管再生的基础。在暴露于高海拔地区 71 天之后，红细胞容积明显增加，作者认为这种改变对微循环的影响微乎其微，这些变化的意义也尚不清楚。这或许对血流在组织中的传递时间延长有利。

（格日力 译 黄 璐 校）

第九章

血 液 学

概述

高原习服的两个显著特征是红细胞增多和血红蛋白浓度增加。这种代偿最初是通过降低血浆容量（PV）、增加红细胞团（RCM）来实现的。随着海拔高度的增加，PV降低很可能是由于低氧刺激颈动脉体，通过神经调节减少肾对钠的重吸收实现的。缺氧引起促红细胞生成素（EPO）的增加，刺激骨髓产生大量红细胞。缺氧诱导的EPO增加是通过核因子诱导，即低氧诱导因子-1α（HIF-1α）实现的。虽然EPO水平在几小时内会上升，但RCM的增加则需要数周时间，大约6个月后才能达到稳定水平。血浆容量几周后才能恢复到海平面水平。血红蛋白浓度在海拔上升到5500 m左右开始增加，并与海拔高度大致呈线性关系，这种代偿性改变与世界上大部分地区的高原居民和高海拔地区的居民相似，但个体差异很大。然而，藏族人群和埃塞俄比亚的高原居民血红蛋白水平比其他高海拔地区的居民更低。对于高原世居人群和长期居住在高原的低海拔人群而言，严重的红细胞增多症被认为是病理状态，也被称为慢性高原病（见第二十二章）。

海拔对白细胞的影响尚未得到广泛关注。据报道，对这类细胞的变异影响包括CD16自然杀伤细胞的增加和T淋巴细胞数量的减少。一些研究表明，白细胞功能可能在高海拔处发生变化，但高原病毒和细胞感染是否存在尚缺乏证据。关于高原对血小板和凝血功能的影响将在第二十三章进行详细说明。

9.1 引言

随着海拔的上升，大气压下降，导致血液氧合能力减弱，动脉氧分压降低，最终导致血红蛋白-氧饱和度下降。因此，机体通过增加心输出量来维持氧含量。但随着时间的推移，主要的代偿机制由通过血红蛋白浓度增加变为通过增加携氧能力和动脉氧含量实现。本章主要讲述影响血红蛋白浓度增加的基本因素，以及血浆容量（PV）的变化，这对最初血红蛋白浓度的增加、红细胞数量变化起着重要作用，这些因素对高海拔持续红细胞增多具有重要意义。本章将会对这些影响因素进行详细阐述，同时将对暴露在急慢性缺氧条件下人群的相应反应、运动等变化以及这些改变在高海拔人群中的不同表现进行归纳。

9.2 研究历史

或许高原适应的最主要机制就是单位体积血液红细胞数量的增多，这一发现早在《环境医学》（Bert，1878）一书中就有记载。书中提到，高原适应可能包括红细胞和血红蛋白数量的增多，从而促使血液携氧量增加。此后，他搜集了拉巴斯、玻利维亚（3500 m）地区的一些动物血标本，发现这些样品里氧的分布为（16.2 ~ 21.6）/100体积，而法国低海拔地区的动物标本为（10 ~ 12）/100体积（West，1981）。

1890年，Viault首次检测平原男性红细胞计数为$5 \times 10^6/\mu l$，而在海拔4372 m的莫罗科查居住3周后，该值升高至$7.1 \times 10^6/\mu l$。我们认为，急性低氧暴露引起红细胞数量增加是通过减少PV实现的。Viault和他的同事发现居住在高海拔的土著安第斯人的红细胞数也是增加的。他发现美洲驼的红细胞计数达到$16 \times 10^6/\mu l$，尽管美洲驼的红细胞体积小，但事实上血液里的血红蛋白浓度与人类差别不大。1891年，Viault的研究证实了Bert的工作，即高原动物的携氧能力强。他用羊和狗的血样证实，高原动物的携氧能力显著高于在法国的同种类动物。

自从有了这些报道，几乎所有研究都表明，高原环境会引发红细胞增多、血红蛋白浓度增加等生理反应。

9.3 氧含量和携氧能力

红细胞数量和血红蛋白浓度的增加提高了血液的携氧能力，从而弥补了因氧分压（PO_2）下降而导致的血氧饱和度下降。这些变化的最终结果是，在海拔约5300 m处，完全习服者的动脉血氧含量与处于海平面水平的人一致（图9-1）。

虽然该反应为生理学教师提供了一个高原适应的经典示例，但这种适应机制不太可能只服务于在高海拔地区的人。增加血红蛋白浓度所能获得的益处是相当有限的，并且也有研究者质疑这种益处（Winslow et al，1985；Winslow和Monge，1987，第203页）。Calbet等（2002）指出，在

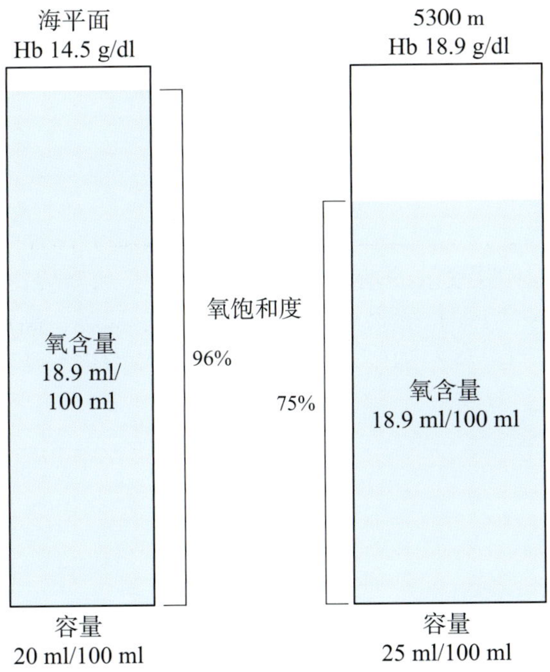

图 9-1 在海平面水平与在海拔 5300 m 处习服者动脉血氧含量变化的比较

氧浓度有限的条件下进行高强度运动，对环境习服能促进血红蛋白增加，但无法提高最大运动负荷（用 VO_{2max} 表示）。

9.4 高原对血浆容量的影响

如前所述，血红蛋白浓度的最初增加是通过血浆容量的减少实现的。在这一章节中，主要讲述了血浆容量（PV）是怎样变化的，以及海拔高度对这一参数的影响、其他因素对这一参数的影响。

9.4.1 血浆容量的调节

血浆容量（PV）主要是由心房钠尿肽（ANP）进行反馈调节的。当血容量增加或外周血流重新分布时，ANP 在右心房充盈量增加的情况下释放（Laragh，1985）。ANP 促进肾脏排钠排水，从而降低 PV（图 9-2）。一些其他的因素也会影响其调节（图 9-3），包括以下方面：

水合作用：水合作用和脱水作用与体内其他液体协同对血浆容量产生明显影响。

血管容量：血管容量取决于血管的弹性，尤其是静脉血管和皮肤表面血管。血管弹性与多种

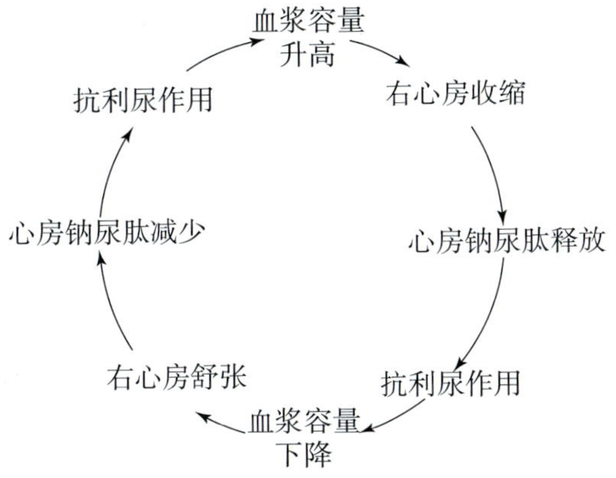

图 9-2 心房钠尿肽（ANP）对血浆容量的调节

因素有关，包括温度和儿茶酚胺。血管收缩使血液从体循环进入到肺循环，增加右房压力，刺激 ANP 释放，血管收缩则发挥相反的作用。

血管容量的变化也会对 PV 产生更直接的影响。血管扩张降低血管内压力，有利于组织液向血管内流，而血管收缩则有相反的效果。

抗利尿激素：抗利尿激素（ADH）通过减少肾水分的丢失而增加 PV。抗利尿激素的水平是通过血浆渗透压的改变调节的。水合作用引发的血管容量增加会导致血浆渗透压下降，抑制抗利尿激素的分泌。从而导致水利尿，引发血浆渗透压增加和抗利尿水平上升。这个重要的反馈回路没有显示在图 9-3 中，以避免图片超载。

钠离子水平：高钠使水潴留并增加血浆容量，过多的钠会通过尿液和汗排出体外。运动或直立姿势刺激肾素 - 血管紧张素 - 醛固醇系统引发的钠潴留会出现类似的变化。运动和姿势的改变通过其他机制对 PV 产生影响，将在下面进行进一步讨论。这些影响在一定程度上被 ANP 的升高所缓解，ANP 随着 PV 的增加和右心房牵张的增加而增加。

其他因素：导致血容量向中央循环转移的其他因素包括仰卧位、下身浸泡和穿着重力防护服；宇航员所经历的微重力也有类似的效果。右心房压力升高导致 ANP 释放增加。相反，直立位倾向于将血液转移到下肢，降低右心房压力，抑制 ANP 的释放。

9.4.2 姿势与血浆容量

姿势对血浆容量的影响很重要，具有像低氧和运动等因素一样的重要性。直立时，70% 的血

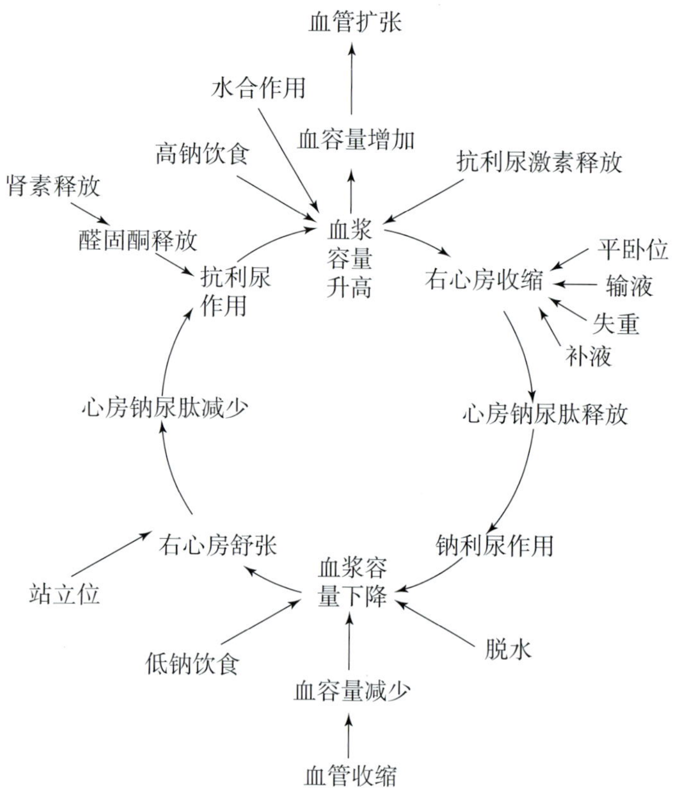

图 9-3 血浆容量的部分影响因素及心房钠尿肽（ANP）、抗利尿激素（ADH）、醛固酮（Aldo）、血管容量的调节

容量都在心脏水平以下，且 75% 都在扩张的静脉中。直立时，500 ml 的额外血液流入下肢，在自主神经功能完整的个体中，这导致反射性心动过速和血管收缩，这对维持脑灌流和避免晕厥至关重要。血管收缩可以维持血压，减少血流（尤其是流向皮肤、肌肉、肾和内脏的血流）。

毛细血管暴露在静脉的静水压下。站立时，静脉血容量增加，导致静水压增高，液体从血管过滤至组织液，使血液浓缩。许多像 Thompson 等（1928）这样的研究者证实了这一理论。Thompson 等发现直立时血浆容量减少 15%，但是这一因素对血浆容量的影响是可变的，血浆容量还受其他因素的影响，如环境因素、体温、水合作用等。

9.4.3 运动与血浆容量

运动对血浆容量和血红蛋白浓度有重要影响。但其影响与运动负荷、持续时间、类型有关，且受环境温度和运动姿势的影响。这是因为温度和姿势影响皮肤血流量，因而影响心输出量，即流向运动肌群和血管床的血液。因而反过来影响这一部分的毛细血管压和静脉压。许多关于运动的研究都忽略了运动姿势的影响，而且还列入了不同姿势的运动作为对照样本。另一个可能影响血浆容量的因素是非显性失水，特别是通过呼吸道导致的失水（由于每分钟通气量增加和湿度降低）。

Harrison 在 1985 年发表的文章认为，在自行车运动开始后不久，血浆容量就开始下降。血浆容量的下降与运动负荷成正比，更准确地说，是与心房压力的上升成正比。常温下运动对血浆容量的影响不大，但是在高温条件下，血浆容量会随着时间的推移减少。当然，这些实验性研究往往都是一些高强度的运动，一般耗时 1 ~ 2 小时。

另外，高原上的运动，通常持续数小时或数天，8 小时或者更久的逗留会使血浆容量增加。Pugh 在 1969 年发现，山间徒步 28 公里后血浆容量增加了 7%，Williams 等（1979）发现连续 5 天剧烈地山丘徒步后，血浆容量甚至增加到 22%。这两项研究都是在寒冷条件下进行的，且都避免了过热和过冷。Williams 等在研究中记录的血浆容量、组织液容量和细胞内液容量的变化见图 9-4。运动导致血浆容量变化的机制可能是通过激活肾素 - 血管紧张素 - 醛固酮系统，导致钠潴留，从而使包括 PV 在内的细胞外液体积普遍增加（Milledge et al，1982）。值得注意的是，持续登山可能使体液消耗过多，因此通过脱水作用会减少血浆容量。但是，在大多数情况下，只要保持足够的液体摄入量，就可以获得足够的液体供应，脱水和中暑就会减少。

9.4.4 急性缺氧对血浆容量的影响

急性暴露在轻、中度低氧环境里 1 ～ 2 小时将促使肾利尿和排钠反应，并可持续 1 ～ 2 天。而更严重的急性缺氧（$F_IO_2 < 0.10$）可能与抗利尿作用和钠潴留有关（Swenson，2001）。

进入高海拔地区几天就会引起利尿和排钠增多，从而导致 PV 减低，尽管低氧的影响可能会被其他影响因素覆盖，例如寒冷，脱水和运动。Singh 等（1990）发现，在 3500 m 海拔高度，第 2 天血容量从 40.4 ml/kg 减少至 37.7 ml/kg，第 12 天降为 37 ml/kg。Wolfel 等（1991）同样发现，在海拔 4300 m 时，PV 从 48.8 ml/kg 减少至 42.5 ml/kg，第 21 天降至 40.2 ml/kg。Robach（2002）发现，在海拔 4350 m 暴露 7 天后，PV 减少了 13.6%。

Poulson 等（1998）分别使用两种方法，即埃文斯蓝法和一氧化碳法，测定海拔 4350 m 处的 10 个试验对象的 PV。24 小时后发现使用一氧化碳方法检测者的 PV 减少了 350 ml，但运用埃文斯蓝法检测者无变化（减少 30 ml）。对于这种情况可能的解释是，因为埃文斯蓝法有蓝染的白蛋白，而低氧可以增加白蛋白的通透性，从而使血管外的白蛋白增加，导致结果假阳性。

值得注意的是，PV 浓缩可能并不适用于所有情况。例如，发生急性高原病的患者可能通过抗利尿来增加 PV。进入高海拔前大量运动可能增加 PV，就像在海平面水平通过肾素 - 血管紧张素系统增加 PV 一样。Withey 等（1983）发现，对于徒步到海拔 3100 m 处且继续进行登山运动的人群，在登山后的第 2 天，PV 增加，血细胞压积变小。在特定条件下，运动的影响超过了缺氧的影响。

9.4.5 慢性缺氧对血浆容量的影响

在暴露于高原环境的早期，PV 会在几周内明显减少。1960—1961 年期间，Pugh（1964b）发现，在海拔 4000 m 以上的银色小屋停留 18 周的探险者的血浆容量减少了 21%（图 9-5）。在接下来的 7 ～ 14 周，PV 恢复到正常水平，在校正体重变化后，其平均值比正常值低 10%。Sanchez 等（1970）在秘鲁的塞罗德帕斯科发现，居住在海拔 4370 m 的居民，他们的平均 PV 值是利马（海平面）组学生的 2/3。排除这些组的体重差异后，他们的 PV 仍然减少了 27%，远高于 14%。

9.4.6 返回到海平面后的血浆容量

在返回海平面后，PV 迅速恢复到基线水平。在珠峰Ⅲ号行动中，PV 在回到海平面仅 1 ～

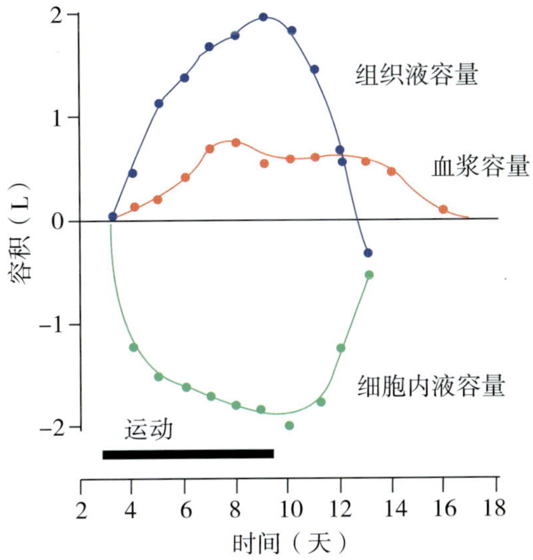

图 9-4 连续 5 天在山丘徒步对机体内环境的影响，这种影响是根据浓缩细胞体积的变化及水钠平衡来计算的（Williams，1979）

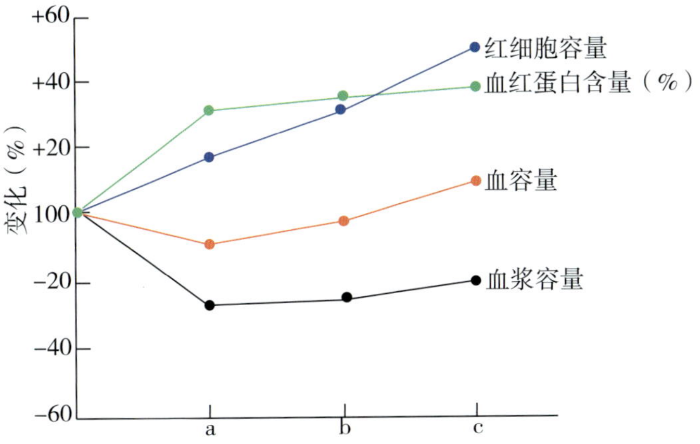

图 9-5 在银色小屋探险队探险期间，4 名登山队员的血红蛋白含量、红细胞容量、血容量以及血浆容量在不同条件下的变化。条件如下：(a) 在海拔 4000 ～ 5800 m 之间停留 19 周；(b) 在海拔 5800 m 处再停留 3 ～ 6 周；(c) 在海拔 5800 m 及以上再停留 9 ～ 14 周（Pugh，1964b）

3 天后就高于暴露于高海拔地区前的水平（Robach et al，2000），而在此之前的研究中，从海拔 4350 m 回到海平面后的 24 ～ 30 小时内，PV 就恢复到了标准值。在另一项研究中，观察到尿量减少是由体液调节激素，如：抗利尿激素、醛固酮、ANP 和肾素的变化导致的。

9.4.7 血浆容量降低对心功能和最大通气量的影响

PV 减少会使血容量减少，直到 RCM 有效增加才能维持血容量。血容量的这一减少可能导致最大心输出量降低和 VO_{2max} 降低，这一可能性已经在 2 个独立的研究中得到了一定的探索，但却得出了相互矛盾的结果。在珠峰Ⅲ号行动中有报道称，实验对象在逐渐进入到海拔 6000 m 后 10 ～ 12 天检测了 PV，结果显示，其比海平面水平减少了 26%。在海平面和高海拔地区，在重复运动测试之前，受试者都接受了等离子血浆扩张器的注射，以部分恢复 PV。输注血浆扩张器对海平面处的 VO_{2max} 没有影响，但却使海平面处的 VO_{2max} 增加了 9%，在 PV 降低幅度最大的受试者中效果最明显。这一结果表明，PV 降低对运动表现有一定的降低作用。

在对智利（5260 m）的受试者进行的研究中，Calbet 等（2004）向受试者体内加入了 1 L 右旋糖酐，与珠峰Ⅲ号行动比较，这种干预没有影响最大心输出量或 VO_{2max}，尽管氧运输能力由于血液稀释减少了 19%。通过运动的肌肉消耗更多氧气后，受试者的运动负荷和 VO_2 没有发生改变。在这两项研究中观察到的 PV 改变的不同结果可能是源于，受试者在后一项研究中于高海拔地区停留的时间较珠峰Ⅲ号行动的受试者长。因此，他们可能在右旋糖酐注射前就已经经历过 PV 的增加。不过，这项研究的结论否定了血红蛋白浓度增加的巨大益处。

9.5 高原与红细胞生成

红细胞的质量是由红细胞的形成率（红细胞生成）和它们的损失率决定的。红细胞通常会因死亡而丧失功能（它们的自然生存期约为 120 天），也可能因出血或病理状态（如溶血性贫血）而丧失功能。红细胞的形成可能会受到骨髓功能紊乱的影响，或者受到血红蛋白合成所必需的重要辅助因子不足的影响，包括铁或维生素 B_{12}。在没有这些问题的情况下，红细胞生成是由促红细胞生成素（EPO）水平控制的。

9.5.1 促红细胞生成素及其调节

EPO 主要是由肾的肾小管细胞产生的，有 10% ～ 15% 在肝脏产生（Erslev，1987）。该激素的基因编码已被克隆并在培养细胞中表达，从而为临床使用提供足够的理论依据，如治疗慢性肾病患者的贫血。对 EPO 分泌的两种经典刺激是缺氧和失血，两者都导致组织缺氧。在进化压力方面，失血可能比缺氧更重要，因为失血是比慢性缺氧更常见的生存威胁，而对于急性缺氧，红细胞的作用太慢了。

肾的内皮质和外髓质内的氧敏感细胞对组织缺氧作出反应，并调控 EPO 的产生和分泌（Semenza，2009）。Fisher 和 Langston（1967）很好地证明了这一点，他们用低氧血灌注了一个离体狗肾，发现 EPO 浓度的上升。这一氧传感通路与另一个重要的氧气传感系统（颈动脉体）之间存在着一些重要的区别，它介导了低氧通气反应（HVR）：

- 虽然 HVR 发生在动脉氧分压（PO_2）改变后的几秒钟内，但在暴露于海拔 3000 ～ 4000 m（Eckardt et al, 1989）后的 1 小时内，EPO 浓度并无明显上升，全部 EPO 反应则在数天内发生（Semenza，2009）。
- 肾氧感受细胞对氧含量敏感，这不同于对 PO_2 的降低比较敏感的颈动脉体。因此，贫血会导致 EPO 浓度升高，而对颈动脉体和低氧通气反应没有影响。

9.5.2 促红细胞生成素、低氧诱导因子 -1、其他刺激因子的产生

促红细胞生成素（EPO）是受低氧刺激的一种转基因产物，包括参与糖酵解的酶（果糖 - 二磷酸醛酸酶、乳酸脱氢酶、磷酸果糖激酶）、血管张力介质（诱导型一氧化氮合酶和血红素加氧酶）和与血管生成有关的因子（血管内生长因子）。缺氧和基因之间的联系是通过缺氧诱导因子（HIF-

1α 和 HIF-2α）感应一些蛋白的表达。1998 年首次发现 HIF 是与 *EPO* 基因的缺氧反应元件绑定的核转录因子（Semenza et al，1998），HIF 在常氧条件下很容易产生，也会迅速降解，但缺氧会产生许多重要的下游调控基因，见本书第四章和 Semenza（2009）的一些综述。

尽管低氧是刺激红细胞生成素产生的主要因素，但也有其他因素参与刺激 EPO。有报道称，运动对红细胞生成有影响（Schwandt，1991），但是也有报道称，运动对红细胞生成没有影响（Schmidt et al，1991，Bodary et al，1999）。Robert 等人早在 2000 年就开始研究 PV 是否对 EPO 的产生有影响。他们检测了剧烈运动前后 EPO 的血清浓度以及血浆置换后 PV 减少 5% 后的 EPO 水平。证明尽管运动对 EPO 没有影响，但 PV 减少引发了 EPO 的明显升高（34%）和红细胞压积的轻微上升（4%）。另一个 EPO 的刺激因素可能是血浆巯基二硫的氧化还原状态。Hildebrandt 等（2002）运用交叉设计证明，使用抗氧化剂 N- 乙酰半胱氨酸较使用安慰剂组，针对缺氧 2 小时治疗 EPO 的反应更大。

9.5.3 高原与促红细胞生成素

直到大约 1980 年，血液促红细胞生成素水平的测量都是通过生物测定法进行的，只有当浓度高于正常海平面值时，才能检测出这种激素。因此，早期的工作往往依赖于更间接的红细胞生成活性指标，如肠道铁吸收或网织红细胞计数，但这些指标都不一定能准确反映 EPO 的变化。例如，肠道铁吸收已被证明与促红细胞生成素无关，它能直接反映缺氧的程度，但不能间接反映血浆铁转换率或红细胞生成活性（Raja et al，1986）。由于骨髓中红细胞产生的典型时间框架，网织红细胞计数在促红细胞生成素分泌后会持续（几天内）增加。早期的研究在使用这些方法后表明，间接指标在上升后的 24 小时和 48 小时内，促红细胞生成素的浓度也会上升（Siri et al，1966；Albrecht 和 Little，1972）。

近年来，许多研究应用放射免疫的方法检测 EPO，表明经过 2 小时的低氧暴露后，血中促红细胞生成素浓度（SiEp）开始上升（正常为 13 ～ 37 mIU/ml），且在 24 ～ 48 小时达到顶峰（Eckardt et al，1989）。在此后 3 周左右，下降到与对照组无差异的水平（Milledge 和 Cotes，1985）（图 9-6）。Gunga 于 1994 年在海拔 2315 m 处也有同样的发现。即使在海拔 4500 m 以上 3 周后，短期内上升到海拔 5500 m 也会导致 SiEp 增加，即使在返回较低海拔后也会继续增加（图 9-6）。Knaupp 等（1992）发现，在恢复常氧状态后，SiEp 水平也出现了类似地上升。他们发现，接触 F_IO_2 为 0.1 的环境 120 分钟，SiEp 水平在 240 分钟后增加了 50%。在常氧恢复后，SiEp 的明显升高可能反映了基因转录和蛋白质产生所必需的时间延迟。EPO 反映的一个值得注意的特征是个体间变异的显著程度。Richalet 等（1994）研究了长时间停留在海拔 6540 m 的受试者，并记录到了其 SiEp 增加了 3 ～ 134 倍。

尽管低氧持续存在，但当血红蛋白浓度增加，

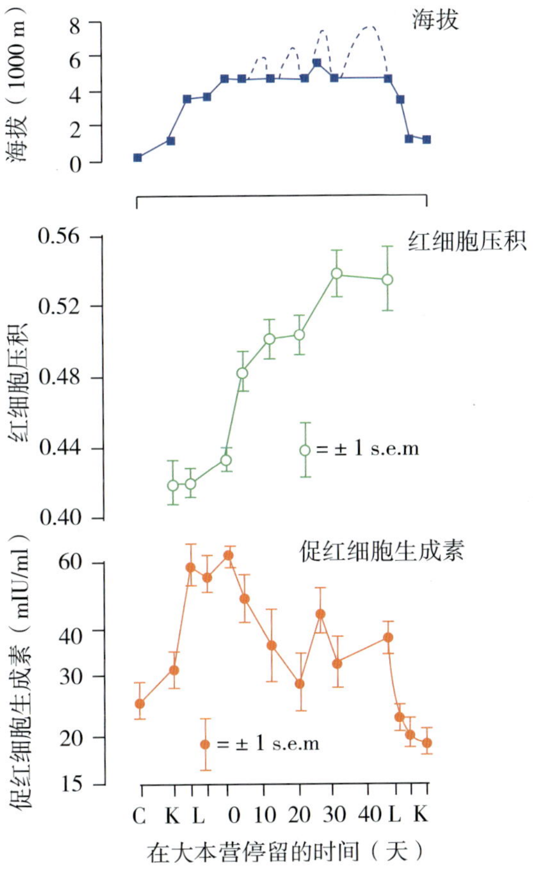

图 9-6 高海拔对血中促红细胞生成素浓度的影响。上图显示了 8 个海拔 / 时间关系。点线图表示探险队采集血液样本的位置高于大本营。注意，30 天内标本是在大本营（4500 m）先采集 4 个样本后，在 5500 m 处继续采集的。C，对照组，海平面；K，喀什市（海拔 1200 m）；L，卡拉科尔湖泊（海拔 3500 m）（Milledge 和 Cotes，1985）

EPO 水平开始下降。1985 年 Wedzicha 发现，对于同时患有红细胞增多症的肺部疾病患者，50% 以上患者的 SiEp 在正常范围。在模拟低氧暴露老鼠的一项研究中发现，通过血液置换或溶血性药物干预血红蛋白，SiEp 在 10 天内一直处于升高状态，而对照组小鼠的 SiEp 通常在第 2 天和随后几天下降道基线值的 2 倍左右（Bozzini et al，2005）。这项研究表明，血红蛋白随着海拔的升高，其增长减缓，至少在一定程度上，组织缺氧引起的是 SiEp 增加并在可控的条件下提供稳定环境，这是在对萨哈马远征队的研究中无意间发现的（Richalet et al，1994）。在这项研究中，两名女性团队成员在海拔 6542 m 的 10 天里血红蛋白没有增加，与其他受试者相比，SiEp 却有很大程度地增加。

间歇性缺氧与促红细胞生成素

在上述研究中，EPO 是在持续低氧暴露后测量的。近年来，关于间歇性低氧可以提高运动表现的研究成为了可研究的热点，同时间歇性低氧也有助于研究睡眠呼吸暂停的病理机制。研究结果表明，间歇低氧对 EPO 调节的影响存在不同的结果。一些研究表明 SiEp 增加（Koistinen et al，2000；Gore et al，2006），一些研究表明间歇性低氧暴露后，SiEp 未生生改变（Julian et al，2004；Lundby et al，2005）。如，Gore 等于 2006 年将受试者暴露在海拔 4000 ~ 5000 m，每天 3 小时，1 周 5 天，总共 4 周；而 Julian 则将受试者暴露在交替低氧环境中（5 分钟）和常氧状态下（5 分钟），共 4 周。

促红细胞生成素与现场模型

EPO 的调节与变化也一直在另一种提高运动表现的方法背景下被不断地研究，即高住低练法。受试者长时间生活或睡在高海拔地区，在低海拔地区进行运动训练。在使用各种不同的条件进行研究后发现（Stray-Gundersen et al，2001；Robach et al，2006；Wehrlin et al，2006），由于低氧暴露和训练条件的影响，EPO 水平升高，可溶性转铁蛋白受体水平升高。然而，研究表明，运动表现的结果不一致。Stray-Gundersen 和 Levine（2001）发现，在海拔 2500 m 处居住并在海拔 1250 m 处训练的优秀的跑步运动员，27 天后，其计时赛成绩提高，VO_{2max} 升高；Wehrlin 等（2006）发现，居住在海拔 2500 m 处并在海拔 1000 ~ 1800 m 处训练 24 天后，受试者的 VO_{2max} 升高，5000 m 计时成绩提高；Robach 等（2006）则发现，每晚在海拔 2500 ~ 3500 m 处睡 11 个小时并在海拔 1200 m 处训练 18 天的北欧滑雪者的 VO_{2max} 没有升高；相似地，Siebenmann 等（2012）在双盲安慰剂对照实验中发现，在为期 4 周的高住低练实验中，在模拟海拔 3000 m 的常压低氧环境中停留 16 小时，并没有使 VO_{2max} 在模拟海拔 2500 m 的常氧环境下升高，也没有使在模拟海拔 26 200 m 处的计时赛成绩提高。

9.5.4　高原与红细胞数量

因为红细胞的寿命不受海拔高度的影响（Berlin et al，1954），红细胞生成的增加导致 RCM 增加。图 9-5 显示红细胞体积的增加是缓慢持久的。暴露在海拔 4000 m 处 6 个月后，它的绝对值增加了 50%，如果修正了体重则为 67.5%。同时血容量增加了 7.3% 或因体重改变增加 22.8%（Pugh，1964a）（图 9-5）。同样的改变在高原世居者中也存在。如，Sanchez 等（1970）发现，在修正了体重差异后，安第斯山脉的高原世居人群 RCM 比海平面世居者高 83%。

9.6　高原与血红蛋白浓度

9.6.1　低海拔人群从海平面移居至高海拔

PV 和 RCM 的变化会导致会血红蛋白浓度的增加。正如前面讨论的，在进入高海拔地区的最初几天或几周，血红蛋白的上升主要是由于 PV 的减少。血红蛋白呈指数型增长，在给定的高度下，大约 6 周后稳定下来。RCM 在此后继续上升，但 PV 也会上升，因此血红蛋白浓度保持恒定（图 9-5）。

Pugh（1964c）回顾了 5 次探险行为（40 名受试者，51 次观察）的数据，结果清楚地表明，血红蛋白浓度在高原低氧暴露 6 周后达到 20.5 g/dl。血红蛋白与登山运动表现没有关联。Pugh 还指出，夏尔巴人比西方登山者的血红蛋白浓度低。这可能是首次在这一群体中描述低血红蛋白水平的现象。Winslow 等（1984）通过回顾 1981 年美国珠峰医学研究考察队和此前两次珠峰探险的探险者

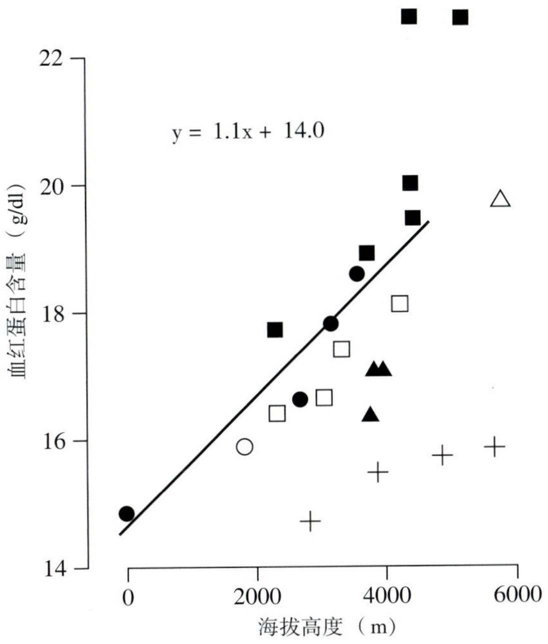

图 9-7 海拔高度对男性居民血红蛋白含量的影响：实心圆，样本来自天山山脉；空心方块，样本来自科罗拉多采矿营；空心圆，样本来自南印丘陵小镇；实心方块，样本来自安第斯山脉；实心三角形，样本来自尼泊尔（夏尔巴）；空心三角形，样本来自在高海拔地区停留 3 个月或更久的登山者。数据采自 Altman 和 Dittmer（1966），在西藏获取的。表中直线是文献中南、北美洲男性在不同海拔下血红蛋白含量的最佳拟合线（Wu，2005）

的血红蛋白浓度发现，在海拔 5350 ~ 6300 m 地区，人均血红蛋白浓度为 17.8 ~ 20.6 g/dl，在这个海拔范围内，血红蛋白浓度与海拔高度没有相关性。

血红蛋白浓度的增加可以使每升血液在给定的氧饱和度下携带更多的氧气。然而，超过一定限度后，增加携氧能力的好处可能会被血液黏度的增加所抵消（下文将进一步讨论）。过去曾有人担心，血液黏度的增加可能会导致高海拔地区居民的血栓形成，但没有系统的证据支持这一说法，也没有证据支持在高海拔地区静脉血栓栓塞的风险增加（第二十三章）。

9.6.2 高原世居者

图 9-7 表明，来自北美洲、南美洲和亚洲的高海拔地区居民的血红蛋白浓度（Hb）随海拔高度的升高而升高。血红蛋白浓度在不同高海拔人群中的变化值得注意。据报道，安第斯山脉受试者在海拔 4300 ~ 4500 m 的地区，血红蛋白浓度为 22 g/dl（Talbott 和 Dill，1936；Dill et al，1937；Merino，1950）。然而，这些研究可能包含了现在被认为患有慢性高原病的受试者。更多来自南美洲的关注健康居民的研究给出的血红蛋白浓度平均值略低于那些早期报道的值。例如，在对安第斯山脉世居者血液参数的综合研究中，León-Velarde 等（2000）发现，生活在海拔 4355 m 和海拔 5500 m 的 40 ~ 60 岁的成年男性的平均血红蛋白浓度分别为 18.5 g/dl 和 20.4 g/dl。相同年龄范围的女性在相同海拔的 Hb 的平均值分别为 17.5 g/dl 和 18.1 g/dl。作者还表明，平均血红蛋白浓度随着年龄的增加而增加。该值在女性青春期前与男性相似，而年长女性的值高于年轻女性，这可能是因为绝经后不再月经来潮的原因。

其他高海拔居民已经被证实比安第斯居民有更低的血红蛋白浓度。Adams 和 Strang（1975）报道，生活在海拔 4000 m 的夏尔巴人的平均血红蛋白浓度为 17 g/dl，而 Morpurgo 等（1976）报告的平均值则为 16.2 g/dl，并认为其研究结果代表了更好的适应性结果。Beall 等（1987）对西藏人进行了研究，发现居住在海拔 4850 ~ 5450 m 的西藏男性的血红蛋白浓度为 18.2 g/dl，女性为 16.7 g/dl，这个值大大低于大多数居住在安第斯山脉相同海拔的居民的结果。在后一项研究中，Beall 等（1998）研究了西藏和玻利维亚的高原人群，发现西藏人的血红蛋白浓度明显低于玻利维亚高原人（15.6 g/dl 与 19.2 g/dl）。这项研究的结果与 Winslow 等（1989）的研究结果一致。Winslow 将喜马拉雅土著（夏尔巴人）与安第斯山脉土著，在 Khundi、尼泊尔和 Ollague（智利）海拔 3700 m 地区的居民进行比较发现，尼泊尔男性的红细胞压积（PCV）明显低于智利男性（48.4 g/dl 与 52.2 g/dl），他们还发现，安第斯土著的血清 EPO 更高，这表明即使有较高的 PCV，他们仍存在着功能性贫血。埃塞俄比亚的高海拔地区居民可能与藏人有着相似的血红蛋白浓度。Beall 等（2002）研究了居住在海拔 3530 m 的居民发现，男性和女性的平均血红蛋白浓度为 15.9 g/dl 和 15 g/dl。Hoit 等（2011）的研究显示，居住在海拔 3700 m 的阿姆哈拉男性和女性的平均血红蛋白浓度为 16.3 g/dl 和 15.3 g/dl。生活在科罗拉多州高海拔城镇的白种人和高原习服者往往比安第斯人的血红蛋白浓度更低（图 9-7）。这些在种群之间观察到的差异的原因还不完全清楚，可能与许多因素有关。其中一个重要的因素可能是特定人群在高海拔地区度过的时长。据估计，西藏人在高海拔地区居住了至少10万年，相比之下，安第斯山脉的世居者大约居住了14 000年（Aldenderfer，2011）。对这一概念的支持来自Wu等（2005）在中国西北和西藏进行的一项大型研究（$n = 5887$），在这项研究中，他们将西藏人的血红蛋白浓度与移居到西藏并在那里居住多年的低海拔世居汉族人进行了比较，发现汉族人的血红蛋白浓度随海拔高度的上升趋势与文献中关于不同海拔地区的北美洲和南美洲人群的回归方程所给出的曲线相同。海拔高度每升高1100 m，Hb便上升1 g/dl：$y = 1.1x + 14.0$（海拔高度单位为km），这一血红蛋白浓度的改变明显高于西藏人，西藏人从海拔3813 m上升到海拔5200 m时，Hb只有很小的上升。

在高海拔地区停留可能为选择性压力和对环境的遗传适应提供了机会。例如，Beall等（1998）在他们对西藏人和玻利维亚高原人的研究中发现，遗传因素在两个样本的血红蛋白浓度的表型变异中占了很大比例。研究为这一概念提供了证据。Beall等（2011）发现，HIF-2α基因编码转录因子的变异解释了在西藏高海拔地区的藏族和移居西藏的汉族之间所观察到的血红蛋白浓度的差异，同时发表的另外2项研究得出了类似的结论，并进一步有力地支持了遗传适应的作用（Simonson et al，2010；Yi et al，2010）。这些概念将在第四章中进行详细讨论。

尽管现在有大量的证据表明，遗传因素是表观差异背后的主要驱动力，但可以解释这一变化的因素还有许多，如科罗拉多州的高原居民比安第斯山脉高原居民发生更频繁的海拔上下移动；饮食因素，如食用肉类的量（影响铁的摄入）。

9.6.3 高原红细胞增多症

血红蛋白浓度过度升高（即超过22 g/dl）通常被认为是慢性高原病的病理表现和诊断标准（第二十二章）。无论是土生土长的高海拔居民，如安第斯人，还是居住在高海拔地区多年的低海拔移居人群，如迁移到青藏高原的汉族人群（Huang et al，1984），都面临着发生这种状况的风险。

9.6.4 最佳的血红蛋白浓度

血红蛋白浓度的升高增加了血液的携氧能力和含氧量，因此，有助于补偿动脉PO_2和SaO_2的降低。在海拔高达5300 m的地方，习服者的动脉含氧量与海平面水平大致相等（图9-1）。然而，血红蛋白浓度的增加也会导致血液黏度的增加（Guyton et al，1973）。这种黏度的增加是曲线性的，所以当血红蛋白浓度超过约18 g/dl时，血液黏度迅速增加。最终，黏度的增加提高了全身和肺循环的阻力，导致肺和体循环血流量减少和心输出量下降。随着心输出量的减少，心输出量的产物与动脉含氧量下降，从而阻碍了组织供氧。

这些影响引发了“最佳血红蛋白浓度”的概念，低于该值时，氧气输送因含氧量的减少而减少，高于该值时，心输出量因血液黏度的大幅增加而减少，而这也完全抵消了含氧量的增加。计算最佳血红蛋白浓度的主要问题是对血液黏度及其对心输出量影响的考虑。由于血液是一种非牛顿流体（一种黏度在所有剪切速率下都不恒定的流体），因此不能在任何给定的血红蛋白浓度下为其指定单一的黏度值。根据体外测量方法的计算结果，这个值会有所不同。在活体中，阻力的影响将根据所考虑的血管直径以及流体的流动是流线型还是紊流型而变化。如果我们忽略物理因素，只关注急性动物实验中改变血红蛋白浓度对心输出量的影响，可能不能反映高海拔地区人类的实际情况，在高海拔地区，人群的血管系统有时间去适应红细胞增多症。另一个影响表观黏度的因素是红细胞的变形性或滤过性。一项Simon Schnass和Korniszewski（1990）的研究结果显示，高海拔暴露导致红细胞的过滤性受损，但这种受损会被维生素E阻断。总体而言，情况是如此复杂，因此，预测一个“最佳血红蛋白浓度”显然是不可能的。

从临床经验来看，在慢性高原病（第二十二章）和一些慢性缺氧性肺疾病患者中发现的超高血红蛋白浓度似乎是有害的。静脉切开或静脉补液稀释血液可以改善慢性高原病患者的临床症状。在这些患者中，PCV从61%降低到50%，导致肺动脉压力和阻力降低（Weisse et al，1975）。同样，Winslow等（1985）在安第斯高原居民中发现，PCV从62%降低到42%会引发心输出量和混合静脉血的PO_2增加。Willison等（1980）发现，将患者的PCV从54%降低到48%，会导致其脑血流量从44 ml /（min · 100 g）增加到57 ml /（min · 100 g）。这将使输送到大脑的氧气增加15%，并伴随着警觉性的提高。慢性高原病中红细胞生成过度的问题将在第二十二章进行讨论。

在远征队的常见血红蛋白浓度范围中（17 ~ 22 g/dl），登山表现与血红蛋白浓度之间没有明显的相关性（Pugh，1964c）。事实上，通常发现表现最好的登山者处于这个范围的低段，这表明在海拔 5000 m 以上的最佳血红蛋白浓度是在 18 g/dl 左右。Sarnquist 等（1986）对登山者进行的一项研究发现，血液稀释对身体表现没有改善或恶化，尽管在意识活动测试中有微小而显著的改善，然而，研究对象虽然在考察中有最高的 PCV，但却并没有明显的红细胞增多，血液稀释前 PCV 范围为 57% ~ 60%。Winslow 和 Monge（1987）得出结论："过度的红细胞增多没有任何用处。"事实上，"正常的"红细胞增多症是否有生理价值是值得怀疑的。"一项使用数学建模技术的研究（Villafuerte et al，2004）甚至得出结论："在中等海拔休息时，血红蛋白浓度为 14.7 g/dl 是最佳的，尽管更高的值可能对更好的运动表现有帮助。"

9.6.5 平原和高原对血流动力学的影响

在海平面上，通过自动或异种输注或使用重组人促红细胞生成素（rhEPO）在改善身体表现方面具有显著的效果，如 VO_{2max} 和耐力。这是因为通过这些方法增加了红细胞体积，从而增加了血红蛋白的携氧能力。有许多研究表明，这种方法可以提高中距离跑、自行车和滑雪的运动表现，Ekblom 等（1972）的研究可能是该类研究中的第一个。他们的研究表明，通过再次输注自体血，血红蛋白浓度增加了 13%，运动表现（以标准速率运动的时间）增加了 23%，VO_{2max} 增加了 9%。运动表现的改善与血红蛋白浓度的增加有关。Buick 等（1980）在他们的研究对象中发现了类似的结果，那些进行了真正的再灌注的人出现了运动表现的改善，而在那些进行了虚假灌注的人则不然，因此消除了心理影响的可能性。当然，这种做法在体育运动中是违法的。对该话题的几个评论（Leigh-Smith，2004；Jelkmann 和 Lundby，2011）总结了这种练习的历史、技术、效果和副作用，以及在精英运动员中检测它们所做的努力。

虽然在海平面上使用血液兴奋剂的好处是显而易见的，而且这种做法可能会持续下去，尽管采取了各种措施来阻止它的使用，但在高海拔地区，就不那么容易被发现了。Young 等（1996）发现，在海拔 4300 m 处的受试者中，再输注 700 ml 自体血并没有显著的好处，尽管受试者在第 1 天的 VO_{2max} 的平均值略升高。在 Pandolf 等（1998）的进一步研究中发现，注射 700 ml 自体血的受试者跑 3200 m 的用时没有明显提高。他们认为，随着海拔的升高，这种影响会减弱，并引用了支持这一结果的早期工作。Lundby 和 Damsgaard（2006）在 1 个月的时间内每周给健康个体注射新型红细胞生成刺激蛋白（NESP），并比较治疗前后在吸入 12.4% 氧气（海拔 4100 m）时的运动表现。在运动期间，受试者保持在海平面水平，从而确保没有其他形式的高海拔习服。尽管血红蛋白浓度和携氧量增加了 16%，但 VO_{2max} 没有改善。他们指出，在海拔 3500 m 以上，尽管血红蛋白浓度升高，但 VO_{2max} 并没有增加。在亚极量运动中，血红蛋白浓度的升高很可能会导致运动表现的提高，因为耐力可能会增加（Maher et al，1974），尽管完全不清楚为什么亚极量运动表现会因高海拔习服而增加，而 VO_{2max} 没有变化。

来自 Robach 等（2008）的数据表明，外源性促红细胞生成素的效果可能取决于个体暴露于缺氧环境的程度。在 15 周的时间里，他们给 8 名健康受试者使用 rhEPO，然后测量在常氧和不同程度急性缺氧条件下的运动中，全身和腿部的氧运输。正如预期的那样，rhEPO 治疗后，在常氧条件下 VO_{2max} 增加。当呼吸的氧气浓度低至 0.134 时，这些指标的提高持续存在，但一旦 F_IO_2 降低到 0.115，对全身 VO_{2max} 或腿部 VO_{2max} 则没有影响。他们的结论是，在严重缺氧的情况下，VO_{2max} 与动脉血氧含量无关，这可能是中枢性疲劳的结果，尽管另一个解释是血流从腿部转移，以支持显著增加的呼吸变化。

9.6.6 海拔降低对促红细胞生成素和血红蛋白的影响

红细胞生成素水平在回到海平面后开始下降。例如，Milledge 和 Cotes（1985）报道称，在 4500 m 或以上高度下降到海平面 2 个月后，EPO 水平在下降 8 小时和 20 小时后为控制值的 66%。这可能是由于在高海拔地区停留后，血红蛋白浓度升高以及下降时动脉氧饱和度升高，两者结合增加了向负责 EPO 产生的肾小管周细胞的氧气输送。

随后，血红蛋白浓度下降并在大约6周后达到正常的海平面水平值（Heath and Williams，1995）。虽然血红蛋白浓度的这种变化通常归因于EPO的减少和随后的红细胞生成减少，但研究表明，红细胞的破坏可能也会增强。Rice等（2001）检测了高海拔地区居民的血液参数，并发现了新细胞溶解的证据。这一过程首次在宇航员中被观察到，年轻的红细胞被选择性地溶解，使得RCM迅速降低。Risso等（2007）发现，在海拔4500 m以上53天后下降到海平面水平，发生了同样的现象。将红细胞种群分为低、中、高密度亚群，分别对应于年轻、中年和老年细胞，他们发现年轻和中年红细胞数量在下降后6天显著减少，导致年龄较大、高密度的红细胞占红细胞总数的97.9%，剩余的年轻和中年细胞也获得了衰老样表型，使它们更容易被吞噬。与Milledge和Cotes（1985）的数据类似，Risso等也注意到相对于习服前EPO的下降，新细胞溶解可能是由于EPO浓度下降到一个临界值以下而触发的。

9.7 高原铁与血液的反应

铁是血红蛋白分子的关键组成部分，充足的铁储备可能对于确保海拔上升后适当的血液反应是重要的。Hannon（1967）很好地证明了这一点，他指出，在海拔4260 m时补充铁的女性，在海拔4260 m处停留60天后，其红细胞压积的上升幅度比没有补充铁的女性大。在铁补充组观察到的上升与在相同海拔的男性中观察到的结果类似。

高海拔也会影响人体对铁的处理方式。Robach等（2007）在海拔4559 m处对9名健康男性进行了7～9天的检查，发现急性缺氧上调了红细胞样细胞的铁获取，随后导致血红蛋白升高。值得注意的是，在骨骼肌中，肌红蛋白的表达减少了35%，铁相关蛋白（如L-铁蛋白和转铁蛋白受体）的表达下调，这表明铁从这些组织转移到骨髓中帮助支持红细胞的产生。

虽然目前尚不清楚补充铁是否能逆转Robach等发现的对骨骼肌的一些影响，但铁补充可能具有超越血液反应的重要影响。Smith等（2009）在处于海拔4340 m的第3天给健康男性静脉注射氢氧化铁、蔗糖或安慰剂，铁治疗组在随后4天，肺动脉压明显低于安慰剂治疗组。在同一个报告的相关研究中，他们在一个月的时间里对11名患有慢性高原病的高原居民进行了释放2 L血液的静脉切开，发现静脉切开引起的铁缺乏与此期间肺动脉压增加25%相关。随后补铁并未发生逆转。这些发现背后的机制尚不清楚，但结果表明，与最初的猜测相比，铁可能在更广泛的缺氧反应中发挥了关键作用。

9.8 血小板在高原的数量及功能

急性缺氧的生理反应似乎不涉及血小板计数、黏附性因子或凝血因子的任何重要变化。然而，急性缺氧也可能导致急性高原病、高原肺水肿或脑水肿。凝血因子的变化，可能是高原病的一种反应或并发症，而不是其生理变化发生的根本原因。这些问题在第二十三章中有更详细的讨论。至于更多的长期海拔停留，Vij（2009）研究了40名在海拔4100～4500 m长期逗留的健康男性的血小板计数和功能，发现血小板计数与海平面值相比，在3个月后下降12%，在13个月后下降31%。平均血小板体积增加，而在ADP、肾上腺素和胶原作用下，血小板聚集降低，本研究未调查这些发现的临床意义。

9.9 高原对凝血系统的影响

正如第二十三章详细讨论的，长期以来，人们一直怀疑高海拔暴露会导致高凝性和静脉血栓栓塞风险的增加，但迄今为止，没有一致的证据支持这一论断。事实上，Martin等（2012）对海拔4250 m和海拔5300 m的健康志愿者进行的血栓弹性成像（TEG）的现场研究数据表明，在高海拔地区，凝血过程甚至可能会减慢。TEG是一种功能测试，用于检查凝血形成的动力学，并提供关于凝血因子、血小板和纤维蛋白原相互作用的信息，而不是简单地关注凝血过程中的单个元素。他们指出，反应时间（R），一种测量血栓形成需要多长时间的指标；运动时间（K），一种评估血栓形成的早期阶段时长的指标，都在相对于海平面的高海拔地区有所延长，表明急性暴露于高海拔地区时血液凝固更慢。α角，另一种描述早期血栓形成指标，降低，为血液凝固减慢提供了进一步证据，而最大海拔，一种测量血凝块强度的指标则没有变化。

9.10 高原对白细胞的影响

低氧对白细胞计数和功能的影响不如对红细胞的影响那么明显。虽然一些研究报告白细胞总数没有变化（Hannon et al，1969），但另一些研究却显示这些细胞的数量增加了（Simon-Schnass 和 Korniszewski，1990）。除了白细胞总数可能发生变化外，白细胞的分布也可能发生变化。Choukèr 等（2005）的研究表明，在海拔 3196 m 处休息和锻炼期间，中性粒细胞计数增加。在另一个领域的研究中（Facco et al，2005），用流式细胞仪记录健康女性志愿者的白细胞数量（海拔 5050 m）发现，$CD4^{+}T$ 淋巴细胞数量减少，B 淋巴细胞的数量不变，NK 细胞的数量增加。后者的发现与早期在 380 mmHg 减压室中进行的研究结果一致（Klokker et al，1993）。

多年来，坊间证据表明，在高海拔地区，病毒或细菌感染的清除速度较慢，这使人们怀疑在这种环境下，白细胞功能可能会发生改变。然而，支持这一说法的数据有限。尽管发现 NK 细胞数量增加，Faoco 等（2005）并没有发现其细胞毒性有任何变化。Faoro 等（2011）的研究表明，经常前往海拔 4559 m 的个体，其白细胞耗氧量降低，同时有证据表明白细胞线粒体呼吸降低，呼吸爆发减少。这一发现与 Choukèr 等（2005）的发现相似，他们发现了中性粒细胞的细胞毒性标志物的功能，如在上升到海拔 3196 m 后超氧化物的产生被抑制。然而，在直接被动上升到相同高度后，细胞毒性被动增加。总的来说，这些研究表明，在高海拔地区，白细胞功能可能会发生变化，但仍缺乏将这些变化与临床结果联系起来的证据。

（李 佳 译 格日力 校）

第十章

血气运输与酸碱平衡

概述

高原红细胞增多症在第九章中已有介绍。血红蛋白（hemoglobin，Hb）氧亲和力的变化会引起氧解离曲线的改变，进而影响氧的运输。许多生活在低氧环境中的动物，其Hb氧亲和力升高。人类胎儿的Hb氧亲和力也升高。有趣的是，在极高海拔处的登山者们，通过采取过度通气的办法来增加氧亲和力，结果导致了明显的呼吸性碱中毒。登山者红细胞中2,3-二磷酸甘油酸（2,3-diphosphoglycerate，2,3-DPG）浓度升高，引起氧亲和力的小幅度下降，而碱中毒则抑制了氧亲和力的下降。大多数学者认为，高原土著居民与平原居民的P_{50}基本相同。然而，平原居民在高原生活数周后，P_{50}下降，提示其Hb氧亲和力升高。在高原，氧亲和力升高对人体是有利的，有利于肺毛细血管加载氧气。高原土著居民的酸碱平衡备受争议，但许多学者发现，高原世居居民的动脉血pH是正常的，提示其可完全代偿呼吸性碱中毒。然而，习服高原环境的平原居民，其pH轻微偏碱性，提示其代偿机制是不完全的。据报道，在极高海拔地区，机体对呼吸性碱中毒的代偿缓慢，可能是由脱水引起慢性血容量消耗所致。

10.1 引言

在习服及适应高原环境的过程中，血液生理变化发挥着重要的作用。本章将着重讨论Hb氧亲和力及血液酸碱平衡的改变。在第九章中已讲述了血液中红细胞浓度的升高及其生成调控的机制。关于Hb氧亲和力改变的影响，在其他章节也已有涉及，如第七章讲述了氧气通过血-气屏障弥散，第十三章则讲述了极高海拔地区对人体的限制因素。

10.2 研究历史

10.2.1 氧解离曲线

Paul Bert绘制了第一份氧气和二氧化碳解离曲线。他撰写了里程碑式著作——《环境医学》（*La Pression Barométrique*），书中描述了实验动物暴露在逐渐降低的气压中，或被置于密闭空间内直至逐渐窒息时，PO_2和PCO_2与血液中气体浓度的关系（Bert，1878，第135～138页，1943年译）。然而，他未发现氧气的S形曲线，因为他没能把PO_2降得足够低。

1885年，Christian Bohr发布了第一份完整的氧解离曲线。Bohr用Hb稀释溶液绘制氧解离曲线，得到精确的双曲线图，此结果与Bert用实验动物获得的数据结果不一致。尽管如此，Bohr并未就此作出解释。1890年，Hüfner发表了类似的氧解离曲线，并认为从Hb氧合的方程式中能得到一个双曲线。

$$Hb+O_2 \rightarrow HbO_2$$

Bohr做出一项重要的改进，即选用全血代替Hb溶液来绘制氧解离曲线，这项举措使其发现了现今广为人知的S形曲线。第二年，Bohr与Hasselbalch、Krogh合作，发现了当血液中PCO_2增高时，氧解离曲线右移，这就是著名的Bohr效应（Bohr et al，1904）。多年后，Barcroft发现，酸促反应使氧解离曲线右移（Barcroft和Orbeli，1910）；温度升高后，也可以出现同样的效应（Barcroft和King，1909）。Astrup与Severinghaus（1986）撰写了一篇很有价值的回顾血气与酸碱平衡的文章。

继Hb氧亲和力的影响因素发现后不久后，生理学家们开始设想其在高原的重要性。例如，1910年，Barcroft随同第一支国际高海拔地区探险队去特内里费岛探险，他做了一项特殊的研究，期望在低动脉血PCO_2情况下，使氧解离曲线左移。结果表明，在海拔2130 m和3000 m处，一些探险队员的氧解离曲线右移，与在海平面PCO_2为40 mmHg时测的一样。但是，当他再次检测受试者在高海拔的实际PCO_2后，曲线的位置基本上与海平面测得一样（Barcroft，1911）。Barcroft推断，血液中碳酸的下降被其他酸的增高所代偿（可能是乳酸）。一年后，Barcroft去了Mosso的实验室，位于罗莎峰的玛格丽塔小屋（4559 m）。Barcroft发现，当地居民的血轻度偏酸性（Barcroft et al，1914）。

10年后，1921—1922年间，国际高海拔地区探险队前往了秘鲁的塞罗德帕斯科（Cerro de Pasco），Barcroft及其同事发现，由于血液碱性增加，当地习服的平原居民氧亲和力增加。并且，氧亲和力的增加似乎比酸碱状态的改变更明显（Barcroft et al，1923）。

1935年，国际高海拔地区探险队前往智利，

Hb 氧亲和力的问题再次引发讨论。有研究发现，海拔高度为 4270 m 时，与海平面检测的结果相比较，“生理”（即测量对象的 PO_2）解离曲线轻微左移；在更高海拔地区，生理解离曲线显著右移（Keys et al，1936）。pH 恒定时，检测出 Hb 氧亲和力均下降。研究者们认为，在高海拔地区，氧解离曲线右移是有利的，以便向组织提供更多的氧气。

1967 年，两组独立的研究小组有了一项重要发现（Benesch 和 Benesch，1967；Chanutin 和 Curnish，1967），即第四种因素（除了 PCO_2、pH 和温度）——红细胞内 2,3-DPG 的浓度对 Hb 氧亲和力发挥了重要作用。由于先前的研究未考虑此项重要因素，这项意想不到的发现使得研究者们对以往的研究产生质疑。血液一旦储存起来，2,3-DPG 就会耗尽。Lenfant 等研究显示，在高海拔地区，2,3-DPG 含量增加（Lenfant et al，1968），且他们认为氧亲和力下降以便向组织供氧，这是高原适应过程中重要的一部分（Lenfant 和 Sullivan，1971）。

迄今为止，在极高海拔地区，Hb 氧亲和力的研究报道仍相对较少。1960—1961 年，银色小屋探险队报道，能够很好地适应海拔 5800 m 高原环境的平原人几乎能够完全代偿呼吸性碱中毒（West et al，1962）。仍缺乏更高海拔的研究数据。1981 年，美国珠峰医学研究考察队（American Medica Research Expedition to Everest，AMREE）前往珠穆朗玛峰，他们惊奇地发现在珠峰峰顶附近，登山者表现出明显的呼吸性碱中毒，大大增加了 Hb 的氧亲和力。在珠峰顶，Pizzo 的动脉血 pH 超过 7.7，这是由肺泡 PCO_2 和剩余碱决定的（见第 10.4.4 节）。

10.2.2 酸碱平衡

纵观高海拔地区酸碱平衡的早期历史，可以明确地看出，酸碱平衡与 Hb 氧亲和力的讨论有很大的重叠。高海拔地区的血液学反应本身就引起了人们极大的兴趣。事实上，血液的酸碱状态在早期的高原呼吸调节理论中扮演着重要角色（Kellogg，1980）。早在 1903 年，在 Mosso 的实验室——位于罗莎峰（Rosa Peak）的玛格丽塔小屋（Capanna Margherita），Galeotti 就研究了各种实验动物，发现将高海拔溶血动物组的 pH 时调到标准 pH 所需酸的量比海平面组要少（Galeotti，1904）。他解释道，滴定碱度的下降意味着血液中某些酸性物质增加了。众所周知，低氧导致了乳酸的产生（Araki，1891），酸刺激呼吸（Zuntz et al，1906），因此，高原人发生过度通气，进而引起 PCO_2 下降就得到了解释（Boycott 和 Haldane，1908）。1911 年，Winterstein 提出了合理地著名的“呼吸反应理论”，该理论解释了缺氧和二氧化碳作为通气兴奋剂的原因——二者均能酸化血液。

高原低氧如何刺激通气，需用外周化学感受器来解释（Heymans，1925）。1915 年，Winterstein 为自己的理论提出了证据：在急性缺氧时，血液呈碱性，而不是酸性。数年后，Henderson 和 Haldane 等（1919）正确解释了血液呈碱性是源于 PCO_2 下降，而 PCO_2 下降是由肺过度通气造成的。事实上，直到今天，慢性缺氧通气仍是热门话题（见第六章），研究主要集中在细胞外液（细胞外液形成了中枢化学感受器的微环境）的酸碱平衡状态。

10.3 血红蛋白氧亲和力

10.3.1 基本生理学

图 10-1 显示，人全血的氧解离曲线以及导致

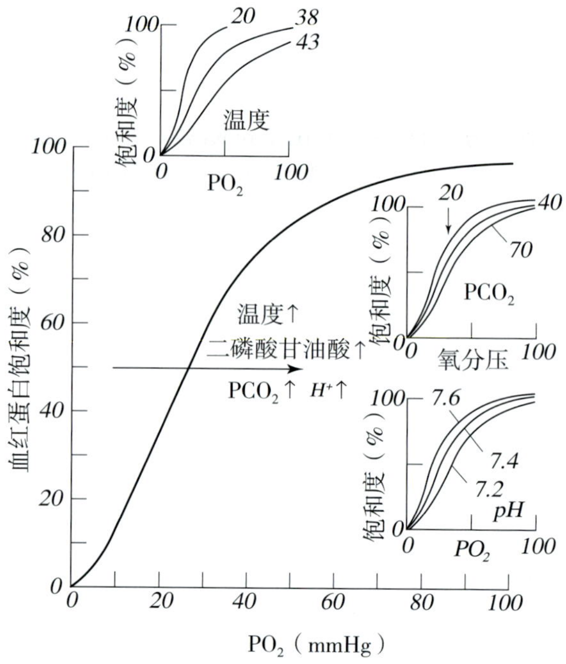

图 10-1 正常氧解离曲线及因 H^+、PCO_2、温度和 2,3-DPG 增加引起的曲线位移（West，1994）

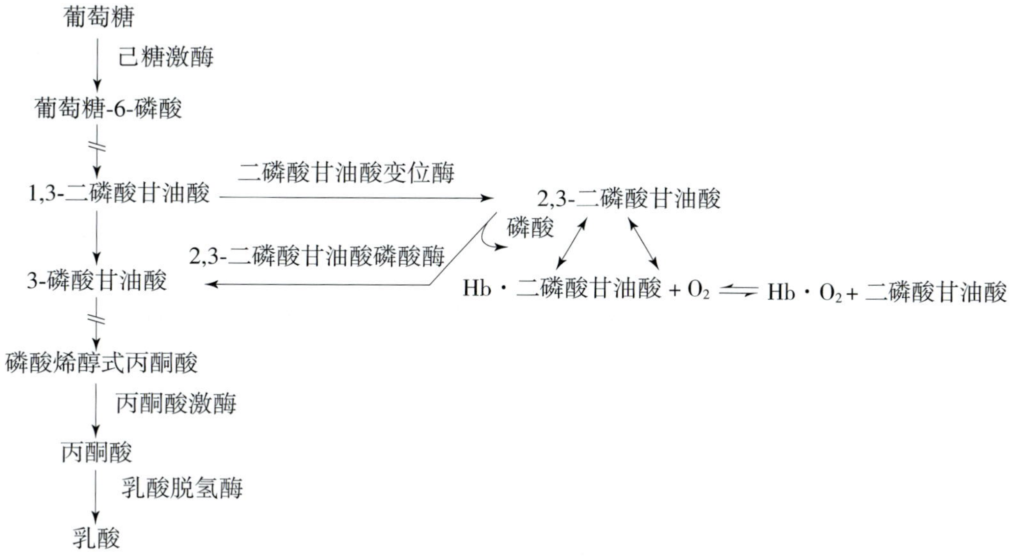

图 10-2 红细胞中 2,3-DPG 的形成过程由上图的垂直箭头表示，除红细胞外，其他细胞内的糖酵解途径。在红细胞内，DPG 突变酶催化大部分 1,3-DPG 转化为 2,3-DPG（Mine，1981）

曲线右移的四种因素。氧解离曲线右移，即降低了 Hb 的氧亲和力。这四种因素分别是 PCO_2、氢离子浓度、温度和红细胞中 2,3-DPG 浓度的增加。血浆离子浓度的升高也会降低血红蛋白的氧亲和力。

PCO_2 引起氧亲和力变化的原因，几乎均可归于其对氢离子浓度的影响，尽管 PCO_2 本身对氧亲和力也有轻微的影响（Margaria，1957）。氢离子浓度改变氧亲和力（Bohr 效应）的机制是，随着氢离子浓度的升高，Hb 分子构型发生改变，使得其结合位点不易与氧气分子结合。Hb 分子以两种形式存在：一种形式是化学键以最大程度紧密结合的 T 型，另一种形式是化学键断裂，结构松散的 R 型。由于氧气分子更容易进入 R 型亚铁血红蛋白区域，所以 R 型与氧的亲和力更高。PCO_2 和 pH 值对氧解离曲线的影响程度如图 10-1 右侧插图所示。

温度升高对血红蛋白的氧亲和力的影响很大（图 10-1）。从热力学的角度来看，温度对氧亲和力的影响为：氧与血红蛋白的结合是放热的，因此温度的升高有利于逆向反应，即血红蛋白的氧解离。

如图 10-2 所示，2,3-DPG 是红细胞的代谢产物。在红细胞内，2,3-DPG 浓度增加，可以通过增加化学键的化学结合，将更多的血红蛋白转化为低亲和力的 T 型血红蛋白，从而降低血红蛋白的氧亲和力。

判断 Hb 氧亲和力的重要指标是 P_{50}，是指 Hb 氧饱和度为 50% 时得氧分压。当 PCO_2 为 40 mmHg，pH 为 7.4，温度为 37℃，2,3-DPG 浓度正常时，成人全血 P_{50} 正常值为 26 ~ 27 mmHg。人类胎儿血的 P_{50} 约为 19 mmHg，主要因为胎儿 Hb 有两条 γ 链而不是两条 β 链，这就降低了 Hb 对 2,3-DPG 的亲和力。红细胞内 2,3-DPG 含量的增加使得 P_{50} 增加了约 0.5 mmHg/mol。Bohr 效应的大小通常以每 pH 单位增加的 $\log P_{50}$ 来表示。PCO_2 恒定时，人体血液 Bohr 效应的正常值是 0.4。值得注意的是，虽然历史上的“Bohr 效应”是指 PCO_2 引起亲和力的改变；但在现代的使用中，“玻尔效应”仅限于在 pH 对氧亲和力的影响。温度使 $\log P_{50}$（mmHg/℃）改变了 0.24。

通过对氧解离曲线和二氧化碳解离曲线的计算机子程序建模，可以了解到 Hb 氧亲和力变化对高原生理学的影响（Bencowitz et al，1982）。Kelman 描述了氧解离曲线（Kelman，1966a；Kelman，1966b）和二氧化碳解离曲线（Kelman，1967）的有用子程序。这些程序的实际应用情况已被描述（West 和 Wagner，1977）。这些程序能够识别 PCO_2、pH、温度和 2,3-DPG 浓度的变化，并允许研究者回答关于这些变量之间相互作用的问题，否则解释这些变量之间的相互作用将是极其复杂的。

10.3.2 高原土著动物

多年来人们知道，生活在高海拔地区的动物，其血红蛋白的氧亲和力往往会增加。图 7-7 显示了南美安第斯山脉高原羊驼和小羊驼的部分氧解离曲线（Hall et al，1936）。该图也展示了 8 种平原生物的氧解离曲线，包括人类、马、狗、兔、猪、野猪、牛和绵羊。可以看出，高原土著动物血红蛋白的氧亲和力大幅度增加。这种高原适应源于基因作用。从这一事实也可以看出，一只在平原动物园养大的美洲骆驼具有同样高的氧亲和力。

高原鸟类的 Hb 也有较高的氧亲和力。1935 年，Hall 及其同事（1936）在国际高海拔地区探险队前往智利期间，报道了高海拔鸵鸟和瓦亚加动物比 6 种平原鸟类（包括鸽子、番鸭、家鹅、家鸭、中国野鸡和家禽鸟）具有更高的氧亲和力的现象。而在西伯利亚繁殖地的斑头雁，经由喜马拉雅山脉上空，向印度的过冬地迁徙时，其 P_{50} 比中度海拔生活的近亲禽类低 10 mmHg（Black 和 Tenney 1980；Scott et al，2011）。潜水冠军企鹅的 Hb 氧亲和力也较高（Meir 和 Ponganis，2009）。藏族鸡胚比平原鸡胚具有更高的 Hb 氧亲和力及更高的红细胞数量（Zhang et al，2007；Liu et al，2009）。

鹿鼠和白足鼠是同一种系。有学者对生活在加利福尼亚死亡谷海平面以下地区至内华达山脉附近高山地区（4350 m）的 10 个亚种进行了研究发现，栖息地海拔高度与血氧亲和力密切相关。这种联系由基因决定。将一个物种移到另一个地区生活后，其氧亲和力未发生改变，且这种联系一直持续到下一代（Snyder et al,1982）。2012 年，Storz 等对不同海拔高度的鹿鼠进行了详细的多态性研究。相比之下，与生活在平原的河獭相比，生活在海拔 2357 m 的河獭 Hb 浓度增加了，但二者氧亲和力正常（Crait el al，2012）。2007 年，Weber 回顾了脊椎动物 Hb 的高原适应性。

10.3.3 其他低氧环境中的动物

高原仅仅是动物被发现的缺氧环境之一。已有学者通过采取各种策略来减轻低氧所带来的问题。表 7-1 显示了通过遗传适应采用的一些策略的例子。有研究表明，在人类胎儿中，Hb 珠蛋白链的变化会引起 2,3-DPG 亲和力的改变。斑头雁也存在珠蛋白肽链的改变。两组研究团队，通过降低有机磷酸盐的浓度来增加 Hb 的氧亲和力，如降低胎儿期狗、马、猪的 2,3-DPG 水平及降低鳟鱼和鳗鱼中三磷腺苷（ATP）的浓度。

一些蝌蚪经常生活在积水池中，它们的 Hb 氧亲和力很高；而成年青蛙产生一种不同类型的 Hb，它们的氧亲和力较低，以适应高氧环境。还要注意的是，蝌蚪的血液显示，Bohr 效应变小了。这对蝌蚪来说是有利的，因为低氧和高二氧化碳分压可同时在积水池出现，大的 Bohr 效应是不利的，因为它会降低氧亲和力。

如前所述，由于胎儿 Hb 的存在，人类胎儿也有很高的氧亲和力。这对胎儿来说是必要的，因为胎儿动脉血 PO_2 低于 30 mmHg。事实上，人类胎儿与登上珠穆朗玛峰峰顶的成人登山者有相似的特征，二者的动脉血 PO_2 极低，动脉血的 P_{50} 也很低（见第 10.4.4 节）。

1978 年，Hebbel 等报道了一个特别有趣的人类 Hb 异常的例子。作者研究了一个家庭，其中两个兄弟姐妹的 Hb 变异（Andrew-Minneapolis），其 P_{50} 为 17.1 mmHg。他们发现，Hb 异常的兄弟姐妹比 Hb 正常的兄妹姐妹更能耐受海拔 3100 m 处的训练。

表 7-1 中最后一行是指极高海拔的登山者，他们有明显的呼吸性碱中毒，这大大增加了 Hb 氧亲和力。下文将对此进行详细介绍。

10.3.4 高原居民

1944 年，Aste-Salazar 及 Hurtado 检测了 17 名健康秘鲁利马人（海平面）和 12 名莫罗科查（4550 m）常住居民的氧解离曲线。1964 年，Hurtado 的研究对象扩增到 40 例利马人和 30 例莫罗科查人。pH 为 7.4 时，P_{50} 平均值：在海平面水平为 24.7 mmHg，高原为 26.9 mmHg（图 10-3）。有学者认为，氧解离曲线右移可促进周围毛细血管释放氧气。

1981 年，Winslow 及其同事报道了 46 例莫罗科查人氧解离曲线（4550 m），pH 为 7.4 时，高原人群的 P_{50} 显著高于海平面对照组的 P_{50}（31.2 mmHg vs. 29.2 mmHg，$P < 0.001$）。然而，研究者也发现，高原受试者的酸碱状态是一种部分代偿性呼吸性碱中毒，其平均血浆 pH 是 7.44。根据高原受试者的实际血浆 pH 调整 P_{50}，P_{50} 平均值为 30.1 mmHg，不能与海平面对照组区分开来（图 10-4）。结果表明，红细胞内 2,3-DPG 浓度增加引起 P_{50} 小幅度增加，被轻度呼吸性碱中毒所抵消。

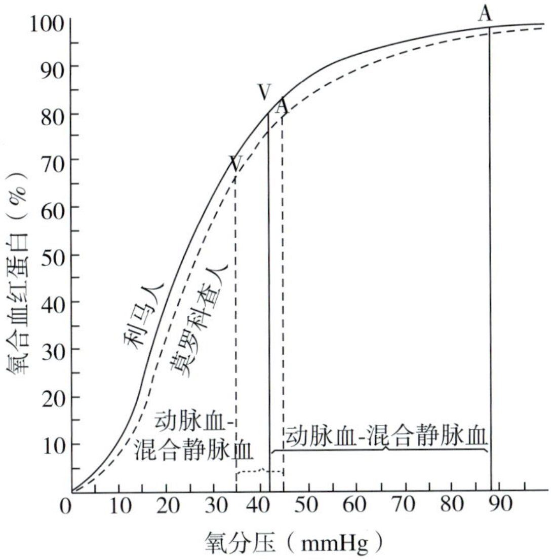

图 10-3　秘鲁利马人（海平面）和莫罗科查人（4540 m）氧解离曲线的平均位置。高原世居者的氧亲和力略有下降。两组间动脉血（A）和混合静脉血（V）PO_2 均值如图所示（Hurtado，1964）

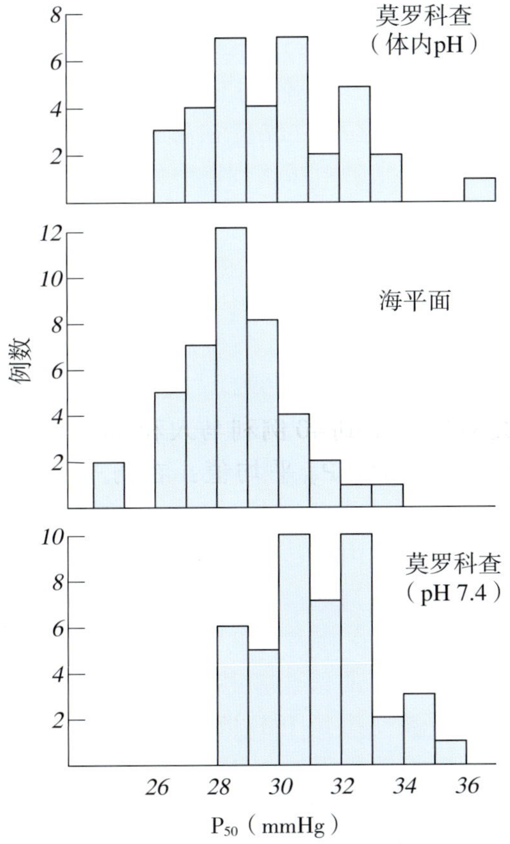

图 10-4　P_{50} 在海平面及高原的分布。顶部图示，体内 pH 对应的莫罗科查人的 P_{50} 分布；底部图示，pH 为 7.4，莫罗科查人的 P_{50} 分布。受试者血浆 pH 校正过后，除 1 名受试者外，高原组体内 P_{50} 均在位于海平面水平时下降（Winslow et al，1981）

最终，高原人群氧解离曲线的位置与海平面对照组基本相同。

在一项有争议的研究中，Morpurgo 等（1976）报道，长期生活在海拔 4000 m 的喜马拉雅山脉的夏尔巴人，在标准 pH 下，氧亲和力大幅度增加。但是，在后续研究中，Samaja 等（1979）未能证实以上研究。Samaja 等认为，氧亲和力可以完全由 Hb 已知的影响因素来解释：pH、PCO_2、2,3-DPG 和温度。

10.3.5　习服的平原居民

Barcroft（1911）、Barcroft 等（1911，1923）、Keys 等（1936）及 Hall 等（1936）的早期研究结果之间具有不稳定性。当红细胞中 2,3-DPG 得到重视时，以上分歧得到了澄清（Benesch，1967；Chanutin，1967）。研究表明，这种红细胞的正常代谢产物，降低了 Hb 的氧亲和力。由于忽略了这项因素，前期一些研究结果是不可靠的。Lenfant 及其同事（Lenfant et al，1968；Lenfant et al，1969；Lenfant et al，1971）的研究表明，当平原居民习服高原环境后，其 2,3-DPG 浓度升高了。2,3-DPG 升高的主要原因是由呼吸性碱中毒引起的血浆 pH 高于正常海平面水平的 pH。用乙酰唑胺使高原受试者酸中毒时，其血浆 pH 或红细胞 2,3-DPG 浓度并没有增加，氧解离曲线未右移。他们指出，2,3-DPG 的增加是平原居民习服及高原居民适应高原环境的一个重要特征（Lenfant 和 Sullivan，1971）。在海平面补充 EPO 可提高红细胞 2,3-DPG 水平（Birgegard 和 Sandhagen，2001）。

随后的研究对高海拔地区的平原人进行了检测，证实了这些变化，虽然仍不确定习服的平原人是否完全代偿了呼吸性碱中毒（也就是说 pH 是否为 7.4）。当然，这种情况不会发生在极高海拔地区。1981 年，Winslow 等（1984）在 AMREE 考察期间，对海拔 6300 m 处的平原习服者进行了一系列检测，获得了两名到达顶峰（8848 m）的受试者的数据。这些静脉血样本是在登顶后的早晨，于海拔 8050 m 处采集的。他们发现，红细胞 2,3-DPG 的浓度随海拔高度的升高而增加（图 10-5），这与 pH 为 7.4 时，P_{50} 略微增加有关。然而，由于呼吸性碱中毒未完全代偿，受试者在海拔 6300 m 处，体内 P_{50}（27.6 mmHg）略低于海平面水平值（28.1 mmHg）。在海拔 8050 m 处，受试者体

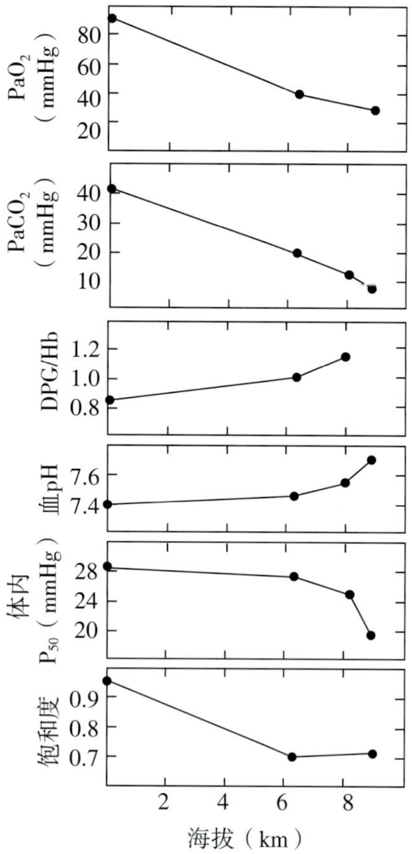

图 10-5 1981 年，美国珠峰医学研究考察队，在海平面水平、海拔 6300 m、海拔 8050 m、海拔 8848 m 检测的血液学指标（Winslow et al，1984）

内 P_{50} 为 24.9 mmHg，在海拔 8848 m 峰顶，一位受试者体内 P_{50} 低至 19.4 mmHg。由此推测，随着海拔高度升高，P_{50} 是逐渐降低的。这些数据还表明，在极高海拔地区，氧解离曲线逐渐左移（增加了 Hb 氧亲和力）的原因主要是呼吸性碱中毒的反应。事实上，由于红细胞 2,3-DPG 含量增加，这一效应完全抑制了氧解离曲线相对小幅度的右移。

以上结果与 Sutton 等在珠峰Ⅱ号行动中得到的结果基本一致（Sutton et al，1988），除了 PCO_2 在极高海拔是增高的，血 pH 是降低的。造成这些差异的原因可能一小部分源于习服，具体原因尚不清楚。

10.3.6 氧亲和力改变的生理学效应

在高海拔地区，氧亲和力的减少或增加是否有益，各家观点不一。Barcroft 等（1923）发现，氧亲和力轻微增加可能增加肺氧负荷。然而，Aste-Salazar 及 Hurtado（1944）报道，在莫罗科查的高原土著人的氧亲和力略有下降，并推断，这将有利于外周毛细血管释放氧气（图 10-3）。红细胞 2,3-DPG 浓度增加对氧解离曲线的影响得到认可后，Lenfant 及 Sullivan（1971）的观点与 Hurtado 等一致，他们认为氧亲和力的降低有助于外周释放氧气，这是平原居民习服高原及高原居民遗传适应的众多特征之一。

然而，现在有强有力的证据表明，增加氧的亲和力（氧解离曲线左移）是有益的，特别是在较高海拔地区，尤其是在运动方面（Bencowitz et al，1982）。事实上，当人们意识到许多动物在低氧环境中通过各种方法来提高血氧亲和力时（见第 10.3.3 节和表 6-1），这点就不足为奇。另外，Eaton 等（1974）报道，氰酸酯处理后的大鼠，氧解离曲线左移，且在大气压降低至 233 mmHg 的环境中，能够更好地存活；对照组为氧亲和力正常的大鼠。Turek 等（1978）也研究了氰酸酯处理的大鼠，在严重缺氧条件下，它们比正常的动物能更好地保持氧向组织传递。此外，我们之前提到过 Hebbel 等（1978）的研究，他们发现一个家庭中的两位成员，他们的 Hb 氧亲和力很高（P_{50} 17.1 mmHg）。这两位成员在海拔 3100 m 高度运动时，比其他兄弟姐妹表现得更好。

理论研究表明，高氧亲和力在高原是有益的，特别是在运动方面（Turek et al，1973；Bencowitz et al，1982）。在一项研究中，根据不同的海拔高度及不同的氧浓度，模拟了氧气从空气转移到组织的过程（Bencowitz et al，1982）。氧解离曲线可向左移及右移：左移时，P_{50} 为 16.8 mmHg；正常时，P_{50} 为 26.8 mmHg；右移时，P_{50} 为 36.8 mmHg。肺氧弥散量在很宽的范围内变化，氧气运输过程中的所有决定因素均考虑在内，包括温度、碱剩余、Hb 浓度及红细胞压积。

结果表明：在肺内，氧气通过血 - 气屏障扩散障碍时，氧解离曲线会左移，结果导致混合静脉血 PO_2 达最高（组织 PO_2 指标）（图 10-6）。换句话说，氧气扩散受限时，Hb 氧亲和力的增加会导致组织 PO_2 升高。这可以解释为，氧亲和力的增加提高了肺部氧负荷，而不干扰外周毛细血管释放氧气。氧亲和力的增高似乎是一种生理性适应。因此，我们在生活于低氧环境中的动物中经常可以看到这种现象（表 7-1）。

Samaja 等（2003）分析了高原 Hb 氧亲和力的

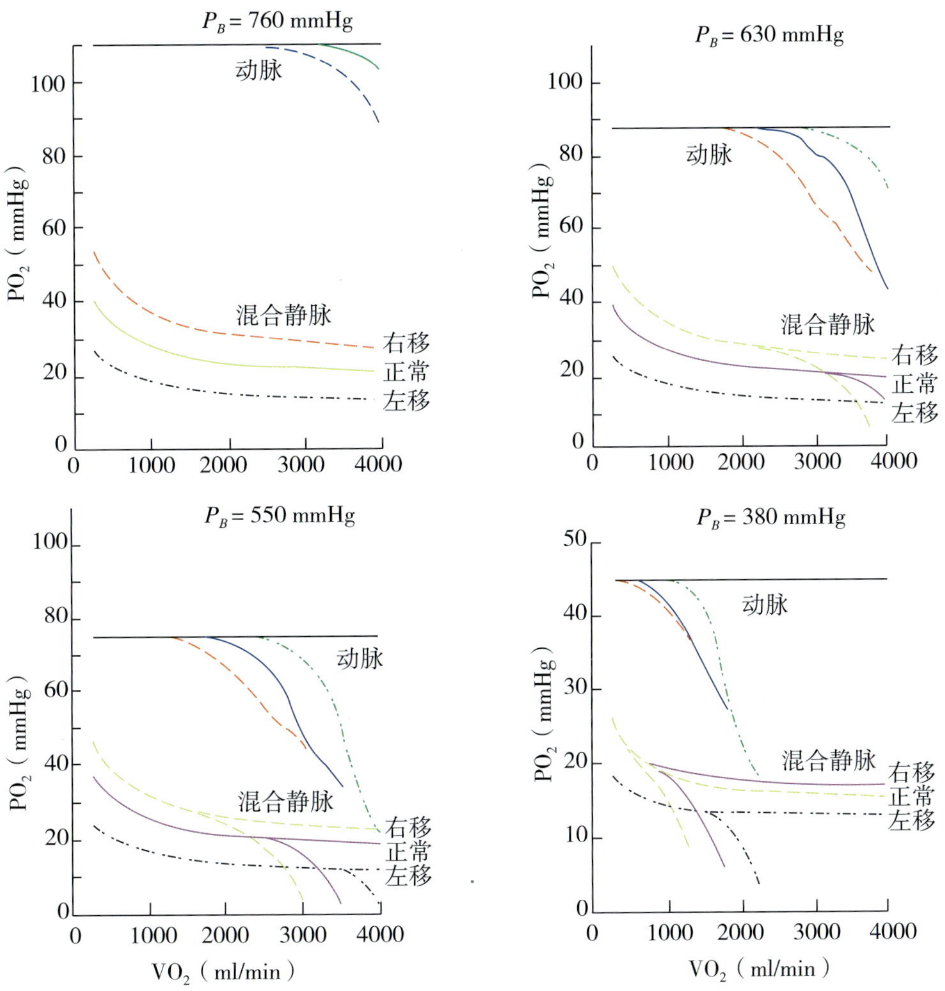

图 10-6 在 4 个海拔高度及 3 种不同 P_{50} 情况下，随着氧气摄入量（VO_2）的增加，计算出的动脉及混合静脉血氧分压（PO_2）的变化。3 种 P_{50} 指正常（26.8 mmHg），右移（36.8 mmHg），左移（16.8 mmHg）。接近水平的线 - 标记着"混合静脉"，表示肺氧弥散能力极高时的 PO_2 值。偏离这些水平线的曲线表示弥散障碍。肺泡膜氧弥散量是 80 ml/（min · mmHg）。需要注意的是，高强度运动，尤其是在高原，曲线左移，混合静脉血和组织中 PO_2 达最大值（Bencowitz et al，1982）

影响因素。他们的结论是，在海拔约 5000 m 的高度，降低氧亲和力是有利的，因为它减少了组织充分氧合所必需的心输出量。然而，随着海拔高度递增，氧亲和力的增加更为有利，这与 Tureke 等（1978）及 Bencowitz 等（1982）的观点相同。Samaja 等（2003）注意到一些实验结果是有矛盾的，他们提出了其他混杂因素的可能性，如体温的变化（尤其是肌肉和肺之间的差异）；毛细血管 Bohr 效应的变化，不同红细胞之间氧亲和力不均匀，Hb 携带的一氧化氮的扩血管作用，以及毛细血管中不同红细胞转运时间的影响。Martin 及其同事（Martin et al，2009；Martin et al，2010）发现，在海拔 4900 m 的卓奥友峰和海拔 7950 m 的珠峰，登山者舌下微循环的血流不均匀性增加。可能的原因包括红细胞增多和脱水，这可能会增加红细胞压积。

在珠穆朗玛峰山顶的登山者身上，氧亲和力的增加是很明显的。尽管红细胞内 2,3-DPG 浓度有所增加，但由于肺通气量的大幅度增加，导致 PCO_2 极度降低至 7 ~ 8 mmHg，进而引起严重的呼吸性碱中毒，动脉血 pH 超过 7.7（West et al，1983b），结果，人体内 P_{50} 约为 19 mmHg，这与人类胎儿在子宫内的 P_{50} 非常相近。由此产生的 Hb 氧亲和力显著增加，使得登山者即使在极度缺氧环境中仍然能够生存下来（见第十二章）。

10.4　酸碱平衡

10.4.1　引言

本节主题与前一节的主题——Hb 氧亲和力重叠了，因为在高原，氧亲和力主要取决于血液的 pH 及红细胞 2,3-DPG 的浓度。然而，为了方便起见，酸碱平衡就放在这里讲述。

10.4.2　习服

当平原居民到高原后，低氧刺激外周化学感受器，导致肺过度通气（第五章和第六章）；根据 Henderson-Hasselbalch 方程：动脉血 PCO_2 下降，动脉血 pH 升高。

$$pH = pK + \log \frac{[HCO_3^-]}{0.03PCO_2}$$

$[HCO_3^-]$ 代表碳酸氢盐的浓度，单位为毫摩尔每升（mmol/L），PCO_2 的单位为 mmHg。然而，当肾小管细胞中的 PCO_2 降低时，肾通过清除碳酸氢根离子代偿。碳酸氢根离子重吸收减少后，肾会产生碱性尿；血浆碳酸氢根离子浓度降低，从而将 $[HCO_3^-]$ /PCO_2 的比值恢复至正常水平。这一过程被称为呼吸性碱中毒的代谢性补偿。这种代偿可以是完全的，动脉血 pH 可恢复到 7.4；或者通常情况下，这种代偿可以是不完全的，机体稳态的 pH 超过 7.4。

许多研究者均研究了健康受试者突然进入高原时，动脉血 pH 随时间的变化（Severinghaus et al，1963；Lenfant et al，1971；Dempsey et al，1978）。在一项研究中，平原居民 5 个小时内从海平面被带至海拔 4509 m（P_B 为 446 mmHg）的高原，并在那里停留 4 天。动脉血 pH 在 24 小时内上升至 7.47 左右；随后明显缓慢下降，但在第 4 天结束时仍保持在 7.45 左右。平原居民返回海平面约 48 小时后，pH 稳定下降，达到 7.4 的正常值（Lenfant et al，1971）。

在另一项研究中，4 名健康受试者被突然带至海拔 3800 m 的地区并停留了 8 天。在到达 2 天后，动脉血 pH 从海平面的 7.424 迅速上升到 7.485，并且随后基本保持不变，第 8 天结束时的 pH 值为 7.484（Severinghaus et al，1963）。接着，在进一步的深入研究中，11 名平原人被带至海拔 3200 m 地区，停留了 10 天（Dempsey et al，1978）。动脉血 pH 在 2 天内上升 0.03 ～ 0.04 U，然后基本保持不变。在上述情况下，动脉血 PCO_2 继续下降，血浆碳酸氢根离子浓度也随之下降。然而，动脉血 pH 恢复到（或接近）海平面水平的速度似乎非常缓慢。

10.4.3　高原居民

大多数学者均报道了高原居民可完全代偿呼吸性碱中毒且动脉血 pH 接近 7.4 的现象。表 10-1 显示的是 Winslow 和 Monge（1987）编写的若干已发表论文的摘要。高原健康人群的动脉血 pH 通常波动很小，并且似乎合理的是：从出生开始，长期生活在高原的人，通过清除碳酸氢盐可完全代偿 PCO_2 的降低，从而将 pH 恢复至海平面水平。

然而，Winslow 等（1981）检测了 46 例莫罗科查（Morococha）高原土著居民（4550 m，P_B 为 432 mmHg）的动脉血 pH，并报道其血浆平均 pH 为 7.439±0.065。换句话说，这些高原土著居民没有完全代偿呼吸性碱中毒，血液 pH 比正常人略偏碱性。如第 10.3.4 节所述，轻度呼吸性碱中毒可使氧解离曲线恢复到正常海平面水平的位置，因为红细胞 2,3-DPG 浓度的增加可使氧解离曲线有向右移的趋势。

以上结果，解释起来很复杂，因为 Winslow 等（1981）认为，高原红细胞浓度的增加对检测 pH 值的玻璃电极有影响（Whittembury et al，1968）。基于此，如果 pH 值被校正了，那么计算出来的血浆 pH 值为 7.395，正如表 10-1 最后一行所示。然而，没有其他研究人员用这种方法校正 pH 值。Winslow 及其同事研究表明，高原土著居民有轻度不完全代偿的呼吸性碱中毒，动脉血 pH 超过了 7.4。

10.4.4　习服的平原居民

当有足够的时间习服高原环境时，至少在海拔 3000 m 处，动脉血 pH 应接近正常值（7.4）。例如，在 1935 年，Dili 等（1937）在国际高海拔地区探险队远征智利期间的研究发现，在海拔 3000 m 时处，动脉血 pH 几乎不升高；海拔高度超过 3000 m，pH 升高，在海拔 5340 m 处，pH 的平均值为 7.45。在 1960—1961 年银色小屋（Silver Hut）探险期间，对海拔 5800 m 习服的居民进行动脉血 pH 检测，发现动脉血 pH 为 7.41 ～ 7.46（West et al，1962）。

1981 年 AMREE 考察期间，Winslow（1984）

表10-1 高原世居者的血气分析及pH

海拔（m）	*n*	Hb[a]	动脉氧分压（mmHg）	氧饱和度（%）	动脉二氧化碳分压（mmHg）	pH	来源
4300	3	–	46.7	84.6	–	–	Barcroft *et al.*（1923）
4300	12	–	–	–	–	7.360	Aste-Salazar and Hurtado（1944）
4500	40	20.6[a]	45.1	80.1	33.3	7.370	Hurtado *et al.*（1956）
4515	22	19.5[a]	–	82.8	33.8	7.400	Chiodi（1957）
4300	6	56.0	–	–	32.5	7.431[b]	Monge *et al.*（1964）
4300	5	73.8	–	–	39.0	7.429[b]	Monge *et al.*（1964）
3700	–	–	–	–	3.0	7.431[b]	Monge *et al.*（1964）
4545	–	–	–	–	–	7.424[b]	Monge *et al.*（1964）
4820	–	–	–	–	–	7.426[b]	Monge *et al.*（1964）
3960	3	–	–	–	–	–	Lahiri *et al.*（1967）
4880	4	–	–	–	–	7.399	Lahiri *et al.*（1967）
4500	6	73.4	–	–	–	–	Lenfant *et al.*（1969）
4500	10	65.5	–	–	–	–	Lenfant *et al.*（1969）
4300	6	54.4	45.2	74.7	31.6	7.414	Torrance（1970）[c]
4500	4	63.3	44.1	73.3	32.2	7.405	Torrance（1970）[c]
4300	4	–	50.8	–	32.9	7.405	Rennie（1971）
4500	35	61.0	51.7	85.7	34.0	7.395	Winslow *et al.*（1981）

详细信息请查阅 Winslow 和 Monge（1987）

-，无数据

[a] 血红蛋白浓度（g/dl）

[b] 血浆 pH

[c] 喜马拉雅受试者

对生活在海拔 6300 m 处已习服的平原居民进行动脉血检测，其平均动脉血 pH 为 7.47（图 10-7）。在海拔 8050 m（Camp 5）及珠峰峰顶（8848 m）也可计算出动脉血 pH。该计算是基于海拔 8050 m 处采集的静脉血样测出的碱剩余，及由带回美国的密封肺泡气体测出的肺泡 PCO_2。假设动脉和肺泡 PCO_2 值是一样的，且在 24 小时之内，在峰顶和五号营地测得的碱剩余也不变。正如在第 10.4.5 节中所讨论的，有证据表明，在这个海拔高度，碱剩余变化非常慢。两名登山者在海拔 8050 m 处的平均动脉血 pH 为 7.55。一名登山者在峰顶测得的肺泡 PCO_2 为 7.5 mmHg，计算出的动脉血 pH 在 7.7 以上。

从某种意义上讲，尽管这些登山人员花了很长时间来适应海拔 8050 m 或 8848 m 的环境，但

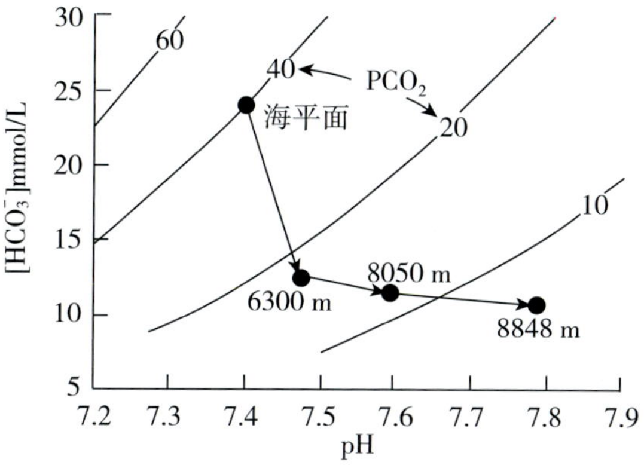

图 10-7 Davenport 图示，1981 年 AMREE 考察期间，在海拔 6300 m、8050 m 及 8848 m 处测出的动脉血 pH、PCO_2 及血浆碳酸氢盐浓度。在极高海拔，逐渐发生了严重的呼吸性碱中毒。海拔 8050 m 及 8848 m 处的数据来源于 Pizzo（Winslow et al，1984）

他们对极高海拔仍然是无法习服的。然而，延长在海拔 8000 m 处的停留时间是不可能的，因为高原气候变化很大。因此，这些数据表明，极高海拔的登山人员不可避免地会出现呼吸性碱中毒。

在考德威尔珠峰探险（Caudwell Xtreme Everest Expedition，CXEE）（8400 m）期间，研究者采集了 4 名登山者的动脉血样，其 pH 值分别为 7.45、7.52、7.55 和 7.60（Grocott et al，2009）。这些样品的其他检测结果会在第十三章，13.3.4 节中进行讨论。

Samaja 等（1997）检测了珠穆朗玛峰区域海拔 3400 m、5050 m 及 6450 m 处的平原居民和夏尔巴人的耳垂动脉血 pH 和血气结果，检测结果显示，平原人的动脉血 pH 随海拔高度的升高而逐渐增加，从 7.46 上升到 7.50 左右，夏尔巴人的动脉血 pH 在 7.45 ~ 7.46 的范围内几乎保持不变。平原居民比夏尔巴人的碱中毒更显著，而夏尔巴人 PCO_2 更高。但矛盾的是，两组在各个海拔高度上的氧分压和氧饱和度是相同的，这一点尚未得到充分解释。

Wagner 等（2002）比较了平原居民和玻利维亚拉巴斯（3600 ~ 4100 m）本地居民逗留在海拔 5260 m 高度静息和最大运动状态下的酸碱变化。在 5260 m 处停留 9 周后，静息时两组的动脉血 pH 分别为 7.48 和 7.43，而运动状态下，平原人动脉 PCO_2 比高原人低了 8 mmHg，而两组居民的氧分压相同，与 Samaja 等（1997）的研究结果一致。计算出来的氧气扩散能力，高原居民组高于平原居民组。

10.4.5 呼吸性碱中毒的代谢性补偿

上文提到，在极高海拔地区有趣的特征是呼吸性碱中毒的代谢性补偿似乎非常缓慢（Winslow et al，1984）。生活在海拔 6300 m 处的 3 名受试者的碱剩余平均值为 −7.9 mmol/L。在海拔 8050 m 处，测得的碱剩余平均值为 −7.2 mmol/L，与之前的结果基本一致。在海拔 8050 m 处的静脉血样采集是在登山者离开海拔 6300 m 处的二号营地数天后进行的。因而，数据结果显示，尽管 PCO_2 大幅度下降，但代谢性补偿的过程仍是极慢的。例如，在海拔 6300 m 处的平均 PCO_2 为 18.4 mmHg，在海拔 8050 m 处为 11.0 mmHg，8848 m 处（峰顶）为 7.5 mmHg。最后一个数据仅从 1 位受试者身上获得。

在极高海拔地区，碳酸氢根离子浓度变化缓慢，其原因尚不清楚。一个可能的原因是慢性脱水。Blume 等（1984）分别在海平面、海拔 5400 m 和海拔 6300 m，测定了 13 位探险队员的血浆渗透压，结果表明，3 个海拔高度的血浆渗透压平均值分别为 290 ± 1 mmol/kg、295 ± 2 mmol/kg、302 ± 4 mmol/kg。尽管有足够的饮用水、合理的饮食，这种体液消耗还是会发生。流体平衡研究的一个有趣的特点是，从海平面到海拔 6300 m 处，尽管血液高渗，血浆精氨酸升压素（AVP）的浓度仍保持不变。在高海拔地区，肺过度通气造成体液的流失增加，可能是导致体液消耗的一个因素。然而，加压素水平无变化表明，体液调节存在异常。

众所周知，体液不足时，肾纠正碱中毒较缓慢。看来，如果在纠正体液平衡或酸 - 碱平衡之间做出选择时，肾优先选择维持体液平衡。为了纠正呼吸性碱中毒，必须增加碳酸氢根离子的排泄（或重吸收减少），这就导致了阳离子的流失，从而不可避免地加剧了体液高渗。因此，这就可以解释体液消耗存在时，肾不愿纠正呼吸性碱中毒的原因。

Gonzalez 等（1990）给予了不同的解释。他们在一个慢性缺氧大鼠模型上，研究呼吸性碱中毒的缓慢代谢性补偿机制，发现代谢性补偿率确实比在急性缺氧时慢，这是由慢性缺氧引起血浆碳酸氢盐浓度降低所致。他们认为，氢离子分泌和碳酸氢盐重吸收代表着肾近端小管调节碳酸氢盐的能力。那么，慢性缺氧动物分泌碳酸氢盐的缓慢增加，很可能是由于血浆碳酸氢盐浓度降低所致。

（刘慧慧 译 格日力 校）

第十一章

外周组织

概述

氧从外周毛细血管传递到线粒体，是氧传递的最后环节。在肌细胞中，肌红蛋白促进氧的扩散，在一些细胞质中，也可以发生氧传递。有充足的数据表明，细胞的线粒体氧分压（PO_2）很低，约为 1 mmHg。许多研究者认为，因为扩散的表面积是有限的，从毛细血管到线粒体的压力下降大部分发生在靠近毛细血管壁的地方。于是就得出了这样的结论，即从毛细血管到线粒体的氧扩散距离是相对不那么重要的。扩散距离会随着海拔高度的升高而减小（可能是肌纤维的直径缩短造成的）。也有研究证实，肌红蛋白浓度和线粒体密度在中度海拔地区所有增加，而在极高海拔地区，骨骼肌的线粒体体积减小；在中度海拔地区，氧化酶的浓度增加，就像在海平面进行训练一样，而在极高海拔地区，氧化酶的浓度降低。

11.1　引言

氧气从外周毛细血管扩散到线粒体，并随后被细胞器利用，构成了从吸入空气开始的氧级联传递的最后一环。尽管这种机制至关重要，但对于已习服的低海拔生物和高海拔原生生物的外周组织来说，仍存在许多不确定性。由于无法直接在人体上进行外周组织研究，许多研究都是来源于低压低氧暴露的动物实验，尽管也进行了一些人的组织活检。

也许组织因子对高原世居者的运动耐受性有重要作用。正如第五章所指出的那样，出生在高海拔地区的人群具有低氧通气反应钝化的特征。乍一看，这种变化似乎是弊大于利的，因为它会导致肺泡氧含量减少，氧分压（PO_2）降低，引发一些变化，然而，1997 年 Samaja 发现，在海拔 3400 m、5050 m、6450 m 的白种人和夏尔巴人的动脉血氧分压和血氧饱和度保持一致，尽管夏尔巴人动脉氧分压更高。Wagner 等（2002）对海拔 5260 m 处的玻利维亚高原人进行研究，采集了他们的动脉血液样本，并发现他们的肺内气体交换效率高，可能与高原世居者较高的肺扩散能力有关。然而，即便高原世居者与低海拔人群的氧分压一致，但前者的运动表现更好，这提示被我们所忽略的组织内可能存在重要的适应性反应。

本章在一定程度上与其他章节重叠。第七章讨论了气体在组织中扩散的原理，第十二章讨论了外围组织在运动过程中的扩散限制如何限制了氧的传递，第十三章中提到的极高海拔的限制因素（也涉及了这个话题）。

11.2　研究历史

早期对高原感兴趣的生理学家并不重视组织的变化。例如，Paul Bert 在《环境医学》中几乎没有提到组织适应性反应的可能性，尽管他用了相当长的篇幅论述关于呼吸和循环的改变，他一度推测是否高原世居者的代谢是不同于低海拔人群的：

> “…正如一位巴斯克人登山时只带一块面包和一些洋葱，而其他登山俱乐部的成员需要带一磅肉一样。高原世居者耗氧量少，同时保持了（和别人）一样的生命力，无论是为了保持体温，还是为了运动做功。因此，我们就可以解释个体、世代、种族的高原习服了。”
>
> （Bert，1878，1943 年译本，第 1004 页）

顺便说一句，我们现在知道，在高海拔地区（与海平面相比，或者与低海拔地区相比），在一定的运动负荷下，对氧气的需求没有什么不同。Bert 接着说，

> “但我们不仅要考虑营养的作用，还要考虑刺激的作用，因为血液的氧含量不足会刺激肌肉、神经和神经中枢……”

然而，他没有进一步说明这些推测。书中有一个令人兴奋的部分，Bert 认为在高海拔地区，血液可能会发生变化：

> “我们首先会问，是否通过一系列代偿会发生这种变化？自然历史给了我们许多的例子。通过自然的修改或血红蛋白的数量或红色小体数量的增加，他的血液已经成为在同等体积下能吸收更多的氧气的‘合格品’了，因此达到了海平面的通用水平。”
>
> （Bert，1878，1943 年译本，第 1000 页）

他接着说，这个假设很容易测试，因为它被证明：

“在腐败作用后，血液吸收氧气的能力不会改变，没有比收集一个健康而有活力的人（一个适应了欧洲或印度）或动物的静脉血更容易的事了，通过去纤维化，将其放置在适宜的瓶内；在空气中剧烈地摇晃，以判断它在生命过程中的吸收能力。”

（Bert，1878，1943 年译本，第 1008 页）

这项重大的研究在 1890 年由 Viault 承担，并且得出了 Bert 所预测的结果。然而，这个研究关注的是身体血液的变化，而不是本章主要关注的周围组织变化。

Krogh 等（1919，1929）的研究表明，运动时氧需求量增加，会促使肌肉开放更多的毛细血管。人们很自然地想知道，毛细血管的增加是否是组织适应慢性缺氧的一个特征。随后有报道称，低氧暴露后，大脑、心脏、肝的毛细血管明显扩张，其数量明显增加（Mercker 和 Schneider，1949；Opitz，1951）。正如我们稍后将要看到的，一些更近期的研究结果证实了这些发现。然而，其他研究表明，在慢性缺氧条件下，肌肉组织的毛细血管不会增加，而是通过缩短肌纤维使扩散距离变短。

Hurtado 和他的同事（1937）报道称，高原动物的肌红蛋白浓度增加，细胞内携氧色素浓度增加。对在莫罗科查（4550 m）出生和长大的狗进行测试发现，其横膈膜、心肌、胸壁和腿部细胞的肌红蛋白浓度增加，对照组为来自利马（海平面水平）的狗。自此后，其他研究人员也报告了在高海拔地区，生物组织内肌红蛋白水平增加的现象。

1970 年，Ou 和 Tenny 发现在高海拔地区出生和饲养的牛的心肌细胞的线粒体密度增加（1970）。Reynafarje（1962）报道，高原世居者肌肉的线粒体酶也发生了改变。他发现酶系统中，NADH- 氧化酶、C- 还原酶、NAD [P]$^+$ 转氨酶和其他酶发生了改变。这些是通过对海拔 4400 m 的塞罗德帕斯科世居者肌肉活检检测到的，对照组是居住在利马海平面的人群。

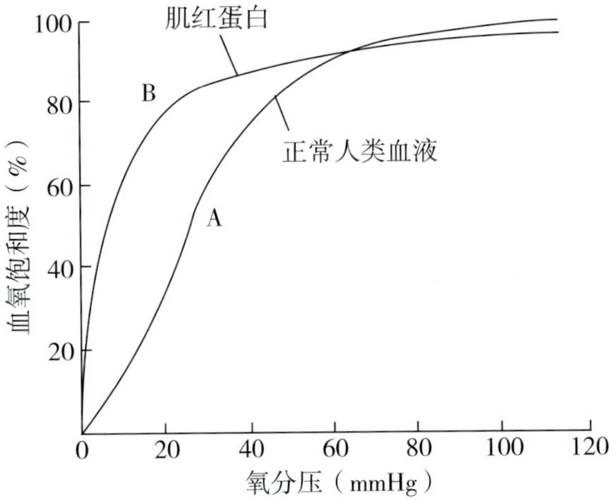

图 11-1　正常人类血氧解离曲线（曲线 A）与肌红蛋白（曲线 B）的比较。P_{50} 值分别约为 27 mmHg 和 3 mmHg（引自 Roughto，1964）

11.3　外周组织的扩散

11.3.1　概念

氧气从外周毛细血管扩散到线粒体，而二氧化碳的扩散方向正好与之相反。Fick 弥散定律指出，气体透过一张组织薄片的速率与组织的面积成正比，并与两侧的气体分压差成正比，与组织厚度成反比。

在对肺部的讨论中，有人指出，人类的肺是极薄的血 - 气屏障，只有 0.2 ~ 0.3 μm。相比之下，外周组织的扩散距离通常要远得多。例如，在休息的肌肉中，开放的毛细血管之间的距离约为 50 μm。然而，在运动过程中，当肌肉的耗氧量增加时，额外的毛细血管打开，从而减小了扩散距离，增加毛细血管扩散的表面积。如第六章第 6.4.1 节所述，由于二氧化碳的溶解度高，二氧化碳在组织中的扩散速度比氧气快 20 倍左右，因此清除二氧化碳比氧气容易很多。

早期的学者认为，氧气通过组织的运动只是简单的被动扩散。然而，现在人们认为，由于肌红蛋白的存在，肌细胞内氧的扩散可能是易化扩散。这种血红素蛋白具有类似血红蛋白的结构，但解离曲线是双曲线，与全血氧离解曲线的 S 形相反（图 11-1）。另一个主要的区别是，肌红蛋白利用氧气所需的 PO_2 比血红蛋白低得多，也就是说，它的 P_{50} 很低，约为 3 mmHg。如果肌红蛋白要在组织 PO_2 很低的肌肉细胞中发挥作用的话，这是一种必要的特性。Scholander（1960）和 Wittenberg（1959）的实验表明，肌红蛋白可以促进氧弥散。

细胞内还有一些其他的氧运输形式，如流体运动，通过对流增加氧的运输。另一种是，氧借助自身的高溶解度，通过细胞膜的脂质陷凹结构扩散到细胞中（Longmuir 和 Betts，1987）。

有证据显示，一些组织的线粒体 PO_2 很低，甚至只有 1 mmHg。事实上，对于一些组织的氧运输，相比于毛细血管的氧分压（30 ~ 50 mmHg），线粒体的氧分压可以忽略不计。在体外测量肾细胞线粒体悬浮液，发现其耗氧率保持不变，直至周围液体 PO_2 降至 2 mmHg（Wilson et al，1977）。根据细胞色素光谱特征对氧利用部位 PO_2 的测量也表明，PO_2 可能小于 1 mmHg（Chance，1957；Chance et al，1962）。在运动的人的股四头肌中，磁共振波谱显示肌红蛋白的部分去饱和仅发生在最大耗氧量（VO_{2max}）为 50% 时，这意味着肌红蛋白中的 PO_2 仅为 2 ~ 3 mmHg（Richardson et al，1995）。因此，似乎毛细血管血液中更高的 PO_2 是为了确保有足够的压力将氧气扩散到线粒体，而在氧利用的实际部位，PO_2 却极低。

11.3.2 组织分压

Krogh（1919）设计了测定氧分压的经典模型。他设想了一个圆柱形组织，缠绕着一根直而薄的冠状毛细血管，血液携带者“已知的” PO_2 流经毛细血管。随着氧从毛细血管扩散出去，被组织消耗，PO_2 下降。如果每个组织消耗的氧是一样的，就可以写出一个方程来描述 PO_2 的变化情况（Krogh，1919；Piiper 和 Scheid，1986）。

另一个模型如图 11-2（Hill，1928）所示。图 11-2a 中，我们可以看到一个由外周毛细血管提供氧的圆柱体组织：①氧耗量和氧传递之间的平衡（有毛细血管 PO_2、毛细血管间距 R_C 和组织氧气消耗率决定）使整个圆柱体中有足够的 PO_2；②毛细血管间距或氧耗量增加，直到组织中的 PO_2 在某一点下降到零，这被称为危急情况；③存在一个缺氧区，在这个区域不再会发生有氧代谢。在缺氧条件下，组织能量代谢必须由无氧酵解来满足，并随之形成乳酸。

圆柱体组织的变化情况如图 11-2b 所示。假设从左至右，沿着圆柱体走行的外周毛细血管的 PO_2 从 100 mmHg 下降至 20 mmHg，因此圆柱体组织中心的 PO_2 沿着毛细血管静脉不断下降。很明显，在这个模型中，最脆弱的组织是离毛细血管下游末端最远的组织，被称为“致命区”，这个区域可能是在高海拔地区出现某些生物组织损伤的区域。例如，它可以解释大脑中的一些神经细胞是如何在高海拔地区受损的，从而引发中枢神经系统功能的进一步损害。这将在第十七章进行讨论。

图 11-2 假设相邻毛细血管的血液方向相同，但有证据表明并非总是如此。毛细血管网络具有不同的流向和许多相互之间的联系。强调骨骼肌细胞周围毛细血管弯曲的研究支持了毛细血管网络的概念（Potter 和 Groom，1983；Mathieu-Costello，1987）。虽然在一些组织学切片中，骨骼肌的毛细血管在第一眼看上去主要与肌纤维平行，但这是一种过度简化的说法。此外，当肌肉收缩时，二者连接的紧密性显著增加（Mathieu-Costello，1987）。因此，一个更合理的向肌肉输送氧气的模型是围绕着管状肌肉细胞的毛细血管合胞体。

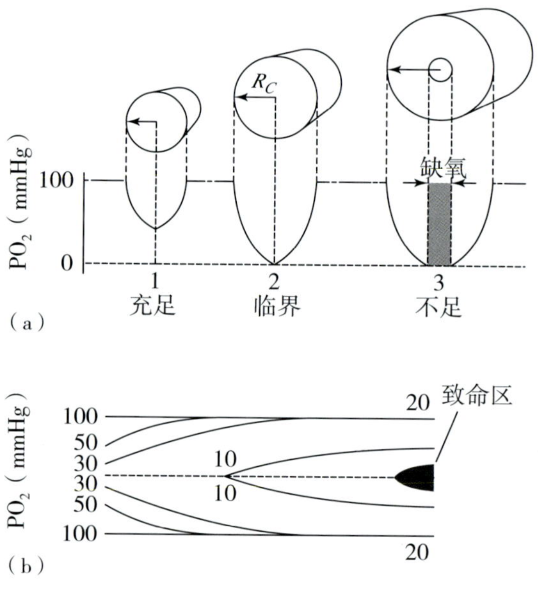

图 11-2 毗邻毛细血管间氧分压（PO_2）的降低。(a) 3 个圆柱体代表组织，氧气从毛细血管边缘扩散进入 3 个圆柱体。在“2”这个圆柱体有一个临界半径（R_c），在“3”这个圆柱体内，半径非常大，以至于在圆柱体中央出现了一个缺氧区。(b) 沿着假设的圆柱体做切面。顺着毛细血管，邻近组织的血液 PO_2 假设从 100 mmHg 降至 20 mmHg。线条表示相等的 PO_2 值。注意静脉末端圆柱体中央有“致命区”存在的可能性（West，1985b）

Honig 等（1991）的研究表明，图 11-2 所示的结果对肌肉细胞血流的分布可能具有误导性。于是研究者们迅速冻结实验动物的活体肌肉，然后用带有窄光束的光谱仪测量细胞内肌红蛋白的氧饱和度。细胞内的 PO_2 由肌红蛋白氧饱和度推断。该研究组的数据和理论工作表明，毛细血管向肌纤维线粒体扩散的主要阻力出现在毛细血管 - 纤维界面，也就是血浆、内皮、间质比较薄的无载体区域。因此，需要一个大的驱动力使氧运输到肌纤维组织。如图 11-3 所示。大部分 PO_2 下降明显的区域在外周毛细血管附近，在整个肌细胞中，PO_2 非常均匀且水平较低（约为 1 ~ 3mmHg）。这种模式的结果表明，肌纤维中肌红蛋白的存在促进氧的扩散。

Richardson 等（2001）报道了人类骨骼肌中 PO_2 水平较低，且在面对不断增加的运动负荷时保持恒定。研究人员研究了单腿伸膝运动时腿部肌肉的氧合情况，他们利用肌红蛋白的 P_{50} 约为 3.2 mmHg 的事实和其磁共振波谱来测量组织氧合，发现尽管计算出的 PO_2 相对较高，最高运动负荷达 60%，但当运动负荷高于此时，所有受试者的细胞内 PO_2 下降到一个相对均匀且恒定的值，约为 3.8 mmHg。这一巧妙的变化证明，在相对高水平的运动中，人类腿部肌肉的细胞内 PO_2 非常低，并保持相对恒定。

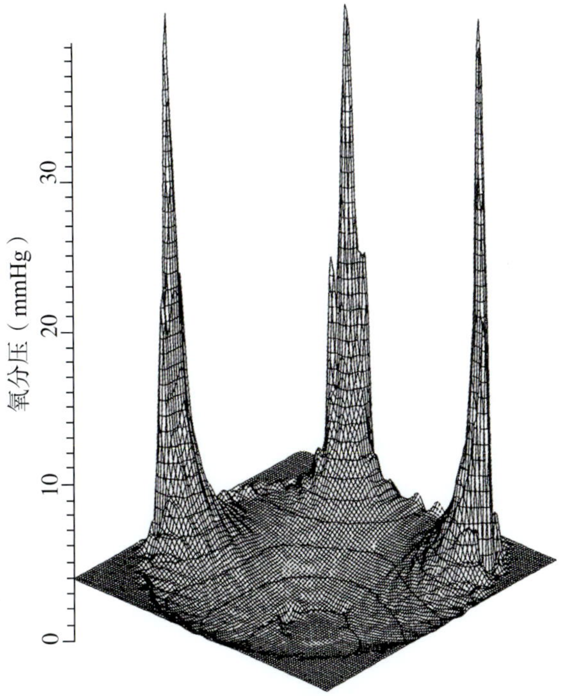

图 11-3　强压工作下，毛细血管周围骨骼肌肌纤维氧分压（PO_2）的分布。氧分压等高线间隔 1 mmHg。邻近毛细血管处氧分压急降，但是肌肉细胞内的氧分压始终如一地保持均匀和低水平（Honig，1991）

11.4　毛细血管密度

提高氧在低氧条件下传送到组织的一种方法是，缩短毛细血管的距离。组织中单位体积毛细血管的数量的学名是：毛细血管体积密度。自 Krogh（1919）以来，人们就知道肌肉毛细血管开放数量取决于代谢活动强度。在运动过程中，毛细血管的开放增加，使扩散距离减少，增加了扩散面积。众所周知，运动训练可以增加骨骼肌中毛细血管的数量（Saltin 和 Gollnick，1983）。

高原环境对毛细血管密度的影响比较复杂，目前也处在研究阶段。早期研究显示，让实验动物暴露在低压环境数周后，会增加大脑、视网膜、骨骼肌、肝的血管内皮生成（Mercker 和 Schneider，1949；Opitz，1951；Valdivia，1958；Cassin et al，1971）。Tenney 和 Ou（1970）研究暴露在 5600 m 3 周后的大鼠的皮下气囊一氧化碳的扩散率，发现毛细血管数量增加了 50%。

然而，Banchero（1982）对 Valdivia（1958）和 Cassin 等（1971）的研究结果提出了质疑，他认为这两篇研究获得的结果可能受到技术错误的影响。现在许多学者认为，暴露在高海拔的毛细血管密度增加不是由于新的血管形成，而是因为肌纤维的体积减小，这一结果在豚鼠身上得到了验证，如图 11-4 所示。这些豚鼠分别在海拔 1610 m、3900 m（安第斯山脉原生物种）和模拟海拔 5100 m 的地方进行了研究（Banchero，1982）。

对人体肌肉样本进行活检也发现同样的结果。Cerretelli 和他的团队对进入尼泊尔海拔 8398m 地区数周的登山运动员进行肌肉活检，结果显示，尽管毛细血管密度在某种程度增加了，但完全是通过减小肌纤维体积实现的（Boutellier et al，1983；Cerretelli et al，1984）。相同的结果在珠峰Ⅱ号行动中的 6 名暴露在高原 40 天的志愿者中也出现了。股外侧肌穿刺活检结果显示，Ⅰ型纤维横截面积减少了 25%，Ⅱ型纤维横截面积减少了 26%（无显著性差异）。毛细血管与纤维的比值未

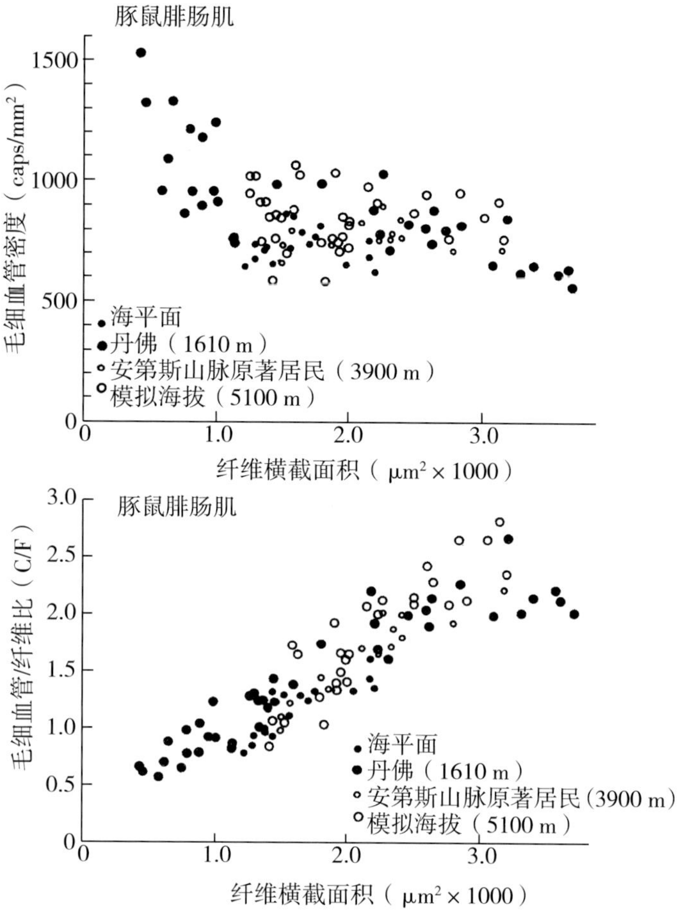

图 11-4 4 组豚鼠腓肠肌毛细血管密度和毛细血管 / 纤维比。测试在海平面、海拔 1610 m 的丹佛、安第斯原著居民（3900 m）中，以及模拟海拔 5100 m 处进行。数据与毛细血管 / 纤维比的增加是一致的，可以解释为肌肉纤维横截面积减少（Banchero，1982）

发生改变，毛细血管密度有增加的趋势（不显著）（Green et al，1989；MacDougall et al，1991）。Lundby（2004b）的研究表明，低海拔人群在海拔 4100 m 习服后，骨骼肌的毛细血管体积密度未发生改变。骨骼肌中 HIF-1α、VEGF mRNA 的表达未增加。

与之相反，另几项研究表明，暴露在高海拔环境下的骨骼肌周围毛细血管的确增加了。例如，Maithieu-Costello 等（1998）发现，在高海拔地区，雀类生物飞行肌肉中的毛细血管数量增加，生活在高海拔地区的雀类生物的腿部肌肉中毛细血管数量增加（Hepple et al，1998）。研究人员认为，在高海拔地区，毛细血管数量（和线粒体密度）的增加是否发生，取决于肌肉的代谢水平，这与在高海拔地区进行训练的类似问题有关。

尽管许多研究表明，骨骼肌中新生毛细血管的数量并不会因为长期缺氧而增加，但有人认为，随着弯曲程度的增加，毛细血管的结构发生了变化，这将有效地增加毛细血管的表面积并增强气体扩散（Appell，1978）。然而，这一结果并没有得到 Mathieu-Costello 和 Poole 的认同（Mathieu-Costello 1989；Poole 和 Mathieu-Costello，1990），他们认为，当考虑到肌节长度时，肌肉毛细血管弯曲不会随着慢性缺氧暴露而增加。这些研究人员认为，Appell 的研究结果可能是未控制肌肉收缩状态造成的。众所周知，在肌肉收缩过程中，毛细血管弯曲程度增加（Mathieu-Costello，1987）。

另一个需要提到的因素是，因红细胞压积增加而增加的毛细血管内流动的不均匀性。导致这一现象的因素包括红细胞增多症和脱水。Martin 等的研究（Martin，2009；Martin，2010）显示，在海拔 4900 m 和 7950 m 处舌下微循环流动的异质性增强。

在一些研究中发现，在高海拔地区每个肌纤维的毛细血管数量增加不足，这与训练时肌肉毛细血管数量的增加形成对比。对人类的纵向研究表明，运动训练可以在几周内增加肌肉毛细血管，包括毛细血管 / 纤维比和每平方毫米毛细血管数量（Andersen 和 Henricksson，1977；Brodal et al，1977；Ingjer 和 Brodal，1978）。此外，已经证明毛细血管供血的增加与最大摄氧量的增加是成比例的（Andersen 和 Henricksson，1977）。在所有类型的纤维中发现，只要在肌肉训练中被需要，毛细血管的数量就会增加（Andersen 和 Henricksson，1977；Nygaard 和 Nielsen，1978）。如果高原习服研究涉及运动水平增加，那么这种影响是很重要的。表 11-1 比较了一些由训练和暴露于高海拔引起的组织变化。

近年来，人们对血管内皮生长因子（VEGF）在高海拔地区可能发挥的作用越发感兴趣。VEGF 是内皮细胞特异性有丝分裂原，对低氧诱导的血管生成有重要作用。低氧能增加 VEGF 的转录及 VEGF mRNA 转录后的稳定性。VEGF 促进内皮细胞的增殖、迁移，以及增加血管的通透性。它在胚胎发育、伤口愈合和肿瘤生长的血管生成中发挥着重要作用（Ferrara 和 Davis-Smyth，1997）。

急性缺氧和运动均能增加人（Gustafsen et al，1999；Hoppeler，1999）及动物（Breen et al，1996）

表11-1　经训练和暴露于高海拔下的组织改变比较

组织改变	耐力训练	高海拔
骨骼肌毛细血管密度	增加，由于新生毛细血管	增加，由于肌纤维直径的减少
骨骼肌纤维直径	可能增加	减少
肌红蛋白含量	人类无明显改变	骨骼肌，心肌增加
肌酶	糖酵解不增加，氧化应激增加	与中等海拔下改变相似，极高海拔下糖酵解增加，氧化应激减少
线粒体	体密度增加	在中等海拔下，一些动物体密度增加，但极高海拔下，人类体密度减少；不同细胞内分布，如与耐力训练相比，肌膜下线粒体丢失

骨骼肌中 VEGF mRNA 的表达。如表 11-1 所示，耐力训练可以增加肌肉毛细血管，线粒体密度和氧化酶的活性，而且组织低氧也能刺激这些作用。因此，VEGF 可能是发生这种改变的机制。当然，慢性缺氧对 VEGF 是否有类似的影响仍存在争议。事实上，急性缺氧会增加动物骨骼肌 VEGF mRNA 的表达，但一些研究证实，慢性缺氧会减少 VEGF mRNA 的表达。TGF-β1 的表达也是如此（Olfert et al，2001）。

低氧对 *VEGF* 基因的刺激机制可能是通过增加转录因子 HIF-1α，该内容已在第四、七、十章中被提到。图 4-2 总结了 HIF-1α 在缺氧中的各种作用。在常氧条件下，细胞质中不断生成 HIF-1α，并通过脯氨酰羟化酶的作用被降解。然而，羟化酶在低氧条件下被抑制，HIF-1α 在 2 分钟内发生显著积累。HIF-1α 和 HIF-1β 共同组成 HIF-1，后者进入细胞核进基因转录。血管生成可引起 *VEGF* 等许多基因上调，如导致红细胞生成的 *EPO* 基因，增加颈动脉体敏感性的酪氨酸羟化酶基因。HIF-1α 被认为是低氧调节的管家基因。关于缺氧诱导因子的更多信息见第四章。

11.5　肌纤维大小

如上所述，增加骨骼肌毛细血管密度和缩短扩散距离的一种方法是缩小肌纤维。这在高原习服和损伤中有很好的证据（Boutellier et al，1983；Cerretelli et al，1984；MacDougall et al，1991）。图 11-5 显示的数据展示了在珠峰Ⅱ号行动中通过 CT 获得的受试者大腿及上臂区域肌肉体积的减少（MacDougall et al，1991）。该部分内容在第五章和第十五章有进一步的讨论。

关于在高海拔地区发生肌肉萎缩的机制并不是很清楚，有人认为其原因之一可能是缺乏运动。

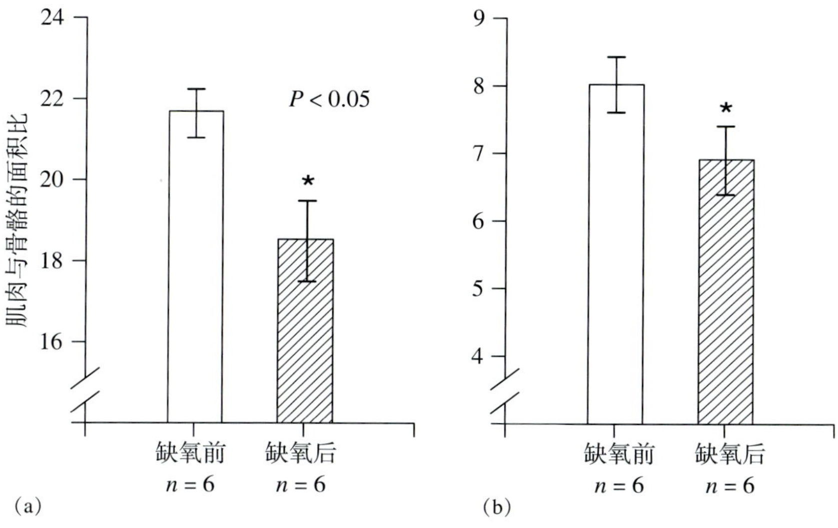

图 11-5　在珠峰Ⅱ号行动最后 40 天，受试者进行性缺氧时肌肉与骨骼的面积比（利用 CT 成像）。(a) 大腿部；(b) 上肢。数值分别是均值和标准差（MacDougall，1991）

而且，从低海拔地区到达高海拔地区容易感到疲劳，经常需要花费大量的时间来减少体力活动。正如 Tilman（1952，第 79 页）曾经说过的，喜马拉雅山脉探险的危险是压疮！

当然，减少体力活动不太可能是全部原因，1960—1961 年喜马拉雅科学和登山探险队就证明了这一点。在海拔 5800 m 的几个月里，通过滑雪，探险队成员可以维持机体的运动表现，但他们的体重却持续下降，平均每周下降 0.5 ~ 1.5 kg（Pugh，1964c）。此外，研究者对能量摄入进行了估计，显然其远远超过了运动水平。的确，进入高原后食欲减退，胃肠道的吸收受损（第十五章）。然而，似乎有可能是蛋白质代谢发生了一些变化，导致肌肉蛋白的大量分解（从而引发体重下降）。

11.6 线粒体体积

肌肉线粒体是机体的氧利用的主要场所，也是氧级联反应的最后一环。总体来讲，肌肉中线粒体体积密度与最大摄氧量有关。例如，与牛等不太活跃的动物相比，马等高需氧动物的线粒体体积密度更大（Hoppeler et al，1987）。体育锻炼也增加了线粒体体积密度（Holloszy 和 Coyle，1984）。因此，通常我们会认为，在高海拔地区，最大摄氧量减少后（第十二章），线粒体体积密度下降。众所周知，人类骨骼肌中的线粒体体积因暴露在极高海拔下而减小。对从喜马拉雅探险返回瑞士的 2 名登山者的肌肉活检发现，他们的线粒体体积下降了 20%，这与肌肉质量减少了 10% 有关，最终线粒体体积净减小近 30%（Hoppeler et al，1990）。

肌肉活检电子显微图的一个特征是存在一种被称为脂褐素的模糊物质。这种物质被认为是与线粒体丢失相关的脂质过氧化的结果（Howald 和 hopper，2003）。在西藏人的肌肉活检中，线粒体体积密度较低（Kayser et al，1991），有趣的是，在低海拔地区生活的夏尔巴人后代的线粒体体积密度也较低（Kayser et al，1996）。在珠峰Ⅱ号行动的受试者的股外侧肌活检中，线粒体体积密度没有显著增加（MacDougall et al，1991）。

然而，动物研究得出了不同的结论，秘鲁塞罗德帕斯科（4330 m）兔子的线粒体和豚鼠的心肌密度与海平面值一样。Ou 和 Tenney（1970）发现，在海拔 4250 m 的地区，牛的心肌线粒体数量比海平面水平高 40%，而线粒体体积是一样的，因此有人认为，线粒体数量增加是一种好现象，因为它使细胞内氧传递的距离缩短。

这些差异可能与暴露于不同的海拔高度有关。Ou 和 Tenny（1970）发现在海拔 4500 m 处，线粒体数量增多，而 Hoppeler 等（1990）发现，登山者在海拔 6000 m 时，线粒体体积减小。最近对珠峰探险者的研究也支持了这一结果。当海拔升高到 5300 m，停留超过 19 天时，线粒体不会损失，但是，当海拔达到 6400 m，停留 66 天后，线粒体密度下降了 21%，肌膜下线粒体损失了 73%。此外，转录辅激活因子 PCG-1α 水平下降了 35%，表明线粒体生物发生下调。持续缺氧也减少了电子传递链复合物Ⅰ、Ⅳ和 UCP3 的表达。这与亚急性缺氧期间，线粒体受到氧化应激保护的事实相一致。然而，在持续暴露后，线粒体生物生成被抑制，解偶联下调，这可能是为了增加 ATP 产生的效率（Levett et al，2012）。这与发生在中等海拔高度的习服和极高海拔的高原衰退有关，就像在第五章讨论的那样。Hoppeler 等（2003）对骨骼肌线粒体对缺氧的反应进行了综述。

在高海拔环境下的线粒体密度与在海平面上进行耐力训练的线粒体密度之间存在着有趣的差异，这体现在它们对肌膜下线粒体和纤维间线粒体的不同影响上。在高海拔地区，肌膜下线粒体的损失更大，而在海平面上，随着训练增加，肌膜下线粒体也明显增加（Desplanches et al，1993；Cerretelli 和 Hoppeler，1996）。

11.7 肌红蛋白浓度

如上所述，Hurtado 和他同事（1937）的早期研究表明，在秘鲁莫罗科查（4550 m）出生和长大的狗的肌肉中，肌红蛋白浓度增加。对照组是处于海平面的利马的狗。在横膈膜、腿部内收肌、胸肌和心肌中发现肌红蛋白浓度增加。

Reynafarje（1962）测量了生于海拔 4400 m 的塞罗德帕斯科和其他生于海平面的秘鲁人缝匠肌中的肌红蛋白的浓度。在高海拔地区的土著中发现，肌红蛋白浓度（7.03 mg/g）高于海平面对照组（6.07 mg/g）。这一结果被解释为真正的高海拔效应，因为它还伴随着肌肉中氮含量的增加，而瘦体重和身体含水量与海平面值相同。这一点很重要，因为在另一项研究（Anthony et al，1959）中，大鼠骨骼肌肌红蛋白含量的增加可能是脱水引起的体重下降造成的。其他研究表明，由于低氧习服，肌红蛋白的增加包括仓鼠心肌（Clark et al，1952）、大鼠心脏和膈肌（Vaughan and Pace，1956）以及各种豚鼠组织（Tappan and Reynafarje，1957）。

Moore 和他的同事（2002）提出了一个假设，即西藏人的肌红蛋白等位基因频率与得克萨斯州一群居住在海平面上的居民不同。他们发现，高海拔地区居民的肌红蛋白 79A 等位基因频率比高海拔居民高，尽管在西藏，其频率和海拔之间没有关系。此外，肌红蛋白基因型和血红蛋白浓度之间没有关联。他们的结论是，高海拔藏族人没有表现出新的基因多态性或将特定肌红蛋白等位基因的选择作为在高海拔居住的必备条件。最近的研究表明，藏族人和汉族人之间存在着显著的基因组差异，这些差异将在第四章中讨论。

如上所述，肌红蛋白的主要价值可能是促进氧在肌肉细胞中的扩散。然而，它也可以缓冲 PO_2 的区域差异（图 11-3），并在短期非常严重的缺氧中充当氧气库。研究表明，在实验动物中，增加运动水平会提高肌肉中肌红蛋白的含量（Lawrie，1953；Pattengale 和 Hollossy，1967）。在缺氧条件下摄取大量氧气的动物，如海豹，通常其肌肉中含有大量的肌红蛋白（Castellini 和 Somero，1981）。然而，一项比较受过训练和未受过训练的人类受试者的研究（Jansson et al，1982）和另一项对人类进行短期训练的研究（Svedenhag et al，1983）均未能显示训练对肌肉中肌红蛋白浓度有任何影响。

11.8 细胞内酶系

酶在涉及能量产生的代谢途径的各个方面都是必不可少的。图 11-6 总结了能量代谢的 3 个主要阶段：

1．葡萄糖单位（从葡萄糖或糖原，被称为糖酵解）、氨基酸和脂肪酸转化为乙酰辅酶 a 的过程；

2．柠檬酸循环或三羧酸循环；

3．电子传递链。

因为糖酵解分解葡萄糖或糖原不需要氧气，所以糖酵解在氧气短缺或缺乏的情况下是一种重要但短暂的能量来源。相比之下，三羧酸循环和电子传递链在没有氧气的情况下都不能产生能量。

有证据表明，中或高海拔引起的慢性缺氧会增加参与氧化代谢的某些重要酶的浓度或活性，但似乎不影响糖酵解途径中的酶。然而，必须强调的是，耐力训练也会引起氧化酶系统的深度变化，在暴露于慢性缺氧下，很难维持给定的体力活动水平。同样，在体育活动方面，也很难将海平面上的居民与高海拔居民相匹配。

Reynafarje（1962）的研究是最早针对高海拔地区人体肌肉酶活性的研究之一。这些测量是在塞罗德帕斯科（4400 m）当地居民缝匠肌的活组织切片中进行的，并与利马居民在海平面上的活组织切片进行了比较。Reynafarje 测定了糖酵解酶（乳酸脱氢酶）、三羧酸循环中的酶（异柠檬酸脱氢酶）和电子传递链（NADH、NADPH- 细胞色素 c 还原酶和 NAD [P]$^+$ 转氢化酶）的活性。Reynafarje 在本研究中发现，高原居民的 NADH- 氧化酶、NADPH- 细胞色素 c- 还原酶和 NAD [P]$^+$ 转氢化酶活性显著升高。

Harris 等（1970）报道了来自高海拔地区（4380 m）的豚鼠、兔子和狗的心肌均质中琥珀酸脱氢酶（三羧酸循环）和乳酸脱氢酶（糖酵解）的活性水平，并将测量结果与海平面上相同物种的测量结果进行了比较。研究人员发现，在高海拔动物中，琥珀酸脱氢酶的活性持续增加，但乳酸脱氢酶的活性没有显著差异。Ou 和 Tenney（1970）也发现，在高原牛体内的琥珀酸脱氢酶和电子传递链中的细胞色素氧化酶、NADH- 氧化酶和 NADH- 细胞色素 c- 还原酶水平升高。

与中等海拔（4000 ~ 5000 m）的影响相比，极高海拔（6000 m 以上）可能会导致某些酶活性降低。暴露在极高海拔对肌肉酶系统影响的研究通过活检 1981 年登洛子峰（Lhotse Shar）（Cerretelli，1987）和 1986 年登埃佛洛斯峰（Howald et al，1990）之前和之后的瑞士探险队队员的肌肉组织，以及珠峰Ⅱ号行动中实验对象在实施延长减压术前后的肌肉组织（Green et al，1989）获得。所有这些研究都报道了氧化酶活性的降低。洛子峰探险队的 3 名受试者的结果表明，极高海拔降低

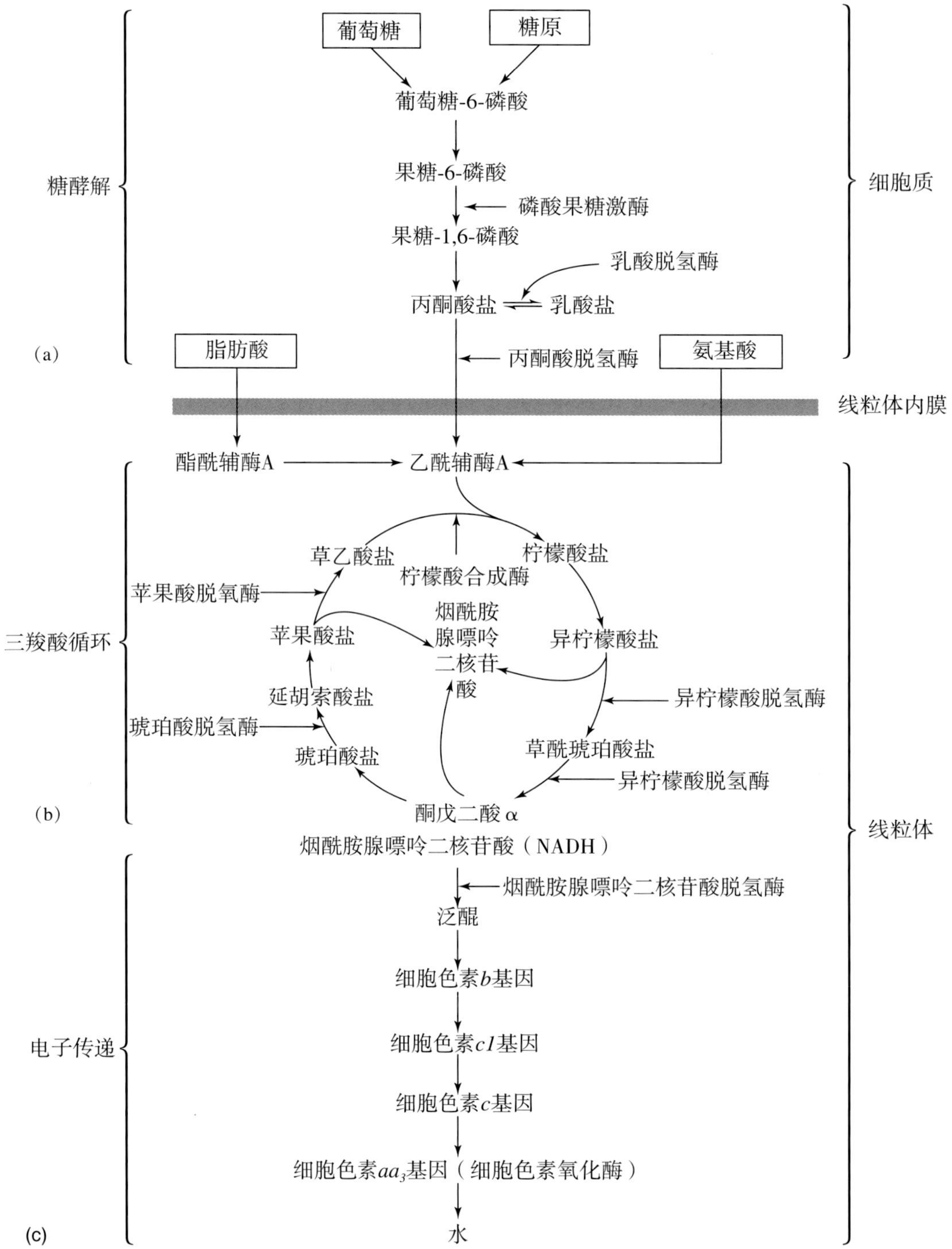

图 11-6 肌肉产能通路。指出了主要的限制酶。高海拔、低氧环境以及运动训练并没有明显地影响糖酵解能力，但会引起氧化应激能力的大幅增加，这可以通过某些物种线粒体体积的增加以及三羧酸循环和电子传递链的主要酶的活性来证明

了三羧酸循环（琥珀酸脱氢酶）和糖酵解（磷酸果糖激酶和乳酸脱氢酶）酶的活性（Cerretelli，1987）。在对 1986 年瑞士探险队的 7 名登山者进行的一项更全面的研究中报道，三羧酸循环（柠檬酸合酶、苹果酸脱氢酶）和电子传递链（细胞色素氧化酶）的活性降低（Howald et al，1990）。与洛子峰相关的研究结果相反，后者的研究发现，糖酵解中的酶活性增加。在珠峰Ⅱ号行动中，发现极高海拔地区琥珀酸脱氢酶（21%）、柠檬酸合成酶（37%）和己糖激酶（53%）显著降低（Green et al，1989）。

有趣的是，在高海拔（5000 m 以下）暴露

后，在糖酵解电位不变的情况下，氧化代谢能力的增强与耐力训练后骨骼肌的变化在定性上相似（hollossy 和 Coyle，1984）。这一观察结果支持了这样一种观点，即组织缺氧可能是导致两种条件下线粒体密度和氧化酶容量变化的原因。但是，正如前面指出的，这两种结论之间也存在差异，如细胞内线粒体的分布。

有人认为，增强骨骼肌氧化能力的首要关键点不在于获得更高的最大摄氧量，而在于以更少的细胞内代谢紊乱［即 ADP 和无机磷酸盐（Pi）的变化］来维持给定的次最大摄氧量。两者都是糖酵解的有力刺激物（Gollnick 和 Saltin，1982；hollossy 和 Coyle，1984；Dudley et al，1987）。因此，在剧烈运动中，疲劳与存储在肌肉中的糖的消耗有关，肌肉氧化能力的增强可以使其在给定的摄氧量下，维持细胞内 ADP 和 Pi 在较低的浓度。因此，肌肉糖原将被储存，脂肪氧化将按比例对肌肉的能量输出做出更大贡献，从而增强肌肉的耐力（hollossy and Coyle，1984；Dudley et al，1987）。总之，这些组织酶的变化（极高海拔地区的变化除外）与肌肉在缺氧情况下提高氧化代谢能力的假设相一致。

暴露在高海拔环境下，剧烈运动的人会产生高乳酸浓度。但在习服后，在同一海拔和运动水平下，人体的乳酸水平却大大降低，这种现象被称为乳酸悖论。与此相一致的是，在极高海拔地区运动会导致血乳酸水平维持在相当低的水平。这个问题将在第十二章讨论。

（李 佳 译 格日力 校）

第十二章

运　动

概述

在高原，因氧分压（PO_2）下降，运动时肺对氧气的需求（从空气到血）以及肌肉线粒体对氧的需求量很大。因此，在高海拔地区，最明显的特征之一就是运动耐力下降。极限运动时，肺通气量往往极大程度地增加（通过体温和压力测得），在极高海拔地区，通气量接近最大通气量（VO_{2max}），甚至可达 200 L/min。血 - 气屏障也是限制氧传递的重要因素，因此，动脉氧分压会随着运动负荷的增加而大幅下降。通常，由于亚临床肺水肿的发生也会导致通气 / 血流灌注失衡。在高海拔地区，虽然高原习服者心输出量与运动负荷之间的关系和海平面时相同，并且在一定的运动负荷下，其耗氧量与海拔高度无关，但最大心输出量减少。在海平面，高原习服者的最大摄氧量约为 4 ~ 5 L/min，而在珠穆朗玛峰峰顶其数值下降到仅 1 L/min。部分 VO_{2max} 减少可归因于骨骼肌内氧弥散障碍，以及因呼吸肌氧需求量增加导致流向运动肌肉的血流量减少。在高海拔地区，尽管有氧运动受损严重，但最大无氧峰值功率（例如，通过原地起跳来测量）没有明显变化，除非肌肉量减少。

12.1 引言

高原低氧给机体氧传输系统造成了负担，这种负担在静息状态下也存在。如果运动对氧的需求量进一步增加，那么将氧运输到相应肌肉线粒体的困难也相应加大。事实上，人在到达高原后最明显的表现之一就是最大运动负荷和运动耐力的下降。

在本章，我们将讨论当面临 PO_2 降低时，氧气从空气传送到线粒体的生理机制。氧传递梯度包括气道内的气体通过肺通气到达肺泡，之后穿过血 - 气屏障弥散入肺毛细血管，由心脏射血把含氧血液送到组织，氧从血液中弥散到细胞再到线粒体，最后通过细胞生化反应来被利用。本章做以综合说明，有些内容在其他章节也有提及。极高海拔条件下，摄氧量受限的内容主要在第十三章中阐述。关于高原运动的文献非常广泛，而本章仅做选择性阐述。许多专著和评论已发表，如 Margaria（1967），Cerretelli 和 Whipp（1980），Sutton 等（1983，1987），Cerretelli（1992），Wagner（1996）和 Martin 等（2010）。

12.2 研究历史

众所周知，高原低氧条件可降低运动耐力。例如，欧洲人报道，在攀登阿尔卑斯山时，登山运动动员经常出现极度疲劳，由此提出了高原病的概念及理论。另外，正常气压对骨盆髋臼包盖股骨头有至关重要的作用，当气压降低时，该作用减弱，必然导致肌肉疲劳的出现（Bert，1878，343-346）。

在 20 世纪初，Zuntz、Durig 以及他们的同事（Durig，1911；Zuntz et al，1906）最早对高海拔运动进行了测量。Zuntz 等的结果表明，在阿尔卑斯山脉，用平时的速度行走时，虽然耗氧量下降，但通气量增加。Douglas 等（1913）研究了 1911 年英美派克峰探险队远征期间，探险队员的肌肉运动负荷，他们发现完成同等运动负荷，耗氧量在海拔 4300 m 处和海平面时竟然是相同的。

在极高海拔地区运动的困难程度，在早期的珠峰探险中就有过生动的描述。1921 年（Howard-Bury，1922）、1922 年（Bruce，1923）和 1924 年（Norton，1925）探险者所描述的情况，至今仍让人印象深刻。其中，1924 年 Norton（1925）在无氧气补充的条件下攀登海拔 8600 m 高山时的描述是最典型的：

> “我们的步履非常艰辛，虽然我希望不停顿地连续上坡 20 步，不停下来休息和弯腰喘气，但我从未突破 13 步大关。”

Norton 的登山同伴 Somervell 医生（他的登山高度低于 Norton）在他的日记中写道：“每前进一步，必须要调整 7 ~ 10 个完整的呼吸周期（Somervell，1925）。”

当然，这些登山运动员都是在相对较短的时间内从平原到达高原的。1921—1922 年冬季，由 Barcroft 带领的攀登秘鲁安第斯山脉海拔 4330 m 的塞罗德帕斯科（Cerro de Pasco）的探险队也获得了类似结论（Barcroft et al，1923）。不过，他们登山的高度低于珠峰。探险队员对高原世居者的运动耐力感到很惊奇，诧异于他们对高强度运动的喜爱程度，比如足球，该现象是本文作者（BRS）1986年在智利北部研究Ollague高原世居者时发现的。高原习服较差者与高原世居者之间的差异非常明显。

1935年国际高海拔地区探险队到智利考察，对高原运动有了重要发现（Keys，1936）。尽管对高原已习服，但探险队成员的最大运动负荷随海拔的升高而下降。Christensen（1937）在海拔5340 m处使用自行车测力仪证实了Douglas等在1913年的发现，即肌肉运动负荷与海拔无关，也就是说，完成某一特定运动负荷的耗氧量是相同的。此外，他还提出，尽管在体温、环境压力和水蒸气饱和度下测得的高海拔下的运动通气量有大幅增加，但在处于标准温度、大气压和干燥气体（STPD）时，通气量在一个相当宽的界限内与海拔高度和运动负荷是无关。

Edwards曾观察到有关运动时血液乳酸水平变化的有趣现象。一般来说，随着运动负荷的增加，尤其是在肌肉超负荷运动状态下，无氧糖酵解增加，血乳酸水平会显著增高。按常理推算，在高原急性缺氧状态下剧烈运动会使血乳酸水平显著增加。然而，Edwards的结果却与此相反。在极高海拔地区做高强度运动时，血乳酸水平并不增加（Edwards，1936），而Dill和他的同事（1931）也曾获得过相同的结果。

在海拔5800 m处工作的智利煤矿工人要用大锤打破大块硫矿石，探险人员对他们的运动耐力表示惊讶（McIntyre，1987）。现在已知，这个矿（奥康坎基尔查矿）的实际海拔高度还要更高（5950 m）。这些矿工在一定程度上习服了高原，他们当中的大多出生于玻利维亚的中海拔地区，而后生活在Amincha（海拔4200 m）。

为了给1953年英国珠峰探险做准备，1952年Pugh对攀登喜马拉雅山卓奥友峰（Cho Oyu）的登山运动员进行了吸氧实验。这些数据将用来确定1953年登山时所携带的氧气量。在探险期间Pugh还做了运动生理学方面的研究（Pugh，1958）。他还将这一计划应用到了1960—1961年的喜马拉雅科学和登山探险（银色小屋）计划中，实施该计划者包括作者JBW和JSM等几位生理学家。他们在海拔5800 m处自己预先制作的小型实验室里进行冬季研究（Pugh，1962）。但最大耗氧量测量是在春季探险Makalu峰（8481 m）时进行的，并在Makalu山坳（7440 m）处架设了自行车测力仪（第一章）（Pugh et al，1964）。Pugh和他的同事们将数据进行分级统计（图12-1）后发现，登山运动员在珠峰峰顶附近的最大摄氧量的预测值非常接近基础需氧量。基于此，是否有人可以在无氧气补充的情况下到达峰顶成为了一个问题（West和Wagner，1980）。

1973年在意大利探险队攀登珠峰期间，Cerretelli对最大耗氧量再一次进行测量（Cerretelli，1976a）。所有数据都是在珠峰大本营（海拔5350 m）（译者注：珠峰大本营实际海拔应为5200 m）获得的，其中包括所有攀登者在海拔8000 m以上的数据。有意思的是，习服者在5350 m吸入纯氧后的最大摄氧量无法恢复到海平面吸纯氧时的水平。Pugh等对这一发现的解释仍然存在争议，但可以肯定的是，这一现象是多种因素造成的，公认的因素有组织水平的氧化功能降低和长期以来肌肉细胞萎缩导致的肌肉力量下降。

珠峰峰顶的氧分压是否足够一个人在无氧气补充的情况下登顶，这一问题的答案终于在1978年由Messner和Habeler回答。他们的记录清楚地表明，机体并没有太多储备功能（Habeler，1979；

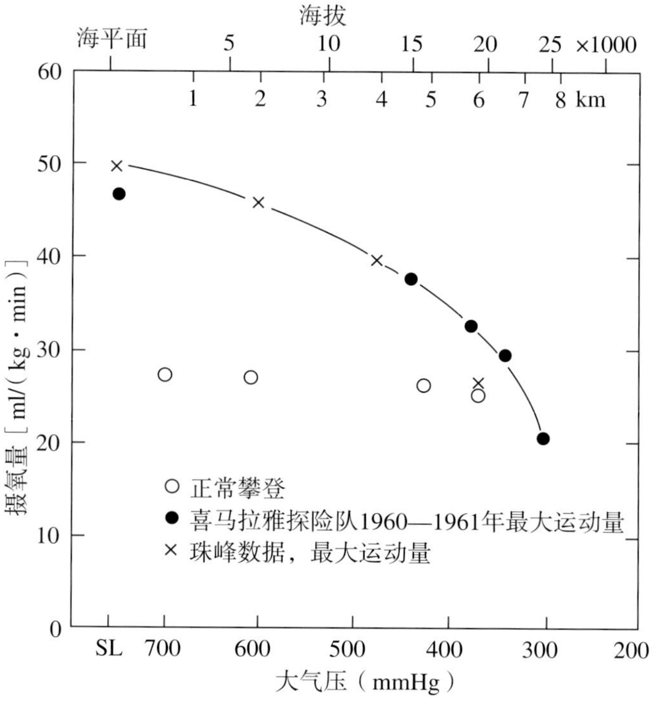

图12-1 Pugh等报道（1964）的习服受试者VO_{2max}与大气压的变化（实心圈，十字形）。正常攀登的数据也有显示（空心圈）

Messner，1979）。那么，机体是如何在深度缺氧条件下将足够的氧气传输到肌肉组织当中？这一问题将在第十三章中详细讨论。

1981 年美国珠峰医学研究考察队（AMREE）在海拔 6300 m 的营地实验室对最大摄氧量进行了广泛测量，为了得到更高海拔处运动的数据，他们给低氧习服者吸入了含有低浓度氧气的混合气体。当 PO_2 达到珠峰峰顶的 42.5 mmHg 时，VO_{2max} 只有 1 L/min；而同一受试者在海平面的 VO_{2max} 约为 5 L/min（West et al，1983a）。这个值相当于在海平面慢慢行走时的耗氧量，但显然，它足以说明一名登山运动员能在无氧气补充的情况下登顶（第十三章）。在 1985 年秋季的珠峰Ⅱ号行动期间，进一步对一系列的运动数据进行了测量（Houston et al，1987），8 名受试者在一个大型的逐级减压至珠峰气压的低压氧舱内停留 40 天，并使用自行车测力仪进行了最大运动负荷的测试。测得的耗氧量与 1981 年探险队在野外现场发现的结果相吻合（Sutton et al，1988）。在珠峰Ⅱ号行动期间，还进行了许多侵入性实验，包括一些血流动力学创伤性检测，如肺血管压力的测量、肌肉量和肌肉活检（Sutton et al，1987）。正如 AMREE 和珠峰Ⅱ号行动中所表明的，在应对极高海拔时是存在个体差异的，这方面的结果在考德威尔极限珠穆朗玛峰探险队（CXEE）中也有记载（Grocott et al，2009）。

12.3　肺通气量

12.3.1　肺通气量的增加

在高海拔地区运动时，肺通气量明显增加，这是在早期珠峰探险及攀登极高海拔时最明显的特征之一。前一节中 Norton 和 Somervell 的研究结论就证明了这一点。肺通气量一般通过体温、环境压力与水蒸气饱和度（BTPS）来表示，因为气体体积与肺体积变化相对应。也可以通过干燥状态下标准温度和压力（STPD）来表示。这些体积在高原时要小得多，并与实际的胸部运动无明显关系。然而，传统意义上，氧消耗和二氧化碳排出都是用单位体积来表示的，所以它们的值与海拔高度无关。

在一定的运动负荷下，用 BTPS 表示的肺通气量在高海拔时增加。图 12-2b 显示了 1960—1961 年在银色小屋获得的结果（Pugh et al，1964）。图 12-2c 显示了以 STPD 表示的肺通气量。所得值比海平面值稍高，尤其是海拔高度接近极值时的运动负荷，差异比以 BTPS 表示的肺通气量显著减少。

1981 年 AMREE 考察期间获得的数据证实，在海拔 6300 m 时肺通气量（由 BTPS 表示）可以达到极高的水平（P_B 为 351 mmHg）。8 位受试者以 1200 kg/min 的强度运动，平均通气量（BTPS）为 207 L/min，平均呼吸频率为 62 次 / 分，平均耗氧量为 2.31 L/min，几乎相当于海平面通气当量（V_E/ VO_2，即某一恒定代谢率下的过度通气量）的 4 倍。暂抛开较低的气体密度会减少呼吸做功，对于任何给定的能量消耗，这种程度的肺通气量仍然会引发更大的呼吸做功（Cibella et al，1999；Schoene，2005）。这种程度的肺通气量接近最大

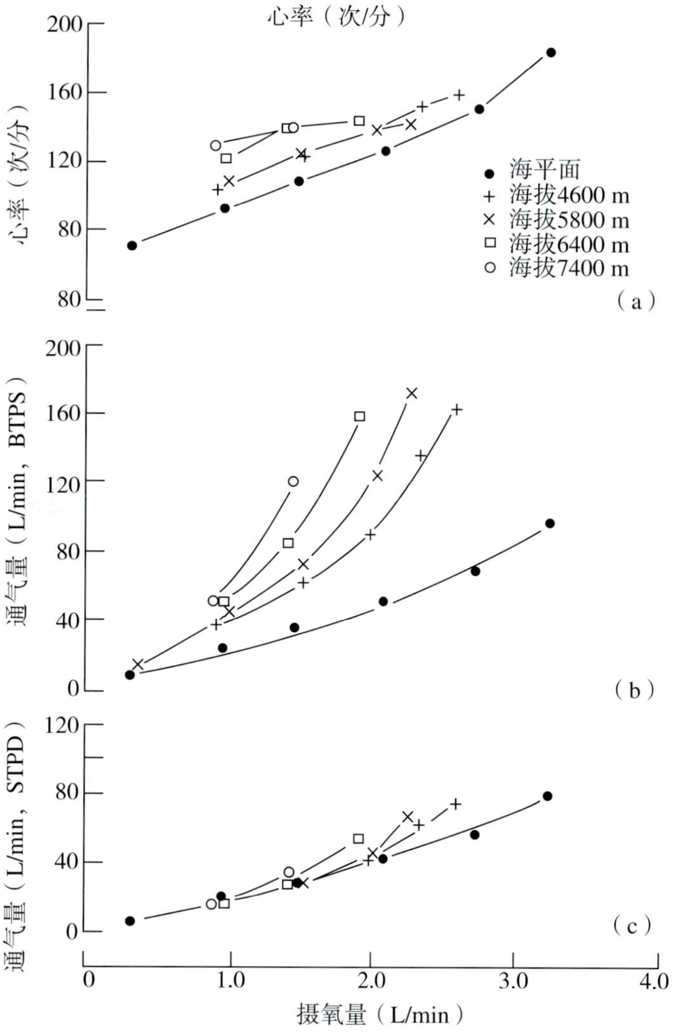

图 12-2　不同海拔高度肺通气量（BTPS 和 STPD）与摄氧量的关系，心率也已标出（Pugh et al，1964）

通气量（MVV），即每分钟通过尽可能最深最快的呼吸，吸入和呼出的最大气体量，测量时间通常大于 12 秒。

12.3.2 呼吸做功

在高海拔处攀登时，机体必须决定如何在运动肌和呼吸肌之间分配能量，后者需要精确的灌注量来传输氧气。Cibella 等（1999）的研究证实，尽管气体密度低，但在高原，呼吸肌的能量消耗远高于海平面水平。在一定的做功下，高原呼吸肌所需的血液灌注量占心输出量的比例要比在平原时高，从而剥夺了血液对骨骼肌的灌注，低海拔和高海拔（5000 m）的占比分别为 5.5% 和 26%。在低海拔地区的高运动负荷下，腿部肌肉的血流阻力会增加，以适应向呼吸肌的血液分流（Barclay，1986；Babcock et al，1995；Harms et al，1997；Wetter et al，1999），那么在高海拔地区，这个阻力只会更大。无论在低海拔地区还是高海拔地区，主要是隔膜来竞争这有限的血流量（Marciniuk et al，1994）。Lundby 等（2006）证实，即使在海拔 4100 m 处已经习服了 8 周，平原人的下肢血流量仍持续下降，表明这种模式是限制在极高海拔进行极限运动的一个重要因素。当血液稀释时，血红蛋白和血液黏度下降，这一人群减少的血流量可以得到部分恢复（Calbert et al，2002）。

12.3.3 极高海拔

有趣的是，在极高海拔地区并未观察到肺通气量的明显增加。如在 1981 年的探险中，2 名受试者在海拔 6300 m 处吸入 14% 的低氧混合物（氧分压为 42.5 mmHg）以模拟珠峰峰顶时，其最大运动通气量仅为 162 L/min，这种运动通气量的降低可能与运动负荷降低有关。在海拔 6300 m 处呼吸空气时的运动负荷为 1200 kg/min，而模拟珠峰峰顶时仅为 450 kg/min 和 600 kg/min。另一种可能是，呼吸肌受到严重低氧血症和血流量的限制。图 12-3 显示了最大运动通气量与氧分压（虚线）的关系曲线，曲线上的 4 个点有 1 个最大值。在 1960—1961 年银色小屋探险队的研究中也发现了类似的模式。在海拔 5800 m 时，最大运动通气量平均值为 173 L/min，在海拔 6400 m 时该值下降到 161 L/min，而在海拔 7440 m 时该值仅为 122 L/min。耗氧量随着最大运动通气量的下降而下降，从海拔 5800 m 处的 1200 kg/min，降到海拔 6400 m 处的 900 kg/min，再到海拔 7400 m 处的 600 kg/min。由于高海拔地区空气密度降低，使呼吸肌做功下降，因而从一定程度上促进了极高海拔的运动通气量的提高。随着海拔升高，空气密度的降低也导致最大通气量（或最大呼吸容量，MVV）增加（Cotes，1954）。Cotes 表明，在低压氧舱中，最大通气量（BTPS）从海平面的 158 L/min 升到相当于海拔 5180 m 处的 197 L/min。在进一步的研究中，模拟海拔 8250 m 环境下的最大通气量平均值为 203 L/min（Cotes，1954）。MVV 的增加与假设高度的最大呼吸功保持一致。Petit 等（1963）也分析了在高原呼吸做功降低的原因可是气体密度降低。

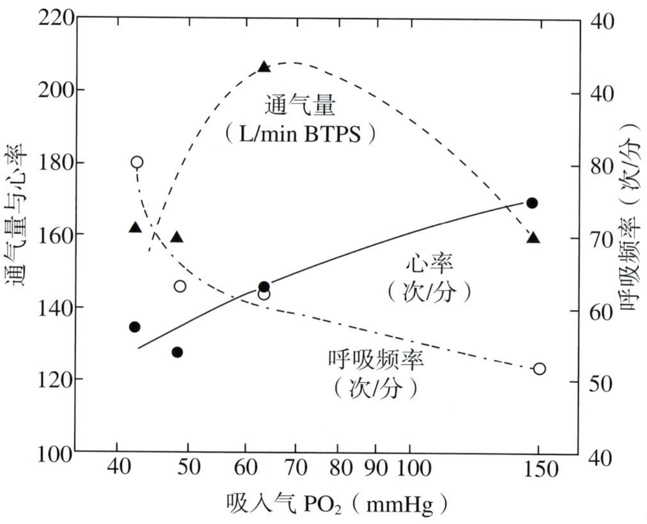

图 12-3 根据氧分压（PO_2）绘制的最大通气量（BTPS），最大呼吸频率和最大心率。选择这种模式是因为这些值与海拔高度的下降联系紧密。请注意，在高海拔地区，由于做功低，最大通气量和心率都会降至极低值，但呼吸频率不断增加（West et al，1983c）（1 Torr = 1 mmHg）

12.3.4 吸氧

在高海拔地区一定的运动负荷下，吸氧可使运动时的肺通气量减少，但不会恢复到海平面值（图 12-4），其值介于高海拔值和海平面值之间。这可能继发于颈动脉体敏感性的增加，而颈动脉体是呼吸适应的主要器官（见第五章）。

12.3.5 呼吸模式

高原运动的呼吸特点是极高的呼吸频率和相

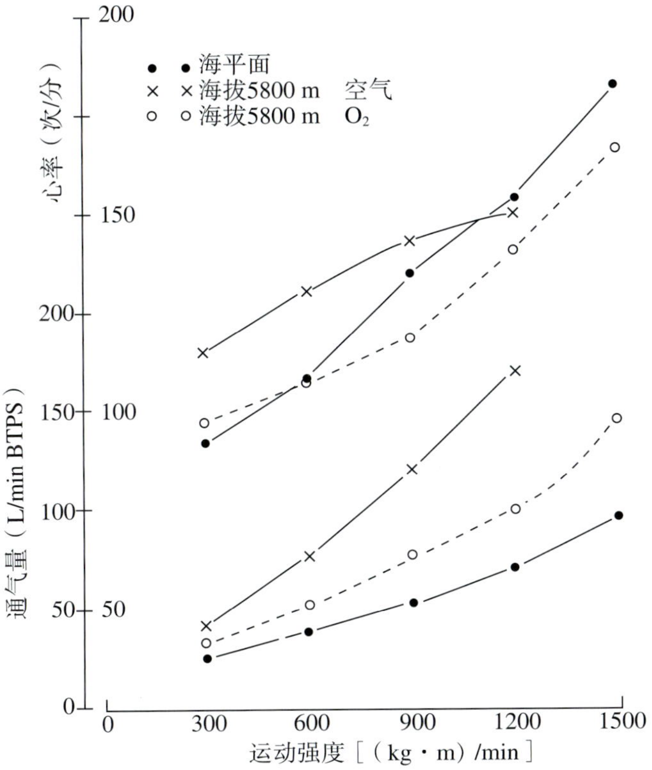

图 12-4　在海平面气压下，吸入氧气对 5800 m 习服者通气量和心率的影响。图上的点为两个习服者的平均值（Pugh et al，1964d）

对较小的潮气量。Somervell 曾描述了呼吸的周期性变化（第 12.2 节）。迄今为止，对呼吸频率和潮气量的最高测量是在 1981 年珠峰探险期间由 Pizzo 测量的（West et al，1983a）。他在海拔 8300 m（P_B 为 271 mmHg）的高度爬了约 7 分钟，同时应用涡轮式肺量计测定了肺通气量并将其结果记录在一个慢速录音机上。在中间的 4 分钟，他的平均呼吸频率为 86±2.8（SD）次 / 分，平均潮气量为 1.26 L，平均通气量（BTPS）为 107 L/min。可见，他的呼吸变浅变快。文献中在吸入气 PO_2 为 42.5 mmHg 时测量的最大运动负荷对应的是在珠峰峰顶附近海拔 6300 m 处吸入含 14% 氧气的混合物时的测量值，两者的平均呼吸频率为 80 次 / 分。这种低潮气量和高呼吸频率的呼吸急促反应是机体在尝试减少整个呼吸的做功。

这种呼吸是由于低氧刺激外周化学感受器所造成的。正如在第六章指出的，在这些条件下，低氧刺激之所以强烈，是因为动脉 PCO_2 小于 10 mmHg 并且动脉血 pH 超过 7.7。极低的 PCO_2 和高 pH 都会抑制通气，但过度通气最主要的直接原因是低氧血症的刺激。

12.4　通气与血流灌注

多年来，人们认为，在高海拔地区的通气 - 血流灌注的唯一变化是血流量分布变得更加均匀。这是由低氧性肺动脉高压造成的（第八章）。用放射性氙测量表明，在海拔 3100 m 处，肺尖和肺底的血流量差异变小（Dawson，1972）。正如第十三章所讨论的，Wagner 和他的同事（1988b）的测量结果显示，在高强度低氧运动中，通气 / 血流灌注比值升高，其原因尚不明确。正常人急性暴露于低压低氧环境并运动时，肺通气不良，但其血流量增加，从而引起通气 / 血流灌注比值的变化（Gale et al，1985）。这种变化也可见于正常运动者吸入低氧混合气体时（Hammond et al，1986），以及在珠峰Ⅱ号行动中于低压氧舱中停留 40 天的受试者（Wagner et al，1988b）。该研究表明，通气 / 血流灌注异常最有可能出现在急性暴露于高原环境并且习服不佳的个体中。通常，通气 / 血流灌注比值失衡最常见于严重缺氧和极高强度的运动者中。

Wagner 等（2002）和 Lundby 等（2004）观察指出，高原习服确实对气体交换有一定的改善。他们研究了低海拔人群在到达海拔 4100 m 处生活 8 周前后的气体交换发现，运动中氧饱和度有所提高，这仅次于肺泡 - 动脉氧分压差［(A-a) DO_2］的升高及持续呼吸适应的变化。动物实验发现，猎狗暴露于高海拔地区 5 个月后，其肺弥散量明显高于对照组，提示由于海拔高度的影响，肺功能和通气功能的实际改变需要暴露发生在体细胞成熟的过程中（McDonough et al，2006）。这些发现证实了以前的研究，即在人类的肺功能和气体交换的实际变化只能发生在发育成长阶段。Lundby 等的研究（2004）支持了在高海拔地区暴露期间，平原人群气体交换能力得到改善，但仍未达到当地人的水平。

高海拔地区气体交换障碍在某种程度上与亚临床肺水肿导致的通气不足和（或）在运动过程中的心输出量增加，肺毛细血管对氧弥散受限有关，这将在第 12.5 节中进行讨论。在高海拔地区，高原肺水肿是众所周知的并发症，其可能的机制是不均匀的低氧性肺血管收缩，这使得毛细血管受肺动脉高压影响而使血管壁受损（West 和 Matheiu-

Costello，1992）。剧烈运动也会导致肺动脉高压（Groves et al，1987）。

12.5 弥散

正如在第七章中讨论的，高海拔环境下剧烈运动会抑制氧弥散到肺的过程，动脉氧分压和动脉血氧饱和度也相应降低。对极高海拔情况的分析表明，血 - 气屏障的扩散能力是最大极量运动的主要限制因素之一（见第十三章）。

Wagner 等发现，低海拔人群习服高原后，肺弥散能力并没有增加，而高原世居者却有较高的肺弥散能力（Wagner et al，2002）。1960—1961 年银色小屋探险队的研究表明，在一定运动负荷下，血 - 气屏障对肺弥散能力的影响与在海平面时相同（West，1962）。一氧化碳肺内的弥散量在 5800 m 处增加了 19%，但这是由于 PO_2 降低导致了一氧化碳与氧气的结合速度加快。通过测定肺泡 PO_2 的扩散能力来观察肺毛细血管血容量发现，没有观察到明显的变化，仅有轻微下降，这可能与低氧性肺血管收缩有关。

这些结果提示，高原习服者在一定运动负荷下，肺毛细血管中红细胞的传递时间与在海平面时基本相同。通过肺泡毛细血管的时间由肺毛细血管血容量除以心输出量得出（Roughton，1945）。正如在第八章中讨论的，有研究证实高原习服者在一定运动负荷下，心输出量同海平面值一致（Pugh，1964；Reeves et al，1987）。于是，肺毛细血管血容量和心输出量基本上保持不变，提示通过肺毛细血管的时间也与在海平面时相同，但氧从空气进入血的驱动压力较低，氧气弥散到肺毛细血管负荷的时间也受到一定的影响。

增加心输出量、增加肺毛细血管的氧弥散时间对肺泡 - 动脉氧分压差的影响已在第七章中进行了详细讨论。2008 年 Calbet 等进一步研究发现，在中度海拔地区，运动负荷维持在 100 ~ 120 W，心输出量为 1 ~ 2 L/min，肺泡 - 动脉氧分压差没有增加。在相同的海拔高度及相同的运动负荷下，Piiper 和 Scheid（1980）的模型可以预测一些弥散受限。人们普遍认为，肺泡 - 动脉氧分压差及弥散受限的幅度与海拔高度及心输出量成正比。

Lovering 等（2008）对高海拔运动低氧血症的机制进行了研究，并提出了一些假设。对 9 名男性受试者在常氧及低氧（$F_IO_2 = 0.12$）状态下进行逐级增加运动负荷直到最大负荷的干预，并用超声心动图来观察运动和（或）低氧引起的肺内血管分流变化。在静息常氧状态下，9 名受试均未出现分流，而在低氧状态下，有 3 人发生了分流。在运动过程中，常氧状态下 8 人出现分流、低氧状态下 9 人全部出现分流。他们推测，压力和（或）血流量的增加导致从右到左的微血管分流，但这些研究结果遭到了质疑（Hopkins et al，2008）。Hopkins 的质疑基于以下几点：首先，分流的检测取决于是否存在左心房气泡，通过肺血管的气泡大小和这些气泡聚集在左心的重要性尚不清楚；其次，通过之前的其他方法定量分析发现，即便有分流存在，在生理上也被认为是微不足道的；最后，使用多种惰性气体消除技术（MIGET）对通气 / 血流比值之间的做定量分析，在高运动负荷时肺换气和弥散比例分流从来没有超过 1%。Lovering 等（2009）通过前毛细血管进行交换来解释 MIGET 的结果，可能会影响肺泡 - 毛细血管膜上可溶性气体的转运，从而低估了分流量。这些解剖分流可能是存在的，但它们是否具有生理意义？似乎低氧运动生理学在这一领域的一段时间内仍将持续存在争议。

12.6 心血管反应

心血管反应已在第八章中进行了阐述。低海拔人群急进高原后，无论是在静息状态、运动状态还是在一定运动负荷下，失习服者与欠习服者的心输出量和心率都比在海平面时高，心率也是如此。

在一定运动负荷下，平原习服者的心输出量会恢复到海平面值，这是 Pugh 在 1960—1961 年银色小屋探险队期间的研究结论（Pugh，1964），在珠峰 Ⅱ 号行动中也进行了研究（Reeves et al，1987）。然而，在一定运动负荷下，在高海拔地区，心率显著增快，因此，每搏输出量相应减少。同时，最大心率可随在高海拔地区停留时间的延长而减慢，尤其在极高海拔时更为明显（Lundby et al，2001；Lundby 和 van Hall，2001；Lundby et al，2004；Lundby et al，2006）。在珠峰 Ⅱ 号行动中发现，尽管低氧血症很明显，但心脏的收缩功能在高海拔地区运动中受到了保护（Reeves et al，1987）。值得注意的是，持续在高原一段时间后，心脏功能是有所降低的。Holloway 等

(2011) 对 14 名登山人员经过 17 天长途跋涉后返回到珠峰大本营 (5300 m)(译者注：应为 5200 m)的第 4 天，使用心肌 ^{31}P 磁共振 (MR) 光谱测定他们的心功能，发现左室重量减少了 11%，舒张功能下降了 24%，PCr/ATP 比值下降，提示心肌氧化功能改变，这些变化可在数月内恢复到正常水平。

在一定运动负荷下，高原运动时的肺动脉压高于海平面值。高原失习服者 (Groves et al, 1987)、已习服者 (Kroneberg et al, 1971) 以及高原世居者 (Penaloza et al, 1963; Lockhart et al, 1976) 均出现肺动脉高压。Naeije 推测，高原运动表现的下降，很大一部分可能是继发于肺动脉高压引起的右心室输出功能下降 (Naeije, 2010)。肺动脉高压的主要原因是低氧性肺血管收缩。然而，在珠峰Ⅱ号行动中发现，虽然受试者仅在高原停留 2 ~ 3 周，但吸入 100% 的氧气后肺血管压力并没有恢复到正常水平 (Groves et al, 1987)，提示短期暴露于低压低氧时，除低氧性血管收缩外，肺动脉还可能发生结构性变化 (重构)。Hergistad 和 Robbins (2009) 将 10 位受试者暴露于低氧 8 小时 (呼气末氧分压 55 mmHg)，随后恢复到常氧，并利用多普勒仪测定了受试者在常氧静息状态及运动负荷下的三尖瓣反流最大压力梯度和肺动脉压力指数，其结果显示，三尖瓣反流压力梯度在静息状态下中度增加，而低氧性运动后其肺动脉压力增加了 35%。这种增长的原因尚不清楚，但可能是因为肺血管反应介质上调和 (或) 快速的肺血管形态学方面的改变。

基于在高原肺血管阻力的增加对心输出量和运动表现的影响，已经有相关药物干预的研究使肺血管阻力的增加最小化。目前，肺血管反应研究最广泛的两个调节剂是磷酸二酯酶 -5 (PDE-5) 抑制剂和内皮素受体拮抗剂。

西地那非是一种 PDE-5 的抑制剂，能有效抑制低氧性肺血管收缩。Richalet 等 (2005a) 进行了一项随机、双盲、安慰剂对照 (RDBPC) 试验，跟踪在海拔 4350 m 处暴露 6 天的西地那非组和安慰剂组发现，在药物治疗前，低氧导致肺动脉压 (PAP) 上升 29%，而西地那非使 PAP 比海平面值低 6%，肺泡 - 动脉氧分压差及运动耐力均低于安慰剂组 (图 12-5 和图 12-6)。在珠峰大本营 (约 5400 m)(译者注：应为 5200 m)，Ghofrani 等 (2004) 进行了另一项 RDBPC 试验，受试者在低氧运动期间快速给予西地那非，发现同服用安慰剂组相比，用药组 PAP 降低，血氧饱和度和运动耐力显著提高。Hsu 等 (2006) 将 10 名自行车骑手作为研究对象，分别在常氧和模拟高海拔 (约 3874 m，F_IO_2 = 0.128) 的环境下，分为安慰剂组和三个西地那非剂量组 (0 mg、50 mg 和 100 mg)，分别在海平面上骑行 10 km，低氧状态下骑行 5 km，然后检测他们的心功能。与低氧组相比，西地那非组的每搏输出量和心输出量均增加，计时赛成绩提高了 15%，但与常氧组无差异。然而有趣的是，有反应者计时赛时间减少 39%，而无反应者仅减少 1%。这一发现令人着迷，强化了这样一种观点，即在大多数生理反应中，PAP 对低氧的反应是一种基因控制机制，在每个人身上都是不同的。Faoro 等 (2007) 研究了西地那非对运动效果 (VO_{2max})、氧饱和度 (SpO_2) 和肺血管血流动力学超声心动图指标的影响。他们设计了一个 RDBPC 试验，将 16 名健康受试者分为安慰剂组、50 mg 西地那非组，给予常氧、急性缺氧 (F_IO_2 = 0.1) 和在海拔 5000 m 习服 2 周干预。常氧时，药物对这些变量没有影响，而在急性缺氧时，VO_{2max} 从 27 ± 5 提高到 32 ± 6 [(ml/(kg · min)]，SpO_2 从 62% ± 9% 到 68% ± 9%。西地那非对在海拔 5000 m 停留 2 周的受试者的这些参数没有影响，平均肺动脉压为分别为 16 ± 3 mmHg、28 ± 5 mmHg 和 32 ± 6 mmHg。在低氧条件下，西地那非可降低肺血管阻力 30% ~ 50%。在一项西地那非的双盲研究中，62 名受试者飞往玻利维亚的拉巴斯 (3650 m)，经过 4 ~ 5 天的习服，受试者在 90 分钟内到达海拔 5200 m 的地区，采用超声心动仪测定 PAP 和急性高原病 (AMS) 评分等。结果提示 PAP 没有差异，但 AMS 评分在西地那非组较高。头痛是 PDE-5 抑制剂的已知副作用。Fischler 等 (2009) 对长效 PDE-5 抑制剂他达拉非、地塞米松和安慰剂对低海拔和高海拔 (4559 m) 处高原肺水肿 (HAPE) 易感者进行了研究。同安慰剂相比，他达拉非有显著降低 PAP 和提高 SpO_2 的作用，但地塞米松的作用更明显，并且 VO_{2max} 降低程度比他达拉非和安慰剂相比要小，其机制仍未明确。

内皮素 -1 (ET-1) 是由肺血管内皮释放的一种内源性肺血管收缩剂。从基础研究的临床应用

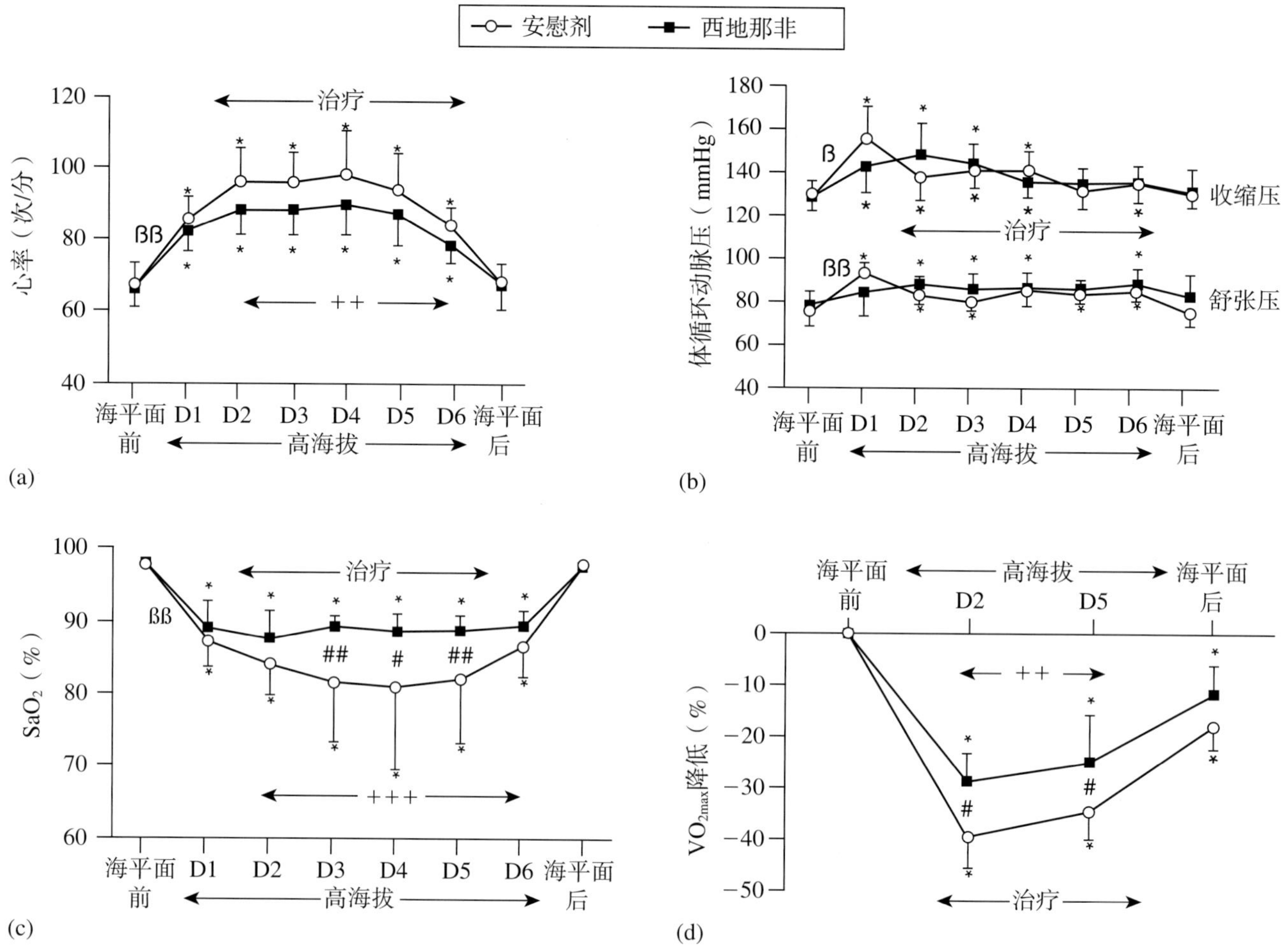

图 12-5 体循环血流动力学参数和运动表现。与“海平面前”对比，* $P < 0.05$；西地那非组与安慰剂组对比，# $P < 0.05$，## $P < 0.01$；高海拔第 1 天组（D1）与全组比，$P < 0.05$，$P < 0.01$；西地那非组与安慰剂组比，在高海拔地区的治疗价值，++$P < 0.01$，+++$P < 0.001$（Richalet et al，2005）

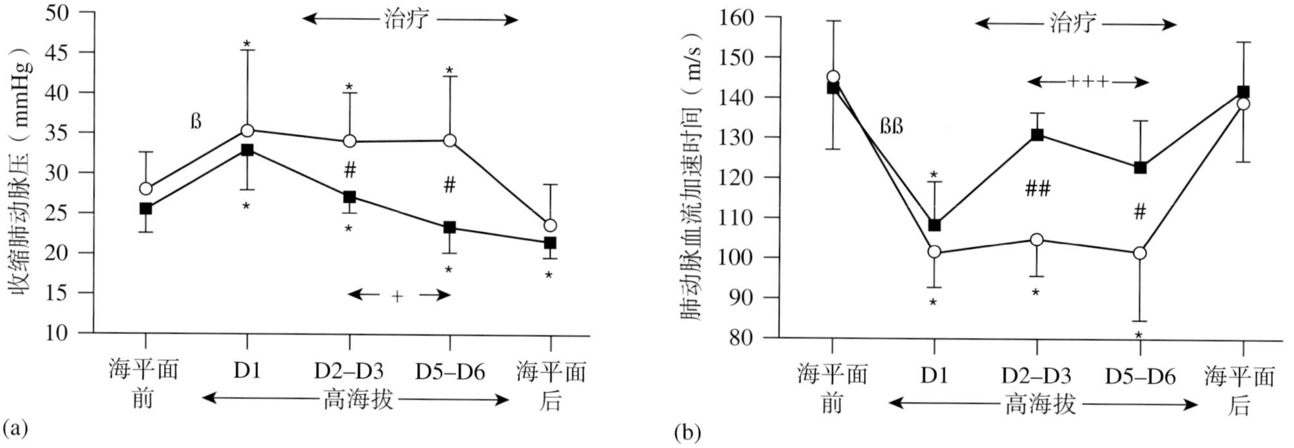

图 12-6 用超声心动图评价肺血流动力学。*$P < 0.05$ 与海平面对比；#$P < 0.05$，##$P < 0.01$ 西地那非（实心方块）与安慰剂组（空心圆）比较；$P < 0.01$ 高海拔组第一天与全组；+$P < 0.05$，+ + +$P < 0.001$ 西地那非组与安慰剂组比，在高海拔地区的治疗价值（引自 Richalet et al，2005）

中，阻断 ET-1（内皮素受体阻滞剂，ERB）的药物已用于治疗肺动脉高压。因此，这些药物已经成为了高原低氧性肺血管收缩作用的研究重点。Pham 等（2010）研究了 ERB、波生坦（250 mg）与安慰剂对暴露于常压低氧（F_IO_2=0.12）90 分钟后的静息受试者及亚极限运动受试者的影响，发现波生坦显著降低了静息状态的 PAP，而没有影响动脉血气或心输出量。为了验证部分肺血管阻力（PVR）增加会影响高原运动这一假设，Faoro 等（2009）设计了 RDBPC 试验，每周监测波生坦和安慰剂受试者的超声心动图和吸入常氧或低氧（F_IO_2 = 0.120）气体 1 小时后的运动情况。用药物组中，给予波生坦 3 天（第 1 天为 62.5 mg，后 2 天为 125 mg），机体在低氧状态下肺血管阻力从 5.6±0.3 增加到 7.2±0.5 mmHg · L/min · m^2，VO_{2max} 从 47±2 降到 35±2 ml/（kg · min）。波生坦降低了肺血管阻力的基线，恢复了 30% 由低氧诱导的 VO_{2max} 减少，这与 PAP 降低有关。另一个 ERB 的研究是对 13 名处于海平面的健康受试者给予急性缺氧处理 1 小时（F_IO_2=0.12）和 22 名习服 5050 m 海拔的健康受试者给予西他生坦（100 mg/d，共 7 天）。该研究是一项随机双盲设计，用药后肺血管阻力明显下降，VO_{2max} 在急性缺氧下提高 30%，在慢性缺氧下提高 10%，VO_{2max} 的提高与 PVR 的变化相关。研究者认为 VO_{2max} 的增加可能与扩血管药物使肺血流量增加有关（de Bisschop et al，2011），但并非所有的研究都提示有生理效用。Seheult 等（2009）进行了一项 RDBPC 研究，对 8 名健康受试者在前往海拔 3800 m 的高海拔地区前 5 天分别给予波生坦和安慰剂，然后测量逐级运动负荷持续时间（TT），用超声心动图仪测定 PAP。TT 或 PAP 无差异，但波生坦组的 SpO_2 为 85%±8% 要高于安慰剂组的 78%±6%，有显著统计学差异。

12.7 动脉血气

在高海拔地区的运动状态下，PO_2 和 PCO_2 均下降。动脉 PO_2 在运动时下降是因为弥散障碍，另外，高强度运动时动脉 PCO_2 进一步下降，表明肺泡通气量增加超过 CO_2 产生量。PCO_2 下降与呼吸交换率增加有关，在极高海拔做高负荷运动时，呼吸交换比率可能升高并超过 1.2（West et al，1983a）。这是一种不稳定的状态，因为可持续能量输出中代谢组织的呼吸商不能超过 1.0。在海平面，呼吸交换率的增加往往与运动相关骨骼肌无氧糖酵解产生乳酸有关。然而，高原人体内血乳酸在运动后仍然处于低水平，这一现象令人费解（Edward，1936；Cerretelli，1980；West，1986；Lundby et al，2000）。

虽然 Winslow 有证据显示，高原世居者体内有一定程度的失代偿性呼吸性碱中毒（Winslow et al，1981；Winslow 和 Monge，1987），但海拔 5400 m 充分习服者体内动脉血 pH 接近正常值。海拔越高，静息状态下的动脉血 pH 越高，在珠峰峰顶时，1 名受试者的 pH 超过了 7.7（West et al，1983b）。动脉 PCO_2 的下降和血乳酸水平的降低使运动中的呼吸性碱中毒更明显。

如第 12.2 节所述，众多研究提示，即使在运动负荷下，高原习服者体内血乳酸水平仍然很低。这项研究最初是由 Edwards（1936）在 1935 年国际高海拔地区探险队考察智利期间完成的，虽然之前 Dill 等（1931）也得到了一些数据。图 12-7 展示了 Edward 的论文结果，在高海拔地区（5340 m）的运动过程中，血乳酸水平基本与海平面值相同。这意味着，对于特定运动负荷，血乳酸水平显然与组织 PO_2 无关。海拔 2810 m 处圆圈所示的点为唯一明确的例外。横坐标为在这一海拔高度生活的时间，显然，在大多数情况下，这些数据是在受试者充分习服之前获得的。图 12-7 的数据表明，由于最大运动负荷随着海拔高度的增加显著下降，习服受试者体内的最大血乳酸水平也随着海拔高度的增加而下降。

Cerretelli 等在 1981 年 AMREE 考察期间于海拔 6300 m 处的研究进一步论证了这些结果（Cerretelli，1976a；Cerretelli，1976b；Cerretelli，1980；West，1983a）。图 13-6 总结了静息状态和最高血乳酸水平的关系（West，1986），并提出了惊人的结论，即在海拔超过 7500 m 处进行最大限度运动后，极度低氧不会增加血液中的乳酸水平。这一现象的可能原因在第十三章中进行了详细讨论。

最令人感兴趣的是对极高海拔实际血气值的测定。1981 年 AMREE 攀登到海拔 8000 m 后第 2 天分别采集了肺泡气体和静脉血，从而计算出在峰顶时的动脉血气（West et al，1983c）。尽管下一章将会对极高海拔进行更多的讨论，但必须

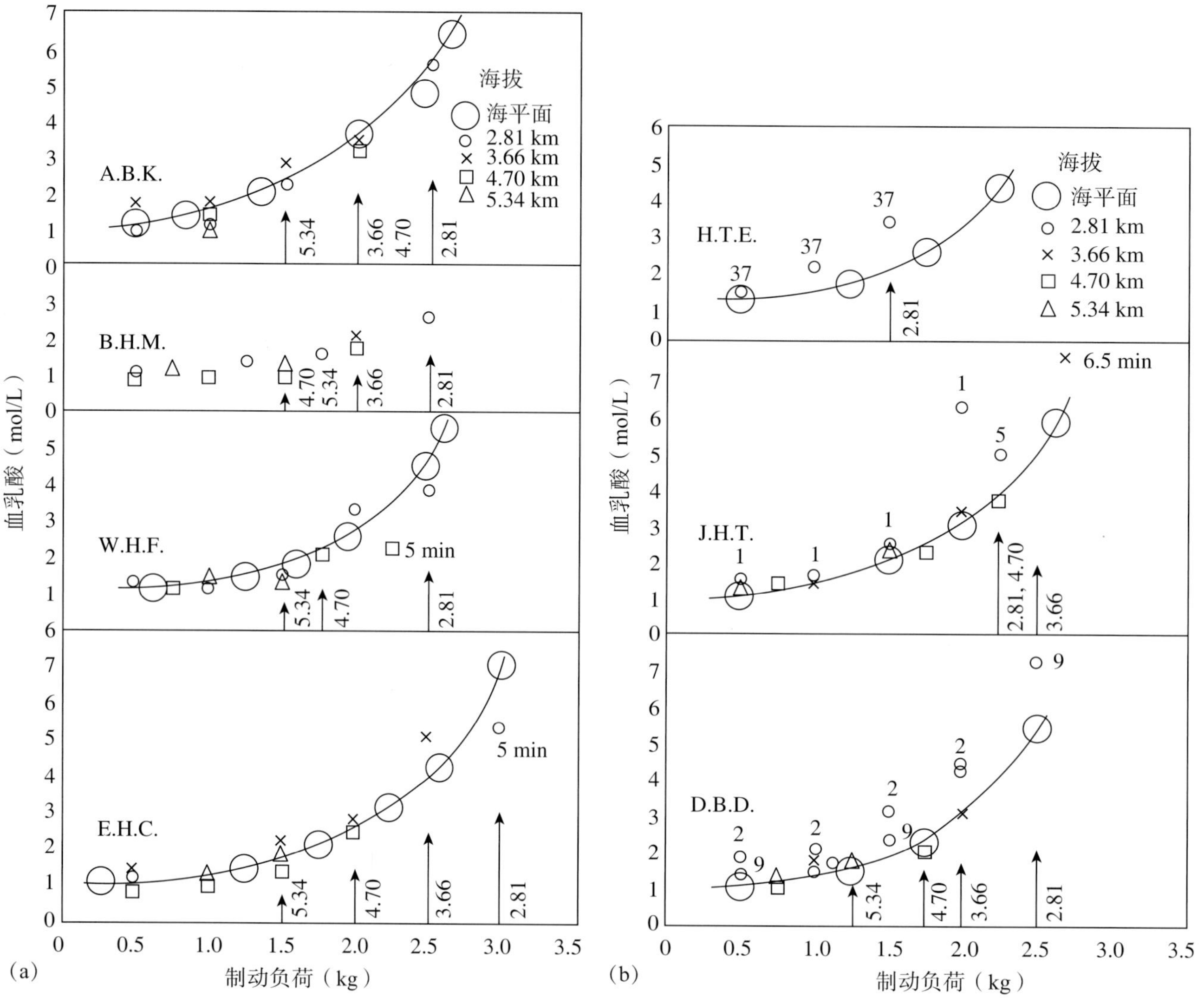

图 12-7　运动后静脉血乳酸水平由 1935 年前往智利的国际高海拔探险队的 Edwards 报告。这些线是通过海平面值绘制的。一般来说，在高海拔地区，乳酸处于同一水平，唯一明显不一的是在最低海拔高度（2.81 km）测量的值。点上面的数字表示在该海拔高度上度过的天数，在大多数情况下，在这样的海拔高度下停留的时间不足以习服（Edwards，1936）

强调的是，高海拔相关低氧血症以及个体差异的影响（Schoene et al，1984）。正如之前所讨论过的，低氧通气反应（HVR）和长期通气习服主要是肺泡和动脉氧分压的基础防御反应。这种反应体现在因过度通气和呼吸性碱中毒而导致的 PO_2 下降。由于氧 - 血红蛋白解离曲线的作用，动脉氧含量保存完好并且允许生物到达海拔 7011 m 的高度（Schoene et al,2009，图 2）。那么问题出现了：如果动脉血氧含量可以允许生物到达海拔 7100 m 处，那么，是什么限制了心输出量和（或）摄氧量，从而限制了体能呢?

Grocott 等报道了 4 名登山者从珠峰峰顶（8848 m）下降到海拔 8400 m 所测得的实际血气结果。基于 PaO_2 及 $PaCO_2$ 的方程式，肺通气反应有显著的个体差异（Grocott et al，2009）。$PaCO_2$ 为 10.3 ~ 15.7 mmHg，同海拔高度相应的 PaO_2 应该是 19.1 ~ 29.5 mmHg。尽管这些研究人员没有对 HVR 进行测量，但 $PaCO_2$ 充分说明，是存在显著的个体差异的。此外，这些受试者血液中的乳酸值（~ 2.2 mmol/L）升高不明显，这说明糖酵解代谢在该海拔高度的能量产生中并没有发挥实质性的作用。此外，他们的数据也显示，健康无高原肺水肿个体，其气体交换平均值（A-a）DO_2 为 5.4 mmHg，说明气体交换完整存在。

在极高海拔处，限制运动表现的因素是多方面的，将在下一章进一步探讨。可以这样说，达到极高海拔（7100 m）时，动脉氧含量对运动水平的影响不会发生像低海拔那样的变化：运动器官的血流灌注被部分转移到呼吸肌中，通过增加呼吸肌的收缩来维持动脉的血氧含量。心输出量是对于特定运动负荷的能量输出，但它受最大运动负荷的限制，尤其是在极高海拔地区，可能与氧传输到运动肌肉和（或）脑缺氧的限制作用有关。

12.8　外周组织

第十一章讨论了在高海拔环境下外周组织中发生的变化。动物研究表明，慢性缺氧环境下，一些组织的毛细血管密度增加。然而，人体肌肉活检数据表明，对海拔 4100 m 高度习服者体内毛细血管的数量保持不变，血管内皮生长因子（VEGF）mRNA 表达量也未增加（Lundby et al，2004a）。另一方面，氧气弥散距离因肌纤维变小而缩短，这可能是由于长时间暴露在高海拔环境下导致的持续的氧化损伤所致（Lundby et al，2004b）。有关细胞内酶变化的研究表明，肌肉中的肌红蛋白可提高氧弥散。Mizuno 等（2008）观察了在海拔 5250 m 处或者更高海拔下运动和非运动 75 天的受试者，其结果与先前观察到的有关肌形态或化学的变化相同。也就是说，肌纤维变小，毛细血管数量（每个纤维 2.1 ~ 2.2 条毛细血管）无明显差异，而毛细血管密度增加约 30%；线粒体酶 [柠檬酸合成酶和（或）羟酰辅酶 A 脱氢酶] 在暴露于高海拔环境下后无明显变化。然而，肌肉缓冲能力确实随海拔高度增加而增加，但在锻炼组和久坐组之间没有区别。Edwards 等（2010）用 ^{31}P-NMR 光谱比较了珠峰大本营海拔 5300 m 和海拔 7950 m 处的登山运动员登山前后的变化发现，可能由于在登山前处于良好的环境条件下，登山者的静息 Pi 值较高，即使长期暴露在极高海拔后，所有线粒体功能的标记物也都保存了下来。这些发现证实了早期的珠峰 Ⅱ 号行动的研究结果（Green et al，1989）。

从毛细血管到线粒体的氧弥散能力是限制高原运动耐力的因素，已经引发了极大的关注。在传统意义上，许多生理学家认为，在高海拔低氧环境下，肌肉做功的能力与氧从动脉血到组织的传递有关。动脉血氧浓度和流向肌肉的血流量的乘积被定义为氧输送量，通常被视为关键变量。

Wagner 和他的同事分析了氧的吸入与肌肉毛细血管氧分压之间的关系，由毛细血管到线粒体内的氧弥散被摄氧量所限定（Hogan et al，1988a）。图 12-8a 是摄氧量与肌肉毛细血管氧分压之间的关系。从左上到右下的线代表被输送到相应肌肉毛细血管中的氧气量（Fick 原理）。从左下到右上的线代表能够使氧气从红细胞弥散到线粒体的压力梯度（Fick 扩散定律），假设线粒体 PO_2 接近于零。这条线的斜率表示组织中氧的总“弥散能力”。其中两条线的交叉点表示最大摄氧量。该点左边区域表示血液中的氧气充足，但弥散压力不足；右边的区域表示血液中的弥散压力足够，但氧气量不足。

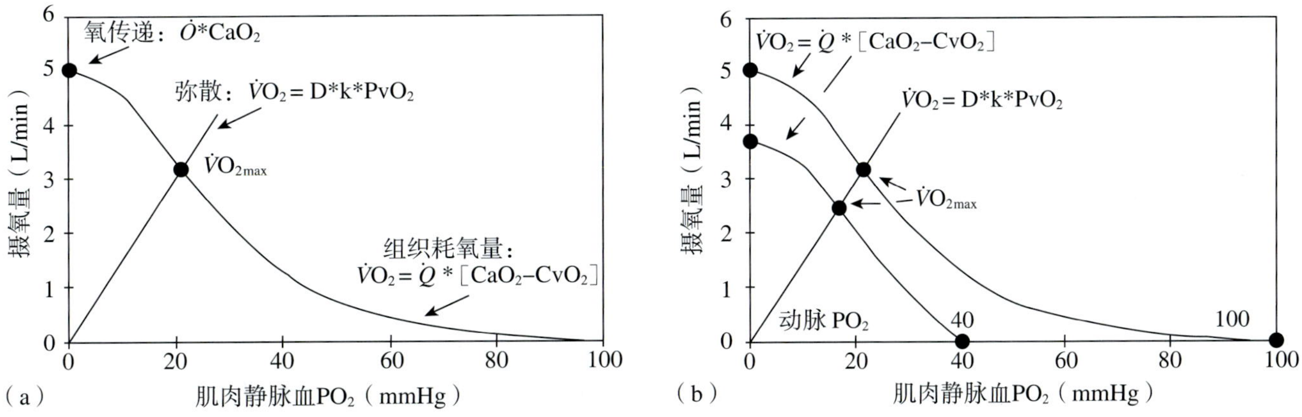

图 12-8　(a) 表示假设将氧从外周毛细血管弥散到线粒体作为限制因素，那么 VO_{2max} 是如何确定的。这两条线显示了根据 Fick 原理和 Fick 扩散定律得到的摄氧量，两条线的交点为 VO_{2max}，详细信息请参见正文（Wagner，1988a）；(b) 以 (a) 为基础，添加了一条代表在高海拔的 Fick 方程的线。VO_{2max} 的降低如图所示，详情请见正文（Wagner，1988a）

图 12-8b 为相同的图加了一条线，表明在高海拔地区的假定情况。由于动脉血氧浓度低，代表 Fick 原理的线向下、向左移动。因此，最大摄氧量也相对较低。该图假定的组织氧弥散能力与海平面水平相同。可以认为，弥散距离缩短并非毛细血管密度增加或肌纤维减少所致。实验表明，这些因素并不重要，弥散能力基本上是由开放的毛细血管数量来决定的（Hepple et al，2000），这与大多数氧分压下降与毛细血管壁有关的观点一致（见第十一章），肌红蛋白或其他增强细胞内运输的机制使得弥散距离显得不那么重要。

目前，有若干证据支持该观点。例如，对珠峰Ⅱ号行动的数据作回顾性分析后发现，混合静脉血氧分压与摄氧量的相关性倾向于一条通过原点的直线。这种现象提示了一种假说，即混合静脉血的氧分压反映了骨骼肌毛细血管的氧分压。

更直接的证据来源于一项前瞻性研究，正常人在高负荷运动时吸入低氧混合气体，并取股静脉血液样本（Roca et al，1989），绘制股静脉血氧分压与吸氧浓度的关系曲线，发现计算出的平均毛细血管氧分压取代了股静脉血氧分压。

为了进一步印证上述理论，研究者利用离体狗腓肠肌行低氧处理并给予最大运动刺激，结果发现，在不同低氧条件下，血流量充足的肌肉氧分压与最大摄氧量之间呈显著相关性（Hogan et al，1988a），说明最大摄氧量是由通过血液运送到肌肉的氧气量决定的。另有实验显示，通过给分离的肌肉不同浓度的氧气（动脉血氧浓度 × 血流量）发现，最大摄氧量与肌肉静脉血氧分压之间的关系比经动脉血输送氧的关系更为密切，因此该结果支持弥散限制假说（Hogan et al，1988b）。

最近提出的弥散限制假说也得到了验证。研究人员通过给狗喂氰酸钠，使其血红蛋白的氧亲和力增加，结果显示，实验组氧输送（心输出量 × 动脉氧浓度）与正常氧亲和力对照组相同，但肌肉最大氧浓度低于对照组（Hogan et al，1991）。同时研究人员做了相反的实验，给狗使用甲基丙酸来降低其血红蛋白的氧亲和力，其结果与正常血红蛋白氧亲和力的动物相比，在相同的血氧输送下，实验组肌肉最大耗氧量显著增加（Richardson et al，1998）。因此，有相当多的实验数据支持图 12-8 所示的结果。

另一个值得注意的现象是，血管的传导性在高海拔地区是下降的，该反应是由血管张力增加导致的。Lundby 等（2008）在海拔 4559 m 为 8 名健康男性在运动时应用 ATP［80 μg/（kg · min）］，测定最大运动时的血流动力学及股动脉分布的热力学。结果发现，心输出量无变化，但平均动脉压下降，氧传输与无 ATP 输液基本相同，但摄氧量相对减少，腿部的 VO_{2max} 减少 20%。作者的结论是，高海拔引起的血管收缩不会降低有氧能力，但可能对肌肉供氧很重要。这些发现支持弥散限制假说，以及借助血管收缩的自然反应，可以使那些因血流量增加加重弥散障碍的区域的血流量最小化。

与许多其他的哺乳动物相比，人类有氧代谢能力受限与心输出量不足有关。血管容量大于心脏提供大量血流和氧气的能力。Calbet 等（2008）观察急性缺氧（AH）和慢性缺氧（CH）对膝关节（腿部伸展）血循环及肌肉力量的影响。该设计旨在减少运动肌肉的大小，来观察氧传递能力是否可以在海拔 5260 m 处（$PaO_2 \geqslant 55$ mmHg）维持。他们发现：①心输出量在单腿和双腿最大运动时无明显差异；②单腿运动时可能因为组织的相对温度较低而 pH 相对较高，使氧合血红蛋白解离（OHD）曲线轻度向右偏移；③肺的气体交换得到了改善。如果 CaO_2 能更好地为全身组织提供氧合作用，则氧合血红蛋白解离曲线右移的程度减少，其下降幅度减小。作者还推测，如果单腿运动所需的心输出量占总心输出量比例较低，那么身体的其他组织就会得到更好的灌注，这对脑血流量和氧合非常重要。

12.9 外周肌肉和中枢疲劳对体能的影响

在低氧条件下，中枢氧合与中枢感知肌肉运动疲劳的作用机制尚不完全清楚。据登山运动员回忆，当他们攀登极高海拔时，他们的视野变窄或变暗，该现象可能由于严重低氧血症或过度通气造成脑血管收缩而引发脑供氧不足。虽然结果看起来显而易见，但要用一个可控的方法进行这项实验研究非常困难。

越来越多的研究者对代谢纤维（Ⅲ / Ⅳ）如何将肌肉疲劳信息传递给大脑再传出到肌肉这一过程感兴趣。理论上认为，抑制信号可以防止过早疲劳或机械性衰竭。大量的研究验证了这一假说，中枢性习服作用在常氧和急性缺氧环境下均未见报道。当前的研究仍然非常有趣。

Amann 等（2006）研究了暴露于低氧（F_IO_2 = 0.15）和常氧环境下对 8 名自行车运动员外周肌肉疲劳的影响。他们让受试者进行高负荷运动（314 W），2.5 分钟后立即行磁性股神经刺激（MFNS），结果显示在低氧环境下，肌肉疲劳程度更明显。Romer 等（2007）研究了 9 名男性自行车运动员在常氧和低氧（F_IO_2 = 0.13，SpO_2= 76±1%）环境下，外周肌肉疲劳与神经刺激。发现在低氧条件下，达到疲劳的时间减少了 2/3，但两组的外周疲劳无显著性差异。该发现结合 Katayama 等（2007）的发现提示，尽管疲劳水平相似，但低氧在外周疲劳中起到一定作用。Amann 等（2006）在 4 个不同氧合状态下研究了骑车 5 km 的自行车运动员，其中 4 个氧合水平分别从中度低氧（F_IO_2 = 0.05）到高氧水平（CaO_2 从 17.6 到 24.4 cc O_2/dl）。股四头肌疲劳是通过 MFNS 运动前后力量输出的变化以及股四头肌肌电图的中枢神经驱动来衡量的。更高的氧合会使中央神经输出增加 43%、输出功率增加 30% 以及计时赛成绩改善了 12%。然而，外周肌肉疲劳无明显差异。作者将他们的结果解释为，低氧血症对中枢的输出抑制存在一个阈值，从而不超过临界肌肉疲劳。

Amann 等（2007）进一步做了一项研究，将 8 名自行车运动员置于常氧和两个低氧状态（F_IO_2 分别为 0.15 和 0.10，SpO_2 分别为 82 和 67%）下。他们发现，补充氧气可以延长重度低氧骑行的时间，但常氧或中度低氧的时间并没改变。2 个低氧组的骑行时间较常氧组（656±82 s）短（分别为 278±16 s 和 125±6 s）。他们用 MFNS 和股四头肌抽搐来评估疲劳程度，发现低氧条件下肌肉不易疲劳。作者解释说，这些发现与更严重的低氧血症从对外周肌肉疲劳过渡到对中枢运动输出的抑制作用相一致，从而限制了运动表现。有关外周肌肉的传入信号引发中枢动力驱动减弱的问题仍存在争议（Amann 和 Secher，2010；Marcoa，2010），需要进一步研究以更具体地分离传入信号，以澄清和证实这一思路。

12.10 *ACE* 基因和高原运动耐力

近年来，学者们对血管紧张素转换酶（*ACE*）基因的多态性和等位基因 I 和 D 的缺失或插入非常感兴趣。*ACE* 使微血管收缩，插入等位基因 I 会抑制 *ACE*，等位基因 D 缺失时会增加 *ACE* 的活性从而使血管收缩。

大部分研究（Montgomery et al，1999；Myerson et al，1999；Woods，2000），但并非所有的研究（Rankinen et al，2000a；Rankinen et al，2000b）提示等位基因 I 的插入通过抑制组织中微血管收缩反应来影响运动耐力。有些研究表明，等位基因 I 的插入与高原耐力之间在极高海拔也有着类似的关系（Montgomery et al，1998；Tsianos et al，2005）。与低氧运动期间的高通气反应也有关（Patel et al，2003）。这些发现的具体含义尚不清楚，但这促使人们对生理反应的遗传信号有了更好的理解。

Thompson 等（2007）最新的研究提示，*ACE* 基因与极高海拔生存相关。他们测试了 141 名在海拔 8000 m 以上的登山者，发现那些有等位基因 I 的人比有等位基因 D 的人能攀登更高的海拔高度（8559±565 m 和 8079±947 m），而具有 ID 基因型的人能攀登到中等海拔（8107±653 m），$P < 0.007$。由基因控制介导的微血管调节作用仍处于早期认识阶段，随着对其机制的不断研究，会有更重要的发现。

12.11 高原最大摄氧量

自 Zuntz 等（1906）的早期报道后，许多研究者也陆续报道了高原最大摄氧量（VO_{2max}）下降的现象，Pugh 和他同事记录的结果如图 12-1 所示。图 12-9 显示了 Cerretelli（1980）的多项研究结果。值得注意的是，与海平面值相比，即使只是在中等海拔（2500 m）时，VO_{2max} 也平均减少了 5% ~ 10%。Cerretelli 指出，这些数据并未发现急性缺氧受试者和高原习服者之间的差异。这个结论与许多登山者的经验相违背，他们认为自己可以在高海拔地区更努力地运动（高原习服后）。在前往极高海拔地区时，机体暴露于急性低压低氧（例如在珠峰峰顶）后，大多数失习服者在几分钟内会发生意识丧失，因此这些经验并不正确。有趣的是，有些优秀登山运动员在海平面水平时的 VO_{2max} 也只有中等水平（Oelz et al，1986）。

1981 年 AMREE 考察期间，研究人员更深入地研究了 VO_{2max}。在海拔 6300 m 处让受试者吸入常氧、16% 和 14% 的氧气（West et al，1983a），吸入含 14% 氧气的低氧气体等同于珠峰峰顶 PO_2 为 42.5 mmHg 的水平。结果显示（图 12-10），充分习服高原的受试者，VO_{2max} 下降到了 15.3 L/（min · kg），相当于 1.07 L/min。因此，在地球最高点，VO_{2max} 降低到海平面值的 20% ～ 25%。正如在第十三章中指出的，这一摄氧量相当于受试者慢步行走时的水平，显然这足以解释为什么 Messner 和 Habeler 能够于 1978 年在无氧气补充的情况下到达珠峰峰顶。事实上，Messner 关于最后 100 m 花了 1 个多小时的声明，恰好与这个摄氧量的测量值相符（Messner，1979）。

在珠峰 Ⅱ 号行动中，也测量了不同海拔的

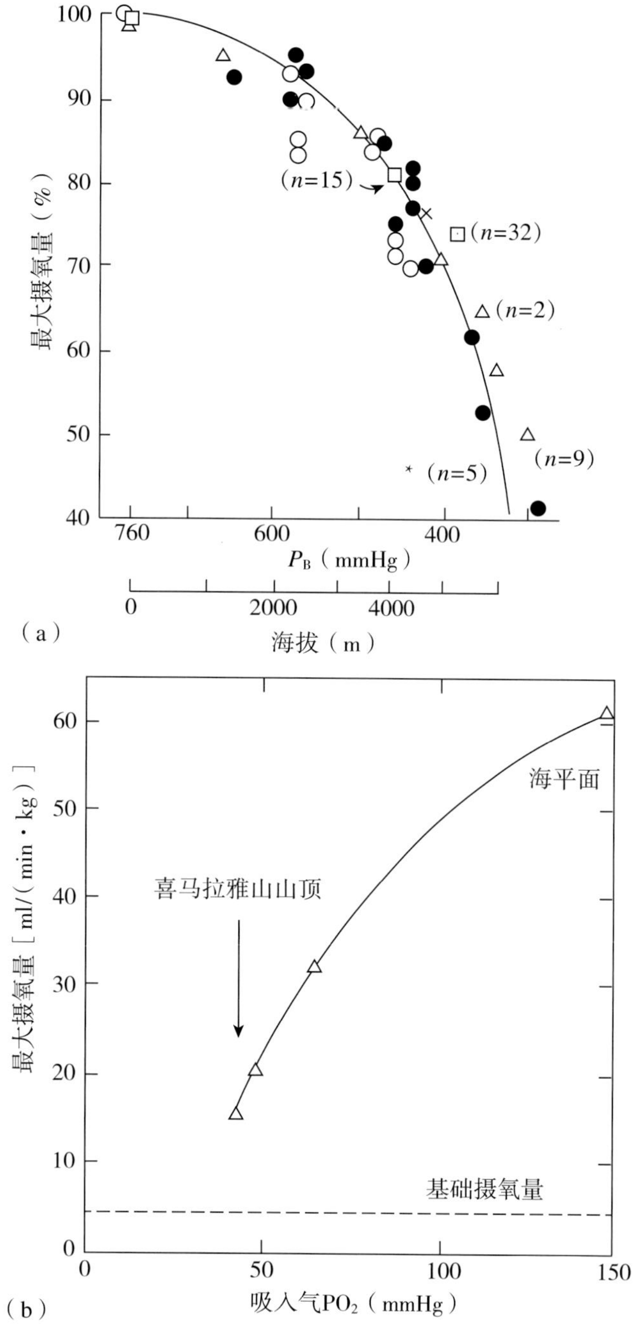

图 12-9 （a）根据气压和海拔高度绘制的 VO_{2max} 占海平面的百分比图。○、△，急性缺氧；●，慢性缺氧；×，高原世居者。符号的详细解释请参阅原文（Cerretelli，1980）；(b) 1981 年美国珠峰医学研究考察队（AMREE）到珠峰测量的 VO_{2max} 对吸入气 PO_2 的影响。最低点是在海拔 6300 m 处给予充分习服者含 14% 氧的混合气体。吸入气 PO_2 为 42.5 mmHg，相当于珠穆朗玛峰峰顶水平。与图 12-2 比较（重绘引自 West et al，1983a）（1 Torr = 1 mmHg）

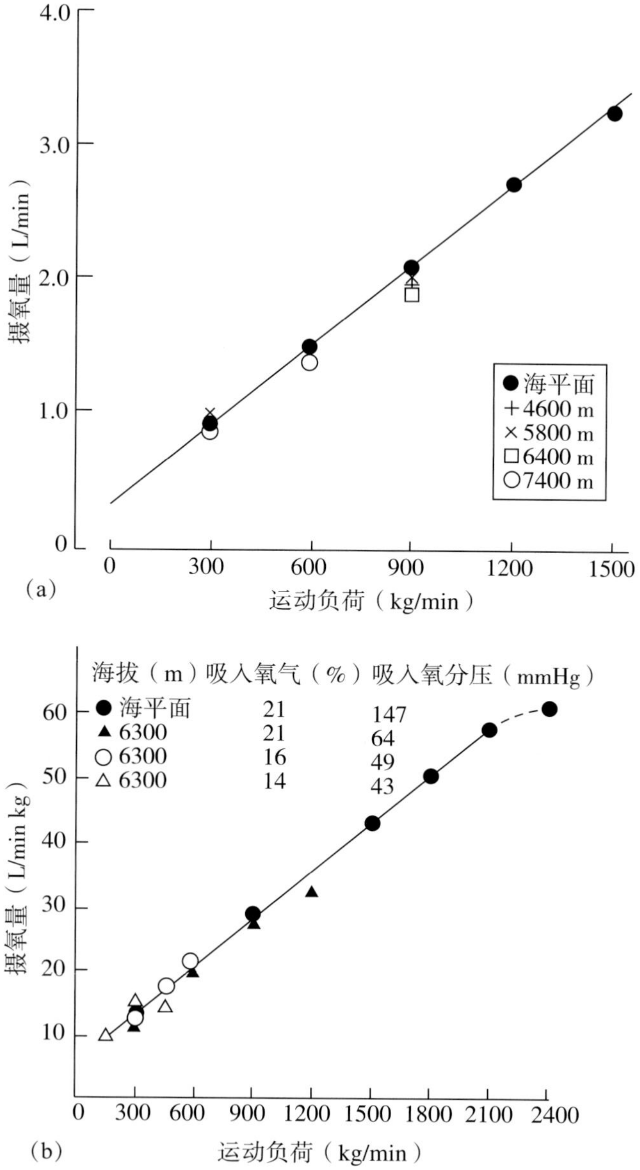

图 12-10 （a）在银色小屋探险考察期间测得的不同海拔高度的摄氧量与运动负荷的关系，基本上与海平面水平相同（Pugh et al，1964）；(b) 类似于（a）图，但显示了 1981 年 AMREE 在海平面水平具有更好的运动表现（West et al，1983a）（1 Torr = 1 mmHg）

VO_{2max}，其数据与 Sutton 等如图 12-9 在极高海拔地区所测的数据（Sutton et al，1987）几乎相同。根据他们对肺泡气体组成和其他测量判断，珠峰Ⅱ号行动的研究对象可能不像 1981 年探险队的成员那样习服于极高海拔地区（West，1993）。

1981 年珠峰探险队所确定的在任意海拔高度的 VO_{2max} 值（图 12-9b）比 Pugh 等（1964）在银色小屋探险时测得的数据和之前对珠峰的测量得出的数据都要高。这可以用 1981 年探险队的高强度训练来解释。例如，AMREE 的一些成员是优秀的马拉松选手，他们在海平面水平的最大有氧能力本身就非常高。

自 Douglas 等（1913）的早期测量以来，已有多项研究表明，摄氧量与运动负荷之间的关系与海拔高度无关。图 12-10a 显示了 1960—1961 年喜马拉雅科学与登山探险队的资料，图 12-10 b 显示了 1981 年珠峰探险队的数据。这两幅图传达的信息是相同的，但需要注意的是，1981 年考察队之前的记录就提示，受试者的运动表现在海平面水平更好，这进一步证明了这些受试者本身就具有高水平的运动表现。

如前所述，Cerretelli（1976）和其他人研究所示，在高海拔地区吸入纯氧并不能使 VO_{2max} 恢复到海平面水平。原因仍然不清楚，然而，高海拔地区受试者血液中血红蛋白水平较高。最近的一项研究显示，平原受试者在海拔 4300 m 停留 1 天或 9 天之后，给其注射红细胞，结果发现 VO_{2max} 没有任何改善（Young et al，1996）。有人提出，在高海拔地区 VO_{2max} 降低是由肌肉体积减小引起的，如果 VO_{2max} 与去脂体重有关，则不会出现这种降低。正如在第十章中所讨论的，在适应过程中，肌肉纤维的直径减小。另一种可能是，红细胞浓度升高导致血流分布不均匀，周围毛细血管淤塞，影响了氧气的释放。

经过一段时间的高原习服后能否提高在海平面水平时的 VO_{2max}？答案仍然不清楚。Cerretelli（1976a）测量了一组登山队到达海拔 5350 m 处 10 ～ 12 周之前的海平面 VO_{2max} 及从高海拔地区返回海平面 4 周后的数据。虽然血红蛋白浓度大约增加了 11%，但并未伴随 VO_{2max} 的增加。另外，最近的研究表明，为了提高红细胞压积，重新注入受试者自己的红细胞，在海平面时的 VO_{2max} 显著升高（Spriet et al，1986）。这一结果表明，在中等海拔处（低于 5350 m）的停留可能会提高平原运动耐力。也许在极高海拔，充分习服后，肌肉纤维尺寸的减少是 VO_{2max} 不增加的原因。如上所述，低海拔人群在海拔 4300 m 停留 1 天或 9 天后注射红细胞，VO_{2max} 没有任何改善（Young et al，1996）。

应该指出的是，在任何海拔高度测得的 VO_{2max} 都是一种间接计算，因为高原登山运动员通常不会进行这种强度的运动。Pugh 等（1958）在海拔 6000 m 所测定的登山人员运动耐力为 VO_{2max} 的 1/2 至 3/4。图 12-1 显示了由 Pugh 测量的摄氧量的实际值。

12.12 高原与无氧运动耐力

在极高海拔进行剧烈运动后，血液乳酸水平却处于较低水平（第 13.3.5 节，图 13-6）。这种现象可能与血浆碳酸氢盐浓度的降低有关，它干扰了氢离子的缓冲作用（将在第十三章中讨论）。Cerretelli（1992）的研究结果表明，1981 年瑞士 Lhotse 远征归来的登山人员与登山前比较，当运动突然开始时，VO_2 的增长率较低。这可能与无氧运动耐力有关。然而，也有研究显示，在海拔 5200 m 处停留 3 周，以站立跳跃来衡量的最大无氧峰值，结果并没有受到影响。之后，随着肌肉体积的降低，最大无氧峰值也下降。

12.13 结论

许多因素都限制了高海拔地区的运动耐力。尽管海拔高达 7100 m，CaO_2 仍然保持良好，但有些因素会通过限制心输出量而降低运动耐力。限制运动的因素有很多，而且在不同海拔高度的“剂量”各不相同。例如，在极高海拔地区，严重低氧血症对大脑功能的影响似乎是一个主要因素，而运动肌肉的传入信号在此环境中就显得不那么重要了；然而，在中高海拔地区，大脑氧合不会受到影响，但低氧运动会反馈给大脑，使其在临界阈值下激活抑制信号，使运动耐力下降。不管这些作用的大小如何，外周信号也起到保护机体免受伤害的作用。我们将在下一章节中进一步讨论极高海拔与运动耐力的关系。

（旦增诺扬 译 格日力 校）

第十三章

极高海拔的限制因素

概述

事实上，有些人能够不依赖氧气装备而到达珠穆朗玛峰（珠峰）的峰顶，即地球上最高的地方，这是一个非同寻常的巧合。20 世纪早期的一些实验和理论研究表明，这是不可能的。因此，当 Messner 和 Habeler 在 1978 年实现这一壮举时，人们对此惊叹不已。其中一个关键的因素是，位于赤道附近的大山脉的大气压比标准大气压高。另一个关键因素是，成功的登山者发生过度通气反应，迫使他们的肺泡氧分压（PCO_2）低于 10 mmHg，从而使他们的肺泡 PO_2 维持在一定的水平上。与此同时，显著的呼吸性碱中毒增加了血红蛋白的氧亲和力，从而帮助肺泡毛细血管摄取氧气。即便如此，珠峰峰顶的最大耗氧量也仅仅略高于 1 L/min，动脉 PO_2 小于 30 mmHg。对珠峰峰顶的生理状况分析解释了为什么当意外的情况出现时（比如天气的恶化），就会发生悲剧。正常人类能够在极端的血液气体分布中幸存下来，这是成功登顶者所必须具备的，这一事实生动地提示了人类具有惊人的恢复力。

13.1　引言

当人类很好地习服了高海拔环境，他们就能到达地球的最高点，且不需要氧气补充装置，这明显是一个巧合。人类成功登顶珠峰这一壮举在 1978 年首次实现，许多对高海拔感兴趣的生理学家和医生此前曾预测这是不可能的（West，1998）。1978 年 5 月 8 日，当 Messner 和 Habeler 登上了珠穆朗玛峰的峰顶，这意味着一个时代真正的结束了。

本章探讨了人类在极高海拔地区（如珠穆朗玛峰峰顶）生存和从事少量活动所发生的深远的生理学变化。包括限制在高海拔地区的运动表现的因素分析，并表明只有当攀登者的生理因素和物理因素（如气压）都合适时，攀登才有可能进行。

13.2　研究历史

13.2.1　16 世纪到 19 世纪

几个世纪以来，人们已经明确知道极高海拔对人体会产生有害的影响。随着海拔高度的增加，人类所能做的运动也越来越有限。在 16 世纪，耶稣会传教士 Joseph de Acosta 曾陪同早期的西班牙征服者前往秘鲁，他对高海拔的致残作用进行了初步描述。他回忆道，当经过一座高山的时候，突然惊讶地发现，“身体出现致命的、难以言表的剧痛，我做好了从山顶跌落到地面的心理准备”（Acosta，1590）。

在 18 世纪，欧洲阿尔卑斯山脉的登山者们相继讲述了各种各样难以忍受的感觉，现在看来，这些感觉似乎被我们夸大了。例如，物理学家 de Saussure，他是第三个到达勃朗峰峰顶的人，在攀登过程中说道：

“当我开始攀登的时候，我已经在稀薄的空气中几乎喘不过气来……身处于高原，最可怕的危险是严酷的高原气候不允许你再往前行进一步。”

当他接近峰顶时，他抱怨自己的极度疲惫：

“这种迫切需要休息的冲动是绝对无法征服的；如果我试着去克服它，我的腿就不能动了，我开始感到眩晕，并且这种感觉越来越严重。”

在峰顶时，他回忆道：

“当我试图开始拿出仪器观察时，总是被迫被恶劣的气候打断，并竭尽全力呼吸。”

（de Saussure，1786—1787）

这些充满抱怨的挣扎在海拔只有 4807m 或更低的时候就开始了，反映了登山者的几乎失习服以及对未知的恐惧。

在 19 世纪，包括安第斯山脉在内的高山上有无数个，并且有大量关于极高海拔致残的记载。1879 年，Whymper 首次登上钦博拉索，并描述了在海拔 5079 m（16 664 ft）的高空，他被稀薄的空气所困：

“大约一个小时后，我发现自己和 Carrels（他的向导）倒在地上，我们一点力气都使不出来，都同时失去了战斗力……除了张口呼吸，我们无法满足对空气的渴望……除了加快呼吸频率，我们还要时不时地进行吞咽动作以维持生命，就像鱼不能离开水一样。”

（Whymper，1892）

随后，Whymper 和他的两个向导逐渐恢复了体力，事实上，他的生动的描述表明他意识到了高原习服的有利影响。

在 19 世纪后半叶，人们对极高海拔表现出很大的兴趣。英国阿尔卑斯俱乐部主席 Hinchliff（1875—1877 年）写了一篇关于他周游世界的游记，描述了他在智利圣地亚哥观看风景时的感受：

“山像我的情人，这样熟悉的勃朗峰、罗莎峰和其他高山，使我不由自主地产生一种奇怪的感觉，就像我看着 Tupungato 和 Aconcagua，无数的无论如何都无法登上他们崇尚的顶峰。那些……那些像 Austen 少校一样具备了经验和习服能力的优秀的人，都认为 21 500 ft（6533 m）已经接近人类无法再努力的极限了。”

（Hinchliff，1876）

13.2.2 20 世纪

1909 年，Abruzzi 公爵试图在喀喇昆仑山脉攀登乔戈里峰（K2），尽管他的团队未能成功登顶，但他们在没有辅助氧气装置的条件下到达了海拔 7500 m 的高度。根据公爵的传记作者的说法，这次探险的原因之一是“想看看人类能走多高”（de Fillippi，1912），当然，这次登山对登山团队和对高海拔适应感兴趣的医疗团体都有显著影响。与 de Saussure、Whymper 及其他人在一些相对较低的海拔地区的疲劳和呼吸困难的描述相反，公爵对在这一高海拔地区产生的生理反应描述得轻描淡写。然而，正如我们早些时候看到的（第七章），他的壮举引起了生理学家的激烈争论，关于肺部是否在这个前所未闻的海拔高度积极地分泌了氧气。

10 年后，英国生理学家 Kellas 建立了极高海拔生理学史上的一个里程碑，他的贡献直到最近才被人们淡忘。Kellas 是 20 世纪前 20 年在伦敦米德尔塞克斯医学院的化学讲师，但是，尽管是全职教师，他还是成功地完成了 8 次喜马拉雅山脉的探险，并且可能比其他人在海拔 6100 m 以上停留的时间更长。1919 年，他写了一篇题为《对攀登珠穆朗玛峰可能性的思考》的论文，直到 2001 年才发表（Kellas，2001）。在这篇文章中，他分析了珠峰峰顶附近的登山者的生理状况，包括对峰顶海拔、气压、肺泡 PO_2、动脉血氧饱和度、最大耗氧量和最大上升速率的讨论。根据他的研究得出以下结论：

“珠穆朗玛峰可以被经过一流的训练、身体和心理素质足够优秀的登山者，在不依赖辅助氧气装置下征服，同时要保证珠峰的气候等外在条件不能太恶劣。”

这项研究的重要性并不在于他得出了正确的结论。尽管他的数据如此之少，以致他的许多计算都是错误的。然而，Kellas 正确回答了所有的问题，他可以宣称自己是第一个认真分析地球上最高点极限因素的生理学家（West，1987）。直到 60 年后，他所有的预言都实现了。关于 Kellas 的传记，请参考《米切尔和罗威》（2011）。

Kellas 是 1921 年第一次攀登珠穆朗玛峰的官方探险队成员，但不幸的是，他在探险中不幸去世，那正是探险队第一次看到他们攀登的山峰之时。3 年后，作为第三次珠峰探险的成员 Norton，在没有氧气装备的情况下，到达珠峰北侧海拔高度约为 8589 m 处。在海拔 7010 m 的地方，由 Somervell 博士收集肺泡气体样品并储存在橡胶容器中，但不幸的是，二氧化碳迅速扩散掉了（Somervell，1925）。Somervell 还提到了在这个海拔高度上出现的极度气喘，他说道“每向前进一步，就需要 7 ~ 10 次完整的呼吸。”

1953 年，Hillary 和 Tenzing 终于到达珠穆朗玛峰的峰顶（Hunt，1953）。这是极高海拔生理学史上具有里程碑意义的事件，但这两位登山者使用了补充氧气，因此无法回答是否有可能在珠峰顶自主地呼吸空气。Hillary 在珠峰顶取下氧气面罩大约 10 分钟后，说道：

“我意识到我开始变得笨拙和迟钝，所以我很快重新使用氧气装置，再次体验哪怕是几升氧气的刺激效果。”

事实上，他能在没有额外氧气装置的情况下生存几分钟，这让一些医生感到吃惊，他们曾预言在此种情况下，他会失去意识。

然而，在这一时期，在由 Houston 和 Riley 于 1945 年进行的珠峰 I 号行动实验中，还是有在模拟珠峰下生存的先例的。如第一章所述，4 名志愿者在一个低压氧舱中度过了 34 天，其中 2 人在没有辅助氧气的情况下能够耐受 20 分钟。事实上，因为没有排除标准大气压，低压氧舱内的模拟海拔甚至会更高（见第 13.3.2 节）。

在 1960—1961 年的银色小屋探险队（Pugh et al，1964）中，Pugh 和他的同事们获得了更多关于空气中是否有足够的氧气能够保证登山者在呼吸空气时到达珠峰峰顶的信息。他们使用自行车测力仪对一群在海拔 5800 m 以上过冬的习服良好的生理学家进行了最大耗氧量的测量。图 13-1（下曲线）显示的测量结果为位于海拔 7440 m 处的结果。请注意，在珠峰峰顶的 250 mmHg 压力的外推线表明，几乎所有的可用氧气都需要基础的氧气吸收。因此，这些结果强烈表明，一个能够在没有补充氧气的情况下到达珠穆朗玛峰峰顶的登山者，将会非常接近人类耐力的极限。

1978 年 5 月，Messner 和 Habeler 在没有补充氧气的情况下登上了珠穆朗玛峰的峰顶，实现了这一终极攀登成就。Messner（Messner，1979）明确表示，他的储备很少：

“每走几步，我们就会蜷缩在我们的冰斧前，嘴巴张着，努力呼吸。随着我们爬得越来越高，躺下来恢复呼吸变得很有必要。呼吸变得如此费力，以至于我们几乎没有力气再继续下去了。”

当他最终到达峰顶时：

“在我的精神空想状态下，我不再属于我自己，不再属于我的视力。我只不过是一个孤零零的、狭窄的喘气的肺，飘浮在云雾和山峰上。”

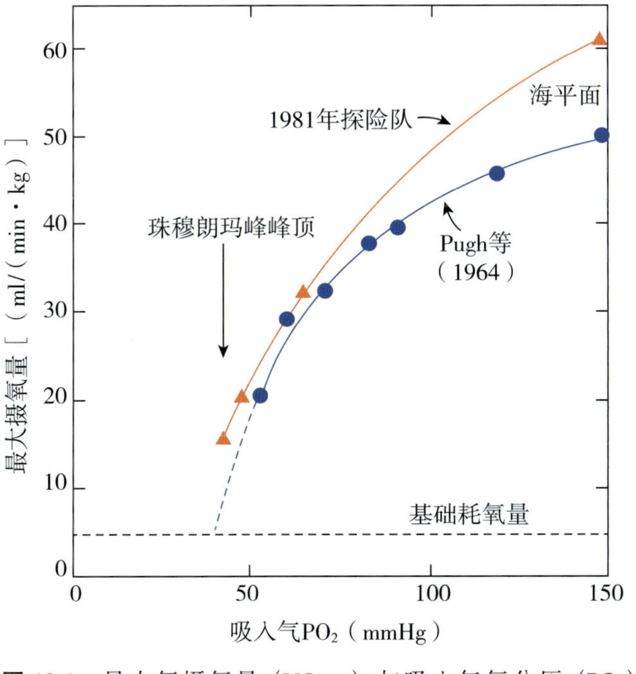

图 13-1　最大氧摄氧量（VO_{2max}）与吸入气氧分压（PO_2）的关系。下曲线（Pugh，1964）数据显示珠穆朗玛峰顶点的所有氧气都是基础氧摄取量所必需的。然而，上曲线表示，1981 年 AMREE 测量了每分钟摄取 1 L 氧产生的氧分压值为 43 mmHg（West，1983c）

从 1953 年首次登上珠穆朗玛峰到第一次“无氧”的攀登，这段漫长的 25 年时间也表明我们已经接近人类耐力的极限了。正如早些时候所指出的那样，早在 1924 年，Norton 就在没有氧气的情况下登上了离珠穆朗玛峰不到的 300 m 的地方，但直到 1978 年，登山者才在没有氧气的情况下登上了峰顶。因此，最后的 300 m 花了 54 年的时间！

自从那次历史性的攀登之后，Messner 进一步证实了他对极端缺氧的杰出耐受力。1980 年，他成为第一个在没有补充氧气（Messner，1981）的情况下，独自攀登珠穆朗玛峰的人。1986 年，他成为在没有氧气补充的情况下，攀登海拔 8000 m 高峰的第一人。这些成就使他不仅在登山史上占有一席之地，而且在极高海拔的生理学史上也占有了一席之地。

13.3　极高海拔生理学

13.3.1　引言

这一部分是关于人类在海拔 8000 m 以上的表现。1978 年，当 Messner 和 Habeler 在没有补充氧气的情况下攀登珠穆朗玛峰时，人们对这个话题重新产生了兴趣，但是，如上所述，人类是否能够忍受地球上最高海拔的问题在本世纪初就被提出了。

人类挑战高海拔有 4 次具有里程碑意义的活动。第一个是 1960—1961 年的银色小屋考察，在此期间的海拔高度分别是 7440 m（P_B 为 300 mmHg，获

得 VO_{2max}）和 7830 m（P_B 为 288mmHg，采集肺泡气体）。这些测量结果被 1981 年 AMREE 扩展到珠穆朗玛峰顶，那里的测量包括气压、肺泡气体样本和心电图，并在峰顶和海拔 8050 m（P_B 为 284 mmHg）的最高营地之间进行了额外的测量。第三和第四项研究分别是在 1985 年和 1997 年进行的珠峰Ⅱ号行动和珠峰Ⅲ号行动，当时有几名志愿者在低压氧舱内停留 31 ~ 40 天，低压氧舱进行逐级减压。虽然习服程度不如实地研究，但获得了许多有价值的数据。

13.3.2 大气压

极高海拔处的大气压是变化的，它决定了氧分压的大小，氧分压是从大气到线粒体级联链中的第一个环节。就像第二章讲述的一样，大气压与海拔之间存在关联。研究结果表明，在极高海拔的氧耗量对大气压非常敏感。不同地理位置的大气压是有很大差异的。值得注意的是，Paul Bert 在《环境医学》的附录中给出了珠峰峰顶几乎正确的气压值（248 mmHg），这是根据 Jourdanet 和其他人在世界各地（包括安第斯山脉）测得的气压值推算出来的。这也很好地说明，登山者为什么能在不借助氧气装置的条件下达到珠峰，因为他们正处在赤道周围。

当标准大气在 20 世纪 30 年代和 40 年代被航空生理学家广泛地介绍和使用时，它被错误地应用到珠穆朗玛峰上，他们给出了 236 mmHg，这个值太低了。然而，这一数字被一些高海拔的生理学家使用。例如，在珠峰Ⅰ号行动期间，当 4 名海军士兵被逐渐减压到被认为是珠穆朗玛峰的模拟高度时，他们承受了 236 mmHg 的压力，他们的肺泡 PO_2 下降到 21 mmHg（Riley 和 Houston，1951）！正如下一节所展示的，在珠穆朗玛峰的峰顶上，这个值比习服良好的登山者的肺泡 PO_2 要少 14 mmHg。

正如第二章所描述的，1981 年 10 月 24 日，Christopher Pizzo 博士在珠峰峰顶测量到的气压为 253 mmHg。基于大量的气象气球数据（图 2-4），这比该月的平均气压高出约 2 mmHg。这种差异可以通过正常的变化和高气压系统来解释，这使得天气成为适合攀爬的理想条件。253 mmHg 的读数与同一天在印度新德里释放的无线电探空气球预测的 8848 m 高度的压力相差不到 1 mmHg（West et al，1983a）。自 1981 年以来，在珠峰峰顶上进行的几次直接测量都给出了类似的数值（见第二章第 2.2.6 节）。

AMREE 测量的最大摄氧量（VO_{2max}）（West et al，1983c）和珠峰Ⅱ号行动（Sutton et al，1988）以及第 13.4 节所述的分析表明，在这些极高海拔处的运动表现对大气压非常敏感。以 AMREE 的研究结果为例，吸入 PO_2 下降仅 1 mmHg 就会造成 VO_{2max} 下降约 63 ml/min（West et al，1999a）。这是因为肺在氧解离曲线上的作用非常低，而曲线的坡度很陡。因此，只要 3mmHg（少于每日标准偏差的 2 倍）的压力下降，就会使 VO_{2max} 明显降低约 4%。这意味着，即使是天气造成的气压变化，也会影响运动表现。

大气压力的季节变化可能对 VO_{2max} 有显著影响。如图 2-2 所示（第二章），平均大气压在夏季的几个月里从近 255 mmHg 下降到只有 243 mmHg。预计这一减少将使 VO_{2max} 减少约 15%。值得注意的是，在冬季没有补充氧气（1987 年 12 月）的情况下，珠穆朗玛峰只有 1 次被攀登的记录，尽管非常寒冷的温度和大风是一个自然因素，但降低的大气压一定会有所影响（第二章，第 2.2.8 节）。

正如第二章中指出的，珠穆朗玛峰位于北纬 28° 是幸运的，因为峰顶气压是远高于更高纬度的气压的。举个例子，如果麦金利山（德纳里山）高 8848 m，那么在 5 月和 10 月的气压（更喜欢攀登珠峰的月份）将只有 223 mmHg。显然，在这种条件下，没有补充氧气，是不可能到达峰顶的。

根据标准大气模型的预测，如果珠峰峰顶的大气压仅为 236 mmHg，也会得出类似的结论。根据本章的分析，由 Pizzo 测得的压力降低了 17 mmHg，VO_{2max} 将减少 20% 以上。在这样的条件下，如果没有补充氧气，攀登珠穆朗玛峰几乎是不可能的。因此，由于接近赤道纬度，珠穆朗玛峰的压力更高，这使得人类到达地球的最高点成为可能。

13.3.3 肺泡气体成分

随着海拔的上升，肺泡气 PO_2 下降是由吸入气 PO_2 降低导致的。与此同时，二氧化碳分压（PCO_2）的降低，是因为发生了过度通气。正如第六章所述，Rahn 和 Otis（1949）通过绘制肺泡气 PO_2 和 PCO_2 变化的散点图澄清了高原失习服者和习服者在高海拔地区的差异（图 6-6）。在野外高海拔地区获得的研究结果与低压氧舱内模拟海拔获得的结果明显不同，在野外获得的数据将优先于模拟海拔试验数据，在下面分别进行介绍。

图 13-2 显示了在极高海拔地区研究肺泡气 PCO_2 与大气压的关系。实心圆圈显示 Greene（1934）、Warren（1939）、Pugh（1957）和 Gill 等（1962）报道的数据。三角形显示了 AMREE 获得的数据（West et al，1983b）。可以看出，肺泡气 PCO_2 随着气压下降近似呈线性，在珠穆朗玛峰峰顶为 7 ~ 8 mmHg。在峰顶上测量的呼吸交换比（R）值很高，原因尚不清楚。然而，在海拔 8400 m（P_B 为 26 mmHg）处获得的数据的平均 R 值为 0.82，PCO_2 为 8.0 mmHg，这意味着我们可以确信在这样的海拔高度上，这些值非常低。

图 13-3 显示了 Rahn 和 Otis（1949）绘制的完全习服者的线（图 5-4 中的下线）以及在 350 mmHg 以下的气压下获得的额外数据（表 13-1）。注意，AMREE 提供的数据（三角形）与直线的外推关系很好。这种绘制数据的方法表明，随着高原习服良好的人前往越来越高的高海拔地区，PO_2 的下降是由于吸入气 PO_2 的减少，而 PCO_2 的下降是由于过度通气造成的。然而，在海拔约 7000 m（P_B 为 325 mmHg）以上，肺泡气 PO_2 基本上保持在 35 ~ 37 mmHg。最近，Peacock 和 Jones（1997）在海拔 8000 m 对肺泡气 PO_2 测量的数据与这些数据很吻合。这意味着成功的登山者能够通过极端的过度通气来保护他们的肺泡气 PO_2。换句话说，他们将他们的肺泡气 PO_2 与周围大气压的下降隔离开来。这似乎是习服极高海拔最重要的特征。

不是每个人都能在图 13-2 和图 13-3 所示的低 PCO_2 下产生巨大的肺通气量的。这就解释了为什么那些低氧通气反应强烈的登山者通常比那些反应较温和的人更能忍受极高海拔（Schoene et al，1984）。事实上，AMREE 的经验表明，存在低氧通气反应的个体不能在较高的营地停留（West，1985a）。

图 13-3 所示的肺泡气体数值模式只有在充分的时间允许进行充分的呼吸习服时才能得到。图 13-4 比较了在高海拔地区中发现的失习服者和习服者的实验结果（图 5-4 和图 13-3）以及通过 2 个低压氧舱实验报告的肺泡气体数据。可以看到，在珠峰Ⅰ号行动（Riley 和 Houston，1951）中，受试者在仅仅 31 天之后就达到了模拟峰顶，在极高海拔处，数据与失习服者所预测的区域接近。在珠峰Ⅱ号行动（Malconian et al，1993）中，数据上升速度稍慢一些，第一次模拟的峰顶偏移发生在 36 天后。然而，在极高海拔地区的肺泡气体值仍然与完全习服者有很大差异。在海拔 8000 m 以上的极高海拔地区，对于完全呼吸习服所需要

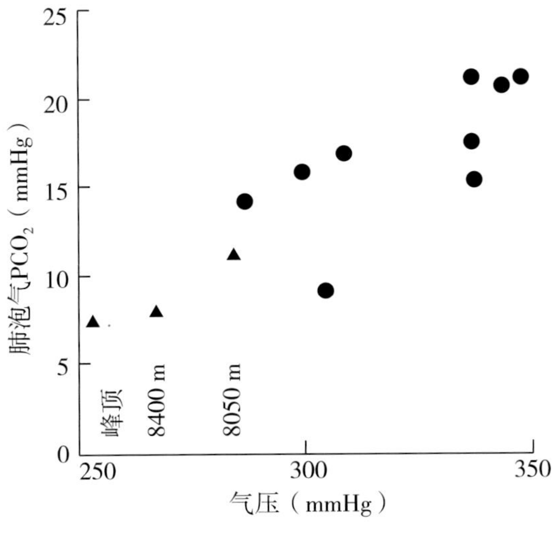

图 13-2 高海拔地区肺泡气二氧化碳分压（PCO_2）与气压的关系。三角形代表 AMREE 测量的平均值。实心圆圈代表之前的研究者在气压低于 350 mmHg（表 13-1）时的实验结果（West et al，1986b）

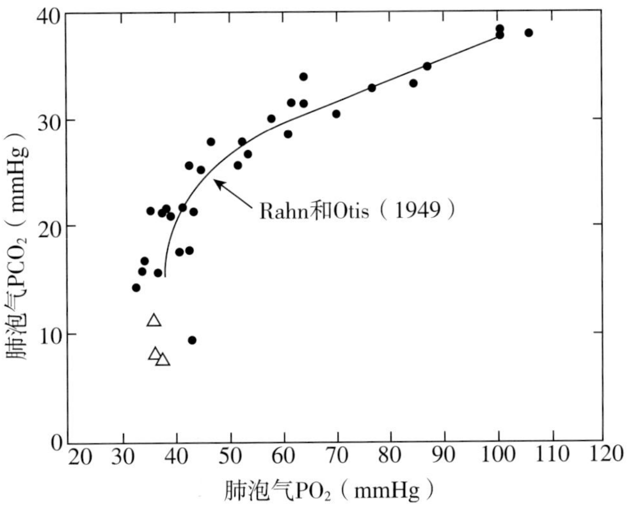

图 13-3 氧气 - 二氧化碳图表显示了 Rahn 和 Otis（1949）（圆点）提供的肺泡气体值以及 AMREE 提供的高海拔的数据（三角形）（West et al，1983b）

表13-1 气压低于350 mmHg时习服者的肺泡气PO_2与PCO_2

来源	气压	PO_2	PCO_2	呼吸变换比（R）
Greene（1934）	337	40.7	17.7	0.87
	305	43.0	9.2	0.79
Warren（1939）	337[a]	37.0	15.6	0.60
Pugh（1957）	347	39.3	21.0	0.87
	337	35.5	21.3	0.87
	308	34.1	16.9	0.77
Gill 等（1962）	344	38.1	20.7	0.82
	300	33.7	15.8	0.78
	288	32.8	14.3	0.77
West 等（1983[b]）	284	36.1	11.0	0.78
	267	36.7	8.0	0.82
	253	37.6	7.5	1.49

所有压力值单位为 mmHg

[a] 气压值估计来自 Zuntz 等（1906）绘制的曲线

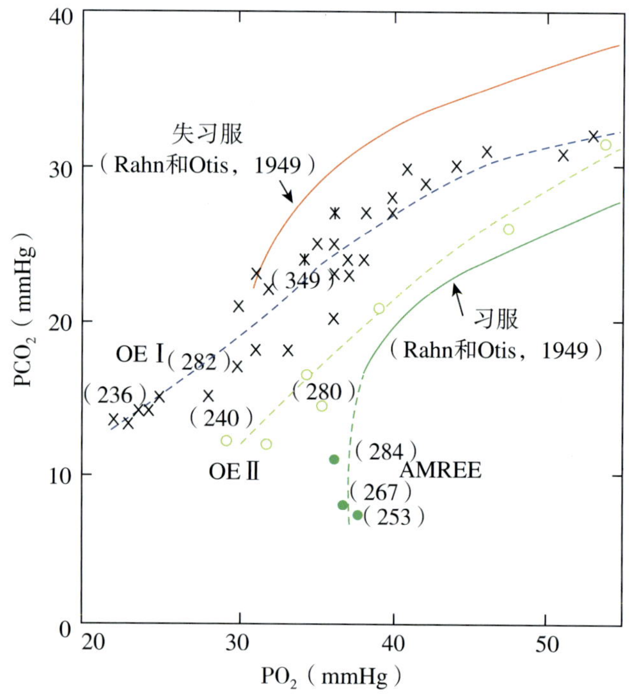

图 13-4 二氧化碳分压（PCO_2）-氧分压（PO_2）图显示经 Rahn 和 Otis（1949）绘制的两条线，表示高海拔地区习服与失习服对象（与第五章图 5-4 相比）。值得补充的是，来自珠峰Ⅰ号行动（OE Ⅰ）和珠峰Ⅱ号行动（OE Ⅱ）的数据也包括在内的。注意，珠峰Ⅰ号行动对的受试象极其不适应高海拔，而珠峰Ⅱ号行动的受试对象的数据则处于中介水平（West，1998）

的时间几乎没有任何信息，但图 13-4 表明，36 天是不够的，77 天显然要好很多。然而，也有可能是其他因素，如身体活动的影响，其影响也很重要。

13.3.4 动脉血成分

直到现在，因为技术比较困难，还没有人能在极高海拔地区采集动脉血液样本，尽管有人提出了一个可能的方案（Catron et al，2006）。具有里程碑意义的进展是 Groctt 等（2009）在海拔 8400 m，气压 272 mmHg 处收集到的血样。样品取自 4 名登山者的右侧股动脉。血样被放置在一个特殊装置里，迅速运输到海拔 6400 m 处，使用西门子血液分析仪进行分析。

表 13-2 显示了 PO_2、PCO_2、pH 和其他一些变量的结果。图 13-5 显示了 PO_2 和 PCO_2 值，以及两个低压氧舱实验的平均值，即珠峰Ⅱ号行动和珠峰Ⅲ号行动。关于这些的更多信息将在后面的章节中给出。实验数据在与珠峰峰顶相对应的 253 mmHg 压力下获得，因此 PO_2 和 PCO_2 的值可能会稍低一些。

图 13-5 显示，CXEE 中有 2 名受试者的 PO_2 和 PCO_2 值与珠峰Ⅱ号行动和珠峰Ⅲ号行动的值一致。然而，其他 2 项研究的结果却相差甚远，其原

表13-2　海拔8400 m，P_B为272 mmHg，来自CXEE的动脉血评估（Grocott et al，2009）

编号	1	2	3	4
PO_2（mmHg）	29.5	19.1	21.0	28.7
PCO_2（mmHg）	12.3	15.7	15.0	10.3
pH	7.55	7.45	7.52	7.60
碳酸氢盐浓度（mmol/L）	10.5	10.67	11.97	9.87
碱剩余（mmol/L）	−6.3	−9.16	−6.39	−5.71
乳酸含量（mmol/L）	2.0	2.0	2.9	1.8
氧饱和度（%）	68.1	34.4	43.7	69.7
血红蛋白浓度（g/dl）	20.2	18.7	18.8	19.4

因尚不清楚（West，2009）。可能这两组患者的低氧通气反应较低。图中未显示的是AMREE中1名受试者的计算值。该受试者的PO_2是28 mmHg，与其他数据很吻合，但他的PCO_2是7～8 mmHg，这一数值却低得多，这可能与他对缺氧的高通气反应有关。

顺便说一句，海拔8400 m和气压272 mmHg与之前在第二章讨论的珠穆朗玛峰的测量结果并不相符。在第二章，其对应的高度是8309 m。也许海拔值不准确，或者气压计读数低。峰顶的气压计读数本可以澄清这一点，但不幸的是，这一数据并未记录下来。

13.3.5　酸碱状态

基础过剩

尽管这个话题很重要，但目前对于极高海拔

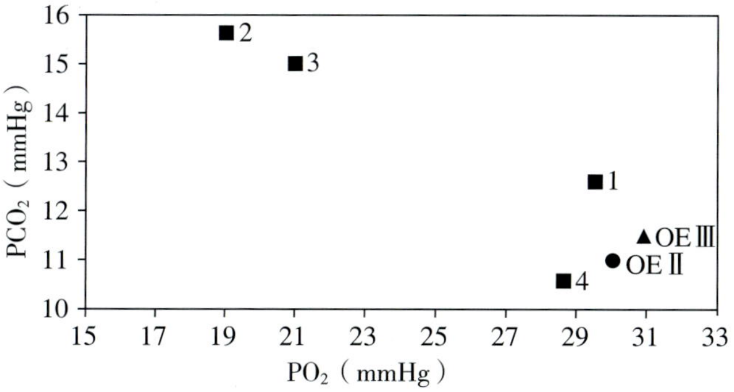

图13-5　考德威尔极限珠峰探险队（CXEE）的4名受试者在海拔8400 m，P_B为272 mmHg下的动脉血氧分压（PO_2）和二氧化碳分压（PCO_2）。图中还显示了珠峰Ⅱ号行动及珠峰Ⅲ号行动的结果

地区的酸碱变化所知甚少。根据2名在AMREE中习服良好的受试者在到达峰顶后于上午采集的血液样本结果，我们可以从中获得一些数据。在海拔最高处的营地（8050 m；P_B为267 mmHg）采集静脉血液样本的平均碱剩余为−7.2 mmol/L。这是一个比预期高得多的碱剩余水平（换句话说，碱缺失比预期的要少），因此，造成了一个极高的动脉pH值，在珠穆朗玛峰峰顶的pH值大于7.7（West et al，1983b）。这个数值是基于测量肺泡气PCO_2和碱剩余获得的。假设在过去的24小时内，碱剩余没有变化，并且在峰顶休息的登山者的血乳酸浓度可以忽略不计（见下文），换句话说，假设测定的肺泡气PCO_2为7.5 mmHg。

这些碱剩余数值的一个显著特征是，它们与14名在珠峰2号营地（6300 m，P_B为351 mmHg）生活数周的受试者的测量值基本没有差别，其平均值为（−8.7±1.7）mmol/L（Winslow et al，1984）。这表明，在海拔6300 m以上，碱剩余的变化非常缓慢。其原因尚不清楚。在这个海拔高度，血清渗透压为（302±4）mmol/kg，显著高于海平面处的血清渗透压（$p < 0.01$），在海平面上，该值为（290±1）mmol/kg（Blume et al，1984）。众所周知，与纠正酸碱平衡紊乱相比，肾脏会更优先纠正脱水，为了排泄更多的碳酸氢盐以减少碱剩余，就必须失去相应的阳离子，这将加剧血容量的损耗。这可能是肾脏缓慢排泄碳酸氢盐的生理基础。

这些酸碱变化可能部分解释了为什么登山者只能在海拔8000 m以上的极高海拔处停留相对较短的时间。在第七章中指出，显著的呼吸性碱中毒在极高海拔条件下对增加血红蛋白的氧亲和力是有益的，因为它加速了肺毛细血管的氧负荷。如果一个登山者在极高海拔处停留数天，可能会有一些碳酸氢盐从肾脏排泄（尽管这似乎是缓慢的），由此产生的代谢补偿会使 pH 值降到 7.4。这样，氧离解曲线左移的优势就会消失。

在攀登珠穆朗玛峰的过程中，克服这一不利条件的一种方法是把帐篷放在高海拔的营地，然后返回低海拔的大本营停留几天。在中等海拔的这段时间里，身体会再次适应这种适度的缺氧，并使血液 pH 值稳定在接近正常的水平。最后的“高海拔冲击”将尽可能快地利用几乎没有补偿的呼吸性碱中毒。事实上，Messner 和 Habeler 在 1978 年首次攀登珠穆朗玛峰时就采用了这种模式，现在大多数登山者都在使用这种模式。

乳酸悖论

暴露在高海拔地区的人在剧烈运动时，血乳酸浓度会非常高。然而，高原习服后，同一受试者在相同的海拔和运动水平下，乳酸水平明显降低。这就是所谓的乳酸悖论。Edwards（1936）在 1935 年智利国际高海拔探险期间首次描述了它。他指出，在高海拔地区习服的受试者，即使在运动负荷最大时，其血乳酸含量仍然很低。图 13-6 为 Cerretelli（1980）采集最大血乳酸浓度的数据，显示了在海拔 6300 m 以强度 900 kg/min 进行最

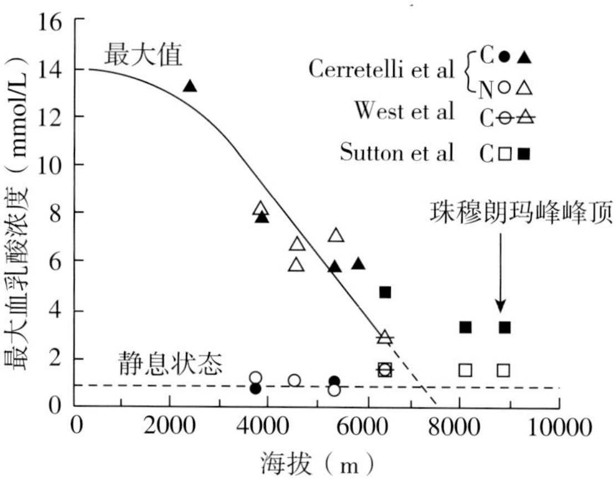

图 13-6 最大血乳酸浓度与海拔的关系。大部分数据源于 Cerretelli（1980）。实心圆和三角形表示数据来自高加索人（C）；空心圆和空心三角形代表来自高海拔世居者（N）；海拔 6300 m 的数据是由 AMREE 提供的，对应已习服的低海拔人群（West，1986）；标记为 Sutton et al 的是来自珠峰Ⅱ号行动的数据（Sutton et al，1988）

大运动后的测量结果（即摄氧量为 1.75 L/min）（West 1986c）。在海拔 6300 m 运动后的乳酸浓度平均值仅为 3.0 mmol/L，动脉 PO_2 小于 35 mmHg，因此存在严重的组织缺氧。请注意，将最大血乳酸浓度与海拔高度的关系外推表明，在海拔 7500 m 以上进行最大运动后，尽管极度缺氧，但血乳酸浓度根本不会增加。这确实是一个悖论，因为经常观察到乳酸释放发生在组织缺氧和组织 PO_2 极低的情况下。

最大限度地运动后的血乳酸浓度在珠峰Ⅱ号行动中明显升高（Sutton et al，1988）。例如，在 PO_2 为 63 mmHg 时，最大限度运动后的平均乳酸浓度为 4.7 mmol/L，比同样 PO_2 的 AMREE 的研究结果高 56%。此外，珠峰Ⅱ行动的“峰顶”测量结果显示，血乳酸浓度为 3.4 mmol/L，高于 AMREE 在海拔 6300 m 处的测量值（图 13-6）。众所周知，在高海拔地区进行最大限度运动后产生的低乳酸浓度是由于高海拔习服造成的结果（因为急性缺氧会导致非常高的乳酸水平）。因此，与 AMREE 和其他实地研究相比，珠峰Ⅱ号行动中观测到的较高值可以用习服程度较低来解释。

最大限度地运动后，习服良好的受试者与失习服的受试者相比，其乳酸浓度低的原因仍不清楚。在 2007 年 6 月出版的《应用生理学杂志》中，一篇文章对这一问题进行了广泛地讨论（Van Hall，2007；West，2007）。讨论中包含了大量参考资料，有兴趣的读者可以参考。一种假说认为，在急性缺氧时，交感神经刺激会通过 β- 肾上腺素能机制来增加肌乳酸的产生和血乳酸浓度。相比之下，慢性缺氧引起 β- 肾上腺素能适应，其结果是在适应后乳酸反应降低（Kayser，1996）。然而，在海拔 4300 m 处，对失习服和已习服的受试者的研究并不支持这一假设（Brooks et al，1998）。另一个假设是，碳酸氢盐损耗的发生是由于习服干扰了释放的乳酸和氢离子的缓冲，以及 pH 下降抑制了糖酵解酶——磷酸果糖激酶的周期，从而抑制了糖酵解（见第十一章，图 11-7）。众所周知，随着 pH 的降低，磷酸果糖激酶的活性降低。当然，Cerretelli 已经证明了与失习服的受试者相比，习服的受试者血乳酸浓度增加导致的血氢离子浓度变化更大（Cerretelli，1980）。然而，还有许多其他因素影响血乳酸浓度，这个问题还远未解决。

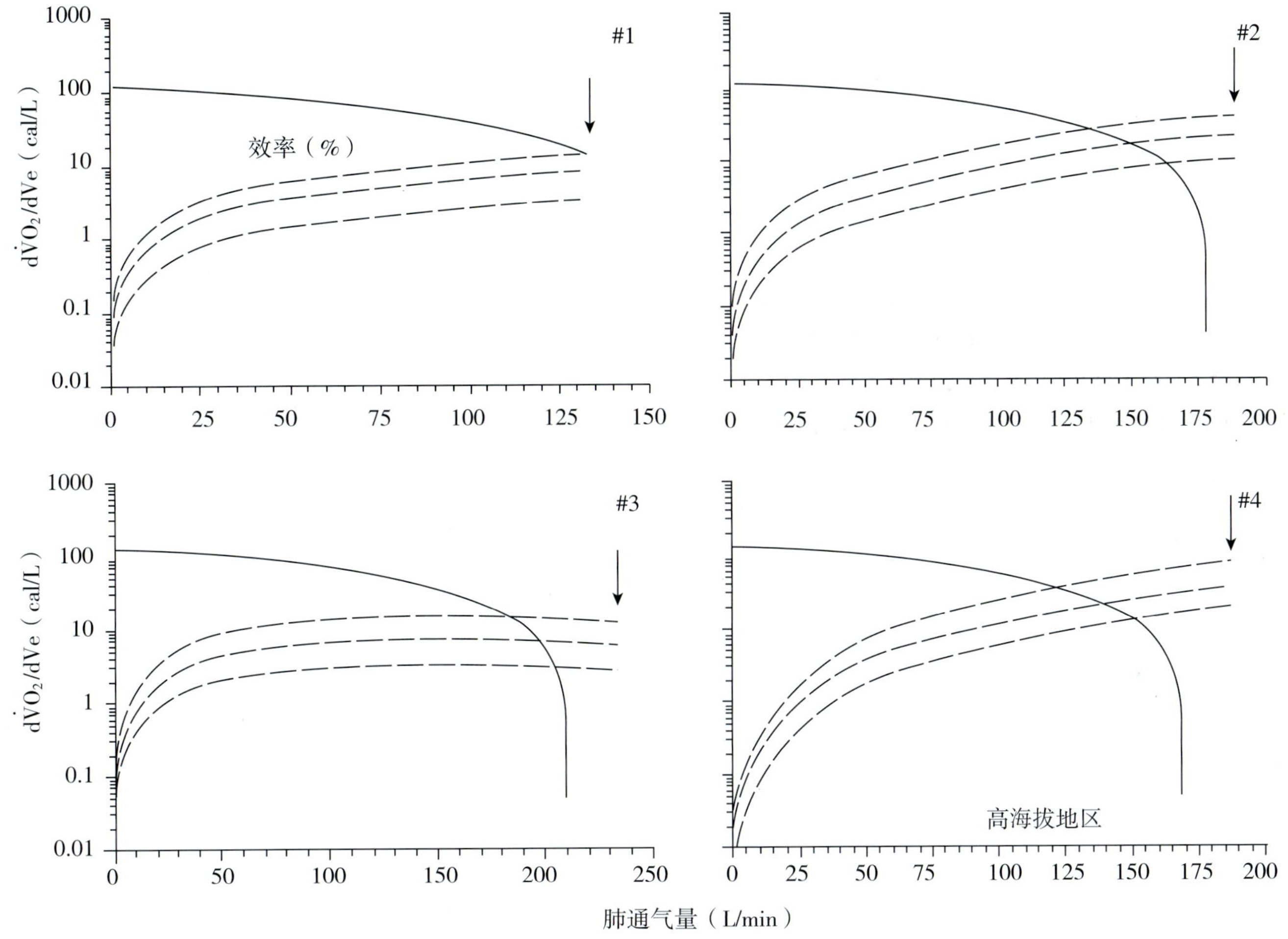

图 13-7　4 名受试者在海拔 5050 m 时，耗氧量的增加值（$d\dot{V}O_2$）与肺通气量的增加值（dVe）的比值（$d\dot{V}O_2/dVe$）与肺通气量的关系。实线表示总氧耗量；虚线表示呼吸肌耗氧量，假设机械效率分别为 5%、10%、20%。箭头表示最大运动通气量。实线与虚线的交叉点表示临界通气量，在此之上，由于呼吸肌的氧耗很高，使外部运动负荷的不增长成为可能。在 3 名受试者中，对于所有假定的机械效率值而言，最大通气量超过了临界通气，但另 1 名受试者只在机械效率为 5% 时才出现这种情况（Cibella et al，1999）

13.3.6　心输出量

直观地说，在极高海拔的给定运动水平下，与海平面相比，心输出量增加是合理的。众所周知，心输出量增加是由于急性缺氧引发的（第八章），此外，在极高海拔地区，动脉血氧含量非常低，因此，心输出量的增加将有助于弥补氧输送的减少。然而，矛盾的是，在海拔 5800 m 习服的受试者的心输出量和摄氧量之间的关系与海平面水平的受试者基本相同（第八章，图 8-2），这显然是正确的，即使在极高海拔，只是数据很少。Reeves 等（1987）的研究表明，在海平面水平的受试者中，两者关系的维持应建立在 282 mmHg 的气压下和几乎相当于珠穆朗玛峰峰顶的 PO_2 水平下，尽管在极高海拔地区，心输出量似乎略高（第八章，图 8-3）。这一明显的矛盾可能与以下事实有关：当心输出量在缺氧条件下增加时，肺和肌肉的氧气弥散障碍就会增加。Wagner（1996）在一项理论研究中指出，由于弥散的限制，在珠穆朗玛峰峰顶条件下，增加心输出量并不能提高计算出的 VO_{2max}（如第八章图 8-5 所示）。

13.3.7　肺弥散能力

正如在第七章中讨论的那样，在高海拔地区运动时，氧气的传递在某种程度上讲是弥散受限的。所有的计算结果表明，在珠穆朗玛峰峰顶附近的极高海拔地区，这种限制的程度会增加。然而，关于高海拔地区氧的弥散能力的资料很少。在海拔 5800 m（P_B 为 380 mmHg）可获得的测量指标表明，运动时一氧化碳的弥散能力本质上与海平面水平是一致的（除了在普遍的低氧环境下，因一氧化碳与血红蛋白结合的速度更快而导致的预期增长）（West，1962a）。这些数据表明，肺泡膜本身的弥散能力不因习服而改变。最近的一项研究对徒步进入海拔 5400 m 的珠峰大本营并在那里停留 2 周的低海拔人群进行了研究，报告称一氧化碳的弥散能力显著增加（Agostoni et al，2011），但这似乎与大多数先前的研究不同。

测量一氧化碳在不同肺泡 PO_2 下的弥散能力需要计算肺毛细血管血容量。同样，在海拔 5800 m 处进行的测量中，毛细血管血容量似乎没有什么变化，但有一种研究结果认为它略低，可能是肺血管缺氧收缩的结果（West，1962a）。如果我们接受的结论是毛细血管血液体积不变，而心输出量与耗氧量关系与海平面一致（13.3.5 节），那么这就意味着一氧化碳在肺中毛细血管的弥散时间是正常的，因为这是由毛细血容量除以心得到量给出的（Roughton，1945）。

使用这些数据，可以计算在珠穆朗玛峰峰顶休息的登山者沿着肺毛细血管的 PO_2 的变化（第七章图 7-5）。这表明氧化的速度极其缓慢，毛细血管末端 PO_2 远低于肺泡的 PO_2，因此，氧传递的弥散受限严重。这个问题在第七章第 7.7 节讨论。

13.3.8 静脉氧分压

在极高海拔的最大运动中，周围组织对氧的提取导致运动肌肉中静脉 PO_2 值很低。这反过来又降低了混合静脉血中的 PO_2。为了分析许多变量之间的关系并确定是什么限制了极高海拔下的运动表现，提出一种可能的假设是，人体将不会容忍混合静脉血 PO_2 低于某个值，例如 15 mmHg（West and Wagner，1980；West，1983）。这一假设在珠峰 Ⅱ 号行动中得到了有力的验证，在珠峰 Ⅱ 号行动中，对混合静脉血中 PO_2 的直接测量得到了类似的结果（Sutton et al，1988）。例如，在运动为 60 W 的“峰顶”阶段，混合静脉血 PO_2 的平均值为 14.8 mmHg，而在运动最高水平 120 W 时，PO_2 的平均值为 13.8 mmHg。

13.3.9 过度换气导致的热损失

Matthews（1932）认为，对极高海拔的耐受性可能会受到过度通气导致的肺部热散失率的限制。然而，后来的经验并没有证明这一点。净热损失的计算是复杂的，因为上呼吸道作为一个热交换器，在呼气期间，呼出的气体会加热呼吸道，然后这些热量可以用来加热寒冷的吸入气体。在没有补充氧气的情况下，登上珠峰峰顶的登山者没有受到寒冷的影响，这超出了极低温度环境的预期。当 Pizzo 在 AMREE 到达峰顶时去取他的肺泡气体样本时，他在攀登过程中出现了身体过热现象，在山顶上呼吸空气时拍摄的照片显示，他甚至没有穿羽绒服，他把羽绒服放在背包里（West，1985a）。

13.3.10 通气导致的氧丢失

一个在极高海拔登山的登山者在休息时会出现相当大程度的过度通气，在适度运动时更是如此。在珠峰峰顶测得的肺泡气 PCO_2 为 7 ~ 8 mmHg，众所周知，在静止状态和给定运动负荷水平下的二氧化碳产量与海拔高度无关，我们可以得出结论，山顶的肺泡通气量至少是静息状态值的 5 倍。即使是少量的体力活动也会大大增加肺泡通气量。如果取正常的静息通气量为 7 ~ 8 L/min，则山顶的静息通气量至少为 40 L/min。

Cibella 等（1999）研究了 4 名正常受试者在海平面运动期间和在 5050 m 高度停留 1 个月后的耗氧量。同时测量了食道压力、肺容积和呼吸的机械功率（运动负荷）。正如预期的那样，在高海拔地区，受试者的最大运动通气量和最大呼吸功率高于海平面水平，而在高海拔地区，所有受试者的最大摄氧量均降低。有趣的是，在 3 个受试者中，在海平面和高海拔条件下，呼吸的机械功率和微小通气量之间的关系是相同的，而在高海拔条件下，只有 1 个受试者的呼吸的机械功率和微小通气之间的关系较小。可以预期的是，由于空气密度的降低，所有受试者在高海拔时呼吸的机械功率都会降低。

假设机械效率（呼吸的机械功率）为 5%，在高海拔的呼吸耗氧量为 26 L/min，在海平面的 VO_{2max} 为 5.5%，作者的结论是，在高海拔地区，呼吸的机械功率可能实质上限制了运动耐力。他们还计算了所谓的“临界通气量”（critical ventilation），在这种情况下，呼吸的机械功率非常高，超过这个水平的肺通气量不能为运动提供额外的氧气。在海拔 5050 m 处，即使假设机械效率高达 20%，最大运动所需的肺通气量仍超过了临界通气量（图 13-7）。

13.3.11　低压氧舱的研究

一个经常被问到的问题是，为什么要进行实地研究（如：珠峰）？因为低气压环境是完全可以在室内进行模拟的。以模拟珠峰的方式进行了 3 次广泛的研究，它们确实提供了关于人类如何应对低压的重要信息。然而，由于一些不明确的原因，低压氧舱的结果与现场研究结果不同。

珠峰Ⅰ号行动

这是在 1944 年由 Houston 和 Riley 领导的美国海军航空医学学院在佛罗里达彭萨克拉进行的实验（Riley 和 Houston，1951）。4 名海军志愿者被安置在一个小房间里，为期 35 天，压力逐渐减少到珠穆朗玛峰的峰顶水平。然而，如前所述，使用标准大气压，并将室内压力降至 234 mmHg，实际上相当于海拔 9400 m，比珠穆朗玛峰峰顶还要高约 550 m。测量室的体积只有约 3.0 m × 3.0 m × 2.1 m，包含 4 个铺位。29 天后，压力降低到“峰顶”值，2 名受试者在呼吸时能够忍受严重的缺氧，而另外 2 名受试者则需要氧气供应。在这些研究中，肺泡 PO_2 的后 20 s 的值被测量出来（Riley 和 Houston，1951，表 2）。这大概是在几分钟内记录的肺泡 PO_2 的最低数值。正如前面所指出的（图 13-4），珠峰Ⅰ号行动的受试者在极高海拔处几乎无法习服，从他们的肺泡气体值可以判断。

珠峰Ⅱ号行动

这发生在 1985 年，再次由 Houston（1987）带头。研究人员使用了位于美国马萨诸塞州纳蒂克的美国陆军环境医学研究所（US Army Research Institute of Environmental Medicine）的一个精密的低压氧舱，8 名 21 ～ 29 岁的受试者在房间里度过了 40 天。在大约 35 天时，室内逐渐被减压，然后达到“峰顶”，PO_2 达 43 mmHg。并不是所有的研究对象都被减压到“峰顶”值，但此项研究获得了非常宝贵的生理信息。与现场研究相比，室内研究的一个优点是，可以进行更多的侵入性的手术，因为如果受试者生病了，他可以迅速被转移到医疗机构。

一些重要的研究是关于肺循环的，这些在第八章中提到过。采用 Swan-Ganz 导管分别在 760 mmHg、347 mmHg、282 mmHg 和 240 mmHg 的气压下进行心导管插入术。在最后一次测量中，房间里的氧气浓度是 22%，气压达到了 43 mmHg。平均肺动脉压力从海平面的（15 ± 0.9）mmHg，增加到（34 ± 3）mmHg，气压为 282 mmHg（Groves et al，1987）。与此同时，肺血管阻力从 1.2 mm/（L · min）增加到 4.3 mmHg/（L · min）。当受试者进行最大运动时，平均肺动脉压的增加更显著，从海平面的（33 ± 1）mmHg 上升到（54 ± 2）mmHg，气压为 282 mmHg（第七章，图 7-10）。然而，随着模拟海拔的升高，肺动脉楔压变化不大。

心输出量的测量结果表明，其与氧气消耗的关系与在海平面时相同（第八章，图 8-3），证实了银色小屋探险队（Pugh，1964）的早期测量结果。然而，心率作为工作水平的函数随着海拔的升高而升高。一个特别有趣的发现是，当受试者在高海拔地区吸入 100% 的氧气时，肺血管阻力没有恢复到海平面值。这表明在缺氧 2 周或 3 周后，肺血管阻力存在很大程度的不可逆性，表明存在血管重构，如第八章所述。

在肺气体交换领域发现了更多的信息：可以使用多重惰性气体消除技术来分离通气 / 血流灌注不平衡和弥散限制的影响。这些研究在第七章中已被提到。当氧气摄取量在海平面上大于 3 L/min 时，以及在“峰顶”上小于 1 L/min 时，发生氧气在血 - 气屏障的扩散限制。一项新的发现是，在所有海拔高度，从休息到运动的通气 / 血流灌注不平衡都在增加。有间接证据表明，这可能是由间质性肺水肿引起的。表 13-3 总结了珠峰Ⅱ号行动中休息和最大运动时的动脉血气值。

另一项难以在现场进行的侵入性研究是，通过穿刺组织活检对骨骼肌进行分析。骨骼肌量也可以从手臂和腿的计算机断层扫描中推断出来。在上升过程中，肌肉面积减少了约 14%。“活组织检查显示，这可能是因为Ⅰ型和Ⅱ型纤维的横截面积都显著减少导致的”。毛细血管体积密度明显增加，但不显著。测量肌肉酶的结果显示，在气压为

表13-3 在珠峰Ⅱ号行动中，静息状态和最大运动时的气压、等效高度和动脉血气值（Houston et al，1987；Sutton et al，1998）

气压（mmHg）	吸入氧分压（mmHg）	珠峰海拔（m）	静息状态			最大运动		
			PO_2（mmHg）	PCO_2（mmHg）	pH	PO_2（mmHg）	PCO_2（mmHg）	pH
760	149	0	99	34	7.43	87	35	7.30
429	80	4825	52	25	7.46	42	20	7.42
347	63	6482	41	20	7.50	34	17	7.44
282	49	8043	37	13	7.53	33	11	7.49
253*	43	8848	30	11	7.56	28	10	7.52

* 实际室内压是 240 mmHg，但是由于室内空气中的污染，氧浓度仅为 22%。因此氧分压为 43 mmHg，相当于氧气浓度为 21%，气压为 253 mmHg（West，1996）

282 mmHg 的海拔高度，琥珀脱氢酶、柠檬酸合成酶和己糖激酶与回到海平面后的测量值相比显著减少。活检显示在较高海拔处，肌肉乳酸浓度显著降低，与第 13.3.4 节中提到的低血乳酸浓度结果一致。

珠峰Ⅲ号行动

1997 年的低压氧舱实验是在法国图卢兹使用 COMEX 进行的，并与珠峰Ⅱ号行动（Richalet et al，1999）有许多相似之处。然而，一项创新的特点是，8 名志愿者在瓦洛特天文台（4350 m）的几天前进行了预习服，在低压氧舱中总共度过了 31 天，最终达到了 253 mmHg 的“峰顶”气压。动脉血气值与在珠峰Ⅱ号行动（表 13-3）中发现的动脉血气值类似，其动脉 PO_2 为 31 mmHg，PCO_2 为 12 mmHg，pH 为 7.58。在两种腔室的研究中，PCO_2 高于 AMREE 的测量值，这一事实与较低的习服程度是一致的（比较图 13-4）。体重平均下降了 5.4 kg，再一次与珠峰Ⅱ号行动和 AMREE 的测量值一致。心血管测量在很大程度上证实了珠峰Ⅱ号行动（Boussuges et al，2000）的结果。一个有趣的新发现是短暂的神经紊乱，这是由气体栓塞引起的，并且一些受试者在情绪上也有显著的变化（Nicholas et al，2000）。

13.4 什么限制了极高海拔的运动？

13.4.1 限制的定义

大气中的氧气转移至线粒体的过程包括对流和肺泡氧气的弥散。氧气通过血 - 气屏障的弥散，被肺毛细血管内血红蛋白吸收，再通过周围毛细血管的对流作用，使氧与血红蛋白分离，扩散到线粒体，通过线粒体电子传递系统利用氧气。那么，我们如何决定这些因素在多大程度上限制了在极高海拔的运动呢？

一种方法是类比涡轮，它是由流经管道的水产生的，过程中水流产生了一系列的收缩。显然，管道的所有部分在一定程度上限制了水的流动。然而，通过计算某一给定的总流动的百分比（比如 5%）变化，可以发现流量在多大程度上受限于管道某一特定部分。在进行这个计算时，我们假设所有其他因素不变。这样的分析只有在整个系统使用计算机建模时才能进行。

13.4.2 珠穆朗玛峰峰顶的吸氧机制

上面描述的模型分析是假设研究对象在珠穆朗玛峰峰顶时提出的（West，1983）。一些假设和推断是必要的，因为这些在高海拔地区还没有获得足够的数据。生理变量在第 13.3 节中被列出，表 13-4 对此进行了总结。

整个氧气输送系统采用了之前描述的数值程序（West 和 Wagner，1977；West 和 Wagner，1980）。像这样的模型分析的细节并不重要，因为假设存在不确定性。然而，一些有趣的预测出现了（图 13-8）。

最重要的变量、影响最大耗氧量（VO_{2max}）的是气压。在这个分析中，压力增加了 5%，当所有其他变量都保持不变时，VO_{2max} 超过了 20%。其他重要的变量是肺泡通气量和肺膜弥散能力。第一个因素通过提高肺泡 PO_2 增加了 VO_{2max}，而第

表13-4　限制珠穆朗玛峰峰顶摄氧量因素分析的关键变量

关键变量	测量值
重要因素	
气压	253 mmHg
肺泡气二氧化碳分压	7.5 mmHg
血红蛋白含量	18.4 g/dl
pH7.4 时的 P_{50} 值	29.6 mmHg
碱剩余	27.2 mmol/L
假定值	
呼吸频率	1.0
二氧化碳呼出量 / 氧气吸入量	与海平面值一致
最大 DM_{O_2} 值[a]	100 ml/（min · mmHg）
毛细血管交换时间	0.75 s
混合静脉血最小氧分压	15 mmHg

[a]DM_{O_2}，膜对氧气的扩散能力

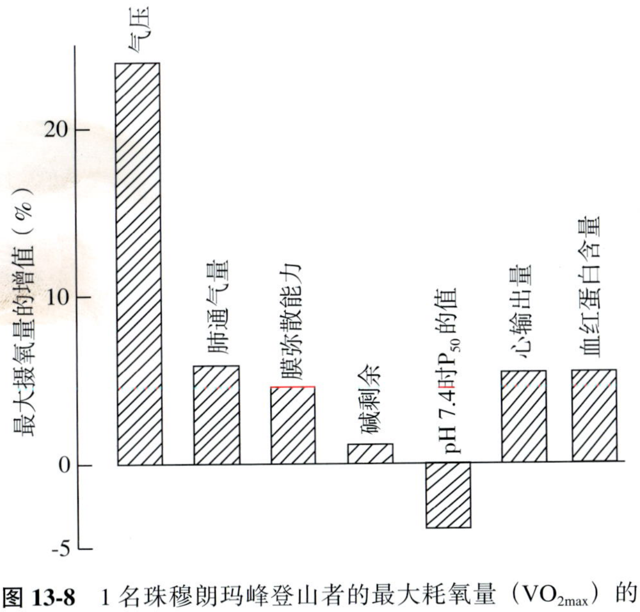

图 13-8　1 名珠穆朗玛峰登山者的最大耗氧量（VO_{2max}）的变化敏感性与多个变量的关系。初始条件如表 13-4 所示，每个变量增加 5%，其余变量保持不变，详情请见正文（West，1983）

二个因素因为氧气在血 - 气屏障上有明显的弥散限制，从而改善了动脉 PO_2。随着呼吸性碱中毒的增加，血红蛋白的氧亲和力也提高了。在此分析中，心输出量的增加也是有益的，但在另一项理论分析中，考虑到运动肌肉中氧转移的弥散限制，这一改善并未见到（第八章，图 8-5）。

分析的主要结论如下：

1．攀登珠穆朗玛峰的登山者如果没有补充氧气，最好选择一个大气压相对较高的日子登山。这似乎已成为最关键的变量。幸运的是，登山者们通常会在天气好的时候尝试向峰顶发起进攻，这通常意味着会有一个高的较大气压。然而，请注意，这一因素使得在没有补充氧气的情况下于冬季攀登珠穆朗玛峰变得异常困难。

2．攀登者不应该发生低氧通气反应，因为高通气是维持足够肺泡气 PO_2 的关键。

3．在一个中等的运动负荷上拥有高氧弥散能力是有利的。

4．攀登者应该有一个尽可能高的碱剩余。确保这一点的一种方法可能是避免长时间停留在极端高海拔地区。

13.4.3　人类不依赖供氧设备能爬多高?

我们已经看到，在吸入气 PO_2 为 43 mmHg 时，受试者的 VO_{2max} 相当于珠穆朗玛峰峰顶的水平，仅略高于 1 L/min。这种耗氧量相当于在海平面水平上缓慢行走。显然，人类在地球上的最高点已经非常接近耐缺氧的极限。

然而，人们经常问，如果不补充氧气，人类还能爬多高。从现有数据来看，答案是极小。例

如，如前所述，如果将气压从 253 mmHg 降低到 236 mmHg（珠穆朗玛峰峰顶的标准大气压值），则会使 VO_{2max} 减少约 21%（West，1999a）。在这种情况下，似乎不可能攀登珠穆朗玛峰，再次强调，珠穆朗玛峰（峰顶气压）只是气压在赤道升高的“特例”（第二章，图 2-3 和图 2-5），使人类不需要补充氧气就能到达最高的山顶了（在地球上的其他高海拔地区可能就不会这么幸运了）。

（李 佳 译 格日力 校）

第十四章

睡　眠

概述

在高海拔地区，睡眠障碍是普遍存在的。通常，人们主诉晚上睡不好，频繁醒来、做噩梦、早上起来没精神。多导睡眠图研究证实：当睡眠觉醒次数增多时，脑电图显示睡眠的结构发生变化，通常在快速眼动睡眠（rapid eye movement，REM）阶段花费的时间大大减少。周期性呼吸在高海拔地区较为普遍，且伴随着呼吸暂停，时间长达 10 ~ 15 秒。周期性呼吸可能是严重的低氧通气反应驱动的结果，长时间停留在高海拔地区，可能会出现通气适应不良。高原世居人群存在低氧通气反应钝化，与高原移居人群相比，较少或无周期性呼吸的发生。严重的低氧血症伴随长时间的呼吸暂停可降低动脉血氧分压以达到 24 小时内最低水平。服用乙酰唑胺可缩短周期性呼吸所花费的时间，同时可提高睡眠中的动脉血氧饱和度。而苯二氮卓类和 γ- 氨基丁酸受体药物，如替马西泮、唑吡坦、扎来普隆证实均能提高睡眠质量。高海拔地区室内富氧会减少呼吸暂停、缩短周期性呼吸的时间、提高睡眠质量，不过在去高海拔地区旅行之前，在高海拔地区间歇性低氧暴露，并没有被证明能提高睡眠质量。在海平面阻塞性睡眠呼吸暂停的患者仍可能会在高海拔地区发生类似事件，此外中枢性呼吸暂停的频率也会增加。

14.1 引言

每一个去过高原的人都知道，高原低氧会导致睡眠障碍。这种普遍存在的问题影响着那些在海拔 2500 ~ 3000 m 睡觉的滑雪者或徒步者，以及那些长时间在海拔 8000 m 习服的登山者。常见的表现包括入睡困难、频繁觉醒以及当清晨醒来时持久的疲劳感。生动的梦和如潮的思绪是许多人的共同特点。这些潜在的主诉背后是睡眠生理上的重要变化，包括睡眠结构的变化和呼吸调节。后者的改变经常导致周期性呼吸，这是导致高海拔地区睡眠质量改变的主要原因，自 19 世纪以来，这一直被认为是一个问题。在极高海拔地区（West et al，1986）呼吸暂停出现严重的低氧血症，可能是影响对极高海拔耐受性的因素之一，同时揭示了在这些特殊条件下的呼吸控制。

本章详细介绍了高海拔地区睡眠的生理问题，包括上述提到的睡眠结构、呼吸调节以及周期性呼吸，同时也考虑到药物和非药物改善高原环境睡眠质量以及在睡眠呼吸障碍患者到更高海拔旅行时可能出现的变化。这部分内容与第六章通气调节及第八章周期性呼吸与心率的改变对心血管反应有部分重叠。

14.2 研究历史

14.2.1 睡眠质量

有很多关于高海拔睡眠质量下降的传闻。Barcroft 讲述了他在英国剑桥的玻璃箱内实验的经历（Barcroft et al，1920），他给出了一个非常生动的描述。那一次，他在一个封闭的房间里待了 6 天，其中的氧浓度起初被调节为相当于海拔高度 3048 m，最终为 4877 m。他写道：

“在玻璃箱试验中，我更有机会准确地判断缺氧性失眠。一个由我的本科学生组成的委员会决定，不单独留下我，因此他们中的两个人每天晚上都坐在外面，以防我需要任何形式的帮助。我常常在早上问他们我是怎么睡着的，每天早上虽然会有争议，但最后他们都会说我睡得很好。我对这件事的看法是完全不同的：我感觉自己在半夜醒来，在早晨没有精神。我意识到他们在动，并透过玻璃看我是否是清醒的。我每隔一段时间都会数我的脉搏。这两

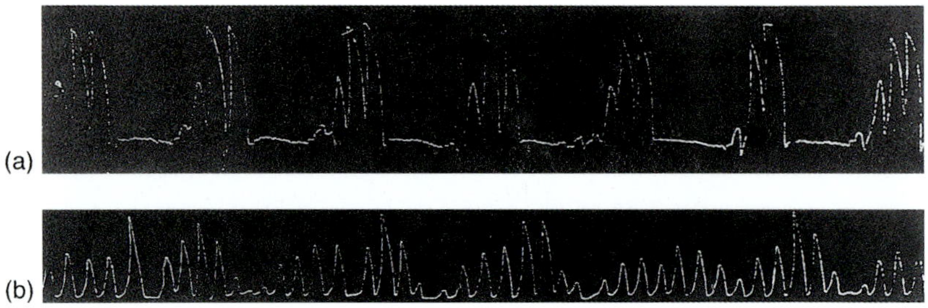

图 14-1 最早的追踪显示，在海拔 4560 m 处有周期性呼吸：(a) 来自 Ugolino Mosso（Angelo Moss 的兄弟）的记录，记录了大约 12 秒的呼吸暂停时间；(b) 来自玛格丽塔小屋的管理人员的记录，记录了呼吸减弱的波动（Mosso，1898）

种观点只能在假设的前提下达成一致，即夜晚大部分时间我都是在睡眠中度过的，睡眠很轻，而且不间断的做梦，即使是一些低程度的意识，但没有觉醒。在塞罗德帕斯科的情况也是一样的，在几个小时内的测试结果显示我们睡得很好，但大多数情况下的睡眠质量都不尽如人意。夜晚似乎很长，我们醒来时精神不太好。”

（Barcroft，1925，166 页）

Barcroft 的印象是尽管睡眠时间正常，但随时间的推移，觉醒的频率增加。最近研究证实了这一发现（Reite et al，1975；Zielinski et al，2000）。

14.2.2 周期性呼吸

在 19 世纪，人们曾多次提到高原睡眠期间呼吸不均的情况。其中一位是著名的英国物理学家 Tyndall，他是本世纪中叶最狂热的阿尔卑斯山登山者之一，Paul Bert 曾说过，“每年我们都能看到他把登山杖插在新的山峰上”（Bert，1878）。在 1857 年 Tyndall 首次攀登勃朗峰时，他变得非常疲惫并且需要躺下来休息。他后来写道：

“我躺在雪和花岗岩组合的沙发上，很快就睡着了。然而我的朋友，很快就唤醒了我，“你吓到我了，”他说，“我听了几分钟，并没有听到一次你的呼吸声。”

重新登高时，Tyndall 感到心悸：

“当我靠在我的工作人员身上，能听到每个我的心跳声的停顿，这个动作是病情加重的信号。”

（Tyndall，1860）

另一个对于周期性呼吸相关的评论来自 1894 年由 Egli-Sincliar 发表的关于高原病的文章。他提到，在海拔 4400 m 高度：

“呼吸有着‘Stokes’特征，也就是说，呼吸在一定时间内似乎是有规律的，之后又有几次快速而较深的呼吸，然后又暂停几秒。”

这里他提到一位爱尔兰内科医生 William Stokes，他这样描述呼吸的模式：

“呼吸的模式，包括一系列吸气的发生，首先呼吸提高到一个最大值，然后力度和长度下降，直到明显呼吸暂停状态的建立。”

（Stokes，1854）

另一个爱尔兰医生 Cheyne，在 1818 年描述同样的呼吸模式（Cheyne，1818），并且这种呼吸模式成为了著名的潮式呼吸。尽管 Ward（1973）指出，Hunter 在 1781 年就对这种情况给出了清晰和简洁的描述。

第一次关于高海拔周期性呼吸广泛的研究是一位意大利都灵大学的生理学教授 Angelo Moss，正如前面提到的，他是第一个在罗莎峰（4559 m）进行高原周期性呼吸科学研究的人。他用一个放在胸部的杠杆装置来测量呼吸运动。其中一个测量的例子来自他的兄弟，Ugolino Mosso，如图 14-1a 显示。呼吸暂停期持续了 12 秒，需要注意的是，在这种情况下，在暂停期间之后的第一次呼吸是最长的。一个更典型的呼吸模式如图 14-1b 所示，由 Francioli 测量的一位罗莎峰管理人员。在这个例子中，呼吸的增加和减弱是明显的，并且呼吸暂停的时间较短（Mosso，1898）。

Moss 的测量结果有一个奇怪的特点，他得出的结论是，在高海拔地区的肺通气量实际上是降低的。显然是因为他把自己的读数转换为标准的条件（他的情况是 0℃，1000 mmHg），而不是 BTPS。有趣的是，Paul Bert 也认为高海拔地区不存在过度通气现象（Bert，1878，1943 年译本，第 106 页）。他写道：

“真正确定的是，高原上的居民不会通过过度加速呼吸来抵抗动脉血氧下降，正如第一个假设一样。Jourdanet 博士的观察资料是值得信服的。”

Bert 得出这个结论可能是因为他在低压氧舱进行实验并且只进行了短期的观察。直到几年后 Moss 在玛格丽塔小屋工作时，受试者暴露于高海拔地区进行几天的测量，他也得出了肺通气量下降的结论。

Mosso 意识到，居住在海拔 4559 m 玛格丽塔小屋（Capanna Margherita）的人们的肺泡 PCO_2 降低，但并不归因于肺通气量的增加，他认为，在高海拔低压环境中从血液中提取二氧化碳就像在血气分析仪器中的水银泵一样。Barcroft（1925）并不同意 Moss 的说法和评论：

“尽管我十分尊重，但在我看来 Moss 已经忽略了这样一个事实，那就是人体是暴露于二氧化碳真空里的，无论他是在玛格丽塔小屋还是在 Turin 自己的实验室里。”

Moss 提出了术语“低碳酸血症”，是指血液 PCO_2 降低，并认为这是罹患急性高原病的重要的因素。事实上，其症状与呼吸性碱中毒有关。然而，Barcroft（1925）指出：Moss 的理论无法在 1910 年第一届国际高海拔探险中驻扎在特纳利夫岛上的维斯塔小屋（Alta Vista）（3360 m）的实验中得到证实。在 Barcroft 的研究结果中，PCO_2（38 mmHg）几乎正常，但无法随着海拔高度的变化而变化。而 Douglas 研究结果中的 PCO_2 只有 32 mmHg，却“完全无症状”。因此，与其说是缺氧（这在 Barcroft 的试验中更为严重，因为他没有增加肺通气量），倒不如说是低浓度的 PCO_2 与高原病的病因是密切相关的。

14.3 睡眠的生理学

睡眠可以被定为一种无意识的状态，在这种状态下，机体可以被感官或其他刺激所唤醒。因此，睡眠可以区别于深度麻醉和昏迷，尽管这些与真正的睡眠有一些共同的特征。睡眠有两种主要类型。

14.3.1 慢波睡眠

这种睡眠通常被称为非快速眼动睡眠（NREM），有时称为正常睡眠。它的特点是网状激活系统的活性减弱，由于慢波在脑电图（EEG）中占主导地位，因此被称为慢波睡眠（SWS）。这些慢波具有较高的电压，以 1 ~ 2 s 的频率出现。在睡眠的早期阶段，α 节律（8 ~ 13 Hz）在清醒时变得更加明显。除此之外，睡眠纺锤波（14 ~ 16 Hz）可能出现。这种特征被用来区分慢波睡眠的四个阶段（Ⅰ ~ Ⅳ期）。当网状激活系统的活性降低导致 δ 波无法驱动时，δ 波可能起源于大脑皮质。SWS 阶段是无梦的，非常宁静，并伴有外周血管扩张，血压、呼吸速率和基础代谢率降低。

14.3.2 快波睡眠

这一阶段之所以被称为快速眼动睡眠（REM），是因为，虽然眼睛处于关闭状态，但是有快速的眼球水平运动。正常的夜间睡眠，平均每隔 90 分钟就会出现一次 5 ~ 20 分钟 REM。第一期（SWP）经过 80 ~ 100 分钟后，进入熟睡阶段，一夜睡眠频繁出现睡眠周期的交替。脑电图的描记类似于醒着的状态，但这一阶段的个体却比 NREM 阶段更难唤醒。REM 睡眠通常与做梦相关。身体整个肌肉的紧张度下降，但偶尔也可能会出现肌肉抽搐、肢体颤动。心率和呼吸通常变得不规律。因此，在这种类型的睡眠中，大脑是相当活跃的，但活动并没有引导到适当的方向，让人意识到他或她周围的环境。

14.3.3 在睡眠中呼吸的调节

一般来说，与清醒状态相比，睡眠过程中每分钟通气量会受到抑制，对低氧通气反应和二氧化碳通气反应也是如此。在 NREM 和 REM 睡眠中，高二氧化碳通气反应似乎是减少的（Bulow，1963；Douglas et al，1982b），但是关于低氧通气反应仍然有很多不确定性；一些研究表明，低氧通气反应在 NREM 中增多（Pappenheimer，1977；Phillipson et al，1978），其他研究表明，它在所有的睡眠阶段包括 REM 阶段是减少的（Berthon-Jones 和 Sullivan，1982；Douglas et al，1982a；Douglas et al，1982b）。而这些观察到的微小变化和对化学刺激的反应通常归因于睡眠中的呼吸障碍驱动力（Douglas，2000；Orem 和 Kubin，2000）。呼吸神经化学调节发生重大变化，包括 γ-氨基丁酸（GABA）的活性增强，也发挥了重要的作用（Joseph et al，2002）。每分钟通气量减少也是由机械因素造成的睡眠过程中呼吸道通畅性改变，以及维持上气道张力的咽部肌肉神经元神经化学控制的改变（Dempsey et al，2010）。

14.3.4 正常睡眠模式

上述睡眠不足或正常睡眠模式碎片化的改变损害了精神功能，而高级脑功能是最容易受到影响的。睡眠不足受试者和高海拔地区大脑受缺氧影响的人的行为有相似之处。在这两种情况下，都可以准确地完成“机械”的精神活动，例如将数据制成表格，然而解决问题能力和主动性的活动受到严重影响（见第十七章）。生活在高海拔地区的人的中枢神经系统（CNS）功能受损可能是由睡眠质量差造成的，但是缺氧对大脑的直接影响显然也有一定作用。

14.4　高原睡眠特征

在本节中，我们讨论了低压低氧对睡眠的影响，讨论主要集中在成人的变化上。在高海拔地区的儿童睡眠资料匮乏，在第二十七章中将会提到。

14.4.1　觉醒频率增加

经常有报告称在高海拔地区的人夜间醒来的次数比在海平面的人要多。这种现象已经在多个研究中得到证实（Reite et al，1975；Weil et al，1978；Salvaggio，1998；Zielinski，2000），他们对脑电图（EEG）、肌电图（EMG）和眼球运动进行连续记录，在此过程中 EMG 激活，EGG 上可识别出眼球运动和 α 波活动。例如，在一项研究中，海拔 4300 m 平均每晚觉醒 36 次，而海平面觉醒则为 20 次（Weil et al，1978）。如图 14-2 是一个频繁觉醒的例子，给予乙酰唑胺治疗，可减低觉醒的频率。众所周知，乙酰唑胺在高海拔地区可刺激通气反应。

一些研究人员认为，觉醒在某种程度上是由周期性呼吸引起的，有证据表明，当周期性呼吸强度较高时，觉醒更频繁。很容易想象，长时间的呼吸暂停后，需要进行剧烈的肌肉活动产生大量的呼吸，可能有助于觉醒。在高海拔地区常见的一种噩梦是帐篷被雪崩覆盖，睡着的人惊醒后感到窒息和呼吸急促。周期性呼吸期间发生长呼吸暂停与缺氧有关。周期性呼吸不单是导致呼吸频率增加的原因。在高海拔地区，没有周期性呼吸的个体睡觉时也会觉醒（Reite et al，1975；Wickramasinghe 和 Anholm，1999）。

14.4.2　睡眠变化

经过睡眠脑电图观察，高海拔地区的睡眠结构发生明显变化，表现在高海拔地区睡眠质量很差，精神状态较差。Joern 等（1970）评估了在南极附近，人的睡眠结构的改变，因为南极海拔和纬度高，气压低（见第二章，2.2.4 节）。他们的研究发现，受试者几乎没有第Ⅲ和第Ⅳ睡眠阶段，同时眼动睡眠期减少约 50%。虽然与其他睡眠相比；明暗周期是非典型的，但是他们的研究结果在中纬度地区也得到了证实。

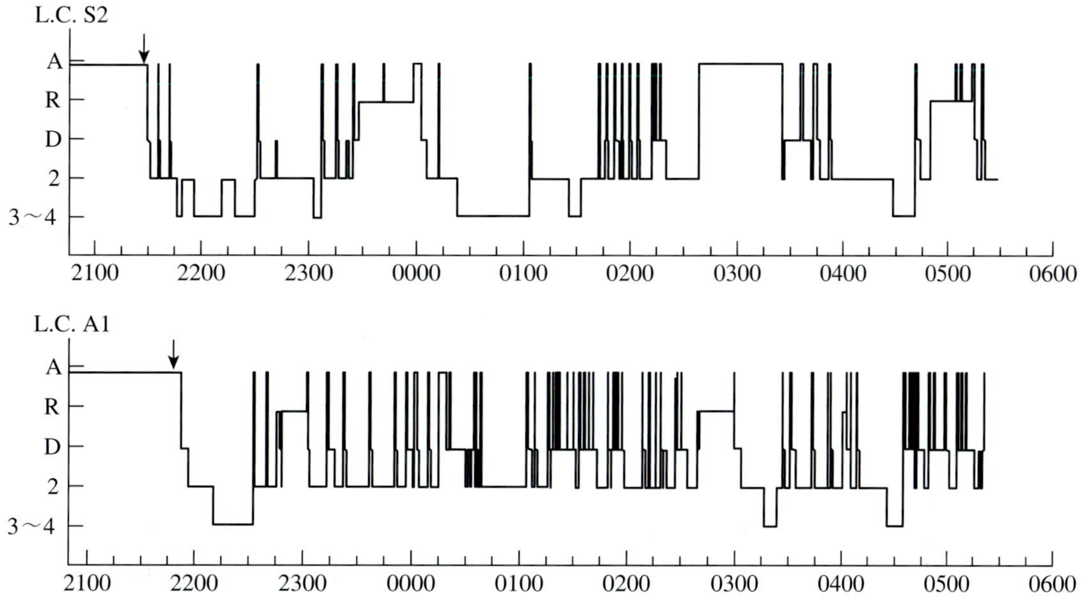

图 14-2　以海平面测量的受试者（上图）及第一晚到达 4300 m 海拔高的受试者（下图）的睡眠结构变化为例。横轴代表时间，纵轴代表睡眠阶段。A，清醒；R，快速眼部运动；D，阶段Ⅰ；2，阶段Ⅱ；3～4，阶段Ⅲ和阶段Ⅳ。在高海拔地区睡眠碎片显著增加，慢波睡眠减少（Reite et al，1975）

几年后，Reite 等（1975）研究了急进派克峰 4300 m 的受试者的睡眠模式。浅睡眠期明显增加，并且快速眼动睡眠大大减少。周期性呼吸是常见的，但在 REM 期间消失，在高海拔地区的第一个晚上，睡眠和呼吸模式的变化很大。

随后的研究已经普遍被证实，浅睡眠（NREM 的 Ⅰ 期和 Ⅱ 期阶段）的时间增加，而深睡眠的时间（NREM 的 Ⅲ 期和 Ⅳ 期阶段）减少。然而，关于在 REM 中所花费时间的数据是相互矛盾的，一些研究报道称其在 REM 中实际上已经完全消失了（Pappenheimer，1977；Megirian et al，1980），其他研究报告 REM 时间要么下降（Anholm et al，1992；Goldenberg et al，1992）或没有变化（Normand et al，1990；Zielinski et al，2000；Johnson et al，2010a）。

14.4.3 呼吸调节

很少有人探讨高原环境下高碳酸血症和低氧通气反应对睡眠的影响。White 等（1987）对 6 名健康男性第 1 天、第 4 天及第 7 天晚上在海拔 4300 m 进行夜间高二氧化碳通气反应的监测，结果发现在 NREM 和 REM 期间，该反应减弱的程度与海平面相似。他们还观察到，随着每分钟通气量的下降从觉醒到 NREM 和 REM，高二氧化碳通气反应随之减少，主要原因是潮气量的减少。在高海拔地区，每分钟通气量随着时间的增加而增加，在很大程度上是取决于呼吸频率的增加的。

14.5 周期性呼吸

14.5.1 特性

周期性呼吸时胸部运动的早期记录如图 14-1 所示。这种模式现在已经在海拔 8050 m 以上的不同海拔高度的研究中得到证实（Douglas 和 Haldane，1909；Douglas et al，1913；Weil et al，1978；Sutton et al，1979；Berssenbrugge et al，1983；Lahiri et al，1983；West et al，1986；Johnson et al，2010a）。

对海拔 6300 m（P_B 为 351 mmHg）能够很好习服的低海拔人群，使用现代设备记录的一种典型模式，如图 14-3 所示（West et al，1986）。可以看到，每次呼吸时，呼吸暂停时间约为 8 秒，潮气量随之跌宕起伏。由耳氧仪测量动脉血氧饱度波动与周期性呼吸频率一致。然而，这些变化有一个相位差，最高的动脉血氧饱和度出现在大约呼吸暂停期结束时。这可以由从肺毛细血管到耳氧仪测得的氧饱和度循环时间来解释。从心电图（EGC）测得心率，并表现出与周期性呼吸频率相同的显著的波动。注意，最高的心率出现在通气结束时。

除了周期性呼吸在上升到高海拔地区的低海拔人群中是常见的这一事实之外，周期性呼吸还有几个特点。第一，周期性呼吸在高海拔地区持续了相当长的一段时间，如图 14-3 所示（West et al，1986），在海拔 6300 m 连续几周的测量发现，8 位受试者都表现出明显的周期性呼吸。最近，Bloch 等（2010）研究了夜间呼吸变化，34 名登山者从登上 Muztagh Ata（7546 m）

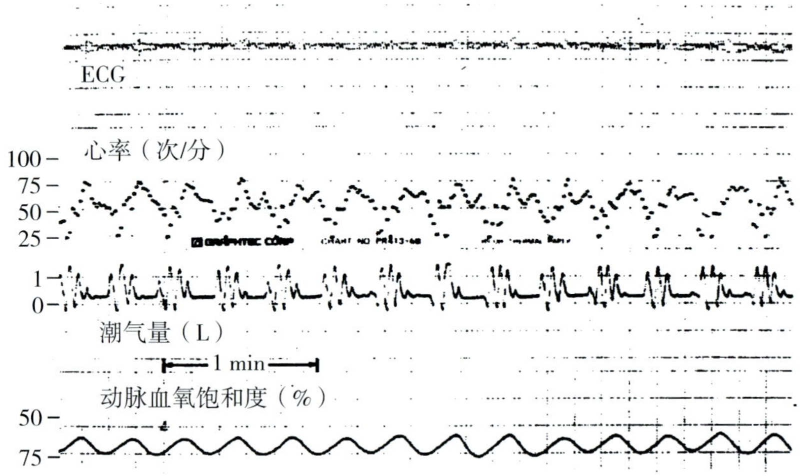

图 14-3 在海拔 6300 m（P_B 为 351 mmHg）的周期性呼吸示例（West et al，1986）

和下山的过程中发现，不仅几周内持续出现周期性呼吸，而且登山队员们从攀登营地到他们攀登结束返回大本营花了更多的时间。尽管在高海拔地区周期性呼吸持续的时间较长，但总体睡眠质量由于环境适应似乎有所改善（Nussbaumer-Ochsner et al，2012b）。第二，周期性呼吸所占时间百分比随海拔高度的升高而增加。例如，Waggener 等（1984）报告在海拔 2440 m，周期性呼吸与呼吸暂停的时间占 24%；在海拔 4270 m 时增加至 40%。这种时间比例的增加与下面讨论的理论模型相一致（Khoo et al，1982）并且在其他研究中有记载（Insalaco et al，2000；Bloch et al，2010；Johnson et al，2010a）。

多项研究表明，在高海拔地区 NREM 期间，周期性呼吸是很常见的，甚至可能发生在睡眠之前的昏睡期（Reite et al，1975；Berssenbrugge et al，1983）。周期性呼吸通常不会发生在中等海拔地区的 REM 中，尽管在高海拔地区的 REM 仍可能会出现周期性呼吸（Wickramasinghe 和 Anholm，1999）。

也有证据表明，周期的长度随海拔高度的增加而减少（Waggener，1984）。在海平面上的研究表明，一个周期大约为 30 秒（Douglas 和 Haldane，1909；Specht 和 Fruhmann，1972；Lugaresi et al，1978），而在 AMREE 的研究显示，一个平均周期仅为 20.5 秒，这与在海拔 5400 m 同伴研究中所测得的值相似（Lahiri et al，1983）。周期时间减少的进一步证据如图 14-4 所示，证据包括几个实验研究中有关海拔高度的周期图和 Khoo 等（1982）所建立的理论模型，但应该指出的是，在 AMREE 的研究中，周期长度比模型所预测的长度要显著增加。

周期性呼吸的另一个重要特征是，这种模式所花费的时间似乎不受习服的影响，特别是在高海拔地区。这种现象的一个很好的例子，是由 Bloch 等（2010）在 Muztagh Ata 研究所得出的。本研究的受试者在探险结束返回营地（4497 m）时，在夜间出现周期性呼吸的时间要比他们最初在同样海拔高度停留时出现周期性呼吸所占的比例要大。对于在高海拔地区持续性或增加周期性呼吸原因尚不清楚，但可能与通气习服和环路增益现象的影响相关，这对周期性呼吸有强烈的影响（下文进一步讨论）。

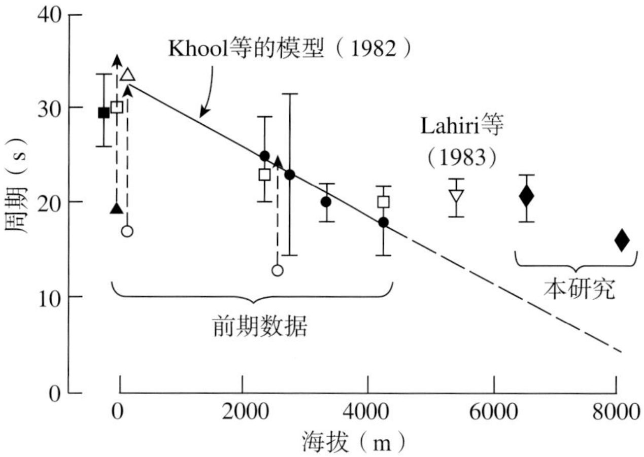

图 14-4 周期性呼吸随海拔高度的变化。标注“前期数据”的数据来源于最初发表在 Khoo 等（1982）的论文中，实线是他们的模拟预测结果（d）。纵虚线表示新生儿和成人之间因比例差异造成的差异。从 Khoo 等（1982）的数据来看，“本研究”指的是 West 等（1986）的研究（West et al，1986）

周期性呼吸也可能随着心率的变化而变化，但心律失常是罕见的。图 14-3 所示（West et al，1986）的是在海拔 6300 m 获得睡眠追踪描述中，心率的变化，其表现得很好。在这项研究中，所有受试者在呼吸高峰后不久就出现了最大心率。Insalaco 等（2000）报道了相似的心率周期性变化以及全身血压的变化，但他们指出，在呼吸亢进时期结束及全身血压下降之前，心率达到了顶峰。对于心率变化的进一步的证据来自 4 个受试者在海拔 8050 m 的珠穆朗玛峰（P_B 为 282 mmHg）收集的数据。呼吸运动不是直接记录的，因为营地的位置很偏僻，而是采用动态监控连续心电图描记心率显示的心率变化，类似于 Guillineminault 等（1984）的描述。图 14-5 显示了一个受试者的数据，在长达 40 分钟的时间内，心率极其规律地进行着循环调节。

周期性呼吸中所花费的时间百分比随海拔下降及供氧的增加而减少。例如，Lahiri 和 Barnard（1983）的研究显示，供氧的方法造成呼吸暂停时间迅速从 10 秒增加至 17 秒，接着出现时间缩短，直到呼吸暂停消失（见图 14-6）。周期性并没有完全消除，但在强度上减弱了。这种变化部分原因是通过动脉血氧分压升高、外周化学感受器在呼吸驱动下降低所致。吸入二氧化碳气体的增加并没有完全使周期性呼吸消失，但是它确实缩短了呼吸暂停的时间。从吸入的气体中提取二氧化碳，将迅速再现呼吸暂停。这表明外周化学感受器起

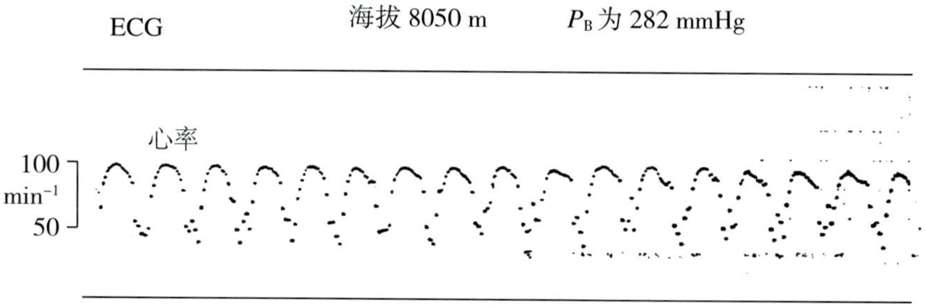

图 14-5 在海拔 8050 m 处登山者周期性呼吸引起的心率周期性变化（P_B 为 282 mmHg）（West et al，1986）

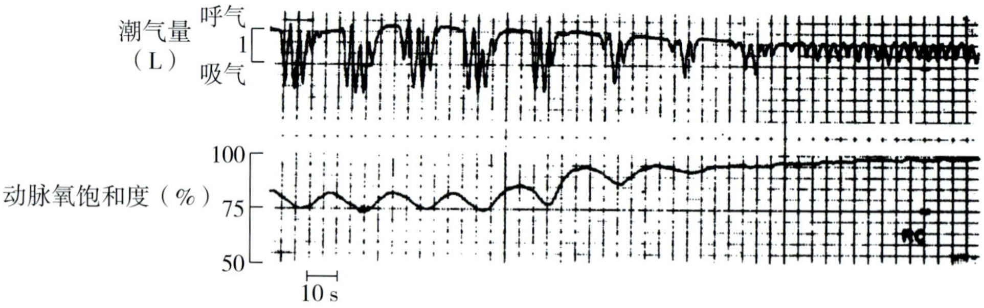

图 14-6 低海拔地区的人在海拔 5400 m 处睡眠期间周期性呼吸受 PO_2 增加的影响。氧气增加，动脉氧饱和度增加，周期性呼吸减弱，呼吸强度减少（Lahiri 和 Barnard，1983）

了主导作用。

14.5.2 机制

与阻塞性睡眠呼吸暂停（其中反复发作的上呼吸道阻塞是导致呼吸暂停的原因）不同，很明显，在高海拔地区的周期性呼吸是由中枢神经系统控制的。这是由电感式体积描记器（一种用于检测胸部和腹部周长变化的设备）所确定的胸腔和腹部运动所支持的。

调控理论可以用来更好地了解周期性呼吸的中枢机制（Khoo et al，1982；Cherniack 和 Longobardo，2006）。调控系统的两个关键：一个是“干扰”（例如，肺泡通气量的变化），其次是“纠正行动”，其倾向于抑制干扰。在肺通气量增加的情况下，纠正措施是降低 PCO_2，这往往会通过其对中枢和外周化学感受器的作用减少通气，从而构成负反馈。当两个要求得到满足时，系统就会出现持续振荡行为。首先，纠正措施的大小必须超过干扰的幅度，这个比例被称为回路增益。其次，纠正措施必须与干扰动作呈 180° 不同，这样才能抑制通气改变。当持续振荡行为发生在相位差 180° 时，回路增益超过单位值。

调控理论预测，相位角为 180° 的回路增益越高，周期性呼吸的可能性越大，周期性呼吸的模式越明显，周期性呼吸的周期就越短。在高原习服的低海拔地区人群，增加回路增益的主要因素是增加了化学感受器增益，特别是对严重缺氧的反应（见第六章）。

由 Matsuyama 等（1989）对 9 名攀登中国昆仑山（7167 m）的日本登山者进行测量，发现了低氧通气反应（HVR）和二氧化碳通气反应（HCVR）的作用，并发现睡眠中周期性呼吸的程度与海平面上的 HVR 和 HCVR 有显著的相关性。尽管所有的登山者在睡眠中均显示血氧饱和度下降，但血氧饱和度和 HVR 却呈负相关。作者得出结论，高 HVR 在睡眠中有助于维持动脉氧合。

通过 HVR 的强度来观察高原移居者和高原世居者之间在周期性呼吸的发生率的差异，为低氧呼吸反应强度所起的作用提供进一步的证据（Lahiri et al，1983）。图 14-7 显示了在海拔 5400 m 两组受试者的睡眠过程中，呼吸暂停的频率和低氧通气反应的关系。因为高原世居者的 HVR 往往是钝化的（Severinghaus et al，1966a；Milledge 和 Lahiri，1967），因此，调控系统的环路增益降低，

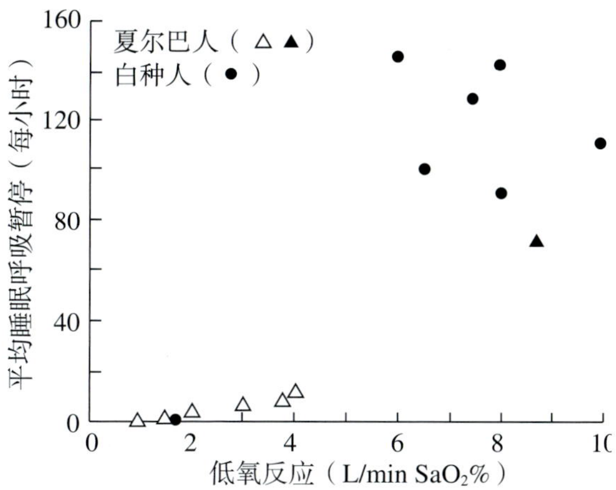

图 14-7　睡眠呼吸暂停频率与缺氧（清醒）通气反应之间的关系。●平原习服者；△，高海拔地区夏尔巴人；▲，低海拔地区夏尔巴人。1 个平原习服者无周期性呼吸暂停，低海拔地区夏尔巴人存在周期性呼吸（Lahiri 和 Barnard，1983）

促进周期性的因素较弱。Lahiri 等（1983）认为，这是高原世居者（如夏尔巴人）真正适应高海拔的一个重要特征。另一个因素可能是，在高海拔地区，随着时间的推移出现过度通气，这增加了肺部二氧化碳的洗涤率及氧气的吸附率。这符合 Bloch 等（2010）的研究观察，Muztagh Ata（7546 m）登山者的周期性呼吸时长在探险完返回大本营后比他们在远征前要长，由于适应导致每分钟通气量增加，有助于增加这个调控系统的环路增益。

根据调控理论，觉醒等干扰在周期性呼吸的发生中起重要作用。然而，Khoo 等（1996）在模拟海拔高度 4572 m、6100 m 和 7620 m 时观察健康志愿者的觉醒和周期性呼吸初期之间的关系发现，虽然在某些情况下觉醒促进周期性呼吸发展和呼吸暂停，但是它们并不是启动周期性呼吸所必需的。

14.5.3　气体交换

周期性呼吸会引起动脉血氧分压和血氧饱和度随着低氧的严重程度增加出现明显的波动，低氧血症的严重程度与呼吸暂停的持续时间和睡眠所处的海拔高度有关。肥胖可能会导致进一步的低氧血症，在非肥胖个体中未观察到（Ge et al，2005）。图 14-3 和图 14-6 显示了由耳血氧仪记录的动脉血氧饱和度的典型波动模式。

1981 年 AMREE 探险期间在海拔 6300 m 展开了夜间周期性呼吸的研究，显示受试者动脉血氧饱和度的平均波动约为 10%（West et al，1986）。为了确定动脉血氧饱和度低于某一特定值的时间的比例，Slutsky 和 Strohl（1980）对此进行了分析，发现动脉血氧饱和度低于受试者所消耗的 50% 的时间时，其时间变化从最小值的 68.8% 变化到最大值的 74.5%，平均值为 64.5%。

由于很难在高原测动脉血气，因此大多数可选用耳朵或手指血氧仪监测血氧饱和度。然而，基于动脉 PO_2 的现场测量，从 AMREE 的研究中得出的氧饱和度的最大值和最小值分别为 73% 和 63.4%，对应的动脉血 PO_2 值约为 39 mmHg 和 33 mmHg。结果表明：睡眠时最低动脉氧分压比白天静息值低约 6 mmHg，当个体处于氧解离曲线的陡峭部分时，这一差异是显著的。这些值很可能是一天中在高海拔地区观察到的最低动脉氧分压值。例如，尽管动脉氧分压在攀岩过程中的高运动负荷下确实大大低于静息值，但登山者一般不会在最大运动负荷的 2/3 以上运动（Pugh，1958，第十一章，第 11.9 节）。因此，运动时的氧分压值不太可能低于睡眠时有周期性呼吸时的氧分压值。

动脉低氧血症的影响可能在通过动脉氧分压接近最低值时心脏输出量随之增加的过程中被夸大。如图 14-3 和图 14-6 所示，在周期性呼吸中最低的动脉血氧饱和度通常发生在通气峰值之后。因此，静脉回流和心输出量在这种呼吸过度的阶段是增强的。这将导致这种低氧血的输送增强，因此，动脉血氧分压和心输出量逐步增加，由此产生了氧输送障碍。

在周期性呼吸中，严重的低氧血症是否影响对极高海拔的耐受性，这是一个重要的问题。如图 14-7 所示，HVR 和周期性呼吸的强度是相关的，正如上述讨论的调控理论所期望的那样。因此，那些 HVR 最强的人可能存在最严重的夜间低氧血症，这种人可能对高海拔地区习服较差。然而，这种担心可能无法证实，正如 Schoene 等（1984）所证实的，具有很强的 HVR 的登山者的表现，明显优于那些反应较弱的在极高海拔的登山者。这可能是由于这些登山者在白天有较好的呼吸能力及保护自己的肺泡氧分压的能力导致的。然而，事实上，一些优秀的登山者具有较低的低氧通气反应（Milledge et al，1983c；Schoene et al，1987）。对极高海拔的耐受性可能与他们在夜间保持较高的动脉血氧分压有关。

14.6 高原睡眠改善

14.6.1 药物的选择

由于高海拔地区睡眠质量差，周期性呼吸也在这个问题上发挥作用，因此人们对使用药物减少周期性呼吸从而改善高海拔地区的睡眠质量产生了兴趣。多项研究证实，乙酰唑胺能显著减少周期性呼吸的时间并且提高动脉血氧饱和度（Hackett et al，1987a；Weil et al，1978；Sutton et al，1979；Fischer et al，2004）（如图 14-8 所示）。乙酰唑胺除了对周期性呼吸有影响，它还能降低高原病的发病率，其他药物如茶碱，也降低了周期性呼吸的发生率（Fischer et al，2004）。

除了这些呼吸兴奋剂，研究者对其他药物也进行了研究，并试图通过它们提高登山者在高海拔地区的睡眠质量。例如，苯二氮卓类药物（地西泮 10 mg）可提高睡眠质量（Dubowitz，1998；Nickol et al，2006）。Röggla 等（2000）也报告在使用替马西泮时，PCO_2 增加，PO_2 降低，但这些评估仅仅是在未习服者给药 1 小时内得出的，并不能反映在整个晚上及长时间停留在高海拔地区服用睡眠药物的有效性和安全性。非苯二氮卓类药物或 γ-氨基丁酸受体药物，如唑吡坦和扎来普隆，也被证明可以改善睡眠质量及睡眠结构，即使增加慢波和第Ⅳ阶段的睡眠和总睡眠时间，虽然没有证据表明这些药物对周期性呼吸的发生有任何影响（Beaumont et al，1996；Beaumont et al，2004；Beaumont et al，2007）。在高海拔地区，镇静催眠药艾司佐匹克隆尚未进行研究，但鉴于它具有和唑吡坦和扎来普隆相同的作用机制，人们希望它在高海拔地区的应用是安全和有效的（Luks，2008）。

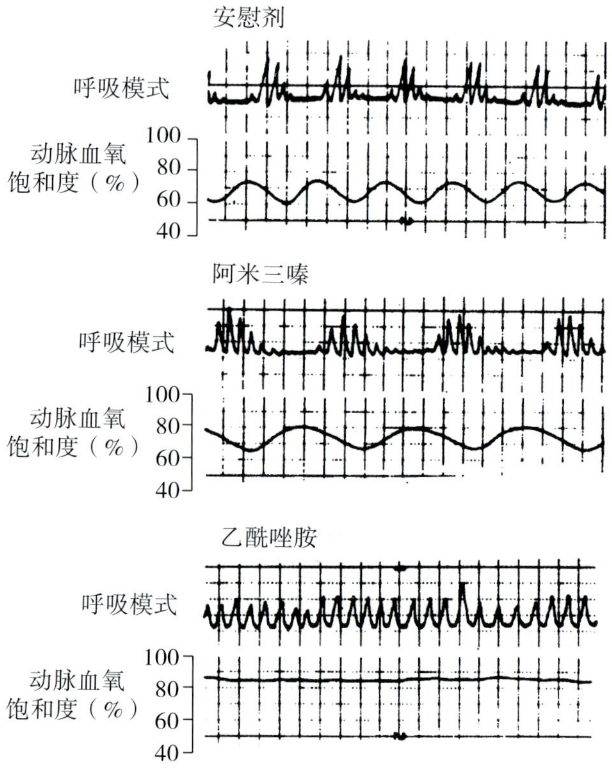

图 14-8 在海拔 4400 m 高度时，安慰剂、阿米三嗪和乙酰唑氨对周期性呼吸和动脉血氧饱和度的影响。乙酰唑氨消除了呼吸暂停，而阿米三嗪的作用相反（Hackett et al，1987）

尽管有证据表明，上述所有的药物在高海拔地区可改善睡眠的某些方面，但是几个重要的问题仍然没有答案。作为联合治疗的安全性和有效性以及作为单药治疗时的各种药物的相对疗效，及这些辅助睡眠药物的最佳剂量仍不清楚（Luks，2008）。最终，是否开始药物治疗也是一个悬而未决的问题。因为尽管周期性呼吸持续存在，但是睡眠质量会随着习服而改善（Nussbaumer-Ochsner et al，2012b），但是人们认为，除非睡眠问题干扰了第二天的重要活动或工作，否则最好不要服用这些药物。

14.6.2 非药物措施

在房间内的流通风内增加氧气，是对抗高原低氧的一种方法，特别是那些来回往返高海拔工作的人（见第二十八章）。Luks 等（1998）在海拔 3800 m 的高度进行了一项随机、双盲试验，来确定夜间房间空气为 24% 的氧浓度是否能改善睡眠质量以及第二天的精神状态。研究发现，当他们睡在富氧的环境中时，受试者周期性呼吸和呼吸暂停的时间明显减少了（图 14-9）。在富氧环境中睡觉改善了睡眠质量和急性高原病评分在清醒时的主观评估，但是在心理测试的表现上没有任何变化。Barash 等（2001）指出，在富氧睡眠期间，睡眠结构改善，比如 SWS 时间加长。Luks 等（1998）的研究发现一个特别有意思的结果，即在富氧中睡觉的人相比在正常空气中睡觉的人来说，其动脉血氧饱和度从晚上到早上（在睡眠室外的大气中测量）显著增加。McElroy 等（2000）在随

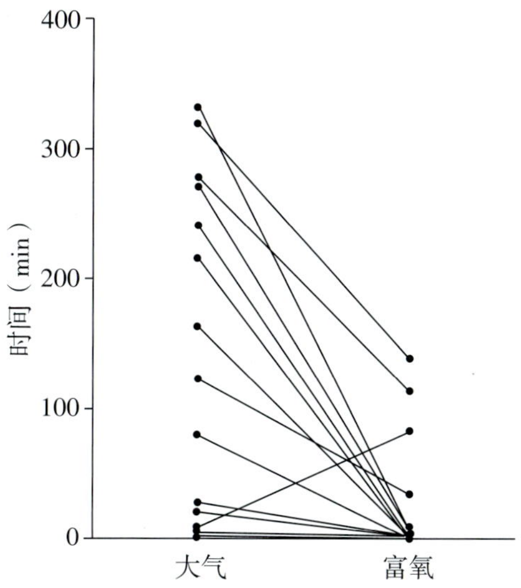

图 14-9　比较 18 个受试者在海拔 3800 m 高度睡眠期间周期性呼吸伴随呼吸暂停的时间，大气中氧含量为 24%。结果有显著性差异（$P < 0.01$）（Luks et al，1998）

后的研究中证实了这一发现，认为这可能是由于亚临床肺水肿发生率低而不是富氧室通气控制的影响，因为低氧或高碳酸血症的不同处理间的通气反应无明显变化。大多数滑雪者和登山者并不会前往这些研究中所描述的地方，但报告仍然称，在较低海拔（2000 m 和 3000 m）高度的地方存在明显的睡眠障碍。在这样的海拔高度给予房间富氧是可行的（West，2002b），并有望大大改善睡眠质量。

持续气道正压通气（CPAP）是一种常见的在海平面上用于治疗阻塞性和中枢性睡眠呼吸暂停综合征的方法，但是在高海拔地区，其改善睡眠的作用还没有被研究。Johnson 等（2010b）记录到了在海拔 3800 m 处，正常人睡眠中使用无创正压通气（NIPPV）时夜间血氧饱和度和急性高原病评分的改善，但没有对任何客观或主观的睡眠质量进行测量。

在攀登之前，各种形式的间歇性低氧暴露（IHE）也被认为是一种改善高海拔地区睡眠质量的手段。每天暴露于相当于海拔 4300 m 高度的环境中 3 小时，连续 7 天，结果显示，睡眠质量与睡眠中的氧饱和度的改善无相关性（Jones et al，2008），在常压缺氧环境下连续 7 晚，可改善平均睡眠血氧饱和度并减少觉醒次数，但在随后暴露于海拔 4300 m 高度环境下，不能改变觉醒事件下降的次数或觉醒持续时间（Fulco et al，2011）。在这两项研究中，都没有检测周期性呼吸的时间。间歇性低氧暴露缺乏显著的益处可能与间歇性低氧暴露增强通气习服这个事实有关，从而恶化环路增益，导致周期性呼吸问题，而周期性呼吸在睡眠质量低下中起重要作用。

14.7　高海拔地区阻塞性睡眠呼吸暂停综合征

除上述描述的问题外，了解高海拔地区与低海拔地区有睡眠障碍的人到底发生了什么是很有用的。一个重要的问题是，不使用持续气道正压通气（CPAP），居住在高海拔地区与在家中工作相比，阻塞性睡眠呼吸暂停患者是否会经历相同或更少的阻塞性事件。Burgess 等（2006）报道显示，暴露于海拔 2750 m 环境下，5 名患有中度阻塞性睡眠呼吸暂停综合征的男性患者的阻塞性呼吸障碍指数下降（基线呼吸暂停低通气指数为每小时 25.5±14.4），伴随中枢呼吸窘迫指数显著上升。然而这项研究是在常压低氧下完成的，随后的研究领域涉及低压低氧。因此，尽管在高海拔地区大气压和空气密度下降，阻塞性事件发生率却保持相对稳定。然而，当这些个体经历了更多的中枢性事件后，呼吸暂停的总数增加了（Nussbaumer-Ochsner et al，2010；Nussbaumer-Ochsner et al，2012a）。使用乙酰唑胺可减少中枢性暂停的发生，对阻塞性事件无明显影响。

这些研究的结果表明，CPAP 用于治疗高海拔地区阻塞性睡眠呼吸暂停患者仍是必要的。然而，还有一个问题是，在高海拔地区气压的变化是否会影响到在高海拔地区控制其阻塞性呼吸暂停所需的 CAPA 水平。较陈旧的机器由于缺少压力补偿功能，可能无法在高海拔地区设置压力（Fromm et al，1995），因此可能需要进行调整。Patz 等（2010）使用更新一代自动 CPAP 设备跟踪 7 名前往低海拔地区的高海拔地区居民的 CPAP 需求，结果发现，用于预防阻塞性事件的压力没有显著的变化。由于受试者数量少，而且这些受试者都是高海拔地区居民前往海平面而不是海平面居民前往高海拔地区，因此，从这项研究中很难得出在高海拔地区的确切结论，这是一个更具有临床研究意义的主题。

（刘军莉 译　格日力 校）

第十五章

营养、代谢和肠道功能

概述

进入高原后，常常会发生食欲减退和体重下降，起初可能是因为急性高原病（acute mountain sickness，AMS）所致。在海拔4500 m以下时，几天后食欲即可恢复正常，但在更高海拔时，食欲减退通常持续存在，甚至加重。高原之旅引起的体重下降有许多原因，起初可能是因为长途跋涉消耗了因安逸的生活方式所堆积的多余脂肪；或者因肠道感染引起腹泻和体重下降；或是高原食物和水缺乏所致。但即使没有这些因素，体重下降依然存在，这与长期在低压氧舱内的研究结果一致。

在海拔4000～6000 m时基础代谢率增加10%～17%，在更高海拔时增加更多。运动使能量需求增加，但最大运动负荷的下降又将减少攀登时的能量需求。然而，使用新技术可以测定能量消耗值，在攀登海拔不低于欧洲阿尔卑斯山脉（Alps）的高山时，每天的能量需求仍旧很高，但由于食欲减退，食物摄入反而是减少的。这类食欲减退可能是由瘦素、胃饥饿素或胆囊收缩素等激素介导的。

体重下降导致机体组分改变，在低海拔地区，通常先消耗脂肪，但在高海拔地区先消耗的则是肌肉。

除了能量失衡，有证据表明海拔超过5500 m时可能存在食物吸收不良及肠道通透性增加。缺氧对肠道的影响将会使体重下降更加明显。然而，无需多疑，体重下降最主要的原因是食欲减退导致的能量失衡。

无论徒步还是探险，饮食都很重要。从生理学角度提倡高糖、低脂饮食，但并非所有的登山者都表示赞同。况且食物的口味对增进食欲的作用远比种类重要，味觉迟钝的人更喜欢重口味、辛辣的食物。相比于储存食品，人们更愿意食用新鲜食品。人们在进食液态食品时，许多能量来源于甜乳饮品。如果饮食均衡，就没必要补充维生素和矿物质，但绝经前妇女需补充铁剂。

在高海拔地区，对维持机体功能非常重要的水，只能来源于融化的冰雪。过去，呼气时水分丢失被高估，因为人们往往忽略了上呼吸道的水分保持作用。在高海拔地区干燥的环境下，不显性失水可能尤为重要。

15.1 引言

进入高海拔地区后食欲减退和体重下降尽人皆知，尤其是在极高海拔地区。食欲减退的机制尚不明确。在快速进入高海拔地区的前几天，食欲减退可能是AMS的症状之一，但几天后，AMS的其余症状都消失了，但食欲减退依然存在。研究显示AMS的食欲减退可能是由瘦素介导的（Techop et al，1998），但另一些研究并不赞同（Zaccaria et al,2004）。食欲减退可能还涉及其他食欲调节激素，比如胆囊收缩素（Bailey et al，2000）。海拔5000 m以下时持续的食欲减退并不常见，但6000 m以上时非常普遍，海拔更高时甚至更严重，但严重程度存在个体差异。

体重下降很常见（但并非必然），主要是由于食欲减退使热量摄入减少所致，当然也有其他原因，比如吸收不良，这都将在本章讨论。本章还将讨论高原饮食以及高糖饮食的价值。

15.2 人在高原的能量平衡

15.2.1 能量消耗

能量消耗可以分为以下3部分：

- 睡眠及静息时的基础代谢
- 活动时的能量消耗
- 食物诱导的能量消耗

人体在基础状态下的能量代谢率称为基础代谢率（basal metabolic rate，BMR）。活动时，特别是在极限运动时，活动代谢率可能增加到BMR的数倍。登山运动员攀登时极少达到最大运动负荷，他们更偏爱采取最大运动负荷的50%来攀登（Pugh et al，1964），其余时间用来休息、步行下山等。任何剧烈运动都不会持续太久，因此正常状态下，人体每天消耗的能量绝大部分都是BMR，而这主要由体型，或者更确切地说，是完全不含脂肪的体重所决定的。食物诱导的能量消耗是指消化摄入的食物所需要的能量，大概是摄入食物总能量的10%。

高原基础代谢率

Nair等（1971）发现，在海拔3300 m停留1

周后 BMR 升高约 12%，在低温低氧条件下（第 2 组）的受试者和单独低氧条件下的受试者相比，BMR 没有差异。2 周后，BMR 降至对照组水平，3 周后低于对照组水平。此时的低温暴露会导致 5 周后 BMR 高于海平面水平，回到海平面后 1 周后继续升高。Butterfield 等（1992）发现，抵达科罗拉多州派克峰（4300 m）的第 2 天 BMR 升高 27%，随后的几天内 BMR 下降，第 10 天的 BMR 是海平面的 117%。Mawson 等（2000）研究了一组健康女性在海拔 4300 m 处的代谢水平，3 天后其 BMR 升高，但 6 天后恢复至海平面水平。然而，和对照组相比，其能量需求升高 6% 并维持不变，也就是说，在高海拔地区每天需要约 670 兆焦耳（MJ）的“额外的”能量。他们还发现月经周期并不影响能量需求。Lippl 等（2010）发现 20 名肥胖的受试者在海拔 2650 m 地区停留 14 天后 BMR 升高 15%。

受试者在海拔 5800 m 地区停留 82 ~ 113 天成功习服后，其 BMR 升高 10%（Gill 和 Pugh，1964）。如果受试者所处海拔继续升高而未习服时，BMR 可能再次升高，目前我们没有海拔超过 6000 m 的 BMR 数据，而此时体重下降更为迅速，这可能是 BMR 升高的可能原因之一。

与低海拔地区居民及预期数值相比，高海拔地区居民 [拉达克人（Ladakhis）和夏尔巴人（Sherpas）] 的 BMR 较高（Gill 和 Pugh，1964；Nair et al，1971）。即使他们的脂肪含量较低，其 BMR 仍然升高并维持在高水平。Picon-Reategui（1961）也报道了海拔 4540 m 的安第斯山脉地区矿工们的 BMR 升高。BMR 升高的机制尚不明确。人们在进入高海拔地区的前几天，其粪便和尿中排泄的氮源以及挥发性酸并没有发生变化（Butterfield et al，1992），此时交感神经活性增强（参见第 16.6 节），β- 受体阻滞剂可抑制代谢率的升高（Moore et al，1987），由此推测交感活性与之相关。甲状腺活性的增强可能也起到了部分作用，特别是在 BMR 长期升高的人群中（参见第 16.7 节）。

高原活动能量消耗

无论是高原还是平原，在绝对条件下，需要吸入同等的氧气，直至运动负荷接近最大值（Pugh et al，1964；West et al，1983；Wolfel et al，1991；Levett et al，2011）。在高原，最大运动负荷是下降的（参见十二章），所有的活动似乎都会引发与之不相匹配的疲乏。在海拔 8000 m 处，在睡袋中翻个身都极其为困难。因此，在极端海拔高度，日常生活的能量消耗可能会减少。在极高海拔的另一个事实是，睡袋是仅有的温暖之地，人们在一天 24 小时中绝大部分时间躺入其中。但是，呼吸做功的增加产生了相反的效果，加之 BMR 的增加，以至于每天的能量消耗可能与海平面水平相同或略高。在中等海拔时（2500 ~ 4500 m），尽管最大运动负荷下降，但日常短时活动的能量消耗可能变化不大。诸如爬山等长时间活动的能量消耗值取决于习服和健康的程度。Pugh 等（1964）发现，登山者以“适宜”速度攀登至海拔高达 5000 m 的地区时其耗氧量（VO_2）几乎没有下降（见图 12-1）。然而，因为 BMR 的增加，保持体重需要的总能量从海平面时的每天 13.22 MJ 增加到海拔 4300 m 时的 15.64 MJ（Butterworth et al，1992）。

在 1990 年之前，我们无法测量长时间的能量消耗值，但双标记水技术（成本较贵）的发展使测量成为可能。机体中的水被氘（^2H）和 ^{18}氧（^{18}O）两种同位素标记，氘随水排出，同时 ^{18}氧随水和二氧化碳排出，二氧化碳的产量可以从不同途径的排出率计算得出（Schoeller 和 van Santen，1982；Coward，1991）。运用这种技术，Westerterp 等（1992）发现在阿尔卑斯山脉（2500 ~ 4800 m）每天的平均能量消耗是 15.7 MJ，在珠穆朗玛峰（5300 ~ 8848 m）是 13.6 MJ，二者无显著差异。与此相似，1992 年英国冬季珠峰探险队（British Winter Everest Expedition）测定的数值是 11.7 ~ 15.4 MJ（Travis et al，1993）。Pulfrey 和 Jones（1996）利用同一技术在海拔 5900 ~ 8046 m 地区测得的平均数值较高，为每天 19.4 MJ，每天的能量负平衡是 5.1 MJ。Reynolds 等（1999）在高于登山营地处测得的平均数值高达 20.6 MJ，而每天的摄入能量仅为 10.5 MJ，每天的能量逆差竟然高达 10 MJ！另外，在低压氧舱内模拟珠峰海拔，受试者停留超过 31 天的实验结果（珠峰Ⅲ号行动）显示，日均能量消耗值从常氧的 13.6 MJ 小幅下降到研究初期的 13.3 MJ 及后期的 12.1 MJ（Westerterp et al，2000）。这表明，缺氧本身并不能使 BMR 充分升高来平衡由于受试者局限于低压氧舱内使日常活动减少而降低的 BMR，然而，可以预测的是，在登山探险时存在高能量消耗及较高的能量逆差。

15.2.2　能量摄入与平衡

当海拔达 4500 m 时，充分习服者食欲及进食均正常（Consolazio et al，1968）。海拔超过 6000 m 时，多数登山者都会出现食欲减退。人们在此海拔停留的时间越长，食欲减退就越明显。登山者开始抱怨手里的食物，认为储藏食品难以下咽。这种环境下实际热量摄入值的资料极少，仅有的资料是根据工作日志估算的食物分量。有记录显示，1952 年在海拔 5250 ~ 6750 m 的尼泊尔卓奥友峰（Cho Oyu）的食物摄入热量仅为每日 13.4 MJ，攀登中为 17.6 MJ，而 1953 年在海拔超过 7250 m 的珠峰地区，其摄入热量为 6.3 MJ（Pugh 和 Band，1953）。处于海拔 5800 m 处的银色小屋探险队（Silver Hut Expedition，1960—1961）的 4 名登山者在生活条件优越，食物花样繁多、数量充足的条件下，其每日热量摄入约为 12.6 ~ 13.4 MJ（Pugh，1962a）。1984 年 Boyer 和 Blume 报道 1981 年 AMREE 在海拔 6300 m 处停留超过 3 天后，4 名受试者平均热量摄入为 9.34 MJ，而在海平面为 12.5 MJ。Dinmore 等（1994）发现在海拔 1500 ~ 2000 m 以及超过 5500 m 攀登时的能量摄入分别为 10.8 MJ 和 10.3 MJ。然而，Westerterp 等（1992）和 Travis 等（1993）估算在珠峰的能量摄入分别为 7.5 MJ 和 8.6 MJ，显示海拔超过 6300 m 时热量摄入正如预期般减少。

显而易见，攀登海拔超过 6000 m 的主要山峰时，甚至是在习服后攀登时也不能保持热量平衡。Westerterp 等（1994）在玻利维亚萨哈马山（6542 m）进行的研究时发现，10 名受试者在山顶露营 21 天，其能量逆差为每天 3.5 MJ，平均体重下降 4.9 kg（每周 1.6 kg），主要归因于脂肪丢失（74%）。Westerterp 等（1992）对攀登珠峰的登山者进行的研究显示，每天有 5.7 MJ 的热量负平衡。很明显，使用双标记水技术进行的多数实验需要明确回答：半定居状态下，习服者停留于中等海拔（4500 ~ 6000 m）是否可以保持能量平衡？

15.3　高原之旅的体重下降

15.3.1　初期体重下降

多数登山者和徒步者都经历了初期（1 ~ 3 周）的体重下降，即使在海拔 3000 m 以下体重下降也会发生。这可能是因为多数受试者从城市久坐的生活方式转变为一天要行走 16 km（10 英里）的生活方式。除此之外，胃肠道感染也很常见。

Boyer 和 Blume（1984）发现，13 名 AMREE 成员在攀登珠峰过程中体重平均下降 2 kg（范围 0 ~ 6 kg）。那些身体脂肪含量最高的成员体重下降最快，二者有显著相关性；70% 的体重下降是因为脂肪丢失。2 名脂肪含量不足 13% 的成员体重没有下降。Dinmore 等（1994）同样发现徒步第一周体重平均减轻 1.3 kg，但第二周仅减轻 0.5 kg。

探险或长途跋涉初期，体重下降被认为是多余脂肪的丢失。

15.3.2　高原体重下降

食欲减退

初入高原，AMS 可引起食欲减退，呕吐及相应的体重下降，但通常不会持续很长时间。同样，液体也会潴留，患有 AMS 的受试者体重常会增加（Hackett et al，1982），Consolazio 等（1972）发现进入海拔 4300 m 地区的第一天，体重会小幅增加，随后 5 天体重会下降约 1 kg。

AMS 出现食欲减退的机制尚不清楚，一些影响食欲或饱腹感的体液因素已被研究。

瘦素

瘦素是一种食欲抑制激素，由低氧诱导因子 -1（hypoxia-inducible factors，HIF-1）诱导产生。Tschop 等（1998）研究了一组用直升机带至海拔 4559 m 的受试者，结果发现其瘦素水平升高；主诉食欲减退的受试者其瘦素水平高于无食欲减退者（见图 15-1）。由此推测瘦素可能与高原食欲减退相关，但也有一些新近的研究显示，在高海拔地区瘦素水平是下降的（Bailey et al，2004；Vats et al，2004；Zaccaria et al，2004）。Kelly 等（2010）研究发现，和常氧相比，急性缺氧条件下服用 75 g 葡萄糖后瘦素水平下降。Zaccaria 等（2004）发现抵达海拔 5050 m 地区后的前几天，瘦素水平和 AMS 评分之间没有相关性。然而，两项深入研究却发现，瘦素水平增加（Shukla et al，2005；Lippl et al，2010），后一项研究是在海拔 2600 m 地区肥胖受试者中进行的。瘦素的增加在回到低海拔地区后维持了 4 周。Smith 等（2001）

发现，在海拔4000 m、4750 m、5300 m地区的瘦素水平没有变化。瘦素释放受（除低氧外）多种因素的影响，它们在某些研究中可能是混杂因素。正如最近的一篇综述所总结的：暴露于高海拔地区通常伴随着活动增加、体重下降、液体变化、寒冷暴露、交感神经活性增强和睡眠变化等，它们都是瘦素的潜在调节剂（Sierra-Johnson et al，2008）。

胆囊收缩素、胃饥饿素和神经肽Y

除了瘦素，目前有多种新激素、神经递质和受体被认为能够影响食欲，其中少数已经在进入高原的受试者中被检测到。胆囊收缩素诱导饱腹感，运动时表达增加。Bailey等（2000）发现，受试者在进入海拔5100 m地区后，患AMS者静息时胆囊收缩素的水平明显比未患AMS者高。胃饥饿素是胃分泌的一种食欲刺激多肽（Wren et al，2001）。Shukla等（2005）发现，在海拔4300 m的地区，受试者的胃饥饿素水平较海平面水平下降30%。神经肽Y（neuropeptide Y，NPY）是另一种影响食欲的肽类，但Vats等（2004）发现受试者的NPY水平在海拔3600 m和4580 m处无显著差异。这些结果仅是初探，显然还需要更多的研究来阐明习服前AMS出现食欲减退的机制，以及在更高海拔地区习服后仍出现日益加重的厌食的机制。

脂联素与促酰化蛋白

脂联素是脂肪组织分泌的一种激素，影响葡萄糖代谢，也可能影响食欲。两项最近的研究检测了在高海拔地区该激素（与其他激素一起检测）的水平。Barnholt等（2006）检测了两组受试者在海拔4300 m的派克峰处脂联素的水平，一组充分进食以保持体重，而另一组限制进食并存在体重下降，两组间脂联素水平没有差别。Smith等（2011）研究了远征海拔6088 m的玻利维亚汇亚那-波托西峰的登山者，他们收集了其在海平面及海拔达5300 m地区的血样，发现脂联素水平在高海拔地区升高。

促酰化蛋白也由脂肪组织产生，可能在体重下降中发挥作用。它可以调节甘油三酯在脂肪细胞中的储存。Smith等（2011）发现其水平在高原显著增加。

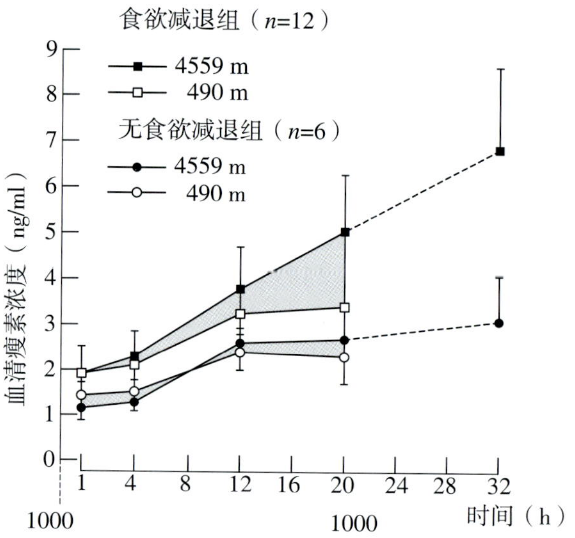

图15-1 18名有或无食欲减退的受试者在海拔490 m和4559 m的玛格丽塔小屋的血清瘦素浓度。食欲减退的受试者（n=12）瘦素水平随海拔由低至高（曲线间的面积）的升高是显著的（P=0.008），但无食欲减退组的受试者（n=6）无此情况（P=0.35）（Tschop et al，1998）

胃肠道血流量

进食可以增加胃肠道的血流量，如果这种反应在高原钝化，就可能会引起食欲减退。Kalson等（2010）使用超声技术测量了12名受试者在海平面及多个海拔（最高3767 m）进食前后肝门静脉血流的速度和血管直径来验证这种可能性，发现在高海拔地区血流量是增加的，但餐后血流量的增加维持在某一水平。由此推测，肠道血流量的适度增加并非高原食欲减退的原因。

习服后的体重下降

习服后的体重下降通常发生在海拔5000 m以上。Dinmore等（1994）发现在海拔5000 m以上攀登2周后，体重平均下降3.9 kg。1992年英国冬季珠峰探险队成员在海拔5400 m以上地区体重平均下降5 kg，总下降体重为7.8 kg（Travis et al，1993）。图15-2显示了习服后海拔对体重的关键影响。

海拔5800 m的银色小屋的受试者早期体重下降5.3 kg；之后，其体重以每周略低于400 g的速率平稳下降。但也有2次例外，下降到海拔4000～4500 m时，受试者体重反而增加。在银色小屋的多数受试者每周体重减轻 0.5 ～ 1.5 kg（Pugh，1962a）。

Rai 等（1975）发现居住在海拔 3500 ～ 4700 m 地区的受试者尽管从事掘地筑路的艰苦工作，但体重并没有下降。实际上，在海拔 4700 m 地区生活 3 周，每天 232 g 的高脂饮食使他们平均增重 1.4 kg。Butterfield 等（1992）也发现在海拔 4300 m 地区可以通过增加进食量的方式使 BMR 成比例增加，从而对抗体重下降。然而，在海拔 6300 m 的珠峰西坳营地，多数受试者体重下降。Boyer 和 Blume（1984）记录了 13 名受试者在平均 47 天的停留过程中，体重平均下降 4 kg（范围 0 ～ 8 kg）。并再次显示，最初的体脂百分比与体重下降程度之间的相关性存在个体差异。Boyer 和 Blume 也发现，平均体脂仅有西方登山者一半的夏尔巴人在多数时间处于海拔 6300 m 或以上时体重并没有下降（参见第 15.9 节）。

高原体重下降存在差异有可能与受试者的运动素质有关。Westerterp（2001）在一篇关于人类可持续代谢率极限的综述中指出：正常、健康、未经训练的男性在海平面持续体力活动时的平均活动度（physical activity level，PAL）约为日常活动度的 1.5 倍，然而经过训练的有耐力的运动员可保持该值在 3.0 ～ 4.5 倍而不伴有体重下降。他们通过充分增加食物摄入，特别是糖的摄入而达到此水平。斯堪的那维亚运动员通过增加进食频率及使用高能糖饮料达到此目的。夏尔巴人及尼泊尔港口工人习惯长期高能消耗，他们每天仅进食 2 餐（他们必须要生火做饭），但西方人对他们一顿能进食的米饭或糌粑的量印象深刻。

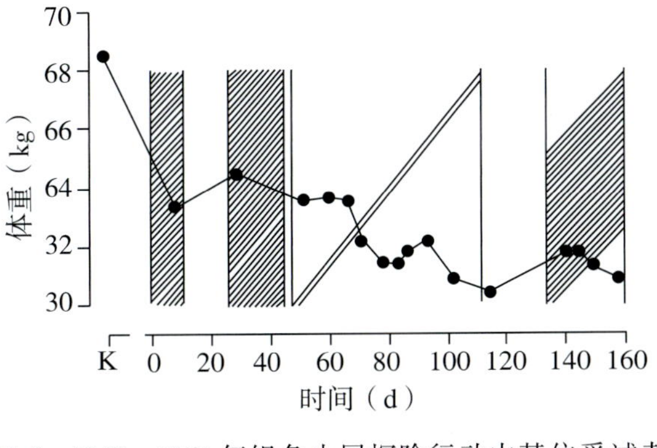

图 15-2 1960—1961 年银色小屋探险行动中某位受试者的体重记录。从加德满都（K）出发，在初步的准备期后，他停留于海拔 5800 m 地区（阴影区）或 4500 m 的大本营中。注意：在 5800 m 处体重下降，但在 4500 m 处的两次间隔中体重增加

女性体重下降幅度似乎比男性小。Hannon 等（1976）发现，女性受试者在海拔 4300 m 地区生活 7 天，其体重平均仅下降 1.8%，而前述的同一研究中男性在该海拔高度体重下降 3.5 和 5.0%。Collier 等（1997b）发现在珠峰营地（5340 m）停留 15 天后体重指数的变化为：22 名男性体重每天下降 110 g/m²，8 名女性为每天下降 20 g/m²，具有显著差异（P=0.03）。7 名男性登山者在海拔 7100 ～ 8848 m 地区攀登时（极高海拔予以吸氧），体重每天平均减轻 150 g/m²。一名女性登山者在海拔 8000 m 以上地区停留 4 天后（未吸氧），回到营地后体重竟然没有下降！

15.3.3 低压氧舱内体重下降实验

有人会争论说在登山探险中的体重下降是因为寒冷、有限的食物储备以及攀登过程中增加的能量消耗，确实可能如此，但缺乏实验数据来证实。低压氧舱研究避免了上述潜在影响因素：研究时间过短不能达到研究目的，但时间跨度为 40 天的珠峰 Ⅰ 号行动和珠峰 Ⅱ 号行动的结果显示：在温湿度适宜、食物供给充足的良好条件下，受试者体重仍然下降（Rose et al，1988）。在珠峰 Ⅱ 号行动中，6 名受试者在模拟珠峰峰顶停留 38 天，体重平均下降 7.4 kg，能量摄入下降 43%，而且有趣的是，受试者挑选的食物使得葡萄糖在总食物摄取中的比例从 62% 下降到 53%。作者认为，体重下降并不能完全由食物摄入减少来解释，一定涉及吸收不良或者 BMR 升高导致的能量消耗增加（参见第 15.2.1 节）。舱内运动负荷可能不及攀登探险的强度。在珠峰 Ⅲ 号行动中，让 8 名受试者在低压氧舱内模拟珠峰顶点停留 31 天，结果显示了相似的体重下降——体重平均下降 5 kg，由于饱腹感增加热量摄入每天减少 4.2 MJ（Westerterp-Plantenga，1999）。

15.4 机体构成与体重下降

假定体重下降主要是因为能量供不应求，那么人们就会简单地认为机体首先消耗脂肪储备，然后开始动用去脂体重的蛋白质，也就是肌

肉。然而，不管怎样精心控制饮食以减少脂肪，机体也不可能完全失去脂肪而只保留去脂肌肉（Garrow，1987）。最佳的体重下降是减去 75% 的脂肪和 25% 的肌肉。这一数据是与快速体重下降时脂肪和肌肉等比例减少相比较而言的（Forbes 和 Drenick，1979）。

Boyer 和 Blume（1984）通过测量皮褶厚度来估计机体的脂肪含量。这种方法的绝对结果具有不确定性，但其相对变化可能是可靠的。他们发现，向营地行进过程中体重平均下降 2 kg，70% 是脂肪减少，这接近于保留肌肉的最有效体重下降数字。然而在海拔 5400 m 以上（主要是 6300 m 或以上）地区，平均 4 kg 的体重下降仅有 27% 是脂肪减少，73% 是肌肉减少，实际上受试者体内至少还有 10% 的脂肪。肌肉减少的比例要比饥饿时多得多，由此推测该海拔高度时低氧可能干扰了蛋白质代谢（参见第 15.5 节）。

珠峰Ⅱ号行动研究中（Rose et al，1988），受试者脂肪减少 2.5 kg（体重的 1.6%），肌肉减少 4.9 kg。CT 检查大腿显示肌肉减少了 17%，皮下脂肪减少了 34%。尽管肌肉减少弊端很多，但有利的一面是增加了肌肉毛细血管的密度。这是因为肌肉的减少是依靠肌纤维直径变细，并非数量的减少，每根肌纤维毛细血管的数量是恒定的。因而毛细血管间距变小，有利于肌肉的氧供（参见第十一章）。Oelz 等的研究（1986）支持这种推论，该研究对 6 名登山佼佼者从高海拔地区回到低海拔地区数月后进行了肌肉活检，结果显示，他们的肌纤维比对照组细，而毛细血管密度比对照组高。肌肉减少的另一解释是随着高原总体活动的减少，出现失用性萎缩，同样导致肌纤维变细。这两种解释并不相互排斥。珠峰Ⅱ号行动中肌肉活检研究的结果显示了肌纤维大小出现了同样的组织学改变（第十一章中已包括对肌肉组织学改变的详细讨论）。

15.5 肠道吸收与低氧

在海拔 5000 m 以上的高原存在持续的体重下降，在食物摄入得到保证、能量消耗减少的情况下，就必须考虑吸收不良和食品食用不当的可能性。Pugh（1962a）报道，银色小屋探险队的成员注意到了他们的粪便量多且油腻，推测可能是脂肪消化不良所致的脂肪泻。

正如在第 15.3.2 节中所述：体重下降不是生活在海拔低于 5000 m 地区的特征，实际上多数关于高海拔地区的研究都是在此海拔以下进行的，这也是为什么关于肠道吸收的研究极为罕见的原因之一。该领域研究被忽视的其他原因可能涉及研究方法太复杂、难以应用（如放射性物质的吸收）或者是研究者排斥实验方法（比如粪便的收集、液化、样本分装等）。最后，也没有几个高原生理学家有胃肠病学的知识背景。

15.5.1 糖类吸收和低氧

Milledge（1972）研究了因为先天性心脏疾病或者慢性阻塞性肺疾病导致缺氧的患者，发现其木糖醇吸收率随动脉血氧饱和度的下降而减少（图 15-3）。

无论是手术缓解缺氧的心脏病病例，还是通过 13 小时的吸氧补足氧供的呼吸疾病病例，其木糖醇吸收率均有所增加。木糖醇吸收试验设定的正常值下限低且相当不确定，特别是在肠道寄生虫感染的人群中更为普遍（该研究是在印度南部进行的）。当动脉血氧饱和度低于 70% 时，木糖醇吸收率就减少（图 15-3），缓解缺氧后吸收随即增加，这也支持了上述观点。

Pritchard 和 Lane（1974）在 26 名慢性阻塞性肺疾病患者中没有发现木糖醇吸收不良，其最低的动脉氧分压（PO_2）是 48 mmHg，大约对应于 78% 的血氧饱和度。Chesner 等（1987）发现 11

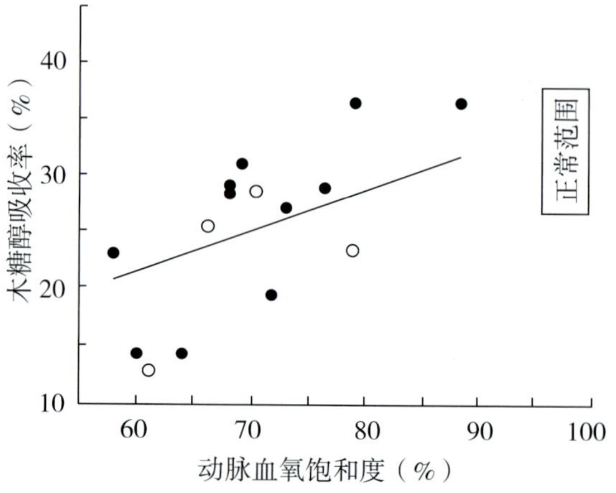

图 15-3 因为发绀型先天性心脏病（实心圆点）或慢性肺疾病（空心圆点）导致的缺氧患者的木糖醇吸收率与动脉血氧饱和度的关系

名受试者在海拔 4846 m 处没有木糖醇吸收不良，但当海拔达到 5600 m 时，60 分钟 - 血浆木糖醇浓度下降，证明严重低氧才对机体吸收木糖醇有影响。Boyer 和 Blume（1984）在海拔 6300 m 处的研究发现：和海平面的对照组相比，7 名受试者中有 6 名木糖醇吸收率下降 24%。

当然木糖醇吸收率的测量方法有其缺点，结果受诸如胃排空时间、吸收面积、肠转运和肾功能等多种因素的影响。Donmore 等（1994）使用了双糖测试法，两类非代谢的糖经不同形式吸收，但受到同样的外部因素影响（相互抵消），此时的结果用比率来表示（Menzies，1984）。D- 木糖醇的吸收属被动转运，而 3-*O*- 甲基 -D- 葡萄糖的吸收属钠依赖性主动转运。Dinmore 等发现海拔 6300 m 受试者的 D- 木糖吸收率下降 34%（图 15-4），3-*O*- 甲基 -D- 葡萄糖吸收率下降 15%。在高海拔地区，两者的比值持续下降，在随后的研究中，在海拔 5400 m 处 60 分钟血清木糖醇 / 3-*O*- 甲基 -D- 葡萄糖较海平面低 17%（Travis et al，1993）。因此，高海拔地区糖类吸收减少这一假说得到这些相对复杂研究的支持。

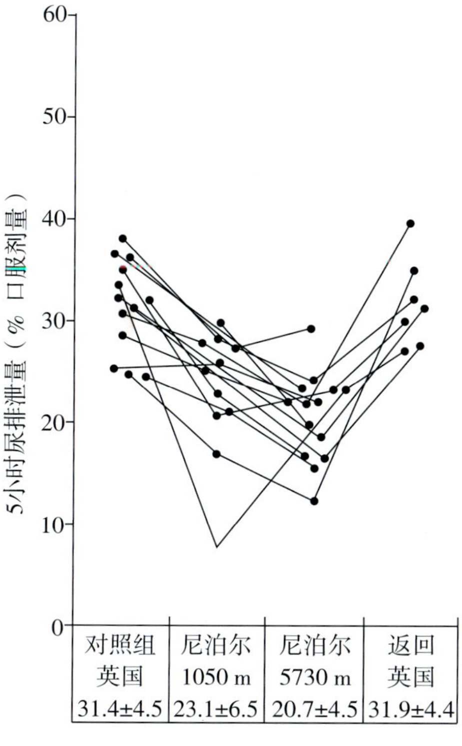

图 15-4　对一组登山者在海平面（英国，UK）、高原（尼泊尔，分别为 1050 m 及 5730 m）及返回英国后进行的 D- 木糖吸收试验（每个地点采用均值 ± 标准差计算）（Dinmore et al，1994）

15.5.2　脂肪吸收和低氧

Rai 等（1975）发现，在海拔 4700 m 地区不存在脂肪吸收不良，Chesner 等（1987）在海拔 3100 m 和 4800 m 地区的研究结论同样如此。Imray 等（1992）采用 ^{14}碳甘油三油酸（^{14}C-triolein）呼吸试验发现，在海拔 5500 m 的阿根廷 Aconcagua 地区同样不存在脂肪吸收不良；Butterfield 等（1992）发现在海拔 4300 m 处粪便中挥发性脂肪酸的排泄没有增加。但 Boyer 和 Blume（1984）发现和海平面相比，3 名习服者在海拔 6300 m 处脂肪吸收减少 49%。

15.5.3　蛋白质代谢和缺氧

Kayser 等（1992）通过对尿和粪便排泄的 ^{15}氮检测来确定 ^{15}氮标记的大豆蛋白质吸收情况，发现受试者在海拔 5000 m 停留 3 周后，蛋白质吸收没有减少。

15.5.4　概述：高海拔地区的吸收不良

海拔 5000 m 处，对人体粪便能量排泄的测定结果显示，96% 的能量摄入是被吸收的（Kayser et al，1992），等同于西方流质饮食受试者在海平面的正常值。这项试验对 3 天的整体食物消化率进行了测量，使用弹式量热器检测食品和粪便的总能量值，消化食物的能量以摄入食物的百分比表示。海拔 5000 m 以上时可能存在糖类、脂肪和蛋白质的吸收不良，但证据并不充分。因为该领域的许多研究在肠道感染常见的国家进行，研究时或之前几天或几周有肠道感染的可能性，而这本身就可能导致吸收不良。Westererp 等（1994）在萨哈马（6542 m）地区发现人体总能量消化率下降到 85%，表明存在吸收不良，但体重下降主要归因于食物摄入的减少。另一方面，在珠峰Ⅲ号行动中，Westererp 等（2000）发现模拟海拔 7000 m 条件下能量消化率为正常的 94%。

如果缺氧确实导致了吸收不良，那么它在高海拔地区导致的体重下降中仅起到次要作用，而能量负平衡起到主要作用。

15.6　人在高原的蛋白质代谢

人们从极高海拔回到海平面后发生明显的肌

肉萎缩，尤其是登山运动员，这种情况使我们思考一个问题：缺氧是否会直接影响蛋白质代谢？目前几乎没有该领域的人体研究数据。

Consolazio 等（1968）研究了人体在高原的蛋白质平衡，发现受试者的蛋白质代谢在高原和平原之间没有区别，但研究所处地区是海拔 4300 m 的派克峰，低于会发生持续体重下降的临界海拔高度。

Rennie 等（1983）研究了低压氧舱内（模拟海拔 4550 m）急性缺氧条件下人体前臂肌肉的亮氨酸代谢，发现急性缺氧状态下，肌肉氨基会有一个净丢失，可能是由于肌肉蛋白质合成下降所致。如果由此推断海拔高于 5000 ~ 6000 m 地区慢性缺氧条件下也会发生这种情况，此时缺氧对习服者也会产生同样的影响，那么对于前述研究中肌肉损耗就有了另外的解释。有人推测补充蛋白质或者支链氨基酸（BCAA）可能有助于避免肌肉损耗。Bigard 及其同事（1996a）对参加了 6 站海拔 2500 ~ 4100 m 高山滑雪比赛的一组滑雪运动员补充 BCAA，对照组补充 98% 糖类，前者在身体构成变化或者肌肉等长收缩方面并不优于后者。当然，补充 BCAA 组体重下降程度低。另一项研究（Bigard et al，1996a）发现，给生长期大鼠饮食中添加蛋白质对高海拔所导致的肌肉生长抑制无影响。

San Miguel 等（2002）对高海拔地区［拉巴斯（La Paz），3600 m］地区 8 ~ 9 岁儿童进行的研究发现：和低海拔地区的儿童相比，其蛋白质吸收或利用显著下降。高海拔组 6 小时后酪蛋白的氧化率仅为 19%，而低海拔组为 25%（$P < 0.02$）。研究方法为：用 ^{13}C 标记摄入的亮氨酸整合酪蛋白，然后分析呼出的 $^{13}CO_2$。但是，这种方法不能区分是蛋白质吸收减少还是利用增加。

15.7　人在高原的水平衡

毫无疑问，初入高原的登山运动员常出现脱水，Pugh 对 1953 年珠峰成功探险的贡献之一就是他极力强调登山者在登山前补足液体的重要性。Pugh 写道：

“对于在高海拔地区一天攀登 7 小时的勇士们来说，要以饮料和汤的形式每天补充 3 ~ 5 L 的液体以保证维持尿量为 1.5 L/d。这种大量的液体补充是因为大量的液体丢失，一部分是由于通气增加以及干燥寒冷的空气导致的肺蒸发增加，另一部分是由于出汗增多。”

（Pugh，1964a）

（但注意后续的第 15.7.1 节。）此后，徒步者和登山运动员进行类似活动时，均强烈推荐充分补充水分。脱水使人表现低迷，也可能是 AMS 的危险因素（参见第十九章）。我们不否认水化的重要性，但也有可能夸大其辞，对液体疗法盲目迷信，特别是无电解质水，可能会导致低钠血症。在炎热环境（Backer et al，1993，4 例）、寒冷环境（Zafren，1998）以及高海拔地区（Basnyat et al，2000a）都有病例报道。在高海拔地区，这种病例易被误诊为 AMS。

水平衡中水的摄入和排出存在不同。因为水不易获取，水摄入容易受限，特别是在高海拔地区，水只能通过融化的雪或冰获取；而且还需要依赖充足的燃料才能取得饮用水。水也可来源于食物代谢和食物本身，因而在高海拔地区，如果食物摄入减少（实际情况也是如此），就需要多喝水。低氧情况下渴感钝化，这已在大鼠身上得到了验证（Jones et al，1981）。

水的总排出量是尿和粪便中的水以及不显性失水的总和（Jones et al，1981），后者包括出汗和呼吸蒸发。其中出汗占很大一部分。由于天气寒冷，登山者们厚实的衣着，因空气滤过效果下降导致的充足光照、积雪反射的热效应都会导致出汗增加。空气干燥时，汗液蒸发非常普遍，然而登山者意识不到自己在出汗（有时甚至是大量出汗）。当然，在真正寒冷的条件下，出汗失水可能是微不足道的。低压氧舱内控制条件下的珠峰Ⅲ号行动研究发现：高海拔低氧对不显性失水的影响持续不变（Westerterp et al，2000）。

15.7.1　呼吸蒸发失水及其计算

如前所述，人们假定高海拔干燥寒冷条件下过度通气一定会导致大量的呼吸蒸发失水。呼吸蒸发失水是呼出气体的水分丢失减去吸入空气的水分，后者取决于温度和相对湿度。在海平面温度 22℃、湿度 50% 的标准室内条件下，吸入的水汽压（PI_{H_2O}）是 10 mmHg，每升吸入空气中包含 10.6 mg 的水。高原温度和湿度均较低，空气中所含的水接近 0。吸入空气被加温、加湿，抵达肺泡时被完全水饱和，并达体温水平，此时，$PI_{,H_2O}$ 是 47 mmHg，水含量是 49.7 mg/L。当处于标准室内条件呼吸干燥空气时，假设呼出的气体温度为体温并呈水饱和状态，那么每呼出 1 L 气体，净丢失约 49.7 mg 的水，或者是 39.1 mg/L 的水。静息状态下，假定每分通气量为 6 L，水丢失将是每分钟 234.7 mg，或者每天 338 ml；如果空气完全干燥，水丢失数值为每分钟 298.1 mg，或者每天 429 ml。

运动通过增加每分钟通气量引发更多的水分丢失。在海拔达 1000 m 的丘陵，整日（8 小时）行走的研究显示，静息和运动条件下 24 小时总氧耗量分别为 596 L 和 928 L（Williams et al，1979）。这意味着 24 小时总通气量分别为 14 900 L 和 23 200 L，呼吸蒸发失水分别为 584 ml 和 909 ml。

高原增加的通气量和干燥的空气使失水量增加。随着气压下降到大气压的一半（5800 m），习服者在静息和亚极限运动速率时通气量加倍，因而根据这些假设，计算出的 24 小时呼吸蒸发失水在休息日是 859 ml、攀登日为 1.718 L。如果我们考虑到登山者花费 1 天时间攀登至海拔 8000 m 以上，假定 24 小时内的平均每分钟通气量为 40 L（最大值），水丢失将会是 2.863 L。

然而，众所周知（经常会被忘记，有时还会重新研究）呼出气体的温度低于体温，在高原这种更低的气温环境下，可能并非能达到完全水饱和（Loewy 和 Gerhartz，1914；Burch，1945；Webb，1951；Ferrus et al，1984）。因而实际上的呼吸蒸发失水少于前述利用假设计算出的数值。

随着干冷空气被吸入，黏膜表面被冷却并部分干燥，呼气时，初始呼出气体（无效腔气体）的温度低于体温，并且未达水饱和。呼出气体的中间部分在从肺泡呼出时，充分水饱和，并且温度同体温；对上呼吸道黏膜表面加温加湿，但其本身会使呼吸道表面降温并且失水。呼出气体末段部分可能同体温温度、达到水完全饱和状态，或者达不到此状态，取决于吸入气体的情况以及影响呼吸的因素。各种因素的综合作用使呼出的混合气体低于体温并呈水不完全饱和状态。

Ferrus 等（1984）研究了影响混合呼出气体的温度和水饱和度的多种因素，包括：

- 吸入气体的温度
- 吸入水分的水分压
- 呼吸频率
- 潮气量
- 吸入气体的密度

他们发现每升呼出气体的水的质量受到上述所有因素的影响，其中潮气量和气体密度影响相对较小。他们提出了一个公式，可以计算出各种条件下呼吸蒸发的失水量。吸入空气的温度越低，呼吸频率越快（肺通气量越高），呼吸蒸发失水量越多。因而如果我们考虑到登山运动员在海拔 8000 m 以上存在的多种极端因素（见上），计算出的呼吸蒸发失水量约为 3 L，而运用 Ferrus 的公式计算出的失水量不到 1 L（节省了 65%）。这类计算的细节及对呼吸蒸发失水的影响详见 Milledge（1992）的论文。

总而言之，呼出气体的水分丢失并不多。在极高海拔运动的极端条件下，当每分钟通气量很高、水丢失最多时，水分保持意义最大。这是因为呼出气体温度比体温低，并且水饱和度不足。假定平均通气量为每分钟 40 L，在零下 15℃、干燥的空气中持续 24 小时，计算出的呼吸蒸发失水量不足 1 L，因而推测由于出汗导致的水丢失远比呼吸蒸发失水要重要。

15.8 高原饮食

人们的饮食观（不仅仅是高原饮食）不易改变，舆论的力量往往和科学证据的强度呈负相关。

15.8.1 高糖饮食

登山运动员在高海拔时有时会偏好高糖、低脂饮食，这当然有其生理学原因。图 15-5 显示了建议高糖饮食的基础，如果一个人仅使用脂肪做能源，呼吸商（RQ）为 0.7，使用糖类或蛋白质后呼吸商（RQ）会升至 1.0。

呼吸商这种改变会导致任何给定的肺泡二氧化碳分压（P_ACO_2）和肺泡氧分压（P_AO_2）增加。正如图 15-5 显示的那样，受试者处于海拔 5800 m 地区时，大气压是海平面大气压的一半，氧气压（P_IO_2）是 70 mmHg，P_ACO_2 一般认为是 23 mmHg。RQ 为 0.7 时，P_AO_2 是 37.2 mmHg，RQ 为 1.0 时，

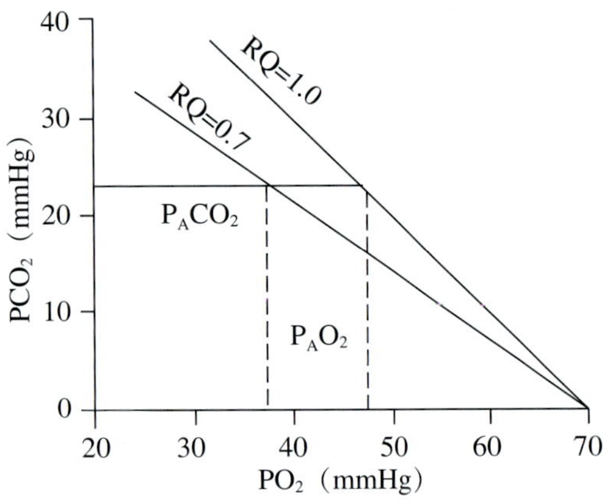

图 15-5　氧 - 二氧化碳简图显示呼吸商（RQ）在给定的 P_AO_2 下对肺泡 PO_2 的影响。RQ 从 0.7（使用脂肪时的 RQ）到 1.0（使用糖时的 RQ），P_AO_2 从 37.2 mmHg 增加到 47.0 mmHg

P_AO_2 将是 47 mmHg，这将大大增加动脉血氧饱和度。同时意味着能源利用从纯脂肪转向纯糖类，但实际上对极高海拔的登山运动员来说，糖类部分替代脂肪更为有益。

Consolazio 等（1969）比较了正常饮食和高糖饮食的两组受试者在海拔 4300 m 地区的情况，高糖饮食组表现得更为优秀，对繁重劳动的耐受力更强，但其最大氧耗量（VO_{2max}）并未显著增加。同时，高糖饮食组中 AMS 患者的症状较轻。

实验室研究证实了这种推测。受试者在一段时间的常氧监测后服用水或葡萄糖溶液，然后在低氧（F_IO_2 12.8%）条件下继续监测，CO_2 生成和通气量均增加，SaO_2 增加 4%（Golja et al，2008）。

在该领域的一项最新研究中显示（Oliver et al，2012），41 名受试者徒步至海拔 5192 m 地区，在此过程中给予补充糖类能量饮料或者空白对照，在海拔 5192 m 的计时赛结果显示：和空白对照组相比，那些目标摄入量为 3.5 g/kg 的受试者在终点，自觉运动负荷下降 18%，完成时间快 17%。

提倡高糖饮食的另一原因是在高原习服后，机体更多将葡萄糖作为能源（Brooks et al，1991；Roberts et al，1996）。Lundby 和 van Hall（2002）通过将受试者暴露在海拔 4100 m 并在此高度习服 4 周的研究解释了该问题。绝对运动负荷相同时，习服者转而更多地利用葡萄糖，减少游离脂肪酸的利用；但相对运动负荷相同时，这种变化消失。可能有人会认为，在高海拔地区，登山运动员通常以比他们在海平面时更高的相对强度来运动，但该强度比绝对强度低，因而其更多地利用了葡萄糖。

15.8.2　低脂饮食

许多登山运动员发现，在高海拔地区高脂肪食物变得索然无味，与北极和南极旅行者饮食偏好相反。游历过北极和高原山川的 Tilman 写道：

> “如果你在户外得到像干肉饼这样高度浓缩的食物，要有坚定的决心才能吃下它——俯卧、绝对静止，以防止吐出，最好再吃一点点糖。正如 1938 年我和 Peter Lloyd 在海拔 27 200 ft（1 ft ≈ 0.3 m）所做的那样，我觉得喝一大碗干肉饼汤无疑是一个壮举，只有坚持不懈、如饥似渴才可以做到。”
>
> （Tilman，1975）

在高海拔地区适宜低脂饮食的生理学原因在于，脂肪作为能源对 RQ 有影响（如上所述），以及脂肪吸收不良对糖类和氨基酸吸收也可能产生影响。对脂肪的不耐受令人遗憾，因为脂肪比糖类或蛋白质提供了更多的热量来源。

总而言之，在高海拔地区，营养的主要问题是因为食欲减退而导致的能量摄入缺乏。任何有助于登山运动员摄入更多热量的食物都是有益的，都应提倡。

15.8.3　其他膳食成分

铁

人体在进入高原后红细胞增多，所以有人建议应该补充额外的铁。其实如果之前不存在缺铁，那么体内的铁储备以及正常饮食中含有的铁已经足够了。但是，绝经前妇女可能存在一定程度的铁储备不足，所以适宜补充铁（Richalet et al，1994）。肠道铁吸收增加是在血浆铁浓度变化之前对缺氧的快速反应，至少在大鼠和小鼠身上是如此（Hathorn，1971；Raja et al，1986）。因此，在机体的铁储备被耗尽之前，铁就应得到补充。

维生素

探险和徒步团体成员常服用维生素制剂，尽管补充这种膳食成分可能无害，但没有证据显示在正常、均衡进食的情况下需要额外补充维生素。

15.8.4　新鲜食品以及食品风味和品种

进入高原后食欲飘忽，变得如玉般脆弱，行程中多数人都抱怨储存食品味道的单调雷同。有经验的登山运动员采取吃当地新鲜食品的策略，辅以最少量的储存食品。进入高海拔地区后味觉好像钝化了，吃西餐如同嚼蜡，淡而无味。添加咖喱和香草这样有强烈口味的调味料大受欢迎。个体的好恶存在巨大的差异，甚至远大于在海平面时。聪明的领队试图通过提供尽可能多的食品花样、品种和风味来迎合这种需求。然而，这是个令人为难的差事，因为无论领队提供什么，探险成员们都更渴望无法获得的那种口味。

15.9　高原居民的营养和代谢

仅极少数的研究涉及高原土著居民的营养问题。令人印象深刻的是，夏尔巴人在体重下降方面明显优于平原登山者，Boyer 和 Blume 在前述的第 15.3.3 节也记录了这种不同。有一些管理人员在智利奥坎基尔查山区（Aucanquilcha，5950 m）煤矿居住了 1 ~ 2 年，但现在均已离开。推测他们即使经历了银色小屋（5800 m）实验中我们所采用的残酷方式也不会发生体重下降，但必须说明，仅有一部分矿工能够长期在此海拔居住（West，1998，227 页）。

Holden 等（1995）研究了安第斯山脉土著居民的心脏代谢发现，他们远比平原居民更依赖葡萄糖能源。Hochachka 等（1996）研究了夏尔巴人在常氧和缺氧条件下的代谢，同样发现，和平原居民相比，夏尔巴人为维持心脏功能更多地使用糖类，较少利用游离脂肪酸。在缺氧条件下，这对代谢组织是有利的，因为每分子氧利用葡萄糖产生的三磷腺苷比利用游离脂肪酸多 25% ~ 60%。

（姜　军 译　旦增诺扬 校）

第十六章

高原的内分泌和肾脏系统

概述

高原慢性缺氧对内分泌系统诸多方面均有影响。其中对维持水盐代谢平衡及心功能的激素的研究成为焦点。由于运动是高原病研究的重要方面，同时对诸多激素均有影响，因此海拔和运动成为高原低氧环境下激素研究不可或缺的因素。通过对比患有急性高原病（acute mountain sickness，AMS）受试者与非患病者激素水平的异同点，可以研究某种激素在 AMS 发病机制中可能的作用。

抗利尿激素（anti-diuretic hormone，ADH）的水平不受海拔与运动的影响。早先研究提示：除在一些严重呕吐的病例中 ADH 水平升高外，AMS 与 ADH 的变化似乎并无关联。然而最近一项研究提示：AMS 习服者在低氧暴露 1 小时内出现了 ADH 水平下降所导致的利尿现象，然而 AMS 易感者 ADH 水平升高并伴有水钠潴留。经过对极高海拔的充分习服后，AMS 易感者血浆渗透压升高并伴有 ADH 水平的异常降低。渗透压随高原习服而变化，相应的 ADH 改变体现在反应曲线的斜率与截距上。

肾素 - 血管紧张素 - 醛固酮系统可被运动激活，一旦登山的时间过长，就会产生水钠潴留。在高原不运动时，醛固酮水平较低，登山等运动会使醛固酮水平升高。

初抵高原，人促肾上腺皮质激素（ACTH）将刺激皮质醇分泌，5 ~ 7 天后回落至基线水平。即使受试者于海拔 6000 m 以上地区停留数周，其皮质醇水平仍正常。但也有报道显示受试者在高原停留数月后其皮质醇水平升高。

抵达高原的最初几天，肾上腺素交感系统会被激活，尿中儿茶酚胺水平升高。经过习服，尿中儿茶酚胺水平出现回落，这一过程与静息心率的变化一致。

动物在缺氧状态下甲状腺功能是减低的，但人在高原时甲状腺功能却是增强的。正因为如此，随着交感神经活性增强，基础代谢率（basal metabolic rate，BMR）升高，习服后 BMR 仍保持较高水平。

初抵高原，胰岛素敏感性下降。随着习服，胰岛素敏感性不断升高。

缺氧时，血浆内皮素（plasma endothelin）水平升高，与肺动脉压的升高一致；高原肺水肿（high altitude pulmonary edema，HAPE）患者及其易感者体内血浆内皮素水平也高于正常值。

缺氧对胰高血糖素、生长激素、缓激肽及性激素几乎没有影响。但也有例外，低氧条件下运动对生长激素的反应性增强，性激素则呈现降低趋势。

红细胞生成素在第九章的第 9.2 节、9.4 节已讨论。

高海拔对肾功能的影响微乎其微。在超过 6500 m 的极高海拔地区，肾对呼吸性碱中毒的代偿作用似乎减弱。初抵高原时尿微量蛋白有所增加，AMS 患者更甚。

16.1 引言

内分泌系统调控机体的各种功能，海拔对它的影响仅有一小部分得到了一定的研究。研究的领域反映出科学家进入高原后的兴趣点。因此，在体液和电解质平衡中起部分作用的激素被广泛研究，因为它们可能与急性高原病（AMS）及其并发症的发生有关。如甲状腺激素也被广泛研究，因其对代谢率会产生影响。决定研究领域的另一因素是相关试验的可行性及简便性。本章纵览了迄今为止的主要系统性研究，但显然，急性和慢性缺氧对内分泌系统影响的大量研究领域尚待挖掘。

高原内分泌系统的研究完全可行，与低海拔地区研究一样，但在收集样本时应注意细节，如取样时间、受试者的状态、必需的饮食和运动情况等。

16.2 抗利尿激素

抗利尿激素（ADH）也被称为血管加压素，由垂体后叶分泌，在血浆渗透压升高时发挥作用。它能使肾集合管对水的重吸收作用加强，从而减少尿量。在一些动物身上，它能使小动脉收缩，从而导致血压升高，由此产生了其替代名称，但这种影响在人身上微乎其微。

大量证据表明，进入高原后，AMS 患者和无症状者都会发生体液容量的变化。因而研究人员研究了缺氧对 ADH 的生理影响及 ADH 在 AMS 中的作用。缺氧对 ADH 影响研究结论并不一致，并且大相径庭。

16.2.1 ADH 与运动

William 等（1979）研究了常氧状态下运动与 ADH 的关系。受试者被要求进行连续 7 日的山地白昼徒步训练，结果显示：尽管受试者因水钠潴留出现了运动性外周水肿，但 ADH 浓度并无变化（参见第 16.3.3 节）。

16.2.2 急性缺氧与 ADH

在 Forsling 和 Milledge（1977）的研究中，受试者吸入浓度为 10% ~ 10.5% 的氧气 4 小时，期间间隔 3 分钟，至 4 小时取样，血浆 ADH 水平并无变化。在另一试验中，受试者处于等同于海拔 4000 m 的低压氧舱中 14 小时，结果显示血浆 ADH 浓度并无显著变化。但当受试者感到恶心时，其 ADH 水平明显升高（Forsling 和 Milledge，1980）。Claybaugh 等（1982）将受试者置于低压氧舱内模拟各种海拔高度，发现缺氧 8 ~ 12 小时后受试者的尿 ADH 升高，随后回落至海平面水平。患有 AMS 的两名受试者缺氧 2 ~ 4 小时后尿 ADH 排泄量增加。De Angelis 等（1996）的研究显示，将 26 名青年飞行员置于模拟海拔 5000 m 的低压氧舱中 3 小时，由于严重的缺氧应激，使他们的 ADH 显著升高。

Loeppky 等（2005a）对处于模拟海拔 4880 m 的低压氧舱中超过 8 ~ 12 小时的 51 名男性进行研究，检测其体液平衡、各种激素和 AMS 评分。他们发现，与最轻的 AMS 患者相比，最严重的 AMS 患者有显著的水钠潴留和尿量减少。ADH 在 AMS 患者中升高，在轻微或未患 AMS 的患者中下降。因此，对急性缺氧的生理反应可能是 ADH 水平下降而引起的利尿，而那些 ADH 未降的受试者很可能会患 AMS。

Bocqueraz 等（2004）的研究中，将自行车运动员置于模拟海拔 4200 m 的低压氧舱中，在最大摄氧量（VO_{2max}）为 50% 和 75% 的情况下运动 60 分钟，结果显示 ADH 无变化。

16.2.3 慢性缺氧与 ADH

在该领域进行的研究包括 Singh 等（1974）的研究，他们检测一组具有高原肺水肿（HAPE）病史的受试者的各种激素。进入高原后无症状的受试者，其 ADH 浓度无变化；而发病受试者的 ADH 水平呈现升高的趋势；但这主要出现在进入高原的几天后，且无统计学意义。Harber 等（1981）的研究显示，在进入高达 5400 m 的高海拔地区后，尿液 ADH 浓度无显著变化；与 AMS 也无相关性。甚至在 1 例致死性高原脑水肿病例中，ADH 也未见显著升高。Cosby 等（1988）发现 5 位患有 HAPE 的滑雪者与处于同一海拔的对照组相比，ADH 水平较高，但差异无统计学意义。Ramirez 等（1992）发现 ADH 不随海拔升高而变化。

Hackett 等（1978）研究发现，海拔 4300 m 地区的徒步者，无论是否出现 AMS 症状，其 ADH 均在正常水平。但两例患有 HAPE 患者除外，其 ADH 浓度较高。

该研究似乎可以得出以下结论：低氧环境本身对 ADH 浓度无显著影响；ADH 水平的升高可能与 AMS 的发生有关，但并非绝对相关（Claybaugh et al，1982）。ADH 浓度升高是 AMS 的结果而非其诱因。

然而，最近的一项大型舱内模拟研究表明，ADH 对缺氧的反应可能在 AMS 发病机制中起到重要作用（Loeppky et al，2005）。51 名受试者在等同于海拔 4880 m 的低压氧舱内停留 8 ~ 12 小时，对比 AMS 组与非 AMS 组的各 16 名受试者，结果显示：非 AMS 组的 ADH 在 1 小时内下降，而 AMS 组小幅升高。此后，2 组均升高，非 AMS 组升至基线水平，AMS 组则几乎升至基线水平的 2 倍。自由水清除率显示出相反的变化。非 AMS 组有明显的利尿现象，而且是水利尿，而钠分泌、心房钠尿肽（ANP）及醛固酮水平无变化。因而利尿是 ADH 引起的；高原暴露结束时，AMS 组累积自由水平衡为 955 ml，非 AMS 组为 534 ml。水平衡结果更为明显，AMS 组为 1197 ml 的正平衡，而非 AMS 组为 724 ml 的负平衡，两者相差将近 2 L（$P = 0.002$）。这表明，ADH 水平降低所导致的早期利尿在机体对低氧的生理反应及 AMS 耐受中至关重要。

Hildebrandt 等（2000）在 90 分钟的低压氧舱试验中发现了早期的水利尿现象，该试验研究中，缺氧（12% 氧气）的影响，分为保持恒定或下降两种情况。结果显示，两种形式的缺氧条件下均存在早期水利尿，与低氧通气反应无关。Suenson 等（1995）早先证明了晚期的钠利尿与低氧通气反应相关。

16.2.4 ADH 对血浆渗透压升高的反应

Blume 等（1984）提供了在高原 ADH 出现不适当低分泌的证据。研究对象是在海拔 5400 m 和 6300 m 珠峰营地停留数周的 1981 年 AMREE 的成员，研究结果提示，尽管血浆渗透压随海拔高度的升高而显著升高，但 ADH 浓度与海平面值相比无变化。在海平面处，血浆渗透压为 290 mosm/kg（正常值为 280 ~ 295 mosm/kg），而在海拔 6300 m 处为 302 mosm/kg。在海平面地区进行隔夜脱水实验后，ADH 浓度约为 7 μU/ml，而在珠峰时的平均值仅为 0.9 μU/ml；12 小时尿 ADH 也同样缺乏相应改变，钠、钾、钙及磷酸盐浓度均比海平面数值略有升高。Ramirez 等（1992）的研究证实了这些结果，他们在平原及高原（海拔 3000 m）通过对受试者静脉注射钠盐升高其渗透压，ADH 在海平面如预期般升高，但在高原没有明显升高，因而在高海拔地区，渗透压调节机制似乎失效。这与肺小细胞癌相关的 ADH 分泌不当综合征恰好相反（Bayliss，1987）。在这种情况下，血清钠离子浓度和渗透压都很低，但 ADH 分泌很高。后续研究（Ramirez et al，1998）发现，习服者肾对 ADH 的敏感性下降，输注外源性 ADH 会引起尿精氨酸升压素（AVP）- 敏感水通道蛋白（水通道蛋白 -2）的升高。Maresh 等（2004）的研究探索了在海平面地区和美国派克峰（Pikes Peak，4300 m）地区急性暴露（2 天）和慢性暴露（20 天）进行的水剥夺试验对 ADH 分泌的影响，结果与其他研究结果相似，在高海拔地区，血浆渗透压更高，但 ADH 基线水平并无变化，随着水分的流失，ADH 水平升高，停留 20 天比停留 2 天更为明显，激活 ADH 释放的渗透压阈值升高。参见图 16-1。

Bestle 等（2002）在玛格丽塔小屋（4559 m）进行为期 8 天的研究，使用高渗盐水负荷进行试验，结果发现，AVP 从海平面开始无变化，但他们也发现在高海拔地区血浆渗透压对 AVP 水平的调定点升高。

那些未能达到此目标的人员可能有 AMS、HAPE 或高原脑水肿（HACE）的患病风险。习服后血浆渗透压调定点复位到相对更高的水平，对 ADH 的反应可能也会升高。

16.3 肾素 – 血管紧张素 – 醛固酮系统

该系统如图 16-2 所示。肾素释放受多种刺激的调节，包括体位、运动，可能还包括缺氧。这些刺激的共同点是兴奋交感神经，循环系统中儿茶酚胺释放增加和直接刺激交感神经都能引起肾小球旁器释放肾素。

肾素没有生物学活性，但可以作用于循环系统底物（血管紧张素原），裂解后产生同样没有活性的八肽血管紧张素 Ⅰ。存在于内皮细胞腔内表面的血管紧张素转换酶（ACE）通过裂解末端的两个氨基酸将血管紧张素 Ⅰ 转换成血管紧张素 Ⅱ。转换主要发生在肺部丰富的毛细血管网处，

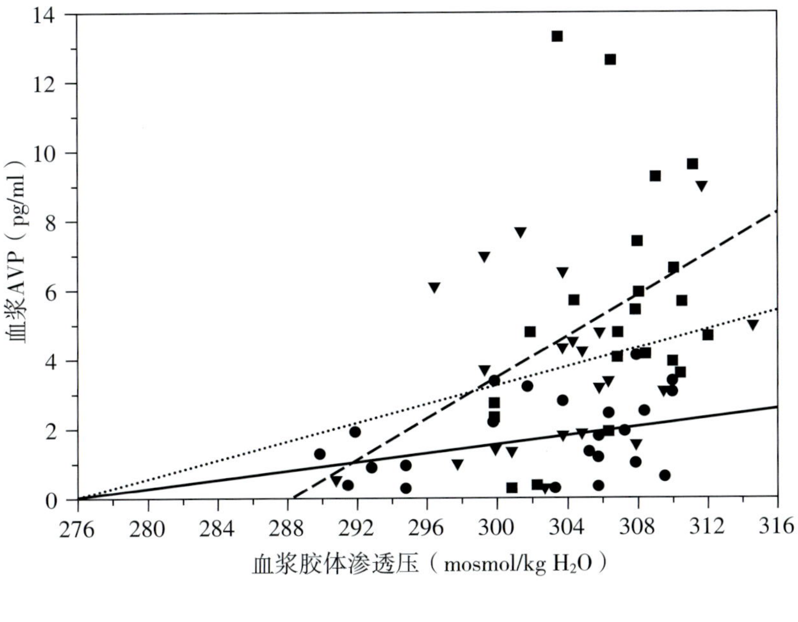

图 16-1 回归分析显示出血浆渗透压（P_{osm}）与血浆 AVP（P_{AVP}）的线性模型。实性回归线：海平面；点状线：停留在高原 2 天；虚线：停留在高原 20 天（Maresh et al，2004）

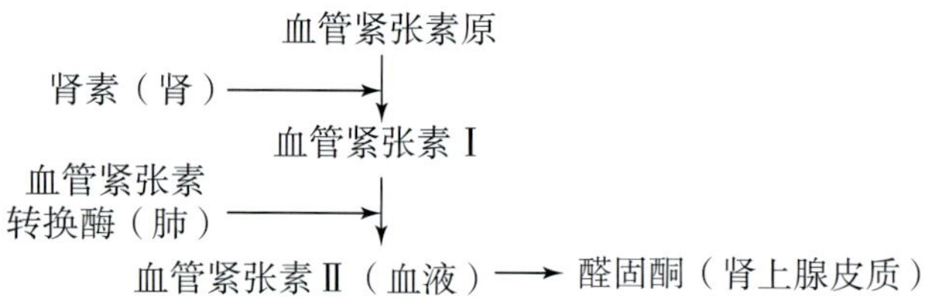

图 16-2 肾素 - 血管紧张素 - 醛固酮系统。肾素和血管紧张素转换酶（ACE）将血管紧张素原和血管紧张素 I 水解为血管紧张素 II，后者通过其受体刺激肾上腺皮质细胞释放醛固酮

近 90% 的血管紧张素 I 在此处被转换成血管紧张素 II。血管紧张素 II 具有很强的血管升压作用，作用于肾上腺皮质细胞，通过其受体释放醛固酮。醛固酮作用于肾小管，促进钠的重吸收。该系统对维持体液平衡具有重要作用，这也是该系统在高原医学中被深入研究的原因。

16.3.1 醛固酮与海拔

Williams（1961）首先报道了海拔影响醛固酮活性的间接证据，他使用从喀喇昆仑山地区带回的受试者唾液样本，发现在该海拔高度，钠与钾的比值反映出醛固酮分泌受到抑制。直接测量血浆醛固酮浓度或尿代谢产物证实了该结论（Tuffley et al，1970；Hogan et al，1973；Frayser et al，1975；Pines et al，1977；Sutton et al，1977；Keynes et al，1982；Ramirez et al，1992；Antezana et al，1995；Zaccaria et al，1998）。一项研究显示，醛固酮分泌速率下降（Slater et al，1969）。Milledge 等（1983a）研究了海拔高度对醛固酮的影响时程（受试者在海拔 4500 m 以上地区停留 6 周）发现，在最初的分泌抑制后，12 ~ 20 天后醛固酮浓度升至对照组水平。所有受试者均处于静息状态。受试者在海拔 6000 m 以上停留超过 10 周并补充体液容量（血容量在正常 85% 以上）的情况下，醛固酮浓度是正常的 2 倍（Anand et al，1993）。这些受试者可能因高原肺动脉高压处于右心衰早期，也就是既往所说的亚急性高原病（参见第二十二章）。

16.3.2 肾素活性和海拔

海拔对血浆肾素活性（PRA）的影响已有大量研究，但结果并不一致。一些研究发现活性升高（Slater et al，1969；Tuffley et al，1970；Frayser et al，1975），另一些研究的结果却相反（Hogan et al，1973；Mather et al，1975a；Keynes et al，1982；Antezana et al，1995；Zaccaria et al，1998），还有一项研究结果提示无变化（Sutton et al，1977）。然而，多数研究显示醛固酮对肾素的反应下降。很明显，PRA 增加时醛固酮减少；但当二者均减少时，醛固酮减少得更为明显。

不同的研究得出的结论不同，原因不得而知。一种可能是，尽管都处于静息状态，但某些研究中受试者状态可能更为活跃，导致了 PRA 的升高。然而，某项显示 PRA 升高的研究来自低压氧舱（Tuffley et al，1970），另一项研究的样本来自经直升机抵达高原的受试者，且采集于清晨起床前（Slater et al，1969），基于以上两点事实，这种原因站不住脚。肾素释放主要受交感神经兴奋的调控，主要发生在运动中，但也可能也受高原低氧的诱导（严重低氧），尽管个体差异巨大（参见第 16.4 节）。

16.3.3 运动与肾素 – 醛固酮系统

由于登山运动经常伴随着海拔升高，所以运动对醛固酮的影响需考虑海拔因素。运动通过激活交感 - 肾上腺髓质系统刺激肾素释放，β 受体阻滞剂能够阻断这种作用（Bonelli et al，1977；Bouissou et al，1989）。短时高强度运动后（10 分钟内 3 × 300 m 短跑），30 分钟时的 PRA、血管紧张素 II、醛固酮浓度升高，且持续 6 小时以上（Kosunen 和 Pakarinen，1976），无论在平原还是高原，PRA 的升高与运动负荷都呈正比（Maher et al，1975a）。

登山运动员常整日运动，且持续数日。Williams 等（1979）的研究显示，登山运动 7 天会导致明显的钠潴留，推测是由于肾素 - 血管紧张素 - 醛固酮系统激活所致。平均累积钠潴留为 358 mmol，同时伴有 650 ml 的适度水潴留。由于血浆钠浓度没有发生显著变化，有人争论说细胞外间隙必定扩大了 2.68 L（其中 0.68 L 为血浆容量），以牺牲细胞内容量为代价。这些推算的变化如图 16-3 所示。细胞外液（ECF）的增加可能是这类运动经常出现下垂性水肿的原因。

同一团队（Milledge et al，1982）研究了 5 天连续登山对肾素 - 血管紧张素 - 醛固酮系统及水钠平衡的影响，证实了先前研究的推论，即钠潴留

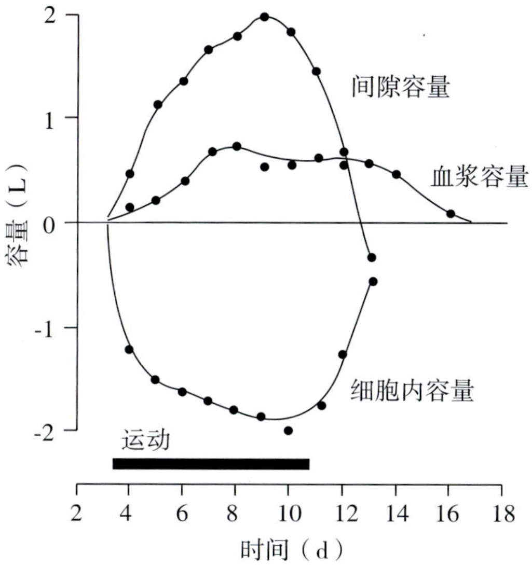

图 16-3　在海平面运动时所计算的体液分布变化（Williams et al，1979）

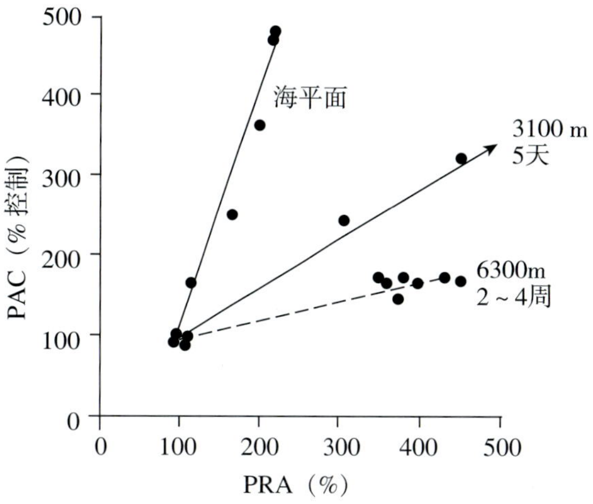

图 16-4　血浆醛固酮浓度（PAC）对血浆肾素活性（PRA）的影响，研究区域分别为海平面（SL）及两个不同海拔高度（海拔 3100 m 停留 5 天、海拔 6300 m 停留 2～4 周）（Milledge et al，1983b）

和肾素 - 血管紧张素 - 醛固酮系统激活有关。每日运动结束后 PRA 和醛固酮升高，登山结束后的第 2 天数值回归正常值。用相同的方法来重复研究运动和海拔的影响，受试时间分别为攀登至海拔 3100 m 的首日及在该处停留 5 日后，每日运动 8 小时，测量水、钠平衡和红细胞压积的变化，结果与在海平面的结果类似，肾素和醛固酮增加，但醛固酮对肾素升高的反应钝化（参见第 16.3.5 节；Milledge et al，1983d）。

16.3.4　醛固酮释放的调控

肾素和血管紧张素对醛固酮释放的调控如上所述，如图 16-2 所示，但 ACTH 和钠负荷也同样可以调控醛固酮浓度。盐丢失增加醛固酮释放，反之，盐饱和抑制其释放。Anderson 等（1986）的研究显示，心房钠尿肽（ANP）的输注会抑制醛固酮对血管紧张素 Ⅱ 的应答。

16.3.5　海拔对醛固酮应答肾素的影响

Milledge 和 Catley（1982）的研究显示，如果运动 1 小时后吸入氧减少，肾素活性升高，醛固酮水平下降，提示醛固酮对肾素的应答钝化。和平原相比，在山区徒步或高原攀登等情况下，也会发生同样的现象。如图 16-4 所示，数据来源于在海平面水平、海拔 3100 m 及珠峰的 3 项研究。这种钝化被以下研究证实：Shigeoka 等（1985）发现应答完全被缺氧抑制；Lawrence 等（1990）和 De Angelis 等（1996）的研究也发现了同样的结果。Antezana 等（1995）同样发现平原居民在拉巴斯地区（La Paz，3600 m）的这种应答钝化。患有红细胞增多症的安第斯山脉高原居民显示出应答减弱，但未患细胞增多症的居民在该海拔应答正常。

醛固酮分泌受 ACTH 以及血管紧张素 Ⅱ 的调节，Ramirez 等（1988）发现，在高原的受试者这种调节减弱，但 ACTH 诱导的皮质醇分泌不受影响。有学者发现 ANP 抑制醛固酮释放（Elliott 和 Goodfriend，1986）。因此进入高原（参见第 16.4.4 节）后，ANP 的升高很有可能是这种应答钝化的原因之一，无论在静息状态下（Lawrence et al，1990）还是在运动状态下（Lawrence 和 Shenker，1991）。

16.4　心房钠尿肽、脑钠肽、肾上腺髓质素

16.4.1　心房钠尿肽的释放和作用

心房钠尿肽是在心房扩张时由心房肌细胞分泌的，心房扩张通常由心房压升高所致。然而，发生心脏压塞时，房压虽较高，但心房并不扩张；随着填塞减轻，房压下降，心房扩张。人们已经发现，压塞减轻后血浆 ANP 水平升高，提示 ANP 的合成和释放受牵张而非压力的影响（Au et al，

1990）。

ANP 的作用包括增加肾的钠排泄，从而促进排钠和利尿（Morice et al，1988）。这是水盐平衡的机制。如果血浆容量增加，那么心房压升高，心房扩张，ANP 分泌，随之产生利尿作用使血管压力和容量回归正常。对该系统的深入了解可参见第九章，第 9.2.2 节关于血浆容量调控部分的介绍。

心房钠尿肽可能也有血管扩张作用，来对抗缺氧对肺动脉的升压效应。研究显示，这种效应在离体鼠肺（Stewart et al，1991b）及猪体内呈剂量依赖性。Liu 等（1989）为 4 位 HAPE 患者注射 ANP（20 mg/min，持续 10 min）发现，注射 1 小时后肺动脉压下降。最近 Chen 等（2006）对 ANP 基因敲除小鼠（$Nappa^{-/-}$）的研究显示，敲除小鼠由慢性缺氧导致的肺动脉重构比野生对照组更为明显。

16.4.2 ANP 和缺氧

自 23 年前本书第 1 版面世以来，已有大量关于静息及运动状态下缺氧影响血浆 ANP 水平的报道。恒流灌注的离体鼠心和兔心严重缺氧 10 分钟后可引起 ANP 释放增加 4 倍（Baertschi et al，1986）。同一团队发现，整体动物麻醉后引发其缺氧，其血液 ANP 水平增加。缺氧影响 ANP 的变异性较大，这与中心静脉压的基线水平有关，但与其他测量变量无关。

Kawashima 等（1989）对健康志愿者进行 2 种氧浓度缺氧 10 分钟的研究：吸入 15% 氧气后 ANP 水平无变化；但吸入 10% 氧气后 ANP 水平增加 15%，并伴有肺动脉压升高。Vonmoos 等（1990）发现，吸入 12% 氧气 60 分钟后，ANP 尽管是小幅升高，但具有显著的统计学意义。Lawrence 等（1990）发现，同样的缺氧刺激使得摄入低盐饮食且其内源性皮质醇被地塞米松抑制的受试者的 ANP 水平升高了 50%。相反，Ramirez 等（1992）在海拔 3000 m 地区的研究提示，无论急性（60 分钟）还是慢性缺氧，ANP 的水平均没有显著升高，但在高原时 ANP 对钠负荷的反应更为灵敏。Antezana 等（1995）发现，和海平面相比，平原居民在海拔 3600 m 地区的 ANP 水平比在平原时低；高原居民的 ANP 水平显著低于平原居民在高原时的水平。

16.4.3 运动和 ANP：常氧

Somers 等（1986）发现，极限运动试验可导致血浆 ANP 几乎增加 4 倍，休息 1 小时后降至基线水平。Schmidt（1990）、Lawrence 和 Shenker（1991）在短期运动研究中得到了同样的结果。山区徒步 5 天后也会导致 ANP 水平升至基线水平的 2 倍（Milledge et al，1991b）。值得注意的是，在该类运动的研究中，尽管 ANP 水平升高，但还是有钠潴留发生。

16.4.4 运动和 ANP：缺氧

进入高原的登山运动员和徒步者接受运动和缺氧的双重刺激。Schmidt 等（1990）在吸入空气或氧气减少（P_IO_2 为 92 mmHg）的情况下进行研究，发现无论是极限运动还是亚极限运动，在缺氧条件下，ANP 对运动的应答下降。相反，Lawrence 和 Shenker（1991）在非严重缺氧（吸入氧占 16%）及运动（心率达最大心率的 70% ~ 75%，并持续 30 分钟）条件下的研究显示，缺氧增强了 ANP 的应答。另一项研究在模拟海拔 3000 m 的低压氧舱中进行，采用极限运动试验，显示应答下降（Vuolteenaho et al，1992）。这些研究结果各异，原因不明。

Milledge 等（1989）报道了 15 名受试者从海拔 3100 m 攀登至海拔 4300 m 前后的血浆 ANP 水平，在两个海拔高度的 ANP 数值均高于对照组，但只有到达海拔 4300 m 的第 2 天凌晨 4 点的样本数值存在显著性差异，而进入高原的第 1 天或任意一天 9 点的样本数值没有差异。Bärtsch 等（1991a）对 9 名登山运动员在攀登到海拔 4559 m 处的（未发生急性高原病）清晨采集血样，发现 ANP 水平未见升高；5 名患病的受试者 ANP 水平升高。这些受试者有 HAPE 病史，超声心动图显示其在高原时的心房直径增大。ANP 的升高可能继发于肺动脉高压。Kawashima 等（1992）发现，高原肺水肿的易感受试者吸入 10% 的氧气时，ANP 水平较对照组显著升高，且和肺动脉压的升高呈正相关。

后来发现，当身居高原时，极限运动对升高 ANP 水平的效应下降（Robach et al，2000），但在最大运动负荷时可升高 ANP 水平。

16.4.5　ANP，AMS 和 HAPE

研究高原缺氧对 ANP 作用的主要原动力来自这种假说：这种作用可能是 AMS 发生的部分原因。Milledge 等（1989）发现，抵达高原后清晨的 ANP 水平和 AMS 症状评分之间无相关性。但 Bärtsch 等（1988）发现，患有 AMS 的受试者其 ANP 水平高于未患病者；Cosby 等（1988）发现患 HAPE 者同样如此。如果 AMS 患者 ANP 的升高和肺动脉压升高有关，那么 ANP 升高应该主要发生在合并有肺水肿的 AMS 患者中，而轻度、非 HAPE 患者不应升高。在上述 Milledge 等的研究中，没有肺水肿的临床证据。HAPE 患者 ANP 升高的原因可能是肺动脉高压导致右心房扩张。最近的动物研究显示出 ANP 对 ANP 基因敲除小鼠发生肺血管渗漏（脂多糖诱导）具有保护性作用（Birukova et al，2010）。

16.4.6　ANP 和慢性高原病

Aantezana 等（1995）报道慢性高原病（CMS）患者 ANP 水平高于安第斯山脉高原居民的 ANP 水平。该研究中，使用多普勒超声评估肺动脉压，结果显示肺动脉压升高。Ge 等（2001）同样发现 CMS 患者（汉族和藏族）的 ANP 水平升高。血红蛋白浓度和 ANP 之间存在显著相关性。

总之，尽管运动和缺氧都可引起 ANP 的升高，但在高原，二者的联合刺激却不能导致其水平的明显升高。ANP 并不是强力排钠激素，仅徒有虚名。ANP 水平随肺动脉压的升高而上升，包括因 HAPE 和红细胞增多症引发的肺动脉压升高，这种升高可能继发于压力升高导致的心房扩张。ANP 的升高可能有益，因其减轻了缩血管功能导致的压力升高。

16.4.7　脑钠肽

脑钠肽（BNP）是一种近年发现的与 ANP 有关的激素，但关于它的研究较少。因其首先在猪脑中发现而得名，但现在知道它主要来源于心肌（Hall，2005）。BNP 具有类似于 ANP 的轻度利尿、排钠作用，和脑钠肽前体（proBNP）一样，在心肌扩张反应时释放。proBNP 裂解形成有活性的 BNP。它还有下调肾素和醛固酮水平的作用（Hall，2005），进而达到减轻低氧性肺动脉高压的作用。

两项该领域的研究（Toshner et al，2008；Feddersen et al，2009）测量了受试者进入高原（前者为玻利维亚海拔 5200 m 地区，后者为海拔 5050 m 地区）后的 proBNP，发现 proBNP（或 ANP）都没有显著升高。Toshner 等指出他们的发现支持心室功能在高原保持完好的观点。Feddersen 等同样测量到进入高原后夜间尿量如预测般增多，但与 proBNP 水平无关。他们得出 BNP 与高原利尿无关的结论。然而，Woods 等（2011）研究攀登海拔 5150 m 尼泊尔岛峰的徒步者发现，BNP 水平在徒步运动后常升高，特别是 AMS 患者。在海拔 5150 m 处 BNP 升高者 AMS 的发生率显著高于无反应者。同一团队对海拔 5643 m 的尼泊尔卡拉帕塔的徒步者进行随访研究（Woods et al，2012a）结果显示，徒步运动后 BNP 和 proBNP 水平随海拔升高而升高，经过一夜的休息后依然不下降，并且 BNP 明显升高者中 AMS 患者显著多于轻度升高或不升高者。他们同样测量了受试者的体内总水量（TBW），在海拔 5150 m 处患有严重 AMS 者，TBW 从首都加德满都到海拔 5050 m 处净增加了 1.88 L，未患严重 AMS 者减少 1.49 L，但这一结果无统计学意义（$P = 0.067$）。

16.4.8　肾上腺髓质素

肾上腺髓质素（AM）有许多生物学作用，肾内作用包括增加肾血流量、增加尿量以及在动物注射时呈剂量依赖性地增加尿钠分泌（Hinson et al，2009）。在缺氧条件下，经低氧诱导因子 HIF-1 诱导，AM 在多种组织中表达（Cormier-Regard et al，1998）。

Toepfer 等（1998）报道 AMS 患者到达海拔 4560 m 的玛格丽塔小屋后起初 2 天的血浆 AM 水平升高。Haditch 等（2007）对 33 名徒步抵达海拔 5150 m 处金字塔实验室（the Pyramid laboratory）的受试者进行研究，分别在海拔 150 m、3440 m、5050 m 处测量，发现尿 AM 与夜间多尿和尿钠分泌显著相关，但在高原时升高的血浆 AM 与之无关。由此推测肾 AM 的生成涉及高原习服早期的排水排钠性利尿作用。这种和高原利尿以及低氧性肺动脉高压均有关的激素作用仍需更多的研究探索。

16.5 糖皮质激素和高原

人体一旦进入高原，就会受到由 ACTH 调控的肾上腺皮质的刺激，皮质醇分泌会增多。此方面的早期研究记录到在进入高原后起初几天 17- 羟皮质类固醇（17-OHCSs）的升高，5 ~ 7 天后下降至对照组水平（MacKinnon et al，1963；Moncloa et al，1965）。Frayser 等（1975）和 Sutton 等（1977）测量血浆皮质醇证实了以上结果，并显示随血浆皮质醇的升高，在进入高原第 1 天，其昼夜变化的正常分泌量下降。Richalet 等（1989）在低压氧舱内的实验同样发现，血浆皮质醇在进入高原第 1 天后其昼夜变化发生重建。这些研究中的许多受试者是快速急进海拔 4300 ~ 5300 m 的地区的，AMS 患者和那些未出现症状者均显示出皮质醇或其尿液代谢物的一过性升高，推测这属于一种非特异性应激反应。Barnholt 等（2006）报道了在美国派克峰进行的研究，证实了上述结果，并发现限制饮食组（体重下降组）与不限饮食保持体重组间未见差异，在高原的 21 天，两组的皮质醇水平均升高。

最近，Woods 等（2012b）对 47 名从海拔 1300 m 的加德满都地区到珠峰大本营海拔 5100 m 的徒步者进行的研究发现，他们在清晨及旅程后的唾液皮质醇发生变化，这种中等强度的运动导致在各海拔高度的皮质醇均小幅升高。有趣的是，研究还发现随海拔升高，运动前（清晨）和运动后的皮质醇水平下降，但海拔 5100 m 的最高点处除外。无论运动前还是运动后，他们在最高点的皮质醇水平都高于其余各测量点的测量值，而且仅在此处，运动后的皮质醇水平和动脉血氧饱和度（$SaO_2\%$）显著相关，但与 AMS 评分无关。

16.5.1 病例报道

有一篇病例报道值得我们学习借鉴。患者为 58 岁男性，前往尼泊尔徒步探险，其在 10 年前因腺瘤行垂体切除术。抵达米昂地区（Menang，3535 m）后，他主诉疲乏、腹痛、恶心呕吐，但无头痛。他每日定时服用可的松 25 mg 及其他治疗性药物。24 小时后他的病情恶化，不能站立。予以地塞米松 5 mg 静脉注射，5 mg 肌注，口服补液，可的松剂量加至 4 倍。24 小时内所有症状消失，第 2 天成功登上萨龙拉垭口（Thorong La，5450 m）（Westendrop et al，1993）。显而易见的是，我们要借鉴的是如果患者既往应用糖皮质激素替代治疗，那么进入高原治疗时应增加剂量。作者指出，这并不适用于甲状腺替代治疗，因为促甲状腺激素（TSH）水平并不随缺氧的加重而升高。

16.5.2 处于高原时的糖皮质激素

Siri 等（1969）研究了在极高海拔处长期停留对人体的影响，他们带回了参加 1963 年珠峰探险的登山运动员在海拔 5400 m 及海拔 6500 m 处的尿样标本，发现 17-OHCs 水平和海平面没有显著性差异。他们还证实注射 ACTH 后人体的反应正常。Mordes 等（1983）收集了受试者在海拔 5400 m 及海拔 6300 m 处停留数周后的样本，发现无论清晨还是夜晚，皮质醇浓度均与海平面值没有差异。

慢性缺氧的动物实验表明，肾上腺皮质细胞和垂体的促肾上腺皮质细胞均出现增生。长期患有慢性支气管炎的患者未发现这种组织形态学的改变（Gosney，1986）。然而，在海拔 6000 m 处停留超过 10 周的受试者，其皮质醇水平是正常人的 3 倍（Anand et al，1993）。Marinelli 等（1994）对参加马拉松（起点为海拔 3860 m 至 5100 m，终点为海拔 3400 m）的运动员研究发现，比赛开始前皮质醇水平类似，但比赛结束时，皮质醇水平明显升高。

Ramirez 等（1995）发现，居住在中等海拔 2600 m 处的哥伦比亚人对促肾上腺皮质激素释放激素的反应增强，刺激后 ACTH 和 β- 内啡肽水平比海平面的对照组高。大量其他促激素同样如此（参见第 16.7.1 节和第 16.9.2 节）。

16.6 交感神经系统

16.6.1 急性缺氧

急性缺氧使静息和运动时的心率均增快（Mather et al，1975b）。推测这是由增加交感神经刺激心肌细胞膜上的 β- 肾上腺素能受体所致。抵达高原 4 小时内，因缺氧刺激肾上腺髓质释放肾上腺素，静息时动脉肾上腺素升高（Mazzeo 和 Reeves，2003）。Bouissou 等（1989）也发现，进入高原 48 小时内，去甲肾上腺素水平增加 32%；约 2 ~ 4 天后肾上腺素水平升至最高，随后 7 ~ 14

天由于通气增加，血红蛋白（Hb）升高，缺氧得以缓解，该激素水平也随之下降（Mazzeo 和 Reeves，2003）。去甲肾上腺素由交感神经释放，10% ～ 20% 进入循环系统。通过测量血浆去甲肾上腺素，发现其数值在高原缓慢上升（与肾上腺素相反），和通气增加相一致，10 ～ 14 天后达到最高值。运动可引起肾上腺素的进一步升高，升高程度取决于运动负荷和缺氧程度。缺氧和运动两种刺激对肾上腺素的作用可以相叠加。去甲肾上腺素水平同样随运动负荷的升高而升高，这与最大摄氧量（VO_{2max}）相关的运动负荷有关，在高原时的这种升高水平和海平面类似（Mazzeo 和 Reeves，2003）。最近，Berger 等（2011）发现中心静脉及动脉的肾上腺素和收缩压、心率、肺血流量呈正相关关系。他们也发现肺动脉压和阻力的升高很大程度上与交感神经系统无关。这可能是因为去甲肾上腺素激活 β_2 受体的反作用——引起血管扩张，以及肾上腺素 α 受体引起血管收缩所致。当然，高原肺动脉高压的主要原因是肺泡性缺氧。

16.6.2　慢性缺氧

Cunningham 等（1965）报道了在海拔 4559m 的欧洲罗莎峰（Monte Rosa）停留 17 天期间，受试者的血浆及 24 小时尿儿茶酚胺均升高，在第 12 天，肾上腺素没有显著变化，但去甲肾上腺素显著升高。Pace 等（1964）发现了类似的结果，在海拔 3850 m 停留 14 天后，尿儿茶酚胺分泌缓慢升高，尿肾上腺素分泌却无变化。Maher 等（1975b）发现，在海拔 4300 m 处尿儿茶酚胺升高；与海平面相比，第 1 天升高，第 11 天升高更明显。运动时，无论强度大小，慢性缺氧和急性缺氧，都使得儿茶酚胺进一步升高。Hoon 等（1977）在 76 名没有 AMS 症状的受试者中发现，其尿儿茶酚胺分泌没有显著变化。然而，29 名有症状的受试者在高原首日的尿儿茶酚胺分泌呈小幅升高，一直维持至第 10 天。Mazzeo 等（1991）发现，在高原静息状态下，去甲肾上腺素和肾上腺素水平高于海平面。亚极限运动时，去甲肾上腺素水平较海平面时预测的还要高，但肾上腺素水平不升高（但其数值仍要高于海平面水平）。低压氧舱内模拟珠峰海拔（282 mmHg）并停留 40 天的“珠峰 Ⅱ 号行动”研究中，静息时血浆去甲肾上腺素升高，但肾上腺素；极限运动时，去甲肾上腺素和肾上腺素都随海拔升高而下降（Young et al，1989）。

在海拔 6000 m 的地区停留 10 周以上的受试者，其血浆去甲肾上腺素浓度几乎是正常值的 3 倍（Anand et al，1993）。Gosney 等（1991）研究了 5 名当地居民的肾上腺和垂体功能，他们终身居住在海拔 3600 ～ 3800 m 的拉巴斯地区（La Pza），与来自海平面的对照组相比，这些居民的肾上腺素水平显著增加约 50%；垂体不大但含有更多的促肾上腺皮质激素细胞。他们推测维持肾上腺功能需更大量的 ACTH，这可能因为缺氧抑制了肾上腺皮质的敏感性。但 Ramirez 等（1988）发现这种抑制并不存在。

Calbet（2003）对 9 名在海拔 5260 m 的地区停留 9 周的受试者进行研究发现，动脉血压（直接测量）随血浆肾上腺素和去甲肾上腺素水平的升高而升高，并发现与海平面值相比，腿部血液的去甲肾上腺素含量增多。进入高原后，正常情况下会出现血红蛋白浓度的升高，使动脉氧含量恢复，而交感神经活性增强发生在这之后。Hansen 和 Sander（2003）在同一探险活动中通过腓骨微神经摄影术对进入高原 4 周后的交感神经活性进行直接测量，发现其活性大约是在海平面时的 3 倍。他们还研究了吸入氧气和注射盐水（减轻压力感受性反射的失活）的作用，发现这些干预措施对交感神经活性仅有微弱作用，回到海平面 3 天后，交感神经活性仍显著高于探险前，这是由血压和心率的数值所反映的。

Bogaard 等（2002）对一组在海拔 3800 m 地区的受试者进行研究，阻断其上肢自主神经系统的交感神经或副交感神经后，观察运动对其心率和心输出量的影响。普萘洛尔达到了预期的减慢心率作用；格隆溴铵加快最大心率，达到了海平面值。然而，有趣的是，两种药物对高原最大心输出量、VO_{2max} 或者运动负荷均无影响，当然，数值还是低于海平面值。Mazzeo 等（2003）在海拔 4300 m 地区阻断一组女性受试者的 α- 肾上腺素能系统，结果显示与未阻断的对照组相比，去甲肾上腺素水平无论静息还是运动时均升高。

女性对高原具有和男性同样的交感肾上腺素反应，并且和月经周期无关（Mazzeo 和 Reeves，2003）。但是，值得注意的是，这种增强反应可能是高原孕妇先兆子痫发病率高的原因之一。

16.6.3 肾上腺素能反应与习服

急性缺氧引起心率增快，心输出量增加。然而，进入高原几天后心率和心输出量降至海平面水平。运动时的最大心率低于海平面时的最大值，在海拔 5800 m 为 140 ~ 150 次 / 分，海平面则为 180 ~ 200 次 / 分（参见第八章）。当血浆和尿儿茶酚胺高于海平面时，最大心率和心输出量都会下降。

显然，这说明心脏对交感神经刺激的反应钝化了。这已被 Maher 等（1975）所证实，他们向经过 10 天的高原习服后的狗注射异丙肾上腺素发现，其心率加快作用减弱。同一机构的研究人员（Maher et al，1978）在已习服山羊的心肌中发现邻 - 甲基转移酶升高 2 倍。这种酶能使心脏的去甲肾上腺素失活，习服过程中它的表达能够解释肾上腺素能神经对运动反应的钝化。另一种可能是存在下调机制，即心肌上肾上腺素能受体的密度下降。Voelkel 等（1981）证实，处于模拟海拔 4250 m 的低压氧舱中 5 周的大鼠亦是如此。这两种可能的机制并不相互排斥。高原的夏尔巴人在极限运动时并不出现这种心率受限，在海拔 4880 m 处他们的心率可达 190 ~ 198 次 / 分（Lahiri et al，1967）。

16.6.4 自主神经系统反应与 AMS

Duplain 及其同事（1999a）通过神经内电极直接测量了 8 名 HAPE 易感登山运动员的交感神经活性，并与 7 名 HAPE 耐受者进行比较，该测量在低海拔地区及海拔 4599 m 的高海拔地区均进行（呼吸低氧混合气体）。两种情况下 HAPE 易感受试者的交感神经活性均显著高于耐受者。这种高原活性的增强早于肺水肿的发生。同样，将两组合并分析发现，交感神经活性和肺动脉压之间存在直接而显著的相关性。

Loeppky 等（2003）进行了一项舱内研究，通过测量心率的变化以及血浆儿茶酚胺来观察自主神经系统的反应，AMS 患者儿茶酚胺水平及低 / 高频率比值均升高，提示交感神经活动更加活跃。这些差异随时间（超过 6 ~ 12 小时）不断扩大。他们还发现，尽管 AMS 患者交感神经活性高，但因血管扩张，其体温反而更低。

Lanfranchi 等（2005）采用 R-R 间期波谱分析和血压变异性作为测量自主神经系统活性的方法，研究了意大利玛格丽塔小屋（4559 m）的 41 名登山运动员的自主神经系统活性，其中 17 名受试者患有 AMS。3 个月后在低海拔地区，在呼吸空气及低氧混合气体条件下重复测量。结果发现，在高海拔地区患有 AMS 的受试者出现自主神经系统功能障碍；并发现 AMS 易感的受试者是那些收缩压变异具有显著的低频成分者。但是，在海平面进行的短期、急性缺氧实验未显示出 AMS 易感者与 AMS 耐受者具有差异。

16.6.5 交感肾上腺能反应：总结

急性缺氧对血液或尿液中的肾上腺素水平没有影响，但去甲肾上腺素水平有适度升高。进入高原的最初几天，交感神经和副交感神经活性增强，交感神经活性增强导致心率增快，但对心输出量没有影响。患有 AMS 和 HAPE 的受试者交感神经活性增强更为明显。进入高原 1 周或 10 天后，心脏对肾上腺素能神经的刺激钝化，这可能是因为受体下调，或者是儿茶酚胺代谢相关酶的表达增加所致。长时间在高原停留后，交感肾上腺素能神经活性增强，在恢复常氧后还会持续一段时间。

16.7 甲状腺功能与高原环境

下丘脑 - 垂体 - 甲状腺轴的功能除了受缺氧的影响，还受寒冷的影响。寒冷对甲状腺功能的影响参见第二十四章。碘对甲状腺激素合成非常关键，一般在土壤和某些多山地区的饮水中会存在碘缺乏，因此，这些地区居民的甲状腺功能往往受到影响。

16.7.1 甲状腺功能与缺氧

和动物相比，人类垂体 - 甲状腺轴对缺氧的反应似乎完全不同。缺氧会抑制动物甲状腺的功能（Heath 和 Williams，1995，265-266 页），垂体腺分泌促甲状腺激素（TSH）的细胞数量减少，提示 TSH 释放减少（Gosney，1986）。然而，人在高原时的甲状腺活性是增高的。Surks（1966）发现人在进入海拔 4300 m 的高原后，最初 2 周甲状腺结合球蛋白（TBG）和游离甲状腺素（T_4）水平升高，在第 9 天达到峰值。Kotchen 等（1973）

通过一项3天的低压氧舱内（模拟海拔3650 m）实验发现，T_4(游离和结合）升高，但TSH无变化，提示这是T_4从血管外转移到血管内，而非垂体活性增加的表现。Westendorp等（1993）同样发现急性缺氧（等同于海拔4115 m）1小时，TSH并不增加的现象。

这些结果已被大量现场研究（Rastogi et al，1977；Stock et al，1978b）所证实，现场研究还显示，激素水平在进入高原的第3周降至正常水平。Sawhney和Malhotra（1991）对习服的平原居民和高原土著居民进行研究，发现高原土著居民的三碘甲状腺原氨酸（T_3）和T_4水平高于海平面居民。红细胞T_4浓度在高原下降，但反T_3（rT_3）、TBG、T_4的TBG结合能力、甲状腺结合前白蛋白及TSH均没有变化，但使用左甲状腺素片治疗的男性，其T_3、T_4水平升高，提示这种升高并不依赖于垂体刺激。

运动在高原比在平原能使T_3、T_4的水平提高更多（Stock et al，1978b）。Mordes等（1983）的研究显示，在海拔更高的5400 m和6300 m地区，静息时T_3、游离T_4和已停留数周的受试者的T_3均升高。这些受试者的TSH也升高，这与在海平面的发现相反。

Barnholt等（2006）的3组、3周的试验研究了内分泌对高原体重下降的影响。对照组来自海平面，食用热量不足的饮食；另外两组进入海拔4300 m的高原，一组食物丰富，维持体重；另一组食物缺乏，体重下降。结果显示，2个高原组的TSH均无变化，而海平面组TSH先升高后下降。游离T_3在进入高原的起初几天内升高，随后下降，体重下降组更为明显。海平面组随体重下降，游离T_3值也中度下降。这些结果证实了早先对甲状腺激素所做的研究工作，提示能量摄入不足对海拔的影响要大于对体重下降的影响。

Benso等（2007）对9名登顶珠峰后返回大本营的登山运动员进行研究，他们的平均体重下降了5 kg，但无一人罹患AMS。研究发现游离T_4显著升高，游离T_3下降，TSH无变化。这种类型称作低T_3综合征（非甲状腺性的病态综合征）。Richalet等（2010）研究了高原（在瓦洛特天文台停留3～4天）对（包括TSH在内的）多种下丘脑分泌因子的影响，发现注射TSH后的反应与海平面组并无明显差异。

16.7.2　基础代谢率

在进入中等海拔地区起初的2周内，基础代谢率会升高，与游离T_4的升高有关（Stock et al，1978a）。在高于5500 m的地区，同T_4一样（Mordes et al，1983），游离T_4可升高数月（Gill和Pugh，1964）。在海拔6300 m处还发现T_4向T_3转变减弱的证据。可能是垂体负反馈系统的调定点发生变化导致了TSH水平升高。他们还发现，与海平面相比，在海拔6300 m处，垂体对注射促甲状腺激素释放激素的反应增强。Ramirez等（1995）在海拔仅有2600 m的高海拔地区的居民中也发现了类似的情况。

16.7.3　碘缺乏，甲状腺肿与海拔

众所周知，甲状腺肿在多山地区频发，这将在第十八章论述。常被英国人们称作“德比郡脖”。在比利牛斯山脉、阿尔卑斯山脉、安第斯山脉以及喜马拉雅山脉，这种病也广为人知，但它不仅仅局限于山区。

由于地理因素，多山地区的土壤中常缺乏碘，从而导致食物中也相应缺乏碘，但高原缺氧刺激了甲状腺功能（参见第十七章，第17.7.1节）。碘缺乏的后果是甲状腺重度增生，这是过去高原居民甲状腺肿高发的原因。自从采取了增加碘摄入的措施，特别是在食盐中添加碘后，现在很多地区的发病率已大幅下降。

16.8　高原的血糖控制

16.8.1　急性缺氧

急性缺氧暴露可使血糖快速上升约1.7 mmol/L，随后下降，1周后降至对照值。同时，胰岛素水平也升高（Williams，1975）。同期升高的血浆皮质醇水平表明这大概是非特异性应激的一部分。

16.8.2　慢性缺氧

一些研究发现高原习服者空腹血糖低于海平面水平（Blume和Pace，1967；Stock et al，1978b；Blume，1984），但也有其他研究发现空腹血糖未发生改变（Sawhney et al，1986）。Singh等（1974）发现，进入高原10个月后血糖水平持续升高。还有人发现静息状态下，胰岛素水平下降（Stock et al，1978b）。

在高原，糖负荷使血糖和胰岛素水平均升高，在平原也是如此，有两项研究提示（Stock et al，1978b；Blume，1984），在高原，两者的升高幅度低于平原，但另一项研究（Sawhney et al，1986）的结果则相反。对这种钝化反应有多种多样的解释。葡萄糖吸收可能不是那么迅速，但这可能仅发生在海拔高于5500 m时（参见第十五章，第15.5节）。在高原肝糖原合成可能增强（以在高原对大鼠注射标记葡萄糖的发现为依据）（Blume和Pace，1971），也可能是通过上调靶细胞胰岛素受体的数量提高了靶器官对胰岛素的敏感性；这是体育锻炼的特点，其发生很可能是高原习服变化的一部分。Lee及同事（2003）对健康受试者的研究发现，在海拔2400 m处仅停留3天即可改善糖耐量实验结果。糖负荷使葡萄糖水平快速升高，随后葡萄糖水平快速下降，提示胰岛素敏感性增高。

Larsenal及同事（1997）使用血糖钳技术来研究处于海平面及海拔4559 m地区（第2天、第7天）的一组男性胰岛素水平，发现在进入高原的第2天，胰岛素作用显著下降，并在第7天得到改善。最近，Braun等（2001）对一组处于海拔4300 m地区超过12天的女性进行研究发现，胰岛素敏感性同样在最初下降，并随着习服逐渐升高。他们还通过使用α-肾上腺素受体拮抗剂研究进入高原早期胰岛素敏感性的下降是否归因于肾上腺素分泌增加。结论是，并非如此。De Glisezinski等（1999）研究了长期停留于模拟海拔的低压氧舱内的受试者（珠峰Ⅲ号行动）皮下脂肪活检的脂肪水解情况，发现胰岛素的抗脂肪水解活性显著下降。

K. Moore等（2001）对一组试图攀登乞力马扎罗山（Kilimanjaro，5895 m）的登山运动员进行研究发现，胰岛素的需求量从平均每天67U减少到12U。这可能是因为AMS以及食物摄入减少的原因。但是，患有1型糖尿病的登山运动员在攀登海拔8201 m的卓奥友峰时，胰岛素的需求量从每天平均38U增加到51U（Pavan et al，2004）。当然，胰岛素的需求量取决于除胰岛素敏感性之外的许多因素。糖尿病患者所面临的这类问题论述参见第二十五章。

Braun等（1998）研究了在海平面及海拔4300 m地区妇女月经周期中卵泡期（E）和黄体期（E + P）的标准餐后血糖变化。研究发现，在高海拔地区的血糖最高值低于海平面，回归基线的速度也较海平面慢，但胰岛素水平一致。在海平面，卵泡期（E）血糖变化比黄体期（E + P）小，但在高海拔地区这种差别并不显著。在高海拔地区，卵巢激素的相对浓度似乎对血糖控制并不重要。

16.9 内皮素

16.9.1 内皮素家族

内皮素家族是由多种细胞产生的主要影响血管的多种活性肽。而内皮素是家族在临床中最重要的成员，内皮素-1（ET-1）是迄今已知的最强的缩血管物质，大概是去甲肾上腺素的100倍。家族其他成员包括ET-2、ET-3，广泛存在于各个器官。这三种多肽与相同的两种受体A和B结合，但亲和力不同。这些受体的合成抑制剂已应用于临床，其使用也阐明了这些多肽的部分作用。ET-1由内皮细胞产生，由血管对侧细胞分泌的量多达75%，并作用于相邻的平滑肌，而不进入血浆池。因此，它也许应被看做是一种旁分泌激素，而非内分泌激素。然而，血浆水平可能确实反映了ET-1的分泌，比如，充血性心力衰竭的严重程度与ET-1的分泌量有关。对此Levin（1995）综述了相关临床研究，而Holm（1997）的综述更多地倾向于进行药理研究。

16.9.2 高原和内皮素

Horio等（1991）的研究显示，大鼠ET-1水平随缺氧程度加重而升高。自此以后，出现了大量关于人在高海拔地区的相关研究。Cargill等（1995）发现，急性缺氧（SaO_2为75% ~ 80%）30分钟后，血浆ET-1水平升至基线值的约2.5倍。一组患有肺心病的缺氧患者有相似水平的ET-1。Ferri等（1995）在慢性阻塞性肺疾病（COPD）患者身上的研究结果与此类似。他们还发现ET-1水平与肺动脉压有关。Morganti等（1995）研究了10名2天内登顶欧洲罗莎峰的登山运动员及8名处于珠峰海拔5050 m的受试者，发现其血浆ET-1水平随海拔升高而进行性上升，与SaO_2下降有关，与血压或红细胞比容无关。Richalet等（1995）研究了10名处于玻利维亚萨哈马山（6542m）的受试者，发现无论在静息状态下还是运动状态下，ET-1 水平均适度升高，1 周后达高峰，停留高原 3 周后略下降。

Blauw 等（1995）研究了缺氧和 ET-1 对前臂血流量的影响，发现缺氧时前臂血流量无变化，但使血浆 ET-1 水平显著升高。由此得出结论：缺氧引起肺循环释放 ET-1，但并不影响外周血管张力。Cruden 等（1998）测量了一组登山运动员的 ET-1 和 ET-1 前体（big ET-1），发现攀登至海拔 2500 m 以上地区时两者均升高，显示 ET-1 的升高是因为生成增加，而非清除下降。在高原停留 3 周后，其水平回归至基线值，提示运动对内皮素水平无影响。在另一项研究中，他们还发现 ET-1 及 ET-1 前体随寒冷暴露而升高（Cruden et al，1999）。

16.9.3　内皮素与高原肺水肿

一个日本研究小组（Droma et al，1996a）报道了 1 例 HAPE 合并肺动脉高压患者的详细检查结果，入院时他的 ET-1 水平较高，随着患者的康复及肺动脉压下降，ET-1 逐渐恢复正常。同一研究小组（Droma et al，1996 b）研究了一组对 HAPE 易感的受试者，这组受试者比对照组的缺氧性肺血管反应更为明显，但缺氧时 ET-1 水平无显著变化。但该研究的缺氧仅持续了 5 分钟（10% 氧气）。

Sartori 等（1999b）将 16 名对 HAPE 易感的登山运动员与一组对 HAPE 耐受的登山运动员进行了比较，在海拔 4559 m 地区，前者血浆 ET-1 水平较后者高 33%，ET-1 水平的变化与肺动脉压有显著的直接相关性。Modesti 等（2006）对处于海拔 4559 m 地区的受试者进行了 ET-1 拮抗剂波生坦（bosentan）的双盲试验，与空白对照组相比，治疗组的肺动脉压显著下降，其 SaO_2 轻度升高。然而，受试者的尿量减少，自由水清除率下降，提示 ET-1 可能与习服早期的利尿有关。

Berger 等（2009）研究了 34 名低海拔和高海拔（4559 m）受试者的 ET-1 的跨肺间浓度，在低海拔出现 ET-1 净丢失（清除），在高海拔地区其水平明显升高，呈净收益（生成）。无论实际水平还是静脉 - 动脉浓度差均与肺动脉压相关。

新生儿出生体重低是高原产科的一个特点（参见第十八章），最近的研究表明，ET-1 与一氧化氮（NO）水平可能是高原世居居民这一特点的机制之一。Julian 等（2008）研究了处于海拔 1600 m 的美国丹佛地区以及处于海拔 3100 m 的美国莱德维尔（Leadville）地区的孕妇的子宫动脉（UA）的血流量，同时还测量了静脉血的 ET-1 和 NO 代谢产物（NO_x），发现 2 组的出生体重和 UA 血流量相关。ET-1/NO_x 的比值越高，UA 的血管收缩越明显，子宫的血流量就越低。两组的该比值与新生儿的出生体重相关。然而，平原孕妇 ET-1/NO_x 的比值集中在正常范围的低限，而高原孕妇的比值较高，表明 ET-1 的升高和（或）NO 生成的下降导致了子宫血流量的减少，使高原新生儿体重降低。

总之，ET-1 很可能是缺氧性肺血管收缩及高原利尿的发生机制之一。HAPE 易感受试者 ET-1 的大量释放可能在 HAPE 的发病机制中发挥一定作用，并且它也是高原新生儿出生体重低的因素之一。

16.10　高原与其他激素

16.10.1　缓激肽

潜在的血管扩张剂——缓激肽，它的水平在急性缺氧条件下未见变化（Ashack et al，1985），但 Mason 等（2009）在一组于海拔 3800 m 地区停留 2 周的矿工身上发现了其水平的下降。Wang 等（2010）发现缓激肽受体 -B_2 基因的等位基因与 AMS 无关。

16.10.2　生长激素

大多数受试者的生长激素水平无变化，但 2 名体重下降 15kg 的受试者其水平增加 5 倍（Blume，1984）。尽管急性缺氧对生长激素无影响，但急性缺氧条件下运动可引起该激素升高 20 倍，而常氧条件下运动仅使其中度升高（Sutton，1977；Raynaud et al，1981）。Ramirez 等（1995）对海拔 2600 m 的哥伦比亚帕斯托地区的居民进行研究发现，与低海拔地区的对照组相比，生长激素对生长激素释放激素刺激的反应显著增强。另一方面，处于舱内模拟高海拔地区研究（珠峰Ⅲ号行动）的受试者，其生长激素（和甲状旁腺激素）对皮下脂肪活检的体外脂肪水解反应的作用显著下降（de Glisezinski et al，1999）。Benso 等（2007）

对登顶珠峰后返回珠峰大本营的登山运动员进行研究，发现生长激素显著升高，当然，他们在登顶过程中的体重平均下降 5 kg。

16.10.3　睾酮、黄体生成素、促卵泡激素和催乳素

Sawhney 等（1985）研究了低海拔地区男性进入海拔 3500 m 的高海拔地区后睾酮、黄体生成素（LH）、促卵泡激素（FSH）和催乳素的变化。抵达高原的第 1 天，虽然 LH 和睾酮水平已经下降，但与海平面数值相比，无显著变化。到第 7 天，LH 和睾酮水平显著下降，这种情况一直持续到第 18 天；其后催乳素水平显著升高。返回海平面 7 天后，除 LH 水平持续性抑制外，所有数值均降至对照值。这些结果与先前的研究结果（Guerra-Garcia，1971）一致。后者发现，处于海拔 4300 m 地区的第 3 天尿睾酮分泌减少 50%。Sawhney 等（1985）还发现在高海拔地区，催乳素和睾酮水平呈负相关，但和 LH 水平无关，表明睾酮的减少是因为催乳素分泌的增加，而不是 LH 的减少或缺氧对睾丸的直接作用。

在另一项于海平面进行的实验中，Sawhney 等（1985）显示寒冷暴露 1 天和 5 天后，LH 水平下降，推测在高原发现的 LH 下降有可能是因为寒冷，而非缺氧造成的。然而，低水平的 LH 还发生于不存在寒冷暴露的因慢性肺疾病导致缺氧的住院患者中（Semple，1986），其较低的睾酮水平与其 PaO_2 有关。

Semple（1986）发现因先天性心脏病而缺氧的患者具有正常的睾酮水平，可能是因为他们终生者中在适应低氧血症。他推测另外一种机制可能是：睾酮抑制是对夜间氧饱和度下降的反应，这是由慢性阻塞性肺疾病患者的睡眠呼吸暂停引起的，也是平原居民在高原的周期性呼吸模式的结果。在高原居民中，Bangham 和 Hackett（1978）发现 10 天后 LH 水平下降，但 FSH、睾酮和催乳素水平无变化。

运动时睾酮增多，Bouissou 等（1986）研究了急性缺氧（14% 氧气，等同于海拔 3000 m）对此的作用。用极限运动的百分比表示运动负荷发现，急性缺氧对睾酮并没有产生影响。急性缺氧对运动诱导性乳酸、异丙肾上腺素、去甲肾上腺素升高同样无效。Barnholt 等（2006）在处于海拔 4300 m 的派克峰的研究中限制热量摄入或给予充分进食以维持体重，发现进入高原后的起初 48 小时，两组研究对象的睾酮水平均升高，充分进食组持续升高，但因体重下降限制热量摄入组降至对照值以下。Benso 等（2007）在一项登山运动员（平均体重下降 5 kg）登顶珠峰后返回珠峰大本营的研究中发现，睾酮水平显著下降。显而易见，峰顶的多种常见因素可能影响了睾酮水平，低氧和运动可使其水平升高，而热量缺乏可使其水平降低。

16.11　高原男性的生殖功能

在高原，几乎没有关于海拔对男性生殖功能作用的研究。Donayre 等（2003）发现在海拔 4267 m 停留 4 周并回归海平面 15 天后，9 名受试者的总精子数量减少，其中形态异常的精子数量增加，运动表现下降。Okumura 等（2003）对抵达海拔 7100 m 的喀喇昆仑山考察队的 3 名队员进行研究，他们未在高原进行测量，但回至海平面后延长研究至 1 个月、3 个月和 2 年，1 个月及 3 个月提示精子数量减少，2 年后恢复正常。形态异常的精子数量同样增加，但 3 个月后恢复。在该研究中，睾酮在 1 个月及 3 个月后较低，在 2 年后恢复正常。这些结果被 Verratti 等（2008）的研究证实，他们发现，返回海平面 6 个月后，精子数量及精子形态异常才完全恢复。

16.12　高原的肾功能

16.12.1　整体功能

肾具有极为出色的对抗高原低氧的功能。这不足为奇，因为它生而具有应对运动中血流急剧减少并保证氧输送的能力。在海拔 5800 m 且 24 小时脱水的情况下，肾功能与在平原时一样，其浓缩尿液及清除水负荷功能仍然正常。它还可以通过适当调节 pH 来调节碳酸氢盐或氯化铵（代谢性碱中毒或酸中毒）的摄取量（Ward，由 Pugh 报道，1962a）。Olsen 等（1993）发现，8 名处于海拔 4350 m 的正常受试者在有效肾血浆流量（ERPF）减少 10% 的情况下，肾小球滤过率和钠清除率依然正常。和海平面相比，注射多巴胺对 ERPF 的影响较小，可能是因为肾上腺素能活性升高（去

甲肾上腺素升高)。多巴胺的利尿作用减弱（可能是因为高海拔影响了远端肾小管功能)。处于海拔 4300 m 的高原居民并没有出现肾氧合不足的现象 (Rennie et al，1971a)。

然而（正如第十章，第 10.4.5 节所讨论)，在高于 6500 m 的极高海拔条件下，肾对呼吸性碱中毒的代偿减慢而且不完全，也就是说，血中碳酸氢盐很低并进一步下降时，血液 pH 随极端过度通气导致 PCO_2 下降而碱化。这是否代表了肾衰竭的程度还存有争议，因为这导致了氧解离曲线的左移（因为 pH 碱化)，而这有利于极高海拔时的氧气运输（参见第十章，第 10.3.6 节)。Hackett 等 (1985) 进行的研究显示，对于处于海拔 6300 m 地区的习服者，乙酰唑胺会导致碳酸氢盐排泄，从而进一步加重碱缺失。运动表现非但不提升，4 名受试者中还有 2 人下降。

在高原还存在液体容量不足的情况，众所周知，肾先纠正脱水，再纠正酸碱紊乱，为了排泄更多的碳酸氢盐以减轻碱剩余，肾必须排出相应的阳离子，而这又加剧液体容量不足。这可能是在高原肾排泄碳酸氢盐缓慢的原因。

最近，Brito 等（2007）对一组健康军人的肾功能进行研究，这组军人定期往返于海平面和海拔 3550 m 处，已往返至少 12 年，研究发现部分军人的肾小球滤过率轻度下降（34% 肌酐清除率低于 90 ml/min，8% 低于 80 ml/min)。

人们普遍认为习服早期的多尿现象是抗利尿激素（参见第 16.2 节）和内皮素（参见第 16.9 节）的共同作用，这种多尿是习服的重要特征，有助于预防 AMS。

16.12.2　高原的蛋白尿

Rennie 和 Joseph（1970）的研究显示，进入高原后蛋白尿很常见，12 天内攀登至海拔 5800 m 地区的受试者其数值从 290 mg/mmol 升至 578 mg/mmol。在到达海拔最高处和蛋白尿达最高值之间有 1 ~ 3 天的时间差。图 16-5 显示蛋白尿的程度与海拔高度具有强相关关系，前提是对尿蛋白升高时间和对肾脏产生影响的时间之间的 24 小时时间差进行了调整。

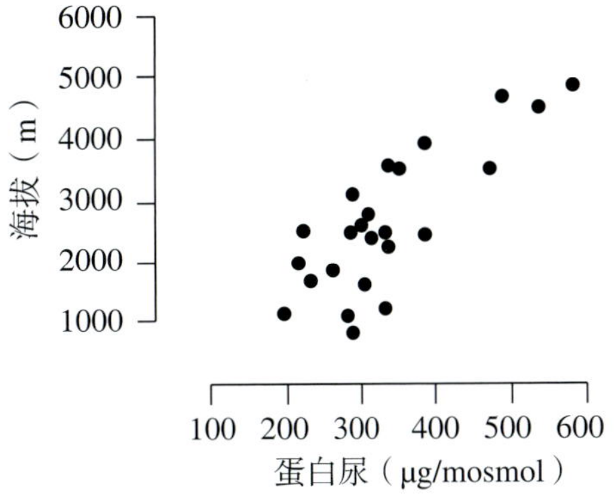

图 16-5　海拔与蛋白尿的关系。受试者进入特定海拔 24 小时后对尿液取样（Rennie，1973)

在另一项研究中，Rennie 等（1972）发现，习服对蛋白尿没有影响，但 Pines（1978）发现再次进入同一海拔高度后蛋白尿程度较轻，还发现 AMS 患者蛋白尿最严重。与同种族的海平面居民相比，高原居民尿蛋白更多（Rennie et al，1976b)。

生来即患有慢性缺氧的发绀型心脏病患者蛋白尿也增多，其严重程度与红细胞增多症（以及缺氧）程度直接相关（Rennie，1973)。有学者还发现慢性阻塞性肺疾病患者也同样如此（Wilkinson et al，1993)。

高原蛋白尿的机制可能是肾小管对蛋白质的重吸收减少，或是肾小球对蛋白质的通透性升高，或是两者同时存在。

一项来自玻利维亚拉巴斯地区的研究发现，慢性高原病（CMS）患者存在显著的蛋白尿，但使用 ACE 抑制剂治疗后改善，24 小时尿蛋白定量从 359 mg 下降至 248 mg，血细胞比容（Hct）从 63.5% 下降至 56.8%（Plata et al，2002)。来自南美洲安第斯山脉的另一项研究（Jefferson et al，2002）同样发现，CMS 患者蛋白尿十分显著，而且尿酸盐水平较高（痛风高发)，主要是因为尿酸生成较高，肾排泄功能相对障碍也可能是原因之一。

（姜　军 译　旦增诺扬 校）

第十七章

中枢神经系统

概述

中枢神经系统对缺氧非常敏感，因而在高海拔地区易发生神经心理功能障碍。脑组织氧合状态是动脉 PO_2 和脑血流的共同作用，后者部分由动脉血气调节。低氧血症引起脑血管扩张，同时动脉 PCO_2 下降导致脑血管收缩。因此，在高海拔地区这是相互矛盾的。一些神经心理功能损害尤为明显，例如复杂脑力活动的过程减慢，在海拔不足 2000 m 时即可发生。在高海拔地区的反应时间、手眼协调功能以及记忆和语言表达等高级功能在内的神经心理功能的多个方面均有损害。多项研究均表明，进入高海拔地区后会发生神经生理学功能损害的后遗症。一项有趣的研究发现：具有低氧通气反应过度的登山者往往有最严重的后遗症，可能因为动脉 PCO_2 下降引起脑血管收缩，氧运输量减少，加剧脑缺氧。在海拔 5000 m 地区，室内富氧空气改善了神经心理功能，因而可以改善在煤矿和天文台往返工作人们的行为状态。

17.1　引言

在机体各系统中，中枢神经系统（CNS）最易受到缺氧损伤。因而进入高原的人群经常表现出神经心理功能的变化，包括视觉等特殊感觉、记忆等高级功能、情绪等情感行为等。这种改变可发生于急性缺氧的人群，也可发生于在高原逗留的平原居民，亦可发生于土生土长的高原居民身上。

在高海拔地区的人群经历一段时间严重的高原缺氧后，再次回归到海平面地区，除了神经心理功能的变化外，往往会出现 CNS 功能的残留损害。这些发现特别令人感兴趣，因为越来越多的登山者选择在没有氧气补充的条件下前往高海拔地区。极高海拔探险中发病率和死亡率的升高引起很多人的关注，其中严重缺氧的登山者做出的非理性决策可能发挥了重要作用。Raichle 和 Hornbein 曾对处于高原条件下人体的精神心理活动状态和缺氧性脑生物学做了综述（Raichle 和 Hornbein，2001）。

17.2　研究历史

在高原的最初几天可出现情绪和行为的变化。缺氧对中枢神经系统最严重的影响出现在早期的热气球驾驶员中，报道较多的症状有：部分麻痹、视力障碍、情绪改变、甚至意识丧失。典型的事例是 Tissandier 和他的两个同伴乘坐 Zenith 热气球进行了声名远扬的飞行（Tissandier 1875）。他们曾描述道：

> “到了海拔 7500 m，有人麻木感非常严重……相反另一人根本无此症状。有人心潮澎湃，好像受到了流光溢彩的光的影响。还有人郁郁寡欢……”

飞行员通常缺乏对急性缺氧所致的危险的认识，而这也是进入一定海拔高度以上区域严格规定使用氧气的原因，尽管飞行员们可能认为这是这多此一举。

一些热气球驾驶员出现麻痹，正如 Glaisher 和 Coxwell 于 1862 年（Glaisher et al，1871）乘坐热气球上升期间所描述的那样。升至极高海拔时，Glaisher 出现意识不清，Coxwell 将氢气放出使热气球下降，但双手失用，不得不用牙齿咬住控制气球阀门的绳子，甩头 2 ～ 3 次才能完成。此外，这次飞行还强调随着海拔高度下降可使急性缺氧迅速恢复。当热气球着陆时，Glaisher 宣称自己并没觉得有什么异常，由于降落在偏远地区，他们两人步行了 7 ～ 8 英里才到达最近的村庄。实际上，麻痹在急性缺氧时并不常见，确实有人推测 Coxwell 的症状可能是减压病的表现（Doherty，2003）。

经常有报道称，登山者在到达高海拔地区时出现神经精神功能紊乱。例如，部分文献描述了早期珠峰探险队人群出现了感知和情绪方面的奇异变化。在 1933 年的珠峰探险期间，成员 Smythe 出现了幻觉，他戏剧性地描述自己看见了空中跳动的云样物体（Ruttledge，1933）并且还有另一人如影相随的强烈感觉，甚至还将食物分给了那个不存在的同伴。有时 CNS 功能的变化可能是由于短暂性脑缺血所致。例如轻车熟路的登山运动员 Shipton 曾在上述的探险期间于海拔 7000 m 地区出现明显的失语（Shipton，1943）。他描述道：

> “我想说‘give me a cup of tea’（给我一杯茶），结果词不达意——可能说的是‘tram-car，cat，put’……我的头脑非常清醒……但我的舌头不听使

唤……”

在过去的几年中，高原对人类神经精神行为的影响颇受人们关注。例如，波兰登山者、精神病学家Ryn发现许多登山运动员攀登至海拔5500 m以上时出现精神障碍（Ryn，1971）。他还报道了登山者回归海平面后出现持续数周的类似器质性大脑综合征的症状。一些登山者至较高海拔地区后出现脑电图异常。研究表明，在20世纪60年代中印战争期间，快速空运至高海拔地区的印度部队在返回至海平面后出现了精神运动方面的后遗症（Sharma et al，1975；Sharma et al，1976）。Townes等（1984）对AMREE队员（在海拔5400 ~ 8848 m地区停留3个月后返回到海平面）进行检测，发现他们出现了后遗性神经精神方面的异常。类似的结果在“珠峰Ⅱ号行动”中也被发现，另外还有附加的有趣观察，即低氧通气反应最高的登山者所受的影响也更为严重（Hornbein et al，1989）。作者推断尽管高通气反应的人群低氧血症并不明显，但低碳酸血症可以导致更明显的血管收缩，进而引起脑部血流减少，携氧量下降。更为可控的低压氧舱模拟研究“珠峰Ⅱ号行动”结果与在珠峰的现场研究（AMREE，1981）结果相似，这些结果在1989年由Hornbein整理发表。随着神经心理学测试技术稳步改进，在高海拔地区，轻微的神经功能损伤非常普遍，并且一些从较高海拔地区返回到低海拔地区的登山者常伴有后遗性神经精神功能损害。

17.3　低氧的作用机制

17.3.1　缺氧和神经细胞

近几十年来，尽管缺氧对脑的损伤已有了大量研究，但其具体机制仍待阐明（参看Siesjo，1992a；Siesjo，1992b；Haddad和Jiang，1993；Hossmann，1999；Raichle和Hornbein，2001等综述）。

多年来关于低氧对脑影响的研究有3项一致性结论。第一，低氧情况下（甚至极严重的低氧）脑的整体耗氧量保持恒定。为维持机体代谢平衡，脑血流量相应地增加。第二，尽管脑耗氧量不变，但缺氧加速了葡萄糖的利用和乳酸的生成（表明神经细胞糖酵解增加）。脑氧耗量不变时，严重低氧血症使糖利用受抑制。严重脑缺血时，海马、白质、上丘、外侧膝状体等部位表现出对氧浓度的超敏感性。缺氧早期阶段，脑乳酸水平的升高通过碳酸氢根离子的升高来抵消，使pH保持正常水平。第三，脑组织中作为衡量脑能量状态的标记物ATP、ADP和AMP的含量即使在严重低氧情况下（甚至相当于海拔高度8000 m以上时）仍接近正常水平。脑对缺氧非常敏感，这一点被血流量和葡萄糖代谢的变化所证实。自然界的其他物种，如海龟（Perez-Pinon et al，1992）、麻斑海豹（Kerem和Elsner，1973）和高海拔地区的鸟类（Faraci，1986；Faraci和Fedde，1986）等对严重低氧耐受的能力已被证实。

低氧情况下脑内离子变化

低氧时脑内离子稳态会发生变化，可能是由于离子最先发生改变、也可能是由于氧化和神经递质代谢的改变，具体机制尚不清楚。缺氧涉及钙离子稳态的改变。例如，在氧浓度非常低的情况下，神经突触钙摄取能力下降。有学者提出假说：低氧环境下内质网钙的减少是导致大脑功能障碍的关键因素（Paschen，1966）。严重缺氧时细胞内钾离子升高。自由基的蓄积导致细胞进一步损伤，尤其是毛细血管损伤。一般认为神经递质代谢对缺氧敏感，但哪一种递质或代谢途径最敏感还存在争议。有证据表明，脑内乙酰胆碱的合成与氨基酸类神经递质的生物合成都是氧依赖性的。缺氧时脑内儿茶酚胺浓度明显降低，但机制不清。大量关于缺血的实验工作已完成，与那些由单纯缺氧引起变化的关系还存在争议；但很明显，尽管缺氧加重了大鼠缺血性脑损伤，脑缺血引起脑损伤的作用依然远比单纯低氧更为重要（Miyamoto et al，2000）。

血管内皮生长因子和缺氧

正如第二十章所述，如低氧诱导血管内皮生长因子等细胞因子介导了急性缺氧时诱发的脑毛细血管液体渗出（Fischer et al，1999；Schoch et al，2002）。在过去几年中，血管内皮生长因子（vascular endothelial growth factor，VEGF）的激活机制已被逐渐揭示，其可改善氧供从而改善脑功能，而这一点值得深入探索。

大脑对慢性缺氧、缺血的反应、血管生成，

或神经保护等过程的启动取决于转录因子——低氧诱导因子-1（hypoxia- inducible factor 1，HIF-1）的激活（Semenza，2000）。异二聚体的α亚基是许多生长因子的直接转录因子，VEGF是其中之一（参见第四章）。HIF-1α在很多组织中表达，对缺氧或缺血反应迅速而且短暂。HIF-1α靶向mRNA基因，促进VEGF基因的表达，伴随糖酵解的协同效应，促进受损脑组织的血管形成（Bergeron et al，2000；Marti et al，2000）。

持续暴露于低氧环境下几周后，HIF-1α迅速持续性升高（Chavez et al，2000），激活VEGF；VEGF与其他转录因子一起促进血管形成和血管重构，以增加毛细血管密度，改善并维持氧供（Boero et al，1999；Dor et al，2001；Pichiule和LaManna，2002；LaManna et al，2004）。关于这个领域的研究可以参考相关综述（Semenza，2000；LaManna et al，2004；Xu和LaManna，2006）。这些研究试图从遗传水平阐明缺氧适应机制并归于高海拔或疾病所致的氧供不足。

近年来，另一引人注目的研究领域是发现各种生长因子——特别是促红细胞生成素——在缺血或缺氧情况下具有神经保护作用。HIF-1α在启动这一过程中发挥重要作用（Bergeron et al，2000；Semenza，2000；Kerendi et al，2005；参见第八章）。HIF-1α是促红细胞生成素的转录因子，已被发现可以减轻脑损伤（Siren et al，2001；Bernaudin et al，2002；Wen et al，2002）。一些学者提出以下假说：通过亚低氧暴露的“预处理”，可保护大脑免受缺血和缺氧情况下的继发性损害。缺氧激活的HIF-1α通过脯氨酸羟基化迅速灭活。这种蛋白酶体的抑制作用已被研究，可作为脑卒中的治疗干预手段（Ratan et al，2004）。这种线性研究可能对临床医学，特别是在脑血管疾病领域产生深远的影响。

缺氧和脑电图

缺氧时脑突触和细胞膜的去极化可干扰脑部正常电活动，因此引起脑电图（electroencephalogram，EEG）改变。猫的动脉血氧分压（PaO_2）从80 mmHg逐渐降至20 mmHg的过程中，EEG波幅起初略有升高，然后出现慢波和高尖波，随后慢波波幅逐渐降低，直至消失；小尖波零星出现，最终脑电图变平。“先活跃、后抑制”可能是由于缺氧作用于网状激活系统。急性高海拔暴露引起脑皮层电活动增强，并能降低癫痫样放电的阈值，增加癫痫发作的可能（Basynat，2000a；Daleau et al，2006）。但是，这一理论受到了许多建议癫痫患者前往高海拔地区的研究者的质疑。

缺氧和诱发电位

缺氧可改变脑细胞的诱发电位。氧浓度低时，脑干听觉反应消失。视觉诱发电位最初升高，然后随着氧浓度的降低而消失。

组织学改变

严重缺氧可引起脑组织学改变。这些改变与低血压所致者不易鉴别，大脑皮层和基底节区的变化最大。神经元核周质首先出现微空泡化，海马的H1区（Sommer sector）最易受累。

17.3.2 脑血流量

动脉血氧分压（PO_2）和二氧化碳分压（PCO_2）对脑血流量都有重要影响，进入高原后，PO_2和PCO_2发生很大改变，脑血流量相应发生变化（Xu和LaManna，2006）。动脉低氧血症扩张了脑血管，大幅增加脑血流量。图17-1显示了中枢麻醉大鼠的典型结果，从中可以看出，动脉PO_2高于60 mmHg时，脑血流量变化很小，但低于该

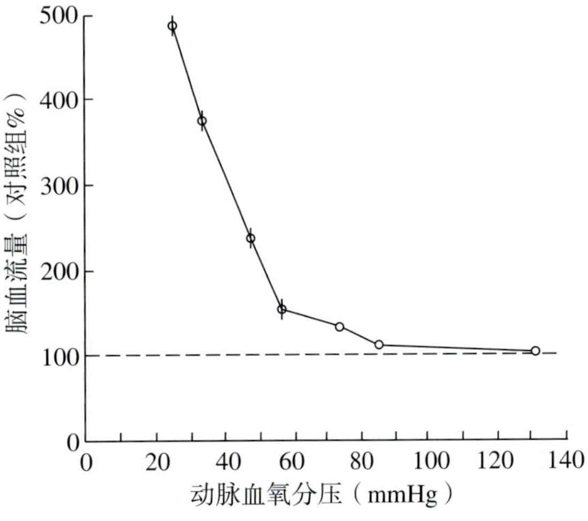

图17-1 麻醉大鼠动脉PO_2对脑血流量（CBF）的影响。动脉PCO_2保持在正常水平。注意：动脉PO_2下降至50 mmHg以下时，脑血流量急剧增多（Borgström et al，1975）

水平时，脑血流量急剧增加。值得关注的是：当动脉 PO_2 为 25 mmHg 时，脑血流量是常氧时的将近 5 倍。正如第十三章所述，登山者在珠峰静息状态下的动脉 PO_2 在 25 ～ 30 mmHg。

图 17-1 显示，常氧状态下，通过机械通气使大鼠动脉 PCO_2 保持在恒定水平，但是神志清楚的动物和人，低氧血症导致的高通气使动脉 PCO_2 降低和 pH 增高，进一步导致脑血管收缩。因此，图 17-1 的结果并不能直接应用于处于极高海拔地区的登山者身上。

动脉 PCO_2 的降低对脑血管有强烈的血管收缩效应，脑血流量随之减少。图 17-2 显示了借助机械通气的麻醉犬的典型结果（通过增加通气造成低碳酸血症或通过增加吸入气体的二氧化碳造成高碳酸血症）。每次动脉 PO_2 都保持在大致正常的水平。需要注意的是，当动脉 PCO_2 降低至大约 15 mmHg 时，脑血流量减少大约 40%（Harper 和 Glass，1965）。

人们在高海拔地区时，低氧血症和低碳酸血症对脑循环的两种作用是相反的。然而，在一些研究中人们发现二者相互平衡，所以在 3 周的高海拔暴露后，脑血流量回落至平原的基线水平（Møller et al，2002）。

目前尚没有关于不同海拔地区人群脑血流量的系统研究，一部分原因可能是测量困难。但是

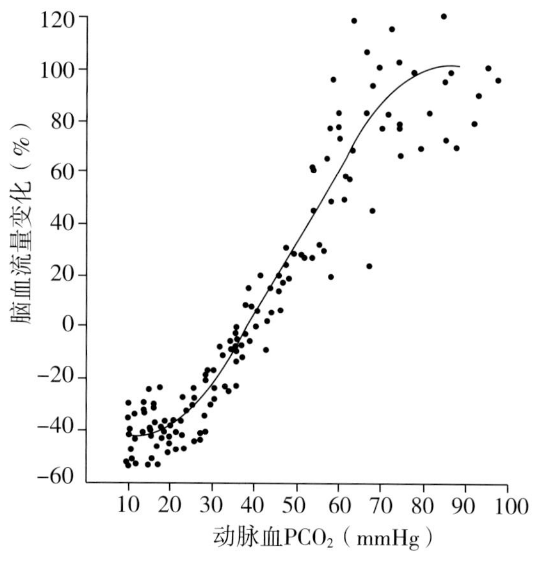

图 17-2 动脉 PCO_2 改变对麻醉犬脑皮质血流量的影响。脑血流量零基准线位于动脉 PCO_2 为 40 mmHg。动物的血氧和血压正常（Harper 和 Glass，1965）

Severinghaus 等（1996）采用一氧化氮法测量了 7 名健康受试者的脑血流量（分别在海平面、进入海拔 3810 m 地区后 6 ～ 12 小时以及 3 ～ 5 天）。6 ～ 12 小时脑血流量平均增加 24%，3 ～ 5 天时增加 13%。急性缺氧纠正后脑血流量恢复正常。基于额外数据的外推法提示：在高海拔地区，假使 PCO_2 不降低，那么脑血流量就将高于对照组的 60%。Severinghaus 等（1996）获取的数据经后续的分析表明，大脑的氧供（以脑血流量乘以动脉氧浓度计算）基本保持恒定（Wolff，2000），这令人回味。然而，没有已知的受体与氧供相关。

通过多普勒超声测量颈内动脉的血液流速可间接反映脑血流量。Huang 等（1987）测量了 6 个受试者抵达美国派克峰（4300 m）后 2 ～ 4 小时内的颈内动脉和脊柱动脉的流速，发现两处动脉的流速均较海平面时略有加快；18 ～ 44 小时后，流速最高升高了 20%；但是 4 ～ 12 天后，流速降至海平面水平。该团队（Huang et al，1991）还进一步研究了海平面和海拔 4300 m 地区运动耐力（45 分钟近似 100 W）对颈内动脉血液流速的影响，结果显示海平面和高海拔地区的流速相似。Reeves 等（1985）在美国丹佛（1600 m）测量了 12 名受试者的颈内动脉血液流速，并在模拟海拔 4800 m 条件下反复测量了 7 小时。他们的研究假说是，血液流速加快可能与高原头痛有关，但两者并不具有相关性。其他采用多普勒超声的研究并未显示脑血流量与急性高原病具有相关性（Baumgartner et al，1999），也未显示脑血流量与高原肺水肿易感性之间具有相关性（Berre et al，1999）。另外，Jansen 等（1999）报道了患有急性高原病的受试者较正常人群脑血流量增多，也是过度通气所致的血流动力学改变。

Huang 等（1992）测量了居住于拉萨（3658 m）的 15 名藏族人和 11 名汉族人在静息和运动状态下颈内动脉血液流速，静息和亚极量运动负荷下未见不同。但在最大运动负荷下藏族人血液流速加快，脑部氧供增加，而汉族人无此变化。Frayser 等（1970）测量了荧光素注射后视网膜平均循环时间，发现循环时间由平均 4.9 秒缩短至海拔 5330 m 时的 3.4 秒，这与脑血流量的增多相一致。

高海拔地区影响脑血流量的其他因素是红细胞增多症使血液稠度升高。众所周知，严重的真

性红细胞增多症可使血流量减少至不足正常的一半（Kety，1950），严重贫血时脑血流量显著增多（Heyman et al，1952；Robin 和 Gardner，1953）。Tomiyama 等（2000）通过稀释血液或输血，使得大鼠血液黏稠度相应下降或升高，并在缺氧和高碳酸血症情况下测量脑血流量，发现脑血流量与血液黏稠度相关，血液黏稠度最高的大鼠脑血流量减少最为明显。甚至包括咖啡因在内的一些药物也可以减少脑血流量。

17.4　高海拔地区中枢神经系统的功能

17.4.1　中等海拔

人们普遍认为，海拔超过 4500 m 时中枢神经系统（CNS）功能受损，但一个有趣的问题是：CNS 功能发生轻微变化的最低海拔是多少？这一问题经常被航空业提及，因为这涉及商业飞机座舱的气压选择。多数高空飞行的商业飞机座舱内的气压通常维持在等于或低于海拔 2500 m 时的气压。如果考虑到进一步减少气压所需增加的重量及成本，这一气压值是可以接受的。但是有证据表明，在相当于海拔 2440 m 的气压下，受试者学习复杂脑力任务比低海拔地区慢。诸如波音“787”和空中客车“380”等新飞机的座舱压力已被提升至相当于海拔 1800 m 的气压。

也有研究报道在较低海拔（1524 m）时，8 名受试者相较于呼吸富氧混合气体的对照组，学习复杂脑力任务要慢（Denison et al，1996）。这些测试包括识别不同方向的人形图案的姿势，其在屏幕上随机呈现。但其他研究并不支持该研究结论。例如 Paul 和 Fraser（1994）进行了类似的测试，包括学习新任务，结果在海拔 1524 m、2438 m 及 3048 m 处并未显示功能受损。

在中等海拔地区关于 CNS 功能的有趣问题发生于操控安置于山顶的光学和红外望远镜的过程中（可参见第二十八章）。在高海拔地区，地球的大气层变薄，光学和红外辐射吸收减少，因而高山地区成为天文台的理想场所。例如，海拔 4200 m 的夏威夷群岛莫纳克亚山顶就矗立着几架天文望远镜。

莫纳克亚山顶的气压大概是 468 mmHg，吸入湿润气体的氧分压是 88 mmHg。望远镜操作者通常居住在海平面，乘车很快能抵达山顶。Forster（1986）测量了 27 名望远镜工作人员抵达海拔 4200 m 第 1 天时的动脉血气：平均动脉 PO_2 是 42 mmHg，PCO_2 为 29 mmHg，pH 为 7.49。5 天后（期间使用者每晚要住在海拔 3000 m 的宿舍）在海拔 4200 m 处的动脉血气显示平均 PO_2 为 44 mmHg，PCO_2 为 27 mmHg，pH 为 7.48（参见图 7-2）。

大量的心理测验显示，人们抵达海拔 4200 m 时没有变化，但抵达第 1 天的数字符号向后测试的表现确实糟糕。然而，5 天后的成绩回升到海平面的水平。往返于莫纳克亚山人群的数字记忆和心理运动表现也下降；轮班工人表现出急性高原病的几大特征，特别是在抵达高海拔地区的第 1 天。头痛是最影响日常活动的症状，其他症状还包括失眠、嗜睡、注意力不集中、记忆力差。

17.4.2　高海拔

McFarland（1937 a，1937 b，1938 a，1938 b）对 1935 年智利国际高原考察队进行了经典系列研究。在首项研究中，McFarland 报道了乘坐无增压飞机骤升至海拔 5000 m 地区对心理生理的影响，对照组为乘坐火车或汽车抵达海拔 4700 m 的受试者。数据显示，上升速率是重要的变量，乘坐飞机而引起的海拔快速升高影响最大。在高海拔地区时，包括算术测试、书写能力、眼亮光暴露后图像出现和消失时间等在内的普通及复杂心理功能都显著受损；还有记忆错误增加，耐力下降，听力阈值及词语理解力均下降。

关于习服时的感觉和运动反应的第二项研究中，测量数据来自海拔 5330 ~ 6100 m 处，结果显示听力、视力、手眼的协调能力均显著下降。数据虽来自多个海拔高度，但一般而言，功能损害并不比海拔 5330 m 处更严重。而且，习服资历最长的考察队员损害程度较轻。

进一步研究指出，在同一海拔进行的精神和身心测试均显示受损。测试涉及快速认知词语意思、头脑灵活性或持续性，以及快速记忆力，结果显示均显著受损。值得注意的是，如果受试者的注意力较集中，那么进一步测试其复杂脑力任务，但一般而言，注意力会更加不集中，更易嗜睡，而这些又会进一步分散注意力。

最后一项研究测量了永久性居住在海拔 5330 m 的奥坎基尔查的硫矿工人的感觉和循环反应，对照组为年龄、种族相似的居住于海平面的工人，以及考察队成员。研究发现高海拔地区矿工相较于海平面工人，其简单和选择反应时减慢，听力敏感性不太敏锐。然而，McFarland 及同事对这些永久居住在海拔 5330 m 地区工人最为深刻的印象是，他们的循环及呼吸适应能力极强。

关于缺氧对视觉感知的负面影响还进行了其他研究，部分原因是由于该课题对航空领域非常重要。例如，在 Kobrick（1975）的研究中，受试者进入低压氧舱后急性缺氧暴露，模拟海拔分别为海平面、海拔 4000 m、4600 m、5200 m，结果表明，闪光刺激检测反应时减慢。低氧对其他外周刺激的影响也有学者研究过（Kobrick，1972）。

研究高海拔对中枢神经系统影响的特殊契机发生在 20 世纪 60 年代早期的中印边界战争中，当时大量的印度士兵快速进入海拔 4000 m 地区并停留长达 2 年。Sharma 等（1975）测量了 25 名年龄为 21 ～ 30 岁印度青年的精神运动效率，精神运动表现包括通过手眼协调测试所决定的速度和准确性，方法是用描记笔在一个狭窄的凹槽中画线，但不能触及两侧。测试在海平面及在海拔 4000 m 处（时间节点为 1、10、13、18、24 个月）进行，图 17-3 显示总精神运动效率在进入高原的起初 10 个月内下降，但在接下来的 13 个月内恢复。

总精神运动效率如图 17-3 所示，同时包括手眼协调测试的速度和准确性评分。图 17-4 显示将该测试的精神运动表现分为准确性和速度两部分。准确性测量在 10 个月后显著升高，但速度几乎没有改变。该结果与许多工作在极高海拔的人们所给出的感觉一致，也就是说思维过程延长，但如果某人能够充分集中精神，也能开启准确的思维过程。

一项相关研究中，Sharma 和 Malhotra（1976）比较了 3 组分别来自于 Corkha、Madrasi 和 Rajput 地区的印度人在海拔 4000 m 停留 10 个月的结果，三组受试者的手眼协调测试及社会互动评分没有差异。然而，Corkha 组显示了更好的高原反应耐受性，反映在注意力、焦虑及抑郁程度的得分上。

一项关于 20 名处于模拟海拔 4700 m 舱中 5 ～ 7 小时的男性士兵的急性高原病症状、体征与情绪、心理测验表现之间关系的研究（Shukitt-Hale et al，1991）表明，急性高原病与其症状具有最佳相关性，其次是情绪变化，与心理测验表现的相关性最小。

Pavlicek 等（2005）研究了处于模拟海拔下的认知和情感改变。21 名男性短时进入模拟海拔为 4500 m 的低压氧舱内，发现由额叶介导的认知和情感功能均保持完好。

关于高海拔对平原居民精神表现影响的非同寻常的研究时机来自 1960—1961 年的“银色小屋探险”，当时几名正常的受试者在海拔 5800 m 处渡过了 3 个月。使用特殊设计的可录磁带仪器，通过让受试者将扑克牌分类归入箱子的方式测试精神运动效率（Gill et al，1964），结果表明扑克牌分类效率低于海平面受试者。效率测试采取即

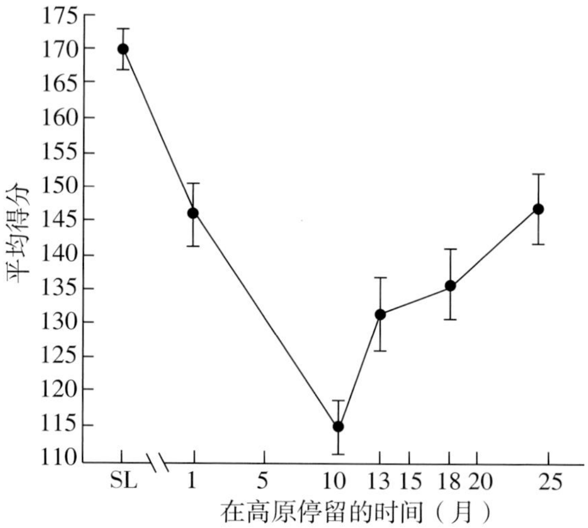

图 17-3 青年男性的精神运动效率。他们迅速抵达海拔 4000 m 地区，停留 2 年。精神运动效率使用包括速度和准确性的手眼协调测试来计算。注意精神运动效率的下降出现在前 10 个月，然后逐步提高（Sharma et al，1975）

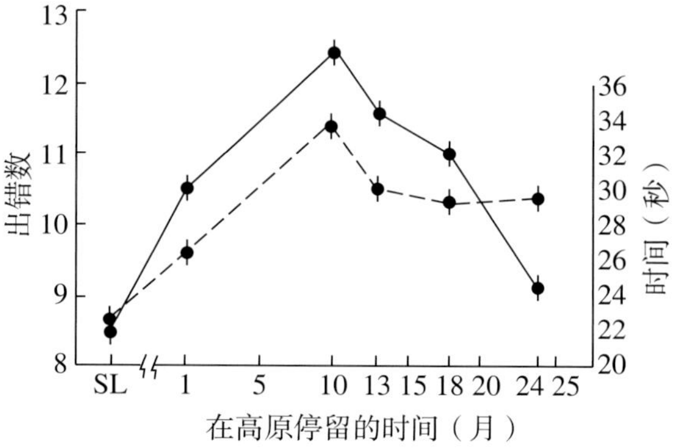

图 17-4 与图 17-3 数据相同，但精神运动效率被细分为手眼协调测试的准确性和速度。注意，测量的准确性在 10 个月后提高，但在速度上几乎没有改善（Sharma et al，1975）

使延迟也要将扑克牌放入正确箱子里的方式，而非分类错误的方式。这些结果再次强化了人们在高海拔地区也可准确完成工作任务的理念，但需花时更多，需更加集中注意力。Cahoon（1972）对 8 名处于模拟海拔 4600 m 并持续 48 小时的健康受试者的研究也显示了扑克牌分类效率下降。

1981 年 AMREE 分别在入驻大本营（海拔 5400 m）、主实验营地（海拔 6300 m）后进行了一系列的精神运动测试，并在返回后即刻、1 年后重复测试（Townes et al，1984），研究重点是比较暴露于极高海拔前后的 CNS 功能，仅报道了少数在极高海拔的数据。然而，整个过程中手指敲击速度显著减慢。右手的平均敲击次数分别为 53.7（测试前）、52.6（海拔 5400 m）、50.8（海拔 6300 m）、48.1（受试者从海拔 8000 m 回到海拔 6300 m 处）及 45.4（回归后）。这些结果还不能确定手指敲击速度的减慢是海拔的影响，还是身处极高海拔时限的影响，还是两者兼而有之。

Hainsworth 等（2007）综述了平原居民进入高原后以及高原居民的自主神经系统的功能，对平原居民的心率、心肌收缩力、血压进行讨论。该主题也已在第八章讨论。Hainsworth 等也探讨了自主神经系统在慢性高原病中的可能作用。

17.4.3　脑电图

Ryn（1970，1971）报道了 30 名攀登至海拔 5500 m 以上的登山者中 11 名出现的 EEG 异常。主要异常表现为 α 波频率减少，波幅减小。他还报道了高海拔地区 EEG 所记录到的阵发性或局灶改变。

Zhongyuan 及同事（1983）也报道了在海拔超过 5000 m 的中国珠峰探险队队员的脑电图（EEG）变化，α 波波幅减小，但频率增快。EEG 的变化较少出现在探险前进入低压氧舱（模拟同等程度的急性缺氧）的队员身上。显而易见，对急性缺氧耐受较好的探险队员在高原很少显示出 EEG 变化。

Nevison 在 1960—1961 年的“银色小屋探险”中进行了一系列的 EEG 测量，尽管结果没有在公开的文献中报道，但显然他并未发现居住在海拔 5800 m 的受试者存在异常。当然，过度通气或吸入纯氧时 EEG 并不改变。

17.5　从高原回到海平面后遗留的中枢神经系统损害

众所周知，鉴于 CNS 易受缺氧的损害，在高原可出现神经行为异常，这不足为怪。但是证实回归海平面后仍存在后遗的 CNS 功能损害成为了研究热点。

Townes 等（1984）进行的深入研究参见本书第 17.4.2 节，受试者是 1981 年研究的 AMREE 中的 21 名成员，均为男性，年龄在 25 ~ 52 岁，平均为 36.4 岁；受教育程度较高，其中 15 名具有硕士或博士学位。科考前在圣地亚哥退伍军人管理医院进行以下心理测试：Halstead-Reitan 神经心理成套测试（Reitan 和 Davison，1974）、可重复认知 - 知觉 - 运动成套测试（Lewis 和 Rennick，1979）、选择性提醒实验（Buschke，1973）以及韦克斯勒记忆量表（Wechsler memory scale）（Russell，1975）。同样的这些实验在抵达尼泊尔加德满都后立即重复。1 年后在美国科罗拉多州召开的科考会议再次进行以下测试：Halstead-Wepman 失语甄别测验、Halstead-Reitan 成套测试中的 B 试验及手指敲击测试、可重复认知成套测试中的数字警觉测试、韦克斯勒记忆量表中的语言理解测试。

表 17-1 显示了科考前、科考后及随访的神经心理测试表现的显著变化。从中可以看出，由韦克斯勒记忆量表测定的语言学习及记忆能力从科考开始至结束显著减退；科考前后由 Halstead-Wepman 失语甄别测验测得的语言表达错误数显著增加；失语错误数和受试者到达的海拔高度显著相关。

正如第 17.4.2 节所示，科考过程中手指敲击速度显著减慢。这种测量要求受试者在 10 秒钟内尽可能快地敲击杠杆。为使测试易于接受，实验中间每只手的 5 次测量结果允许有少于 5 次的差异。科考前所有受试者均达到了标准。然而，科考抵达加德满都后的即刻测试，20 名受试者中的 15 名不能保持运动速度，而且，16 名受试者中的 13 名 1 年后仍不达标。

这些结果引起了人们的极大兴趣，因为这提供了高海拔暴露导致 CNS 功能损害的强有力的

表17-1　Wilcoxon秩和检验比较珠峰科考前、后（在加德满都）及1年后的神经心理表现

表现	结果（均数 ± 标准差）			配对比较		
	前	后	随访	前和后	后和随访	前和随访
表现改善						
触摸操作试验（右手）	4.68 ± 1.56	3.86 ± 1.46		2.72*		
分类测试	24.29 ± 15.46	11.05 ± 8.39		3.48+		
表现下降						
手指敲击试验						
右手	53.71 ± 4.07	45.40 ± 6.18	48.40 ± 6.60	3.39+	1.32	2.20‡
左手	47.65 ± 4.60	42.45 ± 5.96	41.73 ± 5.23	2.30‡	0.66	2.93*
标准右	1.00 ± 0	0.14 ± 0.36	0.27 ± 0.46	3.06*	0.73	2.67*
标准左	1.00 ± 0	0.14 ± 0.36	0.13 ± 0.35	2.93‡	0.54	2.93*
韦克斯勒记忆量表						
短时词语回忆	18.12 ± 1.90	15.90 ± 2.15	17.13 ± 2.20	2.60*	2.12‡	0.98
试验标准	1.24 ± 0.44	2.40 ± 1.54	2.27 ± 0.70	2.37‡	0	2.67*
长时词语回忆	16.35 ± 2.91	12.70 ± 3.78	14.50 ± 2.85	2.32‡	2.75	0.94
失语甄别测验	0.59 ± 0.79	1.25 ± 1.25	0.47 ± 0.52	2.22‡	2.31‡	0.47

*P= 0.01；+P=0.001；‡P=0.05。

引自 Townes et al，1984

客观证据，而过去对此争论不休。当然，其他学者也有类似的报道或一致的发现。Ryn（1970，1971）也发现一组 20 名男性、10 名女性的波兰登山者在喜马拉雅山脉科考后几周出现持续性精神运动异常，攀登海拔超过 5500 m 的男性中一半都经历了类似于急性器质性脑综合征的症状，科考后几周出现情绪变化及记忆减退。30 名登山者中的 11 名在攀登即刻即出现 EEG 异常。心理测试（Bender，Benton 和 Graham-Kendall 测试）显示，13 名登山者正常，12 名处于临界状态，其余 5 名存在器质性病变。

5 名世界著名的登山运动员曾在无氧气补充的情况下成功登顶海拔 8500 m 的山峰，但出现持久性认知功能障碍（Regard et al，1989），主要集中在注意力、瞬时记忆及认知灵活性（从一个学习范畴转换至另一个的能力）的异常。

Cavaletti 等（1987）的短篇报道显示，7 名无氧气补充而成功登顶海拔 7075 m 的萨托潘斯山的登山者在返回海平面后出现记忆障碍。测试分别在离开意大利前、登顶后返回大本营内、回归后 75 天后进行，结果显示，无论是在大本营，还是在海平面（回归后 75 天），记忆均减退，但后者程度较轻。言语流畅度和观念运动表现（按命令熟练操控肢体动作的能力）测试均不受海拔的影响。最近的一项研究显示，单次攀登海拔超过 5000 m 的 75 天后，记忆、反应时和注意力均持续改变（Cavaletti 和 Tredici，1993）。

有学者报道了 26 名无氧气补充而登顶海拔超过 7000 m 地区的登山者出现皮质萎缩及脑磁共振图像（MRI）改变（Garrido et al，1993）。登山前未做 MRI 检查，但回归海平面后 26 天直至 3 年进行检查。对照组是 21 名正常人，46% 的登山者 MRI 出现异常。Zhang 等（2012）报道了对 14 名登顶海拔 6206 m 地区的正常受试者进行的精密脑 MRI 研究，结果显示，包括皮质脊髓束、胼胝体、中脑背侧网状结构在内的多个区域的脑白质异常。然而，认知测试无显著变化。

Miscio 等（2009）报道了一项关于皮质兴奋区的研究，7 名受试者在海拔 4559 m 的玛格丽塔小屋 3 ~ 5 天后进行经颅磁刺激，对照组为同批处于海平面的受试者，结果发现在高海拔地区静息运动阈值显著升高，但短期脑皮质抑制显著降

低。急性高原病的症状和静息运动阈值的升高显著相关。

并非每位学者均认为登上顶峰再返回海平面后会出现 CNS 异常。例如，Clark 等（1983）对攀登海拔超过 5100 m 的喜马拉雅山脉的 22 名登山者在登山前及登山 16 ～ 221 天后进行心理组套及神经心理测试，但未发现脑功能障碍。该研究经过精心设计，但尚不清楚为何这些登山者中未见 CNS 异常。在另一项研究中，Anooshiravani 等（1999）对 8 名无氧气补充前往海拔超过 6000 m 地区的男性登山者在登山前后进行了脑 MRI 研究，并测试了其神经心理表现，结果发现尽管加性高原病症状加剧，但回归海平面 5 ～ 10 天的脑 MRI 影像及神经心理测试未见改变。

来自 1985 年的珠峰Ⅱ号行动研究的数据证实了 1981 年 AMREE 的研究中心理运动功能改变的结论，并且所拓展的研究方向令人兴趣盎然、始料未及。珠峰Ⅱ号行动研究中，8 名正常受试者在低压氧舱中度过了 40 天，采取逐渐减压直至达到模拟珠峰海拔高度的方式，结果发现正如 1981 年的珠峰科考一样，模拟后的精神运动速度和持续性，记忆、言语表达能力均出现障碍（Hornbein et al，1989）。

最新研究发现科考后测得的低氧通气反应和神经行为功能之间存在显著负相关，换句话讲，那些具有最大低氧通气反应的登山者显示出神经行为功能的损害最小。该结果出人意料。实际上，预测本应是：那些通气增加最大者可保护其 CNS 功能，主要是保护了其肺泡及相应的动脉 PO_2。

Hornbein 等（1989）提出了能解释这种出人意料的发现的假说，他们论证了具有最高低氧通气反应的受试者最大限度降低了其动脉 PCO_2，导致最大程度的脑血管收缩。反过来，这又引起最严重的脑缺氧，尽管其动脉 PO_2 实际上高于那些较小低氧通气反应的受试者。

值得注意的是，这种假说并不被如图 17-2 所显示的测量数据所支持。数据显示脑血流量明显在 PCO_2 数值低于大约 15 mmHg 时趋于稳定。然而，习服的情况可能有所不同，因为动脉 pH 回归正常，这可能可以改善脑血流量。除此而外，这组数据的分散性也显示出这种结果并不可靠。同时，还应指出，脑血流量和动脉 PCO_2 之间的相关性对动脉血压非常敏感（Harper 和 Glass，1965）。低血压狗相对于正常血压狗，在指定的 PCO_2 变化区间显示出更小的脑血流量变化。在极高海拔地区，血压是否发生变化不得而知，但海拔 5800 m 处无明显改变（Pugh，1964）。

低氧通气反应与残留的 CNS 功能障碍之间的相关性产生了一个有趣的自相矛盾的现象，一方面，适度的低氧通气反应对抵达极高海拔地区的登山者有利，以维持肺泡 PO_2 在所需水平。然而，维持 PO_2 的唯一方式就是过度通气，这又会降低动脉 PCO_2，反过来又会减少脑血流量。因此，这些登山者可能会有更严重的后遗中枢神经功能障碍。也就是说，登顶最高峰的登山者可能被大自然打上了经受到最严重神经系统损害的烙印。

17.6 高海拔地区室内富氧空气对神经心理功能的影响

越来越多人因诸如开山采矿等商业目的及航空航天等科学研究目的而往返于高海拔地区（参见第二十八章）。为了减轻发生在高海拔地区的神经心理损害，室内空气富氧被广泛使用。这非常有效，因为氧浓度每增加 1%（例如，从 21% 增加到 22%），相当于海拔降低约 300 m。Gerard 等（2000）评价了在模拟海拔 5000 m 时，室内空气的氧浓度额外增加 6% 的疗效。这是一项对 24 名受试者进行神经心理测试的随机双盲研究，受试者在海拔 3800 m 进入一个特殊设计的设备中，该设备既能模拟海拔 5000 m 的环境，又能模拟海拔 5000 m 时室内空气中氧浓度额外增加 6% 的环境。16 项成套内容的 2 小时测试用于评价心理运动和认知表现的各个方面。与模拟海拔 5000 m 的空气相比，呼吸富氧空气使受试者具有更高的动脉氧饱和度、更快的反应时、更好的手眼协调功能、更高的舒适感，每一项均有显著差异，$P < 0.05$。

更为有趣的是，在氧浓度额外增加 6% 的室内空气条件下，机体神经心理功能的其他方面未能得到明显改善。原因之一可能是短期的高浓度氧临时克服了真正的潜在缺氧。该问题由 Barcroft 等（1923）在 1921—1922 年对海拔 4330 m 的秘鲁塞罗德帕斯科进行的国际高原科考时简要提及。他写道：

“使用判断实验室工作效率的一般标准，相比于海平面，我们明显在塞罗德帕斯科处于低效率的行列中。非常奇怪，在进行少量的测试时就非常明显，也许因为我们经历的主要困难是保持注意力集中。当我们知道我们正在进行测试时，我们努力将注意力贯穿到测试全程，但一般情况下又不知不觉地走神。在塞罗德帕斯科，当每个人以与海平面同样快的速度进行精神测试时，完成一系列有关表现的测试可能需要花费平时 2 倍的时间。时间被浪费在乱七八糟的琐事上，而且差错百出，但在海平面时，这是不可能发生的。”

（Barcroft et al，1923）

一项在海拔 3800 m 处的富氧研究显示，富氧可以改善睡眠质量，特别是深睡眠期、总睡眠时间以及有效睡眠指数（Luks et al，1998）。此内容及其他富氧对睡眠的研究已在第十四章中讨论。

鉴于以上讨论，深入研究融入受试者日常活动中的神经心理测试将非常有趣。也就是说，在受试者不知情的情况下，测量其精神效率将最有价值。关于这方面的正式研究还没有在高海拔地区进行。

向环境中添加额外的氧气也可能带来一些危害，如增加火灾风险。对此，研究人员进行了仔细的分析，并制定了室内富氧的安全水平指南（West，2001）。补充氧气可能不仅对需保持精神敏锐的专业人员有益，而且也十分有益于休闲之旅（因为高原病会限制旅居的愉悦感）（West，2002）。

（姜　军 译　朱明明 校）

第十八章

高原人群

概述

不同高原人群之间以及高原和平原居民之间的差异可能是由于不同海拔高度造成的出生和成长的差异，或者是一代又一代有利于高原生存的自然选择造成的遗传背景差异。本版增加的第四章专门讨论了遗传学领域出现的巨大进展。本章将论述高原居民与平原居民以及高原不同人群之间的生理学差异及高原居民特有的疾病。

许多人永久居住在高原，其生理功能受到重大影响（参见第三章的数据和世界分布）。对该类人群的许多研究受制于难以选择合适的比较对象，通常采取的方式是将高原居民与民族、社会经济条件以及遗传学背景不同的平原居民做对比，结果造成难以区分到底是哪些因素导致了这种差异的局面。目前已经明确，并非所有的高原居民都具有相同的特点。最近的研究发现南美、中亚和埃塞俄比亚高原居民之间存在着有趣的差异。

海拔高度不会对居住地的人口规模产生重要影响，但经济因素却可以。初入高原有的生育能力下降，然而世居高原人群的生育能力正常，青藏高原尤其如此。怀孕晚期胎儿的发育迟滞，出生体重随居住海拔的升高而下降。除非持续的时间更长，否则儿童期生长发育迟滞的原因至少部分是因为经济或营养因素，而不是海拔高度本身。

高原居民的生理特征在某些方面与平原居民不同，前者具有更低的静态及活动后肺通气量以及钝化的低氧通气反应（在此方面藏民低于南美高原居民）。尽管他们具有更低的肺通气，但静息状态下其氧饱和度（SaO_2）和氧分压（PO_2）与平原居民相同，活动后 PO_2 下降更少。与平原居民相比，他们稍大的肺具有更高的肺弥散能力。这是很重要的优势，因为在高原弥散受限会导致更低的 SaO_2，从而导致工作效率下降。高原适应动物对缺氧具有不敏感的肺动脉升压反应。在一定程度上藏族居民具有这种适应能力，但南美高原的居民不存在这种适应能力。此类人群中还存在着血红蛋白浓度及氧饱和度的差异，所有这些都提示藏族人在高原生活的时间更长，曾经经历了巨大的高原适应变化。

有些疾病在高原居民中较为普遍，当然，其中部分是社会经济因素导致的，这部分重病在海平面经济水平较差的人群中也很常见。寒冷以及寒冷造成的伤害在高原比较常见，但并非仅限于高原。高原低氧所致的疾病中最常见是慢性高原病和高原肺水肿，这将在第二十二章进行集中讨论。其他疾病还包括：化学感受器瘤，这是一种颈动脉体的良性肿瘤，好发于动脉导管未闭的婴幼儿。甲状腺肿，该病并不仅限于高原，但在高原更为常见，因为随海拔高度的升高，土壤中碘含量减少，并且在高原生存可能需要摄入更多的碘；实际上增加碘摄入后甲状腺肿较过去有所减少。镰状细胞病，该病不是由高海拔所致，但如果发生在高海拔地区则更为严重。

18.1 引言

本章讨论的是土生土长的高原居民的特征，他们世代生活在高原，亦可称为世居者。第三章已经讨论了这些人群的分布。一般而言，高原指海拔 3000 m 以上。人群的定居时间难以界定，从藏族的 50 000 ~ 100 000 年到安第斯山脉人群的 15 000 年，再到美国科罗拉多州地区矿业城市人群的仅仅少数几代，均属于所涵盖的范围。从本书第 4 版出版至今，人类遗传学领域取得了巨大进展，从而使得科学家能够进行高原人群遗传学的多项研究。因而我们专门撰写了全新的第四章，总结高原人群遗传学进展。本章探讨高原居民与平原居民以及高原不同族群之间的生理学差异，也包括胎儿产前产后的发育差异，同时讨论了高原居民特有的疾病。

我们对长期居住在高海拔地区影响的认识来自对特定人群的研究。其有别于平原人群的特征是因为高原低氧寒冷的环境，还是因为种族、营养、经济因素所致，这是对结果进行解释时最难以确定的主要问题。

一些研究选择具有同样民族背景的平原居民作为对照组，试图排除种族的影响，但难以排除营养因素，因为和平原对照组相比，高原居民可能恰好在经济上处于不利地位。安第斯山脉人群似乎就是这种情况。营养不良和慢性缺氧对生长发育等方面的影响是相似的，从而混淆了对结果的解释。良好的经济状况可能正相反，比如在埃塞俄比亚高海拔地区，没有疟疾，居民更加富裕，营养良好。结果就是在这些地区进行的研究未显示出高原和平原居民存在差异，而这种差异在安第斯山脉人群中已经报道。相较于安第斯山脉人群，来自喜马拉雅山脉和藏族人群的研究更少，随着近几年来自拉萨的研究数量的增加，这种情况得到改善。

实际上，如果记住这些，我们就会从一些调查中得出结论：高原对世居人群会产生影响，特别是影响出生体重和儿童期发育。最近的研究阐明了南美高海拔地区居民和青藏高原居民之间的差异问题，以及是否是自然选择赋予了这些人群更为有利的生物学特点，Moore 对相关领域的进展做了综述（Moore，2001）。

18.2 人口统计资料

18.2.1 人群中年龄和性别分布

少数研究涉及高原人群的细节分析，秘鲁的 Nunoa 地区（4000 m）人群和全秘鲁人群相比存在人口统计学差异（Baker，Dutt，1972）。高原人群在出生时和儿童期易早产或发育落后，并且女男性别比更高，除此而外，相对于一般人群，高原人群中有更多的老龄人口。

对此的解释是，高原人群有更高的出生率和成人迁出率，婴儿期、儿童期及青春期早期男性的死亡率高于女性。大量老龄人口的存在可能是因许多人觉得告诉别人年纪很大会带来一定的“声望”，一部分人没有出生证明及洗礼登记证明，因而长寿一说很难被证实，而另一些人则是在公然说谎。厄瓜多尔的 Villcambamba 地区、俄罗斯的格鲁吉亚地区、巴基斯坦北部的 Hunzas 等以长寿著称的地区都过分吹嘘了其人口长寿现象，这些言论都站不住脚。比如，不丹北部最长寿的人仅为 80 几岁，但没有超过 90 岁的记录（Jackson et al，1966）。一些藏族喇嘛也声称他们可以活得很长久。似乎很少有明确的证据表明居住在高原可以更加长寿。

尼泊尔东北部的昆布地区（Khumbu），男婴死亡率高于女婴，几乎没有永久移居者，而且交通意外中男性死亡率更高。在尼泊尔的西北部，出生时男婴更多，但男婴的死亡率也更高（Baker，1978）。

18.2.2 生育

对环境的适应必须包括物种的生殖能力。曾在 16 世纪和 17 世纪占领南美高海拔地区的西班牙人发现，他们的女眷及家禽很难有后代，这与土著的动物和人形成了鲜明的对比。Clegg（1978）引用了西班牙人 La Calancha（1639）和 Cobo（1653）的两份完整研究报告。前者详细描述了现属玻利维亚的 Potosí（4060 m）的早期史，当时有 20 000 名西班牙人和 100 000 名安第斯人。西班牙夫妇的小孩往往在出生时或者在出生 2 周内即死亡。怀孕的西班牙妇女形成了回到低海拔地区待孕、生产，孩子 1 岁后再回高原的习惯。居住在青藏高原的汉族妇女也有同样的习惯。这些婴儿不能茁壮成长的原因是高原肺动脉高压（参见第二十二章）。当然，美洲安第斯人和土著的藏族人没有这些问题。直到 53 年后该城才有第一个长大成人的西班牙人。Cobo 描述了秘鲁的早期首都豪哈（Jauja，海拔 3500 m），它被认为是“绝育地带”，因为这里的马、猪或者家禽都养不大。但 100 年后这里成为供给利马的猪和家禽的主要生产基地。Cobo 也指出婴儿存活主要依赖于安第斯血统的比例，纯西班牙血统的婴儿通常会死亡，混合血统者的结局要好得多，尽管生活条件较差，但纯安第斯血统的小孩死亡率最低。

居住在低海拔地区的人移居高原后为什么会怀孕困难？初进高原的男性会出现短暂性精子数量减少，睾酮下降，1 ～ 2 周后恢复（参见第十六章，16.10.3 节）。女性初进高原可能发生临时性月经紊乱（Sobrevilla et al，1967）。受孕率是无法测量的，特别是慢性缺氧可以增加早期流产的概率。生育率的下降有很多因素，可能是受孕的下降，也可能是流产、死产、新生儿死亡数的增加。

一般认为高原居民生育率减少。利用秘鲁的整合数据，将年龄小于 5 岁的儿童数量除以年龄在 15 ～ 49 岁的妇女人数，Hoff 和 Abelson（1976）发现，生育率随海拔升高呈线性下降（$P < 0.01$），但他们对于这些数据基础的解释非常谨慎。他们也发现从高原移居至平原的妇女，其生育率是增加的。然而，Carrilo（1996）和 Gonzales 等（1996）均发现全球生育率高于海平面地区。

对影响人群生育率的因素的确定非常困难，因为这些因素和众多社会经济因素交织在一起。Vitzthum 等（2000）研究了安第斯妇女的孕激素水平（决定月经状态和卵巢功能），推论与平原人相比，低氧本身并不能改变卵巢功能。这组研究也指出，数据偏差可能是因为非哺乳期妇女的受孕率较低引起的。Kapoor 等（2003）研究了喜马拉雅人群发现，由于高原人群处于社会经济变迁中，因此不能用单一因素解释人群生育率明显下降的原因。性交频率、初潮年龄的推迟、哺乳期的延长以及由此导致的产后生殖力恢复延缓、在农村还是城市居住都是影响生育的因素，多数研究者都没有发现低氧因素本身会妨碍受孕（Vitzhum，2001；Crognier et al，2002；Vitzhum 和 Wiley，2003）。

18.3 胎儿和儿童的发育

18.3.1 怀孕

流产

流产率极其难以衡量，但是 Clegg（1978）引用了大量的安第斯人的研究，给出了 0% ～ 1% 的令人难以置信的低流产率结论（世界范围内大约是 15%）。他分析这可能是因为非常早期的流产（2 周内）比例较高，而这可能未被察觉，但这也有助于解释低生育率的现象。Harrison 等（1969）报道了埃塞俄比亚妇女在海拔 3000 m 时较高的流产率（9.1%），但居住低海拔地区的该族群的流产率却不到 1%，而且两者均低于其他族群的比率。Beall 等（2004）研究了具有高或低血红蛋白氧亲和力的藏族妇女，发现等位基因表达高亲和力的妇女其胎儿死亡率低，推测血红蛋白氧亲和力可能是该类人群自然选择的介质。非 B 单倍体型组与 B 单倍体型组相比，胎儿死亡和新生儿死亡等不良事件发生率高，但分子生物学机制尚不清楚（Myres et al，2000）。

胎盘的生长

在高海拔地区，胎盘的重量没有明显增加，但因为胎儿出生体重低，造成胎盘 / 出生体重比明显增加（McClung，1969；Mayhew，1986），很明显这是有利于胎儿供氧的一种适应。高原妇女胎盘绒毛血管丰富，这增加了弥散的表面积（Clegg，1978），尽管 Mayhew（1986）发现高原妇女胎盘绒毛的表面积实际上更小，但这使得弥散屏障更薄，从而导致膜的弥散能力增强（Zamudio，2003）。胎盘梗死在高原更为常见，在欧洲基因混合的妇女中的发生率更高（McClung，1969）。在海拔 3100 m 处居住的妇女的胎盘中，主要的营养转运蛋白——人源葡萄糖转运蛋白（Human Glucose Transporter，GLUT1）减少（Zamudio，2006）。该研究同时发现促红细胞生成素以及其他生长因子增加，促进了血管生成，但糖和其他营养转运蛋白的减少，与低氧因素一起可能造成了胎儿宫内生长受限（IUGR）。

胎儿生长

有证据显示，在经历了怀孕最初几周的危险期后，一直到怀孕的最后 3 个月，胎儿的生长可能都是正常的，这时胎儿的生长速度减慢，从而可以在足月时使孕妇娩出一个体重更轻的婴儿。这种生长受限的原因不明，因为 Clegg（1978）撰写的综述中推测，高原胎儿和平原的胎儿相比，不存在缺氧的证据。

安第斯山脉以及喜马拉雅山脉地区高原人群确实存在不同的适应机制。Moore 等（2001）在海拔 3658m 处的研究显示，藏族妇女比汉族妇女有更高比例的髂总动脉血流量，该动脉向子宫动脉供血。更大的血流量产生更多的氧供，更多氧供使血红蛋白水平更低，这种代偿是他们认为藏族婴儿有更高体重的原因。另外，Tissot van Patot 等（2003）发现，安第斯山脉海拔 3100 m 处妇女的胎盘相较于海拔 1600 m 处的胎盘存在显著的血管重构，但因为这些婴儿相较于低海拔地区婴儿的出生体重更低，研究人员认为这种程度的血管生成不足以恢复正常的氧供。

调节血流量、影响氧供的另一因素是血管舒缩的流量调节。Moore 等（2004）对比了欧洲和安第斯山脉妇女低氧诱导因子 HIF-1 的靶基因血管收缩素及内皮素 ET-1 的表达，发现安第斯山脉妇女的内皮素水平更低，推测其血管收缩作用弱，因而在这种高原适应的妇女中血流量是增加的。人们推测，这种现象的机制和 *ET-1* 基因的单核苷酸多态性相关，可能是区分妇女是否在不同海拔高度易于出现如先兆子痫等血管问题的一个模型。

Wilson 等（2007）最近在海拔 3600 m 的拉巴斯地区（La Paz）进行的研究显示，将孕妇身高、孕龄、产次等基线因素校正后，安第斯孕妇与欧洲孕妇相比，娩出的胎儿更重（重 209 g）。他们同时发现，安第斯孕妇在怀孕晚期，子宫动脉直径更宽，血流更丰富（高出 60%），因而胎盘的氧供更充足。该研究团队发表的另一篇论文（Vargas et al，2007）显示，在两组孕妇中，决定妊娠期氧供的动脉血氧含量水平与非孕状态接近。

这些发现被一组样本量规模更大、更新的研究（Julin et al，2009）证实。该研究的对象为居住在玻利维亚高原（3600 m）和平原（400 m）的具有安第斯和欧洲血统的妇女。经过基线调整后，和欧洲血统的孕妇相比，高原安第斯血统孕妇娩出的胎儿体重要重 253 g，孕 20 周时的子宫血流量是前者的 2 倍。在低海拔地区，子宫血流量和胎儿体重的增加并未发现血统的差异。他们同时发现，高原混血孕妇子宫血流量的增加与混血的程度相关。

18.3.2 出生体重和婴儿死亡率

在安第斯和藏族妇女中进行的大量研究结果显示，高原胎儿出生体重较轻（Haas，1976；Li，1985），平均体重从秘鲁利马市的约 3.5 kg 下降到塞罗德帕斯科（4300 m）的约 2.8 kg，尽管存在母亲营养状态的差异，但这不足以解释这种出生体重的差异。与海拔 150 m 处的利马市胎儿相比，海拔 4340 m 处的安第斯胎儿存在血氧饱和度（SaO_2）达到均衡时间的显著延迟，新生儿 Apgar 评分更低（Gonzales 和 Salirrosas，2005）。在胎儿死亡率和死胎率均较高的玻利维亚，胎儿宫内生长受限（IUGR）、先兆子痫和流产也很常见（Keyes et al，2003）。高原胎儿出生体重低也被 Hartinger 等（2006）最近的研究所证明，他们比较了秘鲁利马市（150 m）与万卡约市（Huancayo，3280 m）、库斯科市（Cuzco，3400 m）和胡利亚卡市（Juliaca，3800 m）的胎儿出生体重，发现无论海拔高低，在孕 28 ～ 35 周出生的胎儿体重没有差异，但在孕 36 ～ 42 周出生的高海拔地区胎儿体重显著低于低海拔地区胎儿。3 个高原城市之间，人群居住的时间比实际海拔要重要，在高海拔地区居住时间最长的人群，其胎儿出生体重最重。由此推测，正是在妊娠的最后 3 个月高原缺氧才对生长期的胎儿产生了重要影响，大概是因为快速生长所需氧供超出了胎盘的供给能力。

美国也报道了高原的类似影响（Lichty et al，1975；Grahn 和 Kratchman，1963；Unger et al，1988）。土生土长的高原妇女从高海拔地区回到平原后所生的胎儿更重（Hoff 和 Abelson，1976）。这些研究中的妇女既包括高原土著人，也包括平原人，结果显示，是高原环境本身，而不是遗传因素导致了胎儿低出生体重。一项来自美国科罗拉多州的研究也推断，海拔是导致胎儿低出生体重的独立因素。作者从 3836 张出生证明中获取数据，发现以下特征没有一项和胎儿低出生体重有关：怀孕年龄、孕妇变胖、产次、抽烟、高血压等；仅与海拔高度的影响相关：海拔每升高 1000 m，出生体重平均就下降 102 g（Jensen 和 Moore，1997）。但是，遗传因素可能也起作用。

Niermeyer 等（1995）在拉萨进行的一项研究显示，出生在同一海拔高度的汉族胎儿比藏族胎儿出生体重轻，同时，他们的动脉血氧饱和度（SaO_2）更低，血红蛋白值更高。遗传因素可能是通过赋予藏族母亲更好的氧合能力而起作用的（参见第 18.5.2 节）。并非所有的研究者都发现藏族胎儿无宫内生长受限（IUGR）（Tripathy 和 Gupta，2005），其他研究者也记录了显著的营养不良（Dang et al，2004）。令人感兴趣的发现是，从海拔 2220 m 到海拔 4850 m，孕妇的贫血程度与胎儿出生体重成反比（Nahum 和 Stanislaw，2004），作者认为，这种现象是因为发生在高海拔地区的血液黏稠度增加导致的氧供减少，但目前还不清楚何种程度的红细胞增多症才会引起血流速的减慢。

胎儿死亡率很大程度上取决于生活水平和医疗条件，胎儿高死亡率可能反映了在该地区这些因素要远比海拔本身的影响重要。Harrison 等（1969）报道，埃塞俄比亚高海拔地区出生存活率为 200/1000，平原为 176/1000；然而，在海拔 4000 m 的安第斯山脉诺艾尔农村地区为 180/1000，但拉巴斯市区仅为 73/1000（Baker，1978）。Lang 和 Lang（1971）记录了海拔 4300 m 的喜马拉雅夏尔巴人出生存活率为 51/1000，北不丹为 189/1000（Jackson et al，1966，99 页）。处于可控条件下的实验动物，低氧增加了新生动物死亡率，因而山区新生儿死亡率较高的原因之一可能就是高海拔低氧。低氧除了直接作用外，可能还通过减少出生时的肝糖原数量发挥间接影响，肝糖原是吮乳开始前重要的能源储备（Clegg，1978）。

18.3.3 儿童期的生长发育

高海拔地区婴儿开始发育的时间早于低海拔地区婴儿，但其生长较慢。诸如坐、走等重要发育事件也略有延迟，但同民族高低海拔居民之间，与不同民族或者城乡居民高低海拔之间相比，差别较小（Clegg，1978）。

在秘鲁的克丘亚族中，儿童期处于高海拔地区的孩子比同族同龄处于低海拔地区的孩子在身高上落后大约等同于2年的时间。在高海拔地区，少年的青春期突发生长不太显著，但他们的生长持续时间要比低海拔地区少年多2年左右，直到22岁才达到成年的最终身高（Frisancho，1978）。在埃塞俄比亚，未发现类似的差异。实际上，高原男性比同龄的平原男性更高、更重。Pawson（1977）对比了喜马拉雅山脉居于海拔3075～5050 m处的夏尔巴儿童和海拔1400 m处的藏族儿童发现，两组人群身高之间没有差异，但在其他发育成熟指数（骨骼和牙齿发育、月经初潮）方面，夏尔巴儿童落后于低海拔的藏族儿童。厄瓜多尔的一项研究表明，高、低海拔地区儿童的体重增加率的差异微乎其微，身高增加率的差异也较小，因而作者推断在出生后的前5年，低氧对儿童体型生长起到的作用相对较小（Leonard et al，1995）。

另外，在天山山脉柯尔克孜族（Kirghiz）儿童中进行的研究显示高海拔地区儿童生长延迟，大约延迟1年。他们所处的海拔在2300～2800 m，但在夏季为了放牧，牲畜会迁移到海拔3500 m的地区。

月经初潮是在各种海拔高海拔地区研究中被记录的重要事件，生活在安第斯山脉、喜马拉雅山脉和天山山脉的女性，其初潮年龄比低海拔地区女性晚1～2年（Jackson et al，1966，40～44；Frisancho，1978）。而埃塞俄比亚高原女性居民意外地不存在这种差异（Harrison et al，1969）。秘鲁高海拔地区和海平面的女孩相比，肾上腺功能初现（血清雄激素水平的增高）的时间要晚1～2年（Gonez et al，1993）。

18.4 生理学

18.4.1 身材、肺发育及功能

与欧洲人及北美人相比，多数高原居民身材矮小，体态轻盈，但和生活水平类似的相近民族人群相比，身材及体重的差异消失。生长延迟（见上节）几乎被超过20年的长期快速成长所抵消。新近移居到高海拔地区的汉族人群确实表现出发育迟缓和身材矮小，但呼吸适应与高原人群类似（Weitz和Garruto，2004）。不过，需要注意的是，第二代移居平原的藏族人，能够比平原的高加索人更快速地适应高原（Marconi et al，2004），因而推测其存在适应的遗传特征。

关于高原的终身适应最常被提及的方面是高海拔地区居民所拥有的宽大胸腔（Barcroft，1925），有资料记载了居住在海拔4500 m以上的南美安第斯人的胸围和肺活量，在该人群中，上述生理指标的差异很小。当体型被校正后，肺活量比预测值多300 ml（Velasquez，1976）。然而，在海拔3500 m地区，这些测量值小于或低于在美国已发表的数据。在喜马拉雅山脉的高原居民并不比平原居民拥有更大的胸围或肺活量（Frisancho，1978），居住在海拔3100 m的美国莱德维尔（Leadville）的年轻白人居民同样不存在这种数据，但年龄超过50岁的白人居民确实具有明显更大的肺活量——比预测值高440 ml（DeGraff et al，1970）。Sun等（1990）对比了拉萨的藏族和汉族居民，藏族居民为终身居住，汉族平均居住8年，两个民族居民的平均年龄、身高和体重类似，藏族肺活量为5080 ml，汉族为4280 ml，藏族居民的肺活量显著大于汉族居民。居住在海拔3300 m地区的藏族人群和拉达克人群均具有较高的最大呼气流量（> 139%）（Wood et al，2003）。

居住在海拔4540 m地区的安第斯居民的肺总量（TLC）比海平面居民高约500 ml，其主要原因是残气量的增加（Velasquez，1976）。高原出生的婴儿比出生在低海拔地区相同种族背景的婴儿有更大的胸廓顺应性（Mortola et al，1990）。高原与低海拔地区的成年居民相比，胸部血容量增加，残气量/肺总量比值从21%增加到28%。高原居民可能会从中获益，因为这将会减轻连续呼吸的二氧化碳分压（PCO_2）振荡，及由此导致的pH改变。否则，在高原这种振荡将会加剧，而这是由习服环节之一的血浆碳酸氢盐减少导致的（参加第六章，第6.13.2节）。然而，这种肺容积的变化即便有，也非常小，可能仅对运动表现产生微乎其微的影响。肺活量在海平面地区随人们变老而减小，但在高原这种减小幅度更大，至少在安第斯山脉居民中如此（Monge et al，1990），这部分解释了为什么慢性高原病随人们变老而增

多（参见第二十二章）。

肺容量的增加会导致弥散面积的增加，后者以及血容量增加共同导致了肺弥散容积的增加（参见第七章、第 7.5.2 节关于安第斯和高加索居民的研究细节）。气体运输的增加使得高原居民具有比初入高原者明显的运动表现优势。Chen 等在藏族居民中进行的研究显示：和汉族相比，高原藏族具有更高的肺弥散容积。小至 2 岁的狗被带至海拔 3800 m 地区长大成熟后，会导致肺交换气体增多（McDonough et al，2006）。所有这些发现推测，如果个体在至关重要的生长期处于低氧环境中，那么就会产生这种可塑性。Samaja 等（1997）以低海拔地区的夏尔巴人和高加索人为研究对象，在海拔分别为 3400 m 和 6450 m 处进行研究，发现尽管夏尔巴人的 PCO_2 和 SaO_2 与高加索人一样，但前者在高原罕有因为高 PCO_2 导致的碱中毒，这显示他们的氧气运输更为有效。

18.4.2 静息和运动状态下的通气调控

初入高原的人经常惊奇地发现他们稍动即喘，他们可能也注意到，高原居民似乎丝毫不受影响。多篇综述（Lahiri，2000；Moore，2000；Donnelly 和 Carroll，2005；Wilson，2005；Lion-Velarde 和 Richalet，2006）展示了高原人群中存在的生化、遗传、细胞和生理等多方面的适应性反应。

对高原居民静息及运动时肺通气量的测定证实：和旅居者相比，安第斯高原土著居民实际上确实存在通气不足。Chiodi（1957）的研究显示：初入高原者比高原居民静息时的肺通气量要高。初入高原者和高原居民在海拔 3990 m 处的数据分别是 5.3 L/（min · m^2）和 5.1 L/（min · m^2），在海拔 4515 m 处分别为 5.6 L/（min · m^2）和 4.9 L/（min · m^2），动脉二氧化碳分压（$PaCO_2$）随之变化。Santolaya 等（1989）以智利海拔 5950 m 的奥坎基尔查峰矿区（Aucanquilcha）的矿工作为研究对象，他们的平均 $PaCO_2$ 是 27.5 mmHg，但到达该地区的平原居民的该数值下降约 5 mmHg，通气比前者高 22%，前者没有呼吸性碱中毒（pH 7.4），但后者在该海拔高度却存在呼吸性碱中毒。

正如 Lahiri 等（1967）在高原对夏尔巴人和平原居民所做的对比，Buskirk（1978）发现，运动时安第斯山脉高原居民也具有类似的特征。高原居民肺通气较低很可能是因为其低氧通气反应（hypoxic ventilatory response，HVR）下降，特别是和急性缺氧相反的因慢性缺氧引发的通气反应（Gamboa et al，2003；并参见第六章）。HVR 和运动性过度通气有关（Schoene et al，1984），也与高海拔地区运动性肺通气的主、客观反应有关。正如第六章所述，HVR 的钝化似乎需在高原居住数十年后才会出现。高海拔地区儿童的 HVR 正常，在海拔 3100 m 的美国科罗拉多州莱德维尔（Leadville）的白种人居民中能见到这种钝化，因而 HVR 并非由遗传学因素决定（Weil et al，1971；Lahiri et al，1976）。但是，不同性别对低氧的通气反应似乎确实存在差异，女性比男性明显（Joseph et al，2000）。

Zhuang 等（1993）在海拔 3658 m 的拉萨对平原出生的汉族人和高原出生的藏族人所做的研究显示出一些有趣的差异，这些汉族人在童年、青春期或成年后移居高原，他们的 HVR 随在高原居住时间的延长而下降，正如科罗拉多州的居民所显示的那样，但藏族人比汉族人有更高的 HVR，几乎不随年龄增加而下降。但是，当藏族人吸入含 70% 氧气的空气时，肺通气反而增加，这种反应在汉族受试者中并不存在。终身居住在海拔 4400 m 地区的藏族居民（研究在海拔 3658 m 处进行），与居住在海拔 3658 m 处的藏族居民相比，HVR 发生钝化，但静息时他们的肺通气量相似（Curran et al，1995）。最近，同一研究小组将视线转向了“汉 - 藏”混血的一组男性，发现他们的 HVR 随着高原居住时间的延长而下降，但静息时的肺通气量没有减少，和汉族受试者一致。他们还展现出和藏族受试者一致的氧气呼吸的反常反应（Curran et al，1997）。

Beall 和他的同事们将藏族人和南美高原的艾玛拉人（Aymara）进行了对比，发现静息时藏族人的肺通气量大约比艾玛拉人高 1.5 倍，HVR 大约是其 2 倍。他们还发现在藏族人群中，遗传学差异所导致的肺通气量差异占 35%，艾玛拉人不存在这样的情况；对两者 HVR 影响的占比分别为 31% 和 21%（Beall et al，1997；参见第 18.5.2 节）。

18.4.3 血红蛋白浓度

高原血红蛋白浓度增加是人们最熟知的高原

低氧适应之一，在习服的平原居民及土生土长的高原居民中均存在。这已在第九章做了详细讨论。

在安第斯山脉，一些研究人群发现当地居民的血红蛋白浓度非常高（Talbott 和 Dill，1936；Dill et al，1937；Merino，1950），由此推测这是他们长期高原低氧适应的一部分。但是，这些研究中所涵盖的受试者中可能包括现在考虑属于慢性高原病的患者（参见第二十二章）。其他研究没有发现高原居民和习服的平原居民有如此高的血红蛋白浓度，二者间不存在显著差异（Penaloza et al，1971）。Frisancho（1988）回顾了已发表的数据，指出安第斯山脉矿区居民血红蛋白浓度值高于非矿区居民，但如果将非矿区的数据和喜马拉雅山脉的数据对比，二者间没有显著差异。在矿区，钴有时会渗入饮用水中，人们摄入后就会因钴对红细胞生成的刺激作用而导致血红蛋白含量增加（Reeves 和 Weil，2001；Jefferson et al，2002；参见第 22.2.5 节）。

然而，Beall 等（1998）发现，安第斯高原土著的艾玛拉人的血红蛋白浓度显著高于处于相似海拔高度的藏族人（高 3 ~ 4 g/dl）。Vasquez 和 Villena（2001）界定了海拔 4000 m 的秘鲁波托西地区（Potosi）土著居民的血红蛋白参考范围，男女的红细胞比容分别为 52.7%、48.3%；血红蛋白浓度分别为 18.3 g/dl、15.8 g/dl。Villafuerte 等（2004）利用数学模拟计算出安第斯山脉人群最佳的血红蛋白浓度为 14.7 g/dl，推断其他因素会导致更高的均值，但对氧气运输并非最佳。Leon-Velarde 等（2000）发现，无论男女，红细胞生成都随着年龄的增长而逐渐增多，它会变得过高，并不利于适应。

红细胞增多症患者好发于铁储备缺乏的人群中，无论长幼。这种现象在玻利维亚进行了研究（Cook et al，2005）。人们发现每周补铁的营养干预措施是有益的（Berger et al，1997），但是，公共卫生级别的干预措施还没有普遍开展。

在喜马拉雅山脉及青藏高原，居民的血红蛋白浓度往往低于习服后的平原居民（Wu et al，2005）。如第九章所述，尽管人们认为血红蛋白浓度的适度升高（也许是达到 18.0 g/dl）是有益的，但高于此数值可能是有害的。因此，藏族居民较低的血红蛋白浓度被认为是高原适应良好的证据。

18.4.4 颈动脉体和化学感受器瘤

慢性缺氧会引起颈动脉体大小和重量的增加，Arias-Stella（1969）首先报道了安第斯高原土著居民中存在的这种情况，他发现利马市居民双侧颈动脉体的重量刚刚超过 20 mg，但在高原居民中，其重量超过了 60 mg。Heath 和他的同事们发现了慢性缺氧性肺疾病患者中颈动脉体重量的相似增加，而且发现颈动脉体和右心室重量之间的良好相关性，从而推测相同的缺氧是增生的原因。

参与这种增生的主要细胞是受压的支持细胞（Ⅱ型）以及闭塞的主细胞群（Ⅰ型）。这种类型的增生类似于原发性高血压中的常见类型（Heath，1986）。

化学感受器瘤是颈动脉体的肿瘤，在海平面水平较罕见，但在高海拔地区似乎较为常见。Saldana 等（1973）报道，生长在海拔 4350 m 的秘鲁成人比生长于海拔 3000 m 者发生该病的比例更高。该病均为良性，女性多见。从发生在海拔 2380 m 的 2 例患者（Saldana et al，1973）开始，人们注意到化学感受器瘤和甲状腺恶性肿瘤之间的关系。目前还没有青藏高原或喜马拉雅峡谷群地区发生化学感受器瘤的病例报告。

18.4.5 心血管适应

肺循环

安第斯山脉高原居民和初入高原者都具有高肺动脉压和高右心室压，这归因于缺氧性肺动脉升压反应（参见第八章），继而导致右心室肥厚的发生（Recavarren 和 Arias-Stella，1964）。实际上，安第斯山脉高海拔地区儿童自出生后就不太可能发生肺动脉肌层退化，或仅部分退化，因而无论肺动脉大小，都会显示出远比海平面居民更重的肺动脉肌化（Saldana 和 Arias-Stella，1963a；Saldana 和 Arias-Stella，1963b；Saldana 和 Arias-Stella，1963c；Huicho 和 Niermeyer，2006）。

高原居民中出现右心室肥厚，继而肺动脉肌化，肺动脉压升高，这被认为是对高原低氧的反应，而不是适应，因为不存在任何生理上受益的证据。实际上，它只会使右心负荷加重。

海平面地区人群出现的缺氧性肺动脉升压反应，除了对产前有关键作用，可能还会将肺部缺氧区域的血液重新分布，从而在不同临床情况下使肺通气和血流更匹配。在高原失去这种反应可能是有益的，高原适应的牦牛似乎就是如此（参见第八章，第 8.5 节）。

在高原藏族居民中进行的研究表明，他们获得了和牦牛相似的适应性——进入高海拔地区时肺动脉压不升高，运动时略有升高（Groves et al，1993）。他们身上也不存在安第斯高原居民所发生的肺动脉分支结构改变（Gupta et al，1992）。在同一海拔地区，藏族人心电图上出现右心室肥厚表现的仅为 17%，汉族人为 29%（Halperin et al，1998）。高原世居者的冠状动脉主干分支数量也有增加（Arias-Stella 和 Topilsky，1971），并推测可能是通过血管生成来优化对严重慢性缺氧的组织的灌注。

最近几年，一氧化氮（NO）及其代谢产物对血管反应的重要性日益显著，尽管存在技术难点，但依然有许多研究试图证实高原对该体系的影响，而且一些研究还对高原居民及平原居民做了比较。Beall 等（2012）回顾了这些研究，总结如下：和其他人群相比，藏族人的肺、血浆、红细胞 NO 水平至少翻倍，有些数量级更大，红细胞相关的 NO 甚至高出 200 倍以上。其他高原人群 NO 水平也比平原居民高，但不如藏族人群的程度明显。这些发现可能部分解释了高原藏族人群极少发生肺动脉高压的原因。

心率

高海拔地区居民的另一个适应性表现为：在高原运动时，他们的最大心率似乎没有上限，平原居民习服后也是如此。他们在平原以及重新回到高原后都会保持心率的这种变异性，大鼠在高原习服后也会如此（Melin et al，2003）。该内容已在第八章进行了充分探讨，和肾上腺素能系统的关系已在第十六章进行讨论。Passino 等进行的研究对高原居民的心电图进行了频谱分析，并以身处高原的平原居民为对照，发现高原居民并没有显示出平原居民具有的迷走神经张力降低，而这可能是高原居民出现最大心率的机制。这些高原土著居民在海拔 4220 m 跑马拉松时保持了很高的心率反应（Cornolo et al，2005），进入平原时同样如此（Gamboa et al，2001），由此推测其在低氧应激消失后仍保持了交感神经的张力。高海拔地区无谱系间断的土著居民传承了一些遗传优势，正如在海拔 4228 m 运动时，高海拔地区居民与西班牙人的混血后裔比纯土著居民显示出更显著的最大摄氧量（VO_{2max}）下降（Brutsaert et al，2003）。

运动经济

一个令人称奇的研究发现是，藏族人具有一种“事半功倍”的能力（Marconi et al，2005），也就是说，和平原对照组相比，他们已被证明能以较低的能量消耗完成更大的运动负荷（Ge，1994；Curran et al，1998；Marconi et al，2005；Marconi et al，2006）。这种适应的原因尚不完全清楚，但提供了一片肥沃的研究土壤，因为了解这种适应可能会使人们深入地理解伴有氧输送障碍的各种疾病患者的最佳功能。

18.5　代代相传的低氧适应

人类所展现的低氧适应似乎多数都是在终身的低氧暴露中形成的。甚至是出身平原的人低氧暴露几十年后也会发生低氧通气反应钝化（Weil et al，1971）。具有较低血红蛋白浓度的夏尔巴人和藏族受试者已被建议作为藏系血统历经多代适应的范例。关于高原人群遗传学的研究已在第四章论述。

18.5.1　缺氧性肺动脉升压反应

程度不同的缺氧性肺血管收缩是大多数哺乳动物普遍存在的反应，这已经吊足了许多生理学家的胃口（Moudgil，2005；Reeves 和 Grover，2005；Rhodes，2005）。过去十几年，人们从细胞、生化和遗传角度深入阐明了这一反应。

动物方面，Harris（1986）已近乎完美地证实牛的肺动脉升压反应是否存在是由遗传决定的，牦牛极少或根本没有这种反应，但母牛的反应活跃。杂交的犏牛遗传了其父系牦牛的钝化反应，犏牛和公牛二次杂交后，产出的子系 50% 反应活跃，50% 反应迟钝。也就是说，基因决定的迟钝反应是显性的，这种特征以孟德尔遗传的方式遗传给子系。这类血管收缩反应，部分由 NO 产物介导，见于高原藏族居民（Hoit et al，2005）、藏绵羊（Koizumi，2004）以及包括牦牛在内的其他动物（Ishizaki，2005）。因此推测，在高海拔地区的低反应反而是一种优势，可以降低肺血管阻力，使机体拥有更好的心输出量和运动表现。而活跃反应是高原兽胸病［brisket disease，以兽类前胸（brisket）命名，表现为动物胸部的皮肤疏松］的危险因素之一。因此，真正的适应可能是由环境压力下自然选择的低反应基因决定的。类似的适应已经在美洲驼中发现。

有证据表明，同源于藏族的人群可能发生类似的适应。Jackson（1968）发现高原不丹人和夏尔巴人几乎没有肺动脉高压的心电图证据，即他们的额面 QRS 平均电轴与健康的爱丁堡成人仅相差 10°，相反，平原居民和安第斯山脉居民在高原时由于肺动脉高压，均存在显著的电轴右偏（参见第八章）。Groves 等（1993）在拉萨（海拔 3658 m）发现 5 名藏族受试者处于静息和运动状态时，其肺动脉压和肺动脉阻力处于海平面正常范围内。这提示藏族人群存在的真正的高原适应，可能是历经数代自然选择的结果。

18.5.2 动脉血氧饱和度

1994 年，Beall 和同事们在海拔 4850 ~ 5450 m 进行的研究显示，藏族妇女的动脉血氧饱和度（SaO_2）受单一基因影响（Beall et al，1994）。她们后来在拉萨（海拔 3800 ~ 4065 m）对另一藏族人群进行的研究显示，该基因能够解释 21% 的 SaO_2 变异（Beall et al，1997b）。其后，她们又对藏族和南美的艾玛拉（Aymara）妇女进行比较，发现藏族妇女的 SaO_2 要比艾玛拉妇女平均高出 2.6%，然而，藏族妇女 SaO_2 的差异主要是因为遗传因素，但南美人群中就不存在可用遗传因素解释的变异（Beall et al，1999）。因而，藏族人群中自然选择倾向于更高的 SaO_2，但艾玛拉人群中不存在这种机制。

Beall 等（2002）报道，居住于海拔 3530 m 的埃塞俄比亚高原居民存在着非同寻常的适应，他们具有中度红细胞增多症（男女分别为 15.9 g/dl 和 15.0 g/dl），及令人惊奇的高 SaO_2（大约为 95.3%）。这是人群中这类适应的首次描述（以前受限于社会政治环境而未被报道），但这仅仅是个开始。此类现象的原因还没有被阐明。

18.6 高原居民的常见疾病

本节我们将讨论高原病，既包括如慢性高原病等只存在于高原居民中的疾病，也包括那些如先兆子痫等在平原也有发生、但在高原人群中更为常见的疾病。同时也涉及动脉粥样硬化这类在高原人群中似乎少见的疾病。

18.6.1 出生缺陷

除了先天性心脏病（见下节），Castilla 等（1999）注意到了高发的出生缺陷。他们对位于海拔 2600 ~ 3600 m 的波哥大市（Bogota，哥伦比亚）、拉巴斯市（La Paz，玻利维亚）和基多市（Quito，厄瓜多尔）的三所医院进行协作研究后发现，颅面缺损、唇腭裂、小耳畸形、耳前副耳、腮弓综合征、束带综合征以及肛门闭锁发生率较高，神经管缺陷、无脑畸形及脊柱裂发生率较低。动脉导管未闭的发病率并不明确。

18.6.2 心血管疾病

先天性心脏病

先天性心血管畸形在高海拔地区很常见，动脉导管未闭在海拔 4200 m 的塞罗德帕斯科比海平面的利马多 15 倍（Penaloza et al，1964）。Marticorena 等（1959）报道，出生在海拔大约 4300 m 地区的儿童，动脉导管未闭的发生率达 0.72%，而海平面儿童所有的先天性心脏病的发病率仅为 0.8%。

西藏地区藏族人群先天性心脏病的发病率为 0.51% ~ 2.25%，动脉导管未闭是最常见的异常（Sun，1985）。海拔越高，发病率越高，汉族移居者发病率高达 2.5%，是已知的最高纪录（Zhang，1985）。推测发病率较高的原因是在出生后的几小时内，缺乏氧浓度的急剧升高，而这通常会触发肺血管阻力下降，动脉导管关闭。

动脉粥样硬化

在安第斯山脉人群中进行的研究提示，无论是冠状动脉疾病还是心肌梗死，在当地居民中都不常见。在海拔 4300 m 处进行的 300 例的尸检未发现此类病例；南美洲流行病学研究显示，无论是劳力性心绞痛还是其他原因引起的心肌缺血，高海拔地区都比海平面少见（Ramos et al，1967）。北不丹的藏族人群的心绞痛并不常见（虽然缺乏尸检报告验证），如果以心电图改变作为评判依据，冠状动脉疾病的证据极为少见。在天山山脉和帕米尔高原进行的研究同样显示，在这些地区退行性心血管疾病是罕见的（Mirrakhimov，1978）。

对拉萨385例本地藏族成人的尸检研究显示，81.8%的研究对象患有主动脉及其主要分支硬化，65.5%患有冠状动脉硬化。青海地区冠状动脉疾病常见，藏族人群的尸检显示其发生率与平原人群一致，但冠状动脉堵塞的发生率更低（Sun，1985）。安第斯土著居民及不丹高原族群的血清胆固醇水平较低，后者不随年龄增长而进行性升高（Jackson et al，1966，96页）。

Faeh等（2009）研究了瑞士冠状动脉疾病和卒中的死亡率，发现出生在高原（高达1900 m）的人死亡率较低，甚至这些人后来移居到平原后依然如此。

中等海拔高度和身体锻炼这样更积极的生活方式（可能）能够避免肥胖。一些高原人群移居平原后，现代生活方式使其活动减少，高血压、肥胖和心血管疾病的发生率随之升高（Smith，1999；Cabrera de Leon et al，2004）。血清瘦素水平作为心血管疾病风险的一个标志，在积极锻炼、非肥胖的高原人群中通常较低（Lindegarde et al，2004），甚至对于已相对肥胖（体重指数BMI＞30）的智利艾玛拉土著居民，积极锻炼的生活方式也使其2型糖尿病的发病率降低（Santos et al，2001）。肥胖本身也和肺动脉高压以及睡眠呼吸障碍有关（Valencia-Flores et al，2004）。

高血压

高血压在南美高原人群中并不常见。对秘鲁300位高原土著居民的研究表明，其收缩压或舒张压随年龄增长而并不发生显著升高。同一地区60～80岁的老人收缩压极少超过165 mmHg，舒张压极少超过95 mmHg（Baker，1978）。相反，Sun等（1985；1986）发现，藏族土著居民中高血压发生率相当高，同时发现血压升高与年龄相关。高原居民中不存在高血压下降趋势，女性血压高于男性。拉萨城区居民高血压发生率明显高于农村居民。对四川西部高海拔地区的藏族居民也做了相似研究。然而，汉族人移居西藏后，高血压的发病率比藏族还低。位于青藏高原东北部的青海省，高血压的发病率似乎低于西藏。Zhao等（2012）发现，在海拔4300 m的西藏羊八井地区，藏族男女高血压的发病率相似（均较高），56%的受试者血压高于140/90 mmHg，其中，61%血压超过160/100 mmHg。

对南美地区和喜马拉雅山脉人群进行的高血压发病率的研究显示，血压不随年龄增长而升高，可能是传统生活方式下的饮食和行为习惯导致的结果。藏族人群高血压的病因不明。在高原，肥胖不太常见，传统上也几乎没有人抽烟（但这种情况正在改变）。但是，他们确实摄入了大量盐，估计高达每个月1 kg，多数从奶茶中摄入；茶中也添加轻微腐臭的酥油。不丹人和夏尔巴人的变种“藏茶”中不添加盐和酥油，但一经品尝，发现依然很咸。定居以及游牧的居民家里源源不断地补给这种茶，敬献给每一位参观者，甚至这些藏族人移居到低海拔地区时，依然大量地喝这种茶，可能因此会变得非常肥胖。高盐和酥油摄入可能是藏族人高血压的高发因素。

然而，对生活在青藏高原的藏族土著居民15年的调查结果显示，原发性高血压发病率较低。该研究共纳入7797名男性及8029名女性，这个群体中仅有2%患有高血压，而移居青藏高原的汉族人群的这一比例超过4%。盐的摄入量变化较大，杂多县（海拔4086 m）盐摄入量最高，平均每天14.6 g，高血压发病率为3.48%；治多县（海拔4179 m）平均每天摄入盐2.2 g，高血压发病率为2.62%（Wu，1994a）。而低海拔地区汉族高血压的发病率为7.9%（Liu，1986）。

18.6.3 感染

直接暴露在高强度日光辐射中可以抑制某些细菌的生长，因为日光中包含紫外线。金黄色葡萄球菌受抑最为明显，但大肠杆菌则较为耐受（Nusshag，1954）。周围环境中细菌的数量随海拔升高而减少，在海拔3400 m的瑞士少女峰地区进行的研究显示，尽管游客众多，但空气中几乎没有细菌。

高海拔对人类菌群本身并无影响，但是，在驻守海拔高达5538 m地区的士兵中，细菌、病毒、原虫等许多常见感染的发生率较低（Singh et al，1977）。在不丹北部地区的高原人群中进行的鼻拭子检查显示，凝固酶阳性的葡萄球菌的携带率仅4%，而西方国家常规的发生率为29%～40%。咽拭子培养显示β溶血性链球菌最为常见，且对青霉素高度敏感，而西方国家社区对青霉素的敏感性最低（Selkon和Gould，1966），但这种结果在比较发达的地区可能正在改变。

秘鲁、哥伦比亚和厄瓜多尔的高原居民中出现过奥罗亚（Oroya）热，这是由枯草芽孢杆菌寄生于红细胞引起的。各种出血热曾出现在玻利维亚高海拔地区，均被认为源于病毒，与引起拉沙热的病毒属同群。出血热也曾在尼泊尔东北部出现。

高海拔地区没有传播疟疾和黄热病的蚊子，但斑疹伤寒似乎比平原更为常见。这可能是因为气候寒冷、在高原洗澡频率减少，因此虱子更为常见（斑疹伤寒是由立克次体所致的急性传染病，经体虱传播）。

高原肺疾病也比较常见，其部分原因可能是高原居民常暴露在自家房屋或帐篷中的炉火产生的烟雾中。西藏低海拔地区人群中慢性支气管炎的发病率为 3.7%，在海拔 4500 m 地区的人群中为 22.9%；患者中伴发肺气肿的为 5% ~ 12%，伴发肺心病的为 0.98%（Sun，1985）。在青海省，慢性阻塞性气道疾病比较常见，因为吸烟比较普遍，特别是移居高原的居民。

在尼泊尔及整个次大陆，肺结核都很常见，但埃塞俄比亚少见。埃塞俄比亚主要的传染病是麻疹、疟疾、痢疾、疥疮、梅毒，传染病的总发病率超过了低海拔地区（Harrison et al，1969）。

不丹北部呼吸道感染似乎在青年人中更常见，成年人则少见；常见病毒感染的抗体已被发现。大部分人都暴露在流感、腮腺炎、麻疹、单纯疱疹病毒以及普通感冒的病毒环境中（Jackson et al，1966，96 页）。

尼泊尔和不丹发生过麻风病（Ward 和 Jackson，1965），19 世纪西藏地区以及喜马拉雅山脉西部地区也有报道（Moorcroft 和 Trebeck，1841，第 1 卷，180 页）。

帕米尔高原、喜马拉雅山脉及青藏高海拔地区人群曾发生慢性眼部感染，燃烧牦牛粪产生的烟雾加剧了病情。总而言之，在某些感染常见的地区，疾病起因于人们生活水平较低而不是高原本身导致的。

18.6.4 甲状腺肿

几个世纪以来，人们已经认识到山区甲状腺肿高发，但并不仅限于山区（图 18-1）。由于土壤中的碘含量低导致碘缺乏，此外，水中也缺乏碘。

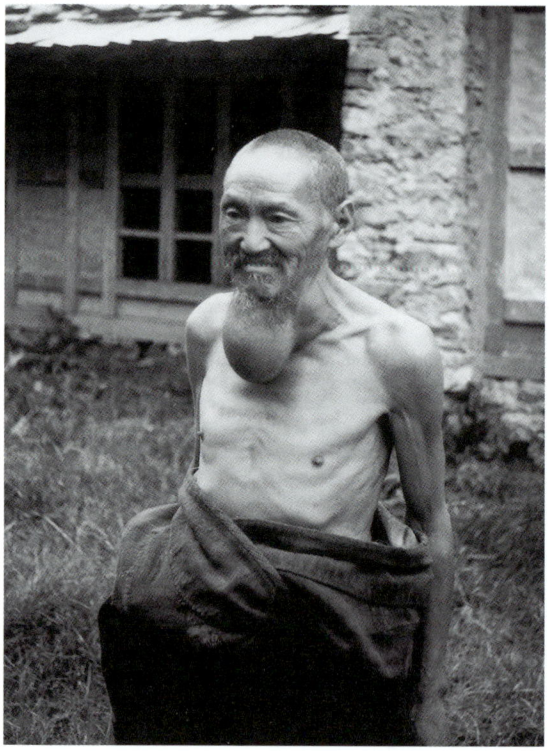

图 18-1 来自不丹北部患有巨大下垂性甲状腺肿的藏族患者

第四纪冰川覆盖时间最长的土地存在碘缺乏。当冰雪融化时，富含碘的土壤被冲走，被源于水晶石（缺少碘）的新土壤所取代。富含碘的海藻及其他民间验方从古代就被用于预防和治疗该病。

直到 1920 年 Marine 和 Kimball 发表的在俄亥俄州阿克伦市的高中学生中进行的对照试验，甲状腺肿是源于碘缺乏才有了科学依据。该试验显示，在接受碘治疗后，甲状腺肿尺寸缩小，并预防了它的发展。碘缺乏会引起甲状腺增生及胶体滞留，导致甲状腺肿，甚至成人甲状腺功能减退。母体碘缺乏的儿童出现一系列神经系统和骨骼系统缺陷，即克汀病（呆小症），该病在数世纪前即有记载，涵盖了一系列临床症状，包括侏儒症、甲状腺肿、面部畸形、耳聋、聋哑症和智力障碍，这些症状因地域的不同，其发生频率和严重性也有所不同。在患有甲状腺肿的人群中，人群整体的运动负荷可能会被削弱，实际上，除了克汀病以外，还存在明显的并发症、婴儿死亡率升高以及常见的精神失常。

碘摄入不足、甲状腺肿致病物质、甲状腺内酶的缺乏均可导致碘缺乏；碘缺乏的情况下，钙或氟的过量会增加甲状腺肿的发生率。McCarrison 等（1908；1913）在克什米尔吉尔吉特（Gilgit）

地区（喀喇昆仑）的卫生机构中实施了一项关于甲状腺肿和流行性呆小病的经典研究，1906 年 McCarrison 发现甲状腺肿的发生率为 65%。

相差仅短短数英里，甲状腺肿的发生率就可能相差甚远；吉尔吉特地区甲状腺肿比较流行，北部与之相距约 100 英里（≈ 160 km）的新疆南部的帕米尔高原，居住于此的半游牧吉尔吉斯部的落却没有病理报告。对游牧人群的直接问询显示他们是知道该病的，而且马可波罗曾记载了新疆叶尔羌地区众多人口患有甲状腺肿，但他们坚称自己的族群中无人发病（Ward，1983）。然而，道听途说的证据不足为信。我们还是能从喜马拉雅地区、喀喇昆仑辛普塞（Shimshall）地区以及不丹西部地区关于甲状腺肿的奇闻逸事中推测方圆数英里之内甲状腺肿的发生率相差甚远（Saunders，1789；Shipton，1938）。

Rockhill（1891，265 页）也观察到了甲状腺肿，特别是西藏东部的女性患者，其它游客注意到西藏北部（Bonvalot，1891，116 页）以及东南部峡谷地带（Bailey，1957）有该病出现。喜马拉雅山脉峡谷地区甲状腺肿的发病率很高，同时也是不丹北部的藏族人群中最常见的疾病。不到 20 岁的受试者中不太明显，青年个体中存在弥漫性肿大，然而随着年龄增加，结节性甲状腺肿更为常见。还未发现甲状腺癌或毒性甲状腺肿病例，在 349 名个体检查中发现呆小症患者 2 名。甲状腺肿的发病率是女性为 60%，男性为 19%（Jackson et al，1966，40 ~ 44 页）。

Ibbertson 等（1972）对尼泊尔东北部索卢昆布（Sola Khumbu）地区源于藏族的夏尔巴人所做的调查显示，92% 的居民有可触及的甲状腺肿，63% 可见明显肿大，75% 的血液蛋白结合碘水平低于正常，30% 为临床甲状腺功能减退。5.9% 的居民存在典型黏液性水肿，聋哑症占 4.7%，孤立性耳聋占 3.1%。Pitt（1970）记录了尼泊尔幼儿的先天性甲状腺肿。

这些地区采取了各种各样的补碘方法，包括通过使用含碘片剂或长效注射的途径进行补充，因此，甲状腺肿发病率明显下降。但是，1980—1981 年在埃塞俄比亚进行的一项调查显示，学龄儿童中总甲状腺肿患病率是 30%，其家庭成员的患病率为 19%（Wolde-Gebridl et al，1993）。在埃塞俄比亚进行的调查（Abuye et al，2008）依然显示，各地区的患病率为 25% ~ 63%。碘摄入量与海拔高度和食用木薯一起被认定为危险因素，后者的影响被认为是由于摄入了氰化物。

18.6.5　镰状细胞病

Adzaku 等（1993）报道了居住在沙特阿拉伯海拔 3000 m 地区的 136 例镰状细胞病患者与居住在海平面的 185 例患者的对比结果，两组患者的病变类型均包括纯合子疾病（Hb-SS，即镰状细胞贫血病）、血红蛋白 C 病（Hb-SC）以及镰状细胞特征（Hb-AS）。该研究主要发现，和高原正常居民及海平面患病对照组相比，镰状细胞贫血病患者的 2,3- 二磷酸甘油酸（2,3-DPG）特征性升高，其血红蛋白浓度和海平面患者没有差异，临床表现为贫血，血红蛋白为 8.0 ~ 9.0 g/dl。居住在平原的镰状细胞贫血病患者进入高原后极易发生危象，Adzaku 等（1993）对此的解释是：在高原相对“健康”的患者 2,3-DPG 升高，有助于组织氧合；但在极高海拔地区与此相反（参见第十三章）。

18.6.6　先兆子痫

高海拔地区孕妇先兆子痫的发生率增加。Keyes 等（2003）报道，玻利维亚拉巴斯地区（海拔 3600 m）先兆子痫的发生率是圣克鲁斯地区（Santa Cruz，海拔 300 m）的 1.7 倍，初产孕妇的发生率为 2.2 倍。Mahfouz 等（1994）报道，和海平面水平相比，沙特阿拉伯海拔 2744m 地区的女性妊娠相关高血压的病例显著增多。Palmer 等（1999）发现，美国科罗拉多州两组农村人群中，先兆子痫在海拔 3100 m 地区的发生率为 16%，在海拔 1260 m 的地区仅为 3%。他们同时注意到，高海拔地区孕妇并不出现孕期常见的血压回落（即使是血压持续正常的女性）。

Zamudio（2007）回顾了该类研究，从高原孕妇子宫血流量等角度探讨了许多相关研究的结果到底是支持还是质疑目前提出的先兆子痫的 4 种可能的发生机制。她得出如下结论：不存在单一的机制，不同因素可能分别在不同的病例中起到重要作用。在高海拔地区居住增加了胎盘缺氧的程度，从而大大增加了先兆子痫的发病风险，因此大量孕妇罹患该病。

（姜　军　译　朱明明　校）

第十九章

急性高原病

概述

快速进入高海拔地区后，人体有可能会患上某种急性高原病，包括：急性高原病（acute mountain sickness，AMS）、高原脑水肿（high altitude cerebral edema，HACE）或高原肺水肿（high altitude pulmonary edema，HAPE）。本章详细论述急性高原病，而高原脑水肿和高原肺水肿将在后续第二十章、第二十一章中论述。

进入高海拔地区后的 6 ~ 24 小时内，人体可能会出现 AMS 的主要症状，包括：头痛、食欲减退、恶心、呕吐、倦怠乏力、全身不适及睡眠障碍。未经治疗的个体通常在第 2 和第 3 天加重，第 5 天症状消失，但进入更高海拔地区后，症状可能再次出现。急性高原病评分系统原本用于诊断和程度分级，但后来主要用于试验研究，以确保研究间的标准化。

AMS 的发病取决于上升的速度和所到的海拔高度。海拔低于 2000 m 时少见，但在直接进入超过海拔 3800 m 地区的人群中很常见。无论男女、年龄，该病均可发生。体质好也不能避免，至今还没有任何因素被确认能够预测从未进入过高原的个体发生 AMS 的易感性。尽管在该领域进行了多年的研究，但人体发生 AMS 的潜在病理生理学机制仍不明确。主流的理论认为脑水肿和颅内压升高在这一过程中发挥了关键作用，但 AMS 轻型患者无此表现。就脑水肿发挥作用的程度而言，这可能是包括液体和钠平衡的变化、脑血流量和脑血管自主调节的变化、血脑屏障通透性的改变等多种因素综合作用的结果。人们在一些关于 AMS 的研究中发现了患者对低氧通气反应的钝化以及随后血氧饱和度的下降，这可能与 AMS 的发生有关。

目前，即使 AMS 的发病机制仍存在争议，但人们对其预防和治疗的最佳方式已达成了一致意见。AMS 可以通过以下措施预防或改善：阶梯上升进入高原，从而产生正常的习服；或者通过药物，其中，乙酰唑胺是研究最为透彻、最广泛使用的药物。地塞米松也被证实对预防和治疗 AMS 非常有效。轻型患者只需停止海拔的继续上升，使用对乙酰氨基酚或非甾体抗炎药缓解头痛，无需过多处理。更为严重的病例可加用乙酰唑胺或地塞米松，可迅速缓解症状。经有效治疗后症状缓解的人群，可继续上升，同时考虑持续药物预防。经适宜治疗几天后症状仍没有缓解者应当转往低海拔地区。

19.1 历史回顾

Acosta 最早记录了高原病，这已在第一章第 1.3 节中详细描述；Ravenhill（1913）是第一位提出急性高原病现代理论的人，他指出，疲乏、寒冷和食物缺乏使得探险者和登山者先前的描述更为复杂。他曾是一家所属煤矿位于智利海拔 4700 m 地区的煤矿公司的医务人员，需坐火车定期巡诊，从而有机会观察这些遭受高海拔影响的人群。当地的玻利维亚人称 AMS 为“puna”，秘鲁人称为“soroche”，Ravenhill 用“puna”命名“轻型”高原病。[传统上藏族人称为 AMS 为 ladrak（意为通道毒药）、damgiri、duqri、yen chang（青海湖地区），chang-chi（四川）和 tuteck]。Ravenhill 对 AMS 有详尽的描述，他写道：

> “令人奇怪的是他们自己通常没有立即表现出 puna 的症状。多数新来者都说他们感觉良好。通常，临近傍晚时，患者就会感到没劲，不愿活动。上床睡觉却辗转反侧，难以入眠，第二天醒来后出现严重的前额疼痛。
>
> 也会出现呕吐，经常感到胸闷，但只要是静息状态下，很少会出现呼吸窘迫或呼吸节律的改变。患者可能会在起床时感到轻微的头晕，任何锻炼的尝试都会加重头痛，而头痛的部位总是集中在前额。”
>
> （Ravenhill 1913）

Ravenhill 还描述了“puna”的神经和心脏的表现，分别对应于现代术语中的高原脑水肿（参见第二十章）和高原肺水肿（参见第二十一章）。在 Ravenhill 之后，人们对高原病的认知逐步深入，但对该病的两种复杂形态的鉴别诊断及其重要性的研究似乎被“打入冷宫”，无人问津（至少在应用英语的地区是如此），直到 Houston（1960）、Hultgren 和 Spickard（1960）再次描述了高原肺水肿，Fitch（1964）描述了高原脑水肿，“puna”才被重新关注。高原肺水肿较早被南美医生所认知，但 Lizarraga（1955）是在 Ravenhill 之后才首次详细描述了该病。West（1998）对急性高原病的前世今生做了详尽阐述。

19.2 术语

尽管在南美地区以术语“puna”和“soroche”指代急性高原病（非严格意义上）、高原劳作时出现的呼吸困难（Ravenhill，1913）以及慢性高原病，但描述这种疾病时应用更准确的术语非常重要。急性高原病是指进入高原后人体在最初几天内发生的三种病症，包括急性高原病（AMS）、高原脑水肿（HACE）及高原肺水肿（HAPE）。本章集中论述了AMS，其余两种疾病，也是两种较为严重、具有潜在致死性的疾病将分别在第二十章和第二十一章中详细讨论。

这三种急性高原病是和高原病的慢性类型、慢性高原病以及高原性心脏病完全不同的疾病，慢性高原病是人体在高海拔地区居住数月至数年后发生的，这将在第二十二章中进一步讨论。

19.3 急性高原病的临床特征和诊断

19.3.1 急性高原病的症状、体征和病程

急性高原病是先前健康的人群快速进入到海拔2300 m以上地区后出现的一种自限性疾病。不同个体开始出现症状的海拔高度并不相同，易感人群在低于该海拔高度时即已出现症状，另一些人群在该海拔高度不出现任何症状，直到进入更高海拔时才会出现症状。人体进入阈海拔高度的6 ~ 24小时之内，就会逐渐出现包括头痛、食欲减退、恶心、呕吐、乏力、轻度头痛及睡眠障碍在内的一系列症状。尽管周期性呼吸是AMS睡眠障碍的常见原因，但没有AMS的人群也可出现。更为重要的是，AMS患者除头痛及头晕外，没有其他神经系统症状。未经治疗患者的症状在第2至第3天最为严重，第4或第5天消失；只要个体停留在同一海拔高度，症状就将不再出现；但之后如进入更高海拔地区，症状可能再次出现。在高海拔地区停留一段时间后返回到低海拔地区的人群，重新快速返回高原后不再出现症状；当然，其安全上升的可能性随以下因素而变化：首次远足的高度、停留时间、返回高原前在低海拔地区停留的时间。因而很难提供一个通用指南来指导个人如何处理这种情况。

AMS没有特异性的体征，但少数病例可闻及湿啰音，存在外周水肿（Hackett和Rennie，1979）。很多研究报道了体温的变化，一些研究显示体温轻度升高0.5 ~ 1.2℃，这取决于AMS的严重程度（Maggiorini et al，1997）；另外一些研究显示体温下降1.7℃且基础代谢率没有变化（Loeppky et al，2003）。很多研究表明AMS患者的血氧饱和度要比健康个体低（Roeggla et al，1996；Basnyat et al，1999），但是AMS也可发生于那些氧合水平相对正常的个体。舒张压的升高也被认为与AMS的严重程度有关（Koehle et al，2010）。

19.3.2 急性高原病的诊断

急性高原病是单纯根据患者的症状诊断的，缺乏有诊断意义的实验室检查。患者必须具备近期进入高原的病史，乘车、乘飞机或缆车快速上升，几小时后出现症状。登山或徒步方式渐进性上升的人们可以迅速出现症状，因为他们已经在自身出现症状的阈海拔停留。确诊非严重AMS的患者，神经系统检查及精神状态必须正常。否则，必须考虑患者是否有HACE或者其他的疾病。

通常诊断AMS要有头痛症状，正如Lake Louise评分系统（Lake Louise scoring system，LLS）（将在随后的第19.3.4节中进一步讨论）所列标准，但随后一项针对西藏部队入伍新兵的大型中国高原病研究中采用了一套中国标准，并不包括头痛（Ren et al，2010），因此，人们对于诊断时是否必须具备头痛仍有争议（Roach et al，2011；West，2011）。

对不到4岁的学龄前儿童进行诊断很困难，孩子们不能向其父母充分描述症状。为了解决这个问题，Yaron等（1998）制定了儿童Lake Louise评分系统，用烦躁指数替代标准Lake Louise评分系统里的头痛症状评分，用儿科症状评分评估食欲、呕吐、嬉闹性和入睡能力。结果显示，家长可以适当的方式应用该评分系统。一般而言，最安全的做法是，如果儿童在几小时前或几天前进入高海拔地区，之后出现诸如烦躁、哭泣、拒绝进食等行为，那么就先假定他患有AMS，然后进一步确诊。标准的Lake Louise评分系统可用于4 ~ 11岁的儿童，但可能需要设立不同的正常值，因为该年龄段的孩子往往会夸大症状（Southard et al，

2007）。儿童高原病将在第二十七章进行详细讨论。

19.3.3　急性高原病的鉴别诊断

虽然人体急速进入高原后，AMS 是患者迅速出现症状的最可能原因，但必须牢记，这些症状没有特异性，因此像运动相关性低钠血症（Ayus 和 Moritz，2008）、脱水、病毒感染综合征、偏头痛或一氧化碳中毒等疾病均可引起这些症状。一氧化碳中毒可能发生在于通风不良的帐篷内使用炉灶做饭的人身上，但是 Denali 的研究并没有显示出一氧化碳水平与 AMS 症状有任何相关性（Roscoe et al，2008）。谨慎的做法是将人体在海拔上升之后出现的所有症状考虑为急性高原病，但如果临床特点有指向性或患者对恰当的治疗无效，应考虑其他疾病的可能。

19.3.4　急性高原病的评分系统

在临床实践中，AMS 主要是基于患者的主诉而做出的诊断。但科学研究需要一个比较系统的评估，使得所有的研究人群可以使用同一标准，各研究结果之间具有可比性。最复杂的评分系统是环境症状问卷（Environmental Symptom Questionnaire，ESQ）（Sampson et al，1983），包含 67 个问题，多有重叠，且其与 AMS 的相关性并不确定。任何研究人群都可以评估，受试者也可以自评。这两种方法的结论相似。1991 年的低氧研讨会创立了简化的量表，称为 Lake Louise 评分系统，随后在 1993 年的低氧研讨会上做了修订（见表 19-1；Roach et al，1993）。如上所述，Lake Louise 评分系统（LLS）的重要特征，同时也是争议的焦点是，诊断时必须具有头痛症状。无论评价 AMS 发病率的研究是采用 LLS，还是采用无需头痛症状即可诊断的系统，都会对评估疾病的发病率产生潜在影响。

有大量研究对比了 ESQ 和 LLS 两种评估体系。例如，Bartch 等（1993）通过在阿尔卑斯山

表19-1　Lake Louise共识：AMS的评分系统（Roach et al，1993）

(a) AMS 自评。症状的总和即为 AMS 的自评得分。诊断 AMS 必须具备头痛和至少 1 项其他症状。得分 ≥ 3 可诊断为 AMS。建议评分系统的这一部分应该经常使用，可分别报告。睡眠相关的评分并非总是相关的，例如，在 1 天的短期研究中或者每日 2 次评估时的夜间评估中。

症状	评分
1. 头痛	0 无 1 轻度头痛 2 中度头痛 3 重度头痛，无法忍受
2. 消化系统症状	0 食欲良好 1 食欲差或恶心 2 中度恶心或者呕吐 3 严重、无法忍受的恶心及呕吐
3. 疲乏和（或）无力	0 无 1 轻度疲乏 / 无力 2 中度疲乏 / 无力 3 重度疲乏 / 无力
4. 头晕 / 轻度头痛	0 无 1 轻度 2 中度 3 重度，无法忍受
5. 入睡困难	0 睡眠如常 1 不如往常睡得好 2 易醒，睡眠差 3 无法入睡

续表

(b) 临床评估。本部分评估包括查体资料。临床评估得分是以下 3 个问题得分的总和。

症状	评分
精神状态变化	0 无变化 1 嗜睡 / 倦怠 2 定向障碍 / 感觉错乱 3 神志恍惚 / 半昏迷 4 昏迷
共济失调（足跟 / 脚趾步态）	0 无 1 平衡动作 2 偏离直线 3 摔倒 4 不能站立
外周水肿	0 无 1 一个部位 2 两个及更多部位

(c) 功能评分。AMS 自评的功能影响应通过 AMS 自评问卷后的某一恰当问题进一步评估，也就是说，该问题可以在临床评估后由检查医师问询。

总的来说，这些症状对你的活动产生了怎样的影响？	0 无 1 轻度减少 2 中度减少 3 重度减少（如卧床休息）

区营地的 4 个海拔高度的研究发现，无论采取哪种评分系统，受试者中被诊断为 AMS 的比例相似。Maggiorini 等（1998）在海拔 4559 m 的阿尔卑斯山区营地对 490 名登山者使用评分系统进行了评估，Lake Louise 评分系统以 ≥ 4 分作为判定标准，发现与 ESQ AMS-C 相比，前者有 78% 的敏感性和 93% 的特异性。Ellsworth 等（1991）对美国雷尼尔山区的 400 名登山者的研究结果类似。对比这两个评分系统，LLS 因其更简单易行而成为首选方法。

有关 LLS 的另一重要问题是确定做出诊断判定的临界值（标准值）。尽管 Maggiorini 等（1998）的研究显示，与 ESQ 相比，将 LLS 评分 ≥ 4 分作为诊断急性高原病的标准更为敏感和特异，但低氧研讨会专家共识建议以 ≥ 3 分（伴有头痛）作为标准。目前仍未明确的问题还有：诊断时 LLS 评分系统是否包含临床评估和功能评分，仅一部分而非所有研究用到了这部分内容。如果这部分评分加到自述症状评分中，判定标准值会更高，这一点非常明确。Bartsch 等（1993）的研究建议总 LLS 评分应 > 5 分。对于量表的其余评估部分，在有更多的试验数据证实其效用之前，已经明确自述症状评分仍应该占主导地位。此外，LLS 和 ESQ 都是英语问卷，尽管很多国际背景的研究都会将量表翻译为相应的语言，但有时并无翻译版本，母语为非英语的受试者可能会使用英文量表。该问题可能会对研究期间的结果对比有重要影响，正如 Dellasanta 等（2007）的研究所表明的，英文量表的使用影响了一些民族的评估结果。

还有一些相关的评分可以与 ESQ 和 LLS 联用，Wagner 等（2007）建议将视觉模拟评分（VAS）用于急性高原病的诊断并区分其严重程度。但 Kayser 等（2010）证实该评分标准的实用性有限，用于研究间的比较也较为困难。虽然 VAS 和 LLS 评分有不错的相关性（r=0.84），但各自的评分并不呈线性相关关系，反而表现出临界效应，即当 LLS 评分较低时，VAS 评分将低于基线，反之当 LLS 评分较高时，VAS 评分将高于基线。

19.4 急性高原病的发病率

在不同的海拔地区，文献记录的 AMS 发病率差别很大，这提示可能还有多种因素影响 AMS 发病。AMS 发病率随着海拔高度的升高而增加。发病率随海拔而变化由 Maggiorini 等（1990）所证实，他发现进驻欧洲阿尔卑斯山脉营地的登山者在海拔 2850 m 处的发病率为 9%，海拔 3050 m 处为 13%，海拔 3650 m 处为 34%。与此相似，Honigman 等（1993）证实，旅游至海拔 1900 ~ 2400 m 科罗拉多地区的游客其发病率为 25%，而徒步至海拔 4343 m 的尼泊尔佩里切（Pheriche）地区的徒步者发病率为 43%（Hackett 和 Rennie，1979）。

上升的速度和方式也影响发病率，到达同一海拔的速度越快，发病率越高。Hackett 和 Rennie（1979）在尼泊尔对徒步者进行的研究表明，飞临卢克拉（Lukla）地区者的发病率为 49%，全程徒步者的发病率为 31%。然而，两组发病率均显著低于直接飞临同一地区海拔 3800 m 的桑波切（Syangboche）机场的人群（Murdoch，1995）。与此类似，Basnyat 等（2000）注意到，朝圣者中 AMS 的发病率高达 68%，他们先乘坐公共汽车抵达海拔 2000 m 地区，然后迅速步行至格桑昆达湖（Gosainkunda Lake，海拔 4300 m）的仪式现场。该研究中的所有朝圣者都居住在海拔 2300 m 以下地区，多数（78%）仅两昼夜即抵达目的地。上升速度与终海拔高度之间也有相互影响。乞力马扎罗山脉（Kilimanjaro）AMS 的发病率在 75% ~ 77%，是已知的最高发病区域（Karinen et al，2008；Davies et al，2009），反映出许多线路能够以极快的上升速度攀登至较高的海拔高度。

即使所有受试者以同样的方式抵达同一海拔高度，发病率和病因也各不相同。在受试者抵达预定海拔高度的最初几小时内即评估 AMS 的症状，发病率就比受试者长期处于同一海拔高度要低。来自阿根廷 Aconcagua（6962 m）以及欧洲玛格丽塔小屋（4559 m）的研究也表明，先前曾有过高原停留史的人群 AMS 的发病率较低（Schneider et al，2002；Pesce et al，2005）。受试者的研究背景可能也很重要，例如 Cabada 等（2010）证实北美和西欧的游客尽管上升方式类似，但抵达秘鲁库斯科省（Cuzco，3400 m）时 AMS 的发病率是不同的。他们把这些不同归因于旅行前准备的差异，但也可能是旅行前高原停留史的不同，而这未加控制。AMS 的发病率低也可能与游客在某一海拔高度接受长时间的培训，提高了对 AMS 的认识有关（Gaillard et al，2004；Vardy et al，2005）。

影响发病率的一项尚待确认的因素也可能是特定地区毗邻赤道。West 等（1983）指出，特定海拔高度的大气压依赖于纬度，因为赤道和极地上空的气团是不同的。如海拔 4000 m、接近赤道地区，周围环境的氧分压以及 AMS 的发生风险与同一海拔高度而纬度不同的地区不同。这个观点被 Anderson 等（2011）证实，他们的研究表明，抵达南极（2835 m）的工作人群 AMS 的发病率为 52%，显著高于同一海拔高度的其他地区。部分原因是该海拔高度的大气压产生了海拔 3400 m 才有的生理效应，另一部分原因是这些工作人群是通过飞机抵达南极的。

19.5　影响急性高原病发病的因素

目前为止，人们认为发生 AMS 的最主要的原因是进入的海拔太高，速度太快。比如，如果某人仅用 2 昼夜就进入海拔 4500 m 地区，与用时 5 昼夜达到同一高度的人相比，更容易出现症状。但是，除此之外，还有其他很多可能影响到人体对 AMS 易感性的因素。

19.5.1　个体易感性

在特定的海拔地区或特定的时间，个体的易感性完全不同。这种差异可能是固有的遗传差异，但与此相关的特定遗传多态性未被证实。例如，很多研究探讨了缓激肽受体 *B2* 基因（Wang et al，2010）和 *ACE* 基因多态性（Kalson et al，2009）与此的关系，但未发现其与 AMS 易感性具有明确相关性。高原生理学的遗传学特征已在第四章中深入探讨。

19.5.2　体质

人们普遍误认为体质好可以抵御高原病的各种症状。但并非如此，正如 Milledge 等（1991a）所证实：探险队员在攀登肯尼亚山之前使用最大摄氧量（VO_{2max}）所做的体质评估，与登山首日 AMS 症状评分二者无相关性。Bircher 等（1994）同样研究了用 20 ~ 22 小时到达海拔 4559 m 地区的41名登山运动员，发现采用PWC170［Physical Work Capacity，指运动时心率达到每分钟170次的稳定状态下，单位时间身体所做的功（kg·m）］所做的体质评估与AMS无相关性；同期Savourey等（1995）对在安第斯山脉探险人群的研究也发现VO_{2max}与AMS无相关性。虽然体质与AMS的发病风险并无相关性，但良好的身体状况对高原之旅很重要，因为它是登山中发生任何情况的安全前提，改善了高海拔地区的运动耐受，可以防止身体的疲劳，而这些方面的糟糕表现类似于AMS。

19.5.3　性别、年龄及体型

关于性别、年龄与AMS发病风险关系的研究数据并不一致。例如，在性别方面，Kayser（1991）等发现，徒步穿越尼泊尔托隆山口（Thorong pass，5400 m）的女性比男性的AMS发病率更高（69% vs. 57%）；然而Honigman（1993）发现，性别间并无差异。至于年龄的影响，Hackett等（1976）和Roach等（1995）的数据显示，老年人比年轻人发生AMS的风险要低，但Yaron等（1998）发现，儿童和成年人AMS的发病率相同。Graham和Potyk（2005）推测一些研究中出现年龄相关发病差异的原因可能是因为AMS非特异性的症状被归入随年龄增加而增加的其他疾病，从而导致AMS的漏报。

关于体型影响的数据比较一致，因为多个研究均显示，肥胖的人群患AMS的风险比非肥胖人群高（Hirata et al，1989；Kayser，1991；Honigman，1993；Ri-Li et al，2003）。这一现象的原因并不明确，但非肥胖人群平均每分钟通气量更低可能与此相关。

19.5.4　吸烟和饮食

在登山者中有一种现象：吸烟的人比不吸烟的人患AMS的人数要少，可能是因为他们已经习惯了自身中等的碳氧血红蛋白水平，实际上相当于提前习服。Yoneda和Watanabe（1997）的研究显示，与不吸烟的人相比，吸烟的人有更少的主观症状，但在相当于海拔7260 m突发严重缺氧条件下，有效意识的维持时间没有差异。除此以外，并没有系统的研究支持这种印象。

在高海拔地区，高糖饮食可能具有生理上的益处（参见第十五章，第15.8.1节），是很多登山者的首选，但并没有明确证据表明其可以减少AMS的发生。Swenson等（1997）的研究连续4天给予19名受试者高糖（68%）或正常糖分（45%）饮食，然后将其置于10%氧气的常压氧舱中8小时，发现摄入两种饮食的受试者其AMS评分并无差异。

19.5.5　低氧通气反应

从理论上讲，低氧通气反应（HVR）的削弱使人体易罹患AMS，这很有意义。HVR钝化的个体在特定海拔的地区其肺泡和动脉氧分压（PO_2）数值可能更低，因而，与反应敏感及氧分压更高者相比，其症状可能更严重。几个试验研究支持了这一观点（Lakshminarayan和Pierson，1975；Hu et al，1982；Matsuzawa et al，1989）。与此类似，Richalet等（1988）对多名登山者攀登前进行的研究表明，行程中对低氧通气反应和心脏反应较低是AMS发病的危险因素。这一发现被该团队的后续研究所证实（Richalet et al，2011）。

然而，大量其他区域的研究并没有发现高原之旅前检测的HVR和随后发生的AMS有关（Milledge et al，1988；Milledge et al，1991b；Savourey et al，1995）。例如，Hackett等（1987）对美国德纳里山（Denalis）的106名登山者进行研究发现，低动脉血氧饱和度（SaO_2）可预测AMS发生的可能性，在抵达高原后，HVR和SaO_2之间并没有相关性。Hohenhaus等（1995）发现，与健康个体相比，发生高原脑水肿的受试者其HVR显著降低，但发生AMS的受试者无此现象。最后，Bartsh等（2002）发现，在海平面测得的HVR和进入海拔4559 m地区后发生的AMS之间并无关联，但正是该研究表明，抵达高原第1天HVR不增加与AMS的高发病率有关。

19.5.6　缺氧性肺血管收缩

肺循环中肺泡缺氧引起缺氧性肺血管收缩，导致肺动脉压升高，这在高原脑水肿的发病过程中发挥非常明确的作用（参见第二十一章），但对AMS的发病没有明显的影响。例如，Hohenhaus等（1994）的研究表明，钙离子通道阻滞剂硝苯地平具有肺血管舒张性能，可以预防高原脑水肿的发生，但不能预防AMS的发病。

19.5.7 氧饱和度

大量研究试图明确个体在高原的血氧饱和度是否会影响 AMS 的发病，因为一些研究表明，低氧血症和 AMS 发病间存在关联（Roeggla et al，1996；Roach et al，1998；Basnyat et al，1999；Tannheimer et al，2002；Burtscher et al，2004；Karinen et al，2010），但另一些研究认为，二者无相关性（Roach et al，1995；O′Connor et al，2004）。但是，评估这些研究时必须要注意到，仅有少数几项研究是前瞻性研究，即询问受试者进入高原之初是否存在低氧血症，然后预测其停留高原后是否发生 AMS（Roach et al，1998；Tannheimer et al，2002；Karinen et al，2010）。例如，Roach 等（1998）的研究检测了攀登海拔 4200 m 的美国德纳里山（Denali）的 102 名登山者的血氧饱和度，从峰顶返回的途中询问他们急性高原病的症状，发现登山前在大本营测得的动脉血血氧饱和度（SaO_2）水平与后续的 AMS 评分之间存在相关关系。而该课题的其余研究是在评估受试者 AMS 症状的同时检测血氧饱和度（SpO_2）（Roeggla et al，1996；Basnyat et al，1999；O′Connor et al，2004；Koehle et al，2010），因此，这些研究对于个体抵达高原后的血氧饱和度偏低是否致使其稍后更易发生 AMS 的问题不能提供佐证。

AMS 患者的血氧饱和度可能更低，这一事实提示 AMS 患者可能因亚临床的肺水肿导致肺通气不足或存在潜在的气体交换问题。Ge 等（1997）对亚临床肺水肿问题进行了研究，他们对 32 名受试者分别在海拔 2260 m 地区及上升到海拔 4700 m 地区后的肺一氧化碳弥散能力（diffusing capacity for carbon monoxide，D_{LCO}）进行了检测，在海拔 4700 m 的地区，未患 AMS 的受试者 D_{LCO} 增加，而 AMS 患者 D_{LCO} 显著增加。Dehnert 等（2010）研究了同一问题，发现受试者在抵达海拔 4559 m 地区的随后 2 天内，AMS 患者及非患者的 D_{LCO}（调整肺泡容积后）无明显的不同。

19.5.8 运动和急性高原病

高原游客经常被告知进入高海拔地区后应避免进行剧烈运动，但实际上关于运动是否与 AMS 的发病相关并不明确。比如，Roach 等（2000）将 7 名受试者在两个独立的时间段置于低压氧舱（模拟海拔约 4800 m）共 10 小时，在其中一个时间段，受试者处于静息状态，在另一时间段处于间断运动状态，运动组 AMS 评分显著升高。但是，这些结果与之前 Bircher 等（1994）的研究数据并不相同，后者通过对徒步抵达欧洲玛格丽塔小屋（4559 m）的多组受试者的研究发现，与运动负荷（通过心率评估）有关的 AMS 的发病率并没有差异。

19.5.9 急性高原病的既往史

虽然并非绝对可靠，但个体先前进入高原时的状态可以合理地预测其再入高原后的安危。既往患有 AMS 的人群再次抵达相近海拔高度后可能发病；而先前在高原之旅保持健康的人群，将来一旦以同样或更慢的速率进入相同海拔地区后，风采依旧。

Richalet 等（2011）最近为这种长期的临床观察提供了系统的证据。在对进入海拔超过 4000 m 的 1326 名游客进行的大样本、前瞻性研究中发现，先前患有严重高原病（重度 AMS、HACE 或 HAPE）以及伴有其几种因素，会增加其未来再入高原时发生严重高原病的可能性。

但是，值得注意的是，先前的高原病本身并不会在将来引发高原病。相反，个体对高原的生理回应提供了其未来罹患高原病的简单证据。适当的上升速率，以及可能的药物性预防（在第 19.7 节进行详细讲述），也能使这些人群避免罹患 AMS。

19.5.10 预测发生急性高原病的人群

既然在进入某些海拔地区的游客中急性高原病高发，那么识别那些易感个体是极为重要的，因为这将有助于制定特定个体的预防策略。几种预测工具已被报道。Burtscher 等（2008）系统回顾了关于抵达高原后氧饱和度的文献报道，得出以下结论：暴露于模拟海拔 2300 ~ 4200 m 后 20 ~ 30 分钟内的动脉血氧饱和度可准确预测 80% 的病例的易感性。Tannheimer 等（2009）提出，在高原完成攀登任务所需的时间及此间血氧饱和度的最低值对个体在进一步攀登更高海拔时发生高原病的危险性有预测作用。在上诉研究中，Richalet 等（2011）所提出的多元预测模式显然是对该问题最全面的研究，它可以识别个体对严重高原病（重度 AMS、HACE 或 HAPE）的易感性，关键因素包括严重高原病既往史、偏头痛史以及低氧训练中的通气反应下降、血氧饱和度降低幅度超过 22%。但该研究并没有阐明关于轻度 AMS 的易感性。

当然，并非所有评定特定个体危险因素的单位均拥有诸如低压氧舱或心肺运动测试系统等设施。鉴于大多数个体进入高原后出现的症状是自限性和轻微的，完成这些测试所需的费用和时间是否值得？这也是一个悬而未决的问题。

19.6 急性高原病的病理生理学

目前高原肺水肿的发病机制已明确，但 AMS 的病理生理学机制尚不清楚。虽然缺氧是急性高原病的关键因素，但并不直接引发症状。进入高原的几分钟内，肺泡、动脉和组织的氧分压（PO_2）就会下降，但至少延迟 6 ~ 24 小时后 AMS 才会发病，由此推测缺氧启动了某些病理过程，反过来，这些过程引发了 AMS 的症状。低气压本身，而不仅仅是低氧，可能也通过增加液体潴留等多种机制发挥了作用（Loeppky et al，2005b）。在随后的篇幅中，我们罗列了一些假说，这些假说将缺氧甚至低气压的特定过程和 AMS 的发生联系起来。图 19-1 勾画了几种缺氧导致 AMS 的可能机制，但读者必须要认识到这些途径和确切机制还未被阐明。

19.6.1 脑水肿、颅内压和急性高原病

在 AMS 进展的病理生理学机制方面，人们长期以来的观点之一是，症状的出现与脑水肿的发生及颅内压（ICP）增高有关。最近的磁共振成像（MRI）研究显示，所有处于急性缺氧条件下的个体都出现了全脑肿胀，而这源于血管源性水肿；但脑容量的轻度增加与 AMS 的发生一般无关（Kallenberg et al，2007；Schoonman et al，2008；Dubowitz et al，2009）。相反，可能正是人体不可见的细胞毒性脑水肿的发生及脑容量的进一步增加，导致了头痛和其他的症状的出现（Kallenberg et al，2007；Schoonman et al，2008）。ICP 增高的其他证据包括：与康复后相比，AMS 患者病程中 ICP 升高（Singh et al，1969）；最近的研究使用超声评估视神经鞘直径（Fagenholz et al，2009）

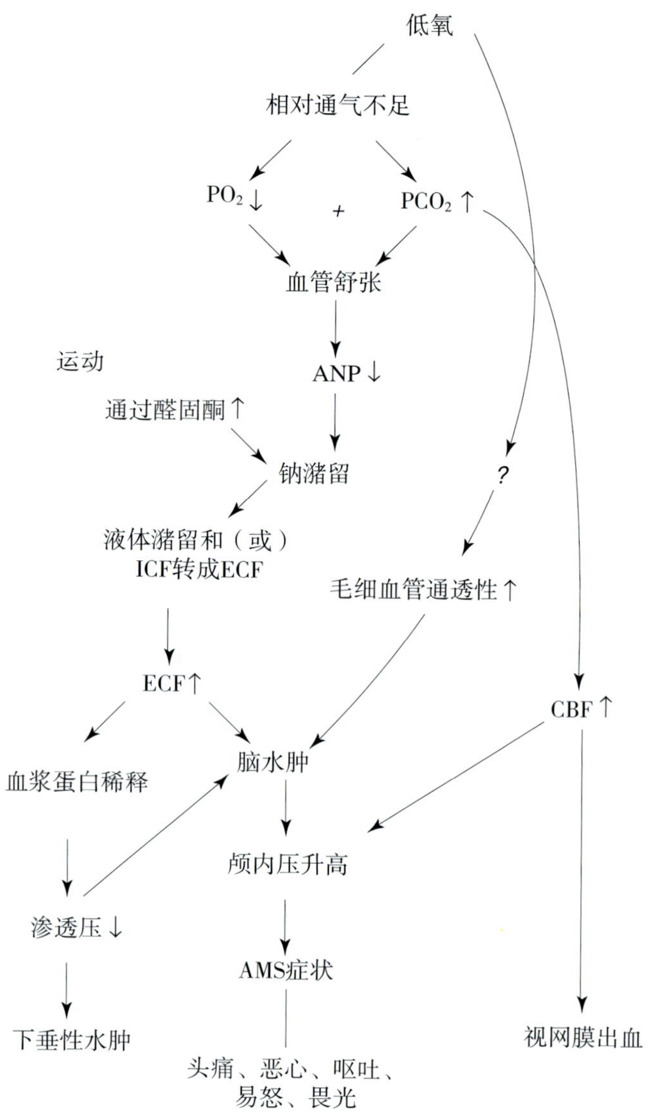

图 19-1 产生急性高原病（AMS）的可能机制。ICF，细胞内液；ECF，细胞外液；CBF，脑血流量；ANP，心房钠尿肽

或使用基于眼底照相的视盘测量等颅内压升高的替代指标（Bosch et al，2008）使人们注意到 ICP 升高和 AMS 评分之间的相关性。

受这些概念的启发，Ross 在 1985 年首次提出了一种比较引人注目的观点，被称为“紧密配合（tight-fit）”假说。该假说推测，脑脊液与脑血容量比率较高的个体相较于比率较低的个体，对脑水肿的代偿能力更强，或者更能通过从脑室挤压脑脊

液（CSF）以增加血容量，从而阻止急性高原病的进展。这一假说还未被充分验证，但不少研究对该观点提供了佐证。Wilson 和 Milledge（2008）分析了一组 1985 年由 Brian Cummins 在海拔 5030 m 处收集但未发表的数据（包括对 ICP 的侵入性测定）发现，脑室大小和头痛评分之间呈负相关关系。Kallenberg 等（2007）对暴露于低压氧舱（等同于海拔 4500 m 常压低氧条件）的人群的 MRI 研究也发现，具有“紧密配合”脑解剖特征的个体更易发生细胞毒性脑水肿及 AMS。

将 AMS 的发生归因于脑水肿以及 ICP 增高所面临的悬而未决的问题是：实际上轻型病例缺乏 ICP 增高的证据。某些研究测定了轻型病例的 ICP，发现测定值与症状无关（Wright et al，1995；Roach 和 Hackett，2001）。因为头痛出现于 AMS 的早期，此时，脑水肿和 ICP 的显著升高尚未出现，有人提出了如血脑屏障发生改变以应对炎症反应或自由基形成、三叉神经血管系统激活、脑血管自动调节功能发生改变等 AMS 的其他可能的病理生理机制。其中的几种观点将在下文中详细探讨。

19.6.2　急性高原病的其他可能发生机制

在 AMS 的发展过程中，还有其他几种可能的机制，要么是通过增加个体对脑水肿和 ICP 增高的易感性，要么是在缺乏上述情况时促进症状的出现。

液体平衡的改变

患有 AMS 的受试者可能进展为血浆容量和细胞外液容量扩张的状态，类似的情况出现在低海拔地区全天运动的受试者中。AMS 伴外周和眶周水肿的病例如图 19-2 所示。这种液体潴留的证据是在临床观察中发现患有 AMS 的士兵尿量少于无症状的士兵（Singh et al，1969）；以及发现抵达海拔 4243 m 地区时，患有 AMS 的徒步客体重增加，而未患病者体重减轻（Hackett 等，1982）。Loeppky 等（2005a）将健康男女暴露于模拟低压低氧条件下（426 mmHg，海拔约 4880 m）8 ~ 12 小时发现，16 名具有 AMS 最高评分的受试者存在显著的液体潴留。人体对高原的“正常的”反应似乎是轻度利尿，然而罹患 AMS 的受试者存在抗利尿。

抗利尿的机制尚不明确。上述研究中，Loeppky 等（2005a）发现，未患 AMS 的受试者抗利尿激素水平下降，但患有 AMS 的受试者抗利尿激素水平增加且持续升高，与症状的严重性和液体潴留密切相关。其他研究涉及肾素 - 醛固酮轴和心房钠尿肽水平的改变，但是证据并不一致。关于醛固酮活性，人们发现，徒步抵达海拔 4300 m 的肯尼亚山峰的受试者（Milledge et al，1989），其 AMS 症状评分与醛固酮水平相关，也与第一天 24 小时内尿钠排出量减少有关；同时，在欧洲的阿尔卑斯山脉进行的研究得出了类似的结论（Bärtsch et al，1988）。然而，Hogan 等（1973）的低压氧舱研究发现，患有 AMS 的受试者与无症状的受试者相比，前者的醛固酮水平更低；但是，Loeppky 等（2005a）的研究显示：AMS 患者与非患者的血浆肾素活性或醛固酮水平没有差异。心房钠尿肽的研究也显示了类似的差异：一些研究报道受试者更高的心房钠尿肽水平有耐受 AMS 的趋势（Milledge et al，1989），但其他两项研究显示出相反的结论（Bärtsch et al，1988；Cosby et al，1988）。

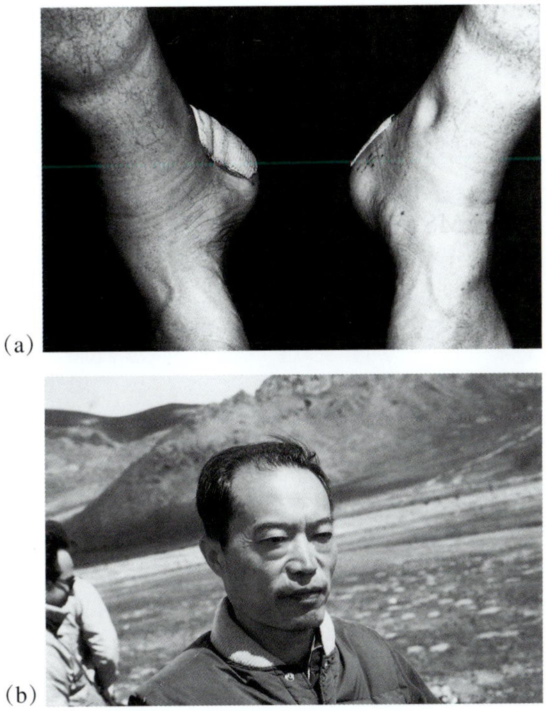

图 19-2　(a) 低海拔山区行走后踝关节凹陷性水肿；(b) 高海拔地区的眶周水肿

脑血管血流量和自动调节

Severinghaus 等（1966）证实，人体进入高原后脑血流量（CBF）增加，习服后，CBF 减少，可能是因为红细胞生成增多，随后动脉氧含量和携氧量增加。CBF 的不同在一定程度上可以解释 AMS 的发病。然而 Jensen 等（1990）发现，患有与不患有 AMS 的受试者的脑血流量没有差异；应用多普勒超声的其他研究显示，与无症状对照组相比，患有 AMS 的受试者的大脑中动脉血流速度明显加快（Baumgartner et al，1994；Jansen et al，1999）。

在患有和未患有 AMS 的受试者之间，脑血流量的差异可能与受试者的通气反应及随后可能影响 CBF 的动脉二氧化碳分压（PCO_2）和氧分压（PO_2）的变化有关。超过数小时的低碳酸血症可能是 AMS 发生的原因之一，Mather 等（1975）对该种可能性做了检测，他们将两组受试者置于模拟高原环境的低压氧舱中，一组在空气中添加 CO_2 以维持其 PCO_2 在可控水平，另一组受试者呼吸空气进而导致低碳酸血症发生，两组的低氧情况类似，尽管达到了预期结果，但是添加 CO_2 组处于更低的气压中；添加 CO_2 组并没有减轻 AMS 的症状，反而加重了病情。另一些研究显示，AMS 的症状与 PCO_2 相关（Forwand et al，1968；Sutton et al，1976；Hackett et al，1982），钝化的通气反应未能导致 PCO_2 下降使其在 AMS 的发病中起到了关键作用，因为与高通气且 PCO_2 下降的个体相比，这些钝化个体的 CBF 和总颅内流量更大。具有钝化通气反应的个体与那些每分钟通气量充分提升（这有助于 CBF 的增加）的个体相比，存在更大程度的缺氧。

除了 PCO_2 和 PO_2，CBF 也受平均动脉压变化的影响。特别是通过一种被称为脑血管自动调节的机制（平均动脉压处于一定范围内时，脑血流量维持在恒定水平）。最近的研究提示，进入高原后这种机制的削弱可能促使 AMS 的发病。Van Osta 等（2005）对抵达海拔 4559 m 地区超过 20 小时的 35 名志愿者进行研究发现，那些脑自动调节指数（脑血管自动调节的标志）较低的受试者，与指数正常者相比，其血氧饱和度（SaO_2）更低，AMS 评分更高。由此推测，脑血管自动调节机制的削弱引起了毛细血管灌注的增加，使静脉压升高，从而导致脑水肿。Cochand 等（2011）也证实了在海平面具有较低自动调节指数的个体，在进入高原后易发生 AMS 的结论；但该研究并未评估这些个体在高原时的自动调节指数，而这是可以回答在海平面具有自动调节功能变化的个体在高原环境中是否出现同样的问题的。然而，Subudhi 等（2011）对这一观点提出质疑。他们对处于模拟海拔 4875 m 的低压氧舱的受试者在入舱前后 9 小时的脑血管自动调节功能进行了研究，受试者通过服用地塞米松和乙酰唑胺来预防急性高原病，结果显示，尽管两种药物都减轻了急性高原病的症状，但疗效与脑血管自动调节的变化之间没有明确的关系。

炎症反应、自由基和活性氧

虽然上述 CBF 的变化可能通过增加静脉压而影响血脑屏障的通透性并引发脑水肿的形成，但也可能通过炎症途径和活性氧等其他机制增加通透性。

炎症

几类间接证据涉及炎症在 AMS 发病中的作用。例如 Richalet 等（1991）发现，在急速抵达阿尔卑斯山脉勃朗峰瓦洛特天文台（Vallot observatory on Mount Blanc，海拔 4350 m）的受试者中，绝大多数受试者的血浆六花生四烯酸测定水平升高者，随后都发生了 AMS；并发现这些血管活性物质水平升高的时程与 AMS 的症状同步。Roach 等（1996）对抵达海拔 4300 m 但曾在海拔 1830 m 逗留 4 天的受试者的尿白三烯 E_4 进行测定发现，虽然尿白三烯 E_4 水平显著增加，但不能确定其与 AMS 发病之间的相关性具有统计学意义。其他研究还没有得出炎症标志物增加的一致证据。比如，Swenson 等（1997）通过测定 19 名处于 10% 氧浓度条件下 8 小时的受试者血浆中的多个细胞因子发现，这些细胞因子的浓度并无变化。当然该研究暴露时间较短，不会反映出长时间暴露才可能发生的改变。最近，Julian 等（2011）将健康个体置于低压低氧（425 mmHg）条件下 10 小时，研究其炎症标记物的变化情况，发现 AMS 耐受与炎症和通透性反应下调有关。反之则并不成立；AMS 易感个体并没有炎性反应增强的表现。

多个研究已证实白三烯阻断剂并不能在急性

缺氧条件下预防 AMS（Muza et al，2004；Grissom et al，2005；Luks et al，2007），因而炎症途径和 AMS 发生的可能相关性更加不受重视。但这些研究中阴性结果的出现可能是因为干预的靶点仅是炎症复杂级联反应中一个小分支，并非全部。Gertsch 等（2010）已证实，非特异性非甾体抗炎药——布洛芬可以预防 AMS，但是该研究并未涉及炎症介质的检测以及药物可能对介质的影响，因而不能用该研究作为炎症与 AMS 相关的证据。

血管内皮生长因子

血管内皮生长因子（VEGF）是缺氧诱导产生的另一个血管通透性因子，可以改变血脑屏障的完整性。比如，Schoch 等（2002）证实，缺氧可诱导小鼠 VEGF 的增加，并通过中和性抗体抑制 VEGF 的表达，预防脑水肿的发生（荧光素标记法）。Tissot van Patot 等（2005）发现在海拔 4300 m 处患有 AMS 的受试者的血浆游离 VEGF 水平较高。但是，Walter 等（2001）观察到受试者抵达海拔 4559m 地区后 VEGF 水平增加，但在患有 AMS 和 HAPE 者之间并无差异。

活性氧类

最近，人们的研究热点集中在了活性氧类（ROS）改变血管通透性及导致 AMS 的发生发展上。例如，Bailey 等（2001）发现，男性志愿者进入高海拔地区后，自由基介导其血管（特别是肌血管床）的通透性变化，由此认为这与 AMS 的脑血管渗出有关。在随后的研究中他们发现，志愿者快速抵达海拔 4559 m 地区后，其细胞因子、肌肉损伤及神经损伤标志物、ROS 均升高，这与组织损伤相关，但与 AMS 的发生无关（Bailey et al，2003）。在 Bailey 等（2005）的另一项研究中，受试者通过低氧诱导［吸入氧浓度（F_IO_2）为 0.12，18 小时］产生 ROS，进行腰椎穿刺、头颅磁共振（MRI）检查、AMS 评分和 ROS 测定发现，尽管一半受试者发生了 AMS，但轻度脑水肿和 AMS 临床症状或颅内压升高之间并没有相关性。

虽然这些后续研究似乎质疑 ROS 在 AMS 发病机制中的作用，但也有可能 ROS 并非改变了血脑屏障的通透性，而是对大脑单独发挥作用。例如，Bailey 等（2009b）的研究显示，低氧（F_IO_2= 0.12）暴露 6 小时后，AMS 患者比非 AMS 患者低氧血症更明显，自由基介导的脂质过氧化反应更严重，但没有血脑屏障破坏和脑实质损伤的证据。同年的另一项研究中，Bailey 等（2009c）注意到，受试者在低氧（F_IO_2=0.13）暴露 9 小时过程中，其脂源自由基和脂质过氧化物的脑输出量净增加值与 AMS 评分有关，但仍然没有血脑屏障功能改变的证据。自由基和 ROS 如何在不破坏血脑屏障的情况下导致 AMS 和水肿的形成仍不清楚，但 Bailey 等（2009a）提出这可能与三叉神经血管系统的作用有关。

如上所述，可能某些机制已经明确，但 AMS 的具体发病机制仍有待研究。尽管每种学说从自身角度出发似乎都是合理的，但相对于大多数的观点又是矛盾的，我们依然缺乏一种假说能够连贯解释所发生的病态过程。在我们对这种疾病的认识水平达到类似目前对 HAPE 的认知水平之前，我们依然有许多工作要做。

19.7 急性高原病的预防

虽然对 AMS 患者的治疗方法众多，但是最好的方法是防患于未然。在大多数情况下，可以通过非药物手段预防，同时某些人群的药物预防也非常合理，可以常规应用。就这些方法而言，牢记不同个体对高原的生理反应和对高原病的易感性存在显著差异非常重要。因而，某个体的有效方案可能对另一个体无效。

19.7.1 非药物手段

花时间让机体适应高原是预防发生 AMS 的最佳手段，这是基于 AMS 仅出现在某些个体进入特定海拔的最初几天的事实。但这种适应有限且个体间差异明显，甚至一些个体在对较低海拔习服后，进入更高海拔地区时，依然存在可能发生 AMS、HACE 或 HAPE 的风险。

上山速率

缓慢进入高原可以使机体有充分的时间适应，或许这是预防急性高原病发生的最佳方式。这并非指个体以徒步或攀登的速率上升，而是指其住宿地的海拔的增加速率。例如，野外医学协会发布的指南推荐，游客一旦进入海拔 3000 m 地区旅游，住宿地的海拔增加不宜超过 500 m/d，每

3～4天应休息1天，在此期间应住宿在同一海拔至少2天（Luks et al，2010）。多种共识给出了类似的推荐（Hackett和Roach，2001），尽管该方式被广泛采用，但几乎没有数据的支持。推荐该方式可能源于对沿常规线路进入珠峰大本营（Everest Base Camp，5200 m）的徒步客的流行病学调查（Hackett et al，1976）。从吉日（Jiri）出发，徒步（而非飞行）抵达尼泊尔卢克拉（Lukla，2840 m）或者在佩里切（Pheriche，4240 m）停留1晚的徒步客，其AMS的发病率明显少于那些快速抵达者。尽管后续的调查资料对该方式提供了有利证据（Basnyat et al，1999），但仅一项研究试图系统研究上山速率对急性高原病发生的影响。Bloch等（2009）将攀登新疆慕士塔格峰（Muztagh Ata，7546 m）的登山者随机分为登山速率不同的两组，发现和快组相比，慢组登山者AMS的发生率更低，症状更轻，成功登顶的机会更高。

慢速上山对预防AMS的发病十分重要，但对该病的易感性个体差异很大，难以制定人们可以遵循的精确的上山速率准则。Murdoch（1999）的研究对这一问题做了完美阐述，他调查了283名尼泊尔珠峰地区的登山者，问询其AMS的症状及其上山速度。平均速度为100～200 m/d的慢速登山者中有一半发病，同时，平均速度为500～600 m/d的登山者中几乎也有一半未患AMS。很明显，登山者有一个自我选择的过程，感觉良好者加速，感觉欠佳者减速。结论是：推荐给游客的上山速度可能比许多登山者慢，但最好遵循指南要求，因为要顾及少数易感人群。再次进入高原的游客，随时间的推移将充分感知其个人的耐受能力并在必要时根据经验适当调整；当有首次进入高原环境的新手伴行时，应谨慎选择较慢的上山速率。

液体摄入量

徒步客和登山运动员经常被敦促要摄入大量液体以预防AMS，但没有确凿的研究证据支持这种做法。Basnyat等（1999）对佩里切地区（Pheriche，4243 m）的徒步客进行调查发现，液体摄入量多（部分研究对象达5 L/d）的个体，AMS的发生率较低（odds ratio，比值比为1.54）。但该研究有其局限性，数据收集方式是回顾性的，很可能存在记忆偏差，难以确立因果关系，可能仅感觉良好的个体能够坚持摄入更多液体。此外，深度研究并未发现水化状态和AMS的发病率或严重程度之间存在关系。例如，Aoki和Robinson（1971）将两组受试者暴露于模拟海拔4270 m的低压氧舱内2天，一组使用呋塞米利尿引发血容量减少，另一组使用安慰剂或使用加压素维持正常血容量，两组之间AMS评分无差异。最近，Castellani等（2010）证实，虽然在模拟高海拔条件下脱水会降低有氧运动表现，但对AMS的发病并没有影响。Richardson等（2009）证实，脱水与低压低氧环境下AMS评分升高有关，但水化同样也会加重症状。

为什么在缺少证据的情况下依然推荐大量摄入液体，这个问题值得探讨。判定其获益的最可能的解释源于个体保持充分的液体摄入可预防脱水，而这在高海拔干燥条件下具有较大风险，其症状往往类似于AMS。尽管预防脱水本身十分重要，但过多的液体摄入同样可能有其弊端。体内水分过多不仅会产生类似于AMS的症状（Richardson，2009），而且同期盐摄入不足可能会导致持续运动中出现症状性低钠血症（Ayus和Moritz，2008）。

提前适应

最近的研究表明，计划进入高原之前的低氧暴露可能会降低上山期间高原病的风险，当然，这种暴露须在计划进入高原之前的一定时间范围内进行。比如，Beidleman等（2004）指出，将受试者每日置于模拟海拔4300 m的低压氧舱中4小时，可以降低其后续模拟进入同等海拔高度后AMS的发生率；后续研究（Beidleman et al，2009）证实，受试者在海拔2200 m地区为期6天的停留可以降低其快速进入海拔4300 m地区后AMS的发病率和严重程度。同样，Wu等（2009）也证实，与首次进入高原的游客相比，在海拔约4500 m处工作7个月的青藏铁路建筑工人（穿插于近海平面地区生活5个月）AMS的发生率较低。尽管存在这方面的数据，但提前适应的实施充满挑战，因为可从中获益的低氧暴露的准确时间安排、方案仍不明确。适当低氧暴露有益，更多暴露可能更好，但个体应提前暴露的合适高度、频率尚不清楚。难点依然是大多数旅客是否愿意花时间参与此类项目。

其他方法

诸如避免饮酒或咖啡，或食用富含糖类的食品等其他策略也经常被推荐，但缺乏循证依据。就咖啡来说，突然停止摄入甚至可能诱发类似于 AMS 的戒断症状（Hackett，2010）。另一具有合理生理学理论基础但缺乏循证支持的常识性推荐是避免使用阿片类止痛药，特别是晚上，因为其呼吸抑制作用会削弱氧供，可能诱发 AMS。Johnson 等（2010）证实，在睡眠中采用无创正压通气可以改善夜间血氧饱和度，减轻 AMS 症状，但这种策略对于多数高原游客而言，从逻辑上根本行不通。

19.7.2 药物预防

对于多数人群而言，足够缓慢的上山速度足以预防 AMS。然而，在一些病例中，药物预防对进一步减少风险也是很有必要的，采用药物预防的决策是基于个体既往的高原病病史，以及相关的预期风险（Luks et al，2010）。

乙酰唑胺（Diamox®）

乙酰唑胺一直是预防 AMS 的主要药物。自 Cain 和 Dunn 等（1965）首次证实该药可以增加通气和动脉氧分压（PaO_2）、降低动脉二氧化碳分压（$PaCO_2$）后，多项双盲、安慰剂、对照野外研究已证实，该药可降低 AMS 的发病率及严重程度（Forwand et al，1968；Birmingham Medical Research Group，1981；Larsen et al，1982）。早期研究采用的剂量高达 250 mg/8 h 或者 250 mg/12 h，但最近的研究显示（Basnyat et al，2006；van Patot et al，2008），125 mg/12 h 同样有效，且副作用更轻。基于这些研究结果，野外医学协会的指南推荐低剂量摄入，但实际上最佳的剂量方案一直存有争议。儿童的剂量是 2.5 mg/（kg · 12 h），最大剂量为每次 125 mg。

无论采用哪种剂量，最好在进入高原之前 1 天服用该药，但抵达高原后开始服用也未尝不可。治疗疗程取决于环境和病情。受试者攀临高山之巅后下山，那么末次服药应在登顶当日的早晨。受试者如进入指定海拔地区并停留数日时，AMS 的风险被限制在最初的 4 ～ 5 天，此后可停用该药。虽然此后服药不能预防 AMS，但 Bradwell 等（1986）证实在海拔 4846 m 地区，与服用安慰剂组相比，服用乙酰唑胺 3 周组的受试者的体重下降、肌肉量减少的程度更轻，能保持更好的运动表现。尽管存在该研究结果，但该药并没有成为长时间停留于高海拔地区预防 AMS 恶化的治疗规范。

副作用包括最初的手足感觉异常，但症状随着用药的继续而减轻，停药后消失；另外，还包括对碳酸饮料的味觉改变。后者是因舌碳酸酐酶受到抑制，当饮料通过口腔时，二氧化碳（CO_2）转变为碳酸受阻，从而妨碍了对酸敏味蕾的刺激。这些副作用一般较轻微，易耐受，但少数病例比较严重，对个体造成了困扰。因此，从未使用过乙酰唑胺的人群可考虑在其高原之旅启程前 48 h 在家中试用该药，以确保他们可以更好地耐受该药。

乙酰唑胺的安全性得以保证是因为该药被广泛用于治疗青光眼多年，所用剂量与推荐用于预防 AMS 的剂量相同。少数情况下该药对具有磺胺过敏史的个体会产生交叉反应，因而对这类个体开具该药处方时应谨慎，特别是计划造访遥远山区的游客（Luks 和 Swenson，2008；Kelly 和 Hackett，2010）。

乙酰唑胺是一种低效利尿剂，在高原会增加排尿频率和尿量。利尿作用本身对预防 AMS 有微弱效果，然而，喝水补充由乙酰唑胺造成的失水并不会抵消它在这方面的益处。乙酰唑胺预防 AMS 的主要机制是抑制碳酸酐酶，进而影响酸碱平衡和呼吸中枢调控。乙酰唑胺通过促进肾脏分泌碳酸氢盐，引起代谢性酸中毒，抵消由低氧通气反应导致的呼吸性碱中毒，减慢每分钟通气量的上升，充当呼吸兴奋剂的角色。这种肾脏作用的重要性已被多个研究证实：苯唑拉胺作为一种选择性肾脏碳酸酐酶抑制剂，对大脑无作用，能够减少周期性呼吸的发生（Swenson et al，1991），预防 AMS（Collier et al，1996）。

除了肾的作用，乙酰唑胺对呼吸中枢调控也具有几种重要作用，从而进一步增加每分钟通气量。通过抑制大脑血管内皮的碳酸酐酶，阻止二氧化碳转变为碳酸氢盐，乙酰唑胺引起组织 PCO_2 小幅增加，触发中枢及外周化学感受器，刺激每分钟通气量的增加（Swenson 和 Teppema，2007）。大脑碳酸酐酶抑制也导致了中枢化学感受器中氢离子浓度的增加，抵消了呼吸性碱中毒的抑制作用。对于乙酰唑胺增加每分钟通气量，预防急性高原病的方方面面的详尽论述，请参见多篇精彩纷呈的综述（Swenson，1998；Leaf 和 Goldfarb，2007；Swenson 和 Teppema，2007）。

地塞米松

对乙酰唑胺过敏或者不能耐受的人群，地塞米松是预防 AMS 的有效替代药物，在这方面的受益已被多项前瞻性、随机野外及低压氧舱研究所证实（Johnson et al，1984；Ellsworth et al，1987；Ellsworth et al，1991）。Rock 等（1989）在低压氧舱的研究中推测，4 mg/12 h 是最小的有效剂量，但另一些研究采用了总量相等的方案（2 mg/6 h）（Hackett 和 Roach，2001；Luks et al，2010）。对于那些高敏个体，乙酰唑胺和地塞米松联合使用比单用乙酰唑胺更为有效（Bernhard et al，1998），但对于多数人群，单药预防就已足够。儿童的预防应避免使用地塞米松。

不像乙酰唑胺，地塞米松并不影响通气或者促进习服。因而如果药物突然中断，个体必须对出现的症状保持警觉。地塞米松也是对迅速进入海拔 3000 m 以上的人群实施救援时的重要辅助治疗，但绝不能用作登山者继续上山时掩盖其中重度 AMS 或 HACE 症状的方式。个人预防使用地塞米松不应超过 7 ~ 10 天。因某些原因必须长时间应用时，该药必须逐渐减停，而非突然停药，以防止肾上腺功能抑制症状的出现，如同近来的个案报道所显示的那样：一名在珠峰营地的登山者突然停药后发生了阿狄森氏病危象（肾上腺皮质危象）（Subedi et al，2010）。

其他药物

多种其他药物的预防作用已被验证，但没有一种成为标准预防方案的一部分。关于螺内酯的数据是相互矛盾的（Jain et al，1986；Basnyat et al，2011），而多项研究也表明，呼吸兴奋剂——茶碱能预防 AMS，减少周期性呼吸（Kuepper et al，1999；Kupper et al，2008）。但后者的使用在高原可能具有挑战性，因为该药治疗窗过窄以及具有毒性风险。舒马普坦（Sumatriptan）可能对预防 AMS 有效（Jafarian et al，2007），而抗氧化剂还未被证明有效（Baillie et al，2009），尽管先前曾讨论了关于自由基在高原病中基本的病理生理学作用。

Burtscher 等（1998）证实，阿司匹林是一种有效的预防用药，但后续的研究缺少安慰剂对照（Burtscher et al，1999），仅在与地塞米松联用时有效预防头痛。相关药物卡巴匹林钙（calcium carbasalate）（也是阿司匹林类似物），未显示有效（Kayser et al，2008）。Gertsch 等（2010）的随机、安慰剂、对照试验证实：布洛芬对预防高原性头痛和 AMS 与乙酰唑胺一样有效，但很难确定该研究中对 AMS 的影响有多少是由头痛的影响驱动的，因为头痛是 AMS 评分中的关键部分。最近，Lipman 等（2012）将快速从海拔 1240 m 攀登至海拔 3810 m 的健康成人分为布洛芬组（600 mg/8 h，自上山前 6 h 开始服用）和安慰剂组，发现布洛芬组 AMS 的发病率下降（比值比为 0.3，95% CI 为 0.1 ~ 0.8），但两组间 AMS 症状的严重程度或使用视觉模拟量表评出的头痛评分方面没有显著统计学差异。

尽管布洛芬有效，但预防性使用该药的临床经验有限，如上所述，该药未被纳入治疗高原病共识指南的一部分。除此以外，人们对于高原环境中长期使用非甾体抗炎药物导致胃肠道潜在出血十分关注（参见二十五章，第 25.6.1 节），因而我们应避免应用该药，直至出现进一步的有利数据。

多项研究证实草药提取物银杏醇在预防 AMS 中有效（Roncin et al，1996；Moraga et al，2007），但也有多项研究显示它并无效果（Gertsch et al，2004；Chow et al，2005），因而产生了关于它的利用性的问题。这些试验中不一致的结果可能源于所用银杏来源及含量的差异。因为从当地的保健食品店购买草药的个人对其获得的银杏产品的真实成分并不抱任何信心，因此不应用于 AMS 的预防。

尽管古柯（coca）在南美广泛用于预防，但没有证据表明，无论是咀嚼的古柯叶还是古柯茶，对预防 AMS 有效。

19.8　急性高原病的治疗

19.8.1　非药物治疗

将患者送回低海拔地区一直是各类急性高原病的最佳治疗，但是一般而言，除非患者出现 HACE、HAPE 或者 AMS 患者对恰当的治疗无效，否则无此必要。多数情况下仅需适当休息，AMS的症状就可缓解（Bartsch et al，1993），评估治疗AMS的试验结果时这一点必须牢记。患者应补充自身水分，以消除类似于AMS的任何脱水症状，尽力除外诸如低钠血症等类似AMS的其他疾病。通过模拟下降、吸氧可改善症状，但大多数情况下这是不切实际的，而且吸氧实际上会阻碍习服。自主过度通气或缩唇呼吸理论受益多于实际受益，因为患者难以长时间保持。将在第二十章进一步讨论的便携式高压氧舱在AMS的治疗中是不那么必要的，通常用于更严重的患者。

19.8.2　药物治疗

急性高原病患者可应用对乙酰氨基酚、非甾体抗炎药（NSAIDs）和止吐剂缓解症状。非对照试验评估了对乙酰氨基酚或者NSAIDs治疗AMS各种症状的临床价值，但多项研究显示，这些药物治疗高原性头痛有效（Broom et al，1994；Harris et al，2003）。

对保守方法无效或者患有更严重AMS的患者可加用乙酰唑胺（250 mg/12 h）或者地塞米松（4 mg/6 h）。前者的实用价值已被一项随机试验所证实（Grissom et al，1992），而后者的益处被多项试验证实（Ferrazzini et al，1987；Hackett et al，1988；Levine et al，1989）。这两种药物均可用于治疗儿童AMS（Pollard et al，2001）。没有研究对比哪种药物治疗AMS更为有效，但临床经验表明，无论AMS的轻重程度，地塞米松起效更快、更可靠且有效（Luks et al，2010）。但如前所述，不同于乙酰唑胺，它对习服不会有任何影响，而这对进一步攀升至更高海拔非常重要。

19.8.3　后续治疗

患者出现急性高原病症状后，禁止继续攀登高海拔地区，否则症状只能加剧，有进展为高原脑水肿或高原肺水肿的风险。那些经适当的治疗症状消失的人群，可继续向更高海拔前进，并应考虑在此期间应用乙酰唑胺或者地塞米松进行预防。如果后续几天患者经适当治疗未见改善或者症状加剧，他们应下山直至症状消失。再次上升应在症状消失并休息1～2天且习服后。

19.9　明日的高原之旅

多次往返高原的人群的适度反应是相同的，因而某次的表现可作为日后反应的指导。既往抵达某特定海拔地区发病的个体将来在进入同一海拔时可能仍会发病，但并非一定发病。反之，既往进入高原表现良好的个体将来在进入类似海拔地区时可能仍保持正常，但不能确保。

这种临床所见被Forster（1984）的研究所证实：他对美国夏威夷莫纳克亚天文台（Mauna Kea observatory，4200 m）的工人进行了研究，这些工人5天在天文台，5天在海平面，Forster评估了18名在两种海拔地区交替的男性工人的AMS症状评分。结果显示，评分等级与地点显著相关，并显示出后续高原之旅的习服越来越好。

虽然先前的表现可以合理预测日后的表现，但有许多例外。例如，某人在前2次高原之旅没有问题，但第3次可能发生AMS，也许仅因为其上升的速度稍有增快。当然，他们也可能发生脱水或者病毒感染，被误诊为AMS（Bailey et al，2003）。在对发生高原病的个体的预测中，HAPE患者比AMS患者更容易。

既然知道先前的表现可以合理地预测未来的表现，那么多次进出高原的个人会更加了解自身对环境的耐受能力，并采取不同的上升速度，而这与推荐的能够预防高原病的上升速率不同。例如，在先前的高原之旅，多次患病的个体应选择比推荐上升速率更慢的方式，而先前轻而易举耐受环境的个体，在合理范围内，可采取更快的上升速度。然而，后一种策略应谨慎采纳，特别是向相比于先前曾抵达的区域更高的海拔进发时，如果出现症状，个人应该随时准备下山和（或）减慢上升速度。

在先前的多次高原之旅中曾发生AMS的个体，应向其家庭医生、旅行随队医务人员或者擅长高原病的医生咨询，考虑采取合适的方式以减少明日高原之旅的风险，从而使他们可以继续享受高原之旅的乐趣。

（姜　军　译　朱明明　校）

第二十章

高原脑水肿

概述

高原脑水肿（high altitude cerebral edema，HACE）是急性高原病（AMS）的严重形式，以头痛、烦躁、疲劳进而发展为运动失调、意识改变、幻觉、昏迷、死亡等症状为特征。体格检查可发现视盘肿胀或足底伸肌反应和其他神经反应迹象。可能伴随有低热、发绀（可能继发于高原肺水肿）、脉搏呼吸频率加快的表现。CT、尸检结果可发现脑水肿，MRI 显示大脑胼胝体和压部损伤。患者若持续停留在高海拔地区，并且未得到治疗，几小时或几天内死亡。

HACE 的发病率低于高原肺水肿（HAPE），多发于更高海拔地区，但多数患者两种疾病混合存在。

HACE 的预防与 AMS 相同，即症状如果没有改善，应缓慢撤离高海拔地区。通过病史和临床检验可明确诊断。一个有急性高原病症状的患者，如果出现任何神经学迹象或意识模糊、幻觉，就可能诊断为脑水肿。通常，早期表现为运动失调，当患者因头痛躺在帐篷中时，尤其是患者情绪急躁并强调自己并无大碍时，运动失调很容易被忽视。

在治疗中，和 HAPE 一样，最重要的措施就是让患者下山，如果下山有困难，在等候撤离时，给予氧气是很有用的。最初服用 4 ~ 8 mg 地塞米松，随后每 6 小时服用 4 mg，通常会减轻神经方面的症状，用便携式的加压袋治疗（Cammon 袋或 Certec 袋）也是有效的，至少在几小时内有效。从高海拔地区撤离对患者的治疗和恢复非常重要，但是许多情况表明，恢复会延迟几天或几周，当然，有一些患者无论撤离还是采用药物治疗后仍旧死亡，还有一些患者可能会出现神经系统的后遗症。脑水肿的发病机制尚不清楚。或许它与早期高原病相似，但它不是自限性的，它发展到晚期阶段逐步表现出相关的症状并最终导致死亡。高原脑水肿的机制是由于血管源性和细胞毒性水肿引起的血脑屏障（BBB）渗透性增加。

20.1 引言

急性高原病的症状可能是由轻微脑水肿导致的，但症状不严重，在一小部分案例中，通常海拔超过 3500 m 会出现严重的症状。有明显的脑水肿和颅内压升高的迹象。患者如不经治疗会导致死亡，而且据报道，即使采取离开高海拔地区或其他介入的治疗方式，死亡也可能会发生。这种 AMS 的最严重形式叫做高原脑水肿（HACE）。

Ravenhill（1913）称之为“神经型水肿”。他报道了曾被送到低海拔地区并且全部康复的 3 个病例。与急性高原肺水肿一样，他报道的高原脑水肿的研究被大家忽略了，直到 20 世纪 60 年代这种严重高原脑水肿的描述才浮出水面（Fitch，1964；Singh et al，1969）。

20.2 临床表现

20.2.1 流行病学

急性高原病（AMS）的症状常出现在高原脑水肿（HACE）之前，HACE 通常发生在海拔高于 3000 m 的未习服人群。目前对 HACE 的发病率很难有准确估计，但它显著低于 AMS 或 HAPE。据 Hackett 等（1976）报道，在尼泊尔海拔 4200 m ~ 5500 m 之间，登山者 AMS 的发病率是 1%。Basnyat 等（2000）报道了一例非同寻常的病例，在一群于尼泊尔快速攀登的旅行者中，高原病的发病率为 31%，高原脑水肿和高原肺水肿常同时存在（Yarnell et al，2000）。在 52 名高原肺水肿患者中，出现昏睡和昏迷症状占 13%（Carbry et al，2003），这与 Hultgren 等（1996）在加拿大落基山脉的发现相似。肺水肿会出现严重的低氧血症，因此很难区分这些症状是继发于脑水肿的并发症，还是血氧不足的结果。

对于急性高原病来说，年龄和性别没有明显差异，但年轻男性较易罹患该病，这可能是因为他们发生症状后仍然会去更高海拔的地方，这是许多致命病例的特征。高原世居人群也有可能成为 HACE 的受害者，虽然人们印象中他们的患病率低，然而没有确切的资料。

20.2.2 症状和体征

在发展到 HACE 之前，轻微脑水肿的出现通常易被忽视（Fischer et al，2004）。头痛、食欲下降、恶心、呕吐和畏光是常见症状。登山耐力明显减弱，事实上，患者可能只表现为不愿活动，变得脾气暴躁，只希望独自待着。其行为可能变得奇怪和急躁。从 AMS 到 HACE 临床过渡的改变很难确定，但运动失调、烦躁、幻觉、意识障碍等表现会警示患者目前很可能患有 HACE。患者也有可能主诉视物模糊，因为可能出现了视网膜出血或视神盘水肿。深腱反射可能变得活跃。眼部肌肉可能瘫痪无力并伴有复视的症状。脉搏经常会加快，通常伴有发绀。

随着病情的进展，所有症状和临床表现都变得更加明显。头痛加重、运动失调加剧，以至于患者不能端坐（躯干运动失调）或者协调行走。如果昏迷接踵而至，呼吸变得不规律，在不治疗的情况下，几小时或 1 ~ 2 天内便会死亡，包括痴呆在内后遗的永久的神经损伤已被报道（Usui et al，2004）。

尽管在海拔超过 3000 m 的地区，出现了上述症状，但必须进行良好的临床评估，因为很多症状都是非特异性的，并且可能继发于其他疾病，这些疾病包括结构性的（肿瘤），精神性的（精神错乱），代谢性的（低血糖酮酸中毒、低钠血症），中毒性的（食物中毒），癫痫的（Firth 和 Bolay，2004；Daleau et al，2006）或脑血管的异常情况（卒中、失血、偏头痛）。

20.2.3 病例

病例 1

正如 Houston 和 Dickinson（1975）报道的，一位 39 岁的日本女性从海拔 1500 m 高度乘飞机到海拔 2750 m 高度，并在接下来的 2 天中攀岩到海拔 3500 m，在那里，她发生了严重的头痛。第 4 天，在海拔 3800 m 的地方，她开始呕吐。第 5 天，海拔 3960 m，她变得呼吸困难，虚弱，持续呕吐并需搀扶才能行走。第 6 天，她失去意识后被运往海拔 3350 m 的地方，她出现深度意识丧失和发绀，体温 40.6℃，脉搏 140 次 / 分。胸腔充满爆裂音，反射活跃，视盘水肿，用氧气、呋塞米、青霉素加以治疗。第 8 天，她被空运到海拔 1500 m 的医院，在那里查到相同状况，并出现了足底伸肌反射，腰穿显示脑室压力为 270 mmHg，但集落因子（CSF）正常。2 周后症状逐渐改善并完全恢复。

注释：此病例具有明显的 HACE 体征，但患者同时具有高原肺水肿（HAPE）的体征。

病例 2

Dickinson 等（1983）报道，一位 46 岁男性在 2 天内从海拔 1500 m 长途跋涉到海拔 3650 m。途中，他感到不适、疲劳、厌食，随后开始呕吐。到海拔 3650 m 后，他开始丧失意识，随后被撤离到一所位于海拔 1500 m 的医院。在检查中，他的意识深度丧失，只对痛觉有反应，具有发绀、过度通气等症状。双肺可闻及爆裂音、喘鸣音；视盘水肿，视网膜出血明显，呼吸 40 次 / 分，脉搏 120 次 / 分，体温 40℃。他在意识丧失状态持续 4 天后在医院死亡。

注释：这是一个高原脑水肿（HACE）的典型病例，在海拔下降之前已经进展到了不可逆的阶段。

病例 3

Houstan 和 Dickinson（1975）报道，一位 42 岁的肥胖男性在几天内从海平面到达海拔 3600 m 处。在这个海拔高度度过 2 天，第 3 天攀登到海拔 4940 m，之后返回到海拔 3960 m 处睡觉。第 4 天在携带 25 kg 重物到海拔 4940 m 后，他抱怨头痛严重并返回帐篷睡觉。第 2 天早上，他变得神志不清，不能连贯讲话，手足不能协调运动，分不清时间和方向。他被运送到海拔 3600 m 的地方后，变得头脑清醒，不需辅助也能讲话，肌内注射类固醇后逐渐恢复正常，之后被转到海拔 2130 m 处。在那里，他完全恢复了正常。

注释：一个迅速把患者放到低海拔并挽救了生命的典型的 HACE 的病例。

病例 4

在 Howarth（1999）的一项研究中，一位 42 岁科学考察队成员曾跋涉到干城章嘉峰（Kangchenjunga）营地（5100 m）并在这个海拔高度停留了 1 周。期间曾两次在 1 天内前往海拔 5400 m 处，却没有发生疾病。在返回途中，与 3 个同伴一起攀爬到海拔 6200 m 的顶峰。从营地出发的时候，他们的向导在计划路线时领路错误，迫使他们攀爬到了一些崎岖的地方。在当天的早些时候，患者还表现得精力充沛，但后来他慢了下来，在下午 2：45 时，他开始发冷并且感到筋疲力尽。他哭诉头痛剧烈，并喝了热汤，服了止痛药。被诊断为 AMS，期望能通过休息改善病情。然而，在 2 小时后，他的情况发生恶化，出现运动失调，于是服下乙酰唑胺和地塞米松，但服下的药物被吐了出来。需要两边各一人扶着他跨过乱石堆，并且行走十分缓慢。行进途中，他的病情持续恶化，他们大约每 20 码（1 码 ≈ 0.9 m）就必须停下来休息，他们一行人赶路一直到天黑，但幸运的是能够用无线电联系到探险队其他成员并寻求帮助。救援队伍携带氧气和可注射的地塞米松前来救援，之后患者有所好转，但路途石坡陡峭使他们下降缓慢。在晚上 11：30，在海拔 4900 m 的地方搭建了一个临时营地休息。第 2 天早上，患者的病情缓解了许多，在接下来的 1 天十分缓慢地走回了大本营。

注释：一个适应能力很强的攀岩者罹患了典型 HACE，这个病例阐明了 AMS 的不可预测性。对于科学研究中的实验对象，他们能够轻松抵达指定地点，但这个地点的高度很关键，超过这个高度便会突然不耐受并开始出现一系列症状。这也强调了尽早诊断、尽可能让患者下降的重要性，当然，这样说是事后诸葛，说起来容易，却于事无补。

20.2.4　科学研究

除了所推测 HACE 的情况，事实上还有另一种情况，像第 20.2.2 节所描述的，红细胞计数和生化指标通常正常，但白细胞计数偏高，胸部 X 线片显示存在肺水肿现象。排除中枢神经系统（CNS）反射异常或大出血，腰穿显示压力增加 44 ~ 220 mmH_2O（Singh et al，1969；Houston 和 Dickinson，1975），但集落刺激因子（CSF）化学成分正常。12 位患有 HAPE 和 HACE 的患者脑部 CT 扫描结果显示，大脑组织水肿伴有整个大脑和脑室弥漫性低密度的迹象（Koyama et al，1984）。

Hackett 等（1998）报道了将 9 个 HACE 患者的磁共振（MRI）图像与 3 个 HAPE 患者和 3 个健康人相比较，结果在他们的脑白质中发现了强烈的 T_2 信号，特别是在 HACE 患者的脑胼胝体压部和脑胼胝体，而在灰质中没有任何损伤（图 20-1）。这一研究表明，严重水肿的成像和之后的临床病程发展没有相关性。

在患有非致命性 HACE 实验对象脑部发现有轻微出血（Kallenberg et al，1998）。在临床治疗后，对同时患有 HACE 和 AMS 2 ~ 31 个月的患者行 MRI 检查，在那些患 HACE 但 AMS 不严重且伴有高海拔暴露者的胼胝体中发现多种含铁血黄素沉积。这些发现表明，血管通透性增加（尤其是胼胝体中），微动脉穿孔，未受肾上腺素能的张力保护，因此容易受伤而导致压力降低。

20.2.5　治疗

HACE 的治疗与 HAPE 十分相似，患者应

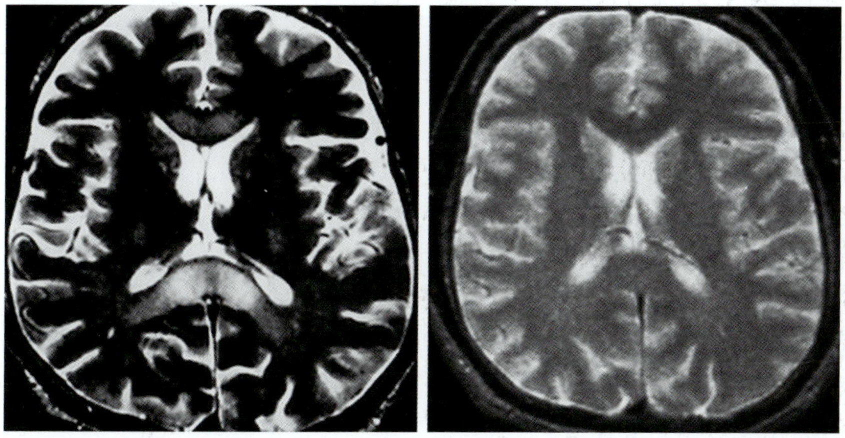

图 20-1　左图，患者水平位 MRI 的 T_2 加权像表明，在胼胝体（包括膝部和压部）信号明显增强，室周和皮下白质信号也增加。右图，同一患者 11 个月后显示完全康复

该尽可能快地返回低海拔地区，特别是当他们变得无法自理，可能增加同伴的生命危险时。在受害者还在走动时是否能及早诊断可能意味着是否能成功地下降并康复（或是在山上死亡）。建议等待撤离和氧气治疗，但这经常只发挥部分作用。在一个双盲的随机安慰剂对照试验中，地塞米松被证明在治疗 AMS 中有效（Ferrazzini et al，1978）。服用此药物看起来对该病有所帮助，特别是对神经症状，但这是一个存在争议的药物。此次实验药物使用剂量最初是 8 mg，随后每 6 小时用 4 mg。尽管症状有所减轻，但出现了生理反常（脱水、睡眠呼吸暂停，泌尿儿茶酚胺水平异常、胸部 X 片异常，灌注扫描和精神运动测试结果异常），没有改善该实验的结果，因此，使得人们对地塞米松应用的热忱减弱（Leview et al，1989），因此药物是无法替代海拔下降的。

一些专家推荐使用利尿剂，但会造成脑灌注与之前血容量减少的微平衡恶化，因此，使用利尿剂具有风险，不值得在此情况下尝试。在医院中可以使用监护设备，因此采用常规方法（甘露醇、高渗盐溶液等减轻脑内水肿是合理的）。

如今，便携式加压袋已经可以购买，关于它们在 HAPE 的使用将在第二十一章讨论。如果身边有加压袋并且因某些原因不能及时下降，应当尝试使用加压袋。它的使用具有治疗作用，并可以使患者能够独自下降，而不是被抬走。下降之后的恢复可能不像普通 HAPE 那么快（病例 1 和病例 2；Dickinson，1979）。一些报道详述了从 2 天到 14 天甚至更长时间（6 周）的恢复过程，并附有一些持续性神经损伤的报道（Hackett et al，1998）。高原病的防治宣教和喜马拉雅偏远地区直升机的日益增多正在改善 HACE 和其他高原病的预后（Graham 和 Basnyat，2001）。

20.2.6 尸解症状

有一部分关于 HACE 的尸体解剖的报道（Singh et al，1969；Houston 和 Diickinson，1975；Dickinson et al，1983）。通常脑部的表现是脑水肿伴有肿胀，脑回扁平，脑沟被挤压，可能有小脑扁桃体疝和爪形突形成疝。海绵层水肿，特别是在白质中非常明显。在多数情况下，有许多广泛点状出血。在一些情况下，静脉窦有许多血栓或可能有蛛网膜下腔出血。值得注意的是，进行尸检的少数病例是经过高度筛选的并且可能无法代表临床上所见的情况。

20.3 高原脑水肿的机制

20.3.1 细胞毒性和血管源性水肿

HACE 的发病机制已在第十九章回顾，AMS 和 HACE 可能有很多关于水肿形成的共同之处。

它们的共同之处在于缺氧会导致细胞外溶液增多，也可能会造成微血管渗透性增加。MRI 图像表明，渗透最初是血管源性的，即血管内皮渗透性增加。但是并不能区分是由增加的压力引起的渗透还是由炎症等因素导致内皮组织的脆性增加引发的渗透。

细胞毒性水肿起因是由缺氧诱导不足引起的。胞内钠胞离子浓度升高使水流入细胞导致细胞肿胀（Fishman，1975）。对高海拔地区脑水肿的发展理论的详细报道如上所述，强有力的证据如急性暴露于缺氧会引发一些血管源性的水肿和随后的颅内高压。伴有三叉神经脉管系统的无髓鞘痛觉敏感纤维的替代会引发头痛。作者引用了研究（Bailey et al，2006；Kallenberg et al，2007；Schooman et al，2008），这些研究证实了在低氧暴露后敏感区域（胼胝体）的微小血管源性水肿，但这也证明了那些有严重 AMS 症状的患者会出现细胞水肿的现象。尝试研究 HACE 患者是非常困难的，因为他们的临床患病至少在 6 天前就已经开始了。作者援引了炎症的致病作用，特别是活性氧类（ROS），它的自由基引起了 Na^+/K^+-ATP 泵的瓦解和星形胶质细胞的肿胀。HACE 可能反映了渗透氧化压力导致血脑屏障功能障碍、脑微血管压力不足和大脑细胞肿胀的一种极端类型。

Zhou 等（2011）带着大鼠到达海拔 5000 m 处并度过 9 天，测量脑组织的炎症介质标识，如 TNF-α、超氧化物歧化酶、内皮素、谷胱甘肽及其他物质。同时也观察了电子显微镜下大脑的形态及脑脊液的形态。在 9 天内，所有的标志物都明显增加，同时伴有血脑屏障破裂的迹象。脑脊液的增加与炎症标识物增加相关联。

20.3.2 大脑血流量

过度的血流量似乎是罪魁祸首，会导致脑

血管损伤和随后的液体从血管内渗透到血管外。缺氧增加了脑血流量（Severinghaus et al，1966；Borgstrom et al，1975），特别是在 PCO_2 没有显著降低时。海拔高度的增加、肺泡通气量的增加和由此导致的低碳酸血症可促使脑血管收缩。当海拔迅速升高时，身体反应会使血流和氧输送达到最优，从而使得缺氧引发的脑血流量的增加超过低碳酸血症引发的脑血管收缩。

有关 AMS、HACE 和大脑血流量的相互关系一直没有得出一致的结果。然而，Baumgartner 等（1994）找到了脑血流量（CBF）和 AMS 之间的相互关系，而 Jensen 等（1990）却没有任何发现。此外，由于高碳酸血症造成的绵羊 CBF 增倍并没有引起绵羊发生脑水肿（Yang et al，1994）。这些相同的因素可能使 HACE 的症状更明显，但这个理论仅仅是推测。

有关 CBF 的自我调节和缺氧、全身血压的关系，Jansen 等（2000）研究了低海拔地区和高海拔地区没有罹患 HACE 的夏尔巴人和居住在高原的平原人，研究发现，由于去氧肾上腺素升高会造成收缩压（SBP）显著增加，两组人 CBF 的自主调节功能降低或维持不变。因此，在低氧环境下 CBF 的自主调节似乎与 HACE 的机制无直接关系。随后的另一项研究显示，当人体快速进入海拔 4559 m 后，CBF、SaO_2 和 AMS 之间有显著相关性（Van Osta et al，2005）。

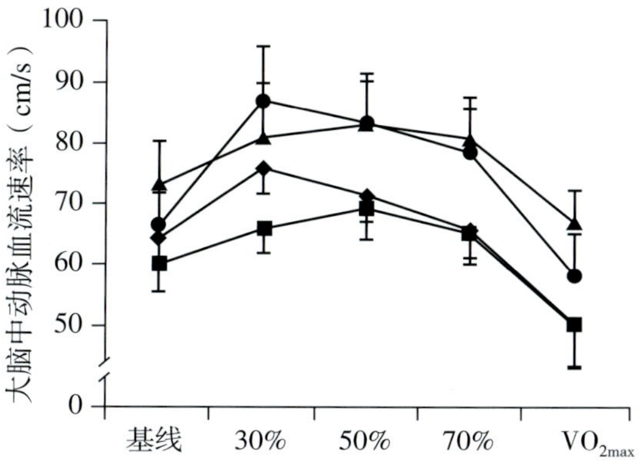

图 20-2　在不同海拔高度（■，150 m；◆，3610 m；●，4750 m；▲，5260 m）运动时，大脑中动脉血流速率的改变。随海拔高度的增加，静息状态下的血流速率加快（$P < 0.05$）。在所有海拔高度，中度运动时血流速率增加（$P < 0.05$），但在最大摄氧量（VO_{2max}）时却下降（$P < 0.01$）

Imray 等（2005）分别在海拔 120 m 和海拔 3250 m 地区对未习服者进行渐进负荷运动实验，并测量了脑灌注和氧化作用，其结果表明在低海拔地区，大脑氧化作用自始至终保持不变，而在高海拔地区，大脑的氧化作用增加到最大运动负荷时的 30%，然后随着运动负荷的增加而逐渐减少。作者推断这个现象不仅会影响高海拔的行为表现，还会导致大脑易受水肿的影响。

CBF 的自主调节在很大程度上成功地优化了大脑的氧传递，但最近的研究显示，即使在习服后，CBF 仍然会有所损害（Iwasaki et al，2011）。在低海拔和急性缺氧（10.5% 氧）的环境下研究了 11 个健康的受试者，并且在 1 个月后将他们转移到海拔 5260 m 的高原。在急性和慢性低氧暴露下，测量了 CBF 速率的信号，结果显示在急性和慢性低氧暴露下，一些信号明显增加，另一些动态自主调节信号在急、慢性缺氧条件下发生损害。从这个小型的研究来看，我们还不清楚个体间的差异是否能解释 AMS 和 HACE 的易感性。

20.3.3　脑容量

像 AMS 一样，为什么有些人对 HACE 是易感的，这个问题是令人困惑的。可能的因素之一是大脑和颅顶的相对大小。在最近的一篇关于病因学的综述中，Hackett（1999）讨论了“紧密契合”的假说。拥有紧密契合大脑的人，他们的颅腔将会有更大的压力使大脑积液量增加。而大脑契合疏松的人易感性较小。随着人体老化，大脑会萎缩，这或许是为什么老年人对 AMS 和 HACE 易感性变低的原因。必须有更多数据来证明假设的说服力。此外，HACE 的脑水肿百分比会增加，无论是血管性还是细胞毒性，都被认为不足以导致颅顶受到影响，除了可能在最极端和最晚期的 HACE 中（Kallenberg et al，2007；Schoonman et al，2008）。

20.3.4　中央静脉压增加

Asaji 等（1984）用 CT 扫描报道了一例静脉血栓的患者和一些 HACE 的尸检报告。由于颅内高压，静脉血栓的形成比较晚。其他人推测高原头痛症状和 HACE 的症状可能是由中央静脉高压引起的（Wilson et al，2011）。研究人员对这项理论从生理学临床角度进行了广泛讨论，如脑血流量的增加导致脑内静脉压升高并增加微血管渗出。然而，微血管渗出与头痛无关。他们的假设包含了可以解释 HACE 的机制。

20.3.5 血管内皮生长因子

Severinghaus（1995）提出血管渗透性可能参与了 HACE 的发生。血管渗透性在血管生成过程中起作用并由血管内皮生长因子（VEGF）介导。组织缺氧刺激转化生长因子释放，吸引巨噬细胞。反过来，VEGF 和其他因子的释放最终促进新生毛细血管生长，更直接的结果是因毛细血管基膜破坏而增加毛细血管渗透性。他认为缺氧可能导致渗透性脑肿胀。地塞米松在预防血管生成中是十分有效的，可能正是这个作用才解释它在 HACE 中的效果。在大鼠暴露于低氧仅仅 3 h 后，大脑内的 VEGF mRNA 表达（图 20-3），这个发现支持了上述理论。其水平达到了 3 倍于缺氧 12 ~ 24 h 的峰值（Xu 和 Severinghaus，1998）。

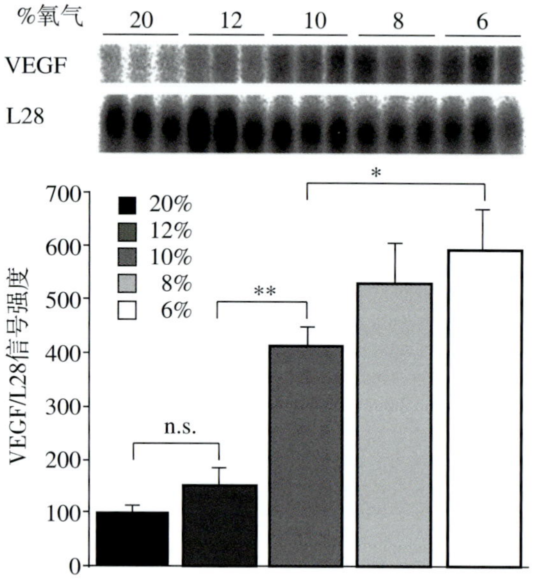

图 20-3 缺氧刺激后，大鼠脑内 ** VEGF mRNA 表达增加。全部的 RNA 是从正常鼠和暴露于 6% ~ 12% 的氧中长达 24 h 的鼠中提取的。（上图）利用 Northern blot 方法让所有 RNA 连续与带有 32P 探针的鼠科生长因子（VEGF）和核糖体 L28 蛋白杂交。（下图）血管内皮的生长因子（VEGF）mRNA 平均数和标准偏差像素密度用一个磷光影像分析仪来量化和校正 L28 数目。含氧量控制在接近 100%。$^{**}P < 0.001$；$^{*}P < 0.05$；n.s.，不显著

这可以解释血脑屏障和血管源性水肿渗透性的增加。

有两项研究证实了这一理论。Schoch 等（2002）通过测定小鼠大脑里的荧光素标记物发现了 VEGF 表达增加和血管通透性增加的现象，这与低氧暴露的程度有关，可以通过抑制 VEGF 的活动来阻碍（图 20-4）。Tissot 等（2005）研究了人体快速进入海拔 4300 m 时的游离 VEGF，发现 VEGF 与 AMS 症状之间有相关性。这些研究提示，VEGF 表达促使血管渗透性增加，启动因组织缺氧引发的血管再生。

20.3.6 一氧化氮和脑水肿

Clark（1999）指出，HACE 患者脑水肿的机制可能是由缺氧在大脑中产生了诱导型一氧化氮合酶（iNOS）所致。通过增加血管渗透性，提高的一氧化氮（NO）水平造成了水肿。在多数情况下，这是十分轻微并受其本身制约的，导致了 AMS 的良性症状。然而，即使是低水平的细胞因子，如由轻微感染引发的，也会对 iNOS 诱导和通透性产生协同作用，导致 HACE 的发生。

20.3.7 结论

HACE 是一种严重的急性高原病，与 AMS 和 HAPE 比较，HACE 易发生在较高海拔，被认为是

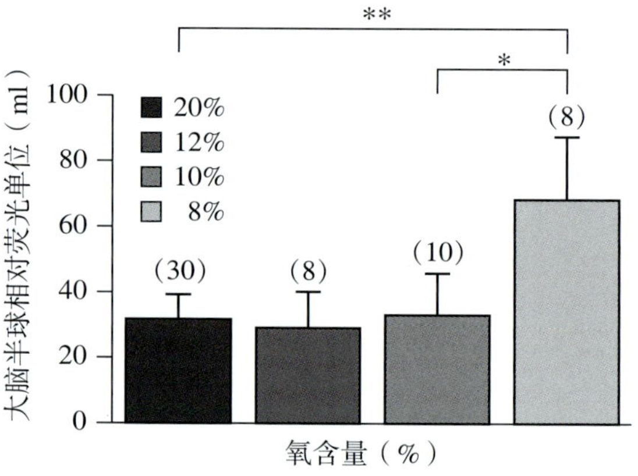

图 20-4 在 8% 氧暴露之后，血管通透性增加 2 倍。在对照组或低氧小鼠静脉注射荧光素钠后，确定大脑半球均质化后的定量数目。结果用大脑半球相对荧光单位来表示，值为平均数和标准差，$^{**}P < 0.0001$，$^{*}P < 0.001$；$n = 8 \sim 30$

一种具有更严重临床体征和症状的 AMS 的严重形式。它曾被广泛认为是由伴有微血管渗漏的血管水肿造成的。最近的数据显示，除了最初的血管源性水肿，它还会对血脑屏障造成侵犯，并伴随有炎症迹象导致的血管渗漏和细胞毒性星形细胞肿胀。

（胥 瑾 译 朱明明 校）

第二十一章

高原肺水肿

概述

高原肺水肿（high altitude pulmonary edema，HAPE）是一种致命性的高原病，是急性高原病（acute mountain sickness，AMS）的一种，常见于急进高原的健康人群。患者在到达后的前几个小时，通常表现为 AMS 的一般症状，随后呼吸会较其他正常人急促。几个小时之后，呼吸急促加剧，继而出现咳嗽，先是干咳，随后出现白色泡沫样痰，甚至是粉红色泡沫样痰，类似肺水肿的临床表现，同时患者还会出现发绀。如果不及时治疗，部分患者会因自身分泌物阻塞气道而发生窒息、昏迷，甚至死亡。HAPE 的临床表现为心动过速，呼吸加快，并伴有轻度发热症状，白细胞增多，X 线检查有特异性表现。在死亡病例中，病理学表现为不完全的肺水肿。

当发生 HAPE 后，其急救措施为先让患者平躺后立即吸氧，如果有条件的话，可以先给予患者口服降低肺动脉压的药物。如果降压无效，可使用便携式高压舱进行高压氧治疗，经治疗后，患者临床症状可缓解，患者经休息后可下地行走。

水肿形成的机制不是由于左心衰竭所致，因为患者心导管检查的楔压是正常的。但是，却会出现严重的肺动脉高压。目前有很多关于肺动脉高压如何导致肺水肿的假说。其中最有说服力的机制是人体快速进入高原后，在低压低氧环境下，各种诱因引起的肺动脉压力骤然升高，肺毛细血管通透性增加，血管收缩不平衡，收缩较弱的区域灌注增强，造成区域水肿，液体通过靠近阻力血管的动脉壁漏出、转移和潴留，引起的肺间质和肺泡疾病。有证据证明其发生与炎症有关，在水肿液中发现了胞质裂解及花生四烯酸的代谢产物，而这些物质促进血管内容物的渗出。另外有文献指出，在高海拔地区的持续锻炼似乎也是一种让肺动脉压升高的危险因素。

很多 HAPE 患者表现出对随后暴露于高海拔条件下的疾病易感性。在这些实验对象的肺循环中发现，存在一个迅速的低氧加压反应，这种易感性被认为与遗传相关。肺的收缩、肺泡表面活性物质以及遗传因素之间的平衡对解释 HAPE 的形成机制具有重要意义。

21.1　引言

在早期的一些登山文献中，有大量登山者死于“肺炎”的记载。追溯其中的死亡病例，有一部分病例归因于 HAPE。其中最有名的一例当属 1891 年死于勃朗峰的 Jacottet。他在参加完一次高山救援后在瓦洛特天文台（4300 m）中遇难。尽管有明显的 AMS 症状，但他没有选择下山，而是在小屋中继续停留了两天，于第二个晚上死亡。尸检显示为“急性肺水肿”（oedème considerable）（Mosso，1898）。

在 1913 年，Ravenhill 把心源性肺水肿描述成致命性 AMS 或者 AMS 的进展期。尽管他错误地将这种疾病归因于心力衰竭，但是他对这些病例的记载却与 HAPE 高度吻合。然而，他的研究成果却一度被世人遗忘。

在 20 世纪前叶，这种疾病在欧洲阿尔卑斯山脉并不多见，因为很少有人在不适应高海拔条件下，在超过 2500 m 的地区生活。或者在接近喜马拉雅山的边界地区，花费较长的时间来适应。然而，在南美洲，正如 Ravenhill 的实验所示，部分铁路及公路修建在海拔 3000 m 或 4000 m 以上，使得一大部分人暴露在高海拔低氧的危险因素中。然而，即使是在这些国家，Ravenhill 的实验结果在很多年都不被认可。West（1998）曾经记录了一个病例，这个病例被 Hurtado 于 1937 年报道在一个不知名的小册子上。这个病例并不典型，Hurtado 提到（译自西班牙语）：

> “这是一种非常罕见且发生率很低的安第斯高原病（高原病），临床表现以严重的肺淤血和肺水肿为特征，或许这是心脏病前期的一种症状。”

这种疾病会带来更多的并发症，例如心脏病，这被认为是继 Ravenhill 之后的第一例关于 HAPE 的报道，并提到了一些高原病的病例，患者的临床表现为咳粉红色泡沫样痰，如果将患者转移至低海拔地区，这种症状会很快消失。这些内容出自一篇由 Harold Crane 撰写的文章，Harold Crane 是来自秘鲁 Oroya（3750 m）的采矿小镇上一家医院的主任医师。这篇文章于 1927 年在利马的医学院年鉴上发表。这些病案（共 7 个）的第一部分由 Lizarrage Morla 在 1995 年发表于同一本杂志上。他提到这种情况早在1927年就被Carlos Monge发现。这些病例所描述的胸片检查以及心电图（ECG）结果均是典型的HAPE。这篇文章获得广泛认可，包括20世纪50年代后期，来自秘鲁的Bardales首次用英文提到我们现在称之为“HAPE”的疾病早在1956年就出现在Bardales写给美国医学协会杂志的一封信中。在信中，他简单地描述了高海拔地区的居民返到低海拔地区时出现的状况，并说在年轻人中这种疾病尤为普遍。更多对此内容的描述和参考详见West(1998)。

在20世纪50年代中期，一封由Griffith医生写给Pugh医生的信中，展示了这种疾病，随后他以一篇论著在*The practitioner*上出版。Pugh医生当时是英国高原医学和生理学的权威专家。这封信对一名HAPE的死亡病例给了非常合理的解释，并提出了急性肺水肿是否是高原病的这种常见的问题。Pugh解释道，无论是从他的从医经验还是在阅读的文献中都没有见过类似的病例。原信件和回答及其对该病的解释详见West（1999）。

Hultgren在1959年访问秘鲁时见到了疑似HAPE的病例。他和他的同事Spickard在斯坦福病情公报上记录下了他们的经历，于1960年5月以《秘鲁医学之旅》为题发表。在文章中他们提到了41个在低海拔地区停留5～21天后重返高海拔地区患上急性肺水肿的病例。他们明确提出急性肺水肿不是由左心衰竭造成的，而是肺动脉高压。不足为奇的是，这个重要的发现在当时并不被认可，不过这个情况引起了Houston的关注，他稍后于同年在新英国医学杂志上发表了关于“高原急性肺水肿”里程碑式的文章。Houston说，“这项病例的发现有望加速进一步的报道”，并且“高原肺水肿值得更深入的研究”。Houston的期望以及声明于随后的若干年被数百个病例的描述详细地补充，这些病例主要来自一些山区，并且有数百项科研项目旨在探究其发生机制，本文将在后续的内容中进行一定的介绍。

21.2 临床表现

HAPE像AMS一样，对于那些来到高海拔地区的既往健康的人群会产生影响，并且在没有AMS的情况下经常出现。HAPE在海拔2000～7000 m内的临床表现有很大的差异（Lobenhoffer et al，1982）。一个典型的经历（对HAPE患者而言）是其快速到达高海拔地区，并在到达时表现得十分活跃。但在到达后的12～36小时之内，会出现AMS的症状，尽管不是非常严重，但随后便会出现呼吸急促及精神不振，也可能出现胸痛症状。患者主要的体征是心动过速、呼吸急促并伴有肺底部湿啰音。初期干咳，之后会发展为白色黏液样痰，最终变为血痰。几小时之后，这种情况会进一步加剧，进而出现呼吸困难，端坐呼吸，发绀，最终出现昏迷，甚至死亡。

21.2.1 病例

病例1～3来自Houston（1960）。

病例1

一名男性患者离开海平面，通过开车和徒步的方式到达海拔5090 m处。在到达1天后，他开始出现呼吸困难，逐渐发展到严重的端坐呼吸。几小时之后，呼吸困难加重，出现持续大声的气泡音，类似于溺水的声音。即使采取头部后仰的坐姿，嘴里仍有棉花糖样的白色泡沫涌出。这个患者最终在症状出现后的8小时内死亡。

病例2

一个夏尔巴人在一次探险中背着重物从海拔6400 m到海拔7000 m，之后返回。次日早晨，他自诉有严重的头痛和莫名的不适感，并且感到厌食，随后一直在睡袋中休息。当日上午10时左右，发现其在轻微运动后有发绀以及气喘，并伴有干咳。脉搏和心率都加快，肺底部有湿啰音。中午在两名探险队员的陪同下，他开始下降到海拔5800 m处的营地。很快，他的症状加重，甚至不能携带轻物。每行走100～200 m，必须停下来，尽管路途仅仅是越过一个下坡的冰川，随后他开始咳白色泡沫样痰，之后变成血痰。在营地上方大约100 m处，他开始吸氧，在吸氧3小时后，他表示自己状态很好，并且拒绝继续吸氧。第2天，在没有他人帮助的情况下，他背着重物下降到了一个更低的营地。

病例3

一个来自芝加哥的20岁的大学生在一天早晨飞往科罗拉多州的丹佛，并于当天下午从机场开车前往位于萨米特县（3000 m）的 Keystone 滑雪胜地，在这里他将度过一周的美好时光。当日下午 3 点左右，他在海拔 3700 m 处滑雪，傍晚便感到头疼继而感到全身不适，呼吸困难，干咳。第二天早晨，开始咳出白色泡沫样痰，甚至不能入睡，随后，他来到度假区诊所，经体检及血氧饱和度检测发现其血氧饱和度为 70%，心动过速，发绀，呼吸急促。胸片检查发现双肺出现分布不均的模糊影。以 3 L/min 的供氧速度吸氧使他的血氧饱和度上升到了 91%。在家人的陪同下，他边吸氧边被送往宾馆的房间，每天他都进行 24 小时监护，直到第 4 天，他的症状才有所改善，最终在他假期的最后 3 天完成了他的滑雪运动。

21.2.2 发病率

由于很难收集到暴露在高海拔危险因素之中的人数，所以很难获得 HAPE 的发病率。同 AMS 一样，它的发病率与上升的速度以及到达的海拔高度有关。Hackett 和 Rennie（1976）在 278 名登山者中发现了 7 名病例，他们穿越 Pheriche（4243 m）到达珠峰大本营，HAPE 的发病率为 2.5%。同组 AMS 的发病率为 53%。Menon（1965）发现，在飞往中等海拔的 Leh（3500 m）的印度军队中，HAPE 的发病率为 0.57%。Hultgren 和 Marticorena（1978）发现在去往海拔 3750 m 的 La Oroya 的成年人群中，其发病率为 0.6%。在这一系列病例中，只有明确、明显的病例才能作出诊断。如果对所有到高海拔地区的新来者进行胸部听诊，可以在很多人身上听到爆裂音，他们未被诊断为 HAPE。在进行剧烈运动之后，很多实验对象胸部 X 线片检查会出现放射状征象（Anholm et al，1999；Cremona et al，2002）。至于在许多登山者中，是否存在亚临床肺水肿仍旧是有争议的。这个话题曾在文章中进行过激烈的讨论（Cogo 和 Miserocchi，2011；Swenson，2011a；Swenson，2011b），甚至在低海拔地区（Hopkins，2010a）剧烈运动之后的运动员可能也会出现肺水肿。在有氧健身运动员中，心输出量的异常增高可造成肺部毛细血管的脆性升高，从而产生应激性衰竭，这些很好地解释了之前的发现（Hopkins，2010b）。肺部毛细血管应激衰竭的概念将在之后进行陈述。因此，一定程度的亚临床肺水肿有可能会存在于运动活跃者中，无论有无 AMS，都会使 SaO_2 降低（第 19.4.8 节）。然而，在单纯 AMS 或在无高原症状的实验对象中，肺水肿表现为自限性，然而在 HAPE 中却是可以进一步发展的。

对于前往高海拔地区的人群，其疾病的发生率受到的健康教育水平所影响。在尼泊尔 Pheriche（4243 m）和德纳里山（4300 m）救护站工作的健康工作人员的叙述中，经过对 HAPE 危险性几年的宣传，在登山者中 HAPE 的发生率降低了。

21.2.3 HAPE 的症状

表 21-1 展示了由一位主治医师总结的 101 名 HAPE 患者的症状（Menon，1965）。胸痛的发生率（异常高）仅次于呼吸困难。在德国的系列病例报道（Lobenhoffer et al，1982）中，只有 21% 的患者主诉有胸痛。幻觉的产生却非常普遍，同时伴有焦虑和异常行为，这些或许会使管理变得困难。夜间阵发性呼吸困难以及 AMS 的症状——头痛、恶心、失眠是最常见的临床表现，并且几乎所有的患者都存在运动障碍。

21.2.4 体征

体征取决于疾病的所属阶段。最早的症状是肺底部湿啰音以及心动过速，尽管前者并不总是出现。在没有其他 HAPE 症状和没有发展到完全成熟状态的受试者中，在其肺部可以听到爆裂声（Maggiorini，2006）。早期肺水肿的出现也许是劳累后干咳、肺部压力 / 容量曲线向左偏移（Mansell et al，1980；Gautier et al，1982）、肺活量降低（Welsh

表21-1 高原肺水肿：101例病例的症状（Menon，1965）

症状	病例数
呼吸急促	84
胸部疼痛	66
头痛	63
夜间呼吸困难	59
干咳	51
咯血	39
恶心	26
失眠	23
头晕	18

et al，1993；Fischer et al，2005）以及潮气量增加（Gremona et al，2002）造成的。Menon分析了101位患者（1965），其中有70位早期出现脉率加快，超过120次/分，30例呼吸频率加快，52例出现发绀。

超过一半患者（见第21.2.7节）有肺动脉压的升高，这表明右心室负荷过重，并且使第二心音增强。右心衰竭并不常见，但Menon分析了15名患者，发现颈静脉压升高，并且很多病例均产生依赖性肺水肿。其他文献指出至少25%的病例体温正常，但在Menon的病例中70%的患者有体温升高（37～39℃），有两例患者体温超过39℃。Maggiorini等（1997）发现这些病例与那些未患HAPE的登山者相比，体温会升高0.8℃。在去往高海拔地区却未患HAPE的实验对象中发现，血压可正常也可轻微升高（收缩压为130～140 mmHg）。这些发现表明肺部毛细血管应力衰竭与白蛋白漏出血管外有关。

有些实验对象在恢复之后会出现精神恍惚，甚至遗忘的症状。这些症状可能与缺氧或者脑水肿有关。

21.2.5 影像学

据报道，HAPE患者的胸片中会出现浸润性阴影（Hultgrem和Spickard，1960；Menon，1965；Vock et al，1989；Vock et al，1991；Koizumi et al，1994）。

图21-1显示了一位HAPE患者的胸片，经治疗4天后进行复查。典型特征是双侧肺叶有分布不均的棉絮状阴影，经CT检查（表21-2）后可以清楚看到，阴影分布不均，但频繁出现，可在一侧密集分布。右侧通常阴影密度更高（Menon，1965）。越靠近肺下叶密度越高，尤其是肋膈角，有时甚至扩散到肺尖部。肺部血管可能变得更加充盈（Marticorena et al，1964）。早期病例的影像学检查表现出了比预期的临床表现更多的异常状态（Menon，1965）。二次出现HAPE的患者，在肺部区域没有连续的阴影。治愈后的患者经常在2天内迅速出现清晰的放射状病灶（Houston，1960）（表21-1），但通常会在治愈后期出现。

为了进一步阐明HAPE易感患者（HAPE-S）的血流动力学，Sherrer和Seiler（2006）用超声心动图观察了低海拔和高海拔地区（4559 m）的16个HAPE-S和19个HAPE-R来确定患者动脉血氧饱和度与HAPE-S、卵圆孔未闭（PFO）之间的关系。PFO在HAPE-S中的出现频率是正常受试者的4倍，表明在高海拔地区，PFO患者的血流动力与气体交换会加速，并且会促进HAPE的发展。

胸部超声检查法中，一种叫做“彗星尾”的技术曾被用于检测心源性肺水肿血管外的肺泡活性物质。在尼泊尔有两组人曾用这种方法检测高海拔地区肺水肿。Fagenholz等（2007a）研究了Pheriche地区（4240 m)HAPE患者和健康对照组，发现HAPE患者的彗星尾数（CTS）比健康人群更高，并且与血氧饱和度呈负相关关系。经临床

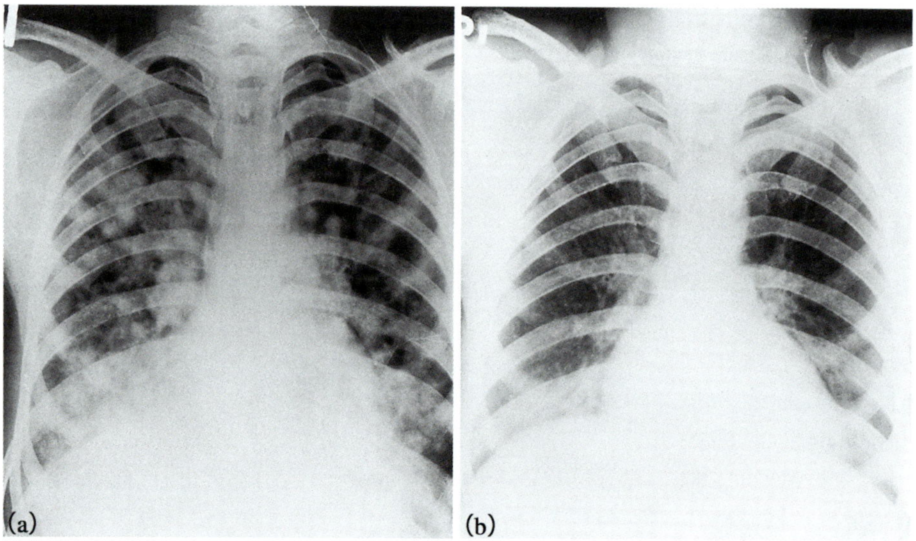

图21-1 肺水肿患者的X线片：(a)入院治疗时；(b)入院4天后（经印度Leh的Dr T Norboo，Jammu and Kashmir同意后转载）

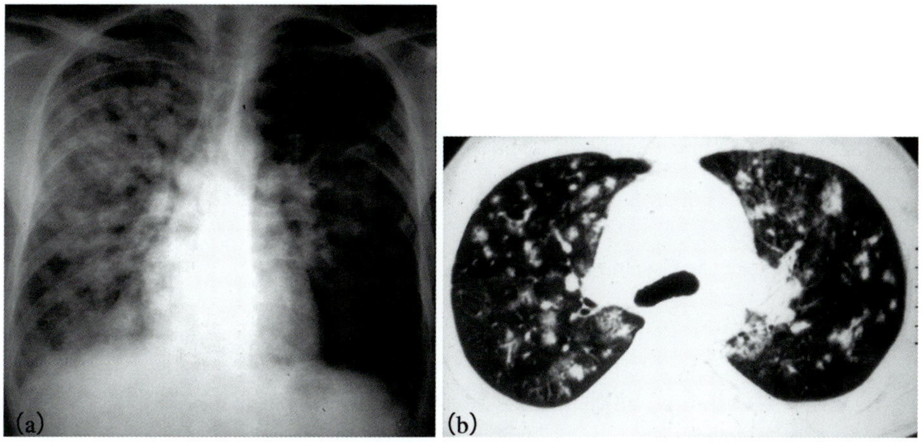

图 21-2（a）一位 37 岁男性登山运动员的 X 线片显示他患有高原肺水肿（HAPE），表现为水肿的片状或汇合分布，主要分布在右侧；（b）27 岁复发性 HAPE 登山运动员的 CT 扫描，显示为片状水肿的分布（Bartsch et al，2005）

治疗后，CTS 会恢复到正常水平。另外，Pratali 等（2010a）记录了上升到高海拔地区的 18 个实验对象的 CTS。研究表明，低海拔地区（1350 m）时 CTS 呈阴性，但在海拔 3440 m，18 名患者中有 15 个 CTS 呈阳性，海拔 4790 m 处，18 名患者的 CTS 均为阳性。随着海拔高度上升至 5130 m，血氧饱和度下降，CTS 持续升高，而这些人员未发现有 HAPE 的临床征象。超声心动描记左、右心室的功能正常，肺动脉压轻微升高。学者认为尽管没有 HAPE 的表现，但肺泡间液也会增多，使用 CTS 超声技术评价肺泡液是有效的方法，当然也没有其他技术来证实这个数据是否正确。

21.2.6　检查

心电图

心电图（ECG）显示心动过速，P 波高尖（肺性 P 波），QRS 波右偏（均值，1123°），有些患者表现为 S-T 段升高（Marticorena et al，1964）。心前区导联 T 波可能会倒置，这些在高海拔地区无临床症状者中也会被看到（Milledge，1963）。ECG 现象可以归因为严重肺动脉高压及右心室压力持续升高。

实验室检查

Menon（1965）发现血红蛋白浓度为 14.0 ~ 16.0 g/L，而且红细胞沉降率是正常的。白细胞计数，主要是中性粒细胞，95 个病例中有 75 个是升高的。

血气分析

与海平面正常值比，PO_2 和 SaO_2 相对较低。但与正常值相比没有实际不同（Antezana et al，1982；Schoene et al，1985）。

尿液

101 个病例中有 4 例出现了蛋白尿（Menon，1965），蛋白尿程度与 AMS 的严重程度有关，急进高海拔地区的最初几天均会出现蛋白尿（Pines，1978；第十六章）。

21.2.7　心导管研究

在 HAPE 患者治疗之前（Penaloza 和 Sime，1969；Antezana et al，1982）或者开始治疗不久（Fred et al，1962；Hultgren et al，1964；Roy et al，1969），对 HAPE 患者进行心脏导管学检测，发现与健康人相比，在同一海拔高度，HAPE 患者的肺动脉压升高，楔压正常（表 21-2）。肺动脉压最高上升到 144 mmHg，但相对于心缩期的压力正常范围（60 ~ 80 mmHg）来说是较高的（表 21-2）。楔压正常表明肺静脉压和左心房压力正常；其中有一名患者，通过开放的卵圆孔进行直接测量，左心房压力正常（Fred et al，1962）。因此，通过计算，肺泡张力是明显增高的，没有证据表明存在左心衰竭。5 个患者中有 2 个患者吸入 100% 的氧气后肺动脉压在 3 分钟之内下降到正常范围，然而，其余 3 个患者的肺动脉压力虽然下降，但肺动脉压却稳定在 40 ~ 50 mmHg，远高于该海拔高度的最大值（Antezana et al，1982）。

无损伤性的超声心动图检查对 HAPE 患者发作期或者发作之后提供了评估的方法。患者在有氧运动之后也发现有相似的反应（Kawashima et al，1989；Yagi et al，1990；Hackett et al，1992；Vachiery et al，1995；Busch et al，2001；Berger et al，2005）（图 21-3）。这些发现证实了早期的导管研究结果（表 21-2）。

21.2.8 危险人群

HAPE 的病因学与 AMS 的很相似（见第 19.4 节），所有年龄以及性别均有易感性。一般来说儿童和年轻人比老年人更易患该病。但 HAPE 个体的易感性比 AMS 明显降低。在患 HAPE 之后进行高原旅行更易导致 HAPE 复发。在南、北美洲的高海拔地区，大部分儿童在进入低海拔地区会感到明显的不适，但重新回到高海拔地区，更易患 HAPE，考虑与平滑肌重塑以及血管收缩反应相关。Penaloza 翻阅了儿童肺部血流动力学的文献发现，儿童的肺动脉压在海拔 4000 m 处或者更高海拔地区是升高的，但随着年龄增长而持续下降。动脉导管未闭的患者患病率较高，持久的中度和重度肺动脉高压也会导致右心衰竭，最后，先天性肺动脉缺陷的人更易患 HAPE。

21.2.9 生理特性

肺容量

有一种可能性是 HAPE 易感个体有一套特定的肺部血管系统或相对较小的肺容量。当低氧性肺血管收缩反应（HVPR）发生以及血流量增加时，微毛细血管系统受到压迫，从而影响肺部血管床的表面积及血管阻力。Steinacker 等（1998）的一项研究通过将 8 名受检者与对照组在低氧和常氧状态下进行比较发现，HAPE 易感个体组的功能残气量要比对照组小 35%，肺活量和总肺活量减小了 7% ~ 10%，在低氧的情况下运动时，肺弥散能力的增长幅度也会减小。这支持了 HAPE 易感

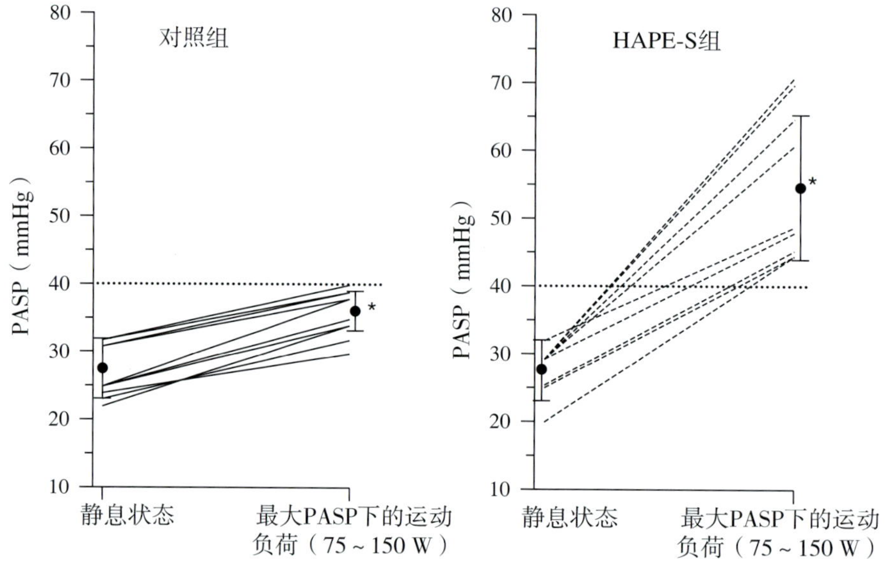

图 21-3 运动对肺动脉收缩压（PASP）的影响。可以通过超声心动图来评估对照组和 HAPE-S 组的 PASP 对运动的反应的区别。HAPE-S 组，高原肺水肿的易感受试者（n = 9）；对照组，对照受试者（n = 11）。两组在静息状态下没有明显的差异（P = 0.28）。* 对照组平均最大 PASP（36±3 mmHg）与 HAPE-S 组（55±11 mmHg）有显著差异，$P < 0.002$

表21-2 海拔3700 m处高原肺水肿患者的心导管研究数据（Antezana et al，1982）

分组	肺动脉压力（mmHg）		楔压（mmHg）	心输出量
	收缩压	舒张压		
高原肺水肿组（n=5）	81	49	5	5.8
对照组（n=50）	29	13	9	6.4

者肺变小的假说。Podolsky 等（1996）也曾得出一个相似的结论，他研究了 HAPE 易感者在海平面和在海拔 3810 m 高强度运动后的肺部反应发现，HAPE 受试者出现更严重的血管反应，这种反应不是由于高度或者氧化作用引起的，所以与肺部血管收缩性或与血管横截面积的减小无关。

在一段时间内，一直有一些争论，即登山者在进入高海拔地区时，有一些间质性肺水肿的因素可能导致了早期的 HAPE。Dehnert 等（2010）报道，在海拔 4559 m 的高度对 34 名登山者进行了肺功能检测，发现健康个体和 AMS 患者之间的肺功能无任何变化；而影像学检查确诊为中度 HAPE 的患者的用力肺活量、肺弥散量、肺顺应性以及闭合气量轻微降低。由于技术的限制，这些发现支持了以下这个论点，即在进入高海拔地区的正常人群中，血管外的肺泡液没有直接增多，但是在 HAPE 患者中，这些物质却持续存在，并且将会导致肺水肿。这项研究并非是要验证 HAPE-S 的肺容积更小这一假设。

肺通气

HAPE 易感者（HAPE-S）有一些特征，这些特征似乎突显了缺氧对急进高海拔地区的影响。为了避免低氧血症的发生，低氧性通气反应增强（HVR）。有研究证实，HAPE-S 对 HVR 反应不敏感（Hyers et al，1979；Hackett et al，1988；Matsuzawa et al，1989；Selland et al，1993；Schirlo et al，2002）。肺泡缺氧越严重，HVR 反应越迟钝，这种反应在 HPVR 敏感的个体中尤为严重。有一个关于同时患有 Holmes-Adie 综合征和 HAPE 的病例报告研究，此综合征是由于神经功能紊乱引起的，其典型特征为缺氧后症状更为明显，这名患者在海拔 2100 m 处进行高强度运动后发展为严重的低氧血症，最终发展为 HAPE。这表明，若希望将 HAPE 的发病率降到最低，防止发生低氧血症是一个非常关键的因素（Richarlet et al，2011）。

肺血流动力学

正如之前提到的（第 21.2.7 节），相对于健康者及之前曾到达过高海拔地区的受试者，易感受试者有更明显的 HPVR（Hultgren et al，1971；Vachiery et al，1995；Eldridge et al，1996；Scherrer et al，1996）。Hohenhaus 等（1995）研究了 HPVR 及 HVR，发现 HAPE 易感者的 HPVR 明显低于对照组，与 AMS 受试者无明显差异，但后者 HPVR 波动范围更大。一些 HAPE 易感者对压力反应更敏感，但并非所有的受试者都可以在实验中被区分开。Mounier 等（2011）通过在轻度运动和缺氧条件下用超声心电图测量 8 名 HAPE-R 和 8 名 HAPE-S 的肺动脉收缩压发现，在 HAPE-R（6.7 ～ 18.5 mmHg）和 HAPE-S（19.2 ～ 30.4 mmHg）中没有出现 PASP 的重叠，这为 HAPE-S 在缺氧条件下可增强肺部血管反应的先天或后天特点提供了有力的证据。

肺血管活性物质

血管活性物质的不平衡可能会加剧 HPVR 的发生（Dehnert et al，2007），并且这种紊乱有遗传倾向。与对照组相比，在 HAPE 者支气管灌洗液中发现了凝血恶烷 B2 的高度凝集（Schoene et al，1986；Schoene et al，1988）。但目前的研究集中在与其有相反作用的一氧化氮（NO）上，它是血管内皮舒张分子，是血管扩张剂，而内皮素 -1（ET-1）是一种有效肺血管收缩剂。在海拔 4559 m 处的 HAPE-S 的水肿发展进程中，呼出的 NO 比对照组低了 30%。这也证明了其与肺动脉压（PAP）的反比关系（图 21-4a）（Duolain et al，2000）。有一个假设是有 NO 合成倾向增加的 HAPE-S 会使 PAP 增加和 HAPE 加重。随后的研究指出（图 20-4a）（Busch et al，2001），当 HAPE-S 在严重缺氧条件下暴露 2 小时，NO 呼出量将减少，而对照组 NO 呼出量则无明显变化。这些发现与 PAP 的升高及 NO 的降低有关。与对照组相比，HAPE-S 在缺氧下可能会引起系统性内皮功能紊乱（Berger et al，2005）。这些反应与肺血管系统关系密切，在这项研究中，PAP 的提高将导致 NO 呼出量减少。当暴露于缺氧环境下，研究者发现 HAPE-S 的 NO 释放功能明显受损（Berger et al，2005）。

Bailey 等（2010）检测了 26 名登山运动员在上升到海拔 4549 m 前后肺间质自由基的浓度以及有生物活性的 NO 代谢产物，同时对受试者进行 HAPE 和 AMS 的临床评估。所有的受试者均有自由基增多以及 NO 代谢物的减少，但是这种变化在 3 名 HAPE 患者中更加明显。这些研究表明由于自

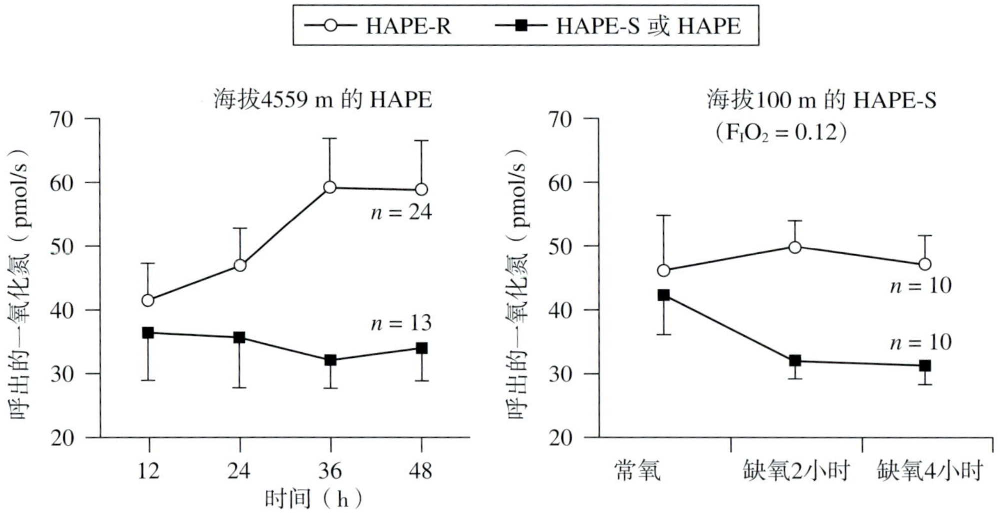

图 21-4 左图，到达海拔 4559 m 40 小时后发展为高原肺水肿（HAPE）和位于相同海拔高度但未发展为 HAPE 者（HAPE-R）呼出气中一氧化氮（NO）的变化情况（Duplain et al，2000）。右图，在低海拔地区（100 m）处于低氧环境 4 小时（F_IO_2=0.12）的 HAPE-S 与 HAPE-R 的呼出气 NO 的变化情况（Busch et al，2001）。*n*，受试者数量。

由基的缺乏可导致 NO 减少从而引起肺血管系统血管舒张性降低，这种情况在 HAPE 患者中更加明显。

ET-1 是一种血管收缩因子，在海拔 4559 m 处与对照组相比，HAPE-S 组血浆中 ET-1 水平较对照组高 33%（Sartori et al，1999b），PAP 也较高，这些水平都与 ET-1 的升高密切相关。这些较高的值与 ET-1 产物的增高有关还是与其清除的减少有关，目前尚不清楚。Berger 等（2008）研究了到达海拔 4559 m 处的 34 名受试者跨肺 ET-1 的表达水平和使用超声心电图记录的 PASP。结果表明，肺血管系统的 ET-1 水平的升高以及亚硝酸盐的降低可能与 PASP 的增高有关。这些发现表明 NO 以及 ET-1 对肺血管张力的影响是相反的。但是其内在的机制并没有具体阐明。

交感神经兴奋可能对 HAPE 易感性具有重要作用。Duplain 等（1999a）对 HAPE 易感受试者进行了短暂的低氧测试。他们通过阻断节后神经测量交感神经兴奋性后发现，无论海拔高低，与对照组相比，HAPE 易感个体均有 2 ~ 3 倍的反应，提示交感神经过度兴奋也许是引起 HAPE 易感的原因。Berger 等（2011）检测了 34 名登山者到达海拔 4559 m 高度 24 小时之后的跨肺儿茶酚胺的含量并观察了 PASP 发现，PASP 明显增高。运动以及海拔升高均能使 PASP 增高，但与跨肺儿茶酚胺浓度无明显关系，另外，那些较高的值与 PASP 也毫无联系。因此，儿茶酚胺在肺血管应答中的直接作用仍然不确定。

肺泡液的清除

大多数早期的 HAPE 研究都集中在微血管的通透性上，但是肺泡液的流动也与肺泡液的清除、组织液向淋巴液的流动有关。Na^+-K^+-ATP 泵决定了自由水以及钠穿过肺泡内皮细胞的过程。该泵在缺氧情况下受到抑制（图 21-5）（Planes et al，1997；Pham et al，2002）。肺泡液体清除率（AFC）受损的个体也可能成为 HAPE 易感个体。

类似的钠水转运机制也存在于鼻内皮细胞。这些机制被认为是肺泡内皮的反应（Mairbaurl et al，2003；Sartori et al，2004）。Scherrer 以及他的同事（1996）曾证实，原发性肺高压并不引起肺水肿（见第 20.7.3 节和 Sartori et al，1999b）。然而，在敲除上皮细胞敏感性钠通道 α 亚基基因的转基因鼠中，缺氧并没有诱发肺水肿，另外，在一组 HAPE 易感人群中也发现了内皮离子转运的类似缺陷（Lepori et al，1999）。

利用 β-2 受体激动剂促进 AFC 的这个事实，Sartori 等（2002）在海拔 4559 m 对 37 位 HAPE 易感登山者使用了大剂量的吸入沙美特罗，使 HAPE 发生的概率减少了 50%。与对照组相比，

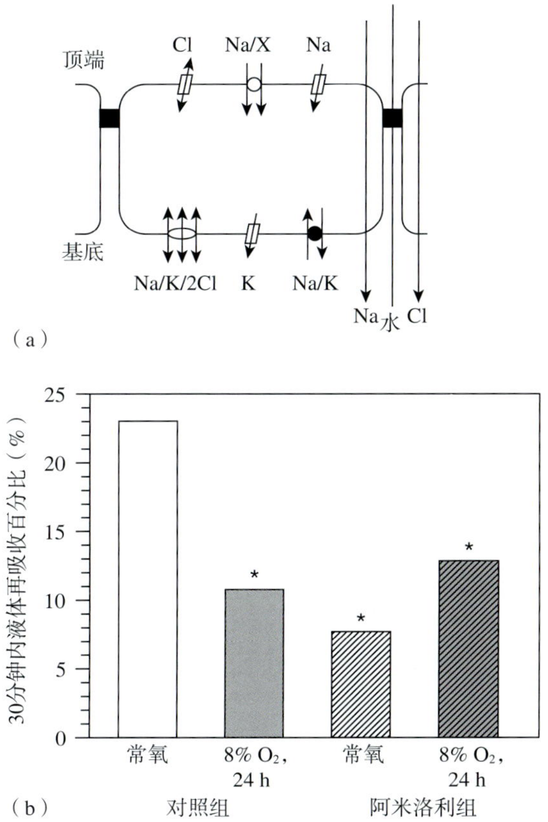

图 21-5　肺泡液体平衡。(a) 肺泡液的清除是通过 Na^+ 的主动重吸收，通过 Na^+ 通道和 Na^+ 联合转运（Na/X）进入细胞，由 Na^+-K^+-ATP 酶驱动。因此，Na^+ 的主动重吸收产生了对水重吸收的渗透梯度。(b) 缺氧抑制了低氧环境下大鼠肺内液体的重吸收，这是通过抑制 Na^+ 通道（阿米洛利敏感通道）所导致的。$^*P < 0.05$，相对于常氧下的对照组（修改引自 Vivona et al，2001）

HAPE-S 组经鼻内上皮钠转运比无 HAPE 的对照组降低 30%。使用 β 受体激动剂后，钠转运及炎症明显减少，因此降低 HAPE 的有益作用可能并不全归因于 AFC 的促进作用。Mason 等（2003）在海拔上升到 3800 m 的前期、中期、后期通过鼻跨膜电位以及肺容积来验证其与 AFC 之间的关系，结果表明，改变呼吸系统内皮细胞上钠离子的转运可能可以增加血管外液的产生。

ET-1 在肺血管系统中除了具有收缩血管作用，也可能存在其他潜在的作用。Berger 等（2009）运用隔离、通风、恒压等方法来检测大鼠肺中 ET-1 在 AFC 以及液体平衡中的作用。用 5% 白蛋白溶液，实验组加入 ET-1，对照组不添加，随后 AFC、血流动力学以及液体流速在肺中被测出。在加入 ET-1 的肺组织中，AFC 减少 65%，导致液体增加 20%。肺部毛细血管压力以及肺液的重量也增加。这些结果表明，当人来到高海拔地区后，体内 ET-1 含量急剧增加，HAPE-S 组由于 AFC 的降低，会加速肺水肿的形成。

基因标志物

随着越来越多的基因标志物序列的出现，HAPE 已经成为研究基因和疾病状态的目标。随着一些结果的初步报道，很多候选基因已经被检测出，Hanoka 等（1998）发现有 HAPE 病史的患者，HLA 复合物（HLA-DR6 和 HLA-DQ4）与该病相关，认为血管紧张素转换酶（ACE 插入 / 缺失）基因多态性和血管收缩以及液体潴留之间有一定联系，因此，ACE 与 HAPE 易感性也有潜在的联系。Morrel 等（1999）报道，患有肺高压的吉尔吉斯高原人的 *ACE* 基因中，D 等位基因存在率较高，但是疑似病例尚未发现有肺高压。最近有 2 个研究团队在海拔 3000 ~ 4559 m 发现，受试者表现出 ACE 的 I/D 基因多态性与 HAPE 的发病无关（Dehnert et al，2002；Kumar et al，2004）。Hotta 等（2004）在 49 名 HAPE 易感者以及 55 名健康登山者中也发现，ACE I/D 基因与 HAPE 易感性之间没有关系，但在部分行气管插管及缺氧的 HAPE 受试者中，ACE I/D 基因多态性中的等位基因中，D 与肺血管高反应性有关。在 305 名 HAPE 病例以及 662 名对照组成员的 meta 分析中发现，二者的 ACE D 等位基因以及 I 等位基因并不相同。因此，可以推断出 ACE D 或 I 基因与 HAPE 易感性没有联系（Qi et al，2011）。在一组 140 名 HAPE 患者与 144 名青藏铁路建筑工人的比较中，将 *ACE* 基因的多态性与其他候选基因进行统一研究后发现，这个基因在 HAPE 易感性中起到协同作用。

正如之前提到的，NO 合成功能受损可导致肺血管舒张性降低，并伴随缺氧。这或许是导致 HAPE 发展的一个可能因素。在 HAPE 易感者中，内皮衍生 NO 合成酶基因（*e-NOS*）的两种基因变异型存在的概率分别为 25.6% 和 23.2%。与之不同的是，在对照组中，概率分别为 9.8% 和 6.9%。这些结果表明，*e-NOS* 的基因病原学与肺血管反应性以及 HAPE 易感性有关。Lorenzo 等（2009）研究了一个三代人都患过 HAPE 的家庭。他们检测了全基因序列，并未发现这个家庭在 *e-NOS* 基因上的相似性，但在这个家庭患 HAPE 的成员身上确实发现了 HIF-2A 单体型的一致性。这个故事可能比仅仅观察 e-NOS 基因要复杂得多。Sun 等（2010）的研究说明基因多态性相互之间的复杂作用可能使其原因，他们发现仅有两个单体型在 HAPE 易感受试者中普遍存在。

在另一项基因调查中，Saxena 等（2005）研究了肺表面活性蛋白 A1 和 A2 基因（SP-A1 和 SP-A2）的多态性。SP-A 是一种有效的抗氧化物，可保护机体免受炎症反应、氧化损害以及肺损伤。这种多态性与呼吸困难综合征、慢性阻塞性肺疾病以及肺感染之间存在联系。在这项研究中，HAPE 中 SP-A1 和 SP-A2 的纯合子患者氧化损害的程度更高。HAPE 杂合子患者的氧化损害程度相对来说较低，无 HAPE 病史的患者几乎没有氧化损害。Ahmad 等（2011）对这些基因序列进行了进一步研究，他们发现载脂蛋白 A1 以及结合珠蛋白明显上调，而结合珠蛋白可抑制炎症发生。这些标记物在早期 HAPE 发展中起到促进作用。炎症在 HAPE 中的作用在第 21.6.9 节中有详细阐述。其他 Hsp70 家族基因的多态性将导致血管的缺血再灌注损伤（Qi et al，2009）。有学者曾在 HAPE 易感患者中进行过研究，这些基因中的 1 个基因与该病易感性密切相关，这表明缺血再灌注损伤可能在 HAPE 易感人群中发挥了重要作用。血管内皮生长因子（VEGF）一度被认为在 HAPE 血管通透性中发挥了重要作用，但未明确。Hanaoka 等（2008）在研究 HAPE 易感受试者中发现，VEGF 基因与对照组相比在多态性变异的频率上并没有差异。

这些研究只是未来大量基因研究的开始，这将进一步揭示 HAPE 的复杂机制。

21.2.10 HAPE 易感性总结

研究人员已经从很多生理、细胞以及基因标志物上对 HAPE 的潜在发病机制提出了重要的见解。

- 较小的肺容积和肺血管床
- 低氧通气反应钝化
- 低氧性肺血管收缩反应增强
- 血管活性介质的不平衡，内皮素 -1 增加和肺血管张力减轻
- 受损的上皮细胞将影响钠和水的清除
- 介导 *e-NOS*、*ACE* 以及表面活性剂的基因多态性

21.3 预防和治疗

21.3.1 现场报道

根据现场病例报道，HAPE 患者常应用经验和假设治疗。在学术领域中经常可以听到应将 HAPE 患者尽快转移到低海拔地区以获得更多的氧气。如果可能的话，可同时使用便携式低压氧舱、硝苯地平、西地那非、乙酰唑胺、呋塞米以及地塞米松。由于 HAPE 的发生概率很低，去研究一个比较性的治疗已是相当困难，但是一些指导方案仍可利用，对于特殊情况的病例给予合理的方法，患者可以得到更好的治疗，而不是在被过度治疗下产生更多的副作用（Luks et al，2008；Lucks et al，2010）。

21.3.2 缓慢上升

HAPE 常常发生在尚未习服高原环境的个体，这类人群对低氧有易感性，因而易导致 AMS 的发生；因此，如果海拔缓慢上升，那么 AMS 以及 HAPE 则可充分避免（见第 19.6.1 节）。然而，由于现代交通的便利，人们经常快速地到达较高海拔地区，使他们处于 AMS 以及 HAPE 的危险之中。

21.3.3 运动

很多来自 Houston（1960）的案例着重强调此观点，即当患者要去高海拔地区或在刚抵达高海拔地区之后会变得精力很充沛。Ravenhill（1913）的研究印证了这个观点，即到达高海拔地区后强体力运动使一个人更容易受 AMS 的影响。1962 年，印度军队在喜马拉雅地区与中国人民解放军发生战争期间患了严重的 HAPE，他们建议所有到高海拔地区的士兵在最初的 72 小时内不要进行不必要的体力活动，尤其对于 HAPE 易感者来说，持续运动可以增加心输出量，升高肺动脉压。研究证明，肺动脉压越高，HAPE 危险性越大。Eldridge 等（1998）发现，在高海拔地区的健康人群，剧烈运动会导致在肺灌洗液中出现红细胞（RBC）、白细胞（WBC）以及 T 细胞。T 细胞的出现表明内皮细胞已受损，并且在炎症反应中发挥重要作用。Anholm 等（1999）研究了一组在中等海拔地区的

骑行者，在骑行后发现他们的 X 线胸片与肺水肿的影像征象相符。然而，HAPE 也可以出现在无体力劳动的人群中，Menon 的研究中，101 个病例中有 66 个工作强度并不大，例如在卡车上作为游客旅行，或在地面上行走（Menon，1965）。尽管如此，这些证据还是颇为充分，可以建议那些必须快速到达较高海拔的人，避免在 2 天或更长时间消耗较多的体力。

21.3.4 药物

研究者已经从生理学上研究出一些重要的预防和治疗 HAPE 的新方法，如前所述，这些研究与 HAPE 易感性有关。本节将介绍一些对预防和治疗有效的药物干预措施。

乙酰唑胺

乙酰唑胺（见第 19.6.2 节）通过预防和减少 AMS 的发生，进而减少 HAPE 的危险。但尚未有研究直接对这一主题进行研究。另外，乙酰唑胺（不是通过抑制碳酸氢酶或释放 NO）已经被证明可减少 HPVR 的发生（Höhne et al，2004；Höhne et al，2006；Swenson，2006），并且可以通过减少对钙离子通道的作用来降低 HPVR 和 HAPE 的易感性。

钙通道阻断剂

Oelz 等（1989）通过研究证明，硝苯地平在治疗 HAPE 中有价值。在临床生理和影像学的检测下，6 名 HAPE 的受试者接受舌下含服 10 mg 硝苯地平，此后每 6 小时口服 20 mg。尽管在海拔 4559 m 处继续运动，并且没有氧气供给，这种治疗方法仍然可以显著改善症状，增加血氧饱和度，降低（A-a）PO_2 梯度和肺动脉压力，并清除肺泡水肿。舌下用药吸收迅速，但偶尔会导致全身性低血压，因此大多数临床医生现在很少使用。

Bartsch 等（1991）利用 HPVR 和 HAPE 之间的密切关系，在一组 HAPE 易感个体的对照试验中，从海拔 4559 m 上升到玛格丽塔小屋时，对受试者使用钙通道拮抗剂硝苯地平治疗，基本阻止了 HAPE 的发生，并减轻了这些受试者 PAP 的上升。

一氧化氮（NO）

由内皮细胞产生的 NO 是一种天然存在的强效血管舒张物质。Scherrer 等（1996）初次把它用于 HAPE 的治疗。他带了 18 名 HAPE 易感受试者来到了海拔 4559 m 处，检测了其肺动脉压（PAP）以及 PaO_2。在 NO 作用下，PAP 降低，PaO_2 升高。然而对照组的 PaO_2 却下降。后者下降的原因被认为是由于 V/Q 增加所引起。在 HAPE 受试者中，NO 优先到达无水肿区以扩张血管，这使血液由水肿区向无水肿区流动，并伴随有 V/Q 的升高。Anand 等（1998）在 14 名确诊为 HAPE 的患者中证实了 NO 的作用，他们用 50%O_2 与 NO 加 50%O_2 两种实验条件比较了 NO 的治疗作用。NO 和 O_2 均可降低 PAP 以及升高 PaO_2，这种协同作用可以使治疗更加有效。Omura 等（2000）将大鼠置于正常的氧分压（$F_IO_2 = 0.10$）下，一组为对照组，另一组置于 NO 为 83 ppm 的环境下。NO 组的死亡率从 39.5% 降低到 6.2%，这表明在 HAPE 大鼠模型中，NO 有利于减少肺水肿。这些研究在阐明 HAPE 机制中具有重要意义，但 NO 在临床上并不适用，如果患者能够到医院治疗，降低所在海拔高度、使用钙通道阻断剂以及氧疗通常也有效。

5- 磷酸二酯酶抑制剂

应用其他干预措施可能会影响 e-NOS 的功能，它会使肺血管舒张。最近对 5- 磷酸二酯酶抑制剂（PDE-5）（西地那非、他达拉非）的研究非常热门，这些物质在高海拔地区会抑制肺内 cGMP 的产生，而使 PAP 下降，还可以增加机体活力（Ghofrani et al，2004；Richalet et al，2005a），并且可预防 HAPE（Maggiorini，2006）。据记载，Fischler 等（2009）对他达拉非、地塞米松及安慰剂做了大量研究（见下文），尽管他达拉非确实会增加 VO_{2max}，降低 PAP，但它却不像类固醇那样有效。Bates 等（2011）曾在玻利维亚 5200 m 地区连续使用了 5 天的安慰剂，据超声心动检查结果显示，PAP 无明显变化，但应用西地那非确实会使 AMS 评分增加，这是否为药物副作用，还是因为 AMS 本身的作用，仍不确定。PDE-5 抑制剂在高原病中的应用以及临床应用仍不清楚。

糖皮质激素

Maggiorini 等（2006）报道，大剂量地塞米松也可如他达那非一样防止 PAP 的增加。地塞米松可以通过抑制低氧诱导下的内皮功能紊乱来提高 e-NOS 合酶的活性（Murata et al，2004），这如其他血管舒张药一样，在预防 HAPE 方面发挥作用。然而，糖皮质激素的其他效应使得阐明这项调节机制变得很困难。例如，地塞米松可以增加上皮层的 Na^+-K^+-ATP 酶的活性（Noda et al，2003），在缺氧的情况下，大鼠的肺血管通透性是降低的（Stelzner et al，1988）。

尽管研究的机制尚不清楚，Fischler 等（2009）在受试者快速到达海拔 4559 m 后比较了地塞米松、安慰剂、他达那非的作用。受试者每天口服 8 mg 地塞米松，分 2 次服用，结果发现 VO_{2max}、VE/VCO_2 降低、肺动脉压降低。在相同环境的研究中，24 名 HAPE 易感者先在低海拔地区运动，随后到达 4559 m 的高度。实验者被分为安慰剂组和地塞米松组（Siebenmann et al，2011），HAPE 易感者 VO_{2max} 较高，氧分压也较高（VO_2/ 心率，心搏出量的间接测量）。在高强度的训练下，两组的血氧饱和度并无不同，但是地塞米松组静息 SpO_2 却很高。

其他血管舒张药

Hackett 等（1992）证明，一些血管舒张药通过降低肺动脉压、肺血管阻力来提高肺通气量，对 HAPE 也有作用（图 21-6）。硝苯地平和肼屈嗪具有同等作用，但却比氧气的疗效稍差。使用酚妥拉明、α 受体阻断剂后，依然比氧气的效果差。

一项有趣的发现是，ET-1 阻滞剂并不具有预期的作用（Modesti et al，2006；Faoro et al，2009；Scheult et al，2009），前提是基于以下假设：ET-1 在 HAPE 易感者的 PASP 中发挥重要的作用。因此，阻断 ET-1 受体会导致肺血管顺应性（PVR）降低，增加微血管渗漏的倾向。或许 ET-1 阻滞剂的保留液体的特性会缓解血管的活性。

21.3.5 区域治疗

在医疗条件允许的情况下出现轻度到中度 HAPE（比如在滑雪胜地），并且当 SaO_2 可以被提高到超过 90% 的情况下，患者可以通过供氧和密切观察来治疗，不需要转移到低海拔地区，除非医疗情况比较糟糕（Zafren et al，1996）。在其他情况下，当患者病发严重并且医疗条件不允许时，最简单、最重要的操作方法是尽快让患者下降到 3000 m 以下的高度，可以明显改善患者的症状（在第 20.2 节，案例 2）。然而，在等待撤离的过程中通常会发生不可避免的延误，同时也会失去很多治疗的机会。

氧气

将吸入空气的氧含量增加，是一种有效的治疗方法，可以缓解缺氧，降低肺动脉压（见第 20.2.6 节）。尽管有很多患者都能受益，但也有少数患者仅仅部分缓解，还有一些患者会持续恶化。氧气的量通常是根据供应条件来判断的，如果条件允许，最初的几小时应该以 6 ~ 10 L/min 的流量供应。当情况改善时，氧流量可降至 2 ~ 4 L/min。

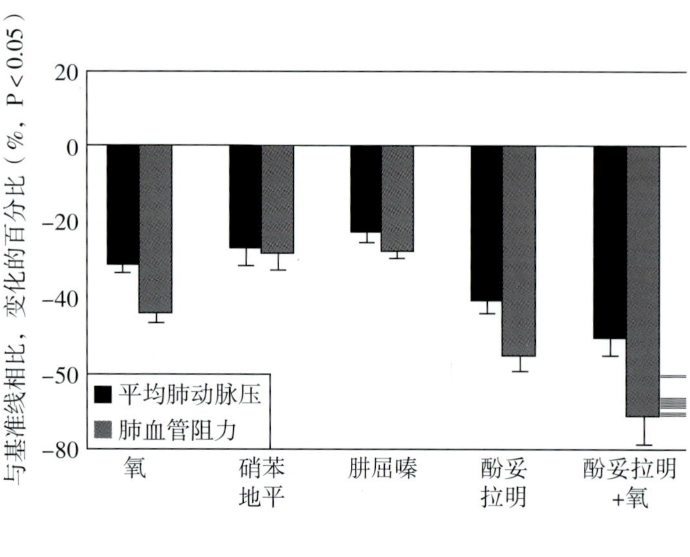

图 21-6 用 5 种不同措施治疗高原肺水肿（HAPE）时的平均肺动脉压和肺血管阻力的百分比变化（Hackett et al，1992）

利尿剂

因为患者有水肿发生，因此，利尿剂可用于 HAPE 的治疗（Singh et al，1965）。然而，因为部分受试者在高海拔下经常会耗尽水分，一些关于利尿剂常常因为其产生的副作用而较少被临床医生使用。

抗生素

很多 HAPE 患者会出现轻微发热和白细胞增多的现象，表明感染已经存在。然而，目前尚未有证据证明肺炎可以引起 HAPE，在没有明确感染的情况下，Menon（1965）没有在最后的 44 名患者身上使用抗生素。除非有明确的感染症状，否则，抗生素不应用于 HAPE。

其他药物

地高辛在早期被用于治疗 HAPE。Menon（1965）通过观察发现，在 66 名患者身上静脉注射 0.5 ~ 1.5 mg 地高辛，在最初的几小时效果非常明显，即使患者仅仅给予 1 L/min 的氧气。然而，其他研究并未证明 HAPE 会引起心力衰竭及房颤。而且使用地高辛治疗会引起多种并发症，目前已不建议使用。

吗啡（15 ~ 30 mg，静脉注射）也被用来治疗 HAPE，在临床中主要用来减轻肺水肿。正如它在急性左心衰竭中的应用，它可以减轻患者的不适感，可能是通过扩张周围血管和减少右心室的前负荷，从而使血液从中心流向外周。特别是在野外环境中，使用时应当注意其对呼吸抑制的副作用。

呼气气道正压

Fldman 和 Herndon（1977）认为呼气气道正压可缓解 HAPE 的症状。他们提出了一种简单的装置，受试者通过一个水下的管道进行呼气来达到理想的正压，吸入气直接来自大气压。Schoene 等（1985）将一种商业化呼气正压面具用在了麦利金山上 4 个 HAPE 患者身上。他们通过研究指出，应用这种面罩，动脉血氧饱和度随呼气末正压的上升而增加（达到 10 cmH_2O），$PaCO_2$ 也随之升高。因为胸内压在吸气时是负值，所以心输出量不会减少。

便携式高压氧舱：Gamow 袋和 Certec 袋

一种轻便的橡胶帆布袋被开发出来，患者在密封的袋子里，可以用脚泵加压。有一个设置为 2 psi 的压力安全阀，这一压力可以使其在海拔 4000 ~ 5000 m 时，将“海拔”降低到大约 2000 m 高度，显著改善缺氧症状。目前有两种有商业价值的氧袋，美国的 Gamow 袋和法国的 Certec 袋。关于它们被用于 HAPE 和 HACE 的治疗中已有许多描述，且效果很好（Robertson 和 Shlim，1991）。一篇关于这一过程具有安慰作用的文章引起了人们的关注。Roach 和 Hackett（1992）重新研究了氧疗的作用，发现在治疗之后数小时可能出现症状的反弹（一般持续 1 ~ 2 h）。最近一项针对良性 AMS 的实验显示，在压力袋（193 mbar）中治疗 1 h 可以有效地减轻临床症状（与对照组相比，对照组为在 20 mbar 下 1 h）（Bärtsh et al，1993）。尤其是在高海拔地区，救援人员数量可能有限，使用压力袋会达到一个较好的治疗效果。Duff（1999b）报道了一个案例并指出，患有严重 HAPE 或 HACE 的患者，当他们躺在睡袋中，在神志不清的状态下可能具有攻击性。他们的临床表现可能与幽闭恐惧症相混淆，解决的方案是让袋子呈 30° 角度放置。

21.3.6 预防和治疗小结

HAPE 的预防应该在有 HAPE 既往史的人群中进行，特别是在某些特殊情况下需快速达到高海拔地区时。

这些措施是：

- 尽可能缓慢升高海拔，让身体渐渐习服环境。
- 如果需要急进高原，可口服硝苯地平或其他肺血管扩张药（PDE-5 阻断药，如乙酰唑胺或地塞米松），特别是对 HAPE-S。
- 口服清除肺泡间隙液体的药物（吸入型 β 受体激动剂、地塞米松）。

HAPE 的治疗应包括：

- 轻度到中度的 HAPE 患者，在没有临床症状加重的情况下，使用高压氧治疗将达到一个理想的效果。
- HAPE 较严重，而且所在地区没有医疗援助，最佳的方法是让患者快速转移到尽可能低的海拔高度。

- 要等待撤离或者不能撤离者应给予吸氧治疗或者提高气压。另外，可以给予口服硝苯地平 20 mg，也可考虑使用广谱抗生素，或者使用西地那非和他达那非。
- 使用呼吸辅助设备维持呼气气道正压，如果条件不允许，可采用口对口进行人工呼吸，患者的临床症状将会有暂时性改善。

21.4 预后

确诊案例如不具备送至低海拔地区的条件或治疗不及时，患者往往会在几个小时内死亡。如果患者被及时发现并给予治疗，那么患者通常可以在 1 ~ 2 天内完全恢复，偶尔也会持续恶化，特别是有脑水肿症状的患者，甚至在运送到低海拔地区后死亡（Dickinson et al，1983）。据报道，只有 1 例发展为成人呼吸窘迫综合征（Zimmerman 和 Crapo，1980）。高原肺水肿与其他类型的肺水肿鉴别的显著特征就是，症状能够随着患者所处的海拔改变。通常情况下，在患者被送至低海拔地区后，肺动脉高血压能够迅速降低，并且心电图上倒置的 T 波可以恢复正常（Singh et al，1965；图 3）。然而，Menon（1965）提到，有 2 个已经从 HAPE 恢复的士兵（在 101 个案例之外），恢复不久后就因为呼吸急促、心前区疼痛及心电图上 T 波倒置而被迫退伍。Fiorenzano 等（1997）报道，其中 1 例的心前区的 T 波长时间倒置，导致其出现长期的肺动脉高压。甚至有表面上完全恢复的患者，也会有显著的低氧血症和（A-a）PO_2 梯度增加，长达 12 周（Guleria er al，1969）。但是，很多患者在低海拔地区恢复后，可以在后续的几天继续爬山，而且没有出现临床症状加重的情况（Schoene et al，1986；Schoene et al，1988）。

21.5 病理学

21.5.1 尸检

一些尸检研究显示，肺和心脏有相似的病理表现（Hultgre et al，1962；Arias-Stella 和 Kruger 1963；Marticorena et al，1964；Nayak et al，1964；Singh et al，1965；Dickinson et al，1983；Hultgren et al，1997）。肺变得肿大、质硬，切割面有水肿，通常有血液渗出，但其显著特点就是出现非均匀性水肿。明显的水肿出血部位和正常部位交替出现。肺动脉血栓也常常出现。

在显微镜下，肺泡内充满含有红细胞，多形细胞及巨噬细胞的液体。在肺泡中发现透明膜与在新生儿的呼吸窘迫综合征中见到的相同。肺毛细血管充血明显，小动脉和静脉出现血栓及纤维蛋白凝块。血管周围水肿及出血明显，在南美洲高原原住民的尸检中发现，肺动脉的肌肉非常发达，右心室肥大明显。在低海拔人群中，肺血管的肌肉相对来说没有那么发达（Dickinson et al，1983）。

21.5.2 水肿液

透明膜可能是通过蛋白质聚集形成的，因此水肿液是渗出液，经研究提示，水肿液富含蛋白质。Hackett 等（1986）在 1 例病例中通过支气管镜取样纯水肿液中发现，总蛋白质的血浆 / 液体比率为 0.8 ∶ 1.1。Schoene 等（1986）从 3 例 HAPE 患者中采集了支气管肺泡灌洗液，并将其与 3 个对照组的灌洗液在同一高度（4400 m）进行比较发现，HAPE 患者的液体富含高分子的蛋白质、红细胞及巨噬细胞。这些发现提示，这些液体属于漏出型水肿液。在进一步研究中发现，在同一组患者体内（Schoene et al，1988）也发现该液体富含肺泡巨噬细胞和高浓度的高分子蛋白质。存在补体活化（C_{5a}）和血栓烷 B_2、白三烯 B_4 释放的证据。Tsukimoto 等（1994）通过实验发现，在严格控制的大鼠实验室条件下，毛细血管压力的升高可导致白三烯 B_4 出现在支气管肺泡灌洗（BAL）液中。日本的一个研究小组（Kubo et al，1998）在早期 7 例 HAPE 患者中进行了支气管肺泡灌洗液分析发现，巨噬细胞、淋巴细胞和中性粒细胞的细胞计数及蛋白质、乳酸脱氢酶、IL-1β、IL-6、IL-8 和 TNF-α 明显增加。另有研究表明，IL-6、TNF-α 与 PaO_2、肺动脉压力（P_{PA}-P_{wedge}）相关。Swenson 等（2002）对 HAPE-S 进行支气管肺泡灌洗液分析时发现，到达玛格丽塔小屋后，便会迅速出现 HAPE 的症状。BAL 液的蛋白质浓度明显升高，但并没有明显的炎症反应。这项重要的研究确定了炎症反应在 HAPE 的起始阶段并不会发挥作用。

21.6　发病机制

有证据表明，在高海拔地区的第 2 和第 3 天，亚临床肺水肿是很常见的。肺活量下降，肺的压力 / 容量曲线发生变化（Mansell et al，1980；Gautier et al，1982），肺泡动脉血氧差增加（Sutton et al，1976）。这可能仅仅是细胞外液量普遍增多的一部分，主要表现为在早晨和在当天晚上脚踝处出现皮下水肿。在颅骨中，同样的水肿引起细胞内压力升高可引起 AMS 的症状，但是从这种轻度水肿到临床性肺水肿的发展过程需要进一步的研究。

21.6.1　事实及进一步的解释

任何一种解释 HAPE 机理的假设都需要把下列事实考虑到：

- 水肿属高蛋白类型。
- 尸体解剖和影像学可见斑片状水肿分布（图 21-1）。
- 极高的肺动脉压力以及正常的楔形（和左心房）压力（表 21-2）；经不同药物改善后，肺动脉压力减小，表明该因素在 HAPE 发病机制中发挥重要的作用。
- 肺血管中存在血管血栓和纤维蛋白凝块（第 21.4.1 节）。
- 个人易感性与低氧肺压力反应增加（Hultgren et al，1971）以及运动后反应（Kawashima et al，1989）有关。
- 到高海拔地区后开始运动时，患 HAPE 的风险增加。

21.6.2　左心室衰竭

临床上，HAPE 和左心室衰竭症状相似，这也是 Ravenhill（1913）称它为心源性高原病的原因，但现在人们研究发现 HAPE 并非左心室衰竭所致。大量的导管研究显示，HAPE 者肺楔形压力正常且水肿液是高蛋白的渗出液。另外，Maggiorni 及同事（2001）研究发现，肺毛细管楔形压力的升高和静脉收缩一致，但是 X 线胸片和左心室衰竭的典型病理却不同。

21.6.3　肺动脉高压

在 HAPE 患者中发现，较高的肺动脉压力在该病的发生发展中起到了重要的作用（Dehnert et al，2007）。高肺动脉压力本身并不会引起水肿，例如在原发性肺动脉高压中或在 Sartori 及其同事（1999b）研究的一组男性中。这些个体在新生儿期间经历了一段缺氧时期，因此导致了肺部低氧升压反应的升高。当到达高海拔地区后，虽然他们的 PAP 高，但没有发展成为 HAPE。这可能并不奇怪，因为血管阻力增加，小动脉在毛细血管的上游，因此毛细血管压力应该是正常的。因此，人们必须些进一步假设与肺动脉高压相关的机制，并进行验证。

21.6.4　不均匀的肺血管收缩和灌注

Hultgren（1969）认为水肿是由不均匀的血管收缩引起的，因此肺部的某些部位的血流量减少，而其他部位的血流量增多。他认为，如果逐渐结扎狗的肺动脉分支，从而迫使总心输出量仅通过肺的一部分，那么肺水肿将导致该部分能保持灌注（Hultgren et al，1966）。

Dombret 等的病例报告（1987）为 Hultgren 的实验发现提供了证据。他所报道的患者有大量肺栓塞，导致灌注仅减少到肺的左上中叶。患者出现了肺水肿的症状和体征，并且在 X 线片上显示其局限在那些相同的灌注叶中。

Viswanathan 等（1979）提供了证据来证明 HAPE 的发生机制。在海平面研究了 12 名从 HAPE 康复的受试者，给予他们 10% 氧气吸入时，肺压力反应比对照组更高，并且在肺部扫描时呈现肺部灌注的不均匀。

这个假设很好地解释了这种不规则分布的情况。当高血流量通过不太严重的狭窄区域时，可能会由于毛细血管顺应性衰竭从而产生水肿（见第 21.6.5 节）。Hackett 等（1980）的论文验证了这一假设，他收集了 4 例 HAPE 病例，他们在中等海拔（2000 ~ 3000 m）处发病。他们是先天缺乏右肺动脉的受试者，水肿发生在左肺（接受全心输出量）。在这种罕见病例中发生的 4 例 HAPE（世界文献中仅描述了 50 例病例）提示该病的发生并非巧合。当暴露于严重缺氧时，肺血流量在大鼠中重新分布（Kuwahira et al，2001）；而Hanaoka等（2000）在实验中发现，HAPE易感者暴露于缺氧时表现出更显著的血流重新分布。在HAPE敏感的受试者与对照组的患者中使用MRI后发现，暴露于缺氧时HAPE敏感者的血流有着明显的异质性。

21.6.5 肺毛细血管压力衰竭

有人提出，HAPE是由于毛细血管透壁压力增加导致肺毛细血管壁受损造成的（West et al 1991；West和Mathieu-Costello，1992a）。Hultgren（1969）最初提出，这些高毛细血管压力是低氧肺血管收缩不均匀导致的结果。现在广泛的实验室研究已经表明，提高毛细血管透壁压力会导致毛细血管壁的超微结构损伤，包括毛细血管内皮层、肺泡上皮层破坏，有时也会破坏肺泡壁的全层（Tsukimoto et al，1991；West et al，1991；Costello et al，1992；Elliott et al，1992；Fu et al，1992）。其结果是高渗透性的肺水肿（Tsukimoto et al，1994）。图21-7是暴露于294 mmHg大气压下4小时的大鼠肺毛细血管壁破裂的电子显微照片。注意红细胞从毛细血管腔移动到肺泡腔的过程（West et al，1995）。

应力破坏的研究工作始于对HAPE的两个关键因素的观察。首先，如上所述，HAPE的发生

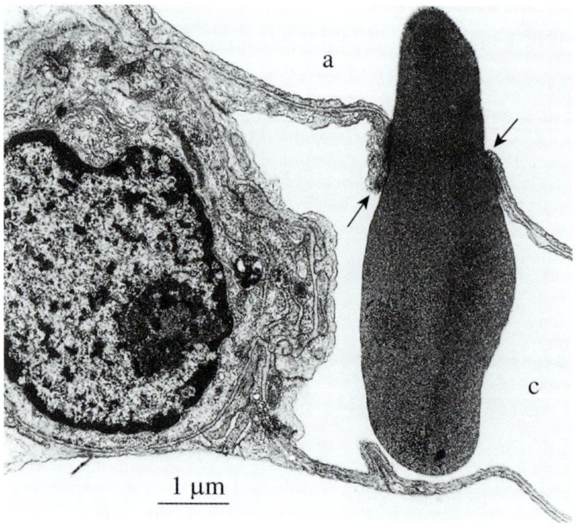

图21-7 暴露于294 mmHg气压下4小时的大鼠肺毛细血管显微图。图中毛细血管壁破裂，红细胞从管腔（c）进入肺泡（a）（West et al，1995）

与肺动脉压之间存在着非常紧密的联系。这表明HAPE在某种程度上是由肺循环中的高血管压力所导致的。第二个观察结果是，HAPE患者通过支气管肺泡灌洗获得的肺泡液样品显示，该流体是高渗透性的，具有高浓度的高分子量蛋白质和许多细胞。这一观察结果表明，HAPE与肺毛细血管壁的损伤有关。因此，问题是要调节该病的静水压与毛细血管壁的异常，从而减少HAPE的发生。因此，研究人员在肺毛细血管压力的升高对肺毛细血管超微结构的影响方面进行了广泛的研究。这些结果表明，当毛细血管壁压力上升到40 mmHg时，兔肺中常常出现肺毛细血管应力的破坏，并且当它发生破坏时会引起高渗透性肺水肿。

在这种情况下，肺毛细血管破裂并不意外，因为毛细血管壁的应力非常高（West et al，1991；West和Mathieu-Costello，1992b）。令人奇怪的不是毛细血管破裂，而是它们不会经常破裂。目前认为应力破坏在许多肺部疾病中都发挥作用（West和Mathieu-Costello，1992c），而且能够导致肺动脉压力升高和伴有剧烈运动的马的肺部发生出血，但这是极其常见的（West et al，1993）。

HAPE患者的支气管肺泡灌洗液存在炎症标志物，包括白三烯B_4、C5a补体、花生四烯酸及其他脂肪氧合酶产物（Schoene et al，1988）。这些灌洗研究并不像Swenson等（2002）那样在HAPE的早期阶段没有发现炎症标志物。乍一看，这些发现可能与肺毛细血管应力破坏机制相反。然而，应力破坏超微结构变化的一个重要特征是毛细血管内皮细胞的基底膜经常处于暴露状态（Tsukimoto et al，1991）。暴露的基底膜具有高度反应性，可以预期激活白细胞和血小板。在兔的支气管肺泡研究中，其灌洗液可见白三烯B_4（Tsukimoto et al，1994），而血小板活化将导致形成纤维蛋白血栓，这是HAPE病理学特征（Arias-Stella和Kruger，1963）。如上所述，Swenson等（2002）的研究表明，在HAPE发生的早期阶段，炎症未对HAPE发挥作用，因为他们在HAPE-S受试者的BAL液中未发现炎症的证据。

肺毛细血管应力破坏的一个显著特征是，当应力降低时，一些断裂可以迅速恢复。在兔肺中进行的一项研究中发现，在应力降低的几分钟内，约70%的上皮细胞和内皮细胞破裂都可以恢复（Elliott et al，1992）。这种破裂后的快速恢复解释

了为什么 HAPE 患者在降至较低海拔时症状往往会迅速改善。

之前并没有提到肺毛细血管应力的破坏是 HAPE 的机制。然而，Mooi 和他的同事（1978）研究了当动物在高压氧舱内暴露于急性减压后发生在大鼠肺中的超微结构变化。他们描述的外观与在应力破坏中看到的发现一致。

应力破坏的机制对治疗具有特殊的意义。最主要的是降低了肺动脉压力。由于低氧性肺血管收缩导致压力升高，降低肺血管收缩的最佳方式是迅速下降至较低的海拔，从而降低肺泡 PO_2。此外，如果有氧气可供选择，应迅速给予患者吸氧。钙通道阻滞剂，如硝苯地平对于患者也是有效的，因为它们可以降低肺动脉的压力（Oelz et al，1989）。

最近 Grissom 等（2000）的一份病例报告指出，肺泡出血发生在 HAPE 早期。他们在一名登山者中报告了一例 HAPE 病例，他快速攀登至德纳里山，采集他的 BAL 液进行检查。结果发现，液体产生了大量含铁血黄素的巨噬细胞。尸检报告显示。在出血后 48 小时出现肺泡内出血。在本病例中，症状开始后不到 48 小时进行了支气管镜检查，因此，这个结果表明，在症状出现之前就发生了出血。这一发现与肺动脉高压引起的早期毛细血管应力破坏相一致。

21.6.6 小静脉的收缩

由于 HAPE 患者缺氧时可导致小动脉收缩，可能他们也有一定程度的小静脉的收缩。Wagenvoort（1976）对低氧下小静脉的收缩提供了一些病理证据。在缺氧时不会导致楔力的增高，因为当导管被楔入时，该部分血液甚至会通过收缩的小静脉流出，并且楔形压力仅反映的是大静脉和左心房压力，而不是血液流动时毛细血管中的压力。为了解释这种斑片状情况，必须提前假设小静脉的收缩是不均匀的。

21.6.7 动脉外渗

Severinghaus（1977）对这些患者异常升高的肺动脉压力记忆很深，他认为流体外渗可能发生在阻力血管的上游（即动脉内），当出现广泛的动脉收缩时，拉普拉斯定律认为，小血管收缩，但大血管扩张。血管造影提示肺门血管扩张明显（Marticorena et al，1964）。这些较大的血管不是血管内高压所导致的，并且会出现小的裂缝或破口，从而导致蛋白及红细胞的漏出。漏出液将会进入到血管间隙，随着病情的进一步发展，最终导致肺泡内充满液体。由于血管周围间隙是肺部的低压区，所以漏出液常常出现在这个区域。

两项动物研究（Milledge et al，1968；Whayne 和 Severinghaus，1968）和切除狗肺（Iliff，1977）为这种机制提供了一些证据。Severinghaus（1977）对这一证据进行了回顾，他引用了 Hultgren 关于 2 匹马在高原奔跑后突然死亡的报告，这 2 匹马均发现肺动脉破裂。这个发现与前面提到的运动是诱发 HAPE 的风险因素一致，因为运动增加了肺动脉的血流量和压力，从而导致 HAPE 的发生。

21.6.8 多发性肺栓塞

多个分散的肺栓塞，即使无活性物质，如玻璃珠，也会在动物体内迅速地引起肺水肿（Saldeen，1976），并且栓塞已被证明是富含蛋白的渗透性物质（Ohkuda et al，1978）。在尸检研究中常发现血栓及纤维蛋白凝块，在凝血系统紊乱的情况下，HAPE 或许可以导致微血栓的形成。一些学者研究了低氧对凝血系统的影响（见第 19.5.4 节），似乎大多数凝血因子不受缺氧影响，它们不会受到 AMS 的影响。但 Bärtsch 等（1987）发现，HAPE 患者中有一些纤维蛋白形成，这被认为是一种附带现象而不是 HAPE 的病因。如果纤维蛋白生成增加，将会导致患者症状的进一步恶化。红细胞缺氧的变化可能会改变它们的流变特性，是 AMS 和 HAPE 发生的一个因素。然而，Reinhart 等（1991）发现，在健康人与 AMS 的受试者之间有许多流变参数并没有差异。在高海拔地区，血小板活化明显，并且随着时间的推移出现凝结的迹象（Lehmann et al，2006），但在 HAPE 患者中，这些比较并无差异。

甚至有学者认为，快速暴露于高海拔地区，可能会由于减压和空气微栓塞而导致气泡生成（Gray，1983）。如果是这样的话，HAPE 在室内研究中应该比在山上更常见，但事实并非如此。

21.6.9 缺氧、血管通透性和炎症

低氧可能通过释放化学介质直接或间接的增加血管通透性，但有实验结果与其结论相反，在缺氧条件下，缺氧并不会改变血管压力下水肿形

成的阈值（Homik et al，1988）。然而，Larsen 等（1985）的研究指出，可能需要一些其他药物与低氧产生作用来达到预期的效果。他们在兔的实验中发现，单纯缺氧或补体系统（通过输注眼镜蛇毒液）的激活都不会引起肺水肿，但这两种同时发生时便会导致肺水肿，而且这种机制可能会导致继发性血管内凝血，这会导致进一步的肺水肿。另外，Duplain 等（1999b）在一组 HAPE 敏感个体中发现，一些人在高海拔条件下发展为 HAPE，但呼出的一氧化氮并没有随 HAPE 进展而增加。NO 的呼出是炎症的标志，提示炎症与 HAPE 发生有关。正如前面所讨论的，在低海拔地区研究后，Swenson 等（2002）将 HAPE 易感者带到海拔 4559 m 地区，在第 1 个疑似 HAPE 受试者中，给予支气管镜检查和 BAL 液检查，结果发现，灌洗液中液体蛋白含量高，但其 HAPE 受试者的 BAL 液中没有发现炎症标记物，这项研究补充了早期的现场研究（Schoene et al，1986；Schoene et al，1988）。在那些研究中，无法控制患者的疾病进展过程，这些研究也是第一次使用 BAL 液检查，在严重的 HAPE 病例中，可在 BAL 中发现炎性介质及蛋白明显升高。因此，Swenson 的研究证明，液体漏出机制主要是继发于肺动静脉高压，因此推测炎症在渗透性漏出液的形成中发挥着重要作用。

活性氧类（ROS）被认为是导致血管通透性增加的罪魁祸首。Irwin 等（2009）研究了人肺动脉的内皮细胞，并将其暴露于严重低氧（3%）条件下 24 小时，以对抗血管通透性和 ROS-HIF-1α-VEGF 途径的影响。他们还在海拔 5500 m 处用小鼠作为实验动物，用抗氧化剂混合物（抗坏血酸、谷胱甘肽和 α- 生育酚）来进行治疗，并导致缺氧产生的渗透性标志物（白蛋白、H_2O_2、HIF-1α、VEGF）显著降低。钴还可以减少缺血再灌注引起的血管渗漏。Shukla 等（2011）用氯化钴（12.5 mg/kg）预处理大鼠 7 天，然后将它们暴露于极高海拔（9142 m，持续 5 小时），研究发现钴处理的动物血管渗漏标志物（荧光素染料、肺水、白蛋白和细胞因子）均明显降低。

21.6.10　低通气

Grover（1980）指出，对于 HAPE 通气不足的研究有两个方面的缺点。在一定的海拔高度，受试者比常氧下过度通气的受试者更加缺氧，并且 PCO_2 也更高。较高的 PCO_2 意味着在进入高海拔地区时没有外周血管收缩和血浆体积减小；因此血浆渗透压不会升高，所以，受试者更容易患肺水肿。很多研究发现，HAPE 患者有低氧通气反应（HVR）（Hackett et al，1988；Matsuzawa et al，1989）。尽管 Hackett 等得出的结论是，低 HVR 在 HAPE 的发病机制中扮演了一个配角，允许缺氧导致呼吸的抑制，而吸氧可以增加一些高海拔地区的受试者的通气量。

21.6.11　神经源性肺水肿

在某些头部损伤的病例中，发现了急性肺水肿。可以通过人为对实验动物第四脑室产生病变的方法来模拟（人类发生的情况）。研究结果发现，实验动物的儿茶酚胺明显升高，并且可以通过使用 α- 肾上腺素阻断剂预处理来预防水肿。因此，可以假设水肿是由交感神经兴奋引起的。在高海拔地区的前几天，交感神经兴奋，可能有类似的机制在发挥作用。α- 阻断剂酚妥拉明治疗 HAPE 有效（Hackett et al，1992），验证了上述的推测，其研究结果也支持 Duplain 等（1999）的研究。Fagenholz 等（2007b）使用视神经鞘直径（ONSD）作为颅内压的替代指标，对尼泊尔境内海拔 4240 m 处 5 名 HAPE 患者进行检测，并将其与 32 名健康对照进行比较。ONSD 在 HAPE 受试者中显著更高，并且随着 HAPE 的临床症状减轻而降低。Irwin 等（2008）通过使用实验犬脑缺氧模型，将低氧静脉血输注至模型体内 2 小时，并将该血液与常氧血液输注的对照狗相比。缺氧犬体内去甲肾上腺素水平明显升高，并且缺氧犬肺部出现明显异常，发生了肺泡水肿及出血，随后尸检发现中性粒细胞和巨噬细胞明显升高。因此，缺氧导致泄漏机制的观点目前仍然存在争议。

21.6.12　感染

1960 年以前，许多 HAPE 病例被归因于肺炎。虽然在某些情况下，感染在 HAPE 中不起作用，但在其他情况下，这可能是一个因素，尤其是对那些通常不易感染 AMS 但发生继发感染和死亡的病例。Carpenter 等（1998）认为，与对照大鼠相比，当暴露于浓度 10% 的氧气下时，轻度呼吸道感染可以加重肺水肿的形成并且增加

BAL 液中的细胞计数和蛋白质浓度。这为临床诊断提供了支持，即伴随的或既往的呼吸道感染是HAPE 发生的重要因素。

21.6.13　机制：结论

目前普遍认为，HAPE 的发生是肺微血管系统的高压及微血管本身的脆性增加导致的。肺部血管在缺氧下的强烈收缩机制及收缩导致的毛细血管应力的破坏，是最有利的证据。基于肺活量快速减少导致的肺血管收缩，其他固有的特点如：较慢的肺泡液体清除率和低氧通气反应的不敏感等，都在疾病的临床诊断中起到辅助的作用。HAPE 数据库有很大的实用性，可以获取大量的患者资料，从而更高效地解开 HAPE 的复杂机制（iharc.partners.org）。

（胥　瑾 译　朱明明 校）

第二十二章

慢性高原病和高原肺动脉高压

概述

慢性高原病（chronic mountain sickess，CMS）第一次被秘鲁的 Carlos Monge 发现并且成为众所周知的 Monge 病。本病多发生于在高海拔地区居住数年的人群中。发病率随海拔和年龄的增加而升高；男性高于女性；南美洲高于亚洲或非洲。在西藏的移居汉族中比世居藏族更为常见。本病的特点包括红细胞增多伴红细胞压积大于 75%、低氧血症及肺动脉高压，患者移居低海拔地区后，上述表现可改善。

过去认为，各种肺部疾病引起的肺通气不足，如慢性阻塞性肺疾病（慢性支气管炎、肺气肿）、睡眠呼吸暂停、脊椎侧弯症等与本病有关，但现在诊断慢性高原病必须排除上述疾病（León-Velarde et al，2005）。

红细胞增多导致头痛、眩晕、乏力、食欲缺乏、憋气、精神疲惫，也可能出现手、足发热的症状。主要体征有口唇发绀及皮肤毛细血管扩张等。

预防本病，除了在平原生活外，还有戒烟、减少吸入各种粉尘等措施。罹患本病者移居平原是最佳治疗方法，但长期居住在高原的人群，由于工作或家庭的原因无法移居到平原，血液稀释法（放血）对高原红细胞增多症是有益的，但随着血红蛋白浓度再次升高，需要重复采取上述方法。最近报道，刺激呼吸中枢的药物，乙酰唑胺也用于治疗本病，效果良好。

以往对高原肺动脉高压（HAPH）称之为亚急性高原病或高原心脏病，该疾病主要发生在刚出生或第一年在高原长大的婴儿，以及久居或在高原居住数月至数年的成年人中。在西藏，通常患病的是平原汉族婴儿，而高原藏族婴儿较少患病。随着病情进展，患儿出现气喘、烦躁不安及水肿。本病的病理特点是肺动脉高压及右心衰竭。成年人群中，汉族人报道多见，藏族、吉尔吉斯高原人和长期驻扎在海拔 6000 m 的印度士兵很少见。病情严重者可发展成右心衰竭。患者移至平原后，症状和体征可消失，短期药物试验证明，硝苯地平和西地那非药物对降低肺动脉压有一定疗效，但没有长期试验观察其在疾病进展期的效果。

22.1 引言

高海拔地区有两种慢性疾病会影响高原人群。关于高原病定义和命名，2005 年 León – Velarde 等进行了较详细的描述（León Velarde，1998；León Velarde，2005）（表 22-1）。

表22-1　慢性高原病的命名及先前的术语或同义词和基本特征

推荐的命名	同义词	特征
慢性高原病	Monge 病	红细胞增多
	高原红细胞增多症	缺氧
	红细胞增多症	肺动脉高压；右心衰竭
	高原病理性红细胞增多症	头痛、头晕、疲劳；在下降至低海拔地区后可恢复
高原肺动脉高压	血管型慢性高原病	肺动脉高压
	高原心脏病	右心室肥厚
	低氧性肺心病	右心衰竭
	婴儿亚急性高原病	中度缺氧
	小儿高原心脏病	无红细胞增多
	成人亚急性高原病	

摘自国际高原医学协会慢性高原病的命名的共识（León-Velarde et al，2005）

随着共识的提出，以红细胞增多症或高原肺动脉高压为主的这一类疾病被称为“慢性高原病（CMS）”。大多数 CMS 患者伴有肺动脉高压，并可发展为右心衰竭，部分 HAPH 患者可伴有红细胞增多。考虑到大多数患者对慢性高原缺氧存在一种或多种反应，所以保留了这两个诊断。这种情况类似于高原肺水肿（HAPE）和高原脑水肿（HACE）。红细胞增多症是安第斯山脉 CMS 患者常见的病理表现，而 HAPH 在亚洲的高海拔地区更为常见。

人们认识慢性高原病很多年，但 HAPH 仅作为一种成人慢性疾病在安第斯山脉和中国被报道（Peñalosa et al，1971；Chen et al，1982）。作为一种急性病，发生于驻扎在海拔 5800 ~ 6700 m 数月（平均 1.8 年）的印度士兵中被 Anand 报道。

其实，HAPH是在高原出生或长大的孩子中被更早认识的（Khoury 和 Hawes，1963）。

22.2 慢性高原病

22.2.1 历程

1925年，Carlos Monge在秘鲁医学院报道了1例红细胞增多症，患者来自秘鲁的塞罗德帕斯科（4300 m）。1928年，他继续报道了一系列红细胞增多的病例，从此“Monge病”开始被人们认识。1935年由Bruce Bill带领的国际探险队在英国刊物上报道了1例慢性高原病（Talbott 和 Dill，1936），1942年Hurtado发表了对8例CMS患者仔细观察的结果，描述了其症状学和血液学变化以及移至平原又返回高原的影响（Hurtado，1942）。

20世纪40年代末，Monge在美国科罗拉多州的一个矿业小镇上发现了CMS（Winslow 和 Monge，1987），从20世纪60年代开始，Weil和同事（1971）在丹佛（见第22.2.3节）对该病进行了研究。来自喜马拉雅山的CMS的相关报道提示，本病在移居拉萨（3658 m）的汉族人群中较普遍，但在西藏本土居民中很少见（Pei et al，1989）。

22.2.2 CMS的临床表现

CMS的定义

最新的CMS定义为：长期居住在海拔2500 m以上的居民出现的独特临床综合征，有红细胞显著增多（女性Hb ≥ 19 g/dl，男性Hb ≥ 21 g/dl），严重的低氧血症，可伴有中度或重度的肺动脉高压。本病可发展为肺心病，引起充血性心力衰竭。这些特征随着移至平原可逐渐消失，但返回高原可再次出现（León-Velarde et al，2005）。

标准排除了CMS伴有慢性肺疾病或伴有其他加重高原缺氧的慢性疾病的患者，尽管这些病例可被诊断为继发性CMS。

症状

典型的患者有较模糊的神经心理学的主诉，包括头痛、眩晕、感觉异常、疲乏困倦、注意力难以集中及反应迟钝，还可以出现烦躁不安、抑郁，甚至幻觉。呼吸困难不是最常见的主诉，运动耐力下降较常见，患者体重可增加。西藏高原上伴有红细胞增多的士兵出现睡眠障碍，并与认知功能下降有关（Kong et al，2011）。这些症状在移至平原后会消失，重返高原会再次出现。

最近报道较多的慢性高原病的另一个症状是手足发热。1994年由León-Veldarde 和 Arregui首次报道（2000年被Tooms等引用）。在Tooms等（2000）的一项研究中，随机抽取的10名CMS患者均出现这种症状，在同海拔居民的对照组中，5人中有4人出现。CMS患者移至平原后症状缓解，重返高原后会再次出现。

体征

居住在海拔4000 m的正常人可出现轻度发绀，但伴有高血红蛋白浓度和较低血氧饱和度的CMS患者可检测到相当高的还原血红蛋白浓度。在安第斯山脉的居民中，随着CMS患者数量的增加，体征也更明显，“与印度橄榄绿的肤色相反的是，几乎黑色的嘴唇和酒红色的黏膜，成为Monge病患者特有的容貌”（Heath 和 Williams，1995）。在高加索人或低海拔地区如莱德维尔（Leadville）（3100 m），结膜充血和杵状指不明显，类似于海平面继发红细胞增多的患者，一些患者几乎没有体征。

调查研究

调查发现CMS患者红细胞计数、血红蛋白浓度及红细胞压积升高；血红蛋白值高达28g/dl，血细胞比容超过80%（Hurtado，1942）甚至高达91%（Jefferson，2002b）。与海平面的继发性红细胞增多症相似，CMS患者白细胞不升高，这不同于真性红细胞增多症。与同海拔的健康人群相比，血气提示$PaCO_2$高，PaO_2及血氧饱和度较低（Peñaloza 和 Sime，1971；Kryger et al，1978a）。低PaO_2部分因肺通气不足引起；部分由于肺泡-动脉氧分压差增加所致。

Manier等（1988）发现，在拉巴斯地区（3600 m），与同海拔正常人平均肺泡-动脉氧分压差相比（2.9 mmHg），CMS患者为10.5 mmHg。通过复合惰性气体技术，他们发现，造成此现象的大部分原因是血液流向了通气不良的肺区域，而不是发生真正的分流。1991年，Tewari等发现红细胞增多症的士兵从平原返回低海拔时肺一氧化碳弥散量（D_{LCO}）降低，随着时间的延长，肺弥散功能得到改善，血细胞比容恢复正常。吸烟者的肺弥散功能较不吸烟者的低。部分 CMS 患者肺功能检查出现阻塞性和（或）限制性的功能异常，表明其合并有慢性肺疾病。2011 年 Pratali 等采用胸部超声给海拔 3600 m 的 15 例 CMS 患者和 20 例对照人群进行检查，发现 CMS 患者存在肺水肿，这也提示了其可能存在气体交换受损。

Rimoldi 等（2011）运用血流调控血管舒张功能演示了 CMS 患者循环系统动脉强度，与低氧对照组正常的血管反应相比，其结果是相反的。他们认为这个发现是全世界 CMS 血管病理学的重要发现，提示这些 CMS 患者易出现心血管疾病。

Thomas 等（2000）通过对 10 个 CMS 患者行外周神经活检（腓肠神经），研究了手足发热症状的病理机制。他们发现了一种神经病变，即末梢微血管基底层变薄。这与糖尿病神经病变相反，但这种病变在慢性阻塞性肺疾病（COPD）引起的严重慢性缺氧中有报道（Malik et al，1990）。

血流动力学和病理学

人们开始逐渐关注血流动力学与 CMS 的关系（Hainsworth 和 Drinkhill，2007；Peñaloza 和 Arias-Stella，2007；Maignan，2009；Richalet et al，2009；León-Velarde，2010；Naeije，2010；Stuber et al，2010）。Peñaloza 和 Arias-Stella 于 2007 年发表了一篇关于南美洲心脏病和 CMS 关系的综述，提出了有意义的公共卫生问题，即高原 CMS 患者存在心脏疾病。高血细胞比容增加了血液的黏度，与同海拔的健康居民相比，可引起血压中度升高及明显的肺动脉高压。Peñaloza 等（1971）发现 10 例 CMS 者的平均肺动脉压为 64/33 mmHg，而对照组是 34/23 mmHg。因为心输出量没有差别，所以计算出的阻力是对照组的 2 倍。另外，还有血液黏度的升高，缺氧引起肺血管收缩。目前我们所指的肺动脉高压的患者包括 CMS 和 HAPH。

尽管与低海拔和高海拔对照组相比，CMS 患者肺动脉压较高、右心室肥大，但 Maignan 等（2009）在研究中没有发现明显右心衰竭的证据。Stuber 等（2010）对海拔 3600 m 的 30 例 CMS 和 32 例对照组行超声心动图描记，研究肺血管对适度运动后的反应性发现，尽管在休息状态下，CMS 患者右心压力有适度的提高，但在中等活动后其增加 3 倍提示 CMS 患者肺血管顺应性较低。他们的研究结果表明，静息测量可能低估了正常组和 CMS 组血流动力学的差异。

为了深入了解 CMS 的血流动力学反应机制，格日力等（2011）研究了影响血管反应和体液平衡的介质。他们对生活在海拔 4300 m 的 24 例 CMS 患者和 50 例对照组人群行 B 型镝钠肽（BNP）、血管内皮生长因子（VEGF）、内皮素 -1（ET-1）和内皮一氧化氮合酶（eNOS）的测定。BNP 和 ET-1 与超声心动图的 PAP 呈正相关，而与 SaO_2 呈负相关；VEGF 与 SaO_2 呈负相关；eNOS 和 PAP 呈负相关，与 SaO_2 呈正相关。这些结果表明，血管活性介质在 CMS 的病理生理过程中发挥着重要作用，可能为将来的预防和治疗提供机会。

预防

移居低海拔不再返回高原是一个有效的预防措施，但对于大多数高原居民来说这并不是一个很好的选择，因为他们的家庭和经济来源依赖于高原生活。但减少危险因素的发生是必要的，如吸烟。很多患者都是矿工，应尽可能避免职业健康风险，如粉尘和空气污染，虽然这些往往很难做到，在一些病例中，饮用水被钴污染可能是（造成 CMS 的）重要的因素（详见第 22.2.5 节）。另外，也可以从 CMS 的易感性上进行预防，遗传标记正在被研究（见第 22.2.5 节）。Moore 等（2007）曾观察是否出生时的一些临床表现（低氧血症、小于胎龄、早产或先兆子痫）会影响 CMS 的发病。胎儿发育不良与成人 CMS 相关。这些信息可能会给那些选择是否居住在平原的孩子们提供参考。

治疗

许多方法可以用来治疗 CMS（Rivera et al，2007）。正如前面提到的，移居平原后 CMS 典型的症状和体征可逐渐消失。然而，许多患者因为家庭或经济原因要留在高原生活。在这些情况下，放血疗法是有效的。放血疗法不仅能降低升高的红细胞计数，而且能改善许多神经 - 心理症状。还可以改善肺换气（Cruz et al，1979），提高活动耐力（Winslow 和 Monge，1987）。在科罗拉多州的莱德维尔（Leadville），大约有 60 名患者因治疗需要经常放血，以致血库不需要其他捐赠者的血液（Kryger et al，1978a）。

在高原长期静脉使用呼吸兴奋剂是另一个选择。Kryger 等（1978b）报道了醋酸甲羟孕酮的成功使用。研究表明，17 名患者治疗 10 周后，血红蛋白浓度下降。适量药物可刺激通气，升高 PO_2，降低 PCO_2。虽然患者血气变化很小，但他们主要的受益是夜晚氧合增加，因为那时的低氧血症可能更严重。唯一的副作用是在 4 名患者中出现了性欲丧失。除了 1 例外，其他患者降低药物剂量后可减轻副作用，且该剂量仍能降低血红蛋白浓度。在这 1 例中，药物剂量必须降到很低且无法发挥降低血红蛋白浓度的作用（时才可去除副作用）。

在本书之前的版本中，尚无乙酰唑胺在 CMS 中的试验。目前，该药物已在 CMS 中进行了双盲对照试验（Richalet et al，2005b）。3 组 CMS 患者（每组 10 人），每日给予乙酰唑胺 250 mg 或 500 mg，或安慰剂治疗 3 周。血细胞、促红细胞生成素、可溶性转铁蛋白显著减少，而夜间 SaO_2 的含量增加 5%，且 250 mg 组和 500 mg 组结果相同。在随后 6 个月的研究中，乙酰脞胺在降低肺动脉压方面也是获益的（Richalet et al，2008）。该药物的有效机制被认为是一种呼吸兴奋剂，有效剂量为 250 mg/d 或 500 mg/d（Richalet et al，2008）。这种简便、低成本的治疗可能会使许多患者获益。

22.2.3 CMS 的流行病学

全球范围内，CMS 的区域差异和分布受到越来越多的关注（Beall，2006；Beall，2007；Xing et al，2008）。从非洲、亚洲到南、北美洲，不同严重程度分级和表现为人们对人类迁徙和进化的各种猜测提供了丰富的信息。从 CMS 可以看到人类一代代对缺氧应激持续的生理适应能力。

安第斯山脉

CMS 在安第斯山脉最为常见，在该地区第一次描述了 CMS 对当地美洲安第斯人的影响，特别是对居住在海拔 3300 ~ 4500 m 的昆士兰平民的影响。男性比女性更易患病，年龄多见于 22 ~ 51 岁，平均年龄为 40 岁（Peñaloza et al，1971）。在外籍采矿公司工作人员中，偶尔可见到该病。过去人们认为 CMS 仅限于安第斯山脉，但正如下面所述，事实并非如此。

喜马拉雅山脉和西藏

以前几乎没有喜马拉雅山脉 CMS 的病例报道，直到 Winslow 在 AMREE 前往珠穆朗玛峰时记录的 1 名血细胞比容为 72% 的夏尔巴人（Wisslow 和 Monge，1987）。Pei 等（1989）描述他们在拉萨（3658 m）关于 CMS 的体验，这种病在汉族吸烟男性中常见，这些患者在红细胞增多前就已移居高原数年，随后表现出 CMS 常见的症状和体征。在 1 年内，有 24 人在医院确诊为 CMS，均为男性，包括 23 名汉族和 1 名藏族，6 人不吸烟，其余 1 名藏族为吸烟者，在高海拔暴露的时间平均为 26 年（9 ~ 43 年），尽管藏族人群的发病率低于移居的汉族，如今 CMS 已在藏族人群中有所报道。Wu 等（1992）报道了 26 例生活在海拔 3680 ~ 4179 m，具有典型 CMS 症状的本地出生的藏族患者，平均血红蛋白为 22.2 g/dl，而同海拔健康对照组平均血红蛋白为 16.6 g/dl。

在藏族人群中发现，青藏高原居民适应低氧或许与 NO 产生上调有关（Erzurum et al，2007）。他们选取了 88 名藏族和 50 名低海拔健康者，测定了前臂血流量和循环中的 NO 浓度，藏族前臂血流量是对照组的 2 倍，而循环中 NO 浓度是对照组的 10 倍，这些结果表明，更多的氧气被运输到组织，低 PAP 假设的机制在藏族人群中得到证实。

尽管当矿业城镇的结果被排除在外时，这些差异将会消失，但喜马拉雅山脉居民血红蛋白浓度仍趋向于低于安第斯秘鲁人（Frisancho，1988）。推测与安第斯山脉相比，阿尔蒂普诺高原地理位置更利于居民移至低海拔地区，而夏尔巴人季节性迁移的生活方式也有助于不同海拔的迁移。和安第斯山脉的居民一样，藏族居住于高海拔地区也不易迁移。

尽管需要更多证据，但藏族血统的人群患 CMS 的风险低于安第斯山脉居民及长期居住在高海拔地区的汉族，这可能归因于经历了很多代后，基因对高原的适应。

一项回归研究比较了安第斯山脉与西藏 CMS 的发病率，证实了早先的推测（Moore et al，1998b）。这项研究提供了更多关于不同海拔地区、男性和女性以及藏族和汉族 CMS 的发病率的证据，以便解释在高原移居的汉族人群中哪部分人群更易患 CMS。Li 等（2012）发现，城市的建筑工人比农村的居民更易患 CMS，这些信息或许有利于将来对生活在高原的人群制订公共卫生措施，减少 CMS 的发病。

埃塞俄比亚

埃塞俄比亚几十年的政治状况导致了调查工作的延迟，埃塞俄比亚高原和西藏及安第斯山脉不完全一样，生活在埃塞俄比亚的不同人群有很大的遗传异质性。众所周知，在埃塞俄比亚高原没有 CMS 的记录，而吸引人的资料却从这一地区显现出来，Xing 等（2008）研究了埃塞俄比亚人、藏族人及喜马拉雅高海拔居民与缺氧有关的基因，发现喜马拉雅人及埃塞俄比亚人群脑循环反应及缺氧通气反应的标记物较低，另一个在 CMS 患者中表达的基因（*PDP2*）在埃塞俄比亚居民中未发现。显然，更多的生理学和基因学工作即将在埃塞俄比亚高原开展。

北美洲

CMS 在科罗拉多州的莱德维尔（Leadville）（3400 m）被人们认识。Kryger 等（1978a）描述了 20 例患者，均为男性，并提及内科医生检查了大约 60 例患者，只有 2 例为女性。具有 CMS 典型表现的 1 例患者是 1 名 67 岁女性，来自海拔 2000 m 的加州（Gronbeck，1984）。与安第斯山脉地区患者相比，北美 CMS 患者很少有肺血管并发症。

22.2.4　CMS 评分

CMS 的症状、体征评分系统于 2004 年 8 月在青海第六届世界高原医学会议上提出，并被纳入共识声明中（León-Velarde et al，2005）。目的是通过比较不同研究，提供一种评估方法。症状和体征评分分为 0 ～ 3 分：0 分，无症状；1 分，轻度；2 分，中度；3 分，严重。症状 / 体征如下所示：气促 / 心悸，睡眠紊乱，发绀，静脉扩张，感觉异常，头痛，耳鸣。血红蛋白水平：男性 18 ～ 21 g/dl = 0；＞ 21 g/dl = 3；女性 16 ～ 19 g/dl = 0，＞ 19 g/dl = 3。这些评分的总和反映出疾病的严重程度（无：0 ～ 5 分；轻度：6 ～ 10 分；中度：11 ～ 14 分；严重：＞ 15 分）。

22.2.5　CMS 的发病机制

正常肺的 CMS

与同海拔的健康人群相比，CMS 患者有较低的 PaO_2 和 SaO_2，而 $PaCO_2$ 较高。严重的低氧血症引起 EPO 水平的升高，导致红细胞增多。那么，是什么引起了严重的缺氧呢？升高的 $PaCO_2$ 表明存在一定程度的肺换气不足，但也可能是一些气体的转运缺陷。如前面提到的，CMS 患者 P（A-a）O_2 梯度变大（Manier et al，1988）。Pratali 等（2011）证明，CMS 患者运动后肺内液体增加可导致肺气体交换受损。

Severinghaus 等（1966a）发现，与同龄健康居民比较，CMS 患者有极为钝化的低氧通气反应（HVR）。也许 HVR 较低的人，在高海拔居住多年易患 CMS。随年龄增长（Kronenberg 和 Drage，1973）及久居高原时间的延长（Wiel et al，1971），HVR 逐渐下降。CMS 患者或许是该进程比别人要快的人。

然而，Kryger 等（1978a）在科罗拉多州的莱德维尔（Leadville）发现，同龄的患者和健康人群在 HVR 上无区别。他们发现，患者无效腔 / 潮气量比率升高，当吸入 100% 氧气时，他们的通气增加；因此出现低氧通气反应抑制。他们得出结论，钝化的呼吸化学感受器不是 CMS 发病的原因。

睡眠

睡眠期间，即使是正常人，肺通气量也会降低。如果有呼吸暂停，无论是中枢性的还是阻塞性的，SaO_2 进一步下降，可能成为 CMS 的病因。Sun 等（1996）研究发现，CMS 患者与无 CMS 人群相比，有更多的呼吸紊乱且平均 SaO_2 数值较低。在呼吸紊乱过程中，无 CMS 的人群脑血流量增加，而 CMS 患者则没有，因此后者大脑氧输送量减少。最近，Spicuzza 等（2004）选取海拔 4300 m 的 CMS 患者和健康对照组进行研究，证实 CMS 患者在清醒状态下存在低氧血症，并表明其在睡眠时存在更严重的缺氧。特别是在消耗 SaO_2 的总时间中，80% CMS 患者显著增加。这种去饱状态将会触发更多的 EPO 释放。Reevers 和 Weil（2001）在对超过 900 名 CMS 患者进行回顾研究中强调了这些患者在睡眠时的严重缺氧。Kong 等

（2011）发现，CMS 患者的睡眠质量差与认知障碍有关。

性别

在调查处于海平面的女性时发现，女性（至少在更年期以前）似乎不会患由低通气综合征（Pick wickian 综合征）引起的 CMS，这可能是孕激素对通气的刺激作用。León-velarde 等（1997）在秘鲁的塞罗德帕斯科（4300 m）对绝经前、后妇女进行了比较，发现绝经后女性具有较高的血细胞比容、较低的 SaO_2 和呼气流量峰值，支持了女性荷尔蒙影响学说。

年龄

年龄对肺功能和 HVR 有影响。PaO_2 随着年龄的增长而下降，尽管在海平面上它对血氧氧饱度的影响很小，但在高原有较大的影响，因为机体已经在氧解离曲线的陡峭部分。León-Velarde 等（1993）在秘鲁（4300 m）的研究中发现，随着年龄的增长，CMS 的发病率越来越高。血红蛋白浓度超过 21.3 g/dl 则诊断为“红细胞增多症”，20 ~ 29 岁者的发病率为 6.8%，在 60 ~ 69 岁时增加到 33.7%。这项研究还发现，高海拔地区在有或无 CMS 人群中，肺活量随着年龄的增长均降低，但 CMS 组下降幅度更明显，低海拔地区 20 ~ 29 岁和 60 ~ 69 岁人群中，肺活量没有明显下降。

钴

钴是一种已知的促红细胞生成的物质。Reeves 和 Weil（2001）收集了 750 例男性和 200 例女性的 CMS 患者资料进行了回顾分析。他们发现，影响缺氧状态下红细胞变化的其中一个因素是摄入了毒素和矿物质，例如钴。Jefferson 等（2002）在塞罗德帕斯科（4300 m）的一项研究中发现，21 名 CMS 患者中有 11 名可在血清中检测到钴含量，而正常对照组未检测到。然而，Bernardi 等（2003）对塞罗德帕斯科地区的 CMS 患者调查发现钴的含量正常。塞罗德帕斯科是矿业城市，钴是当地岩石中的元素之一。Jefferson 等对当地饮用水样本进行检测，未发现钴含量，该结果也可能是数次过滤后导致的。因此，在一些地区的 CMS 患者中，它可能是一个危险因素。

CMS 患者的脑血流量

红细胞增多症（rubra vera）是由于血液黏度增加，导致的脑血流量（CBF）降低（Thomas et al，1977）。然而，在仅有的 CBF（采用超声多普勒测量脑血流量）对 CMS 患者的研究显示，与对照组相比，两者 CBF 无显著的差异（Sun et al，1996），或者与对照组相比，CMS 预期的 CBF 减少（Claydon et al，2005）。

遗传学和 CMS

不同人群对长期慢性缺氧的反应不同，且只有部分人群对 CMS 敏感。这些现象引发了 CMS 是否存在遗传因素敏感性的思考。Mejia 等（2005）在病例对照研究中找到多种候选基因：促红细胞生成素、促红细胞生成素受体及低氧诱导因子（HIF-1α）。他们发现，候选基因多态性和重度红细胞增多症之间没有相关性。在初步的研究中，León-Velarde 和 Mejia（2007）发现，对于在高原人群中是否存在低氧相关的基因不能做一个肯定的结论。Huicho 等（2008）选取 CMS 患者的孩子进行研究，试图寻找氧反应基因并探究糖分解及线粒体通路，明确是否存在一个基因信号可以预测 CMS 患者未来病情的发展。低氧适应受损的标记出现在糖酵解和线粒体 TCA 循环耦合缺陷中，这可能使这些儿童最终发展成 CMS。Richalet 等（2011）在秘鲁塞罗德帕斯科研究了 CMS 组和健康对照组各 1000 名，发现这两组的 VEGF 有不同的基因标记。这个结果和前期的工作（Buroker et al，2012；Liu et al，2012）可能会帮助发现一些特定的遗传标记，以预测对 CMS 敏感的人群。

红细胞增多症与肺疾病

在红细胞增多伴有明确肺疾病的病例中，海拔与轻度肺疾病两个因素会引起红细胞增多症和肺心病。移居平原（去除高原缺氧）这个因素，可逆转这一过程。在高海拔的患者（因肺部疾病）比正常人缺氧更明显，因此促红细胞生成素刺激红细胞增多的作用更强，患者可发展为红细胞增多症。León-Velarde 等（1994）在一项研究中强调了下呼吸道疾病的重要性，研究表明，与健康对照组和伴有慢性上呼吸道疾病患者相比，伴有慢性下呼吸道疾病的患者血红蛋白水平高、血氧饱和度低，CMS 症状评分高。

结论

高原低氧和肺通气不足可导致 PaO_2 下降。肺通气不足可能是由低 HVR、缺氧通气抑制或其他不明原因引起的。如果肺或胸壁疾病引起肺功能下降，也会进一步引起 PaO_2 水平下降。衰老导致肺功能和 HVR 的降低，尤其是当生活在高原，从而进一步降低了 PaO_2。低 PaO_2 导致低 SaO_2 并刺激促红细胞生成素分泌，从而增加红细胞计数。然而，在塞罗德帕斯科（4300 m）对促红细胞生成素的研究中表明，尽管高原组的平均值比平原组高，但 CMS 组与无 CMS 组之间无差异（León-Velarde et al，1991）。红细胞的升高引起血液黏度升高，可能导致脑血流量下降，伴 SaO_2 下降，最终引起严重的慢性脑缺氧和 CMS 症状（图 22-1）。

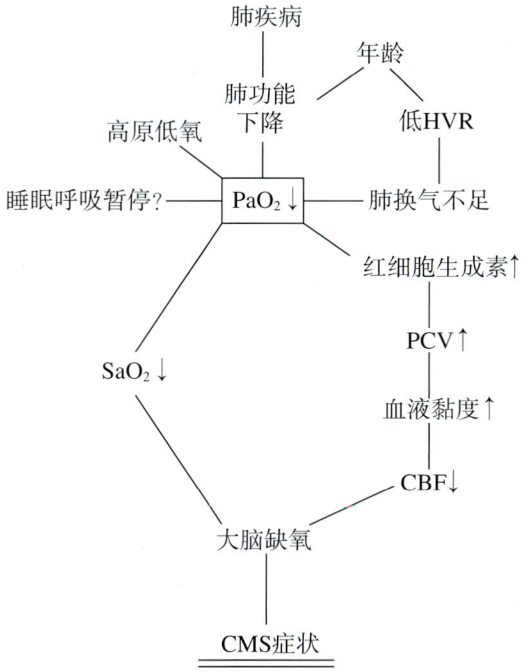

图 22-1　慢性高原病（CMS）可能的发生机制。HVR，低氧通气反应；CBF，脑血流量；PCV，红细胞压积；SaO_2，动脉血氧饱和度；PaO_2，动脉血氧分压

22.3　高原肺动脉高压

22.3.1　介绍和历史

在 60 年前，人们就已经知道暴露于低氧环境会引起肺动脉高压了，von Euler 及 Liljestrand（1946）在猫身上获得了第一次验证，随后 Motley 等（1947）在人类身上获得了证实。这种低氧升压反应在胎儿时期非常重要，因为血液必须通过动脉导管从无功能的肺组织流向身体的其他各个部分。出生后，当部分肺组织出现通气受限时，它的作用是可改善肺组织的通气 / 血流灌注比，如哮喘时支气管闭塞或肺炎引起的肺实变。在这种情况下，通气受限的肺组织因缺氧引起血管收缩（这有利于血液分配至通气正常的肺组织）。然而，在高海拔地区，由于整体缺氧，整个肺组织血管收缩及肺动脉压力升高，除了较为均匀的灌注对于直立肺可能有轻微的改善之外，对气体的转运没有任何好处。值得注意的是，在适应高原的动物中，例如牦牛（Harris，1986）和鼠兔（Ge et al，1998），未发现这种低氧升压反应，且藏族人群有非常弱的反应（Groves et al，1993）。

早在 1956 年，Rotta 等（1956）发现，高原习服的低海拔人群和当地人群中有肺动脉高压。1962 年 Peñaloza 和 Arias-Stella 等发表了关于肺动脉高压和肺动脉病理学的数据，提示在安第斯山脉高原健康人群中存在肺动脉高血压和肺小动脉肌化。这种结构重塑即使通过吸氧（第 7.5.1 节）或移居平原，也会导致持续的肺动脉高压，尽管移居平原数月或数年后肺动脉高压会有所缓解。

CMS 患者常伴有肺动脉高压（见第 22.2.2 节）并且有时会发展成右心衰竭，但是严重的红细胞增多症早在这之前就已被报道，因为血细胞计数比心脏插管更易开展，肺动脉高压倾向于被除外，主要是由于仅认识到红细胞压积增高引起的血液黏稠，而忽视了缺氧血管收缩伴随的结构重塑。Reeves 和 Grover（2005）深入地回顾了在秘鲁的早期工作。

1988 年，Sui 等发表了关于将出生在低海拔地区的婴儿带至高海拔西藏的反应，他们称这种反应为亚急性婴儿高原病。不久之后，Anand 等（1990）报道了一种类似的成年人病例，患者是居住在极高海拔几个月或更长时间的驻地士兵，并称这种疾病为“成人亚急性高原病”。这两种疾病本质上都是由于慢性肺动脉高压引起的右心衰竭，在后来共识声明中被称为“HAPH”（表 22-1）。从那以后，出现了许多来自亚洲各个高海拔地区关于本病的报道（Ge 和 Helun，2001；Aldeshev et al，2002；Wu，2005）引起了全世界范围内的广泛关注（Peñaloza，2007；Xu 和 Jing，2009；

Pasha 和 Gassman，2010；Lopes et al，2010；Zhai et al，2010；León-Velarde 和 Villafuerte，2011）。

22.3.2 婴儿高原肺动脉高压

第一批殖民安第斯山脉的西班牙人意识到，如果他们的婴儿在高原出生，将不能健康成长。他们形成了自己的习俗，移至低海拔地区分娩，并且在 1 岁之前不带孩子回到高原。

移居至西藏的低海拔汉族人群面临着同样的问题，Wu 和 Liu（1995）报道了 1 例出生在拉萨（3658 m）的 11 个月婴儿，他表现为呼吸困难、发绀及充血性心力衰竭。尸检后发现明显的右心室肥厚和外周肺动脉肌层增厚，未发现其他病理异常，如先天性心脏病和作者们所说的“高原心脏病”。Sui 等（1988）报道了拉萨 15 名婴儿的尸检结果，他们死于一种称为“婴儿亚急性高原病”的综合征。症状包括一般的呼吸困难、咳嗽，失眠，体征包括发绀、面部水肿、少尿、心动过速、肝大、肺部啰音和发热等。这些婴儿大部分出生在低海拔地区，但有 2 例出生在高海拔地区，他们的父母 1 例是汉族，1 例是藏族。这种疾病通常在数周或数月内致命。尸检结果显示，肺动脉肌层明显肥厚及肺小动脉肌化，还伴有右心室肥厚、扩大以及肺动脉扩张。

22.3.3 成人高原肺动脉高压

Anand 等（1990）报道了一种发生在 21 名士兵身上的疾病，他们完全习服后被派到海拔 5800 ~ 6700 m 的地方居住数月（平均 1.8 年）。他们称这种疾病为“成人亚急性高原病”。患者表现为呼吸困难、咳嗽和劳力性心绞痛，体征有坠积性水肿，在高原应用利尿剂可改善症状。当飞机将他们转运至低海拔时，发现他们已经出现了心肌肥大伴右心室扩张，并且在大部分病例中出现了心包积液。肺动脉压升高（26 mmHg）且在轻度运动后，肺动脉压升至 40 mmHg，当撤离高原后迅速恢复。调查发现，受试者在高原生活很长一段时间后，即使没有患病，他们体内的总体液量和总钠量也会普遍升高（Anand et al，1993）。循环血容量的增加可能会导致用力肺活量的下降，在珠峰Ⅱ号行动（Welsh et al，1993）的研究中发现，受试者胸部 X 线表现为肺纹理增多。Wu（2005）在对青藏高原的 CMS 患者进行的回顾分析中也报道了类似的情况。患者出现 HAPH 伴右心衰竭的表现，迁移至高原的牛似乎也出现了类似表现，也被称为“高原病”（Hecht et al，1959）。

Pei 等（1989）回顾分析了 17 例 CMS 病例，16 例汉族男性，1 例藏族女性，这些男性均是从低海拔地区移居到海拔为 3600 m 的西藏地区，入院前平均年龄为 15 岁。症状和体征包括：咳嗽、呼吸困难、坠积性水肿、肝大、颈静脉怒张。红细胞压积的平均值是 70%，5 例患者行插管检查测定的平均肺动脉压为 57/28 mmHg。回顾分析这个疾病的自然病程，他们认为疾病早期主要以红细胞增多症为主，随着疾病持续时间的延长，会出现心肺疾病。

临床特征

轻度或中度肺动脉高压一般不会出现症状。可能会有一些可疑的体征包括：听诊时第二心音增强、心电图及超声心动提示肺动脉高压，只有当出现右心衰竭时，相应的症状才逐渐表现出来。症状包括头痛、呼吸困难、咳嗽、烦躁、失眠和心绞痛发作。临床体征包括发绀、心动过速、呼吸急促、面部水肿、肝大及肺部湿啰音（Ge 和 Helun，2001）。移至平原，虽然肺动脉高压偶尔会在 1 年或更长的时间内存在，但这些典型症状和体征通常会在几天或几周内消失。

流行病学

部分人群比其他地区人群更易患本病。在青海和西藏，移居的汉族比藏族更敏感（3 ~ 4 倍）。儿童比成人更敏感（约 3 倍），如表 22-2 所示。

表22-2 不同海拔地区汉族、藏族及儿童、成人高原心脏病的患病率（人口百分比）

海拔（m）	汉族		藏族	
	儿童	成人	儿童	成人
< 3000	0.47	0.07	0.2	0
3000 ~ 4000	1.47	0.71	0.37	0.24
4000 ~ 5000	3.64	1.72	1.04	0.46

儿童比成人、汉族比藏族更易患病。高原心脏病患病率随海拔高度的增加而增加（Ge 和 Helun，2001）

男性比女性易患病。Aldeshev 等（2002）报道了在吉尔吉斯斯坦高海拔地区关于 HAPH 的研究。对生活在海拔 2800 ~ 3100 m 的 3 个村庄的人群开展了一项健康调查，包括心电图检查。分析了 741 名受试者（男性 347 名，女性 394 名）的心电图报告。14% 的人存在一个或多个肺心病的指标，其中男性 23%，女性 6%，两者存在明显的差异。

HAPH 的自然病程

Aldashev 等（2002）在 Bishkek（760 m）对居住在海拔 2800 ~ 3600 m 的 136 名男性开展了右心导管术。根据结果分成 3 组：①肺动脉压正常；②肺动脉压正常，但吸入低氧混合气体后肺动脉压可升高 2 倍；③肺动脉压明确升高。三组的比例分别为：59%、21%、20%。10 年后他们对其中 25 名受试者进行随访，肺动脉正常组压力没有增加，高反应组 10 名受试者均表现出肺动脉压力增加，随访的 7 名肺动脉高压组也表现出肺动脉压力增高。

遗传对 HAPH 的作用

明确知道“高原病”仅影响牛的某个品种，肺动脉高压也仅在敏感的品种中出现，这些都是由遗传决定的（Cruz et al，1980）。人类的肺动脉高压也同样存在这种情况。Fagan 和 Weil（2001）回顾分析了遗传在控制高原肺动脉压方面的作用。他们得出结论，不同海拔种群之间的差异（如上所述）表明了一种进化，遗传因素影响了肺循环对高原低氧的反应。Tucker 和 Rhodes（2001）回顾分析了肺血管平滑肌在不同动物及人类的肺动脉高压发展中的作用。有充分的证据证明，肺血管平滑肌的数量可以预测低氧反应的严重程度。牛和猪是高反应性动物，它们有较厚的平滑肌层；绵羊、狗和许多本土的高海拔动物都是低反应动物，它们的肺动脉肌层较薄；人类、大鼠和小鼠居中。这些由遗传因素产生的差异在研究牦牛和牛的杂交品种中得到了证明（Anand et al，1986）。

Aldeshev 等（2002）报道了已行心脏导管术的 78 名高原男性血管紧张素酶（ACE）的基因分型。高原肺动压高压的患者 I/I 等位基因频率比高原健康居民高 3 倍，且携带 I/I 等位基因的患者平均肺动脉压明显高于携带 I/D 和 D/D 等位基因的患者。比较 Bishkek 平原居民和高原居民等位基因频率，结果显示高原人群携带 I/I 等位基因频率明显降低，而 D/D 等位基因频率明显升高，这表明高原人群携带高频率的 D/D 等位基因可能是人类进化选择的结果。

HAPH 的治疗

肺动脉血管收缩和重构的整个过程可以通过移居至低海拔地区或缺氧缓解来逆转。然而对许多高原肺动脉高压的患者来说，选择离开自己家乡移居至低海拔处安家是不可行的。对于这些患者可能要考虑药物治疗。然而已经报道的药物实验都是短期的，所以我们不知道这些药物对疾病治疗的长期疗效。

Antezana 等（1998）表明硝苯地平可使 2/3 的高原肺动脉高压患者的肺动脉压力下降 20%。在肺动脉压力较高的患者中效果最好，且与血红蛋白浓度无关。健康人群移至高原 6 天后，磷酸二酯酶抑制剂——西地那非可有效降低肺动脉压（改善气体交换）（Richalet et al，2005a）。Aldashev 等（2005）在对照实验中对 22 例 HAPH 患者给予两种剂型的西地那非（25 mg 和 100 mg，每 8 h）或安慰剂，持续 3 个月。结果表明，两种剂型在降低肺动脉压及改善 6 分钟步行实验上同样有效。西地那非有很好的耐受性。关于乙酰唑胺在 HAPH 中的实验非常少。有趣的是，Smith 等（2009）研究发现，补充铁剂可以改善高原肺动脉高压，但机制不明确，可能与缺氧 - 诱导因子作用有关。更多的研究工作即将开展。

结论

HAPH 以及一般的肺动脉高压，已经成为越来越多的临床和基础科学研究领域公认的实体，用以了解自然病程、潜在的发病机制、人口变化、公共卫生风险以及能在数百万患者中获得改善预后的治疗。许多患者，尤其在高海拔地区，由于缺乏认识、缺少诊断方法以及治疗、随访受限而被漏诊。出现的问题包括：哪些典型 HAPH 的患者将进展成肺心病或过早死亡？这种疾病的自然病程是怎样的？对于病情进展风险高的患者有没有特定识别的标志物？在高海拔居住的人群中，采取怎样的公共卫生措施可使临床典型的HAPH病情进展最小化？

高原临床疾病的研究已成为多年来最令人兴奋的领域之一，是需要解决的一个公共卫生问题。高海拔研究团队应准备好继续前进。

（马 爽 译 张培莉 校）

第二十三章

与海拔相关的其他疾病

概述

当游客在高海拔地区生病，首先应该考虑的可能是急性高原病。然而像急性高原病（AMS）、高原肺水肿（HAPE）和高原脑水肿（HACE）等疾病应该有不同的诊断手段，其他一系列的高原医疗问题也已被记录，值得进一步探讨。

血栓栓塞性疾病：已有的高原文献报道涉及中枢神经系统和脑血管在内的各种动静脉血栓栓塞性事件，这引起人们对低压低氧可导致血液高凝状态的关注。目前，尚无确切的证据支持该结论，针对上述事件的预防措施除了保持充分的水化和转运外，并无必要。任何快速发作的神经系统症状和神经功能损伤应立即考虑诊断，而不是仅仅考虑为急性高原病并将患者从高原转运到平原。

神经系统症状：除脑血管事件之外，在高原有一系列神经系统症状不在急性高原病范畴之内，包括偏头痛、蛛网膜下腔出血、暂时性遗忘症及颅神经麻痹。与急性高原病鉴别可能很难，需要患者提供详细的病史并进行体格检查，还应该将病患转运到低海拔地区进行进一步评估。

眼科问题：几个重要的眼科疾病也发生在高原，包括平时常见但无症状的高原视网膜病、紫外线角膜炎和眼干症等。高原缺氧可能会引起角膜变厚，在某些屈光手术后，这是在高海拔地区影响登山者和游客视力的一个潜在原因；但其通常不会影响视力正常的人或没有接受屈光手术的近视眼或远视眼患者。

高原咳嗽：尽管睡眠障碍、肋骨骨折以及高原咳嗽是非常常见的问题，但直到最近才被专家所关注。在咳嗽形成过程中，干燥、寒冷空气起着重要的作用，但其他因素如缺氧也会增加咳嗽频率，也是实验室里环境控制的因素之一。治疗这一问题很困难，即使许多补救措施被提出，但仍然无科学依据证明其是有效的。

高原麻醉：在高海拔地区，许多医疗问题如大型外科手术治疗等需要到平原去实施。但是，偶尔也需要在资源有限且偏远的高原进行包括麻醉在内的外科手术，在低气压的环境中，普通麻醉可引起呼吸抑制，从而使患者遭受很大的缺氧风险，即使是低浓度的麻醉剂也可抑制围术期患者的低氧通气反应，出现呼吸抑制的风险增大。术者必须意识到高原麻醉监控仪以及其他麻醉设备是非常重要的，还需要考虑海拔和温度对麻醉药物效能的影响。

23.1 血栓栓塞性疾病

在一个多世纪前，各种动静脉血栓栓塞的病例曾在高原被报道，引发了专家们对高原缺氧是否会导致个体血液高凝状态的疑问。

23.1.1 脑血管事件

脑血管意外有起病急、局灶性神经功能缺损等特点，而此特点在 AMS 或 HACE 中是不常见的，故易于区分。高原脑卒中历史悠久，可追溯到 Robrovsky 描述自己在探险藏区阿尼玛卿雪山时出现的偏瘫和失语症状（Robrovsky，1896），以及描述 1924 年 Ghurkha 士兵和 1936 年（Norton，1925；Tilman，1948）珠穆朗玛峰探险中夏尔巴人发生的偏瘫。最近，Jha 等（2002）报道的驻扎在印度高原兵站士兵患脑卒中和 Wilson 等（2010）描述的经颅多普勒超声检测到大脑中动脉闭塞是患者出现神经症状的主要原因。除了这些事件外，还有很多文献记载了短暂性脑缺血发作（TIAs）病例。例如，Wohns（1986）报告的 TIA 系列症状包括偏瘫、失语和视野缺损，分别发生在高原攀登的 3 人中。Murdoch（1996）报道了高原的各种局灶性神经功能障碍的病例，也很快康复。然而，如果没有诊断性研究的辅助，很难判断上述病例是由血栓栓塞形成所致，而非由环境含氧量低引起的局部缺血所致。

上述描述的病例涉及动脉循环，同时在高原也有脑部静脉血管卒中事件。例如，Boulos 等（1999）报道了一名在法国阿尔卑斯山攀登的病例，他被发现出现右侧偏瘫、语言障碍和癫痫发作，检查发现有上矢状窦血栓形成，而 Torgovicky 等（2005）报道了 1 例常规高原训练后出现矢状窦血栓形成的病例。Cheng 等（2009）报道了一例尼泊尔徒步者在海拔 4000 m 时有头晕、恶心、呕吐症状，逐步下降到海拔 2000 m 后被确认是由于静脉窦血栓形成引发的症状。Shrestha 等（2012）报道了一名 47 岁女性出现头痛、语言障碍和视力改变，最后发现其有颅内静脉窦血栓形成。这些病例研究表明，当患者移行到低海拔时，神经系统或其他系统症状仍得不到改善甚至恶化，则诊断排除急性高原病可能。Dickenson 等（1983）对在加德满都死亡者进行尸检后发现，他们有颅内静脉血栓形成。而 Song 等（1986）也报道了在海拔 5000 m 以上高原停留超过 3 周的患者身上有类似改变。

23.1.2　中枢神经系统以外的血栓栓塞事件

动静脉血栓除在中枢神经系统以外，在身体其他部位也存在。除了值得一提的艺术家 Gilkey 于 1954 年在美国探险时出现的下肢深静脉血栓（Houston 和 Bates，1979），还有许多肺栓塞病例报道（Nakagawa et al，1993；Shlim 和 Papenfus，1995；Heffner 和 Sahn，1981；Ashraf et al，2006）。在这些病例中有 2 例患者（Nakagawa et al，1993；Shlim 和 Papenfus，1995）出现高原肺水肿，后来被确诊为肺栓塞。

Fagenholz 等（2007）描述了一位既往体健，到位于 Pheriche（4240 m）的喜马拉雅山脉营救协会诊所就诊的患者，他的右侧股浅动脉腘动脉移行处形成了血栓，出现右下肢冰凉、皮肤苍白，最终行膝关节以下截肢术。Anand 等（2005）描述了 26 例驻扎在海拔 3000 m 以上的印度士兵发生门静脉血栓的事件。

23.1.3　高原血栓栓塞疾病的诱因

在早期，大量血栓栓塞性疾病的报道考虑与低压缺氧引起血液高凝状态有关，然而没有足够的证据表明脱水和（或）长期在帐篷内不活动是致病的原因。

几个大型的、回顾性研究试图证实在高海拔地区发生血栓栓塞事件的风险增加，如 Anand 等（2001）回顾性记录的 3 年内 2 万多名入院治疗患者，发现高原居住者比平原居住者血栓发生率高。同时 Jha 等（2002）用回顾性调查法发现，高原兵站士兵比平原士兵脑卒中发病率高。然而，这些研究在方法学方面如检查人群有限性以及回顾性分析的特性方面（例如都是部队士兵）使得研究结论的诊断价值有一定的局限性。他们也没有提供关于短期停留在高海拔地区的相关风险信息，因为这些研究都是关于长期暴露的。Zafren 等（2011）更多地研究了珠穆朗玛峰攀登者短期暴露的风险，通过对所有人群进行 D- 二聚体检测，对于阳性患者进行下肢加压超声检查，发现无症状者深静脉血栓发生率低。76 位登山者中 D- 二聚体检测阴性者，没必要行超声检查，表明无症状者的深静脉血栓发生率较低。

由于缺乏能够说明在高海拔地区血栓栓塞事件的发生风险增加的系统性研究，许多研究将检测各项凝血指标的变化作为血栓栓塞风险评估的间接指标。该方法也不能说明在高海拔地区存在血液的高凝状态。虽然有一致的证据表明，在急性缺氧暴露期间部分凝血活酶时间缩短（Maher et al，1976；O′Brodovich et al，1984；Bärtsch et al，1998），但许多文献中提到的关于急性缺氧暴露对血小板功能（Gray et al，1975；Maher et al，1976；Sharma，1980；Chatterji et al，1982；Lehmann et al，2006）、出血时间（Bärtsch et al，1989；Doughty 和 Beardmore，1994）和其他生化指标如纤溶蛋白标记物（Bärtsch et al，1988；Mannucci，2002）、凝血酶形成（Bendz et al，2000；Bärtsch et al，2001）的影响，其结果是矛盾的。

上述研究一般都是在没有凝血功能障碍的健康人群中进行的。Schreijer 等（2006）最近的一项研究表明：事实上，潜在凝血功能障碍的存在可能是导致血栓栓塞性疾病发生的关键因素。在一项对 71 名健康志愿者的研究中，在相当于海拔 1800 ～ 2100 m 的机舱压力下飞行 8 小时，与非低氧下暴露相比，血栓 - 抗凝血酶复合物水平会增加。值得注意的是，在那些口服避孕药的具有 Leiden 因子Ⅴ基因突变的志愿者中，出现了最明显的变化，因此在高海拔地区，血栓栓塞风险增加的关键因素是既往存在凝血功能障碍。

这一结果特别有趣，因为在高海拔地区，许多血栓栓塞症患者存在凝血功能障碍的潜在倾向，例如口服避孕药（Shilm 和 Papenfus，1995）、蛋白 C 缺乏（Boulos et al，1999）、高同型半胱氨酸血症（Ashraf et al,2006）或镰状细胞贫血（Heffner 和 Sahn，1981），然而这一发现并不普遍，其他患者（Fagenholz et al，2007）并无潜在的凝血功能障碍的证据。

在这些研究中，还有其他因素可能在某些血栓栓塞事件中起作用，其中包括红细胞增多症和脱水（由隐性失水和尿失水增加导致的）（Ward，1975），以及在恶劣天气下长时间待在帐篷里静止不动。有趣的是，尽管已知真性红细胞增多症会增加血栓事件的风险，但在海平面水平，继发性红细胞增多症（如，慢性缺氧诱发）并不存在类似的风险（Schwarcz et al，1993）。这表明，当长期停留在高海拔地区，红细胞增多症可能不是一种诱发因素，除非还有一些其他的因素，如脱水和长时间不活动。然而归根结底，目前没有系统的证据表明低压低氧易导致凝血功能障碍或者高原旅行与血栓栓塞事件的风险增加有关。

所有这些研究面临的一个重要问题是，它们倾向于评估凝血系统的特定方面，如凝血酶-抗凝血酶复合物，而不是观察整个复杂系统的功能。为了解决这一问题，Martin 等（2012）利用血栓弹性成像（TEG）进行功能测试，他检查了健康志愿者在海平面、海拔 4250 m 和海拔 5300 m 血栓形成的血流动力学和凝血系统的所有方面，发现实际上相比于海平面水平，在高海拔地区，凝血的速度会减慢。

关于高海拔地区凝血系统功能说法仍然不一致，尚没有得出关于凝血功能障碍风险增加的确切结论。

23.1.4 血栓栓塞性疾病的预防和控制

即使没有证据表明在高海拔地区，发生血栓栓塞事件的风险会增加，但在这种环境下旅行时，如果没有任何预防的药物，如阿司匹林或皮下注射肝素，所有人都应保持警惕，保持足够的水分和活动。已经诊断为凝血功能异常的患者在高原时应该继续抗凝治疗。那些服用华法林抗凝治疗的患者应监测血液凝血指标中的国际标准化比值（INR），已有回顾分析研究在高海拔地区长时间停留或短暂停留后返回者中，海拔高度的变化是否会影响 INR 的波动范围（Van Patot et al，2006）

存在血栓栓塞性疾病临床证据的患者应在可行的情况下，尽快撤离到低海拔地区。在等待撤离的同时，应吸入氧气来改善组织供氧，也可以考虑与抗凝药物阿司匹林或低分子肝素联合应用。然而，鉴于中枢神经系统有时可能会出血，而非血栓形成，二者往往很难区分，在这种情况下，必须进行更为明确的评估后才能给予抗凝治疗。有血栓栓塞病史的人能否从高原平安返回平原尚不清楚，最保守的做法是避免一切高原旅行。

23.2 其他神经系统疾病

除了上述所说的颅内动静脉血栓栓塞事件外，在高海拔地区还描述了除 AMS 之外的多种其他神经系统疾病。Basnyat 等（2004）已对这些疾病作出综述，下面将进一步讨论。

23.2.1 偏头痛

尽管人们很容易把高海拔地区所有头痛都归结于急性高原病，但在鉴别诊断中也应考虑其他可能的原因。偏头痛在低海拔地区很常见，在高海拔地区也有发生。虽然有报道称，高原环境可能会诱发疾病（Hackett，2001），但没有系统性的证据表明这种关系，这仍然是一个有争议的话题（Bolay 和 Rapoport，2011），目前尚无确切的依据。几份研究报告表明，高海拔地区疾病的严重程度可能会更糟糕、出现各种症状和局灶性神经功能缺损（Jenzer 和 Bärtsch，1993；Murdoch，1995）。Jenzer 和 Bärtsch（1993）介绍了 1 例有偏头痛经历的 25 岁健康登山者，他攀登到海拔 8000 m 以上的高原时感到头痛剧烈，并伴有失语，舌和右手也出现了感觉障碍。4 年后，他再次经历了类似病况。这两次发病均持续了数小时，所有后续的神经功能测试，包括计算机断层扫描（CT）结果，都未发现异常。区分偏头痛和 AMS 两者的主要依据可能是海拔高度，特别是那些在平原没有偏头痛病史，在高原出现类似偏头痛症状和局灶性神经功能缺失先兆症状的患者一定要高度重视鉴别诊断。

23.2.2 蛛网膜下腔出血

蛛网膜下腔出血（SAH）可能是引起头痛的另一个潜在病因，在某种情况下容易与急性高原病（AMS）相混淆。Litch 等（1997）报道了 1 例徒步者从尼泊尔至海拔 4700 m 的旅程中出现的自发性 SAH。例如，Hackett（2001）描述了 3 名神经功能缺损患者，其中 2 名患者随后被证明有脑动静脉畸形和动脉瘤。这些异常血管的破裂所致的头痛应该很容易和 AMS 区分开来，快速发作的症状往往伴随恶心、眩晕或精神状态改变，它与 AMS 中的典型头痛截然不同。同样在 SAH 中出现的快速精神状态改变与 HACE 中逐渐发生的精神状态变化非常不同。然而，大动脉瘤的压力或微出血引起的症状可能非常轻微，很难与 AMS 区分。目前不清楚高海拔是否是动脉瘤或动静脉畸形患者 SAH 的危险因素。Jehle 等（1994）已经证明了 SAH 的发生率和气压变化有关，但尚没有海拔高度与气压变化之间关系的研究报道。从理论角度看，脑血流量增加或全身血压升高可能是血管破裂的诱因，但这种现象目前仍无科学依据。

23.2.3　癫痫

在海拔 2500 ~ 7600 m，各年龄段的男女癫痫发作均有报道，与广义阵挛发作相比，部分性癫痫发作更为常见（Maa，2011）。癫痫不是 AMS 或 HACE 的一部分，它的发生应该引发对原发性癫痫进展或其他疾病（如头部创伤、脑膜炎）的重视，而不是 AMS。高原低氧是否会诱发有癫痫病史的患者癫痫发作或健康个体首次发病，尚不清楚。高海拔诱发此类疾病发作的可能机制包括低压低氧、睡眠剥夺、过度通气和脑水肿等。但目前尚无证据表明这些情况与癫痫相关。大部分的癫痫发作是自限性疾病，现场处理主要是保护患者，清除周围坚硬物体，保护患者头部避免撞击，清除口腔异物，如果用药物治疗，（在低海拔地区）苯二氮卓类应作为一线用药。癫痫发作停止后，应该吸入氧气并服用乙酰唑胺，同时尽快转运到低海拔、医疗设施齐全的医院开展进一步诊治工作（Maa，2011）。

23.2.4　占位性病变

Shlim 等（1991）报告了 3 例在低海拔地区均无症状的患者，当到达高海拔地区后均出现神经系统症状，检查发现其均患有脑瘤，而 Hackett（2000）报道了 1 例从低海拔地区到海拔 4000 m 高原时出现了 2 次复视及共济失调的患者，后来诊断为左额叶蛛网膜下腔囊肿。尽管有磁共振成像（MRI）研究表明，脑体积的增加实际上可能不是脑水肿的反应（Morocz et al，2001；Fisher et al，2004），但也有报道称高海拔地区出现神经症状的原因可能与高海拔的亚临床脑水肿有关（Hackett，1999），它可能是缺氧诱导的瘤体周围水肿而不是弥漫性脑水肿（Baumgartner et al，2007），但这种现象发生的概率很小，不足以得出任何明确的结论。

23.2.5　短暂性全面遗忘症

短暂性全面遗忘症是一种自限性综合征，其特征是严重健忘、逆行性遗忘和自我认同障碍（Hodges 和 Warlow，1990）。Litch 和 Bishop（1999）描述了在海拔 3760 m 和 4400 m 的登山者中出现这种表现的 2 个病例，分别通过下降 750 m 和 450 m 来改善症状，Bucuk 等（2008）也描述了在阿尔卑斯山脉滑雪时反复出现这种症状的 1 例患者。这种疾病的病因尚不清楚，每位出现症状的患者均没有高原病的其他特征，这表明脑水肿可能不是观察到的症状的原因。根据早期的报道，认知功能的某些方面（包括回忆功能），会受到中度缺氧的影响（Kennedy et al，1989），Litch 和 Bishop 考虑短暂性全面遗忘症可能与大脑边缘皮层和颞叶海马体的缺氧有关这两个大脑结构是与记忆相关的两个重要部位，同时伴随低碳酸血症诱发的脑血管收缩（Litch 和 Bishop，1999；Litch 和 Bishop，2000）。

23.2.6　颅神经麻痹

独立的颅神经麻痹，包括第六对颅神经、面神经和舌下神经麻痹均在高海拔地区有文献记载，其中眼外直肌麻痹的报道最多（Virmani 和 Swamy，1993；Murdoch，1994；Shlim et al，1995；Basnyat，2001）。这些症状与 AMS 无明显的相关性，在 HACE 患者中也很少见到，在许多高海拔地区由于缺乏诊断和治疗手段，颅神经麻痹者还是建议尽快转运到较低海拔地区，进一步排除其他病因。

23.2.7　皮质性失明和短暂性视力丧失

短暂性失明在高原健康者中（Hackett et al，1987c）和模拟高原环境（Houston，1987）中有被报道。Hackett 等（1987c）报道了 6 例出现这种症状的患者，包括 4 名在阿拉斯加德纳里山的登山者和 2 名就诊于尼泊尔 Pheriche 的喜马拉雅救援协会诊所的徒步者。所有患病者均无视网膜出血或急性高原病，失明持续时间从 20 分钟到 24 小时不等，有间歇性视力正常的情况，吸入氧气可以缓解症状，所有患者最后均完全康复。这种情况主要考虑是由视觉皮质的缺氧或缺血造成的。

23.3 高原眼科疾病

除了以上描述的短暂性失明可能是源于大脑皮质的问题，在高海拔地区还有一些与眼本身直接相关的眼科问题。

23.3.1 高原视网膜病变

临床特点和发病率

高原视网膜病变（High altitude retinopathy，HAR）指的是广义的视网膜病变，包括在高海拔地区发生的视网膜动静脉血管扩张，弥漫性或斑点状的视网膜前体出血、玻璃体积血、视神经乳头出血、视盘前充血和视神经盘水肿。根据视网膜静脉扩张的程度以及视网膜出血的数量和位置，HAR 分为 1 级（轻微）到 4 级（严重）（Wiedman 和 Tabin，1999），HAR（特别是视网膜出血）在文献中已被广泛的记载（Frayser et al，1970；Rennie 和 Morrissey，1975；Clarke 和 Duff，1976；Wiedman 和 Tabin，1999；Barthelmes et al，2011）。报道中的病例采集来自中国新疆的 Kongur 山探险队（7719 m）和俄罗斯（Nakashima，1983）的共产主义峰（Peak Communism）登山探险队（7495 m）的 10 名运动员。在两项更大范围的研究中，Wiedman 和 Tabin（1999）报告说登山者在海拔 4950 ~ 7600 m 之间时，HAR 的发生率为 74%；当登山者上升到海拔 7600 m 以上时，HAR 发生率高达 90%，而 Barthelmes 等（2011）报道的在探险攀岩者（7546 m）的一次考察中，28 名登山者视网膜出血发病率为 78%。在高海拔旅行的所有阶段都可以观察到出血。事实上，在这项 Bathelmes 等（2011）的研究中，在观察研究的多个地点进行视网膜检查时，大部分出血都是在探险队探险结束回到大本营后才发现的。在海拔最高、停留时间最长的人群中发病率最高；Wiedman 和 Tabin（1999）的调查数据表明，高原视网膜病变可能与 HACE 的发展有关，但其他研究并未发现视网膜病变与高原病的发生有明显的联系（Rennie 和 Morrissey，1975；Barthelmes et al，2011）。

大多数高海拔地区登山者的视网膜出血都是无症状的，因为出血通常发生在远离黄斑的区域。事实上，他们被确诊的唯一原因是进行了系统的视网膜检查，通常出血是多发的、毗邻血管及呈火焰形状的（图 23-1）。尽管这些出血常常未伴随临床症状，但事实上，如果出血涉及黄斑区，就会导致视力下降（Wiedman 和 Tabin，1999；Ho et al，2011）。

视网膜出血的机制

视网膜出血的具体病因尚不清楚，脑血流量的增加（Severinghaus et al，1966a）特别是视网膜血流量的增加可能起着重要作用。Frayser 等（1970）表明视网膜出血者（通过视网膜血管）的血流增加了 105%，而 Renney 和 Morrisey（1975）发现其动脉和静脉直径分别增加了 24% 和 19%，在血流量增加和血管扩张的情况下，如由于咳嗽或紧张引起血管压力突然增加，可能会导致微血管破裂。然而，Sakaguchi 和 Yurugi（1983）在室内动物研究中假定没有咳嗽的情况下，动物产生了视网膜出血。在慕士塔格峰（Muztagh Ata）的研究中，Barthelmes 等（2011）发现红细胞压积增加与出血频次呈正相关关系，这表明血液黏度增高可能会引起血管扩张，破坏内皮细胞完整性，从而导致出血。

管理

在高海拔地区如果出现视力丧失，应尽快转移到低海拔地区，通常在到达海平面水平后，自

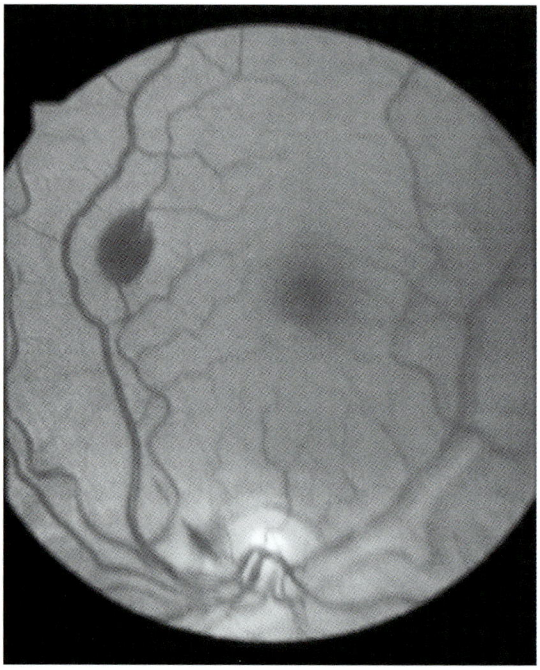

图 23-1 高原视网膜出血

发的症状性出血在短短几周就能完全恢复，但也有几例患者视力永久性丧失（Shults 和 Swan，1975；McFadden et al，1981）。伴有有症状的视网膜病变的登山者再次返回到海拔 8000 m 以上是否安全？这是一个有争议的话题（Mader 和 Tobin，2003），一些人认为视网膜黄斑出血或任何与视力变化有关的视网膜病变都应视为前往高原的禁忌证（Mader 和 Tobin，2003）。

23.3.2 角膜疾病

角膜厚度

角膜主要通过环境中的氧气扩散直接获取大量氧气，只有一小部分来自眼睛前房房水的扩散（Klyce，1981）。因此，当环境中氧含量随着海拔的升高而减少时，角膜的氧供首先减少，进而会出现角膜厚度增加。例如，Bosch 等（2010）研究了慕士塔格峰（7546 m）的登山者，发现在上升过程中，他们的角膜中央厚度增加了 13%，但随着海拔下降，厚度也迅速下降。同样，Morris 等（2007）报道称，在海拔 5200 m 的第 1 天，角膜中央厚度从 543 μm 增加到 561 μm，并注意到此参数在同一海拔随时间持续而增加，此反应具有明显的个体差异。具体机制尚不明确，但可能与角膜缺氧时无氧代谢的增加有关。

缺氧导致角膜基质中乳酸浓度增加，以及由于渗透压的变化导致房水的流入，再加上内皮细胞活性的降低，导致房水的积聚和后期的角膜增厚。在慕士塔格峰进行的研究中，Bosch 等（2010）确实发现那些上坡前进速度比较慢者和血氧饱和度比较高者角膜增厚较少，表明环境扩散的氧气和前房扩散的氧气对高海拔地区角膜有保护作用。

研究观察到角膜厚度的增加并不会对正常个体或近视患者的视力有任何影响（Bosch et al，2010），但如下文所述，可能对接受屈光手术的患者有不良影响。

23.3.3 眼压

高原环境对眼内压（IOP）的影响尚不清楚，因为各种研究报道不一致，参数有增加、减少或没有变化几种情况（Brinchmann-Hansen 和 Myhre，1989；Bayer et al，2004；Ersanli et al，2006），结果的差异可能是由于各种因素造成的，如大多数研究未能校正角膜厚度的变化、测量技术的差异、高海拔活动量以及寒冷气候影响等，均对检查结果有影响。Somner 等（2007）在研究中也提到了这些问题，对 76 位在海拔 5200 m 的玻利维亚受试者进行眼压测定发现，结果有统计学意义，但在临床统计中眼压增加无统计学意义，IOP 从海平面值（11.4±3 mmHg）到在海拔 5200 m 时的 12.4±3.2 mmHg。随后几天内，IOP 同样也出现了下降，最终在第 7 天降低至海平面值以下。所观察到的变化与 AMS 或高原视网膜病变没有关系。

没有证据表明高海拔会恶化开角型青光眼，或引起急性窄角性青光眼的发作，尽管在高海拔地区，缺氧会加重患者视神经损伤。如果对急性高原病采取预防措施，乙酰唑胺将有助于眼内液体的减少，从而改善 IOP 的增高（Mader 和 Tabin，2003）

23.3.4 干眼综合征

干眼综合征是由于泪液减少而出现的一种常见疾病，由于高海拔地区常见的环境因素（包括空气干燥、大风和耀眼的太阳光）会加重这种病情，预计许多登山者和徒步者均存在这种问题，眼睛干燥的程度不同，包括轻微的刺激、灼烧、异物感、光敏感和视物模糊（Mader 和 Tabin，2003）。除了最严重的病例外，局部的人工泪液和润滑膏也足以治疗眼部干涩症状，高原旅行者必须注意带好自己的备用药品。人工泪液中含有防腐剂，打开后可以多次使用，但防腐剂本身会引起过敏。不含防腐剂的制剂可能不会存在过敏的情况，但容易受到细菌污染，只能在打开后 24 小时内使用。建议使用环绕护目镜保护眼不受风、灰尘和紫外线的影响，还可以增加角膜周围的湿度（Mader 和 Tabin，2003）。

23.3.5 紫外线性角膜炎

就像导致晒伤一样，过度的阳光照射也会对没有充分保护的眼上皮细胞造成损伤。在高海拔地区，这种损伤的风险明显增加，而在海拔较高，特别是在冰雪覆盖的地方，由于紫外线照射量显著增加，紫外线角膜炎发生的时间窗会大大缩短。紫外线角膜炎的症状通常被称为“雪盲”，根据损伤的严重程度不同，包括刺激、灼烧、异物感、撕裂感、畏光和视物模糊。能够同时抵御 UVA 和

UVB 的太阳镜是预防这一疾病的最佳选择，因为这些眼镜可以提供最好的保护作用。受紫外线损伤的人群应该使用防护眼镜来进一步预防，并局部使用抗生素来预防细菌感染。除全身用止痛药外，也可以局部用东莨菪碱止痛，严重情况下，在短期内进行眼的修复治疗是必要的，经治疗后，症状一般在 24 ～ 48 小时内恢复（Butler，2007）。

23.3.6 屈光不正、眼镜和隐形眼镜

在中高海拔地区旅行时，高原缺氧一般不会影响视力或者已经存在的屈光不正。那些佩戴眼镜或隐形眼镜的人需要考虑到环境会对他们的眼部卫生产生影响，并且要注意防止严重紫外线照射的影响。眼镜的作用是显而易见的，大多数登山者会找到自己的解决方案，包括防护眼镜或隐形眼镜。为了讨论不同类型隐形眼镜的风险和好处，Mader 和 Tabin（2003）在回顾性研究中提到了这点。隐形眼镜使用者必须要意识到存在细菌性角膜炎增加的风险，以及在偏远户外出现这种问题的后果。因此，应该局部使用抗生素，并且了解如何发现和应对这类问题。

23.3.7 手术治疗难治性屈光不正：放射性角膜切开术、准分子激光原位角膜消除术和屈光性角膜切开术

三种手术方法已被用于矫正屈光不正，手术避免了眼镜和隐形眼镜的佩戴。在放射性角膜切开术（RK）中，在角膜的边缘处有 4 ～ 8 个放射性切口，其深度约为 90%，改变了透镜的屈光度。在屈光性角膜切开术中（PRK），一种激光被用于降低角膜的曲率，并直接在角膜表面上行准分子激光原位角膜消除术（LASIK）。在角膜上重塑一个薄的角膜瓣，然后用一个准分子激光重塑角膜基质（Mader 和 Tabin，2003）。每个手术过程都改变了角膜的正常结构，正如上面提到的，在高海拔地区，缺氧会引起角膜厚度的改变，所以人们担心在高海拔地区旅行会引起手术治疗后的人出现视觉方面的并发症。

几项研究表明，行 RK 的人群的角膜在高海拔地区更容易病变，Mader 和 White（1995）将 4 位眼角膜正常者和 4 位接受 RK 治疗者带到海拔 3658 m 和海拔 5182 m 的高原进行比较。结果发现，接受 RK 者的角膜屈光度从 20.59° 变到 21.75°，但是正常的眼角膜并没有什么变化。随后 Mader 等（1996）对 6 位接受 RK、6 位接受 PRK 和 9 位近视者进行了研究，在海拔 4300 m 的前 3 天，近视或 PRK 的受试者的眼角膜均没有变化，而接受 RK 者的屈光变化显著，考虑可能是角膜周围的切口变薄，这样一来，缺氧就会使角膜周围扩张，进而导致角膜中央扁平，随后出现远视（Winkle et al，1998；Mader 和 Tabin，2003）。值得注意的是，这些变化通常发生在到达高原 24 小时或更长时间后，当眼睛闭合时，眼角膜处于缺氧状态，角膜损伤可能会发生恶化。这可能会造成接受过 RK 的登山者出现一种错觉，以为他们最初的视力是完整的。

接受过 LASIK 者在高海拔地区也会出现视力变化。例如，Dimmig 和 Tabin（2003）检查了 6 名攀登珠穆朗玛峰的登山者的 12 只接受了 LASIK 的眼，所有受试者在海平面水平时都有 20/20 或更好的视力，视力在海拔 5365 m 时保持良好。在 6 名登山者中，有 1 名视力在大本营上方变得模糊，并随着海拔高度的下降而好转。2 名登山者的视力分别在海拔 8200 m 和海拔 8600 m 处出现问题，随着海拔下降而视力有所改善。同样，Boes（2001）也记录到在 Aconcagua（6963 m）的 2 名登山者视力有下降，并随着海拔的升高和血氧饱和度的下降而恶化，随着海拔高度的下降而有所改善，其中 1 名登山者的视力恢复需要数周时间。

在接受这 3 种手术的患者中，只有接受 PRK 者被认为在高海拔没有视力变化，因为缺氧会导致角膜表层均匀增厚，从而保持角膜表面的形状，因此不会导致近视度数的变化（Mader et al，1996；Mader 和 Tabin，2003）。

海拔和其他因素，如寒冷、角膜干燥、在高原停留的持续时间、手术后的屈光程度以及手术后的时间，都可能会影响 RK 和 LASIK 后的屈光不正。因此，所有接受过这些手术的攀登者都应在去高海拔地区前做好充分准备，并应该在旅途中配戴眼镜及携带备用眼镜。由于很难预测在旅途中需要多少屈光度的眼镜，因此，可能需要备上多副眼镜（Mader 和 Tabin，2003）。

23.4 高原咳嗽

所有登山运动员都知道，咳嗽在高海拔处是

一个常见的症状，尤其是在海拔极高的地方，这在 Joe Tasker 的冬季探险报告中已经有了详细的论证：

“Alan（Rouse）经常被频繁的咳嗽折磨，他好像也经历了一次周期性的频繁咳嗽，一旦出现咳嗽就不会停止。寒冷、干燥的空气加重了喉咙的刺激，而患病的身体也会由于剧烈的咳嗽而抖动，直到咳嗽完全缓解。在户外大本营和高海拔地区的夜晚，经常会出现断断续续的咳嗽噪音，影响大家的睡眠。”

（Tasker，1981）

高原咳嗽是非常常见的症状。Murdoch 曾在尼泊尔对 283 位攀登珠穆朗玛峰的游客进行了研究，受访者中有 42% 出现咳嗽（Murdoch，1995）。尽管咳嗽发生率较高，并伴有肋骨骨折（Steele，1971）等其他症状的出现，但高原咳嗽问题一直没有引起科学家的重视，直到 Barry 等（1997a）在 1994 年英国珠穆朗玛峰医疗探险队（BMEME）时研究了这个问题。他们用声控录音机进行录音后发现，夜间咳嗽频率的增加与海拔的高度相关，在极高海拔地区，夜间咳嗽频率显著增加。观察发现在 3 名登山者中，有 2 名夜间咳嗽频次超过 60 次，在海拔 7000 m 时，咳嗽发生情况几乎是海拔 5000 ～ 6000 m 时的 2 倍。

23.4.1　咳嗽发生机制

人们普遍认为，高原咳嗽是由于上呼吸道黏膜受寒冷和干燥的空气刺激所致的。然而，来自“珠峰Ⅱ号行动”及“珠峰Ⅲ号行动”的系统研究报道对这一理论提出了质疑：尽管这些室内实验内空气温度和湿度均得到良好控制，但咳嗽频率依旧随着海拔高度的增加而增加（Mason et al，1999）。

找到确切的因果机制是困难的，枸橼酸咳嗽阈值测试是一种常见的咳嗽灵敏度的测量方法。在这个测试中，受试者吸入浓度逐渐增加的局部雾化剂，并记录下第一次引起咳嗽的吸入剂浓度。多项研究表明，这个阈值在高海拔地区降低并且对沙美特罗和 nedocromyl 的治疗反应钝化（Barry et al，1997；Mason et al，2009；Thompson et al，2009），另外还观察到咳嗽阈值和咳嗽频率的变化有时也没有相关性（Bakewell et al，1999；Mason，2009）。虽然咳嗽阈值随着海拔的升高而下降，但是这种变化的机制仍然不明确。早期的研究通过呼吸对二氧化碳的反应与枸橼酸咳嗽阈值变化之间的关系研究提出了可能存在中枢性调节机制（Banner，1988；Barry et al，1997b）。但是最近的一项研究发现，阈值和呼吸反应之间没有关系，因而对上述研究结果产生了质疑（Thompson，2009）。也有人提出了神经内分泌机制，但 Mason 等（2009）研究发现，枸橼酸咳嗽阈值的变化与血浆布地奈德浓度的变化没有关系，不支持这种假设。

研究发病机制面临许多困难，如：高海拔地区咳嗽不是一种统一的现象，一些人可能出现持续性咳嗽，是由于在高海拔地区感染病毒而逐渐发展后出现的症状，而另一些人也许由于高原活动诱发支气管痉挛或亚临床肺水肿而剧烈咳嗽。在高原咳嗽的研究中，Mason 和 Barry（2007）基于旅行者所在海拔高度进行研究后提出了完全不同的概念：与运动相适应的低海拔咳嗽，可能是由于损伤了呼吸道黏膜；在海拔 5000 ～ 6000 m 发生的咳嗽，可能是由于寒冷、干燥的空气刺激造成的，也可能源于亚临床肺水肿和中枢调节机制。

23.4.2　治疗

对于那些在高海拔地区出现咳嗽的人来说，最困难的就是缺乏有效的治疗措施。吸入糖皮质激素及 β- 受体激动剂、服用抗组胺类药物、咽喉含片、可待因桔梗片以及面罩吸氧等方法均被尝试，但是缺乏系统性证据证明临床获益（Mason 和 Barry，2007）。除非有明确的肺部感染，否则抗生素的应用效果也不理想。如果可以排除像“HAPE”这样的危险因素，那最好的治疗方法就是撤离到海拔较低处，咳嗽可能随着海拔的下降而缓解，在有些病例中咳嗽在海拔下降后会持续数天，但如果咳嗽持续的时间超过 1 ～ 2 周，就应该对其病因行进一步评估。

23.5　高原麻醉

许多严重医疗问题发生在高海拔地区的登山时、徒步时或在偏远诊所中，主要通过转运到较低海拔地区的方法达到治疗效果。然而，在某些特殊情况下，紧急问题需要立刻处理而非转运，甚至可能还需要急诊手术治疗，甚至可能要进行全身麻醉。Grocott 和 Johannson(2007) 研究报道，一名妇女在海拔 4240 m 的地方出现了产后大出血，需要立即在麻醉下进行手术治疗，在这种高海拔的情况下，进行外科手术治疗的医疗机构及医生本人应尽量避免一些严重并发症的发生，谨慎应对麻醉手术中遇到的一些特殊情况。

23.5.1 缺氧增加麻醉风险

在伴有自主通气的麻醉过程中，肺泡通气量和每分钟通气量将降低到低于机体需求的代谢水平。再加上增加肺泡 - 动脉 PO_2 差，这将有利于帮助有低氧血症的麻醉患者同时呼吸周围空气。麻醉将消除外周化学感受器对缺氧的敏感性，进一步增加低氧血症的风险（Knill 和 Celb，1978）。仅需 10% 的麻醉浓度即能强烈抑制外周化学感受器，并且这一特殊作用可能会持续到术后，因此对手术中各步骤应严密监控。最后，与海平面水平相比，高海拔地区患者的肺部氧气储备功能降低，诱导麻醉易出现低氧血症，在气管插管时容易引发呼吸暂停。为了避免出现这些问题，在高海拔地区进行手术麻醉时，吸入氧浓度应该随着海拔的增高而适度增高。在麻醉过程中，使用脉搏血氧仪监测血氧饱和度是非常必要的（表 23-1）。

23.5.2 设备问题

在麻醉管理过程中，监测仪和其他设备可能会出现一些严重的问题，如浮球或浮动筒氧流量计往往会低估实际氧流量，因此，氧气分析更适用于高海拔地区（Leissner 和 Mahmood，2009）。二氧化碳分析仪通常用于监测通气率，因为在高海拔地区，低密度空气进入取样室也会使仪器受影响，并且低气压对设备校准和计算机软件均产生影响（Pattinson et al，2004）。特殊麻醉喷雾器（Datex Ohmeda Tec 6 和 Tec 6-Plus）需要手动调整控制盘浓度，以维持气体麻醉剂的持续压力，这是一个重要的环节，这些药剂的效力体现了它们的分压作用（Leissner 和 Mahmood，2009）。最后，高海拔地区患者的肺内气体与这些装置之间进行转换，气道内或喉部压力与面罩的压力可能会有所不同，导致严重的氧气泄露或对气管黏膜损伤风险增加（Leissner 和 Mahmood，2009）。

23.5.3 麻醉药剂的选择

虽然一氧化氮（NO）在海平面水平上经常使用，但是在高海拔地区应尽量避免使用。在高原环境中，它的止痛作用弱，而且药物效能低，这是因为低气压导致局部压力降低，逐渐增加氧浓度防止低氧血症的发生时，上述问题会恶化（James et al，1982）。挥发性气体麻醉剂（如氟烷），也能对局部分压产生作用，但与一氧化氮不同的是，这些药物的局部分压不随着气压变化而改变，而是随温度变化而变化。除地氟烷外，只要维持恒定的温度，这些药物就可以发挥恒定的药效，而与海拔高度无关（Leissner 和 Mahmood，2009）。

异丙酚在海平面水平是一种应用广泛的麻醉剂，但在高海拔地区对未习服的平原人进行麻醉手术方面尚无研究。Puri 等（2008）研究了高海拔地区居民对药物的反应，结果显示，与平原人相比，要达到目标水平的镇静（双光谱的指数评估）需要更高的麻醉剂量。地西泮和替马西泮、长效和短效苯二氮卓类与未习服平原人的通气功能抑制有关（Roggla et al，1994；Roggla et al，2000）。氯胺酮是高海拔地区最佳的麻醉药物，因为它在低剂量时（~ 2 mg/kg）不会抑制低氧通气反应或干扰咽喉部反射。Bishop 等（2000）报

表23-1 在麻醉患者中维持正常动脉氧分压时吸入的最低氧浓度

海拔（m）	P_B（mmHg）	氧浓度（%）	P_IO_2（mmHg）
海平面	760	40	285
2000	596	54	296
4000	462	72	298
6000	354	100	307

P_B，大气压；P_IO_2，吸入氧的氧分压

道了 11 例在海拔 3900 m 的尼泊尔接受氯胺酮麻醉后血流动力学稳定的患者，用阿托品和咪唑仑作为麻醉前用药，未经过麻醉训练的初级保健师在 1 ～ 2 分钟内给予氯胺酮，用量 1 mg/kg，未见血流动力学不良事件报道，而且 11 例患者中只有 3 例（其中包括 2 例平原人）在血氧饱和度低于 80% 时需要吸氧。迄今为止氯胺酮的“最高”给药记录是 Grocott 和 Johannson（2007）在海拔 4240 m 的给产后出血性休克的患者应用的，与 Bishop 等（2000）研究的病例不同，这位患者只注射了 0.5 mg/kg 的止痛剂就引起了窒息，他们把这归因于注射麻醉时血氧含量过低和血流动力学休克。

在这种情况下，尽管氯胺酮的剂量相对很低，但仍会出现呼吸暂停，这提示在偏远的高海拔环境中实施麻醉非常困难，在条件允许的情况下，患者应该被运送到低海拔地区，以利于手术的顺利进行。在高海拔地区如果必须给予干预措施和使用麻醉药物，应在以下前提下实施，一是生命处于危险状态时，二是麻醉手术干预治疗评估结果益处大于风险。

（李英兰 译　格日力 校）

第二十四章

高温和寒冷对机体的影响

概述

本章从生理学和病理学的角度出发，主要从高温和寒冷、热量平衡（产热和散热的区别）等方面简要讨论了机体是怎样调节体温平衡的。这里讨论了多种平衡系统以及人体对寒冷和高温不同环境的防御反应，另外还涉及机体对冷热的习服和适应。

高温可以影响人体全身生理系统而出现病理状态，包括热倦怠、中暑、局部晒伤、雪盲症和痱子。

本章还讨论了机体对寒冷刺激的反应以及寒冷对整个机体的影响，如因体温过低、冻伤和非冻伤型损伤等引发的疾病；虽然它们的诊断和治疗在此已经得到了一定的解决，但如果要对这些话题进行更详细的解释，读者还需要查阅更多的教科书，如 *Wilderness medicine*（Auerbach，2012）。

24.1 热：引言

来自寒冷地区的游客前往炎热地区时，将会面临各种各样的健康问题。近年来，由于交通的急速发展，对游客来说，冷热气候环境改变太过突然，完全缺乏热习服的过程，增加了游客的患病风险。这里列举了各种发生在旅行中的和高温有关的疾病，从痱子和轻微晒伤到致命的中暑。有一种假设是，登山运动员或游客在前往高海拔地区时，高温不会对他们造成危害，但是必须考虑到这样一个事实：在前往高海拔地区的途中通常要经过热带或亚热带平原，山地气候会比较炎热，在高海拔地区，过滤太阳辐射的空气比较稀薄，而且雪还能将这些太阳辐射反射在登山者的背部，这进一步增加了热负荷；还有一些攀登者由于在寒冷的清晨穿着隔热服进行了高强度的活动，将进一步面临过热、脱水以及盐消耗等的风险。

在高海拔地区，太阳光的照射所造成的晒伤和雪盲症的发生对于登山者和游客的影响是非常严重的。

24.2 热：热量平衡

人类就像所有的恒温动物一样，保持着一个恒定的内部温度，除非他们的体温调节系统失衡。这种体温调节机制包括生理机制和技术技能，技术技能方面包括我们的穿着、住宿情况以及周围环境的冷或热；生理机制包括皮肤的正常血液流动、出汗以及颤抖等变化。在热的环境中，我们应该考虑到两个因素：一方面，机体会通过产热而使体温升高；另一方面，机体会通过散热来降低体温。产热和散热之间的平衡决定着机体体温的变化。

24.2.1 产热

热量的产生可以源自于外部，也可以源自于内部。在外源性产热时，热量通过对流、传导和辐射产生，主要依靠外界环境的温度以及太阳的辐射。在内源性产热时，热量的产生就如同新陈代谢的副产品，在休息时，机体内源性产热量约为 272 ~ 355 kJ/h（65 ~ 85 kcal/h），适度运动可以提升内源性产热量到 1.25 ~ 2.5 kJ/h（300 ~ 600 kcal/h）。太阳辐射可增加高达 630 kJ/h（150 kcal/h）的能量。

24.2.2 散热

在热的气候环境中，散热对于机体来说是非常重要的，机体散热主要通过对流、传导、辐射以及汗液的蒸发来实现，在正常情况下，机体的热量大约有 65%[170 ~ 210 kJ/h(40 ~ 50 kcal/h)] 是通过辐射方式来散热的，这取决于外界的环境温度，而当外界环境温度上升到 37℃时，机体就不能通过这种方式散热了。在热的环境下，蒸发散热也是非常重要的，每蒸发 1 L 汗液，机体就散热约 2.5 MJ（600 kcal）。但是，出汗多少取决于空气的湿度，如果环境湿度和温度同时上升，出汗会减少，直到温度达到 37℃或湿度达到 100% 时，蒸发散热就不再会发生了。在多数正常湿度的条件下，空气对流可以增加蒸发的速率，因此在炎热的气候环境下，吹拂、煽动可以起到有益的作用。注意，相比于蒸发，顺着身体流下的汗液是热蒸发的散热方式，汗液主要造成水分减少和无机盐的丢失，如果不及时补充水和盐分就会导致脱水和盐缺失。

24.3 热习服

在某种程度上，机体可以对高温习服。大部分的研究都是在健康的年轻受试者中进行的，受试者从凉爽地带快速进入炎热的地带后，医生为他们制订了逐渐增强锻炼的计划。在这些研究项目中，已经证实了机体发生了一系列生理性变化，从而减轻了高温环境对机体物理性能的影响，这些改变发生在通过增强锻炼的最初 2 周。这些改变包括：

- 血液醛固酮水平增加达到保钠作用；
- 汗液中盐含量减少；
- 开始出汗的体温降低；
- 出汗率增加到不习服时的 2 倍；
- 血浆容量和心输出量增加等。

这种适应性改变最终可以使皮肤血液循环量增加，从而增加皮肤的散热（Armstrong 和 Maresh，1991）。

当机体处于过热的环境中时，上述的这些改变有助于散热，并降低由于高热应激发生疾病的风险。相反，在高温环境中习服产生之前的最初几天，尤其是一天中最热的时段，建议游客尽量避免剧烈运动。

24.4　热相关疾病

热相关疾病多发生在产热阶段。发病通常是由于患者近期移居到气候炎热的国家，在高温环境下持续停留几个小时以上，高湿度、阳光直射，尤其是运动都成为重要的影响因素。

热相关疾病分三个阶段：

1. 疲乏、热痉挛及晕厥；
2. 热衰竭；
3. 中暑。

24.4.1　疲乏、热痉挛及晕厥

受试者感觉昏昏欲睡，可能有肌肉抽筋，通常发生在小腿或大腿部位，部分原因可能是脱水以及盐消耗。体温正常。治疗与热衰竭一样（见下文）。

24.4.2　热衰竭

当热相关疾病进一步进展就会出现热衰竭。研究背景与上文相同；受试者经常在高温环境中运动，他（她）们会开始抱怨感到厌食、恶心、呕吐以及肌肉痉挛等不适，也可能会出现类似流感样症状，肤色苍白，皮肤潮湿或者出汗，一般情况下，体温是正常的而且也没有中枢神经系统（CNS）症状。如果在短时间内（几个小时或一天）生病，脱水可能是其发生的主要原因，如果这种情况持续多天，尤其是水和电解质没有得到补充时，盐消耗就会尤为突出，因此，水和盐的缺乏都需要及时纠正。

其他治疗措施包括：尽量让患者处在凉爽的环境中，避免直接暴露在太阳底下，并适当补充水分和盐分。一茶匙的盐放入 1 L 水中是一种比较合理的家庭疗法。通过上述处理，尽管患者后续几天还会有头痛症状，但热相关疾病通常会迅速完全康复。

24.4.3　中暑、高热

中暑是一个真正能够危及生命的紧急医疗事件。2003 年热浪席卷法国，345 例患者被收入到重症监护室，死亡率高达 62.6%（Misset et al，2006）。中暑的病理机制和热衰竭相同，但会导致更严重的后果。与热衰竭最重要的区别在于，中暑时人体体温可高达 40 ℃以上。如果人体体温升至 42 ℃，持续时间超过 45 分钟，将会对大脑造成永久性伤害，甚至导致死亡（Bouchama 和 Knochel，2002）。这也说明了及时诊断及治疗中暑的重要性。

病情进一步恶化的主要原因是机体的体温调节中枢被破坏和汗液的分泌停止。如果高温持续，汗液停止分泌，将会导致体温迅速升高，这是一个非常严重的临床反应。Mustafa 等（2003）的研究证实，兔颈动脉在 37℃以上时会出现血管收缩，从而导致脑部缺血，这也是发生中暑的机制之一。

中暑的临床表现如下：在高温环境下，一个已经停止出汗的患者，他的皮肤变得通红，皮肤干燥并且皮温升高（而不是皮肤苍白和出冷汗）。患者也会变得困倦、肢体不协调、昏昏欲睡，然后逐渐失去知觉，体温将会持续在 40 ～ 47℃。在降温过程中，患者可能会发生痉挛，出现心动过速，$PaCO_2 < 20$ mmHg，1/4 的患者会出现低血压。

24.4.4 中暑的初步治疗

治疗的关键是通过各种手段尽快降低热量以达到冷却状态。可以将患者浸在冷水中（Casa et al，2007）或者润湿患者皮肤来加速皮肤蒸发散热，也可以将水喷洒在患者身上，可以在人体浅表动脉处，如腹股沟和腋窝处用水擦拭，但是与冷水澡和蒸发散热相比较，效果相对较差。经过最初的治疗后，将患者送至医院，防止并发症的出现。

24.4.5 二级护理

在医院的调查研究中发现，患热相关疾病的患者多存在呼吸性碱中毒和乳酸性酸中毒（Bouchama 和 De Vol，2001），同时也合并有高钙、低磷和低钾血症及高蛋白血症，但低血糖的发生比较少见。横纹肌溶解和高钙血症将会成为降温后面临的一个严重问题（Knochel，1989），最初治疗后，在最严重的并发症是多器官功能衰竭，包括脑部疾病、肝肾衰竭、心肌梗死、肠道缺血和弥散性血管内凝血（DIC）（Bouchama 和 Knochel，2002）。

24.5 高温的局部影响

24.5.1 晒伤

晒伤主要是由较短的紫外线波 UVB（290 ~ 320 nm）辐射造成的（Diffey，1991）。当晒伤造成皮肤变红后，在接下来的几个小时病情会继续进展，许多患者在晒伤的情况下会失去意识，这种情况主要是由于过度暴露于太阳光下引起急性炎症反应造成的。人们对晒伤的易感性具有个体差异，金发、蓝眼或红头发的人比黑人更易发生晒伤，前者在热带正午太阳下只需 15 分钟就会被晒伤。晒黑的皮肤可以防止晒伤，但它只会增加 2 ~ 3 倍的抗晒伤性。在阳光照射下，对浅肤色的人来说，更重要的是皮肤角质层的厚度（Diffey，1991）。在没有暴露在阳光下时（1 个月左右），晒黑和角质层增厚都会褪去。影响辐射量的因素如下：

- 太阳的高度和白天的时间（75% 的辐射在 9 am 至 3 pm 产生）（Diffey，1991）；
- 一年中的纬度和时间；
- 云层覆盖和阴霾，但它具有可变性。因为紫外线辐射被过滤得比可见光更少，因此在云层覆盖下，人会被紫外线晒伤；
- 地形类型决定了被反射的太阳辐射量，比如冰雪反射 80% 的辐射，而沙子反射 20% 的辐射；
- 海拔每升高 1000 m 大约会增加 6% 的辐射（Diffey，1991）。

临床表现

将人体暴露于太阳光下 2 ~ 6 h 后将会产生皮肤红斑，在 12 ~ 24 h 最为明显。受影响的身体部位会产生灼烧样疼痛，可能会出现发热、全身疲乏无力，甚至会出现恶心、呕吐等严重症状，皮肤可能会形成水疱，并伴随脱皮，这种症状大概需要 4 ~ 7 天才会消失。

需要牢记的是药物引发光敏的可能性，药物会引起光变态反应性皮炎或增加皮肤对晒伤的敏感度，截止目前已经有很多关于引起药物性光敏的报道，但这种情况最有可能在山区或偏远的荒野中发生。引发光敏的药物包括四环素、地美环素、多西环素（游客用来预防疟疾的药物）；奎宁、非甾体抗炎药（NSAIDS）、利尿剂（苄氟噻）、口服降糖药和抗抑郁药等。磺胺类药物也可引发光敏性，但现在除了乙酰唑胺外很少使用其他药物，对于乙酰唑胺药物来说，光敏性的副作用非常罕见。

治疗

在大多数情况下，晒伤并不需要任何积极的治疗，疼痛症状可以服用止痛药对症治疗进行缓解（对乙酰氨基酚或非甾体抗炎药）。这里也讨论了局部外用类固醇激素治疗在缓解晒伤后疼痛和炎症方面的作用。但是在近期实验研究中发现，有两个常用的药膏对于治疗晒伤是有效的（Duteil et al，2002），因此局部使用类固醇药物可以治疗明显的晒伤。

许多严重的病例如中暑也需要补液和补盐治疗（见第 24.4.2 节），如果皮肤灼伤造成大面积水疱，则有二次感染的风险。

预防

预防晒伤的措施主要是避免过度的太阳辐射，尤其在中午。游客应该尽量避开阳光直射或者通过穿防晒衣、戴帽子等避挡阳光照射；或用防晒霜涂抹暴露部位的皮肤，防晒霜的防晒因子应该足够高，如：SPF 30。在游泳时，防晒霜还应该是防水的。

后遗症

晒伤的后遗症也不应该被忽视，因为晒伤可以增加皮肤癌（包括黑色素瘤）的发生率。

24.5.2 雪盲症（强光眼炎、角膜炎、紫外线角膜炎）

雪盲症是由波长为 200 ～ 400 nm 的紫外线造成的角膜和结膜炎症或灼伤。与海平面的太阳辐射量仅有 1% ～ 2% 相比，高海拔地区的太阳辐射量增加到了 5% ～ 6%。雪地可以反射 80% 的光波，而眼最易受到光辐射的损害。

急性雪盲症

受到急性损伤的角膜上皮细胞在几小时之内会死亡，角膜表面的黏附力丧失，细胞通过眨眼的机械动作从角膜上被擦去。随后角膜神经末梢暴露。大约在 4 小时内，症状会从“感觉眼睛有砂砾”进展到“觉得极度疼痛、对光线敏感”。极其轻微的眼动均可造成眼睑痉挛、瞳孔血管收缩、眼睛疼痛以及头痛，也会出现结膜炎、眼睑肿胀及眼泪分泌增多，这种症状持续 6 ～ 8 h，在 48 h 内消失。

治疗

治疗分为冷敷法、用眼罩来遮挡和避免光线照射法，用阿托品眼药水或环喷托酯滴眼液散瞳，角膜溃疡时可以用抗生素眼药水。必要时使用止痛药对症治疗，但除了行眼部检查外，不推荐使用含麻醉剂的滴眼液，因为这种损伤会慢慢自愈。非甾体抗炎眼药水可以用，但尚无明确疗效。最好不要佩戴隐形眼镜。

慢性雪盲症

慢性雪盲症多见于长期居住在山区和雪地的居民。对光敏感和慢性结膜炎引起的视觉障碍已有报道。

预防

几个世纪以来，山区和北极的居民一直用比较原始的方法来预防雪盲症，包括将牦牛的毛发缝在木头或硬纸板上，然后绑在头上遮挡眼睛。加拿大北部的因纽特人用骨头制成护目镜，如图 24-1 所示。

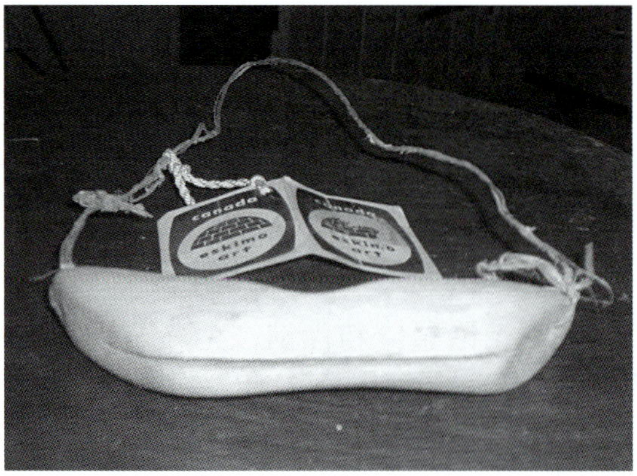

图 24-1 传统的因纽特人的护目镜，是由骨头做成的，用来阻止雪盲症的发生

遮挡波长 250 ～ 400 nm 辐射的眼镜或者护目镜常常用于保护眼。镜片的质量是非常重要的，它可以用塑料或者玻璃制成，塑料镜片的优点是较轻且不易摔碎，但是不能过滤掉所有的紫外线；玻璃镜片重量重一点，但是却可以过滤掉大部分紫外线。理想的情况是，外面的镜片完成反射光线，内部的镜片不反射光线到角膜上。眼镜架应该有边缘和鼻翼部来防御太阳光，同时应该附有安全绳。

国际高原急救医学委员会共识建议雪镜应该具备以下几点（Ellerton et al，2009）：

- 紫外线的吸收率应达到 99% ～ 100%；
- 可见光透射比为 5% ～ 10%；
- 镜片材料应该是聚碳酸酯或 CR-39 玻璃；
- 灰色的镜片可以减少颜色的失真度；
- 框架设计应该比较牢固、稳定，周边有护挡的面或有环绕的设计，质轻，而且不容易掉落；
- 放护目镜的箱子应严格保管，眼镜不用时应放置并保护好。

应随身携带眼镜或护目镜备用，护目镜应该具备通风功能以防止镜片蒙上水汽（Lomax et al，1991；Petetin，1991）。

24.5.3　痱子（红痱）

痱子是由热且潮湿的环境造成的汗腺阻塞所产生的疾病。在临床上，急性发病患者的躯干以及腹股沟、腋窝及胸部下垂部位等处皮肤表面可见小泡疹。痱子因为引发皮肤刺痛感而得名，也有些患者因瘙痒明显而抓伤皮肤，这可能会造成二次感染，无论年龄和性别，尤其是儿童，更容易感染。

可以采取姑息治疗手段，因为此类疾病本身就有自限性。炉甘石液是传统的中药治疗方法，用凉水频繁淋浴也是有帮助的，另外建议穿宽松的棉质衣服。

24.6　寒冷：引言

在探险中，寒冷将会成为一个很严重的问题，在寒冷天气或高原徒步旅行探险中，或在正常旅行应急过程中，都会遭遇到意想不到的寒冷气候，尤其是可能会遇到造成身体伤害或疾病的寒冷气候。

24.7　寒冷：热量平衡

和上述高温环境一样，机体的体温主要由产热和散热之间的平衡来决定。热量的产生主要来源于新陈代谢（尤其是运动），另外可能会有一少部分热量的产生来源于太阳辐射，但来源于空气的热量却很少，甚至可以说没有。散热的方式主要有对流、传导和辐射。在寒冷环境中，人体体温的维持主要依靠人为的手段（衣服和鞋子），以此来减少热量损失以及机体生理调节机制。

24.8　寒冷的生理反应

机体主要是通过皮肤血管的收缩来抵御寒冷的，特别是在四肢处（的御寒方式）。通过这种方式，可以使人体躯干和大脑这些身体核心部位的热量得以保存。事实上，机体一般也会牺牲一些相对不重要的部位（如四肢）和器官的热量来维持机体核心部位的热量。除此之外，机体还会通过身体的颤抖（如寒战）来提高新陈代谢，从而产生热量。在寒冷环境下，机体耐寒度可以达到一定的程度，但是要习服寒冷环境还是很困难的。现代的御寒衣服是非常有效的，因此寒冷极限冒险家几乎能够在任何气候条件下保持皮肤周围稳定在一个舒适的温度上。然而，风的影响也应该受到重视，众所周知，风寒比无风的空气更易造成外露部位皮肤温度的降低，另外，风还可以通过增加衣服内外层之间的气体流通来降低衣物的绝缘御寒作用。

24.9　寒冷相关疾病：低温症

寒冷影响机体一般会造成低体温症和局部冻伤、脚冻伤或战壕足。以下三种情况下会产生低温症：

1. 浸泡在冷水或冰水中；
2. 待在寒冷、潮湿和多风天气的山上或荒野；
3. 由于没有足够取暖设施而患慢性感冒，尤其是那些患有其他疾病的老年人。

在上述案例中，浸泡水中数分钟内、“暴露”环境中数小时内以及在慢性病情况下数天内均会出现低温症。危险因素包括山上食物的缺乏和疲惫不能行进造成的运动代谢产热减少。儿童的风险更大，因为其较小的体表面积比意味着他们散热更快；老人也是如此，因为他们的代谢率更低。亚临床型甲状腺功能减退症也是老年人发生低温

表24-1　低温症的各个阶段

体温（℃）	神经反应	症状和体征	分类
37 ～ 35	正常	感觉冷，冻得瑟瑟发抖	正常
35 ～ 32	正常	生理、心理障碍	轻度
32 ～ 28	减弱	颤抖停止，意识丧失	中度
＜ 28	缺失	僵硬、室颤、死亡	重度

注：体温、症状体征及神经反应之间的相关性存在着相当大的个体差异

症的一个常见病因。饮酒也是一个危险的因素，酒精对周围的循环有血管舒张效应，更重要的是酒精对大脑的作用使饮酒者感觉迷糊、反应迟钝，常常睡倒在露天寒冷的环境中，最后导致低温症发生。

表 24-1 显示了不同的体温降低阶段，以及在各阶段体温与神经反应、症状体征之间的相关性，但值得注意的是，这种关系中也存在相当大的个体差异。

24.9.1 临床特点：轻度低温症

患有轻度低温症的患者除了主诉感觉冷要求保暖以外，对其他任何活动都失去了兴趣。他们产生了消极态度，随着体温的降低，患者的身体会变得不协调，不能再维持正常的行为状态，开始出现一些错误举动，同时患者可能会出现剧烈的颤抖。

24.9.2 中、重度低温症

当体温低于 32℃时，患者会出现生理、心理障碍，导致其在寒冷中的自我保护意识逐渐减弱。

患者的思维变得缓慢，做决定也变得困难，经常出错，记忆力开始减退。患者还会出现很强烈的困意，甚至由于患者反应迟钝和陷入昏睡状态可能导致生存意志的崩溃。言语含糊不清和共济失调可能表明患者已经出现了脑卒中，肠蠕动减慢或停止、胃扩张和肠梗阻也非常常见（Paton，1983）。

个体对寒冷反应差异比较大，当机体体温高于 33℃或低于 27℃时，会出现人的意识丧失，这取决于个体温度下降的速率。通常在体温达到 30℃左右时，意识会丧失，但令人困惑的是，也有报道称患者在体温低于 30℃时仍有意识（Lloyd，1972；Paton，1983）。随着体温的降低，患者的心率减慢，呼吸也变得浅慢，这可能是机体降低代谢率的生理反应。

当患者体温低于 30℃时，颤抖通常会停止，这在机体体温为 24℃时已经被证实（Alexander，1956）。但也有一些病例在体温降低时并没有发生颤抖（Marcus，1979）。

当机体体温低于 30℃时，可能会出现室颤，患者能否存活取决于是否有足够的心输出量来维持大脑和心脏的灌注。机体生存时，心脏功能比大脑的温度更关键。

对于患有严重低温症的患者，辨认其是否已经死亡是很困难的。他们的皮肤摸起来很冰凉，肌肉和关节已变得僵硬，类似于“僵尸”，呼吸可能是十分困难的，或者说是不能被观察到的，脉搏不能触及，而血压也测量不到。出现低温症时，患者瞳孔的对光反射消失，其他反射也不存在。

心电图（ECG）显示有多源性期前收缩的缓慢节律性心率和广泛复杂性心房颤动（Jessen 和 Hagelstein，1978），也可能会出现 J 波（Osborne，1953）。

由于液体从血浆向组织间隙转移，血红蛋白浓度和白细胞计数将会升高，也有发生血小板减少症者（Vella et al，1988）。

有研究证实，即使机体心肺功能完全丧失，患者也有存活的可能（Siebhke et al，1975）。在低温症的诊断中，脑电波（EEG）平坦并不是确诊患者死亡的金标准。确定诊断的唯一依据是机体的复温失败（Golden，1973；Lilja，1983）。在诊断脑死亡之前，机体体温必须是正常的（NHS，1974）；然而，脑死亡可能是造成体温过低的原因。

24.9.3 低温症的治疗

在野外，低温症得到有效医治是可能的，Hamilton 和 Paton（1996）进行调查并得出结论：许多救援组织通过口腔测温成功获取到机体体温；大部分组织都携带了低读数体温计；许多救援团队用商业加热垫进行再次加热。令人惊讶的是，低温症的发生率在冬天和夏天相同，76% 的病例需进行现场心肺复苏，现场心肺复苏操作的标准是脉搏消失、心搏骤停以及有快速转运的可能性。

轻度低温症

轻度低温症的患者应该尽量避免在大风天及雨雪天出行，应该穿上保暖衣或防风服，采取各种有效的保暖手段，保护自己免受进一步热量损失的威胁。

为了避免机体进一步通过皮肤蒸发散热，已经潮湿的衣服应该尽快更换；如果没有干燥的衣服，应该将湿衣服拧干水分后再穿上。如果有一定隔热效果的衣服已经潮湿，湿衣服应继续穿在身上（不用脱掉），外面再盖上一层不透热的衣物来防止热量的进一步损失。大量的热量可能会从头部损失，所以更应该遮挡住头部。低温症患者可以用热水擦拭缓解，但绝对不能用酒精进行皮肤擦拭。

轻度低温症者通过上述的简单治疗措施干预后能够痊愈，但是如果再给予外部热量（比如与另一个人一起待在同一个睡袋里），患者可以痊愈得更快。也可以使用合适的设备吸入温热气体以作为主要的复温手段（Lloyd，1973；Foray 和 Salon，1985），由于气体的热容较低，该仪器能够升高的温度是有限的，但这些仪器同样可以阻止呼气时的热量损失，因此，如果可获得，该方法值得应用和推广。

重度低温症

在旷野中，是否能够治疗重度低温症患者将取决于当地的状况、转运条件以及获得专科医疗设施的可能性。由于在欧洲和北美洲山区的，重症低温症的治疗效果很差，将患者尽快撤离是最好的办法。不过，在该地区，积极治疗后成功的病例也是有报道的（Fischer et al，1991）。当恶劣的天气耽误转运时，应对患者进行缓慢复温，并尽可能采用温和的治疗方式，以避免室颤的发生。人们认为，粗暴的处理方式可能会引发室颤，因此，在检查和移动患者时，应尽最大限度地保证轻柔并细心地操作。

如果低温症患者发生了心搏骤停，这就将救援人员带入了两难的境地，因为它可能是由于其他原因造成的。即使临床检测不到心跳，但心脏可能仍然是在跳动的，胸部按压的机械刺激可能会触发心室颤动，使心脏功能完全丧失。然而，专家共识认为：

- 如果无自主呼吸、呼吸道阻塞或呼吸停止，应该保持呼吸道通畅，立即开始口对口呼吸的复苏；
- 如果持续 60 秒没有触及颈动脉搏动、脉搏搏动消失或近 2 小时内发生心搏骤停，就需要进行胸外按压；
- 只有在合理预期的情况下才能进行复苏，那就是患者复苏有短暂中断后继续能得到有效治疗，患者能被送达医院并能得到充分的生命支持（Lloyd，1996）。有报道称，持续 6.5 小时心脏复苏后，最终抢救成功（Lexow，1991）。
- 错误的胸外按压方式可能会引起室颤（Mills，1983）。在野外，低温症患者死亡率高达 50%，但随着医疗专业技术的提升，这个数据应该会有所改善。
- 对低温症的死亡诊断应该慎重，因为严重的低温症与死亡者的症状非常相似，严格来讲，只有当患者的体温恢复正常但仍不苏醒时，才能诊断为死亡。

现在已经认识到，医院重症监护室里的有效护理措施及体外膜肺氧合（ECMO）的使用给治疗成功提供了最佳机会。Ruttmann 等（2007）对标准体外循环治疗和应用 ECMO 治疗做了比较，结果显示应用 ECMO 的成功率是标准体外循环治疗的 6 倍。

24.9.4　低温症的预防

在高原预防低温症的发生主要是要良好地运用登山准则：好的规划、足够的装备和对天气状况的正确预期以及对突发事件的正确应对等。此外，也应该重视团队中其他成员发生低温症的风险，并及时采取措施以避免低温症的再次发生。现代化的衣物降低了低温症发生的风险，但它需要被灵活地使用。衣服内隔热层就是一个有透气、防风和防水性能的内热层。人们根据常识和经验形成了许多预防低温症的措施。例如，为了避免流汗，应在体温过热前脱掉衣服，以避免出汗，在气温变得很冷前添加衣服；当休息时，要避开风，在冰川上时坐在背包或绳索上，而不是直接坐在冰上。

24.10　寒冷相关疾病：冻伤

冻伤通常是由于皮肤组织受冻后造成的损伤，但是严重的情况下也会有深组织的损伤。受伤部位通常是手指、脚趾、鼻和耳。冻伤通常发生在高原、北极或南极荒野中，发生冻伤的通常是登山者、滑雪者或探险者。然而，在加拿大北部、阿拉斯加和西伯利亚，冻伤者通常都是被困在户外的当地居民。在某些情况下，酒精是诱发因素。在高原或旷野中，受伤严重或有疾病的患者尤其危险。

24.10.1 冻伤的识别和及时医治

冻伤的形成通常是很隐秘的。在寒冷环境中，手指和脚趾通常变得麻木，但这一般不会导致冻伤。如果温度变得更低，组织事实上已经冻结和冻伤，这种情况的发生一般是受害者无法意识到的。受凉的手指和脚趾可能是发白的，但触摸起来却很软；冻伤的手指像蜡一样苍白，并且触摸起来很硬，实际上它就是被冻住了。立即治疗是指将冻伤患者转移到一个温暖、安全的地方，对冻伤的部位操作要尽可能轻柔。避免冻 - 融 - 冻的发生是很重要，因为它可以导致比单纯的冻 - 融更严重的后果。

到达安全的地方后，应使冻伤部位尽快恢复温度，最好的方法是 40℃水浴。如果损伤的组织只是皮肤表面，那么在患者被送达医院前，应使用清洁的敷料并避免感染。

24.10.2 冻伤的二次处理

在医院里的综合治疗超出了本章的范围。以下列举几点：

1．涉及是否需要截肢手术的严重病例时，治疗需要很谨慎、保守。在冻伤中，变黑的皮肤早期外表比实际情况更严重一些，深部的组织可能是正常的。这不同于血管闭塞的坏疽，后者根据其外观会低估病情的严重程度。两者的区别如图 24-2 所示。

2．Cauchy 等（2011）提出了一种新的冻伤分级（表 24-2）。这对预后有很大的作用，有助于指导是否需要截肢以及截肢的时机。这一分级是根据在法国 Chamonix 医院观察了 70 例严重冻伤的病例后得出的结论。从第 2 天的 ^{99} 锝骨扫描中，可以对结果进行预测，来判断是否需要截肢以及截肢的范围。

3．为了减少截肢，新的治疗方式正在试行中，包括使用前列腺素（伊洛前列素）和重组组织纤溶酶原激活剂进行溶栓治疗。1 例引人注目的病例由 Sheridan 等（2009）报道，他强调了后一种治疗的应用及其明显的优势。Cauchy 等（2011）进行了关于溶栓治疗的临床研究，即阿司匹林 + 丁咯地尔和阿司匹林 + 伊洛前列素的对比研究，得出以下结论：阿司匹林和伊洛前列素应该在所有严重冻伤病例中使用，并且溶栓治疗应该根据具体情况进行考虑。当然，溶栓治疗需要在冻伤部位重新变暖后尽早进行，这样才能取得更好的疗效。

一定要牢记，尤其是在高原救援时，严重的冻伤经常伴有影响治疗的低温症和损伤的出现。在

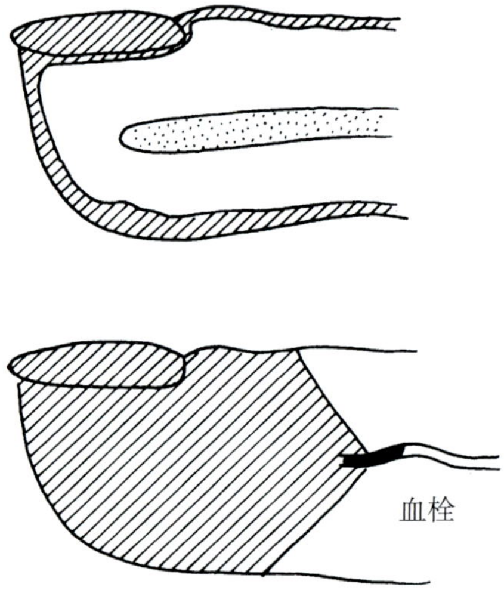

图 24-2 因冻伤而引起的坏疽和由于动脉血栓栓塞引起的坏疽之间的区别。上图是表层冻伤：坏疽（阴影部分）局限在组织表面 2 ～ 3 mm，组织损伤比看起来的程度要轻。下图是动脉血栓形成：坏疽延伸至整个组织，组织损伤比表面上看到的更严重

表24-2 冻伤病灶严重程度分级

等级	病灶范围（第 0 天）	骨扫描（第 2 天）	水泡（第 2 天）	预后（第 2 天）
1	没有病变	不必要	没有水泡	无需截肢
2	仅仅指骨远端病变	少量放射性示踪迹	明显的液体水泡	切除组织
3	指骨远端、骨间及近端病变	指骨无放射性示踪迹	出血性水泡	切除手指或足趾
4	腕骨和跗骨病变	腕骨 / 跗骨无放射性示踪迹	腕骨 / 跗骨起水泡、出血	需行截肢手术

引自：Cauchy et al，2001

第 0 天：到达医院快速复温后的最初评估时间

许多病例中，疼痛也是一个非常现实的问题，整个经历对患者的心理伤害也是十分严重的，最近的关于冻死的综述是由 Freer 和 Imray（2012）发表的。

24.11 寒冷相关疾病：无冻伤的寒冷损伤

组织长时间暴露在 15℃以下的湿冷环境中，将会导致其发生非冷冻的寒冷损伤，通常会对肌肉和神经产生永久性伤害。

“战壕足”是这种疾病中最常见的一种形式，也是军事行动中造成伤害的主要原因，因为战斗的原因，士兵的脚不得不长时间浸泡在水或厚雪中，冷水增加并加速了受伤的危险，任何妨碍四肢血液循环的因素都有造成非冷冻的寒冷损伤的风险，如狭小的空间、不能转动的身体、紧身的衣服、过紧的靴子和过紧的袜子。当雪没过脚踝进入到登山者的靴子里或者被脚的温度融化时，他们患“战壕足”的风险会大大增加，湿的袜子会使降温加速。

实际上，如果手套或袖套被水或雪水浸湿的话，也会出现上述后果，然而，由于双手更容易察觉并保持干燥和温暖，因此，“战壕手”实际上是不常见的。

尽管非冷冻的寒冷损伤在最初是可逆的，但如果受冻时间过长，损伤则会变得不可逆，这种损伤常常发生在距离冻伤处最近的组织中。

24.11.1 临床表现

最初，损伤部位表面皮肤苍白、无感觉、不能活动，脉搏可能会消失，但不会发生冻伤。如果这些症状在复温后仍然未得到改善，就会发生非冷冻性损伤。

数小时后，损伤部位开始肿胀、皮肤的感觉麻木，皮肤表面出现红紫色斑片。24 ~ 36 小时后，损伤周围出现明显的充血和剧烈疼痛，并且会出现伴有血水疱的水肿，如果皮肤不完整，它将会变成坏疽和脱皮。夜间疼痛感像电击一样使人难以入睡。

在严重情况下，皮肤感觉将会逐渐消失，关节变得僵硬，肌肉功能停止。为了保持身体平衡，双腿被动分开行走，并感觉像踩在棉花上漫步一样（Ungley et al，1945），充血症状的出现是由于皮肤苍白部位血管舒张功能消失所致，这个阶段可能会持续数天到数周。持续麻痹表明神经功能退化，并有可能伴有长期症状（Burr，1993）。

24.11.2 预防和治疗

有了现代化的户外衣物和鞋具，非冷冻的寒冷损伤似乎减少了很多，尽管如此，它仍然有发生的可能。在 1988 年，一支由 355 名士兵组成的美国海军部队中，非冻伤性损伤的发病率高达 11%。研究显示，吸烟与“战壕足”的高发病率有关，尽管研究结果的差异无统计学意义（Tek 和 Mackey，1993）。

患者应该从寒冷的地方被转运走，快速复温使机体体温上升，并对脱水进行补液治疗（Lahti，1982）。可予以止痛对症，患者尽量抬高患肢休息。进行引流时，除非有感染，否则应该切除皮肤表面的脓疱。坏疽可能发生的得较晚，造成的损伤比冻伤引起的范围更广，存在更深部的组织受损。Imray 等（2011）发表了非冷冻的寒冷损伤的相关研究并表明，应采用保守治疗并尽量减少外科手术。

（李英兰 译　格日力 校）

第二十五章

高原相关疾病

概述

对于高原医学问题的关注点多集中在急性高原病患病的危害、预防和治疗上，然而对于大多数在高原的旅行者来说，这只是最基本的问题。我们要注意的是一些旅行者或许本身早已有潜在的健康问题，比如高血压、糖尿病或哮喘。在这种情况下，我们必须考虑高海拔是如何影响这些原有的疾病和健康问题的。对于个人而言，需要考虑两个问题：旅行计划是否合理以及在旅行期间如何最合理地解决这些问题。

目前，由于缺乏这些问题的相关临床研究，导致医生对患者行病情评估并给出意见时，可以利用的信息少之又少。本章意在重新审视那些关于这类临床问题的材料，并从中提取可靠信息，在医生给这类患者提供建议时，给医生提供一个合理的框架，便于医生对有价值的证据进行权衡和全面的评估，从而提高旅行的安全性。

25.1　引言

随着越来越多的人去高海拔地区工作、假期探险、科学考察、滑雪和朝圣，人们迫切需要医生对他们旅游计划中存在的健康风险给予专业建议。虽然这些建议主要集中在急性高原病的辨认、预防及处理上，但人们更需要提供建议的医生评估一下他们已有的健康问题在高海拔地区是否会变得更糟，以及在他们计划停留期间内，如何更好地处理这些问题。这些问题在前往高原的老年游客中特别普遍，因为他们的躯体变得衰老，而这些慢性疾病又会受到高原环境的影响。急性高原病在那些前往位于高海拔地区的宗教圣地朝圣或参加宗教节日的老年人中被证实是高发的，他们大多身处尼泊尔、西藏、喜马拉雅山脉的各处。在这些人中，有许多都已存在健康问题。但是在出发之前，他们并没有对自身的健康状况进行任何评估，其后果便是在旅途中产生成了更严重的健康问题（Basnyat et al，2006）。

给予登山者们关于他们已有疾病的建议是很具有挑战性的，因为目前几乎没有关于这些问题的临床研究。在早期的一篇杰出的综述中，Hackett（2001）尝试把研究中可用的证据和大量相关的医学案例报告进行汇合。最近，一些综述也对这些问题进行了阐述，这些患者患有种类明确的疾病，包括心脏病（Bärtsch 和 Gibbs，2007；Dehnert 和 Bärtsch，2010；Luks et al，2010）、肺部疾病（Luks 和 Swenson，2007；Stream et al，2009）、慢性肾病（Luks et al，2008）、糖尿病（Leal，2005）以及神经系统疾病（Baumgartner et al，2007）。这个章节将对这些和其他种类的疾病中有价值的证据进行总结。读者可以阅读那些综述以了解更多细节。

在考虑下列各种各样医学问题的具体细节之前，先回顾一些通用的原则。首先，一个患者和另一个患者的特点和关注点是不同的，这取决于每个人自身的健康问题。下面有一些通用的问题可以引导医生对患者进行登山前的评估。

1．已有的健康问题会不会在高海拔地区恶化。比如，随着海拔升高，一名有高血压病病史的患者血压会不会发生变化，如果出现这样的情况，就需要更换他们服用的药物。或者一名有糖尿病病史的患者在高海拔地区对血糖水平的控制会不会变得更加困难。

2．已有疾病的患者会不会更容易患上高原病，比如，急性高原病（AMS）、高原脑水肿（HACE）及高原肺水肿（HAPE）。一般来说，我们通常不会认为已存在的疾病会增加患上述疾病的风险。但是某些疾病，比如肺动脉高压，就很有可能会增加患高原病的风险，在下文中会进行更加详细的叙述。

3．在高海拔地区，患者有没有患重症低氧血症的风险？在这种高海拔的环境下如何处理这种情况？这些问题在有肺疾病的患者，尤其是肺动静脉畸形的患者身上变得特别突出。

4．已存在的疾病在高海拔地区是否会影响运动耐受力。比如，贫血患者氧气输送量下降，从而会降低他们的运动力。

除了要考虑这些问题，医生必须考虑计划内的攀登地点是否有可靠的药物来源。虽然许多人带着便携式的医学设备登山，但还是有大量高海拔地区的旅行者冒险去那些遥远、难以及时安排撤离及远离医疗看护的地区。已存在的问题越严重，做好在高海拔地区病情进一步加重时获得药品的计划就越重要。

当在野外进行探险或者是远足时，那句“没

有人是一个孤立的岛”的格言比在城市中时更加有力。一个成员的疾病会影响到整个团队，并且可能使其他成员陷入危机。因此，如果某人知道他（她）有某方面可能会影响完成这次旅行的问题，那么他在道德层面有必要确保团队的领导者知道此事；如果可以的话，也要通知团队中的医务工作者。

医务工作者必须对患者强调，登山须在已有疾病控制很好的前提下进行。例如，生活在低海拔地区的哮喘患者，如果最近有恶化的情况，那么就应该避免去高海拔地区旅游，特别是不能去偏远的地区。如果患者近期有过胃肠出血的情况，那么就要推迟出行，当能够确认不会再出现出血状况后再出行。另外，在去高海拔地区旅行时，人们要尽可能提前适应那里的环境。提前适应并不能保证人们不患高原病，但这确实是能够提高安全性的要素，即更适应的人能更好地停留更长的时间，可以参与艰难的营救，可以免受即将到来的恶劣天气的影响。

总会有一个对于高原旅行者来说增加风险的要素，特别是那些自身已患有某种疾病的人群。由于对患有各种疾病的人在高海拔地区身体情况变化的临床研究的缺乏，事实上，保证患者的旅行安全是不可能的。对于患者来说，唯一可行的安全的出行方法就是仔细地权衡计划中的益处和潜在的风险，从而做一个正确的出行前评估。

25.2　心血管疾病

所有潜在的健康问题都是需要慎重考虑的。心血管系统的疾病可能是这些潜在健康问题中最重要的种类之一，因为缺氧以及随后交感神经兴奋性急剧上升，就有潜在的风险可使许多心血管疾病加剧。

25.2.1　冠心病

对于患有冠心病的患者来说，一个关键的问题是，在高海拔地区发生缺氧是否会引起心肌缺血，特别是在进行体力劳动的情况下。这个问题可以在不同的临床文章中得到验证，其中包括患有隐性冠状动脉疾病的患者、确诊的稳定型冠心病患者以及那些经历过冠状动脉血管再形成的患者。

隐匿型冠心病

对于隐匿的冠心病，静息状态下的缺氧不会使之前尚未发现的冠心病（CAD）显现（Alexander，1994；Burchell et al，1948），尽管心肌缺血的改变或许可以在心电图上被观察到（Khanna et al，1976）。因此，尤其要注意的是，如果患者在平原上时对体力劳动有良好的耐受并且没有劳累性心绞痛的发作，那么就没有标准去衡量所有 CAD 前期的患者在到达高海拔地区之后的状况。对于这些平时没有进行规律锻炼并且暴露在许多可能使他们患有 CAD 的高风险因素下的患者来说，在前往高海拔地区并长期逗留之前进行症状限制运动试验是谨慎的选择。

既往诊断冠心病

暴露在高海拔地区可以减少动脉中的氧分压（PO_2），对其他器官也是这样，心肌的氧含量也会减少。当缺氧在正常人群中导致冠状动脉舒张且提高心肌灌注量时（Kaufmann et al，2001），实际上它在患有动脉粥样硬化和内皮功能障碍的患者身上则可能引发血管收缩，使心肌灌注量下降（Gordon et al，1989；Wyss et al，2003；Arbab-Zadeh et al，2009）。尽管这是一种反常的反应，但实际上大多数患者心前区的心肌氧气输送是充足的。

例如，在 1998 年 Erdmann 的实验中，随着缆车升高到海拔 2500 m，对患有冠状动脉疾病的患者进行运动实验时，记录的左室射血分数＜ 45%，且并没有观察到不利的状态出现、心律失常的发生和心电图上的缺血信号出现。Levine 在 1997 年同样在患有稳定型 CAD 的患者身上进行了运动实验，发现 ST 段下降 1 mm 就可以引起心率和收缩压的翻倍，而这标志着心肌缺血的临界点比模拟急进到海拔 2500 m 处的结果低了 5%，相当于在同等海拔高度习服 5 天后返回海平面时的值。最近，de Vries 在 2010 年进行了运动实验，并在 8 名有心肌梗死病史患者身上行超声心动图检查，在海拔 4200 m 处，射血分数相对保留（54%±6%），并没有明显症状，超声心动图上也没有心肌缺血的证据。这些实验的结果显示，患有稳定型 CAD 且对体力劳动有良好耐受性的患者可以前往相对中等海拔的地区（3000 ～ 3500 m）并且进行体力劳动，虽然 Levine 在 1997 年实验的数据显示，最好慎重地把体力活动推迟至到达高海拔地区的数日之后。

生活在平原且病情稳定的人如果没有规律地进行过体育锻炼，是不应该前往高海拔地区的，除非他们在计划好旅游之前在低海拔地区进行了锻炼，并且能够证明有很好的运动耐量。人们也需要避免在寒冷的地方停留过久，而寒冷也正是高海拔地区的一个普遍的特点。从低海拔地区的数据来看，周围环境的低温与心肌的缺血是有关系的，这可能与对血小板功能的影响有关（Lassvik 和 Areskog，1980）。

然而需要注意的是，这些建议只是提供给没有临床症状且有稳定疾病的人，就像上述研究所说的那样，这对在低海拔地区患有不稳定型心绞痛和运动限制的人是不适用的。总之，这些患者应该避免去高海拔地区旅游。如果由于某些原因必须去高海拔地区，比如参加一个重要的家庭聚会，他们应该避免剧烈运动和去偏远的地区，并且在旅行时得到良好的看护，能够在症状进一步发展时及时回到低海拔地区。

近期的心肌梗死

近期发生过心肌梗死的患者不应该前往高海拔地区，但是经历过心血管再形成且在足够长的时间内没有再次出现症状者，有可能可以适应海拔的升高。Schmid 等（2006）（performed exercise）对 15 个通过血管形成术或者导管外科手术使血管再形成但伴有急性冠状动脉综合征症状的患者在 540 m 和 3454 m 的海拔高度上分别进行了研究，指出无论在低海拔还是高海拔地区都没有不良反应发生，且在心电图上也没有出现缺血的证据。值得注意的是，在运动测试前的 5 天使用 β- 受体阻滞剂后，所有患者都完成了一个动态的康复计划，并且射血分数相对保留（60%±8%）。而另外的报道提供了进一步的证据，人们可以到高海拔地区，哪怕是海拔 5700 m 也不会有不利的影响（Berner et al，1988）。伴有心肌梗死或者经历过血管再形成的患者在去高海拔地区之前到底要等待多长时间是不清楚的。在 Schmid 等（2006）的研究中，人们都是从疾病中恢复了 6 ~ 18 个月，由此我们的建议是，至少要等一年半的时间。重要是，患者在他们计划的停留期间内必须没有临床症状，并且重新获得了良好的运动耐力。那些进行了两部分抗血小板治疗（比如阿司匹林和另一个抗血小板药如氯吡格雷）和在冠状动脉安置了支架的患者应该谨慎一些，避免那些可能给身体造成创伤的运动，尤其是在偏远地区（Dehnert 和 Bärtsch，2010）。

25.2.2 高血压

有价值的证据表明，患有轻微高血压的患者到高海拔地区时，其收缩压会有轻微的上升（平均是 10 ~ 15 mmHg）而且在接下来的几天或几周里会降下来（Palatini et al，1989；Savonitto et al，1992；Roach et al，1995；Wu et al，2007b）。然而，在观察到的结果中，人与人之间有重要的特异性，不幸的是，并没有足够的手段提前预测血压的显著升高。目前还没有证据表明高血压或者登山过程中观察到的血压升高可以增加 AMS 或者其他疾病的风险，如视网膜病，颅内出血及心肌梗死的风险。

有了这些数据，高血压的病情已得到很好控制的患者就可以安全地前往高海拔地区，且不需要在到达时对药物进行调整或者进行血压监测。因为以上引用的研究中几乎都没有包含严重高血压的患者。不能很好地控制血压或者血压不稳定的患者在到达之后应该监测血压，并在出发之前根据身体状况对药物做调整（Luks，2009b）。因为在高海拔地区逗留时间越长，血压升高的可能性越大，那些在之前安排的计划中添加或改变了降压药的患者应该继续监测血压，并在需要的时候再对药物进行调整，以避免高血压的出现。

25.2.3 心力衰竭

目前还没有关于暴露在高海拔地区对于心力衰竭患者影响的相关信息。Agostoni 等在 2000 年对 38 例心力衰竭患者在海平面、海拔 1000 m、海拔 1500 m、海拔 2000 m、海拔 3000 m 进行心肺运动试验，并注意到工作效率随海拔上升而下降，与这些患者的最大基线运动障碍有关。同样，如前所述，Erdman 等在 1998 年指出，缺血性心肌病患者运动表现的下降类似于健康对照组在海拔升高到 2500 m 时的反应。这两项研究中均未发现明显的并发症，如心律失常、心肌缺血或肺水肿。

与之类似，如前所述，Erdman 等在 1998 年记录的缺血性心肌病患者运动表现下降与海拔 2500 m

的健康对照组相似。这两个研究均未发现显著的并发症，如心律失常、心肌缺血或肺水肿。

这些研究表明，已有稳定疾病的患者可以在高海拔地区短时间停留，但是需注意其他问题。急性高原病（AMS）一般与液体潴留有关，如果发生在心力衰竭患者身上并达到一定程度，会导致容量过负荷和肺水肿。同时，因交感 - 肾上腺皮质轴活跃引起的血压显著升高可能会提高左心室的后负荷并削弱心脏收缩功能。最后，Agostoni等在2006年证实，通常给心衰患者使用的β- 受体阻滞剂卡维地洛可能与减弱急性缺氧组织的通气应答有关，而这很有可能加重了高海拔地区患者的低血氧情况。目前并不清楚通气反应的减弱是否导致了急性高原病，因为之前的研究中存在相互矛盾的结论（Milledge et al，1988；Richalet et al，1988；Milledge et al，1991b；Savourney et al，1995；Bärtsch et al，2002；Richalet et al，2011）。

25.2.4 起搏器和除颤器

目前没有任何有关心脏起搏器和植入性心脏除颤器（ICD）在高海拔地区的功能的相关信息。Weilenmann等在2000年模拟海拔4000 m对13位只安装了心室起搏器的患者进行的研究中发现，他们的心室刺激阈值没有任何改变，因为他们在模拟的高海拔环境中仅仅停留了30分钟，所以这不能完全正确地反映假如他们长时间处在低压缺氧的状态下会发生什么情况。Kobza等2008年调查了217位有植入性心脏除颤器（ICD）的患者，并且这些患者都去过至少海拔2000 m的地方旅游，他发现4%的患者在他们停留期间都经历了ICD休克。从这个研究的实质来看，很难判断出休克到底是由于设备除颤阈值的改变还是患者本身潜在的心脏问题引起的。

25.2.5 心律失常

考虑到在高海拔地区升高的交感 - 肾上腺反应、急性缺氧以及健康人的心脏传导异常，如窦性心动过缓、期前收缩、心房颤动和不完全的右束支传导阻滞（Levine et al，1997；Woods et al，2008），既往有心律失常病史的人群更容易再次发生心律失常，但是关于这方面的研究资料有限。在众多关于该问题的研究中，Wu等（2007b）监测了42名青藏铁路工人的心电图和24小时动态心电图，这些人均存在心律失常，包括窦性心动过缓、房性或室性期前收缩、房室传导阻滞和不完整的右束支传导阻滞。分别暴露在海拔4500 ~ 5056 m后1周和3个月后进行评估，除1例无症状的典型预激综合征患者外，潜在的心律失常或者其他威胁生命的健康问题未发生恶化。

25.2.6 成年人先天性心脏病

随着医疗水平提高，越来越多先天性心脏病患者长大成人，能够进行更广泛的活动，将来他们也有机会到高海拔地区旅游。由于他们自身存在先天的疾病并经过许多外科手术，因此，此类人群去高海拔地区活动存在极大风险。根据一个理论上的观点，那些有潜在问题的患者包括两类人，一类是他们的疾病与肺动脉高压有关（下面将会更详细地介绍），而且存在会恶化为高原肺水肿的风险；另一类是存在严重的右向左分流和低氧血症者。这些理论性的观点未经过系统性评估，因此几乎没有信息能够用来帮助医生对患者进行评估。有限的证据表明，单侧肺动脉缺如（Hackett et al，1980；Rios et al，1985）或唐氏综合征患者，即患有不同心脏疾患者群（Durmowicz，2001），患HAPE的风险增加。实际上那些已行心室尖动脉分流术来矫正三尖瓣闭锁的患者，尽管他们右心室功能缺如，但却能在海拔3050 m处承受最大上限以内的运动负荷。由于缺少这方面的数据，在伴有复杂先天性心脏病的患者进行高原旅行计划之前，应进行彻底的评估，包括超声心动图评估、肺动脉压力测试、心肺运动测试以对心脏功能的充分评估（Luks et al，2010）。还可以考虑前移动高空模拟试验（Dine和Kreider，2008），这个测试侧重短期风险信息评估，无法反映在长途旅行中会发生什么。

25.3 肺部疾病

已存在肺部疾病的人在前往高海拔地区之前需要进行全面评估，因为氧气不足是高原旅行者面临的最关键挑战，并且低压缺氧的生理反应主要影响呼吸系统。这个结论在既往研究中被广泛地检验（Luks和Swenson，2007；Stream et al，2009），与一些重要的肺病形成相关的危险因素将在下面进行考虑和总结。

25.3.1 哮喘

据统计，哮喘在人群中有一定患病率。对于哮喘患者，高海拔旅行安全风险评估是非常必要的，特别是年轻的和积极追求健康的个体。在高海拔地区，由于其多变的环境因素可以影响机体对哮喘的调控，因此对哮喘患者行健康风险评估具有挑战性。然而，许多因素会增加生物学上和临床上疾病活动的多样性（Spieksma et al，1971；Boner et al，1993；Valletta et al，2001；van Velzen et al，1996；Grootendorst et al，2001），如低密度的空气，增加的交感神经活性和尘螨数量的下降；其他因素如缺氧（Dagg et al，1997；Denjean et al，1988）、低碳酸血症（Newhouse et al，1964；van den Elshout et al，1991）和空气温度下降（Dosman et al，1991；Kaminsky et al，1995）可能会增加气道阻力或引发气道高反应性，并减弱患者对哮喘的调控。因此，在高海拔地区，对指定人群的最严重影响因素的预测和评估是很困难的。

上述提到的研究试图把每一个因素对哮喘控制的影响分离开来。然而，事实却是，当一个患者到高海拔地区后，许多因素将会同时发挥作用。因此，在高海拔地区对哮喘患者的研究可能会提供更多有用的信息，来指导医生进行患者前往高海拔地区旅行前的评估。Golan 等在 2002 年报道，20% 冒险旅行的哮喘患者，包括在高海拔地区的旅行者，在旅途中经历了最严重的哮喘。然而，这项研究并没有考虑在高海拔地区旅行者到达的不同高度也是其影响因素之一。另一个因素也没有得到控制，即到达这些地区旅行经常需要人们在空气质量较差的市中心花费一些时间。其他实地研究表明，高海拔地区旅行的风险可能是很容易控制的。举个例子，Cogo 等（1997）和 Allegra 等（1995）研究了轻微的哮喘患者，并报道了与海平面相比，在海拔 4559 m 和海拔 5050 m 处患者对低渗性气溶胶和醋甲胆碱支气管高反应的下降。Stokes 等（2008）记录，控制良好的轻微哮喘患者可以攀登到海拔 5895 m 处而病情没有恶化。与未患哮喘的攀登者相比，他们患急性高原病的概率并没有增加。

这些研究指出，控制良好的哮喘患者可以耐受高海拔地区的旅行，这并没有什么问题。例如 Louie 和 Pare（2004）报道，（当他们）在尼泊尔跋涉到海拔 5050 m 的时候，肺通气量减少了 76±67 L/min。这些结果很难去验证，因为有些人正在服用地塞米松和乙酰唑胺（一种利尿剂），这些药会影响哮喘控制的程度。一些研究报道了在全国滑雪运动员和滑雪登山者中（即两种需要在寒冷环境中高频率换气的运动员），哮喘或者运动性支气管狭窄患病率有所提高（Larsson et al，1993；Durand et al，2005；Pohjantahti et al，2005）。一些研究指出，运动员在高海拔地区的气道高反应性会部分被硝苯地平（Henderson et al，1983）、乙酰唑胺（O′Donnell et al，1992）和色甘酸钠（Juniper et al，1986）降低，但是这个问题还没有被广泛的临床性试验证明。

在对疾病有很好控制的情况下旅行，轻微间歇性和持续性哮喘的患者可以安全地攀登到高海拔地区。患有更多严重疾病或者在旅行时病情急剧恶化的患者应该避免去高海拔地区旅行，特别是远离医疗服务的偏远地区。患者应该保持之前的服药规律并携带足够的急救吸入剂并口服泼尼松，它们可以在病情恶化的时候使用。那些按计量使用吸入剂的患者在寒冷地区时应小心地保证吸入剂的温度。值得注意的是，在海拔 3000 m 以上的地区，每次从吸入剂中吸出来的药物量会减少（Roggla 和 Moser，2006），因此患者在他们旅行时应考虑携带呼气流量峰值检测仪，因为可变节流孔测量仪在高海拔地区或寒冷地区的呼气流量峰值的测量结果可能会比较低（Thomas et al，1990；Pollard et al，1996）。患者需要更多参考测量时的趋势而不是测量出的绝对数值。

25.3.2 慢性阻塞性肺疾病

慢性阻塞性肺疾病（COPD）患者在高海拔地区会面临各种各样的问题，包括大气含氧的下降、对通气需求的提高以及肺部血管阻力的增加，而这些因素都会明显地减弱患者在高海拔地区行动的能力。

不幸的是，这方面的文章数量略有不足，仅有 1 项实地研究纳入了高海拔地区 COPD 患者。Graham 和 Houston（1978）把 8 名严重的 COPD 患者［第 1 秒用力呼气容积（FEV_1）为 1.27 L］带到了海拔 1920 m 处，记录显示其 PO_2 从 66 mmHg 下降到 54 mmHg，但他们并未出现不良的症状。

在没有其他实地研究的情况下，关于在增氧情况下的预期变化可以从在商业飞行中对COPD患者的研究中获得。这些研究一致证明：最大呼气量为1～1.5 L的患者暴露在海拔2340 m时，肺泡PO_2会下降到50 mmHg以下，患者在做像平地上行走这样的轻微运动时，他们的肺泡PO_2会有更严重的下降（Dillard et al，1989；Berg et al，1992；Chistensen et al，2000；Secombe et al，2004；Akero et al，2005）。这些研究中并没有报道其他不利的情况出现，而且患者们仅仅感受到了轻微的呼吸困难、疲惫和头痛。

考虑到动脉血含氧量下降严重，到底哪些患者在旅行时需要辅助供氧？海平面动脉血气（Gong et al，1984）、肺部功能测试（Dillard et al，1989）、运动测试（Christensen et al，2000）及高海拔模拟测试（Dine 和 Kreider 2008），这些预测规则通常用来评估商业飞行中辅助供氧的需求是否合理，但我们并不确定这些规则能否对高海拔地区的旅行者进行评估。比如，这些规则大部分都建立在于飞机上行短暂低氧暴露的环境中，并没有反映出长时间暴露在低氧环境时的结果。正如上述研究中提到的，因为缺少致命的症状，不支持对所有被认为会在高海拔地区出现肺泡氧分压下降的患者进行辅助供氧。考虑到这些问题，Luks（2009a）在文章中列出了一个方案，在这个方案中，患者们可以带着一个补氧的处方，当他们到高海拔地区时，根据到达后的症状或血氧定量法的监测，选择是否补充氧气，而非必须在旅行前用缓慢、复杂的昂贵的方法补充氧气。

除了氧合问题以外，COPD患者在高海拔地区旅行时的其他理论担忧包括：暴露在高海拔地区是否会对肺部功能产生不利的影响，以及是否会增加肺大泡患者患气胸的风险。关于第一个问题的数据是混乱的，因为在众多有关肺功能的研究中，其结果有的好转，有的不变，也有的更严重。至于后一个问题，除了在高海拔地区的低大气压下肺大泡可能会扩大外，并没有其他证据表明气胸的风险或者纵隔积气的风险在低压缺氧时会增加（Yanda 和 Herschensohn，1964；Tomashefski et al，1966）

FEV_1 < 1 L、CO_2潴留或肺动脉高压患者应该避免去高海拔地区旅行，然而FEV_1为1～1.5 L的患者可在旅行前进行全面评估后再去旅行，这些评估包括运用推算公式推算需要补充的氧气量，而这些公式把患者基础的最大呼气量（Dillard et al，1989）或在可行情况下的低压吸入测试（Dine 和 Kreider，2008）考虑在内。那些肺部氧分压可能会下降到50 mmHg以下的患者去高海拔地区时，应该携带便携式供氧设备，或者处方，以备不时之需。已经补足氧气的患者在高海拔地区时应该继续坚持补氧，并提高氧流量。患者们应该保持之前的服药规律，并且携带足够的急救吸入剂。最大呼气量小于25%的患者进行AMS的预防和治疗时不能使用乙酰唑胺（Luks 和 Swenson，2008）。

25.3.3 间质性肺疾病

目前只有两项研究检验了模拟高海拔环境对间质性肺疾病患者的影响，每项研究都记录了在相当于海拔2340 m（8000 ft）的环境下，患者在休息时，肺泡氧分压下降了约50 mmHg，而在做轻微运动后，比如在平地上走了50 m后，氧分压则下降得更明显（Christensen et al，2002；Seccombe et al，2004）。没有研究证明，这些失调的机能是否提高了患高原病的风险，但有严重间质性肺疾病的患者常伴有肺动脉高压，并且增加患高原肺水肿的风险。这一点会在后面详细讨论。具体来讲，就是这些患者肺部的顺应性下降，使患者在高海拔地区因组织缺氧而加强呼吸系统的代偿。那些生理机能有严重限制性病变的患者（肺总气量不足预测值的50%）或者需要供氧的患者都应该避免去高海拔地区旅行。那些有较轻疾病的人需在旅行前进行全面评估后再去高海拔地区旅行。Christensen 等（2002）提供的回归方程可以用来评估患者是否需要辅助供氧，而这些辅助供氧设备既可以随身携带，又可在到达目的地时获得。

25.3.4 肺部囊性纤维化

近年来，肺部囊性纤维化（CF）患者趋向成年，且大多数患者通过旅行来放松自己，包括去高海拔地区。囊性纤维化同COPD、间质性肺疾病相似，动脉含氧量的严重下降与患者处在海拔2000～3000 m的高度有关。对于已患严重疾病的患者或者进行运动的患者，其动脉含氧量明显下降（Rose et al，2000；Ryujin et al，2001；Thews et al，2004；Fischer et al，2005）。尽管他们存在严重的血流量不足，但是研究中的实验对象未出现相应症状。考虑是因为被测成员仅在低压缺氧环境中作了短暂停留，可能没有达到预计的时长，故无法知晓如果停留时间足够长时患者身上会发生什么问题，特别是在高海拔地区旅行或登山时。一项关于2名CF的患者（EFV_1不足1 L）在高海拔地区旅行时患上肺动脉高压和肺源性心脏病的报告表明，一些患有严重疾病的人在高海拔地区会发展出更严重的问题（Spechley-Dick et al，1992）。

患有严重疾病的（如$FEV_1 \leqslant 1$ L或者< 30%的预测值）CF患者应该避免前往高海拔地区，但是病情控制良好的患者可以去高海拔地区旅行，并且继续原有的肺气道清洁方案，预防性使用抗生素和祛痰治疗。用于其他肺疾病的低氧吸入剂的测试对于CF患者来说效果并不好，应基于旅行前的肺活量测定法的测定值来决定患者是否使用供氧设备并对FEV_1在30% ~ 50%的患者推荐使用补充氧气（Oades et al，1994；Fisher et al，2005）。

25.3.5 肺血管疾病

在高海拔地区，机体肺泡氧分压下降，会引起肺部血管缺氧性收缩，再加上心输出量增加（在习服前），导致肺动脉压升高。对于已患肺高压人群来说，这一生理反应有严重的潜在风险，而且使患高海拔疾病的易感性增加。这篇文章包含了大量由于解剖学（Hackett et al，1980；Rios et al，1985；Torrington，1989）和非解剖学（Nakagawa et al，1993；Naeije et al，1996；Durmowicz，2001）原因引起的肺动脉高压的报道，这些人在攀登到不同的海拔高度后患上了HAPE。在这些报道中，还不清楚到底什么程度的肺部高血压会加重HAPE的风险，而且在先天性肺动脉高压的患者中，这一现象并没有被描述，但是这些报道强烈建议这些患者在前往任何高海拔地区前均需要进行严密的评估。尽管这些患者没有明显肺水肿，他们可能仍处于由于肺动脉压升高和随后的心室后负荷升高引起右心功能不全的风险之中。轻度患病者可以前往高海拔地区旅行，但是应该采取全身血管扩张治疗，比如服用硝苯地平。如果没有采取这种治疗，那些病情控制不良的患者（如NYHA为Ⅲ或Ⅳ级）或者那些需要连续注射扩血管药的患者应该避免前往高海拔地区。如果患者处于上述情况中而又不得不前往高海拔地区，那么强烈建议他们使用供氧设备并减缓肺动脉压力的升高。

早期的肺部血栓疾病存在一个临床困境，就像在第二十三章中提到的，的确有关于在高海拔地区血栓形成的病例报道，但大多数病例都出现在血液处于高凝状态的患者中（Boulos et al，1999；Folsom et al，2002），几乎没有一致的证据表明，在高海拔地区，人易患上凝血过快的疾病或者复发性血栓栓塞，对既往发生血栓栓塞性疾病的人群进行仔细评估后，我们认为这种说法是有道理的。那些体质弱和肺血压低的人去高海拔地区之前应保证没有任何禁忌证。所有患者均应保持抗凝血治疗，但这种治疗不应该单纯为了前往高海拔地区旅行才开始进行。人们应该保持机体水分充足并避免长时间保持不动（可能发生于被困在帐篷里的暴风雨天气中）。

25.3.6 通气控制和肺通气疾病

因为通气在调整机体状态和高原习服方面有很重要的作用，故有通气控制障碍的人在前往高海拔地区旅游时应考虑清楚。最普遍的呼吸控制和肥胖性通气低下综合征的临床反应将在后面的第25.10节进一步讨论，有阻塞性睡眠呼吸暂停的患者到高海拔地区旅游的预期结果已在第十四章进行详细讨论。其他形式的通气控制障碍在高海拔地区并没有数据，但是可以分辨出哪些人可能有出现问题的风险。因为颈动脉内膜切除手术可以损坏或者除去颈动脉体，已行两侧动脉内膜切除术或部分切除（一种旧时治疗难治性哮喘的方式）的人可能由于通气反应下降而处于风险之中（Honda et al，1979；Roeggla et al，1995），并随着高度增加最终出现严重的血氧不足。类似的问题同样出现在帕金森病和强直性肌营养不良中（因为这些障碍被证明与在海平面地区低氧通气反应的减弱有关）（Carroll et al，1977；Serebrovskaya et al，1998）。最后，有骨骼或神经肌肉障碍的人，如严重的脊柱后凸、膈肌麻痹或进行性假肥大性肌营养不良，可能在高海拔地区不能充分提高每分钟通气量以获得足够氧气，尽管他们有足够的颈动脉体反应并且没有通气的问题，但是需要注意双侧膈肌麻痹的人在仰卧位时易出现低氧血症（Sandham et al，1977；Kumar et al，2004），当他们在高海拔地区睡觉时，可能会出现血氧饱和度下降。

25.4 血液疾病

25.4.1 贫血

贫血会减弱患者在高原上氧气的运输能力，以及机体的运动表现，但是缺乏关于具体贫血程度分类引起这些问题及增加患急性高原病风险的研究数据。病因明确的贫血患者在去高海拔地区前应检查自己的血细胞比容，如果要进行活动且血细胞比容低于 20% 或者比 20% 稍高的话，在旅行前应考虑输血。铁元素储存量低的人，如绝经前期的妇女，应考虑在旅行前和旅行期间补充铁元素（Richalet et al，1993）。不明原因贫血的患者应该在旅行前进行完全诊断以排除出血或溶血性病因。

使用外源性促红细胞生成素（EPO）治疗长期贫血的患者，如果要长期停留在高海拔地区，应减少使用量。在美国，一个关于大量透析患者的回顾性分析发现，生活在海拔 1800 m 以上的患者比生活在海平面的患者需要的 EPO 少 19%，且拥有更高的血细胞比容（Brookhart et al，2008），任何正在接受 EPO 疗法并计划长期在高海拔地区停留的人都要接受精确的血细胞比容监测。

25.4.2 长期抗凝治疗法患者

使用华法林、氯吡格雷或阿司匹林进行长期抗凝治疗者在前往缺乏医疗保障的偏远地区时应注意，自然性外伤性出血会因没有血液制品的辅助而很难控制。

目前没有研究预期性地检验急性组织缺氧对这些药物抗凝血作用的影响，但是一项对于高原居民到低海拔地区旅行的回顾性分析表明，这样的旅行与国际标准化比值（INR）的改变有关（Van Patot et al，2006）。考虑到这一点，任何服用华法林的人都应该在旅行结束后回家，若想延长在高海拔地区停留的时间，旅行之中应安排他们进行 INR 的后续检测并给予相应的治疗措施。

25.4.3 镰状细胞贫血及其特点

镰状细胞贫血患者应该避免去高海拔地区旅行，因为组织缺氧会加重血细胞镰刀化并引发血管阻塞（Green et al，1971），这一问题甚至在加压的飞机或翻越海拔 2500 m 以下的山时被提到（Mahoney 和 Githens，1979）。学术报道中表明，超过海拔 2000 m 高度，对于纯合子镰状细胞病（HbSS）或镰状细胞 / 血红蛋白 C 病（HbSC）患者来说将会有 20% ~ 30% 风险出现血管阻塞危象（Adzaku et al，1993），即使是具有镰状细胞特性（HbAS）的患者也存在该风险，因为一些报道记载了这些患者急速暴露在高海拔地区时出现了脾危象（Franklin 和 Compeggie，1999；Tiernan，1999）。HbAS 患者仍可以前往高海拔地区，但应注意保持水分充足和保证有医务人员的看护，当左上腹疼痛或左胸膜疼痛时下降到低海拔地区。

25.5 糖尿病

少量有限的、有价值的证据显示，糖尿病并不会减弱患者在高原的生理适应性、运动表现并增加患急性高原病的风险。糖尿病患者在这种环境下可以完成头部运动（Honigman et al，1993；Moore et al，2001；Pavan et al，2003；Kalson et al，2007）。事实上，一名 1 型糖尿病患者曾成功登顶珠穆朗玛峰，而且其他研究报道显示，糖尿病患者登上乞力马扎罗山的成功率与没有糖尿病的人是相似的（Admetlla et al，2001；Pavan et al，2003；kalson et al，2007）。

需要注意的是，以上研究只考虑了 1 型糖尿病，而且现在普遍缺少关于 2 型糖尿病的文献。对于 2 型糖尿病患者（尤其是老年人），比年轻人或健康的 1 型糖尿病患者更容易存在并发症，如冠状动脉疾病、高血压或者肥胖，因此，在旅行前需对这些疾病进行评估。

除了在高海拔地区的耐受性和运动性之外，对于糖尿病患者来说，严峻的问题是随着他们到达高海拔地区，他们对胰岛素的需求是否会改变，血糖的控制情况是否会恶化。关于这个问题的结论不一，有报道认为需求增加（Admetlla et al，2001；Pavan et al，2003；de Mol et al，2011），也有报道认为需求减少（Moore et al，2001）。由于上升曲线不同，所处高度不同，摄入食物不同以及考察队每天的活动不同，以此对比各研究报告是很难的。地塞米松会使血糖的控制恶化，所以当糖尿病患者没有乙酰唑胺的禁忌证时，可以用它用来预防高原病。

一个现实的观点是，那些注射胰岛素的人不仅应大量消耗能量，增加到 25 MJ/d（6000 kcal/d）或更多，还应注意能量在每天及一天内的变化，因为这些能量可以储存供给数天后的需要。在剧烈运动时，他们对胰岛素的需求量会少于平静时，那是因为肌肉新陈代谢增加了对葡萄糖的摄取。在休息时，对胰岛素的需求与在海平面时是相近的。由于这些特点，应鼓励糖尿病患者在基础用量范围内使用速效胰岛素。一般来讲，应避免使用长效胰岛素制剂，如甘精胰岛素，或用量比平时低，直到确定胰岛素的用量。必须高度重视并仔细保存好胰岛素，防止胰岛素注射剂在整个旅行过程中被冻坏或者因过热而失活。

近年来，越来越多的 1 型糖尿病患者趋向采用胰岛素泵而不是多次皮下注射的方式来调整血糖水平。目前还不清楚这些设备的功能在高海拔地区是否会像预期的那样。针对这一问题的一项研究指出，King 等（2011）在气压下降了 200 mmHg 的飞机上和低压氧舱中检验了 10 个胰岛素泵。在舱室的研究中，胰岛素开始起泡，气泡按波义耳定律扩展开来。该研究同样记载了在飞行过程中多出来的胰岛素体积（相当于容器的 0.623% 的量），这可能是由气泡的产生和扩展造成的，并相应地导致患者出现低血糖。直到进一步发现可靠证据之前，为慎重起见，使用胰岛素泵治疗的患者在前往高海拔地区旅行之前，要减少胰岛素的基础用量或改为间断皮下注射。

由于运动状态的变化、饮食的不同及胰岛素泵的问题，对胰岛素依赖患者进行频繁的血糖监测非常有必要。使用血糖仪时应仔细谨慎，因为之前在关于高海拔地区测量精确度的研究中表明，运用不同测量方法的不同仪器会高估或低估血糖值（Gautier et al，1996；Pecchio et al，2000；Morre et al，2001；Fink et al，2002）。然而，另两个近期的研究指出，新一代检测仪的实际效果会更好一些。De Mol 等（2010）研究了葡糖脱氢酶和葡糖氧化酶检测仪在模拟和实际高海拔环境中对两种酶的监测，尽管在高海拔地区所有的检测系统都倾向高估血糖值，但是在所有检验的血糖范围中，并没有发现这两种检测系统有明显的测量差异。值得注意的是，与参考血糖值相比，在数米内葡糖脱氢酶系统比葡糖氧化酶系统更灵敏和精确，这可能是因为与葡糖氧化酶系统不同，葡糖脱氢酶的反应过程中不涉及氧气。后一个研究的结果与 Oberg 和 Ostenson（2005）报道的在低压氧舱中葡糖脱氢酶监测仪效果能更好地吻合。然而在研究中有一个问题，两个检测系统在寒冷的环境中都有准确性问题，而寒冷却是高海拔旅行中很常见的现象。

考虑到这些监测仪精确性的问题，在高海拔地区的患者们或许不应该过于严格要求血糖控制，以免血糖过低，血糖过低的风险比短期短期高血糖的风险要大。旅行者们还应确保在出现低血糖时能及时补充葡萄糖。最重要的是，糖尿病患者要告知旅行伙伴他们的身体条件，以便对他们在高海拔地区可能表现出的并发症进行适当的评估和管理。

25.6　胃肠道疾病

25.6.1　消化道出血

消化道出血的患者，例如，消化性溃疡或胃炎患者，应谨慎前往高海拔地区。几个报告间接表明，消化道出血的风险可能随着海拔升高而增加。Wu 等（2007a）研究了在海拔 3500 ～ 4900 m 的青藏铁路上的 13 502 名工人，发现呕血、黑便或便血的发生率提高了 0.49%。对所有受影响的人的内镜检查显示，他们患有胃和十二指肠溃疡、胃糜烂及出血性胃炎。最近，Fruehauf 等（2010）对 26 例无症状登山者在登山前进行内镜检查发现，与海拔上升到 4559 m 22 h 时后相比，胃或十二指肠糜烂溃疡、出血性胃炎、十二指肠炎的发生率在高海拔地区度过 2 天的人中增加了 28%，而在高海拔地区度过 4 天的人中增加了 61%，虽然这些登山者中没有任何人出现急性胃肠道出血，但从这些数据中，研究者还不能确认急性缺氧和消化道出血之间是否有明确的联系，这也表明，症状控制不良的食管炎、胃炎、消化性溃疡可能是高海拔问题的风险因素。已患疾病的患者在服用会增加胃肠道出血风险的药物时要小心，如非甾体抗炎药或地塞米松，治疗或预防疾病或关节痛的症状时，应高度警惕由隐匿性出血引发的原因不明的虚弱。

25.6.2 炎症性肠病

目前没有关于急性缺氧对炎症性肠病（包括克罗恩病和溃疡性结肠炎）患者影响的有价值数据。当这些疾病恶化时，患者应避免前往高海拔地区，而这些疾病处于静止期时，患者可以考虑前往高海拔地区旅行。但是在旅行前应仔细地计划饮食和所服用的药物，研究当地的有效卫生保健资源和发病后紧急离开的策略。患者同时应携带应对病情恶化的药物。

25.6.3 慢性肝病

目前还没有关于高海拔地区的慢性肝病的数据，尽管从理论角度来看，两组肝硬化患者在这种环境中可能会出现问题。门静脉高压症患者有患高原肺水肿和右心功能衰竭的风险。那些患有肝肺综合征的患者在低氧环境中可能会因衰弱的生理性的心脏分流而发生严重的血氧不足。无论是否患有这些疾病，所有慢性肝病患者均不应使用乙酰唑胺来预防或治疗 AMS，因为它会引起高氨血症并使这些患者的脑病恶化（Luks 和 Swenson，2008）。

25.6.4 其他胃肠情况

已患有胃肠道疾病，如痔疮、肛周血肿、肛门周围和坐骨直肠脓肿和肛裂者，在前往高海拔地区长时间考察之前，应接受及时的治疗，因为在野外处理这些问题十分具有挑战性。

疝气患者旅行前应先接受治疗，因为在旅行中搬运重物的情况很常见，这会加重疝气，并可能增加箝闭和绞窄的风险，这些问题在远离医疗救治的偏远地区将是致命的。

25.7 慢性肾病

已患慢性肾病（CKD）的患者在高海拔地区将面临一些潜在的挑战，因为肾功能不全会减弱尿液的浓缩与稀释能力，因此这些患者会有血容不足或血容量过多的风险，而后者则会使人易患肺水肿。如 Mairbaurl 等（1989b）证明，与在海拔 576 m 处相比，在海拔 2000 m 处透析的患者在透析期间增重更多。

由于促红细胞生成素减少和红细胞存活量下降，CKD 患者在高海拔地区的红细胞生成也会减弱。研究表明，在海拔 2000 ~ 4600 m 的地区，血红蛋白浓度、促红细胞生成素及网状细胞的改变量很小。虽然一般在低海拔地区，机体对低水平的血细胞比容是可以耐受的，但是对于高海拔地区的反应性红细胞生成减少来讲，机体的氧气输送量下降和运动表现受到限制（Mairbaurl et al，1989a；Quick et al，1992）。尽管这些红细胞生成下降的反应就如同在这之前所记录的接受外源性 EPO 疗法的 CKD 患者的反应一样，但实际上他们比低海拔的患者需要更少剂量的 EPO（Hussein et al，1992；Brookhart et al，2008）。这表明，使用 EPO 的患者，若在高海拔地区停留时间较长，需要仔细对服药量进行监测。

许多 CKD 患者常伴有慢性代谢性酸中毒，尽管代偿性酸中毒会增加每分钟通气量并维持在高海拔地区的动脉血氧分压，但这也会增加 HAPE 的风险。动物实验的数据（Lejeune et al，1990）表明，代谢性酸中毒造成低氧性肺血管收缩，这是 HAPE 的一个重要的病理生理因素。CKD 患者中有 40% 存在轻到中度肺动脉高压（Abassi et al，2006），就像上文提到的，这可能是一个说明 HAPE 风险增加的事实，特别是对于那些不能保证足够血容量的患者来说。

最后，选择用乙酰唑胺来预防 CKD 患者的高原肺疾病需要根据肾小球滤过率来减少其用量或者更换其他药物（表 25-1）。使用利尿剂的患者需要仔细测量体重，如发生液体潴留，需根据事先的安排更换利尿剂。

25.8 骨科疾病

已患关节炎，尤其是下肢关节炎的人群，应该仔细考虑在高海拔地区徒步旅行时运动的强度和频率。对乙酰氨基酚和非甾体类抗药对他们来说很有帮助，应该尽早使用这些药物而不是强忍疼痛。考虑到上面讨论的在高海拔地区胃肠道出血风险的问题，个体应谨慎长期服用大剂量非甾体抗炎药（如布洛芬或者萘普生），对疼痛关节的治疗，特别是髋关节，无论是关节置换还是关节融合，或一些其他方法，都可以使患者进行短暂的徒步旅行。

表25-1　已患慢性疾病患者在高海拔地区的用药选择及剂量调整

治疗药物	肾功能不全的剂量调整	肝功能不全的剂量调整	其他
乙酰唑胺	以下患者禁用： GFR < 10 ml/min， 代谢性酸中毒， 低钾血症， 高钙血症和高磷血症， 复发性肾结石	禁用乙酰唑胺	长期服用高剂量阿司匹林者禁用；在通气受限者中禁用（FEV_1 < 25%）； 有磺胺类药物过敏史者慎用； 避免与托吡酯和眼科碳酸脱水酶抑制剂同时使用；
地塞米松	无禁忌及剂量调整	无禁忌及剂量调整	在糖尿病患者中使用时，预期血糖值升高； 消化性溃疡或上消化道出血者慎用； 有阿米巴病或类固线虫病者慎用；
硝苯地平	无禁忌及剂量调整	不建议使用，必要时，减少剂量为 10 mg/d，每天 2 次	服用通过 Cyt P450 3A4 和 1A2 途径代谢的药物者禁用； 慎与其他抗高血压药物合用
他达拉非	如果 GFR < 50 ml/min，有必要调整剂量； 如果 GFR 为 30 ~ 50 ml/min，建议剂量为 5 mg，最大剂量在 48 小时以内不超过 10 mg； 如果 GFR < 30 ml/min，不超过 5 mg	儿童肝功能不全 A 级和 B 级：每天最大剂量不超过 10 mg； 儿童肝功能不全 C 级：不建议使用他达拉非	胃食管反流患者禁用； 服用经 Cyt P450 3A4 通路代谢的药物者慎用； 避免同时使用硝酸盐或 α- 受体阻滞剂
西地那非	如果 GFR < 30 ml/min，建议调整剂量	推荐减少剂量： 起始剂量 25 mg，每天 3 次； 食管或胃底静脉曲张患者禁用	胃食管反流患者禁用； 服用经 Cyt P450 3A4 通路代谢的药物患者慎用； 避免同时使用硝酸盐或 α- 受体阻滞剂
沙美特罗	无禁忌证及剂量调整	数据不足。最好避免在这些患者身上使用药物	冠心病且易发生心律失常者会出现潜在的不良反应； 避免同时使用 β- 受体阻滞剂； 避免同时使用单胺氧化酶抑制剂或三环类抗抑郁药

25.9　耳鼻喉和牙科疾病

妨碍呼吸的鼻息肉或鼻中隔偏曲应在前往高海拔地区之前加以治疗。常年鼻炎及鼻窦炎患者应该携带足够的药物。

计划前往无法进行牙齿护理的地区旅行的人群，特别是到偏远地区进行长期考察者，最好在旅行前对牙齿进行全面的检查与评估。腐烂的牙根内产生的空气或老旧填充物下产生的空气会引发更强烈的疼痛。

25.10　肥胖

研究表明，肥胖人群患急性高原病的风险更高。Ri-Li 等（2003）把一些肥胖者和非肥胖者安置在模拟海拔 3658 m 处 24 小时发现，肥胖者与非肥胖者的相比，有更高 AMS 的发生率和更低的血氧饱和度。这个室内研究的结果与 Honigman 等（1993）的研究结果是一致的，他发现作为一般的旅行活动，在科罗拉多州落基山脉海拔 1920 ~ 2950 m 的肥胖者患 AMS 的概率更高。患 AMS 风险增加的原因尚不清楚，这可能与二者的肺通气量不同有关，尤其在夜间。这个问题还没有在高海拔地区实地进行前瞻性评估，而且增加患病风险所必需的肥胖等级也仍不清楚。

患有通气不足综合征的中度肥胖人群随着海拔高度的增加，有发展为其他疾病（除外 AMS）的风险。这些人群常患有肺动脉高压，如上所述，这可能会提高患高原肺水肿的风险。另外，在商业航班上发现的一个现象表明，在高海拔地区，肺泡缺氧加重，可能会引起肺动脉压的进一步升高以及右心衰竭（Toff，1993）。

25.11 神经系统疾病

25.11.1 头痛

虽然在高海拔地区的头痛会更严重，但低海拔地区日常生活中的头痛不会引发在高海拔地区的头痛（Silber et al，2003）。尽管没有明显的证据表明缺氧会加重偏头痛，但是偏头痛患者仍有很高的患 AMS 的风险（Hackett，2001；Richalet et al，2011），或偏头痛随海拔高度的增加而改变（Murdoch，1995）。

25.11.2 癫痫

没有系统性证据表明，在服用已知癫痫药物的人群中，到高海拔地区旅行与癫痫患者更加频繁或更严重的癫痫发作有关，尽管有文章记载了一些在很久之前被诊断为癫痫或是随后被确诊有潜在癫痫者（Baumgarther et al，2007）。对发病后控制良好的患者来说，前往高海拔地区徒步旅行或其他方式的旅行是可行的，但是应避免技术性攀爬，因为在这种攀爬过程中，有潜在的使癫痫加重的可能。一些抗癫痫药会影响睡眠时的呼吸，并且其他的大剂量药物也会影响协调性。服用托比酯来预防癫痫的患者应避免服用乙酰唑胺，因为该药存在碳酸酐酶活性，两者合用可能会导致肾结石的发生（Luks 和 Swenson，2008）。

25.11.3 睡眠

常见的高原睡眠障碍以及潜在的阻塞性睡眠呼吸暂停的预期结果已在第十四章进行了详细描述。在海平面时需要通过服药来加速睡眠的人，在高海拔地区应进行运动保健，因为一些药物会引起夜间通气降低并使血氧不足加重。有价值的证据表明，替马西泮、唑吡坦和扎来普隆在高海拔地区是安全且高效的，但是不得服用地西泮及阿片类药物。艾斯唑吡酮还没有在高海拔地区被研究过，但它应该是安全的，因为它与唑吡坦和扎来普隆有相似的作用机制。苯海拉明可能也是安全的，但是它在白天会引起嗜睡，所以相比于理想的辅助睡眠药物，应该让那些在高海拔地区从事高风险或技术性活动的人减少用量（Luks，2008）。

25.12 风湿性疾病

目前并没有证据表明暴露在高海拔地区会加重潜在风湿性疾病的发病风险，尽管缺乏这个问题的相关信息，但理论上讲，有严重风湿性疾病的人可能并不适合前往高海拔地区，他们在高海拔地区会感到不适。一些风湿性疾病如硬皮性关节炎、类风湿关节炎与间质性肺疾病和肺动脉高压的发展有关，这类患者应谨慎前往高海拔地区旅行。

一些研究提示（Grissom 和 DeLoughery，2007），在高海拔地区逗留可能会使雷诺病变得更加频繁和严重，特别是在寒冷的条件下，但是并没有证据支持这个观点。Luks 等（2009）尝试通过调查大量人群来研究这个问题，这些人都是到达海拔 2440 m 以上后出现雷诺病的人。他们发现，接受了各种预防和治疗策略的人会更活跃，并可以在高海拔地区从事更广泛的活动，包括冬季运动，但是高空与高海拔地区相比，雷诺病出现频率、持续时间及严重性有很大差异。

25.13 精神疾病

目前没有研究表明高海拔对有潜在精神病（比如抑郁、双相情感障碍以及重度焦虑）的患者有影响。Fagenholz 等（2007）描述了在尼泊尔的 6 名背包客，尽管他们在低海拔地区并没有焦虑病史或者其他精神病史，但他们在高海拔地区都产生了焦虑问题：包括与睡眠周期性呼吸有关的症状、限制性恐慌干扰、过度的健康相关焦虑以及过度情绪化。这个报道与其他医务人员在高海拔地区遇到的一些罕见病例吻合，这些医务人员都与那些在高海拔地区难以处理不同感觉的患者有过互动，这些感觉包括呼吸困难和心动过速。然而，除了这些经历和事实，许多高海拔地区的游客所表现的一般症状（头疼、呼吸困难、心率加快及呼吸困难导致的夜间醒来）都与惊恐发作的人十分相似，但没有证据表明高海拔的急性缺氧会导致惊恐发作或加重焦虑（Roth et al，2002）。

许多不同类型的高海拔旅行（长期在国外的

旅行和专业登山队的旅行）都可以影响到旅行者的压力，而他们在回家后可能不再进行大规模的旅行。另外，考察队队员的安全不但取决于他们自己的行为和活动，而且取决于其他同伴。因此，如果患有未得到良好控制的精神疾病，人们不应该前往高海拔地区进行长期的或技术性的登山旅行。因为一旦他们的疾病加重，就可能导致旅行的中断，或许也会对他们自己或队伍里的其他人造成身体上的伤害。

25.14　既存疾病和急性高原病的用药

对急性高原病的适用药物和预防治疗的建议，很大程度上是基于对无严重慢性病的人群进行的研究。因此，在给慢性病患者开处方时，医生应慎重选择适当的药物种类和剂量，并避免药物不良反应。对这些药物问题的全面讨论已被提出（Luks 和 Swenson，2008），这些建议已总结在表 25-1 中。

（胥　瑾 译　朱明明 校）

第二十六章

女性在高原

概述

女性和男性是以相同的方式习服高原环境的，也都有可能罹患急性高原病（acute mountain sickness，AMS），并且在高原运动时，表现出类似的机体改变。研究表明，急性高原病可以发生在女性月经周期的各个阶段，其易感性和表现也没有显著差别。另外，在高原环境中，女性似乎比男性更有优势，这可能是因为她们食欲降低不明显，因此体重下降也不如男性明显。高原对妊娠风险的影响还不为人知，但是基于已知的知识，女性在流产或宫外孕风险较大的情况下，应当在妊娠前 3 个月避免去高海拔地区旅行。如果孕妇不进行剧烈运动，也没有任何妊娠并发症，例如妊娠期高血压，那么中等海拔的旅行对于怀孕后期的孕妇来说是安全的。在高原，女性普遍采用口服避孕药的方式来避孕和调节月经周期，理论上来说，高海拔和升高的红细胞压积有导致血栓发生的风险，但是现在没有直接证据证明其与高海拔的关系。

26.1 引言

低氧对人类影响的早期研究多以健康的年轻男性为研究对象，而近期则多以女性为研究对象，这为研究女性与男性对严重低氧和高原病的易感性是否存在差异提供了一个机会。在这一章节，我们结合最新的文献以及对生活在严重低氧环境女性的生理反应，包括环境的习服、运动情况和神经介质的改变，讨论了一些女性游客在高海拔地区的特殊问题，包括妊娠及口服避孕药的使用。本章的重点是生活在严重低氧环境下的女性，关于居住于高海拔地区女性的研究参见第十八章。

26.2 登山耐力

1975 年，一位日本登山者 Junko Tabei 成为世界上第 1 位登上珠穆朗玛峰的女性，从那时起，已经有超过 75 位来自不同民族、不同社会背景的女性成功登顶，其中一些人不需要辅助供氧。女性还登顶了其他高于海拔 8000 m 的高峰，包括乔戈里峰（K2）和干城章嘉峰。Gerlinde Kaltenbrunner 和 Edurne Pasaban 这 2 位女性目前已经登顶了所有 14 座海拔 8000 m 以上的山峰。而且 Gerlinde 在没有辅助供氧的情况下完成了这些壮举。总的来说，虽然参加攀登高峰的女性（特别是擅长攀登的女性）要少于男性，但是没有系统的证据证明男性和女性在极高海拔和低海拔的登山表现有什么不同。

26.3 习服

男性和女性对低氧的习服模式很相似，虽然在特定条件下反应程度有轻微的不同。例如，早在 1911 年，Mabel Fitzgerald（1913）记录了在一定高度范围内的低氧通气反应，数据表明女性的 $PaCO_2$ 大约比男性低 2 mmHg，从而证明了女性可能拥有更高的每分钟通气量。从假设的 R 中得到她们的 PO_2 可能会稍高。虽然 Muza 等（2001）指出呼气末 CO_2 以及男女在海拔 4300 m 处的通气习服并没有什么不同，但是多项研究证明，在习服的过程中，女性的 PCO_2 比男性下降得更多（Hannon，1978；Barry et al，1995；Loeppky et al，2001）。然而，近年来的研究是基于和不同研究中的男性数据进行比较，本研究的设计和其他研究不同。在这些研究中，较高的肺通气量被认为是性激素的刺激导致的，而在更年期之后会消失。

虽然女性和男性在低氧下的血红蛋白浓度、红细胞压积和红细胞体积都会增加，但女性会由于月经大量失血，造成体内铁元素储存量降低。例如在派克峰（4300 m）的早期研究中，Hannon 等（1966）证明补充铁的女性血红蛋白的上升程度和男性是类似的，而不补充铁的女性血红蛋白上升幅度较低。Richalet 等在 1984 年为这种现象提供了更进一步的证明，他们发现有 2 位女性体内铁离子存量较低，但却有足够的促红细胞生成素，她们的血红蛋白浓度没有明显增加。

多项研究显示，男、女性在急性高原病的发病方面没有明显的不同（Hackett et al，1976；Maggiorini et al，1990；Honigman et al，1993），从而证明了男、女性对低氧环境的习服能力没有明显差异。此外，在月经周期的黄体期，一些女性会发生体液潴留，但急性高原病和体液潴留之间没有关联（Hackett 和 Rennie，1979；Hackett et al，1982）。

26.4 耐力和月经周期

珠峰行动研究证明，在极高的高原环境中，具有更高的低氧呼吸驱动力的男性拥有更高的肺通气量、更强的动脉氧化作用和更好的攀登耐力（Schoene，1982；Schoene et al，1984）。考虑到经期女性有更好的低氧呼吸动力，以及在黄体期有较大的运动通气量（Schoene et al，1981），可以认为女性在高海拔地区的运动耐力会因女性月经周期的不同阶段而变化。1999 年，Beidleman 让 8 名处于早期卵泡期到黄体中期的女性分别于平原和模拟海拔 4300 m 低压氧舱内进行从亚级量到最大摄氧量（VO_{2max}）运动，并通过记录她们的运动反应证实了以上假说。事实上，除了在黄体中期亚极量运动通气的情况下，高海拔地区的血氧饱和度（SaO_2）改变比海平面值高 3%；月经周期不同阶段的最大摄氧量（VO_{2max}）和氧气耗竭时间在海平面和高海拔地区没有区别。没有研究表明女性在极高海拔情况下（如珠穆朗玛峰）的登山表现在月经周期的不同阶段存在差异。

26.5 体重减轻

众所周知，久居高原会使人的体重减轻。但是现有数据显示，女性的体重下降幅度小于男性。例如，Hannon 等（1976）做了一项研究，让男性和女性分别在海拔 4300 m 的派克峰上度过 7 天，结果显示，在这段时间里女性的体重下降了 1.49%，而男性则下降了 4.86%。他们认为导致这种差异的原因可能是女性能够比男性更快地恢复食欲。Collier 等在 1977 年研究了跋涉至海拔 5340 m 的珠穆朗玛峰大本营的人以及这些人中少数几个登顶（8848 m）的人的体重，发现女性在这种海拔下体重没有大幅度的降低，而男性的体重平均每天降低 0.11 kg/m^2。那些攀上顶峰的人员中有 7 位到达海拔 7100 ~ 8848 m 高度的男性平均每天减重 0.15 kg/m^2，而 1 位到达大约海拔 8000 m 的女性的体重几乎没有减轻。

26.6 儿茶酚胺和碳水化合物的代谢

1998 年在派克峰（4200 m）为期 12 天的研究中，Mazzeo 等（2001）发现男性和女性的儿茶酚胺水平没有区别，在女性月经周期的卵泡期和黄体期也没有区别。但是，在卵泡期，去甲肾上腺素的尿中代谢量，心率和血压反应比黄体期低。在后来的研究中，Mazzeo 等（2001）发现，女性无论在休息还是运动时都对暴露于急性缺氧环境有很强的交感肾上腺反应，在高原和平原都有很强的交感肾上腺素代偿反应来阻断 α- 肾上腺素能受体。

女性的胰岛素敏感性在高原呈现两种模式，在高原的前几天敏感性下降，而习服后敏感性开始上升，在这一点上，男性和女性是一样的。2001 年 Braun 等的研究证明，暴露于低压低氧环境 16 个小时后，胰岛素的敏感性有所下降。而 Braun 等（1998）发现，在海拔 4300 m 停留 9 天后，正常餐后的血糖反应下降了，但胰岛素的浓度没有改变。这很有可能是因为增加了外周葡萄糖摄取或抑制了肝糖原的生成。后一项研究的另一项发现包括，在月经周期中，葡萄糖反应在雌激素期低于在雌激素 + 孕激素期。2000 年，Mawson 等发现，女性在海拔 4300 m 处的总能量需求比在海平面水平高 6%，并且这个区别不能全部解释为基础代谢率的升高。与男性不同，在海拔 4300 m 停留 10 天后，休息时年轻女性的血糖利用率更低，但与在海平面水平观察到的亚极量运动中血糖利用率没有区别。Braun 等（2000）认为，这种现象与雌激素或孕酮没有关联。

26.7 妊娠和口服避孕药

对于孕妇来说，前往高海拔地区的风险尚不明确，有可能会因为怀孕的阶段以及孕妇的健康情况不同而有所不同。有自然流产或者宫外孕倾向的孕妇应该避免在妊娠的前 3 个月前往海拔高的地方旅行，可以考虑在长时间的高海拔旅行前行超声检查来确定胎儿在子宫内的位置，从而避免在旅行时发生异位妊娠并发症（Jean 和 Moore，2012）。

在妊娠后期，在海拔 2500 m 以下地区旅行虽然会使孕激素增加、子宫体积增加，也会使横膈膜提高，导致呼吸困难，但对于孕母和胎儿来说，这是安全的。然而，对于有先兆子痫、慢性高血压或其他增加患先兆子痫、胎盘功能受损、宫内生长缓慢的风险的因素或者有心肺疾病、贫血的患者来说，在这一时期是禁止高海拔旅行的

（Jean et al，2005）。为了预防胎儿缺氧或早产，应该推迟 2 ～ 3 天再进行运动，以便有时间习服环境。运动的强度也应比在平原时低（Jean et al，2005）。尽管在其他情况下，乙酰唑胺在预防急性高原病方面被广泛应用，但是考虑到它的致畸性，对于妊娠前 3 个月的孕妇，乙酰唑胺应是禁用的。对妊娠超过 36 周的孕妇也是禁用的，因为存在导致新生儿黄疸的风险（Jean et al，2005）。

众所周知，口服避孕药会增加血栓形成的风险，尤其是合并吸烟时。虽然静脉血栓栓塞症的案例在高海拔地区有报道，包括使用口服避孕药的女性（Shlim 和 Papenfus，1995），但是目前还没有系统性的研究用来评估在高海拔地区使用口服避孕药的风险。1990 年，Miller 调查了 316 名徒步到珠峰大本营的女性，发现其中 30% 的女性当时正在使用口服避孕药，主要用来控制月经来潮。大部分女性表现有月经不调，特别是当用药不规律时，但是没有静脉血栓形成以及其他并发症发生的报道。因为在这种特殊环境下研究这方面的科学问题很难做出关于避孕药安全使用方面的确切结论，鉴于这种药物的广泛使用和缺乏有关在高海拔地区使用该药引起并发症发生的确凿证据，已经在高原旅行中使用这种药物的女性可以继续服用，但是应该保证充足的水分摄入并避免吸烟。那些打算进行长期高原探险的女性，特别是在更加艰苦的环境里，更想要控制或者完全避免月经者，可以考虑在旅行期间使用口服避孕药，但是应该提前几个月开始服用，以便适应药物副作用。

26.8　女性与寒冷

很少有女性罹患高原冻伤、低体温症、冻疮和浸泡伤等疾病的报道，而缺乏的报道可能反映了一个事实，即女性没有像男性一样前往可能引起寒冷相关疾病的高海拔地区旅行。但也可能是因为女性皮下脂肪保护效应更强，或者可能是为低温条件所做的准备不同。与男性相比，女性雷诺病的发病率更高，而在高海拔地区，寒冷的环境可能会使这个病症的发生率更高且更严重。然而，有限的证据表明，在使用了各种预防性药物和治疗措施后，参加各种各样的活动，包括在海拔超过 2440 m 的地方进行冬季运动，不再会发生寒冷导致的严重的不良反应了（Luks et al，2009）。

（胥　瑾 译　朱明明 校）

第二十七章

高原对儿童和老年人的影响

概述

儿童对高原的生理反应与成人相似。然而，出生前几个月的婴儿有通气和血流动力学反应，这些反应是从胎儿到儿童期的过渡，在某些情况下可能导致严重的缺氧。虽然儿童和成人之间患急性高原反应［包括急性高原病（AMS）、高原肺水肿（HAPE）和高原脑水肿（HACE）］的风险类似，但大部分会说话前的儿童可能无法充分表达他们的不适，因此，不会像老年人那样得到恰当的诊断。当儿童来到高海拔地区后感觉不适，除非有明确的诊断依据，都必须假定患有 AMS。由于儿童的体表面与体重比较大，尤其是被父母携带和静息状态时，更容易出现低体温症和冻伤。如果婴儿在高原停留数月，就可能存在患高原性肺动脉高压（HAPH）的风险。所有形式的急性高原病和体温过低症的治疗与成年人相似，只是要适当调整药物剂量。将非常年幼的儿童，特别是婴儿送往高海拔地区是否合适是值得怀疑和讨论的。

越来越多的老年人选择到山上度假，如果他们身体健康，年龄不应该成为限制。与年轻的登山者相比，老年人运动表现较差，所以登山目标必须进行相应调整。老年人患 AMS 的可能性并不比年轻人高。事实上，高海拔地区的环境对他们影响较小，可能是因为他们与具有较强运动表现的年轻人相比上升的速度更慢。老年人的旅行计划必须考虑到潜在医疗风险因素，包括心脏病和肺部疾病以及老年人的运动缺陷，这些疾病在老年人中的发病率增加。老年人急性高原病的预防和管理与年轻人相同。

27.1　引言

关于海拔对人类影响的许多知识都是基于青壮年男性的研究，很少有人研究海拔高度对儿童或老年人的影响。本章对现有文献进行了归纳和回顾，但在某种程度上对常见问题的回答仍然要依赖于临床经验以及从年轻成人的临床数据进行推断。本章主要讨论了高海拔对儿童和老年人的影响，而高原居民的相关问题已在第十八章详述。

27.2　儿童

27.2.1　引言

世界上有越来越多的成年人前往高海拔地区，这就意味着现在有越来越多的孩子有机会前往高海拔地区度假。已有婴儿被带往尼泊尔海拔 6000 m 的高峰（Pollard et al，1998）；而西藏和青海地区，许多学校建立在高海拔地区，低海拔的汉族儿童被带到高海拔地区来学习。这些儿童是否会受到海拔高度的影响？带孩子到高海拔地区，医生应该给父母什么样的建议？这当中的很多问题都在国际高原医学学会的“高海拔地区的儿童”共识（Pollard et al，2001）中得到了解决，并且由 Yaron 和 Niermeyer（2008）进行了审查。

27.2.2　高海拔地区的婴儿

有一些特殊的因素应当被考虑，首先是婴儿的呼吸调节机制并不成熟，其次是婴儿肺动脉正在经历厚肌层的生长发育。婴儿出生后，低流量、高阻力的胎儿循环在可变时间段内转变为高流量、低阻力的成人循环，动脉导管的闭合是该过程的关键步骤。在此期间的低氧暴露可减缓并可能逆转此循环的过渡，使得婴儿难以氧合，特别是当胎盘不再供氧时（Niermeyer，2007）。Heath 和 Williams（1995）的研究证明，出生在高海拔地区的婴儿与出生于海平面的婴儿相比，发生了肺部血管的永久性肌化。

除了循环问题外，通气也是一个重要的因素。在新生儿中，低氧对通气有抑制作用。通常情况下，这会改变婴儿前几周的刺激模式（转变为成人刺激模式），但是 Parkins 等的研究（1998）发现，即使在 3 个月时，婴儿也可以通过频繁的单独性呼吸暂停和周期性呼吸暂停对 15% 的氧气浓度作出反应。这些婴儿的呼吸 F_IO_2 为 0.15 时，平均的血氧饱和度为 92%。这种反应变化很大，但有些婴儿的氧饱和度可以降至 80% 以下高达 1 分钟。

Niermeyer（2003）回顾了自己和其他人在高海拔地区对婴儿所做的研究。低海拔和高海拔地区的婴儿在出生前几个月的动脉血氧饱和度存在显著的差异。图 27-1 显示了在不同海拔高度和不同人群安静睡眠的婴儿前 4 个月的 SaO_2。在出生后的最初几个小时内，海平面地区婴儿的血氧饱和度为 96% ～ 98%，并且在接下来的几个月内随着他们的心肺控制从胎儿到幼儿过渡，血氧饱和度会达到稍高的水平，变异性较小。

在丹佛（1610 m）出生的婴儿，在出生后 24 小时至 48 小时，SaO_2 有一个小幅下降，随后保持不变。科罗拉多州莱德维尔（Leadville）海拔 3100 m 处，婴儿在出生后的 24 ～ 48 小时，SaO_2 发生了明显的下降，然后在接下来的 2 个月内缓慢上升。拉萨市（3658 m）的汉族婴儿也出现了类似的下降，但在 4 个月内持续下降。拉萨的藏族婴儿出生时的 SaO_2 水平也比中国低海拔地区婴儿要高，但降幅较小，然后保持稳定。安第斯婴儿的结果介于藏族婴儿和汉族婴儿之间。但其机制较为复杂，包括呼吸调节、肺成熟和肺血管压力调节等的差异。低氧似乎可能干扰出生后反应的正常过渡（Parkins et al，1998）。当然，汉族婴儿在高海拔地区，因严重的低氧血症特别容易出现肺动脉高压（以前称为亚急性高原反应）（Sui et al，1988），如第二十二章所述。

Yaron 等（2003）报道了 3 ～ 36 个月儿童的生理学反应，比较了丹佛（1610 m）和海拔 3109 m 之间的差异。在高海拔地区 24 小时后，儿童发生呼吸急促，相对缺氧，低碳酸血症和脑组织氧合作用减少（通过近红外光谱）。这些变化与在成人中所见相似。然而，脑氧合的减少与年龄相关，在较年轻的受试者中可见到较低的值。对受试者进行 AMS 评分显示，AMS 评分与生理学测量之间没有相关性。

27.2.3　高海拔地区婴儿的猝死

鉴于高海拔地区婴儿有非常严重的血氧饱和度下降（图 27-1），以及急性呼吸道感染进一步降低 SaO_2 的已知作用，高海拔似乎是婴儿猝死综合征（SIDS）的危险因素之一，但是，很少有证据支持这一说法。Kohlendorfer 等（1998）的研究解决了这个问题，他们在奥地利对 SIDS 病例进行了对照研究，发现 SIDS 在高海拔地区确实比低海拔地区发病率高，但这些地区的婴儿卧姿睡眠的比率也较高。这个研究在很大程度上解释了 SIDS 发生率的差异。海拔高度是否是 SIDS 的一个危险因素目前尚不清楚，特别是在更高海拔地区。

27.2.4　儿童与高原

我们对于从 3 岁儿童至青少年在高海拔地区的生理反应知之甚少。最近，Scase 等（2009）研究了 9 名年龄为 6 ～ 13 岁的儿童，他们在尼泊尔徒步至海拔 3500 m，在此之前没有过去高海拔地区，其结果显示，儿童与成年人有相似的反应。在跋涉过程中，孩子们的昼间呼吸频率略有增加，静息心率随着海拔的增加而增加（在海拔 3500 m 处的平均心率比海平面高出 24 bpm）。与海平面的标准值相比，白天氧饱和度平均下降 9%，夜间氧饱和度平均下降 11%，呼气末二氧化碳分压下降 7 mmHg。在 9 名儿童中有 7 名，儿童的 FEV_1 和用力肺活量（FVC）保持在基线值（7%）以内，但另外 2 名儿童则出现了 12% ～ 23% 的明显下降。经过 1 周的徒步旅行并睡在海拔为 3860 m 处，血氧饱和度

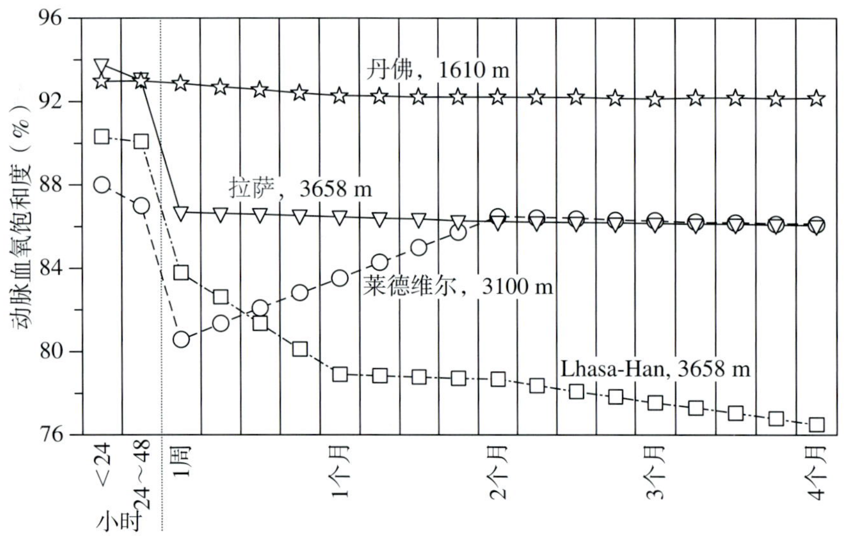

图 27-1　不同海拔高度和不同人群的婴儿睡眠时的动脉血氧饱和度（Niermeyer，2003）

平均提高了 3%，呼气末二氧化碳分压平均下降了 3 mmHg，这些变化表明其正在发生呼吸习服。

27.2.5 儿童在高海拔地区的睡眠

高原睡眠呼吸障碍在成人中有很多报道（见第十四章），但只有少数研究调查了儿童的这些问题。Yaron 等（2004）使用脚踝活动记录仪对海拔 3100 m 以上的婴儿和幼儿进行了睡眠期间的连续监测（范围为 4 ~ 33 个月），发现在来到高原的第 1 夜，出现了最明显的睡眠紊乱。最近，Kohler 等（2008）将 20 名青春期前儿童（9 ~ 12 岁）的睡眠反应与他们的父亲分别在海拔 490 m（1 晚）和海拔 3450 m（2 晚）进行了比较，发现儿童在高原 2 个夜晚的周期性呼吸时间比成年人少，呼吸暂停阈值低，但夜间血氧饱和度和呼气末二氧化碳压力下降幅度相似。尽管作者无法评估睡眠分期的差异，但儿童和成人的总睡眠时间相似。

27.2.6 儿童急性高原病

年龄较大的儿童，AMS 的诊断可根据成年人的症状来判断，但症状严重或轻微都会使诊断变得困难。例如，Scase 等（2009）发现，在尼泊尔徒步旅行的儿童的研究中，儿童与父母和研究者的观察结果相比，儿童的 Lake Louise 评分系统（LLSS）出现了症状过高和过低的现象。同样，Southard 等（2007）报道，LLSS 使用的语言往往低估了 4 ~ 11 岁儿童的 AMS 症状。在年龄较小、无法表达自己感受的儿童中，诊断的难度更加大。在这些儿童中，AMS 主要表现为烦躁、厌食、恶心和睡眠模式的改变等（Yaron，2002），但这种变化是非特异性的，并且难以与其他潜在因素进行区分。在海拔升高的情况下，唯一安全的评估方法是假定幼儿的烦躁是由 AMS 造成的，除非有其他证据证明是其他疾病导致了幼儿的烦躁。Yaron 等（1998）提出了儿童的“模糊评分”，类似于 Lake Louise 评分系统的 AMS 评分（见第 18.8 节）。“模糊评分”按 0 ~ 6 的等级进行评分。这等同于 Lake Louise 评分系统中的头痛症状。然后，其他症状的评分为 0 ~ 3 分，“你的孩子吃得怎么样？”“今天你的孩子有多活泼？”以及“今天孩子睡得怎么样？”。这个系统也可以作为 ISMM（国际高原医学协会）的共识（Pollard et al，2001）。为了评估这一评分系统，他们研究了 23 名 3 ~ 36 月龄的儿童，他们在 4 天内从科罗拉多州的丹佛（1609 m）或柯林斯堡（1615 m）登上了海拔 3488 m 的拱心石山顶旅馆。有 45 名随行成年人，其中 20% 在高海拔处被诊断为 AMS。根据“模糊评分”，21% 的婴儿被诊断为 AMS。这个评分系统，也被称为“儿童路 Lake Louise 评分系统”，研究团队随后又开展了进一步的研究，证明该评分系统与研究者的评估基本一致。

27.2.7 儿童急性高原病的发病率

在高海拔地区对儿童进行了一些调查。Wu（1994b）沿青藏高速公路前往拉萨，在晚上停靠的沱沱河（4550 m）处研究了汉族成年人和儿童。共评估了 5355 名成人和 464 名儿童，并根据症状和对氧气呼吸的反应诊断 AMS。AMS 的成人发病率为 38.2%，儿童发病率为 34.1%。在科罗拉多州，Theis 等发现 9 ~ 14 岁儿童在海拔 2835 m 处的 AMS 发生率为 28%，但在成人中缺乏可比数据。在这个海拔高度上，该发病率似乎相当高，但在低海拔地区上的一个对照组发现了与 AMS 类似的症状，并且发病率有 20%，因此一些报道的在高海拔处的症状可能与旅行本身有关。最近，Yaron 等（2002）也发现，在海拔为 3109 m 处，儿童的 AMS 发病率与成年人相似，分别为 19% 和 24%。最后，Pradhan 等（2009）报道，在 3 ~ 15 岁的 36 名尼泊尔本土儿童中，在海拔从 1950 m 上升至 4380 m 后，AMS 发病率为 47%。

虽然这些研究和其他研究中发现的发病率表明，儿童和成人可能与 AMS 具有相同的易感性，但两组随着海拔的上升出现的症状有所不同。Rexhaj 等（2011）研究了 27 名未习服的儿童和 29 名在 9 ~ 12 个月内两次来到海拔 3450 m 处的成人，发现当在第 1 次到达时患有 AMS 的 6 名儿童再次来到时，未再发生 AMS，而 18 名成年人中有 14 人在 2 次登山中都发生了 AMS。4 名儿童在第 1 次登顶时无症状，但在第 2 次到达时发生了 AMS。目前还没有儿童 HACE 的病例报道，而儿童 HAPE 的发病率也很少有报道。在上述同一研究中，Wu（1994b）根据症状和胸部 X 线片检查诊断 HAPE，并指出儿童 HAPE 发生率为 1.51%，而成年人为 1.27%。呼吸道感染（Durmowicz et al，1997）和潜在的心肺异常，如肺动脉高压（Durmowicz，2001），可能容易导致儿童 HAPE。与成年人一样，居住在高海拔地区的儿童也会出现被称为“再入肺水肿”的现象，即在较低海拔逗留后快速重返高海拔地区，就会出现肺水肿（Scoggin et al，1977）。值得注意的是，当 Hultgren 和 Spickard（1960）首次在秘鲁描述 HAPE 时，其中一些病例是在低海拔地区逗留后重返高海拔地区的儿童。

27.2.8 儿童急性高原病的预防及治疗

一般应避免对高原病进行药物预防，除非在短时间内前往高海拔地区是不可避免的，或者儿童既往有 HAPE 的病史。儿童 AMS 的治疗与成人相同（见第 19.7 节）。最关键的一步是让孩子降到较低海拔地区。继续动态观察对儿童的治疗是合理的。如果怀疑是 AMS，应避免前往更高海拔地区。目前，尚缺乏儿童药物的试验，但假设儿童可以使用与成人相同的药物。建议参考的 AMS 药物剂量表 27-1。

应注意避免使用阿司匹林，因为它会轻微增加患雷诺病的风险。当出现 HAPE 或 HACE 的症状和体征时，应立即下降到低海拔地区或转移到有氧气的医疗机构。这些疾病的治疗与成人相似（第二十章和第二十一章）。有一个关于 1 名患有严重 AMS 的 3.5 岁儿童成功使用 Gamow 袋的报道（Taber，1994）。鉴于 HAPE 与潜在的心肺异常，如肺动脉高压（Durmowicz，2001）或右肺动脉缺如（Rios et al，1985）之间的关系，在高海拔地区出现严重低氧血症或其他 HAPE 迹象的儿童应在返回海平面时接受儿科医生的诊断性评估（Yaron 和 Niermeyer，2007）。

27.2.9 儿童，冷与热

儿童不仅比成人体型小，而且体表面积与体重比大，因此，在寒冷条件下，冷得更快；在炎热条件下，热得更快（Kennedy 和 Gentle，1995）。热平衡的效率在儿童中较低，在运动期间，他们产生单位质量的代谢热比成人多，具有较低的心输出量并且可以从环境中更多地获得热量。除了有较大的体表面积与体重比之外，他们的皮下脂肪较少并且具有不成熟的寒战机制。出于以上原因，在寒冷环境中，他们比成人更容易出现低体温；在炎热环境中，更容易出现体温过高。

在寒冷或潮湿的环境中，防风、防水的衣服必不可少，应特别注意的是儿童的头部比成年人更容易丢失热量。应该记住的是，孩子被父母“携带”时并不会像成人那样产生热量，因此需要更多的衣物保暖。在阳光充足的情况下，由于直接和反射的热量，在冰川或雪地上会发生过热的情况。可以通过戴眼镜和涂抹防晒霜来保护眼和皮肤。特别是在炎热的条件下，需要给儿童补充足够的水分，以防止脱水（Pollard 和 Murdoch，1997）。

27.2.10 结论

尽管儿童在相同海拔高度患 AMS 的风险并不高于成年人，但儿童无法用语言正确表达，这意味着对其的诊断将更加困难，可能会出现误诊和漏诊的情况。无法正确表达的患儿可能会以惊人的速度迅速从健康状态转变为重病的状态。必须记住，在大多数情况下，为了度假而前往的高海拔地区存在医院相对偏远、游客容易出现胃肠道感染和其他疾病的问题，因此家长需要引起注意。介于这些因素，必须要平衡好高原旅行的风险与家人的身体健康。总之，我们会同意 Pollard 等（2001）的观点，以谨慎的态度为考虑高原旅行的家庭提供建议，并对其建议进行一些小修改。

表27-1 患有急性高原病、高原肺水肿和高原脑水肿的儿童使用的药物剂量

药名	剂量	服用方式
对乙酰氨基酚	每 6 小时服用 12 mg/kg	口服
地塞米松	每 6 小时服用 0.15 mg/kg	口服或静脉注射
乙酰唑胺	AMS 预防：每 12 小时服用 1.25 mg/kg；最多 125 mg AMS 治疗：每 12 小时服用 2.5 mg；最多 250 mg	口服
硝苯地平	每 8 小时服用 0.5 mg/kg，胶囊装最多 20 mg，片剂装最多 40 mg	口服

引自：Pollard et al（2001）.

他们认为，对于2岁以下的儿童，睡眠时的海拔不应超过2000 m，2～10岁的儿童则不应超过3000 m。根据Scrase等（2009）的数据，6岁以上的儿童可以用语言表达自己的症状，可以在没有其他疾病的情况下到达海拔3500 m处，并享受更高海拔的旅行，其风险可能比成年人更小。

27.3 老年人

27.3.1 引言

越来越多的人前往高海拔地区，其中也包括许多老年人。人的寿命比过去长，许多退休老人有金钱、时间和兴趣去旅游观光、徒步旅行、滑雪和参加会议等。对1900多名科罗拉多州（2783 m）的游客进行的调查显示，48%的游客年龄在40～60岁，15%的游客年龄超过60岁（Gillman，1993）。尼泊尔约有10%的徒步旅行者年龄在50岁以上（Hultgren，1992），而超过70%的日本徒步旅行者年龄在50岁以上（Saito et al，2002）。考虑到年龄问题，医生应对这些到高原旅行者进行风险评估。重要的是，年长者在高海拔地区活动时往往存在潜在的患病风险。在第二十五章，已对高海拔地区的具体情况和管理进行了评估，在本节中，我们将重点放在适合高原生存的老年人身上。

27.3.2 运动表现

身体机能会随着年龄增加而变差，其中就包括海平面水平和高海拔地区的最大摄氧量（VO_{2max}）（Pugh et al，1964）。然而，年龄对VO_{2max}影响的可变性很大（Dill et al，1964）。West等（1983c）报告了2名受试者的VO_{2max}的测量结果。31～50岁的患者，仅表现为中等程度的下降。Stathokostas等（2004）发现，在平均年龄为73岁的男性中，VO_{2max}下降了14%；而在另外一组年龄相似的女性中，下降仅为7%。

随着年龄的增加，骨骼肌量逐渐减少，主要是由于单位运动的数量的减少（Porter et al，1995）。这可能是因为作为整个中枢神经系统（CNS）中的重要部分——前角细胞脱落所致。Conley等（2000）测量了一组老年受试者（平均年龄为69岁），与一组年轻受试者（平均年龄为39岁），在骑车时大腿肌肉的横截面面积明显减小，以VO_{2max}来衡量。另外他们还测量了股四头肌的氧化能力。他们发现，老年人运动肌肉的体积仅为年轻组的67%。氧化能力下降到年轻组的53%，VO_{2max}仅为年轻组的45%。他们认为，氧化能力随着年龄的增长而下降，这是由于肌肉体积和每单位体积的运动表现降低所致，是年龄相关的VO_{2max}降低的一个重要决定因素。

锻炼可以对耐力的下降速度产生重大影响。Kasch等（1995）对一群男性进行了28年的追踪。在这段时间内，12人继续锻炼，12人放弃锻炼，耐力下降率分别为5%和19%。有趣的是，运动组的血压保持在119/75 mmHg，而放弃组的血压则从128/85 mmHg上升到149/90 mmHg。Macaluso等（2003）的一项研究表明，在65～74岁的健康女性中，为期8周的运动训练计划可以增加肌肉力量和运动表现（进一步的8周训练没能改善）。

最后，能够前往高海拔地区更多地取决于个体的健康程度，而不是年龄。通常在海平面上生活的75岁的健康男性通过几个月的时间适应，可以在海拔5000 m的地方生存，2008年，1名76岁的男性登上了珠穆朗玛峰。与年轻人相比，老年人负重的能力可能会降低，但是不应该因年龄的原因而劝阻任何人前往高海拔地区。

27.3.3 年龄与习服

关于年龄对习服速率和程度影响的资料非常少。Levine等（1997）在海拔2500 m的度假胜地研究了20名平均年龄为68岁的参加退伍军人团聚的受试者。他们发现PaO_2、SaO_2和VO_{2max}和预期一样明显下降，在缺氧条件下血管收缩和交感神经激活导致肺动脉压增加了43%。在高海拔地区较低的运动负荷下，心电图所示S-T段压低1 mm，但回到海平面5天后基本恢复正常。他们认为，老年人在这个海拔高度习服良好，并在5天后恢复了在海平面上的表现。没有证据表明年龄对每分钟通气量或PCO_2有影响。由于肺获取氧能力降低，PaO_2随着年龄增加及海拔高度的上升而下降。Burtscher等（2001）发现，在海拔2000 m处的最初2天内，老年人（55～77岁男性）就已经完成了对高海拔地区的呼吸习服。事实上，老年人并不比年轻人更易患AMS（见下文）也表明，他们的习服速度快于年轻人。

27.3.4 年龄和 AMS

人们可能会认为老年人更易罹患 AMS，但缺乏足够的证据。事实上，有证据表明，年龄较大的登山者实际上比年轻人表现得更好。登山速度及高度是罹患 AMS 的危险因素之一。老年人登山速度不像年轻人那么快，登山海拔高度也不太高。尽管低氧性通气反应（HVR）的敏感性随着年龄增加而下降（Kronenberg 和 Drage，1973；Poulin et al，1993；Serebrovskaya et al，2000）、由于 HVR 较低和年龄相关的肺功能导致老年人动脉血氧饱和度降低，但 Kayser（1991）和 Stokes（2010）等发现，年龄对 AMS 的发病率和登上乞力马扎罗山（5895 m）等高山的可能性均无显著影响。即使老年人患有更多的基础疾病，尤其是心脏病和肺部疾病，也不会增加 AMS 的风险（Roach et al，1995）。

有一个假说，目前尚未证实，即 AMS 是由脑水肿引起的颅内压增高所致的。根据这一理论，相对于颅内容量和类似程度的水肿，具有相对较大颅骨的受试者与具有相对较小颅骨的受试者相比，具有较大的压力上升空间（Ross，1985）。老年人与年轻人相比，由于具有一定的年龄相关脑萎缩，因此颅内会有更大的空间，增加了脑水肿的耐受力。这可能可以帮助解释老年人对 AMS 的明显耐受力，提供一个“变老是个优势”的罕见案例，但这个结论尚未在系统性研究中得到证实。

27.3.5 结论和建议

现有的证据表明，年龄本身对于一个健康人来说，并不是一个前往高海拔地区的限制因素。老年人的运动表现与年轻人相比有所降低，因此行程应该提前规划，这样患 AMS 的风险就不大。然而，“年龄永远不会独自存在”，预先考虑的条件以及做出最坏的打算可能会减少人们享受度假的乐趣。其中一些条件已在第二十五章中讨论。但是，任何人如果能够在低海拔的高山上行走一整天而不会有过度压力的话，那么他们很可能就能够享受去攀爬喜马拉雅山的乐趣。当不得不乘坐飞机前往高海拔地区时，对于老年人来说，比年轻人更重要的是在进行任何剧烈活动之前给自己 2 ~ 3 天的时间来习服环境（Levine et al，1997）。

（胥　瑾 译　朱明明 校）

第二十八章

高海拔地区的商业、科学与军事活动

概述

最近几年，高原的商业和科技活动大大增加。许多矿山处在海拔 4000 ~ 6000 m 的高原。一些矿山，例如智利北部的科亚瓦西（Collahuasi）矿山，为矿工开发了一种通勤的方法。矿工们居住在平原，乘坐通勤车上到矿区，在那里他们工作 7 天，然后回到平原的家中休息 7 天。以这样的工作和生活方式循环往复。在这个矿山区，采矿是在海拔 4400 ~ 4600 m 的区域进行的，然后回到较低海拔（3800 m 以下）的营地休息。在秘鲁特罗莫克（Toromocho）地区一个正在建设的新矿区，矿石开采区域的海拔为 4700 ~ 4900 m，而生活营地的海拔约为 4500 m，在夜间要使用鼻导管为工人提供浓缩氧气。在智利北部的查南托（Chajnantor）地区，这里安装了若干天文望远镜，包括巨大的跨国射电望远镜——ALMA。尽管许多天文学家工作在低海拔地区，但是其中一些人需要待在天文台。他们对居住的房间进行了供氧处理，使氧浓度达到大约 27% 的水平。在维修天文台望远镜天线时，他们也使用了便携式制氧机。最近，在中国青海省的格尔木和西藏拉萨之间修建了铁路。列车行驶的最高海拔超过 5000 m，为了提高车厢的氧气浓度，所有的车厢都配有制氧机。该铁路的修建启用了 10 万多名建设人员，修建过程中出现了很多的高原病病例。在印度与巴基斯坦之间高达 7000 m 的争议地区，经常有军事行动，士兵常迅速从高海拔地区调动到低海拔地区。在高海拔地区提高室内氧浓度有助于改善白天的神经心理功能以及夜晚的睡眠状况。这项技术对低海拔地区存在的睡眠问题的地区同样具有潜在的价值，如一些滑雪胜地。

28.1 引言

近来，高原医学与生理学中具有挑战性及趣味性的课题之一是，越来越多的人前往高原从事商业或科学活动。两个主要的领域是高原采矿和高原天文观测。高原采矿可以追溯到几百年前，然而现在普通的做法是让矿工从低海拔地区，甚至是海平面前往高原来上班。将天文台建在海拔 4000 m 以上的高原也是近几年才发生的事。在智利北部地区，将天文台建在海拔 5000 m 以上或更高的地区引发了一些极具挑战性的问题。另一个引人注目的挑战是，在中国青海的格尔木和海拔高达 5000 m 的西藏拉萨之间修建的铁路。对于低氧问题的根本解决办法是为每一个车厢提供氧气。最后，高原的军事行动也常在极高的海拔地区进行。

本章或多或少地与前面的章节有所重叠。第十四章简要探讨了通过室内富氧以改善高原睡眠的问题。第十七章谈到了通过室内富氧改善海拔 5000 m 地区人们神经心理功能的问题。

28.2 研究历史

高海拔地区的采矿活动由来已久。例如，西藏西部的采金业延续了数百年。1867 年，Nain Singh 调查了西藏 Thok（藏语意思是“金子”）Jalung 地区的露天矿，他是早期这方面的专家之一，“印度调查”的秘密探测者（Willer，1990）。西藏人过去曾在海拔高达 6000 m 的西藏中部唐古拉地区开采石英，同时，在西藏中部也发现有铬酸盐矿区（Ward，1990）。有证据显示，早在西班牙殖民者到来之前，南美安第斯山脉多个地区的印加人就从事着采矿活动。西班牙殖民者于 16 世纪 40 年代，在玻利维亚的帝王之城波多西建起了大型的银矿。根据 Monge（1948）所引用一位历史学家的看法，波多西地区曾经居住有 10 万当地人以及 2 万西班牙人。不过，缺少实际的采矿活动记录。

Barcroft 等（1923）在讲述 1921—1922 年对于秘鲁矿业城市塞罗德帕斯科（Cerro de Pasco）的国际高原勘探时，绘声绘色描绘了这个城市的采矿活动。尽管生理学家们进行的研究大多针对他们自己的研究领域，但研究还是包括了许多对于当地矿工的观察。有一个矿井在海平面 75 m（250 ft）以下，通向井底的阶梯长 183 m（600 ft）。从井底背着矿石上来的矿工的年纪和身高差别很大。据说，1 名 10 岁的矿工背了 18 kg（40 磅）的矿石（图 28-1），另一个矿工大约 19 岁，背上来 45 kg（100 磅）的矿石。生物学家注意到，运送矿石的过程时行时止，矿工向上爬行非常缓慢，只能一次性上升几个阶梯，然后需要较长的时间来缓口气。他们还注意到，在矿工露出头之前，他们的喘息声在很深的阶梯下就可以听到。矿工们在不工作时喜爱运动，例如足球，每局的比赛时间为 15 分钟。

McIntyre（1987）记录了智利北部 Aucanquilcha 矿（5950 m）上矿工们不同寻常的体育活动。这篇文章在第 455 页的插图中显示了矿工在用大锤击碎石灰石（硫矿石）的画面。这个矿区已经停产了，它的看护者将无限期在这个高原上生活，他们差不多是世界上居住地最高的居民了（West，1986a）。

28.3　采矿

表 28-1 列出了一些在高海拔地区上最为重要的商业或科技活动所处的海拔高度。除了两座天文台外，其他都是矿区。可以看出，很多矿区的海拔都超过了 4000 m，最高的是 Aucanquilcha 矿区，海拔高达 5950 m，如前所述，该矿已停产。

这些矿山分为两类。大多数的老矿山，如塞罗德帕斯科（Cerro de Pasco）以及莫罗科查（Morococha）的矿山，在其附近有着完整的生活社区。这意味着有家庭在此居住，特别是儿童可以在这些高海拔地区长大。很多人对这样的调查提出疑问，因为有一些证据显示，高海拔地区的儿童生长较为缓慢（Frisancho 和 Baker，1970），不过人们对此有不同的看法（见第二十七章）。中枢神经系统对低氧刺激非常敏感，如在第十七章所述，我们其实更愿意看到孩子在正常的氧分压环境下长大。

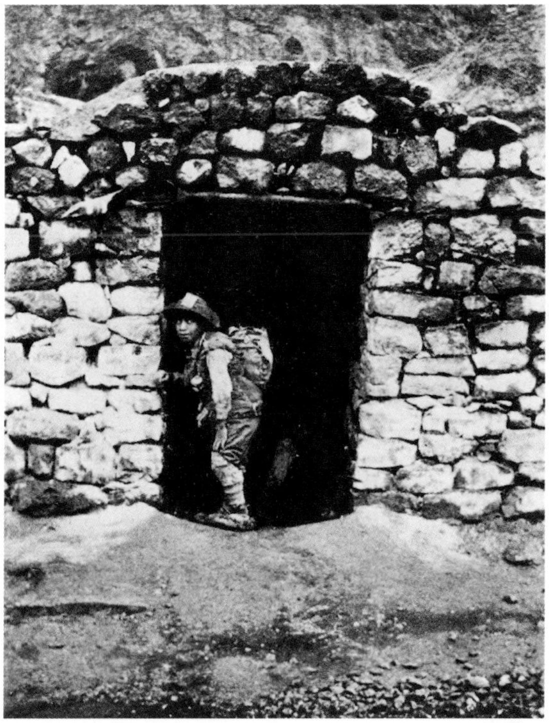

图 28-1　源自 1921—1922 年间对于秘鲁矿业城市塞罗德帕斯科的国际高原勘探的报告。图片显示一个大约 10 岁的小男孩背着刚从海平面下 76 m（250 ft）深的矿井中运出的 18 kg 矿石（Barcroft et al，1923）

将生活区建在高海拔矿区附近的另外一个不利之处是必须要同时配备大规模的基础设施，包括学校、医疗设施以及会议大厅，这些都提高了矿区成本。这些不利因素引发了许多现代矿区建设的思考，即建立一种通勤模式：将生活区建在平原附近，矿工自己通勤到矿区，在那里完成为期 7 ～ 10 天的工作。

我们将简要介绍一下科亚瓦西（Collahuasi）矿区，因为它是一个基于现代通勤模式的矿区例证。这个矿区是智利北部一个很大的露天铜矿，在南纬 21° 的地方，铜矿开采始于西班牙殖民之前。Thomas Ravenhill（1881—1952）在 1909—1911 年是矿上的医疗人员，他是第一个从医学角度对高原肺水肿（HAPE）和高原脑水肿（HACE）进行解释的人。矿区的工作地点位于海拔 4400 ～ 4600 m，而矿工休息地位于海拔较低的 3800 m 处。目前，矿区有数千人同时工作，这使得该矿称为世界上最大的铜矿。铜也是智利主要的出口产品。

矿工的生活区在海岸边的伊基克（Iquique）地区，住房由公司提供。矿业公司修建了一条新路，矿工们乘坐特殊的通勤车，几个小时后到达矿区。通常的作息时间是，矿工们在矿地工作 7 天，每天工作 12 小时，然后回到海拔 3800 m 的营地休息。7 天结束后，矿工坐上通勤车回到伊基克（Iquique）的生活区，与家人共度 7 天，这种工作 - 休息模式循环往复。

Richalet 等（2002）对于年龄在 25 ± 5 岁的 29 名矿工进行了为期 2.5 年的调查研究。在这项调查中，于矿工上升到高海拔矿区之前对他们进行详尽的检查，包括体格检查、心电图、血液、最大运动负荷、静止及活动时吸入 11.4% 氧浓度的肺通气量及心脏反应检查，通过超声心动图、24 小时心电图及动脉血压监测，了解其缺氧情况下的肺血管反应。高原测量包括每日 AMS 评分记录、睡眠特征记录、24 小时心电图及动脉血压监测。所有这些检测分别在 12 个月、19 个月及 31 个月后重复进行。

在海平面以及高海拔地区对红细胞压积进行测定发现（图 28-2），12 个月和 19 个月之后，红细胞压积均有所提高，但有意思的是，经过 31 个月长时间的间歇性低氧，红细胞压积的数值又回到了前往高原前的最初数值。在每个实例中，急进高原都使红细胞压积增加，并持续了 31 个月，这可能归因于血浆容量降低。但在 31 个月中，体重与身体各项指标并没有明显的变化。尽管矿工上升到高海拔矿区时经常出现体重减轻，但是他们在生活上是有丰富的食物的。与低海拔地区相比，高海拔地区的工人白天与夜晚的体循环平均动脉压有所上升均高于海平面水平。随着时间的推移，在海平面处的平均动脉压往往有所下降。尽管在急性缺氧条件下 31 个月后肺动脉收缩压明显降低，但另一个有趣的发现是，通过彩超检测肺动脉收缩压时，在平原常氧下吸入 11.4% 的低氧 19 个月，肺动脉压未明显改变，超声心动图显示，右心室舒张末期内径从 18.6 ± 3.0 mm 增加到 22.4 ± 2.4 mm。

出乎意料的是，海平面慢性间歇性低氧 31 个月后，受试者的最大运动负荷减少了 12.3%，最大心率减少了 6.8%。从暴露于低氧运动过程中测量的动脉血氧饱和度发现，慢性间歇低氧 12 个月后比低氧预处理的血氧饱和度低，但此后保持稳定。12 个月后，低氧通气反应增加并持续升高。有趣的是，急性高原病（AMS）的症状与慢性间歇性低氧的整个进展过程是相似的，急进高原第 1 天

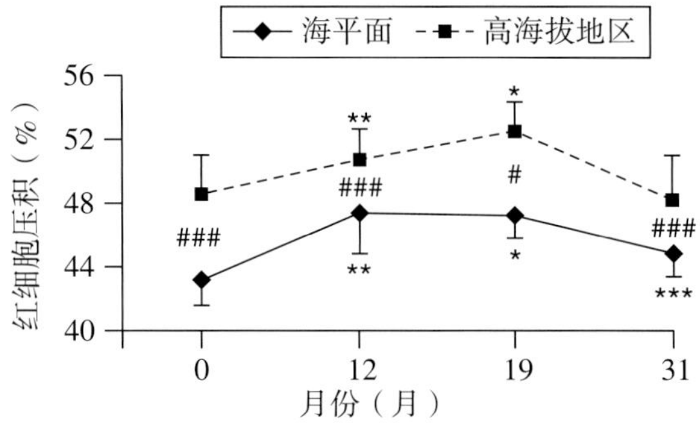

图 28-2 暴露于慢性间歇性低氧 0、12、19 和 31 个月后矿工的红细胞压积变化。第 1 周是在海拔 3800 ~ 4600 m，第 2 周是在海平面。周期为 31 天。均数 ± 标准差。时间与 0 天相比：*，**，***：$P < 0.05$，0.01，0.001。高海拔地区与海平面相比：#, ##, ###：$P < 0.05$, 0.01, 0.001（Richalet et al，2002）

或第 2 天的 AMS 评分很高。与此相一致的是，在高海拔的前两个晚上，睡眠质量受损（第 2 天晚上更糟糕），并且在慢性间歇性低氧 31 个月中保持不变。

研究表明，使用慢性间歇低氧时高原习服发生在第 31 个月，其变化均小于长期处于海拔 4000 m 的人群。然而，高海拔地区的 AMS 和睡眠障碍的症状在 31 个月期间一直存在。顺便一提，研究者曾希望延长这项研究至 5 年，但是矿业公司认为这项工作在 31 个月后已经获得了他们足够需要的信息。

上面提到的 7 × 7 天的上下班工作制度在高海拔矿山并没有普遍采用。在高原工作的时间可能要 10 ~ 14 天。从生理学的角度来看，选择在高海拔地区停留不超过 7 天是没有什么意义的，因为有证据表明，通气习服至少在这段时间仍然持续（Lahiri，1972；Dempsey 和 Forster，1982）。高原习服的其他特征，如红细胞增多症，需要几周才能达到一个稳定的状态。另外，对红细胞增多症生理意义的认识并不明确（Winslow 和 Monge，1987）。

另一个重要的问题是，失习服的时间。理想的情况是，工人们回到平原不会在短期内失去他们在高海拔所产生的习服。关于去习服率的相关资料比较少，有些数据表明，失习服通气反应变化的速度慢于习服（Lahiri，1972）。失习服的讨论详见第 5.4.4 节。

最后，虽然生理方面的“安排”很重要，但社会因素可能占有主导地位。经验表明，矿工们都不愿意离开自己的家超过 7 ~ 10 天，所以在高海拔地区工作 7 天后回到海平面地区休息 7 天，或者 10/10 天的工作安排可能是最容易被接受的。上文提到了 Aucanquilcha（5950 m）矿区使用大锤粉碎大块的硫黄矿的矿工，然而，现代矿山的活动［如科亚瓦西（Collahuasi）矿山］，是完全不同的。矿石使用炸药粉碎，并用巨大的柴油发电前端装载机一次性装载 80 吨矿石。一个巨大的三拖柴油货车可携带 240 吨矿石（图 28-3）。当然，操作这些非常大的设备需要必要的技术，如果设备缺乏正确的操作，会对人或机器造成巨大损害。

现代矿业高超的技巧性使像科亚瓦西（Collahuasi）矿区这样的矿山一样没有一个矿工是土生土长的高原人。另一个影响这一结论的原

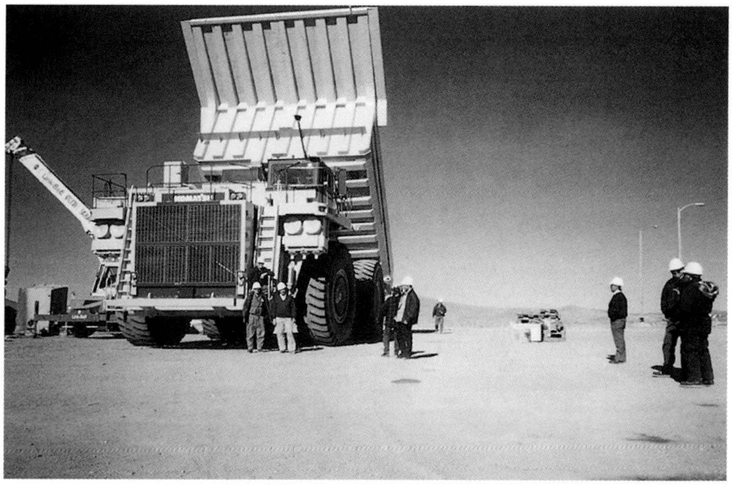

图 28-3　在智利科亚瓦西矿山使用巨大的柴油卡车。这种卡车可运输 240 吨的铜矿石

因是，在智利没有大量本土的高原人口。这与秘鲁的许多矿山情况相反，例如，在塞罗德帕斯科（Cerro de Pasco）和莫罗科查（Morococha），他们有大量的土著人口能为矿山提供相对便宜的非技术工种。

最近，另一个矿山的项目已公开，这里将进行简要描述。因为它对在极高海拔工作的思考有一些惊人的影响。矿山的名字叫做 Chinalco。其生产估计需要 160 亿美金的投资。该矿山位于利马以东 140 公里，靠近现在的莫罗科查镇，那里有一个老矿山。特罗莫克（Toromocho）的意思是“没有角的公牛”，用来形容特罗莫克山的形状，这是一座由铜矿石、银钼矿组成的矿山。一个具有挑战性的问题是，有一部分需要移动的矿床位于现在莫罗科查镇下方，需要将其移走。新地点可以为现在的居民提供住房，他们也将获得现金补偿。

该项目引人注目的部分是矿山的海拔高度和工人的住宿。这座矿山的矿床位于海拔 4700 ~ 4900 m 处。集体宿舍将建在约海拔 4500 m 处，计划包括 11 个 3 层的宿舍，能容纳 5000 人。雇佣平原人来操作重型设备，如机械装载机和卡车。居住在这个宿舍所处的海拔高度是非常具有挑战性的，尤其是睡觉。为这么多人提供氧富足的房间看起来非常昂贵，因此，建议使用鼻导管提供氧气。显然在工作现场不会有补充氧气装置。该计划通过套管供应足够的氧气使海拔高度等同于降低至 3900 m，但即使在这个海拔高度，平原的人也难以忍受。

劳动力可能包括以前住在莫罗科查镇高海拔地区（4500 m）的居民。这些人习惯了住宿的高度，大概不会有问题出现。因此，只为低海拔地区的人提供富氧室成为一种可供选择的办法，尽管这可能会被批评是歧视。然而，就像关于科亚瓦西（Collahuasi）矿井的讨论那样，露天开采需要工人熟练地操作大型机械铲和卡车，而这些工人可能来自低海拔地区。该矿山目前正在建设中，可以期待一下它的组织工作如何运转，这非常有趣。它提供了一个引人注目的趋势，即在高海拔地区开展商业项目。

这些高海拔矿井面临的另一个具有挑战性的问题是对工人的选择。当然，并不是每个人都能够到海拔 4400 ~ 4900 m 处工作。因此，一个非常有趣的想法是，医疗检测是否可以预测谁能够在某个海拔高度工作得更好，或者更重要的是，谁能够忍受某个海拔高度。一种可行的测试是测量休息和运动期间的低氧通气反应（Rathat et al, 1992）。在第十三章中已经指出，有证据表明，为了保护肺泡 PaO_2 水平，耐受极限高度需要适当的低氧通气反应。然而，对于在海拔 4000 ~ 5000 m 工作的人来说，这是否是一个有效的检测方法尚不明确。可能是到目前为止最佳的预测方法是，一个工人是否曾在高海拔地区进行有效的工作。

Richalet 等（2012）发表了一篇针对严重高原病生理危险因素的前瞻性研究。他们应用运动测试，使受试者吸入含氧 11.5% 的空气，结果发现，在低氧运动中，最重要的危险因素是：SaO_2 的大幅下降、低氧运动测试时的心率低反应性、HVR

表28-1 海拔3500～6000 m商务与科学活动样例

国家 / 州	地点	海拔（m）	纬度	产品或活动
智利	Andina	3400 ～ 4200	南 33°	铜
	Aucanquilcha[a]	5950	南 21°	硫
	Choquelimpie	4500	南 20°	银
	Collahuasi	4400 ～ 4600	南 21°	铜
	EI Indio	3800 ～ 4000	南 30°	铜、金、银
	Quebrada Blanca	4400	南 21°	铜
	Chajnantor	5000	南 23°	天文台
秘鲁	Cerro de Pasco	4330	南 11°	铜、金、铅、锌
	Morococha	4550	南 12°	铜
	Toromocho	4700 ～ 4900	南 12°	铜、银、钼
玻利维亚	Potosi	4060	南 20°	银、锡
夏威夷	Mauna Kea	4200	北 20°	天文台
科罗拉多	Climax	4350	北 39°	钼
	Summitville	4050	北 37°	金

a：该矿目前不再经营

低、年龄较小、女性、快速上升和与高海拔相关的疾病史。

即使工人对高原环境有很好的习服，但他们也不能完成和在海平面水平时一样数量的工作。随着海拔高度的增加，最大氧耗量下降的内容详见第十二章，在海拔 5000 m 的高度习服的人，其 VO_{2max} 只有海平面的 70%。另一种观点是，在这个高海拔高度完成相同数量的体力劳动，劳动力必须增加约 40%。有趣的是，这种低效率现象不仅限于人类，也可以在机械设备上看到。如表 28-2 所示，在海拔 4000 m 处完成同样的工作量所需的设备数量比在海平面水平时高 25% ～ 85%（Jimenez，1995）。

28.4 天文望远镜

28.4.1 莫纳克亚山

如前所述，在征服西班牙之前，南美安第斯山脉海拔 4000 m 处曾有过许多矿区。在高原建天文台是近些年的事，大多是在近 50 年以内发生的。在高原建天文望远镜有诸多好处，其一，望远镜高于大部分的大气层，可以避免吸收光波及无线电波；其二，在一些地区，如在查南托（Chajnantor）（见第 28.4.2 节），大气层极其干燥，因此水蒸气吸收电波的现象要少得多；最后，山间的天文望远镜地处偏远之地，较少有光波和电波污染，当然，这一优点也存在于在平原的偏远地区。

本节将讨论两处天文望远镜。其一是建在夏威夷莫纳克亚（Mauna Kea）死火山上的望远镜。山顶海拔为 4200 m，在山顶或附近区域至少建有 10 座望远镜。莫纳克亚山具有一定的优势，即它离零海拔的希洛（Hilo）不到 100 公里，驱车几个小时就可以从一个地方到达另一个地方。在 Hale Pohaku 有一座海拔在 3000 m 以上带有宿舍的天文台，新进者可以在去往山顶之前，在此住上 1 晚。不过，大多数的望远镜操作人员还是每天从平原通勤上班。山顶大气压大约为 465 mmHg，因此，湿润的吸入气 PO_2 只有 87 mmHg，这与海平面的 150 mmHg 形成鲜明的对比，所以低氧情况是非常严重的（见图 7-4）。

Forster（1986）对急性高原病（AMS）的影响范围以及工作在莫纳克亚山顶英国红外望远镜（UKIRT）处的一些人员的动脉血气进行过研究。这些轮班工人在低海拔的希洛（Hilo）工作 40 天，然后到高原工作 5 天。轮班的第 1 天晚上工人在海拔 3000 m 的宿舍休息，之后的 4 天在莫纳克亚山顶工作，工人们每晚都回到海拔 3000 m 处休息。研究发现，80% 的轮班工人在山顶的第 1 天都出现了急性高原病。除了呼吸困难之外，工人们最为常见的主诉是头痛，在刚开始到高海拔矿区工作的工人中，有 41% 的工人出现了头痛的症状。其他常见的症状为失眠、嗜睡、精力不集中、记忆力下降以及步态不稳。症状出现率在轮班后的 5 天有所下降，在轮班结束前，60% 的工人恢复正常。

在 UKIRT 台站工作的人中有 27 人进行了动脉血气测试。第 1 天在海拔 4200 m 处的平均动脉 PO_2 为 42 mmHg，在第 5 天时升到了 44 mmHg。第 1 天动脉 PCO_2 为 29 mmHg，在第 5 天时降为 27 mmHg。动脉 pH 值在在第 1 天为 7.49，在第 5 天降至 7.48。

有意思的是，与在低海拔地区延长休息时间（平均 37 天）者相比，那些在低海拔地区做短暂停留（平均 4 天），然后上升到高海拔地区工作的轮班工人，其 AMS 的发病率未发生明显改变。这表明，在莫纳克亚山（Mauna Kea）工作的工人，在 5 天内就完成了高原习服，而在回到零海拔地区的几天后，高原习服就完全消失了。在莫纳克亚山上，高原肺水肿（HAPE）并不常见，在为期 2 年的调查研究中，41 个轮班工人中只有 1 例发生 HAPE。同样，在此地只有 1 个工人患有高原脑水肿（HACE）。

有一个有趣的现象是，在与莫纳克亚山的工作人员沟通时发现，他们不愿意承认低氧对他们产生了影响，他们反对室内富氧，这种情况将在第 28.7 节中进行讨论。如图 7-2 所示，在莫纳克亚山上快速接触大气压力时，肺泡 PO_2 约为 45 mmHg。如果莫纳克亚山上的工作人员完全习服了高原，肺泡氧分压可以上升到 53 mmHg 左右，不过这种情况从未出现过，因为他们的停留时间并不长。需要注意的是，肺泡 PO_2 数值与动脉 PO_2 数值十分一致，这在前面进行了记述，即第 1 天的动脉 PO_2 为 42 mmHg，而在第 5 天时，上升至 44 mmHg。

这是一种严重的缺氧。正如在第 7.3 节和图 7-2 指出的那样，如果患者患有 COPD，PO_2 在 55 mmHg 以下，他就应该接受医院的持续氧疗方案。显然，莫纳克亚山上工作人员的氧分压水平远在 55 mmHg 之下，这无疑降低了身体和大脑功能。室内富氧可以有效地缓解这种严重的低氧状态，但是由于一些奇怪的原因，那里的工作人员坚决抵制这一解决方案，这样的极端态度令人无所适从。

28.4.2　查南托天文台

本节将要讨论另一个天文台，智利北部的查南托天文台。该天文台位于智利北边的拉诺德查南托（Llano de Chajnantor），圣佩德罗 - 德阿塔卡马（San Pedro de Atacama）的东南边，南纬 23°，海拔 5060 m。这是一个不同寻常的天文台，因为此地地势平坦，覆盖区域较大，从圣佩德罗（San Pedro）（海拔 2440 m）走陆路很容易到达。道路的首段是智利到玻利维亚和阿根廷的国际公路，最后的 15 公里现已铺设完成。从圣佩德罗驱车去查南托天文台只需一个小时。世界上只有为数不多的几个地方可以十分容易地到达海拔 5000 m 的高原。

查南托及附近地区有若干小型望远镜。加州理工学院在此建有一座小型的望远镜，自 1999 年起用于研究宇宙微波背景辐射。查南托天文台是首个应用室内富氧技术的天文台之一。技术人员多年来一直工作、生活在含氧量只有 27% 的环境中。不过，查南托天文台主要引人注目之处是最近建成的阿塔卡玛大型毫米 / 次毫米波天线阵（ALMA），这是在极高海拔地区取得重大工程成就的另一个例子。这个工程是美国、加拿大、欧洲、日本、中国台湾以及智利的合作项目。天文台位于海拔 5050 m 处，大气压约为 420 mmHg，在此处的吸入 PO_2 只有 78 mmHg，因此，低氧应激程度相当大。

射电望远镜阵列由与光纤电缆连接的超过 50 个 12 m 反射天线组成（图 28-4），它将伸展到 150 m 至 14 km 的距离。此外还将包含 4 m × 12 m 和 12 m × 7 m 袖珍天线阵列。将碟形天线在沙漠平原移动远至 14 km 的距离使得望远镜具有较好的空间分辨率和改变规定的成像类型的能力。这与光线摄影中的变焦效果类似。每一座碟形天线重 150 吨。它们集中在位于海拔 2900 m 处的操作辅助设备上，并且使用定制的重达 130 吨的 28 轮自卸拖车，移动到位于海拔 5000 m 处的天文台址。这些巨大的卡车有一个特点，就是司机配备有补充氧

表28-2 海拔3000 ~ 4000 m上采矿设备体积增大以获得同海平面水平相当的动力输出

设备	输出单位	海拔升高（%）	
		3000 m	4000 m
柴油机	制动马力	40	55
压缩机	气动工具	55	75
真空过滤机	固体吨数 / 小时	30	45
真空泵	进气体积	30	40
输电线路	MVA/km	20	30
变压器	MVA	15	25
电机	kW	15	25
悬浮机	吨数 / 小时	35	50
过滤器	吨数 / 小时	50	85

引自：Jimenez（1995）

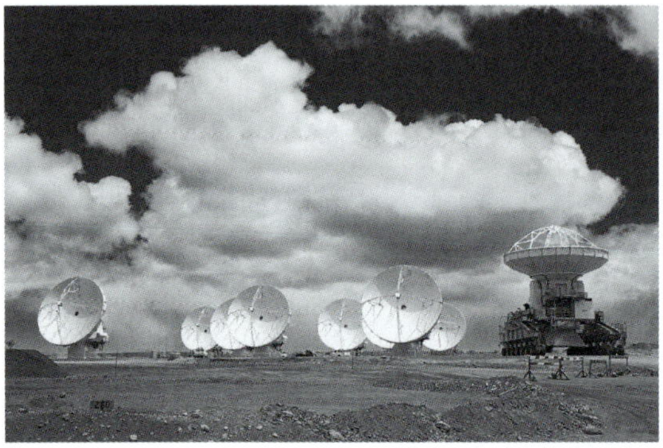

图 28-4 海拔 5050 m 上的一些 ALMA 射电望远镜的碟形天线，右侧是将望远镜运送到该地点的大型运载车

气的设备。

在海拔 5000 m 的望远镜阵列操作场地，有一大栋楼房，房间供技术员居住以及容纳高速计算机的数据库。光缆将数据传到海拔 2900 m 处的操作辅助设备中，在那里数据将要被分析。望远镜阵列操作场地有若干富氧房间，可以使技术人员进行复杂且精确的操作。设备到 2012 年末都将一直工作，尽管以后会有各种各样的改进，但这项巨大的工程设计很好地反映了高原之上的复杂的工程。

28.5 铁路

铁路建设在高原已有许多年的历史了。例如，从秘鲁到阿罗亚（Aroya）的中央铁路于 1893 年建成，这条铁路横穿海拔 4800 m 的提克里奥（Ticlio）的安第斯群峰。科罗拉多州派克峰（Pike Peak，4300 m）山顶的齿轨铁路建于 1891 年。然而，从中国青海的格尔木到西藏拉萨的现代化铁路不仅对工程人员和铁路建设者，甚至对乘客都带来了很大的挑战。这条铁路长度超过 1100 km，有 3/4 的线路在海拔 4000 m 以上。事实上，这条铁路线穿过青藏高原的若干高峰，最高海拔超过 5000 m。差不多有 10 万铁路建设者参与其中。尽管医疗设施完备，但还是有许多人患上了高原病（Wu et al，2007a；2007b；2009；2010）。不过，中国医生相比于世界上其他国家的医生拥有更丰富的高原医疗经验（包括预防和管理）。在高海拔地区修建隧道是最具挑战性的，如海拔 4905 m 的烽火山隧道。使用风镐挖掘对个人体力要求极大。为了在一定程度上缓解低氧问题，人们使用制氧机生产大量高浓度氧气，通过巨大的管道将氧气泵到工作面。有报告称，该方法将吸入气 PO_2 提高 15 mmHg，相当于将海拔高度降低约 1200 m。另外一项挑战是海拔 4660 m 的昆仑山隧道，该隧道长 1686 m，是世界上最长的永冻层隧道。

为了缓解列车行进在海拔 5000 m 以上时乘客遇到的低氧情况，每节车厢都配备了一台制氧机。并且使用膜分离技术，使制氧机产出 40% ~ 50% 的氧气。产出的氧气加入车厢的空气中，可以达到 24% ~ 25% 的氧浓度（图 28-5）。如下一节所示，氧气每增加一个百分点，就相当于降低海拔约 300 m，当氧气从 21% 增加 4 个百分点到 25% 时，就相当于海拔降低 1200 m。因此，列车在海拔最高的 5000 m 左右时，车厢内的海拔已降至 3800 m。当然，车厢中的乘客都是久坐不动的，所以他们不像大多数工人那样需要更多的氧。列车的终点是海拔 3658 m 的拉萨，低于铁道线的最高线路。

对每节车厢的氧气与二氧化碳水平进行监测发现，随着海拔高度的变化，车厢内的氧增压气流明显得到自动调节。每节车厢的制氧机上都有一个表盘，标示出了车厢空气中制氧机输出的氧浓度以及目前的氧气水平（图 28-5）。如上所述，每节客车车厢都有各自的制氧机，如遇制氧故障，可以使用毗邻车厢的备用设备并联系统应急。此外，列车备有很多氧气输出口，乘客可以将连接双腔鼻导管的软管插入其内吸氧。每列火车还配有 1 名医生和 1 名护士，以在需要时提供一定的医疗帮助。

列车到达车站，在车门打开时会出现低氧这样的潜在问题。不过，几年前本书作者乘坐了此列车，火车在格尔木和拉萨之间只停了 3 个车站，停站时所有车门都只打开 1 次。列车车厢之间的通道以及车窗自然都是密闭的。空调保持微弱正压，氧气泄露是朝向车外的。格尔木至拉萨的列车标志着高原工程技术的胜利。

28.6　军事行动

用 Winston Churchill 的话来说，“从没有这么多的低海拔人群被运送到如此高的海拔地区，并且停留了那么长的时间”，但是印度和巴基斯坦对于查谟 - 克什米尔（Jammu-Kashmir）地区的争端却做到了这一点。大量军人来自接近海平面的地区，例如印度平原，驻扎在海拔高达 7000 m 的边境地区，且居住时间较长，结果自然不令人愉快。Anand（2001）讲述了这样一些问题。这一争端实际上归因于一种最初称之为“成人亚急性高原病”（Anand et al，1990）的医学症状，即青年士兵因患外周性水肿而发生心力衰竭，让人联想到高原上牛群所患的高原病症（见第二十一章）。Jha 及其同事（2002）报道说，在这样的高海拔地区，青年士兵发病率很高。以前在高原上不断有军事行动，例如在第二次世界大战时的苏联。但印巴争端发生在锡亚琴冰川附近，海拔高度远高于那些地区。

28.7　室内富氧

在过去的 20 年里，一项重大的技术进步就是证实了在高海拔地区提高室内氧气浓度以缓解低氧状态的可行性和价值（West，1995）。此项技术的可能性最早由 Cudaback（1984）提出，并且计划在莫纳克亚山（Mauna Kea）的凯克（Keck）天文台的控制房间进行，但是当时，这个计划未实施。

增氧的原理很简单。理论上讲，氧气通过制氧机或超低温源制成，然后加入在室内流通的空气中，如此，将氧浓度从 21% 提高到更高。增

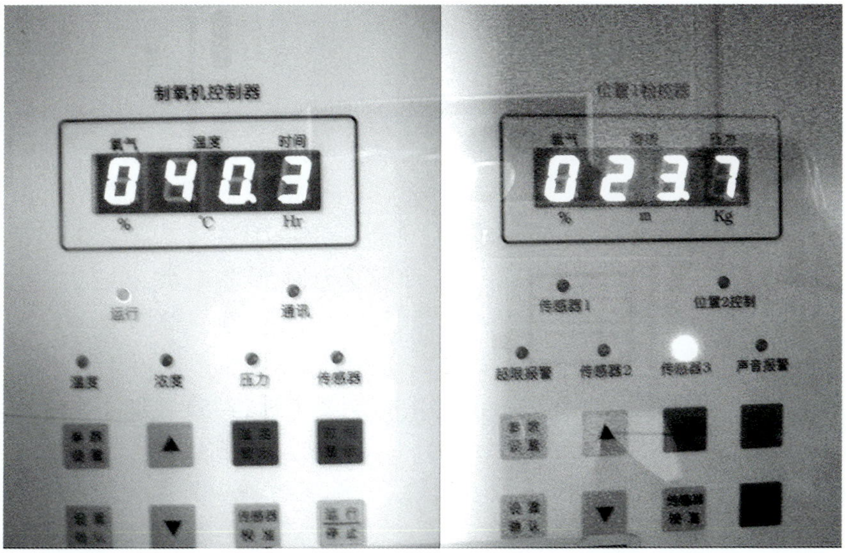

图 28-5　格尔木至拉萨旅客列车上一节车厢的制氧机表盘。左边的表盘显示制氧机输出的氧浓度，右边的表盘显示车厢内氧浓度

氧的效果十分显著，原因在于相对小幅度的增氧就可以很大程度上地降低海拔高度。“等效海拔”（equivalent altitude）指受试者呼吸自然环境空气时，吸入湿润空气的 PO_2 对应的海拔高度与模拟富氧室内吸入气的 PO_2 对应的海拔高度相同。图 28-6 显示，在海拔 3000 ~ 6000 m，增氧 1% 导致对应海拔降低约 300 m。换句话说，如果房屋在海边 5000 m 的查南托天文台，增氧 6%（即氧浓度由 21% 增加到 27%），对应海拔将降低约 1800 m。因此，海拔有效地从 5000 m 降到 3200 m（这一海拔高度，尤其当技术人员或多或少习服了高海拔环境的条件时，很容易承受）。

给高海拔地区室内富氧这一想法在最初被提出之后，有些人辩称房间不可避免会出现漏气现象，因此不可能保持氧浓度不变。然而，富氧实际上相对简单和可靠。房间没必要做到密不透风。像窗户这样的地方如果有较大的漏气处可使用胶带密封好。最理想的是安装双层门，可以有效避免空气外泄。富氧的空气进入房间，漏气只能在微小的地方出现，因此很容易将氧气水平控制在 0.25% 以内。

室内富氧是可行的，其原因很大程度上取决于制出大量氧气的成本不高。最简便的方法是使用制氧机，而且制氧机可以在家庭中使用，为患有慢性肺疾病患者提供氧气，一般通过双腔鼻导管进行供氧。制氧机的原理是通过高压泵入空气，利用沸石吸收氮气，流出的气体含有高浓度氧气，一般为 90% ~ 95%。20 ~ 30 秒后，沸石不再吸收更多氮气，然后压缩空气被转到另一个含有相同物质的圆筒内。新的圆筒以一般压力通过泵入空气净化氮气，这样就可以不断地提供浓度为 90% ~ 95% 的氧气。典型的商用制氧机每分钟耗电 350 W，产出 5 L 纯度为 90% 的氧气。也可以用液氧箱制造氧气，但花费更多而且不方便，液氧箱需要再次填装。

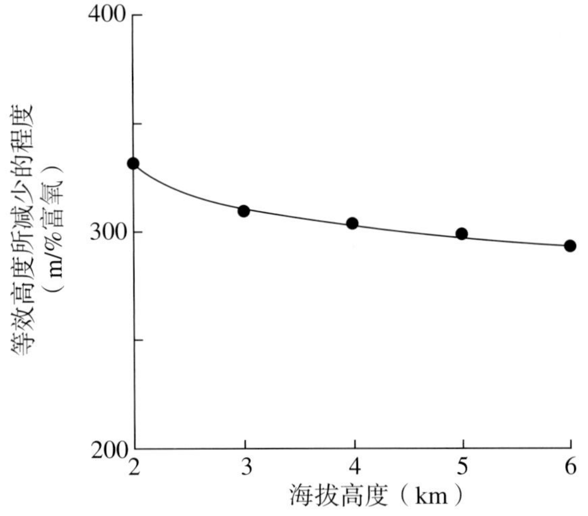

图 28-6　按照等效高度所减少程度（每 1% 个氧浓度下降的米数）绘制的散点图。要注意的是，在海拔高达约 6000 m 处，每增加 1% 的氧气就会导致海拔高度下降 300 m（West，1995）

房间用什么样的空气流通度是个重要的问题。很明显，流通度越高，为保持给定增氧度所需的氧气量越大。关于这一点，其他的著作有详细的讨论（West，1995）。本书采用美国采暖、制冷与空调工程师学会（ASHRAE）的标准，即每人每小时 8.5 m^3，相当于每分钟 142 L。这样计算维持了房间内的二氧化碳的浓度在 0.24% 以下，根据是每人每分钟产生 0.3 L 的二氧化碳。这个二氧化碳浓度由 ASHRAE 选定，并作为一个可接受的流通度测量标准。大体上，人们在没有意识到的情况下吸入较高浓度的二氧化碳。不过，二氧化碳浓度是一个有用且客观的流通适当的标识，而且较高的二氧化碳浓度水平往往与人体气味识别相联系。

另外，ASHRAE 于 1989 年将空气流通的最低标准提高了 3 ~ 4 倍。但这个标准引发了不少争议，因为在实际生活中，房间里可能有吸烟者、人们的健康水平有所不同且某些家具会释放有害气体。在设计用于高海拔的设备上时，我们可以假设不准许人们在房间里吸烟，以及选择不会出现释放危险有害气体的家具。

建立一种用于富氧的模型并不困难。例如，一个长 6.1 m、宽 2.44 m、高 2.4 m 的标准集装箱可以用做带有床铺的生活区，或者实验室，或者机修店。一个较大的实验室可以放在长 12.19 m、宽 2.4 m、高 2.4 m 的标准集装箱内。查南托（Chajnantor）天文台正在使用这样的集装箱，与加州理工学院宇宙背景成像器的电波望远镜相连接。制氧机提供氧气，室内不断对氧浓度和二氧化碳浓度进行监测。

天文台工作人员对室内氧气的增加十分满意（West 和 Readhead，2004）。保持设定的 27% 的氧浓度并没有什么困难，而且二氧化碳浓度一般也不会超过 0.25%。加州理工学院的研究项目是一个特别有价值的实地富氧试验，在试验最初的2周，工作人员在空调的环境中工作。尽管每天晚上是在圣佩德罗（San Pedro，2440 m）休息睡觉，他们还是感觉特别疲惫。当富氧模式开始施行时，工作人员注意到其工作能力和工作效率有迅速的提高。他们不久前就制定了一项制度，即除非进行增氧，否则不许操控望远镜或者使用电动工具。当工作人员不使用富氧设备时，他们就使用便携式氧气设备。他们发现，虽然可以在查南托（Chajnantor）的富氧房间内睡觉，但在呼吸周围空气时睡觉是不可行的，因为这会造成睡眠质量欠佳。

关于高原室内富氧对生理影响的研究已开始进行。第一个研究是在加利福尼亚州的白山（White Mountain）研究站（3800 m）的 Barcroft 实验中心进行的，室内氧浓度由 21% 升到 24%（Luks et al，1998），对应的海拔高度降低至 2900 m。在双盲研究中显示，夜间富氧导致呼吸暂停减少，周期性呼吸的时间缩短，睡眠质量显著改善。富氧睡眠可晨间 AMS 评分。研究获得了一个出乎意料的结果：与在自然环境空气中的睡眠相比较，富氧睡眠时，动脉血氧饱和度从夜晚到上午有较大的提高。

McElroy 等（2000）对受试者第 2 天早晨的动脉血氧饱和度升高机制进行研究认为，早晨动脉血氧饱和度的升高可能与通气调节有关。然而，研究人员分别对早晚富氧空气下的低氧通气反应及二氧化碳通气反应进行检测发现，富氧对通气调节无明显影响。此结果可能的解释是，在富氧环境下，睡眠时动脉血氧饱和度的升高可能与未发生亚临床肺水肿有关。另一项研究显示，动脉血氧饱和度的升高是暂时性的，在白天时，富氧条件与自然环境空气下的血氧饱和度之间无明显差异。

最后一项研究是关于在模拟海拔 5000 m 的环境下，富氧对神经心理影响的研究，这在第十六章中已简略提到过。海拔 3800 m 的 Barcroft 实验中心被再一次使用，室内的氧浓度是模拟海拔 5000 m 处自然环境空气以及模拟在海拔 5000 m 处含氧 27% 的环境。使用双盲法进行一连串的神经心理测试，结果发现，受试者的反应时间、手眼合作以及情绪都有很大的提高（Gerard et al，2000）。这些发现与查南托（Chajnantor）天文台的富氧计划有直接关系。

与平原相比，空气中增氧是否增加失火的危险是一个重要的需要思考的问题。关于这一点，人们已经做了仔细的分析（West，1997）。分析表明，考虑到高海拔富氧的不同级别，火险率要比平原要低。基本的原因是，尽管高海拔富氧使 PO_2 有所提高，但其数值远低于平原值。的确，在高原上降低部分氮气压力会使失火风险或多或少地提高，原因是惰性气体降低了灭活效果，但这里说到的使用不同级别富氧所产生的失火风险要小于平原，也是事实。美国国家消防协会（NFPA）认为，富氧的空气加大失火风险，意思是如果氧浓度比例大于 $23.45/P_f^{0.5}$ 的话，P_f 指整体大气压，可表示为零海拔气压的一部分。就查南托天文台而言，$P_f = 0.55$，因此，如果氧浓度大于 31.6%，就将超过 NFPA 的限度。27% 的氧浓度远低于这个限度。

到目前为止，人们对室内富氧的兴趣大多局限在海拔 4000 m 以上的商业、科技以及铁路活动上。然而，类似的技术可能对于许多较低海拔的滑雪或度假山区也是有价值的，许多人来到这些地方，在最初的 2 ~ 3 天内入睡特别困难。室内富氧可以大大改善人们的睡眠质量。事实上，在海拔 2000 m 以上建造房屋也是出于同样的原因，建房者对卧室的富氧表现出了极大的兴趣。一项对于在稍高海拔适当富氧的研究显示，人们可以做到缓解低氧问题的同时不引发失火的风险（West，2002b）。

可以说，室内富氧代表了人们对高海拔地区生活、工作的新的态度。迄今为止，大多数人接受了低氧可以忍受的观念。不过，提高房间氧浓度以降低对应的海拔，这样的积极态度代表了一种重大的进步。

（李润乐 译　格日力 校）

第二十九章

高原与运动员

概述

近来，运动员利用在高海拔处训练来提高平原的运动成绩，在高海拔地区上他们也创造了十分优异的成绩，最为突出的是，1978 年不使用辅助氧气而首登喜马拉雅山的记录，随后也出现了若干惊人的不使用氧气快速攀登极高海拔的活动记录。

有记录显示，在高原的体育比赛中，由于气体阻力较低，短跑项目速度更快，而由于最大摄氧量（VO_{2max}）较低，耐力项目上的速度较慢。

矛盾的是，运动员在高原低氧环境中的习服引发了外周和中枢两个方面的适应，从而增加了氧的传递和利用，但是低氧又可降低训练的强度并引发训练中断。

红细胞增加，VO_{2max} 及耐力水平就会下降。这可能表明运动员训练的海拔高度越高，训练效果就越好，但实际情况并非如此，因为不断增高的红细胞压积存在着诸多缺陷。如果红细胞压积过高，血黏度就会增加，微血管灌注就会降低。一些证据表明，生活在中等海拔地区（2500 m）的运动员到低等海拔地区（1500 m）进行训练可以提高他们的运动耐力。不过，“生活在高原，训练在平原”的模式存在着相当大的个体差异。近来，人们也特别关注使运动员不时地到低氧环境进行训练的方法，借此来检验是否这种方法可以使运动员的成绩提高。也有一些关于低氧训练对于运动负荷的影响以及对于运动员持久能力水平的可塑性研究，即乳酸阈对于运动成绩的影响。

相对于海平面最佳成绩来说，人们依然不清楚运动员应在多高的海拔、训练多长时间或者比赛前应在低海拔地区待多长时间。这些技术问题已成为监管国际体育运动的管理机构激烈争论的焦点。甚至对运动员利用低氧环境作为辅助手段的“合法性”也存在争议，因为他们使用了“不公平的手段”。

不幸的是，没有足够的低海拔对照试验来与高原训练进行比较。在这项工作完成之前，大多数的信息仍是道听途说的。

29.1　引言

1965 年，Pugh 指出，在高原体育比赛中，短跑项目由于空气阻力小以及大气压较低，速度相对加快，而长距离项目因 VO_{2max} 随着海拔高度的降低而下降，因此用时更长（Wehrlin 和 Hallen，2006）。

Pugh 对 1965 年在墨西哥（2250 m）举办的泛美运动会与 1956 年在海平面水平的墨尔本举办的奥运会的运动员的成绩进行了比较。他的研究显示，800 m 比赛项目的比赛用时增加了 2.6%、10 000 m 的比赛用时增加了 14.9%；而在高原，100 m 和 400 m 项目的速度比在低海拔水平时要快。

在 1968 年的墨西哥城奥运会上，Tommie Smith、Lee Evans 以及 Bob Beamon 分别在 200 m、400 m 以及跳远项目上创造了新的世界纪录，并保持多年，而较长距离的耐力项目成绩要比海平面值差。这是因为在高海拔地区，VO_{2max} 有所降低，仅为海拔值的 84%。然而，比赛成绩也并不像预想的那样差。Kip Keino，这个出生和生长在大约 2300 m 海拔的肯尼亚运动员，令人惊异地战胜了夺标大热门，美国选手 Jim Ryun。这场比赛引发了有关高原训练对于竞技成绩价值的激烈辩论。很少有人注意到 Keino 不仅生活在高原，而且从上小学起就开始每天往返于学校跑步若干公里。

马拉松运动员在高原的成绩主要受到 VO_{2max} 降低的影响，从海拔 1500 m 开始，每上升 300 m，成绩就要降低 1.5% ～ 3.5%（Roi et al，1999）。

29.2　登山运动员

最早被称为登山运动员的运动员是 Habeler 和 Messner（Messner，1979），他们于 1978 年首次在不携带氧气的情况下登上珠穆朗玛峰，引起了人们对于他们的出生、成长以及在中等海拔的欧洲阿尔卑斯山进行训练的关注。许多高原世居者都能在珠穆朗玛峰重复这一壮举，令人惊讶的是，之后有很多出生、成长在平原的登山者也可以完成。

Habeler 和 Messner 的训练包括长途跑、快速爬上海拔 4875 m 的阿尔卑斯山，以及快速登上喜马拉雅山，这些训练使他们具有不同寻常的适应性，为后面的成功登顶发挥了重要的作用。

历史上有通过训练获得非同寻常耐力的记载。1899 年，1 名生长在尼泊尔中等海拔的 Ghurka 士兵用 55 分钟往返了一座海拔 800 m 的苏格兰山峰，并穿过4英里的石子路和沼泽。百年后的1999年，这项纪录被一个受过训练的运动员以53分45秒的纪录打破（*The Times*，1999）。

也有其他关于平原以及高原人非凡耐力的记载。例如，有一位49岁的男性用时7天1小时25分跑完391英里的英国湖滨山地，最高海拔高度为850 m。这意味着他总体上升了37 000 m，平均每天上升5000 m（Brasher，1986）。1988年6月，他在24小时内登上了同一地区的76座山峰，总共上、下达12 000 m（Brasher，1988）。在美国科罗拉多州，有人用时21天攀登了海拔4300 m以上的54座山峰（Boyer，1978）。此外，有人从夏蒙尼（1050 m）登上勃朗峰（4807m），然后再返回到夏蒙尼（用时5.5小时）。在高原，有人用时22小时从海拔4900 m攀登到海拔8047 m，然后再返回到海拔4900 m处（Wielicki，1985），当又一次从海拔3000 m爬到海拔6000 m处时，用时19小时（Rowell，1982）。

1986年，有人用2天时间从朗巴克冰川顶峰（5800 m）出发，沿着一条新的北坡路登上珠穆朗玛峰（8848 m）并返回；他没有使用氧气。1990年，Batard从大本营出发，用时22.5小时登顶珠穆朗玛峰，同样也没有使用氧气（Gillman，1993）。有报道称，夏尔巴人Dorji，令人惊讶地仅用了8小时10分钟就从珠峰大本营登顶珠穆朗玛峰（www. mounteverest. net/news）！

29.3 低氧暴露机制

在前面的章节里十分详细地解释了运动员处在高原环境下可以激发若干生理反应，这些反应优化了空气中氧气向线粒体的输送。有关低氧与训练，下面的研究可以使我们对于这一具有适度益处的机制有深入的了解。

29.3.1 肺通气

Townsend等（2002，2004）让两组测试人员前往海拔2650 m处，停留超过4周（一组停留4×5晚，离开2晚；另一组不间断地停留20晚），第三组在海平面地区。两组高原人员的低氧通气反应都有所提高（20天不间断组反应更大）而静息$PaCO_2$相应地有所下降。这一发现对于在中等海拔或海平面的运动水平的提高是否有价值尚待研究。

29.3.2 心脏反应

10名训练有素的运动员在海拔1980 m处连续停留2周。通过超声心动图的检测发现，与平原对照组相比，他们的左心室功能有所改善（Liu et al，1998）。运动员奉行“高住低练”（LHTL）的原则，在海拔2500 ~ 3000 m地区停留了13天，与平原对照组相比，他们在低氧暴露期间表现出较大的心率变化（Povea et al，2005）。心率变化是有氧能力相关的自主神经张力的标志（Povea et al，2005）。这两项研究表明，LHTL训练可以改善心脏功能，但在这一领域还有待大量研究。

29.3.3 血液反应

在海拔2500 m，红细胞增多会增加VO_{2max}及耐力水平（Levine和Stray-Gundersen，1992）。因此，通过皮下注射促红细胞生成素或者自体输血，都会造成暂时性红细胞增多，这在竞赛项目上是被禁止的。Pandolf等（1998）就高原（4300 m）自体红细胞注射对于运动表现的影响进行了研究。在海平面地区，注射红细胞后进行3.2公里跑，运动表现没有明显改善，在高海拔地区，速度仅有微小提升。

低氧刺激促红细胞生成素的释放并刺激骨髓产生更多的红细胞。然而，这一过程需要数周而非数日。最初暴露高原引起血红蛋白和红细胞比容的上升，主要是由血浆容量的下降引起的（见第八章）。红细胞压积的增加是有利的，因为它增加了血液的携氧能力。不过，初上高原出现的心输出量减少可能与血容量的减少有关。对于在高原训练的低海拔地区运动员来说，海拔上升，血浆容量下降，而海拔下降，血浆容量就会急剧上升，而且红细胞压积的所有优势会迅速消失。对于一个在高原居住近一年或多年的人来说，他的红细胞会比海平面值高出近50%。当回到海平面地区时，这些增加的红细胞可以保持数周，成为耐力运动项目的一大优势。

人们尚不清楚最适合于运动员提高成绩的最佳海拔是多少。

考虑到PO_2与血红蛋白浓度之间的反比关系，人们认为运动员前往的训练地的海拔高度越高越好。但是，有研究（Gore et al，1998）认为，在海拔2650 m的高原训练并不能提高VO_{2max}或血红蛋白浓度。进一步的研究表明，红细胞生成反应的结果与海拔高度和时间有关。Ashenden 等（1999a）使用“氮屋”来模拟海拔 3000 m 的环境，6 名受试者暴露于低氧环境 23 个夜晚。在这种模式下红细胞生成参数并没有增加。这些研究者还发现一些优秀的女自行车运动员在海拔 2650 m 的高原连续住 12 个夜晚后，她们的促红细胞生成素增加，但是网织红细胞并没有增加（Ashenden et al，1999b）。经过 2 周的夜间训练，铁人三项运动员的红细胞生成素暂时增加，但其他的血液系统变量没有变化（Dehnert et al，2002）。然而，一些优秀的中长跑运动员在海拔 2500 m 的高原留住 18 个夜晚后，他们的红细胞明显增加，有氧能力显著提高。这些研究表明，海拔高度和停留时间存在临界值，在这个临界值上，红细胞容积和有氧能力都会有明显的改善。

红细胞生成的益处是有限的。居住在低海拔地区的人如果长期生活在海拔 5000 m 的高原，身体和精神状态会恶化，导致食欲缺乏、体重下降和肌肉功能退化（Ward，1954）。此外，高的红细胞压积理论上会有短暂或永久性的血管疾病风险，并可能因血液黏度过高而死亡。这些不良反应被认为可能是比赛中自行车运动员的死因，因为他们用促红细胞生成素人为地增加了红细胞。血栓事件似乎没有增加居住在高海拔地区的红细胞增多症的患病人数。

29.3.4 组织适应

Mathieu-Costello（2001）和 Hoppeler 以及 Vogt（2001）回顾了长期暴露在高原的细胞适应性反应，研究表明，毛细血管和线粒体密度增加，这两种适应都能改善细胞水平的氧通量，可能改善运动表现。在模拟海拔 3850 m 的高原上进行训练的受试运动员在肌肉活检中呈现出分子适应性，是氧化代谢改善的标志（Vogt et al，2001）。研究者发现，低氧诱导因子（HIF-1α）、肌红蛋白、血管内皮生长因子（VEGF）的 mRNA 水平升高，并且氧化酶增强。

采用 LHTL 方案的未经训练受试者与对照组相比，线粒体和毛细血管长度密度增加，并且 VO_{2max} 增加，这与低氧暴露和训练强度有关。

Mizuno 等（2008）研究了在极高海拔（5250 m 或更高）地区运动及不运动的受试者在 75 天内的肌纤维适应情况，发现肌纤维体积要小，肌纤维单位面积毛细血管数量增加，反映线粒体功能的酶无变化，两组细胞缓冲能力增加。Doria 等（2011）对暴露在高海拔 43 天（23 天在 5000 m 以上）的登山者进行了氧动力学及肌纤维类型转变的研究，发现这些登山者长期在尼泊尔玛纳斯鲁峰进行高海拔探险，其肌纤维的功能和生化的转化导致较慢的氧通量，类似于有氧调节的结果。这些变化对于各种体育项目的运动成绩均有影响，其中一些可能有益，另一些可能有害。

29.3.5 血液适应的关键 PO_2

在一项研究中，对几名优秀的越野滑雪运动员在海拔 1900 m 的高原上进行了为期 3 周的训练，他们的血细胞比容上升 5%（Ingier 和 Myhre，1992）。不过，由于缺乏类似的研究，因此还不能得出明确的结论。

结果表明，在高原的时间越长，造血反应就越强。但是，在 1960—1961 年的银色小屋探险（Silver Hut Expedition）中，受试者在海拔 5800 m 及以上的高原上生活 3 个月时，他们的血红蛋白浓度在 6 周左右趋于稳定。

低氧显然提高了运动员对于铁元素的需求，尤其是对于在高原训练的女运动员，她们可能会缺铁。另外，这方面研究的文献很少，不过铁元素的差异可以解释个体血液反应的差别（Ingier 和 Myhre，1992）。

从高原降到低海拔地区后，血红蛋白水平在几周内恢复正常。在珠峰Ⅲ号行动期间，受试者在与珠峰峰顶的高度相当的实验间内停留 30 天之后回到海平面，他们的血红蛋白于 4 天后恢复到正常值（Richalet et al，1999）。同样，长时间在高海拔处停留后，在回到海平面的最初几天，人们会感到身体懈怠和精力不足。因此，多数教练建议在返回低海拔地区后，至少要恢复 2 ~ 3 天才可以参加重要的赛事。另外，Schuler 等（2007）研究了 8 名优秀的自行车运动员在海拔 2340 m 高度的 VO_{2max} 和耗竭时间的适应情况。这些变量在最初下降后（分别为 12.8% 和 25.8%），随着时间的推移而改善，在第 21 天，下降幅度分别为 0.7% 和 1.4%。因此，我们建议在比赛前，运动员应在这个适度的海拔高度停留 3 周，以便身体恢复到合适的竞技状态，而在更高的海拔高度上，他们会失去这样的竞技状态。

29.4 低氧训练

29.4.1 低氧训练的影响

想要在高原的中长项目上获得最佳的体能表现，对高原低氧充分习服至关重要，当然，在高海拔地区出生和长大是最佳的。很多研究显示，经过一段时间的高原训练，回到海平面地区时，竞赛水平会提高。但高原训练最佳高度和训练时间尚不明确。不过，参加比赛的运动员经常通过高原训练或者在低海拔使用模拟低氧环境来提高海平面竞技水平。一方面，高原习服会致使中枢和外周性适应，从而改善氧传递和利用。另一方面，低氧运动可以增加训练的耐力，从而提高训练的效果。反过来，高原低氧限制了训练的强度并可能导致训练中断。

一些最好的耐力跑步运动员在海拔 1500 ~ 2000 m 的东非高原长大，这说明该成长环境有助于他们不断地取得成功。不过，Weston 等（1999）将 10 名非洲优秀的 10 公里长跑运动员与白人（高加索人）运动员进行了比较（他们都住在海平面）发现，非洲跑步运动员有着很好的抗疲劳能力，较高的氧化酶活性以及较低的乳酸堆积。由于比赛的胜利和失败之间的差距非常小，所以不应该忽视高原训练的心理效应。

有很多不够严谨的报告认为，耐力运动员从高原训练中获益，然而，当研究中加入适当的对照时，结论就不那么有说服力了。此外，人们已经前往不同海拔的高海拔地区作为训练基地，但很难确定是否有一个最低海拔高度，当超过这个海拔高度时就可以为训练带来成效。Roskamm 等（1969）通过对照组发现，在海拔 2250 m 训练的受试者与在海平面和在海拔 3450 m 训练的受试者相比，VO_{2max} 有所提高。但是 Hanson 等（1967）同样使用了海平面对照组与未适应组［VO_{2max}，40 ml/（min·kg）］进行比较，他们没有发现在海拔 4300 m 的高原训练可以产生成效。在受过良好训练的受试者中，同样也没有确定的结果。Adams 等（1975）采用交叉对照研究对有训练经验的运动员进行研究，结果显示，在高原（2300 m）训练的运动员与海平面的运动员相比，在平原的表现没有明显的差别。Debevec 等（2010）有类似的报道：两组受试者分 20 次进行训练，一组在海平面，另一组在 F_IO_2 为 0.12 的高原。他们测量了最大运动负荷以及疲劳时间，发现低氧训练的效果好坏参半，没有定论。

由于许多低氧训练研究都是在缺乏常氧对照组的情况下进行的，因此很难确定这些显著的生理变化源于低氧本身还是训练的效果。在一个有对照组的系列研究中，10 名优秀的中长跑运动员在海平面和模拟海拔 4000 m 的环境下以同样的运动速度训练了 10 周。尽管 VO_{2max} 没有改善，但在高原受训过的运动员的个人 10 公里跑的最佳成绩提高了约 6%（Asano et al，1986）。这是否是由心理上的影响或运动效率的提高造成的呢？在高原停留并回到海平面后，无氧能力也会得到改善。然而，许多研究结果与之相反，认为其没有任何改善（Martin 和 Pyne，1998）。

29.4.2 低氧训练量

一些研究人员在训练过程中使用一定的低氧训练以达到训练的优势。Ventura 等（2003）在模拟海拔 3200 m 处高强度训练 6 周，发现运动员的成绩没有变化。Brugniaux 等（2006）在模拟海拔 1200 m、2500 m、3000 m 和 3500 m 处要求训练有素的运动员在此休息 13 ~ 18 天，发现海拔 3000 m 处是安全的，并且可以促使一定程度的通气习服。Truijens 等（2003）在海平面或模拟海拔 2500 m 处的泳池里对游泳运动员进行高强度间歇训练，为期 5 周，然后测量游泳运动员 100 m 和 400 m 的成绩，结果并没有发现差异。在另一项研究中，自行车运动员每周在海平面或模拟海拔 2750 m 处进行 3 次训练，共 4 周，中间间隔 10 次（Morton 和 Cable，2005）发现，在血红蛋白没有增加的情况下，受试者的耐力有所提高，虽然这并不是他们的最大运动负荷，但在缺氧和海平面条件下训练的运动员之间没有差异。这些研究表明，在高强度训练过程中，短期暴露于低氧环境对运动员的成绩没有明显的影响。

29.5 生活－训练低氧模式

在 20 世纪 90 年代末，研究人员进行了许多令人称赞的研究。运动员进行高住低练训练（即运动员居住在高海拔处，训练在低海拔处），或高住和高练、低住高练、低住低练。这些研究的目的是利用习服产生一些生理反应，从而提高运动表现。

29.5.1　训练研究

Levine 和 Stray-Gundersen（1997）认为，运动员高住（2500 m）低练（1500 m）6 周后，可获得最佳的运动成绩，而且他们运动耐力的提高显著优于在平原或高原同等耐力训练的对照组。5000 m 跑步计时成绩是衡量运动表现的主要指标，同时他们还进行了一些额外的生理测量。经过“高住低练”的径赛运动员表现出比海平面运动员更高的成绩。而无论是在中等海拔高度生活和训练的人，还是在低海拔地区生活和训练的人，他们在平原时的运动成绩并没有提高。

然而，人体对高原训练有显著的个体差异，有些人对于“高住低练”方式并没有反应（Chapman et al，1998）。有反应者的促红细胞生成素和红细胞压积上升幅度最大，这表明这种耐力的提高增加了携氧能力，但尚未没有发现遗传因素的影响（Jedlickova et al，2003）。优秀的（世界杯预选赛）男、女长跑运动员在海拔 2500 m 进行了 4 周训练，尽管结果有一些差异，但这些受过高海拔训练的运动员的成绩均有所提升（Stray-Gundersen et al，2001）。研究人员试图在相同海拔高度模拟类似的反应，但在短时间内（5 天、10 天和 15 天），未能成功提高运动成绩（Roberts et al，2003）。Levine 认为存在一个反应阈值，即 HIF1-α 对缺氧的反应，当机体不再经历进一步的缺氧应激时，该信号可能被关闭，因此基因转录终止。

29.5.2　不同的低氧暴露方式

尽管反应是多变的，但运动员认为为了获得竞争的优势，低氧暴露是“值得的”。运动员使用一种低氧帐篷，可以在低海拔水平处于低氧条件下模拟“高住低练”，这种方式被认为是合法的“血液兴奋剂”。为获得较短时间的低氧暴露，“间歇性低氧训练”的概念便开始受到欢迎，研究人员对不同剂量、不同时间的低氧暴露及其对运动表现的影响进行了大量研究。实验是根据动物的研究观察设计的，方法是让运动员每天在较短时间内（70 min）行低氧暴露，连续 4 周（Julian et al，2004）。结果显示，这对血液、生理或运动表现提升没有任何变化。在人和动物的研究中，引发许多关于低氧暴露的“剂量反应”和暴露之后运动表现的提升或倒退的争论（Stray-Gundersen et al，2001；Levine，2005；Levine 和 Stray-Gundersen，2006）。

采用常压低氧（$F_IO_2 = 0.14$）持续 6 周，Zoll 等（2006）将跑步者分为 2 组：低住低练（LLTL）组和低住高练（LLTH）组。Hey 利用运动表现（VO_{2max} 和耗竭时间）和肌肉活检来评估低氧转录和氧化磷酸化的标志物。在 LLTH 组，他们发现，VO_{2max}（5%）略有增加，耗竭时间显著增加（26%），转录因子和氧化磷酸化标志物显著增加。Gore 和他的同事（2006）让运动员暴露于模拟海拔 4000 ～ 5000 m 的环境中，每天 3 小时，每周 5 天，4 周后发现，促红细胞生成素增加而红细胞生成标志物没有增加。他们也研究了游泳运动员，发现游泳时间并没有改善，他们认为，这可能是因为低氧暴露时间不够。

并非所有的研究都是阴性结果。Katayama 等（2003）将一小组长跑运动员暴露于模拟海拔 4500 m 的环境中，每天 90 分钟，持续 3 周。低氧组在跑步时间和耗竭时间方面均有改善，在亚极量运动时，VO_2 水平较低，而其他血液学指标无明显变化。结论是，这种低氧暴露导致运动耐力提高，但其机制尚不明确。

在相似的、精心设计的研究中，很难解释实验结果的不同。Robertson 等（2010）分别模拟了 LHTL（3000 m）和低海拔（600 m）高强度训练，每天 14 小时，3 周后，测定 VO_{2max} 和血红蛋白浓度，发现径赛运动员在 LHTL 中的 VO_{2max} 和血红蛋白浓度提高更明显，而计时测试的可变性更明显。在一项双盲、安慰剂对照研究中，Siebenmann 等（2012）研究了 16 名自行车运动员，先在平原训练 2 周，然后在模拟海拔 3000 m 的环境中行持续 3 ～ 4 周、每天 16 小时的低氧暴露，接下来用 LHTL 模式训练 2 周。训练结束后，海平面组和模拟海拔 3000 m 组的 VO_{2max}、运动耐力（在 200 W 的运动负荷下的 VO_2）、模拟距离 26.15 km 计时测试的平均运动负荷、血红蛋白浓度在第一次消除安慰剂差异时，结果没有差异。

短时间暴露在海拔 3000 m 高度 3 周与低海拔暴露相比，运动相关参数均有较多的改进（Roels et al，2007）。Truijens 等（2008）在随机、双盲实验设计中，将运动员（径赛运动员和游泳运动员）暴露在较高的模拟海拔（4000 ~ 5500 m）下进行短时间（每天 3 小时，每周 5 天，4 周）训练，低海拔水平作为对照组，发现所有成绩和生理变化没有差异。在更短的暴露时间（每天 4 小时，每周 5 天）内，Bcidleman 等（2008，2009）发现，在运动表现改善方面结果不同。

可以看出，各研究结果都存在差异。对模拟高海拔、长时间暴露获得的结果似乎较好，这些结果表明，高原低氧暴露对有氧运动的影响是有益的。然而，使用合适的“剂量”（暴露的程度和持续时间）可能会帮助提高运动成绩，但是具有明显的个体差异。

此外，低氧暴露的不同方式与运动员运动表现的提升最近引起了运动员、研究人员和国际监管机构之间激烈的争论，这一争论尚未得到解决。

29.6 停训与低氧

近期发现，优秀的耐力型运动员在海拔 610 m 时 VO_{2max} 水平降低（Gore et al，1996）。在低氧和常氧条件下，高强度运动和亚级量运动与不运动相比（Lawler et al，1988；Koistenen et al，1995），约有 50% 的人 VO_{2max} 超过 65 ml/（min · kg）（Anselme et al，1992），出现了严重动脉低氧血症。这可能是受停训影响的结果（Saltin，1967）。但是，也有人认为，间歇性暴露于海拔 2300 ~ 3300 m 时，可以最大限度地平衡训练强度和习服（Daniels 和 Oldridge，1970）。也有可能，平原上的强度训练可以获得间歇性高原训练的效果。

29.7 高原训练是否值得?

运动员的高原训练是否值得？如今，对这个问题并没有明确的答案。因为其存在患急性高原病、高原肺水肿和高原脑水肿（HACE）的风险（虽然风险很小）。HACE 在高原训练中极其少见。VO_{2max} 的减少和疲劳提前出现意味着高原训练强度相对于海平面要低。然而，高住低练在 5 公里的训练中可提高运动员的成绩。

根据这一实验和其他实验发现，似乎远距离项目最好安排运动员生活在海拔 2500 m 处并且在不低于海拔 1500 m 处训练。Bailey 和 Davis（1997）综述了高原训练对海平面成绩有效性的现有研究结果，并得出结论：关于连续或间歇性低氧训练将提高平原运动员成绩的说法目前仍不明确。然而，许多学术权威虽然质疑他们的怀疑论，但同意并谨慎修正了低氧暴露与训练模式对有氧运动表现有益的结论。

停留在高海拔地区的最佳时长仍然不清楚，但要增加红细胞数量必须在高海拔地区停留至少 4 周，而相应降低训练强度并不是有利的。为使运动员在低强度训练中获得最佳成绩，在比赛的时间不清楚的情况下：建议最少停留 2 ~ 3 天，最多停留 14 ~ 21 天（Suslov，1994）。

29.8 进一步研究

29.8.1 登山运动中的应用

在第 29.2 节中，有对几个杰出登山者的经历的描述。与多数来自低海拔的优秀登山运动员（他们和特殊运动员在体格和生理上相似）不同，他们的体格和生理上具有较大的异质性。有 2 个突出特征，第一，他们能够长时间高强度攀爬，第二，他们能够高效攀登。在本节中，将讨论第一个特性。

为了攀登高峰，一个人必须拥有一个可持续的运动负荷，使他们能够长时间攀爬，当然是在几小时内而不是几天内。在生理学角度上，这一水平的运动负荷是低于人的乳酸阈（LT，也被称为通气或无氧阈）的。即使是训练有素的运动员，也不可能保持超过 LT 的运动负荷长达几分钟。大多数耐力型运动员有很高的有氧代谢能力（VO_{2max}）和较高的 LTs（占 VO_{2max} 的~ 75% ~ 90%）比一般人群（占 VO_{2max} 的 ~ 55% ~ 65%）要高。功能上来说，这个特性转化为体能的消耗，从而优化了他们在高海拔的运动表现。

对高海拔登山者重要的是，肌肉有很大的可塑性以适应压力的条件。专业运动员，如：自行车运动员，通过反复训练，肌肉质量可以逐步增加，以分担氧化应激产生的作用（Coyle，1992；Coyle，2005），氧化应激持续，延长 LT，增加耐力，延缓疲劳，提高了运动效率。游离脂肪酸作为燃料参与糖酵解产生更多的乳酸。疲劳的产生可能是由于能量输出的少量增加引起的

(Mortensen et al，2005)，因此对于登山者来说，了解这个水平的疲劳对登山者优化体能、提高生存是至关重要的。这种对自己体能极限能力的认识是高海拔登山者在判断是否继续攀升还是选择从危险中成功逃生的关键。

29.8.2　适应

这种能力不会因为缺氧而损失，但却受到血流灌注的影响。耐力好的自行车运动员毛细血管密度较大（Coyle，1988；Coyle，2005）。因为所有运动员都受过训练，目前还不清楚耐力超强的人血管再生信号分子是否上调。如上所述，在极高海拔时，通过保持甚至增加毛细血管体积及减少肌肉细胞的体积可以增加血流灌注的表面积。

29.8.3　乳酸阈

就登山者而言，认识肌肉适应训练的能力很重要，这样才能通过乳酸阈（LT）的改变来提高持续攀登的能力。自19世纪70年代末以来，已有大量对有氧运动和混合强度训练对LT影响的研究。

早期的一项研究（Davis和Gass，1979）中，一组不经常运动的人进行了为期9周的有氧运动（每天45分钟、每周4天）后，LT的绝对VO_2增加了44%，VO_{2max}增加了15%。之后的研究开始对攀登的强度和量改变LT的作用进行观察。有氧训练的强度或间隔训练（IT）都有相应不同“剂量”的研究，并且开始关注和研究解答最佳“剂量”问题，以实现更高水平的可持续运动。将3天高强度IT加入到8周跑步者的日常训练中（Acexedo et al，1989），结果显示，VO_{2max}无明显变化，但跑10 000 m的时间缩短，在跑步机上的耗竭时间增加，在最大心率水平的85% ~ 90%时血清乳酸较低。在一项对经常不运动的人的研究中发现，每天4 ~ 7组，共6回合的竭力Wingate测试2周后，受试者耐力时间增加100%，肌肉糖原含量增加26%，枸橼酸盐合酶增加38%，这些都是肌肉氧化性能力的标志（Burgomaster et al，2005）。有趣的是，这2项研究表明，受过训练的人在经过高强度的训练后可以获得更大的进步，但在训练较少的运动员中明显取得了更好的效果。

为了产生有益影响，训练量显然不如训练质量重要。Gibala等（2006）让16名男性每周间歇性训练2.5小时或10.5小时，或者行有氧运动，为期2周，发现运动表现均提高，如肌肉活检发现其氧化能力的标记物具有相似的改变。在一组比较研究中有类似的发现（Burgomaster et al，2008）。低质量快速IT组与高强度组在携氧的能力和肌肉活检毛细血管密度上均有相似的提高（Iaia et al，2009）。在高海拔地区如何使这些改变转化成优势并不十分明确，但是从登山精英运动员处获得的登山训练方案是令人信服的。

这些研究对那些来自低海拔地区的工作生活忙碌的人来说具有重要意义，当他们打算去高海拔地区训练时，他们就可以尽可能安全和高效地完成训练，这对享受、生存和安全都至关重要。所有人进行这些训练不仅是为了他们自己，也是为了他们的同伴，包括背包客或登山者。

29.9　登山效率

登山运动是在地面上的运动，必须以最有效的方式进行，即利用一个人的有氧能力产生的能量，并将其转化为最有效的生物力学和生物化学方式。其中一些特征是与生俱来的。如，有些人的VO_{2max}水平很高，但是在相同的摄取方式下，他们通过生物力学不能最佳地利用“能量”；有些人VO_{2max}的水平低于爬山运动员，但他们可以更好地通过生物力学有效地爬山。

以上观点是在Ge等（1994）的研究中明确的。他选择17名藏族人和14名汉族人（初到海拔4700 m的西藏）。汉族人的VO_{2max}［36 ml/(kg·min)］高于藏族的VO_{2max}［33 ml/(kg·min)］，但是藏族人比汉族人在最高运动表现的情况下可以做更多的功（176/150 W），并具有更高的LTs（84% vs. 62%）和较低的血液乳酸水平。这是一个惊人的发现，因为藏族人在高海拔地区具有超强运动表现是众所周知的。那么，这些特性是天生的还是后天形成的？如果是后天形成的，这对我们是否选择继续训练高效携氧能力是有帮助的（见第四章）。

有一些研究表明，运动效率随着有氧、强度和耐力训练而增加。在Iaia等（2009）的研究中，与耐力训练的受试者相比，在跑步机上的IT或有氧训练在预设水平下的耗氧量分别降低5.7%和6.6%。在另一项研究中，比较IT和有氧训练

4 周的跑步者发现，两者的 VO_{2max} 没有改变，但 IT 的运动员在最大运动水平下的速度有很大的提升，提示运动效率有更大的提升空间（Billat et al，1999）。给予运动员间歇性低氧 3 周可在最高运动速度下增加跑步效率（5%）（Katayama et al，2003）。这种效率提高的部分原因可能是通气需求的减少，不过这可能是次要的，在竞争和压力环境中，潜在的条件，如：高海拔，是重要的（Franch et al，1988）。Coyle 在环法自行车赛优秀运动员中发现，持续高强度的运动能够增加运动效率（Coyle，2005）。所有研究表明，效率适度改变和藏族人中发现的适应性并无关联，但在极端环境中，如极端的海拔高度，每一个小的优势都可能是至关重要的。

（李润乐 译　格日力 校）

参考文献

Abassi, Z., Nakhoul, F., Khankin, E. *et al.* (2006) Pulmonary hypertension in chronic dialysis patients with arteriovenous fistula: pathogenesis and therapeutic prospective. *Curr. Opin. Nephrol. Hypertens.* **15**, 353–60.

Abud, E.M., Maylor, J., Undem, C. *et al.* (2012) Digoxin inhibits development of hypoxic pulmonary hypertension in mice. *Proc. Natl. Acad. Sci. USA* **109**, 1239–44.

Abuye, C. Berhane, Y. and Ersumo, T. (2008) The role of changing diet and altitude on goitre prevalence in five regional states in Ethiopia. *East African J. Public Health* **5**, 163–8.

Acevedo, E.O. and Goldfarb, A.H. (1989) Increased training efficiency effects on plasma lactate, ventilatory threshold, and endurance. *Med. Sci. Sports Exer.* **21**, 563–8.

Acosta, I. de (1590) *Historia Natural y Moral de las Indias*, Lib 3, Cap. 9, Iuan de Leon, Seville. Section of English translation of 1604 (1604), Edward Blount and William Aspley, London. Reprinted in *High Altitude Physiology* (ed. J.B. West), Hutchinson Ross Publishing Company, Stroudsburg, PA, 1981.

Adam, J.M. and Goldsmith, R. (1965) Cold climates, in *Exploration Medicine* (eds. O.G. Edholm and A.L. Bacharach), Wright, Bristol, pp. 245–77.

Adams, W.C., Bernauer, E.M., Dill, D.B., and Bowmar, J.B. Jr (1975) Effects of equivalent sea-level and altitude training on VO_2 max and running performance. *J. Appl. Physiol.* **39**, 262–6.

Adams, W.H. and Strang, L.J. (1975) Haemoglobin levels in persons of Tibetan ancestry living at high altitude. *Proc. Soc. Exp. Biol. Med.* **149**, 1036–9.

Admetlla, J., Leal, C. and Ricart, A. (2001) Management of diabetes at high altitude. *Br. J. Sports Med.* **35**, 282–3.

Adnot, S., Chabrier, P.E., Brun-Buisson, C. *et al.* (1988) Atrial natriuretic factor attenuates the pulmonary pressor response to hypoxia. *J. Appl. Physiol.* **65**, 1975–83.

Adzaku, F., Mohammed, S., Annobil, S. and Addae, S. (1993) Relevant laboratory findings in patients with sickle cell disease living at high altitude. *J. Wilderness Med.* **4**, 374–83.

Aggarwal, S., Negi, S., Jha, P. *et al.* (2010) *EGLN1* involvement in high-altitude adaptation revealed through genetic analysis of extreme constitution types defined in Ayurveda. *Proc. Natl. Acad. Sci.USA* **107**, 18961–6.

Agostoni, P., Cattadori, G., Guazzi, M. *et al.* (2000) Effects of simulated altitude-induced hypoxia on exercise capacity in patients with chronic heart failure. *Am. J. Med.* **109**, 450–5.

Agostoni, P., Contini, M., Magini, A. *et al.* (2006) Carvedilol reduces exercise-induced hyperventilation: a benefit in normoxia and a problem with hypoxia. *Eur. J. Heart Fail.* **8**, 729–35.

Agostini, P., Swenson, E.R., Bussotti, M. *et al.* (2011) High-altitude exposure of three weeks duration increases lung diffusing capacity in humans. *J. Appl. Physiol.* **110**, 1564–71.

Agusti, A.G., Sauleda, J., Miralles, C. *et al.* (2002) Skeletal muscle apoptosis and weight loss in chronic obstructive pulmonary disease. *Am. J. Respir. Crit. Care Med.* **166**, 485–9.

Ahle, N.W., Buroni, J.R., Sharp, M.W. and Hamlet, M.P. (1990) Infrared thermographic measurement of circulatory compromise in trenchfoot-injured Argentine soldiers. *Aviat. Space Environ. Med.* **61**, 247–50.

Ahmad, Y., Shukla, B., Gar, I. *et al.* (2011) Identification of haptoglobin and apolipoprotein A-1 as biomarkers for high altitude pulmonary edema. *Funct. Integr. Genomics* **11**, 407–11.

Aigner, A., Berghold, F. and Muss, N. (1980) Investigations on the cardiovascular system at altitudes up to a height of 7,800 meters. *Z. Kardiol.* **69**, 604–10.

Akero, A., Christensen, C.C., Edvardsen, A. and Skjonsberg, O.H. (2005) Hypoxaemia in chronic obstructive pulmonary disease patients during a commercial flight. *Eur. Respir. J.* **25**, 725–30.

Albrecht, P.H. and Littell, J.K. (1972) Plasma erythropoietin in men and mice during acclimatization to different altitudes. *J. Appl. Physiol.* **32**, 54–8.

Aldashev, A.A., Sarybaev, A.S., Sydykov, A.S. *et al.* (2002) Characterization of high-altitude pulmonary hypertension in the Kyrgyz: association with angiotensin-converting enzyme genotype. *Am. J. Respir. Crit. Care Med.* **166**, 1396–402.

Aldashev, A.A., Kojonazarov, B.K., Amatov, T.A. *et al.* (2005) Phosphodiesterase type 5 and high altitude pulmonary hypertension. *Thorax* **60**, 683–7.

Aldenderfer, M. (2011) Peopling the Tibetan plateau: insights from archaeology. *High Alt. Med. Biol.* **12**, 141–7.

Alexander, J. (1994) Coronary heart disease at altitude. *Texas Heart Inst. J.* **21**, 261–6.

Alexander, J. (1995) Age, altitude, and arrhythmia. *Texas Heart Inst. J.* **22**, 308–16.

Alexander, J.K. (1999) Cardiac arrhythmia at high altitude: the progressive effect of aging. *Texas Heart Inst. J.* **26**, 258–63.

Alexander, J.K., Hartley, L.H., Modelski, M. and Grover, R.F. (1967) Reduction of stroke volume during exercise in man following ascent to 3100m altitude. *J. Appl. Physiol.* **23**, 849–58.

Alexander, L. (1945) *The Treatment of Shock from Prolonged Exposure to Cold Especially in Water*, Combined Intelligence Objective Sub-Committee, Item No. **24**, File No. 24–37.

Allegra, L., Cogo, A., Legnani, D. *et al.* (1995) High altitude exposure reduces bronchial responsiveness to hypo-osmolar aerosol in lowland asthmatics. *Eur. Respir. J.* **8**, 1842–6.

Altman, P.L. and Dittmer, D.S. (1966) Erythrocyte values at altitude; Part 1 Man., in *Environmental Biology* (eds. P.L. Altman and D.S. Dittmer), Fed. Am. Soc. Exper. Biol., Bethesda, pp. 351–5.

American Physiological Society (1995) Standards for the diagnosis and care of patients with chronic obstructive pulmonary disease. *Am. J. Respir. Crit. Care Med.***152**: S77–120.

Amann, M. and Secher, N.H. (2010) Point: Afferent feedback from fatigued locomotor muscles is an important determinant of endurance exercise performance. *J. Appl. Physiol.* **108**, 452–4.

Amann, M., Eldridge, M.W., Lovering, A.T. *et al.* (2006a) Arterial oxygenation influences central motor output and exercise performance via effects on peripheral locomotor muscle fatigue in humans. *J. Physiol.* **575**, 937–52.

Amann, M., Romer, L.M., Pegelow, D.F. *et al.* (2006b) Effects of arterial oxygen content on peripheral locomotor muscle fatigue. *J. Appl. Physiol.* **101**, 119–27.

Amann, M., Romer, L.M., Subudhi, A.W. *et al.* (2007) Severity of arterial hypoxemia affects the relative contributions of peripheral muscle fatigue to exercise performance in healthy humans. *J. Physiol.* **581**, 389–403.

Anand, A.C., Jha, S.K., Saha, A. *et al.* (2001) Thrombosis as a complication of extended stay at high altitude. *Natl. Med. J. India* **14**, 197–201.

Anand, A.C., Saha, A., Seth, A.K. *et al.* (2005) Symptomatic portal system thrombosis in soldiers due to extended stay at extreme altitude. *J. Gastroenterol. Hepatol.* **20**, 777–83.

Anand, I.S. (2001) Letter from the field: letter from Siachen Glacier. *High Alt. Med. Biol.* **2**, 553–7.

Anand, I.S., Harris, E., Ferrari, R. *et al.* (1986) Pulmonary haemodynamics of the yak, cattle and cross breeds at high altitude. *Thorax* **41**, 696–700.

Anand, I.S., Malhotra, R.M., Chandrashekhar, Y. *et al.* (1990) Adult subacute mountain sickness – a syndrome of congestive heart failure in man at very high altitude. *Lancet* **335**, 561–5.

Anand, I.S., Chandrashekhar, Y., Rao, S.K. *et al.* (1993) Body fluid compartments, renal blood flow, and hormones at 6000m in normal subjects. *J. Appl. Physiol.* **74**, 1234–9.

Anand, I.S., Prasad, B.A., Chugh, S.S. *et al.* (1998) Effect of inhaled nitric oxide and oxygen in high-altitude pulmonary edema. *Circulation* **98**, 2441–5.

Andersen, P. and Henriksson, J. (1977) Capillary supply of the quadriceps femoris muscle of man: adaptive response to exercise. *J. Physiol. (Lond.)* **270**, 677–90.

Anderson, J.V., Struthers, A.D., Payne, N.N. *et al.* (1986) Atrial natriuretic peptide inhibits the aldosterone response to angiotensin II in man. *Clin. Sci.* **70**, 507–12.

Anderson, P.J., Miller, A.D., O'Malley, K.A. *et al.* (2011) Incidence and symptoms of high altitude illness in South Pole workers: Antarctic Study of Altitude Physiology (ASAP). *Clin. Med. Insights Circ. Respir. Pulm. Med.* **5**, 27–35.

Anderson, S., Herbring, B.G. and Widman, B. (1970) Accidental profound hypothermia (case report). *Br. J. Anaesth.* **42**, 653–5.

Andrew, H.G. (1963) Work in extreme cold. *Trans. Assoc. Indust. Med. Off.* **13**, 16–19.

Anholm, J.D. and Foster, G.P. (2011) Con: Hypoxic pulmonary vasoconstriction is not a limiting factor of exercise at high altitude. *High Alt. Med. Biol.* **12**, 313–17.

Anholm, J.D., Poweles, AC., Downey, R.D. *et al.* (1992) Operation Everest II: arterial oxygen saturation and sleep at extreme simulated altitude. *Am. Rev. Respir. Dis.* **145**, 817–26.

Anholm, J.D., Milne, E.N., Stark, P. *et al.* (1999) Radiographic evidence of interstitial pulmonary edema after exercise at altitude. *J. Appl. Physiol.* **86**, 503–9.

Anonymous (1990) Kiss of life for a cold corpse (Editorial). *Lancet* **335**, 1435.

Anooshiravani, M., Dumont, L., Mardirosoff, C. *et al.* (1999) Brain magnetic resonance imaging (MRI) and neurological changes after a single high altitude climb. *Med. Sci. Sports Exerc.* **31**, 969–72.

Another Ascent of the World's Highest Peak – Qomolangma (1975) Foreign Languages Press, Peking.

Anselme, F., Caillaud, C., Courret, I. and Prefaut, C. (1992) Exercise induced hypoxaemia and histamine excretion in extreme athletes. *Int. J. Sports Med.* **13**, 80–1.

Antezana, A.-M., Richalet, J.-P., Noriega, I. *et al.* (1995) Hormonal changes in normal and polycythemic high-altitude natives. *J. Appl. Physiol.* **79**, 795–800.

Antezana, A.M., Antezana, G., Aparicio, O. *et al.* (1998) Pulmonary hypertension in high altitude chronic hypoxia: response to nifedipine. *Eur. Respir. J.* **12**, 1181–5.

Antezana, G., Leguia, G., Guzman, A.M. *et al.* (1982) Hemodynamic study of high altitude pulmonary edema (12200 ft), in *High Altitude Physiology and Medicine* (eds. W. Brendel and R.A. Zink), Springer-Verlag, New York, pp. 232–41.

Anthony, A., Ackerman, E. and Strother, G.K. (1959) Effects of altitude acclimatization on rat myoglobin. Changes in myoglobin content of skeletal and cardiac muscle. *Am. J. Physiol.* **196**, 512–16.

Aoki, V.S. and Robinson, S.M. (1971) Body hydration and the incidence and severity of acute mountain sickness. *J. Appl. Physiol.* **31**, 363–7.

Appell, H.-J. (1978) Capillary density and patterns in skeletal muscle. III. Changes of the capillary pattern after hypoxia. *Pflügers Arch.* **377**, R53 (abstract).

Appleton, F.M. (1967) Possible influence of altitude on blood pressure. *Circulation* **36** (Suppl. 2), 55.

Araki, T. (1891) Ueber die Bildung von Milchsäure und Glycose im Organismus bei Sauerstoffmangel. *Z. Physiol. Chem.* **15**, 335–70.

Araneda, O.F., Garcia, C., Lagos, N. *et al.* (2005) Lung oxidative stress as related to exercise and altitude. Lipid peroxidation evidence in exhaled breath condensate: a possible predictor of acute mountain sickness. *Eur. J. Appl. Physiol.* **95**, 383–90.

Arbab-Zadeh, A., Levine, B.D., Trost, J.C. *et al.* (2009) The effect of acute hypoxemia on coronary arterial dimensions in patients with coronary artery disease. *Cardiology* **113**, 149–54.

Archer, S.L., Tolins, J.P., Raij, L. and Weir, E.K. (1989) Hypoxic pulmonary vasoconstriction is enhanced by inhibition of the synthesis of an endothelium derived relaxing factor. *Biochem. Biophys. Res. Commun.* **164**, 1198–205.

Arias-Stella, J. (1969) Human carotid body at high altitudes. *Am. J. Pathol.* **55**, 82.

Arias-Stella, J. (1971) Chronic mountain sickness: pathology and definition, in *High Altitude Physiology: Cardiac and Respiratory Aspects,* Ciba Foundation Symposium (eds. R. Porter and J. Knight), Churchill Livingstone, Edinburgh, pp. 31–40.

Arias-Stella, J. and Kruger, H. (1963) Pathology of high altitude pulmonary edema. *Arch. Pathol.* **76**, 147–57.

Arias-Stella, J. and Recavarren, S. (1962) Right ventricular hypertrophy in native children living at high altitude. *Am. J. Pathol.* **41**, 55–64.

Arias-Stella, J. and Saldaña, M. (1962) The muscular arteries in people native to high altitude. *Med. Thorac.* **19**, 55–64.

Arias-Stella, J. and Saldaña, M. (1963) The terminal portion of the pulmonary arterial tree in people native to high altitudes. *Circulation* **28**, 915–25.

Arias-Stella, J. and Topilsky, M. (1971) Anatomy of the coronary circulation at high altitude, in *High Altitude Physiology: Cardiac and Respiratory Aspects* (eds. R. Porter and J. Knight), Churchill Livingstone, London, pp. 149–57.

Arias-Stella, J., Kruger, H. and Recavarren, S. (1973) Pathology of chronic mountain sickness. *Thorax* **28**, 701–8.

Armstrong, L.S. and Maresh, C.M. (1991) The induction and decay of heat acclimatisation in trained athletes. *Sports Med.* **12**, 302–12.

Asano, K., Sub, S., Matsuzaka, A. *et al.* (1986) The influence of simulated high altitude training on work capacity and performance in middle and long distance runners. *Bull. Inst. Health Sports Med.* **9**, 1195–202.

Asano, M., Kaneoka, K., Nomura, T. *et al.* (1998) Increase in serum vascular endothelial growth factor levels during altitude training. *Acta. Physiol. Scand.* **162**, 455–9.

Asemu, G., Neckar, J., Szarszoi, O. *et al.* (2003) Decrease in peak rate with acute hypoxia in relation to sea level. *Physiol. Res.* **49**, 597–606.

Ashack, R., Farber, M.O., Weinberger, M.H. *et al.* (1985) Renal and hormonal responses to acute hypoxia in normal individuals. *J. Lab. Clin. Med.* **106**, 12–16.

Ashenden, M.J., Gore, C.J., Martin D,T.*et al.* (1999a) Effects of a 12-day 'live high, train low' camp on reticulocyte production and haemoglobin mass in elite female road cyclists. *Eur. J. Appl. Physiol. Occup. Physiol.* **80**, 472–8.

Ashenden, M.J., Gore, C.J., Dobson, G.P. and Hahn, A.G. (1999b) 'Live high, train low' does not change the total haemoglobin mass of male endurance athletes sleeping at a simulated altitude of 3000m for 23 nights. *Eur. J Appl. Physiol. Occup. Physiol.* **80**, 479–84.

Ashraf, H., Javed, A. and Ashraf, S. (2006) Pulmonary embolism at high altitude and hyperhomocysteinemia. *J. Coll. Physicians Surg. Pak.* **16**, 71–3.

Asmussen, E. and Consolazio, F.C. (1941) The circulation in rest and work on Mount Evans (4,300m). *Am. J. Physiol.* **132**, 555–63.

Aste-Salazar, H. and Hurtado, A. (1944) The affinity of hemoglobin for oxygen at sea level and at high altitudes. *Am. J. Physiol.* **142**, 733–43.

Astrup, P. and Severinghaus, J.W. (1986) *The History of Blood Gases, Acids and Bases,* Munksgaard, Copenhagen.

Atrial natriuretic peptide [editorial]. (1986) *Lancet* **2**, 371–2.

Au, J., Brown, J.E., Lee, M.R. and Boon, N.A. (1990) Effect of cardiac tamponade on atrial natriuretic peptide concentrations: influence of stretch and pressure. *Clin. Sci.* **79**, 377–80.

Auerbach, P.S. (2012) *Wilderness Medicine*, 6th edn. Elsevier Mosby, Philadelphia.

Aughey, R.J., Gore, C.J., Hahn, A.G. *et al.* (2005) Chronic intermittent hypoxia and incremental cycling exercise independently depress muscle in vitro maximal Na^+-K^+-ATPase activity in well-trained athletes. *J. Appl. Physiol.* **98**, 186–92.

Ayton, J.M. (1993) Polar hands: spontaneous skin fissures closed with cyanoacrylate (Histoacryl Blue) tissue adhesive in Antarctica. *Arctic Med. Res.* **52**, 127–30.

Ayus, J.C., Moritz, M.L. (2008) Exercise-associated hyponatremia masquerading as acute mountain sickness: are we missing the diagnosis? *Clin. J. Sport Med.* **18**, 383–6.

Babcock, M.A., Pegelow, D.F., McClaran, S.R. *et al.* (1995) Contribution of diaphragmatic power output to exercise-induced diaphragm fatigue. *J. Appl. Physiol.* **78**, 1710–19.

Backer, H.D., Shopes, E. and Collins, S.L. (1993) Hyponatemia in recreational hikers in Grand Canyon National Park. *Wilderness. Environ. Med.* **4**, 391–406.

Baddeley, A.D., Cuccaro, W.J., Egstrom, G.H. and Willis, M.A. (1975) Cognitive efficiency of divers working in cold water. *Hum. Factors* **17**, 446–54.

Baertschi, A.J., Hausmaninger, C., Walsh, R.S. *et al.* (1986) Hypoxia-induced release of atrial natriuretic factor (ANF) from isolated rat and rabbit heart. *Biochem. Biophys. Res. Commun.* **140**, 427–33.

Bailey, D.M. and Davies, B. (1997) Physiological implications of altitude training for endurance performance at sea level: a review. *Br. J. Sports Med.* **31**, 183–90.

Bailey, D.M., Davies, B., Romer, L. *et al.* (1998) Implications of moderate altitude training for sea-level endurance in elite distance runners. *Eur. J. Appl. Physiol.* **78**, 360–8.

Bailey, D.M., Davies, B., Young, I.S. *et al.* (2001) A potential role for free radical-mediated skeletal muscle soreness in the pathophysiology of acute mountain sickness. *Aviat. Space Environ. Med.* **72**, 513–21.

Bailey, D.M., Davies, B., Castell, L.M. *et al.* (2003) Symptoms of infection and acute mountain sickness; associated metabolic sequelae and problems in differential diagnosis. *High Alt. Med. Biol.* **4**, 319–31.

Bailey, D.M., Roukens, R., Knauth, M. *et al.* (2005) Free radical-mediated damage to barrier function is not associated with altered brain morphology in high-altitude headache. *J. Cereb. Blood Flow Metab.* **26**, 99–111.

Bailey D.M., Roukens R., Knauth, M. *et al.* (2006) Free radical-mediated damage to barrier function is not associated with altered brain morphology in high-altitude headache. *J. Cereb. Blood Flow Metab.* **26**, 99–111.

Bailey, D.M., Bärtsch, P., Knauth, M. and Baumgartner, R.W. (2009a) Emerging concepts in acute mountain sickness and high-altitude cerebral edema: from the molecular to the morphological. *Cell Mol. Life Sci.* **66**, 3583–94.

Bailey, D.M., Evans, K.A., James, P.E. *et al.* (2009b) Altered free radical metabolism in acute mountain sickness: implications for dynamic cerebral autoregulation and blood-brain barrier function. *J. Physiol.* **587**, 73–85.

Bailey, D.M., Taudorf, S., Berg, R.M. *et al.* (2009c) Increased cerebral output of free radicals during hypoxia: implications for acute mountain sickness? *Am. J. Physiol. Regul. Integr. Comp. Physiol.* **297**, R1283–92.

Bailey, D.M., Dehnert, C., Luks, A.M. *et al.* (2010) High altitude pulmonary hypertension is associated with free radical-mediated reduction and pulmonary nitric oxide bioavailability. *J. Physiol.* **588**, 4837–47.

Bailey, F.M. (1957) *No Passport to Tibet.* Hart Davis, London, p. 261.

Baillie, J.K., Thompson, A.A., Irving, J.B. *et al.* (2009) Oral antioxidant supplementation does not prevent acute mountain sickness: double blind, randomized placebo-controlled trial. *QJM* **102**, 341–8.

Baker, P.T. (1966) Microenvironment cold in a high altitude Peruvian population, in *Human Adaptability and Its Methodology* (eds. H. Yoshimura and J.S. Weiner), Japanese Society for the Promotion of Sciences, Tokyo, pp. 67–77.

Baker, P.T. (1978) *The Biology of High Altitude Peoples.* Cambridge University Press, Cambridge.

Baker, P.T. and Dutt, J.S. (1972) Demographic variables as measures of biological adaptation: a case study of high altitude population, in *The Structure of Human Populations* (eds. G.A. Harrison and A.J. Boyce), Clarendon Press, Oxford, pp. 352–78.

Bakewell, S.E., Hart, N.D., Wilson, C.M. *et al.* (1999) A randomised, double blind placebo controlled trial of the effect of inhaled nedocromil sodium or slameterol xinafoate on the citric acid cough threshold in subjects travelling to high altitude (abstract), in *Hypoxia: Into the Next Millennium* (eds. R.C. Roach, P.D. Wagner and P.H. Hackett), Plenum/Kluwer Academic Publishing, New York, p. 362.

Banchero, N. (1982) Long term adaptation of skeletal muscle capillarity. *Physiologist* **25**, 385–9.

Bandopadhyay, P. and Selvamurthy, W. (2003) Suggested predictive indices for high altitude pulmonary oedema. *J. Assoc. Phys. India* **48**, 290–329.

Bangham, C.R.M. and Hackett, P.H. (1978) Effects of high altitude on endocrine function in the Sherpas of Nepal. *J. Endocrinol.* **79**, 147–8.

Banner, A.S. (1988) Relationship between cough due to hypotonic aerosol and the ventilatory response to CO_2 in normal subjects. *Am. Rev. Respir. Dis.* **137**, 647–50.

Barash, I.A., Beatty, C., Powell, F.L. *et al.* (2001) Nocturnal oxygen enrichment of room air at 3800 meter altitude improves sleep architecture. *High Alt. Med. Biol.* **2**, 525–33.

Barber, S.G. (1978) Drugs and doctoring for trans-Saharan travellers. *BMJ* **2**, 404–6.

Barclay, J.K. (1986) A delivery-independent blood flow effect on skeletal muscle fatigue. *J. Appl. Physiol.* **61**, 1084–90.

Barcroft, J. (1911) The effect of altitude on the dissociation curve of blood. *J. Physiol. (Lond.)* **42**, 44–63.

Barcroft, J. (1925) *The Respiratory Function of the Blood. Part I. Lessons from High Altitudes*, Cambridge University Press, Cambridge.

Barcroft, J. and King, W.O.R. (1909) The effect of temperature on the dissociation curve of blood. *J. Physiol. (Lond.)* **39**, 374–84.

Barcroft, J. and Orbeli, L. (1910) The influence of lactic acid upon the dissociation curve of blood. *J. Physiol. (Lond.)* **41**, 355–67.

Barcroft, J., Camis, M., Mathison, C.G. *et al.* (1914) Report of the Monte Rosa Expedition of 1911. *Philos. Trans. R. Soc. Lond. Ser. B* **206,** 49–102.

Barcroft, J., Cooke, A., Hartridge, H. *et al.* (1920) The flow of oxygen through the pulmonary epithelium. *J. Physiol. (Lond.)* **53**, 450–72.

Barcroft, J., Binger, C.A., Bock, A.V. *et al.* (1923) Observations upon the effect of high altitude on the physiological processes of the human body, carried out in the Peruvian Andes, chiefly at Cerro de Pasco. *Philos. Trans. R. Soc. Lond. Ser. B* **211**, 351–480.

Barer, G.R., Howard, P. and Shaw, J.W. (1970) Stimulus–response curves for the pulmonary vascular bed to hypoxia and hypercapnia. *J. Physiol. (Lond.)* **211**, 139–55.

Barnholt, K.E., Hoffman, A.R., Rock, P.B. *et al.* (2006) Endocrine responses to acute and chronic high-altitude exposure (4,300 meters): modulating effects of caloric restriction. *Am. J. Physiol.* **290**, E1078–88.

Barry, P.W., Mason, N.P. and Collier, D.J. (1995) Sex differences in blood gases during acclimatization, in *Hypoxia and the Brain* (eds. J.R. Sutton, C. S Houston and G. Coates), Queen City Printers, Burlington, VT, p. 314.

Barry, P.W., Mason, N.P., Riordan, M. and O'Callaghan, C. (1997a) Cough frequency and cough receptor sensitivity are increased in man at high altitude. *Clin. Sci.* **93**, 181–6.

Barry, P.W., Mason, N.P., Nicol, A. *et al.* (1997b) Cough receptor sensitivity and dynamic ventilatory response to carbon dioxide in man acclimatized to high altitude (abstract), in *Women at Altitude* (eds. C.S. Houston and G. Coates), Queens City Press, Burlington, VA, p. 303.

Barthelmes, D., Bosch, M.M., Merz, T.M. *et al.* (2011) Delayed appearance of high altitude retinal hemorrhages. *PLoS One* **6**, e11532.

Bartlett, D. Jr and Remmers, J.E. (1971) Effects of high altitude exposure on the lungs of young rats. *Respir. Physiol.* **13**, 116–25.

Bärtsch, P. and Gibbs, J.S. (2007) The effect of altitude on the heart and lungs. *Circulation* **116**, *2191.*

Bärtsch, P., Haeberli, A., Hauser, K. *et al.* (1988) Fibrinogenolysis in the absence of fibrin formation in severe hypobaric hypoxia. *Aviat. Space Environ. Med.* **59**, 428–32.

Bärtsch, P., Shaw, S., Franciolli, M. *et al.* (1988) Atrial natriuretic peptide in acute mountain sickness. *J. Appl. Physiol.* **65**, 1929–37.

Bärtsch, P., Haeberli, A., Franciolli, M. *et al.* (1989) Coagulation and fibrinolysis in acute mountain sickness and beginning pulmonary edema. *J. Appl. Physiol.* **66**, 2136–44.

Bärtsch, P., Lämmle, B., Huber, I. *et al.* (1989) Contact phase of blood coagulation is not activated in edema of high altitude. *J. Appl. Physiol.* **67**, 1336–40.

Bärtsch, P., Pfluger, N., Audetat, M.S. *et al.* (1991a) Effects of slow ascent to 4559m on fluid homeostasis. *Aviat. Space Environ. Med.* **62**, 105–10.

Bärtsch, P., Maggiorini, M., Ritter, M. *et al.* (1991b) Prevention of high-altitude pulmonary edema by nifedipine. *N. Engl. J. Med.* **325**, 1284–9.

Bärtsch, P., Merki, B., Hofsetter, D. *et al.* (1993) Treatment of acute mountain sickness by simulated descent: a randomised controlled trial. *BMJ* **306**, 1098–101.

Bärtsch, P., Grünig, E., Hohenhaus, E. *et al.* (2001) Assessment of high altitude tolerance in healthy individuals. *High Alt. Med. Biol.* **2**, 287–96.

Bärtsch, P., Straub, P.W. and Haeberli, A. (2001) Hypobaric hypoxia. *Lancet* **357**, 955–6.

Bärtsch, P., Swenson, E.R., Paul, A. *et al.* (2002) Hypoxic ventilatory response, ventilation, gas exchange, and fluid balance in acute mountain sickness. *High Alt. Med. Biol.* **3**, 361–76.

Bascom, D.A., Clement, I.D., Cunningham, D.A. *et al.* (1990) Changes in peripheral chemoreceptor sensitivity during sustained isocapnic hypoxia. *Respir. Physiol.* **82**, 161–76.

Basnyat, B. (2001) Isolated facial and hypoglossal nerve palsies at high altitude. *High Alt. Med. Biol.* **2**, 301–3.

Basnyat, B. and Litch, J.A. (1997) Medical problems of porters and trekkers in the Nepal Himalaya. *Wilderness Environ. Med.* **8**, 78–81.

Basnyat, B., Lemaster, J. and Litch, J.A. (1999) Everest or bust: a cross sectional, epidemiological study of acute mountain sickness at 4243 meters in the Himalayas. *Aviat. Space Environ. Med.* **70**, 867–73.

Basnyat, B., Gertsch, J.H., Holck, P.S. *et al.* (2006) Acetazolamide 125mg BD is not significantly different from 375mg BD in the prevention of acute mountain sickness: the prophylactic acetazolamide dosage comparison for efficacy (PACE) trial. *High Alt. Med. Biol.* **7**, 17–27.

Basnyat, B., Holck, P.S., Pun, M. *et al.* (2011) Spironolactone does not prevent acute mountain sickness: a prospective, double-blind, randomized, placebo-controlled trial by SPACE Trial Group (spironolactone and acetazolamide trial in the prevention of acute mountain sickness group). *Wilderness Environ. Med.* **22**, 15–22.

Basnyat, B., Sleggs, J. and Spinger, M. (2000a) Seizures and delirium in a trekker: the consequences of excessive water drinking? *Wilderness. Environ. Med.* **11**, 69–70.

Basnyat, B., Subedi, D., Sleggs, J. *et al.* (2000b) Disoriented and ataxic pilgrims: an epidemiological study of acute mountain sickness and high-altitude cerebral edema at a sacred lake at 4300m in the Nepal Himalayas. *Wilderness. Environ. Med.* **11**, 89–93.

Basnyat, B., Wu, T.Y. and Certsch, J.H. (2004) Neurological conditions at altitude that fall outside the definition of altitude illness. *High Alt. Med. Biol.* **5**, 171–9.

Bates, M.G.D., Thompson, A.A.R., Baillie, K. *et al.* (2011) Sildenafil citrate for the prevention of high altitude hyoxic pulmonary hypertension: double-blind, randomized, placebo-controlled trial. *High Alt. Med. Biol.* **12**, 207–14.

Baumgartner, R.W., Bärtsch, P., Maggiorini, M. *et al.* (1994) Enhanced cerebral blood flow in acute mountain sickness. *Aviat. Space Environ. Med.* **65**, 726–9.

Baumgartner, R.W., Spyridopoulos, I., Bärtsch, P. *et al.* (1999) Acute mountain sickness is not related to cerebral blood flow: a decompression chamber study. *J. Appl. Physiol.* **86**, 1578–82.

Baumgartner, R.W., Siegel, A.M. and Hackett, P.H. (2007) Going high with preexisting neurological conditions. *High Alt. Med. Biol.* **8**, 108–16.

Bayer, A., Yumusak, E., Sahin, O.F. and Uysal, Y. (2004) Intraocular pressure measured at ground level and 10,000 feet. *Aviat. Space Environ. Med.* **75**, 543–5.

Bayliss, R.I.S. (1987) Endocrine manifestations of non-endocrine disease, in *Oxford Textbook of Medicine,* 2nd edn (eds. D.J. Weatherall, J.G.G. Leadingham and D.A. Warrell), Oxford University Press, Oxford, pp. 101–19.

Bazett, H.C. and McGlone, B. (1927) Temperature gradients in the tissues of man. *Am. J. Physiol.* **82**, 415–51.

Beall, C.M. (2000) Tibetan and Andean patterns of adaptation to high-altitude hypoxia. *Hum. Biol.* **72**, 201–28.

Beall, C. (2006) Andean, Tibetan, and Ethiopian patterns of adaptation to high-altitude hypoxia. *Integr. Comp. Biol.* **46**, 18–24.

Beall, C. (2007) Detecting natural selection in high-altitude human populations. *Respir. Physiol. Neurobiol.* **158**, 161–71.

Beall, C.M., Goldstein, M.C. and the Tibetan Academy of Sciences (1987) Hemoglobin concentration of pastoral nomads permanently resident at 4850–5450 meters in Tibet. *Am. J. Phys. Anthropol.* **73**, 433–8.

Beall, C.M., Blangero, J., Williams-Blangero, S. and Goldstein, M.C. (1994) Major gene for percent of oxygen saturation of arterial hemoglobin in Tibetan highlanders. *Am. J. Phys. Anthropol.* **95**, 271–6.

Beall, C.M., Strohl, K.P., Blangero, J. *et al.* (1997a) Ventilation and hypoxic ventilatory response of Tibetan and Aymara high altitude natives. *Am. J. Anthropol.* **104**, 427–47.

Beall, C.M., Strohl, K.P., Blangero, J. *et al.* (1997b) Quantitative genetic analysis of arterial oxygen saturation in Tibetan highlanders. *Hum. Biol.* **69**, 597–604.

Beall, C.M., Brittenham, G.M., Strohl, K.P. *et al.* (1998) Hemoglobin concentration of high-altitude Tibetans and Bolivian Aymara. *Am. J. Anthropol.* **106**, 385–400.

Beall, C.M., Almasy, L.A., Blangero, J. *et al.* (1999) Percent of oxygen saturation of arterial hemoglobin among Bolivian Aymara at 3,990–4,000 m. *Am. J. Phys. Anthropol.* **108**, 41–51.

Beall, C.M., Decker, M.J., Brittenham, G.M. *et al.* (2002) An Ethiopian pattern of human adaptation to high-altitude hypoxia. *Proc. Natl. Acad. Sci. USA* **99**, 17215–8.

Beall, C.M., Song, K., Elston, R.C. and Goldstein, M.C. (2004). Higher offspring survival among Tibetan women with high oxygen saturation genotypes residing at 4,000 m. *PNAS* **101**, 14300–4.

Beall, C.M., Cavalleri, G.L., Deng, L. *et al.* (2010) Natural selection on *EPAS1* (HIF2alpha) associated with low hemoglobin concentration in Tibetan highlanders. *Proc. Natl. Acad. Sci. USA* **107**, 11459–64.

Beall, C.M., Laskowski, D. and Erzurum, S.C. (2012) Nitric oxide in adaptation to altitude. *Free Rad. Biol. Med.* **52**, 1123–34.

Beaumont, M., Goldenberg, F., Lejeune, D. *et al.* (1996) Effect of zolpidem on sleep and ventilatory patterns at simulated altitude of 4,000 meters. *Am. J. Respir. Crit. Care Med.* **153**, 1864–9.

Beaumont, M., Batejat, D., Coste, O. *et al.* (2004) Effects of zolpidem and zaleplon on sleep, respiratory patterns and performance at a simulated altitude of 4,000 m. *Neuropsychobiology* **49**, 154–62.

Beaumont, M., Batejat, D., Pierard, C. *et al.* (2007) Zaleplon and zolpidem objectively alleviate sleep disturbances in mountaineers at a 3,613 meter altitude. *Sleep* **30**, 1527–33.

Becker, P.M., Alcasabas, A., Yu, A.Y. *et al.* (2000) Oxygen-independent upregulation of vascular endothelial growth factor and vascular barrier dysfunction during ventilated pulmonary ischemia in isolated ferret lungs. *Am. J. Respir. Cell. Mol. Biol.* **22**, 272–9.

Beidleman, B.A., Muza, S.R., Rock, P.B. *et al.* (1997) Exercise responses after altitude acclimatization are retained during reintroduction to altitude. *Med. Sci. Sports Exerc.* **29**, 1588–95.

Beidleman, B.A., Rock, P.B., Muza, S.R. *et al.* (1999) Exercise VE and physical performance at altitude are not affected by menstrual cycle phase. *J. Appl. Physiol.* **86**, 1519–26.

Beidleman, B.A., Muza, S.R., Fulco, C.S. *et al.* (2004) Intermittent altitude exposures reduce acute mountain sickness at 4300 m. *Clin. Sci. (Lond)* **106**, 321–8.

Beidleman, B.A., Muza, S.R., Fulco, C.S. *et al.* (2008) Seven intermittent exposures to altitude improves exercise performance at 4300 m. *Med. Sci. Sports Exer.* **40**, 141–8.

Beidleman, B.A., Fulco, C.S., Muza, S.R. *et al.* (2009) Effect of six days of staging on physiologic adjustments and acute mountain sickness during ascent to 4300 meters. *High Alt. Med. Biol.* **10**, 253–60.

Beidleman, B.A., Muza, S.R., Fulco, C.S. *et al.* (2009) Intermittent hypoxic exposure does not improve endurance performance at altitude. *Med. Sci. Sports Exer.* **41**, 1317–25.

Bencowitz, H.Z., Wagner, P.D. and West, J.B. (1982) Effect of change in P_{50} on exercise tolerance at high altitude: a theoretical study. *J. Appl. Physiol.* **53**, 1487–95.

Bender, P.B., DeBehnke, D.J., Swart, G.L. and Hall, K.N. (1995) Serum potassium concentration as a predictor of resuscitation outcome in hypothermic cardiac arrest. *Wilderness Environ. Med.* **6**, 273–82.

Bendz, B., Rostrup, M., Sevre, K. *et al.* (2000) Association between acute hypobaric hypoxia and activation of coagulation in human beings. *Lancet* **356**, 1657–8.

Benesch, R. and Benesch, R.E. (1967) The effect of organic phosphates from the human erythrocyte on the allosteric properties of hemoglobin. *Biochem. Biophys. Res. Commun.* **26**, 162–7.

Benoit, H., Busso, T., Castells, J. *et al.* (2000) Decrease in peak rate with acute hypoxia in relation to sea level $V\text{O}_{2,max}$. *Eur. J. Appl. Physiol.* **90**, 514–19.

Benso, A., Broglio, F., Aimaretti, G. *et al.* (2007) Endocrine and metabolic responses to extreme altitude and physical exercise in climbers. *Eur. J. Endocrinol.* **157**, 733–40.

Benson, H., Lehmann, J.W., Malhotra, M.S. *et al.* (1982) Body temperature changes during the practice of g-tum-mo yoga. *Nature* **295**, 234–6.

Berg, B.W., Dillard, T.A., Rajagopal, K.R. and Mehm, W.J. (1992) Oxygen supplementation during air travel in patients with chronic obstructive lung disease. *Chest* **101**, 638–41.

Berg, J.T., Fu, Z., Breen, E.C. *et al.* (1997) High lung inflation increases mRNA levels of ECM components and growth factors in lung parenchyma. *J. Appl. Physiol.* **83**, 120–8.

Berg, J.T., Breen, E.C., Fu, Z. *et al.* (1998) Alveolar hypoxia causes increased gene expression of extracellular matrix proteins and platelet-derived growth factor B in lung parenchyma. *Am. J. Respir. Crit. Care Med.* **158**, 1920–8.

Berger, J., Aguayo, V.M., Tellez, W. *et al.* (1997) Weekly iron supplementation is as effective as 5 day per week iron supplementation in Bolivian school children living at high altitude. *Eur. J. Clin. Nutr.* **51**, 381–6.

Berger, M.M., Dehnert, C., Bailery, D.M. *et al.* (2009) Transpulmonary plasma ET-1 and nitrite differences in high altitude pulmonary hypertension. *High Alt. Med. Biol.* **10**, 17–24.

Berger, M.M., Hesse, C., Dehnert, C. *et al.* (2005) Hypoxia impairs systemic endothelial function in individuals prone to high-altitude pulmonary edema. *Am. J. Respir. Crit. Care. Med.* **172**, 763–7.

Berger, M.M., Rozenval, C.S., Schieber, C. *et al.* (2009) The effect of endothelin-1 on alveolar fluid clearance and pulmonary edema formation in the rat. *Anesth. Analg.* **108**, 225–31.

Berger, M.M., Luks, A.M. and Bailey, D.M. (2011) Transpulmonary plasma catecholamines in acute high-altitude pulmonary hypertension. *Wilderness Environ. Med.* **22**, 37–45.

Bergeron, M., Gidday, J.M., Yu, A.Y. *et al.* (2000) Role of hypoxia-inducible factor-1 in hypoxia-induced ischemic tolerance in neonatal rat brain. *Ann. Neurol.* **48**, 285–96.

Berlin, N.I., Reynafarje, C. and Lawrence, J.H. (1954) Red cell life span in the polycythemia of high altitude. *J. Appl. Physiol.* **7**, 271–2.

Bernardi, L., Road, R.C., Keyl, C. *et al.* (2003) Ventilation, autonomic function, sleep and erythropoietin. Chronic mountain sickness of Andean natives. *Ad. Exper. Med. Biol.* **543**, 161–75.

Bernardi, L., Schneider, A. and Pomidori, L. (2006) Hypoxic ventilatory response in successful extreme altitude climbers. *Eur. Respir. J.* **27**, 165–171.

Bernaudin, M., Nedelec, A.S., Divoux, D. *et al.* (2002) Normobaric hypoxia induces tolerance to focal permanent cerebral ischemia in association with an increased expression of hypoxia-inducible factor-1 and its target genes, erythropoietin and VEGF, in the adult mouse brain. *J. Cereb. Blood Flow Metab.* **22**, 393–403.

Berner, G., Froelicher, V.F. and West, J.B. (1988) Trekking in Nepal: safety after coronary artery bypass. *JAMA* **259**, 3184.

Bernhard, W.N., Schalick, I.M., Delaney, P.A. *et al.* (1998) Acetazolamide plus dexamethasone is better than acetazolamide alone to ameliorate symptoms of acute mountain sickness. *Aviat. Space Environ. Med.* **69**, 883–6.

Bernheim, A.M, Kuencke, A., Fischler, M. *et al.* (2007) Acute changes in pulmonary artery pressures due to exercise and exposure to high altitude do not cause left ventricular diastolic dysfunction. *Chest* **132**, 380–7.

Berssenbrugge, A., Dempsey, J., Iber, C. *et al.* (1983) Mechanisms of hypoxia-induced periodic breathing during sleep in humans. *J. Physiol. (Lond.)* **343**, 507–26.

Bert, P. (1878) *La Pression Barométrique.* Masson, Paris. English translation by M.A. Hitchcock and F.A. Hitchcock, College Book Co., Columbus, OH, 1943.

Berthon-Jones, M. and Sullivan, C.E. (1982) Ventilatory and arousal responses to hypoxia in sleeping humans. *Am. Rev. Respir. Dis.* **125**, 632–9.

Bestle, M.H., Olsen, N.V., Poulsen, T.D. *et al.* (2002) Prolonged hypobaric hypoxemia attenuates vasopressin secretion and renal response to osmostimulation in men. *J. Appl. Physiol.* **92**, 1911–22.

Bhaumik, G., Purkayastha, S.S., Selvamurthy, W. and Banerjee, P.K. (2003) Oxygen saturation response to exercise Vo_2 at 2100m and 4350m in women mountaineering trainees. *Indian J. Physiol. Pharmacol.* **47**, 43–51.

Bigard, A.X., Douce, P., Merino, D. *et al.* (1996a) Changes in dietary protein fail to prevent decrease in muscle growth induced by severe hypoxia in rats. *J. Appl. Physiol.* **80**, 208–15.

Bigard, A.X., Lavier, P., Ullman, L. *et al.* (1996b) Branched-chain amino acid supplementation during repeated prolonged skiing exercises at altitude. *Int. J. Sport Nutr.* **6**, 295–306.

Bigham, A., Bauchet, M., Pinto, D. *et al.* (2010) Identifying signatures of natural selection in Tibetan and Andean populations using dense genome scan data. *PLoS Genet.***6**, e1001116.

Billat, V.L., Flechet, B., Petit, B. *et al.* (1999) Interval training at VO_{2max}: effects on aerobic performance and over-training markers. *Med. Sci. Sports Exer.* **31**, 156–63.

Bircher, H.P., Eichenberger, U., Maggiorini, M. *et al.* (1994) Relationship of mountain sickness to physical fitness and exercise intensity during ascent. *J. Wilderness Med.* **5**, 302–11.

Birgegard, G. and Sandhagen, B. (2001) Erythropoetin treatment can increase 2,3-diphosphoglycerate levels in red blood cells. *Scand. J. Clin. Lab. Invest.* **61**, 337–40.

Birukova, A.A. Xing, J. and Fu, P. (2010) Atrial natriuretic peptide attenuates LPS-induced lung vascular leak: role of PAK1. *Am. J. Physiol. Lung Physiol.* **299**, L652–63.

Biscoe, T.J. and Duchen, M.R. (1990) Cellular basis of transduction in carotid body chemoreceptors. *Am. J. Physiol.* **258**, L270–8.

Bishop, R.A., Litch, J.A. and Stanton, J.M. (2000) Ketamine anesthesia at high altitude. *High Alt. Med. Biol.* **1**, 111–14.

Bjurstrom, R.L. and Schoene, R.B. (1986) Ventilatory control in elite synchronized swimmers. *Am. Rev. Respir. Dis.* **133** (Suppl.), A134.

Black, C.P. and Tenney, S.M. (1980) Oxygen transport during progressive hypoxia in high-altitude and sea-level waterfowl. *Respir. Physiol.* **39**, 217–39.

Blauw, G.J., Westerterp, R.G., Srivastava, N. *et al.* (1995) Hypoxia induced arterial endothelin does not influence peripheral vascular tone. *J. Cardiol. Pharm.* **3**, S242–3.

Bledsoe, S.W. and Hornbein, T.F. (1981) Central chemosensors and the regulation of their chemical environment, in *Regulation of Breathing, Part I* (ed. T.F. Hornbein), Marcel Dekker, New York, pp. 347–428.

Bligh, J. and Chauca, D. (1978) The effects of intracerebroventricular injections of carbachol and noradrenaline in cold induced pulmonary

artery hypertension in sheep. *J. Physiol.* **284**, 53P.
Bligh, J. and Chauca, D. (1982) Effects of hypoxia, cold exposure and fever on pulmonary artery pressure and their significance for Arctic residents, in *Circum Polar Health 1981* (eds. B. Harvald and J.B. Hart Hansen), Report **32**, Nordic Council for Arctic Medical Research, Copenhagen, pp. 606–7.
Bloch, K.E., Turk, A.J., Maggiorini, M. *et al.* (2009) Effect of ascent protocol on acute mountain sickness and success at Muztagh Ata, 7546 m. *High Alt. Med. Biol.* **10**, 25–32.
Bloch, K.E., Latshang, T.D., Turk, A.J. *et al.* (2010) Nocturnal periodic breathing during acclimatization at very high altitude at Mount Muztagh Ata (7,546 m). *Am. J. Respir. Crit. Care Med.* **182**, 562–8.
Blows from the winter wind (editorial) (1980) *BMJ* **1**, 137–8.
Blume, F.D. (1984) Metabolic and endocrine changes at altitude, in *High Altitude and Man* (eds. J.B. West and S. Lahiri), American Physiological Society, Bethesda, MD, pp. 37–45.
Blume, F.D. and Pace, N. (1967) Effect of translocation to 3800m altitude on glycolysis in mice. *J. Appl. Physiol.* **23**, 75–9.
Blume, F.D. and Pace, N. (1971) The utilisation of ^{14}C-labelled palmitic acid, alanine and aspartic acid at high altitude. *Environ. Physiol.* **1**, 30–6.
Blume, F.D., Boyer, S.J., Braverman, L.E. and Cohen, A. (1984) Impaired osmoregulation at high altitude. *JAMA* **252**, 524–6.
Bocqueraz, O., Koulmann, N., Guigas, B. *et al.* (2004) Fluid-regulatory hormone responses during cycling exercise in acute hypobaric hypoxia. *Med. Sci. Sports Exerc.* **36**, 1730–6.
Bodary, P.F., Pate, R.R., Wu, Q.F. and McMillan, G.S. (1999) Effects of acute exercise on plasma erythropoietin levels in trained runners. *Med. Sci. Sports Exerc.* **31**, 543–6.
Boero, J.A., Ascher, J., Arregui, A. *et al.* (1999) Increased brain capillaries in chronic hypoxia. *J. Appl. Physiol.* **86**, 1211–19.
Boes, D.A., Omura, A.K. and Hennessy, M.J. (2001) Effect of high-altitude exposure on myopic laser *in situ* keratomileusis. *J. Cataract Refract. Surg.* **27**, 1937–41.
Bogaard, H.J., Hopkins, S.R., Yamaya, Y. *et al.* (2002) Role of the autonomic nervous system in the reduced maximal cardiac output at altitude. *J. Appl. Physiol.* **93**, 271–9.
Bohn, D.J. (1987) Treatment of hypothermia in hospital, in *Hypothermia and Cold* (eds. J.R. Sutton, C.S. Houston and G. Coates), Prager, New York, pp. 286–305.
Bohr, C. (1885) *Experimentale Untersuchungen über die Sauerstoffaufnahme des Blutfarbstoffes*, O.C. Olsen, Copenhagen.
Bohr, C. (1891) Über die Lungenatmung. *Skand. Arch. Physiol.* **2**, 236–68. English translation in *Translations in Respiratory Physiology* (ed. J.B. West), Hutchinson Ross, Stroudsburg, PA, 1981.
Bohr, C. (1909) Über die spezifische Tätigkeit der Lungen bei der respiratorischen Gasaufnahmne und ihr Verhalten zu der durch die Alveolarwand stattfindenden Gasdiffusion. *Skand. Arch. Physiol.* **22**, 221–80. English translation in *Translations in Respiratory Physiology* (ed. J.B. West), Hutchinson Ross, Stroudsburg, PA, 1981.
Bohr, C., Hasselbalch, C.B.K. and Krogh, A. (1904) Ueber einen in biologischer Beziehung wichtigen Einfluss, den die Kohlensäurespannuny des Blutes auf dessen Sauerstoffbinding übt. *Skand. Arch. Physiol.* **16**, 402–12.
Bolay, H. and Rapoport, A. (2011) Does low atmospheric pressure independently trigger migraine? *Headache.* **51**, 1355–459.
Bonasoni, P., Laj, P., Angelini, F. *et al.* (2008) The ABC-Pyramid Atmospheric Research Observatory in Himalaya for aerosol, ozone and halocarbon measurements. *Sci. Total Environ.* **391**, 252–61.
Bonelli, J., Waldhausl, W., Magometschnigg, D. *et al.* (1977) Effect of exercise and of prolonged administration of propranolol on haemodynamic variables, plasma renin concentration, plasma aldosterone and c-AMP. *Eur. J. Clin. Invest.* **7**, 337–43.
Boner, A.L., Peroni, D.G., Piacentini, G.L. and Venge, P. (1993) Influence of allergen avoidance at high altitude on serum markers

of eosinophil activation in children with allergic asthma. *Clin. Exp. Allergy* **23**, 1021–6.

Boner, A.L., Comis, A., Schiassi, M. *et al.* (1995) Bronchial reactivity in asthmatic children at high and low altitude. Effect of budesonide. *Am. J. Respir. Crit. Care Med.* **151**, 1194–200.

Bonetti, D.L. and Hopkins, W.G. (2009) Sea-level exercise performance following adaptation to hypoxia: a meta-analysis. *Sports Med.* **39**, 107–27.

Bonvalot, G. (1891) *Across Thibet*, Cassell, London.

Borel, C.O., Guy, J., Barcik, U. *et al.* (1998) Effect of hypobaria on ventilatory and CO_2 responses to short-term hypoxic exposure in cats. *Respir. Physiol.* **111**, 45–53.

Borgström, L., Johannsson, H. and Siesjö, B.K. (1975) The relationship between arterial P_{O2} and cerebral blood flow in hypoxic hypoxia. *Acta Physiol. Scand.* **93**, 423–32.

Bosch, M.M., Barthelmes, D., Merz, T.M. *et al.* (2008) High incidence of optic disc swelling at very high altitudes. *Arch. Ophthalmol.* **126**, 644–50.

Bosch, M.M., Barthelmes, D., Merz, T.M. *et al.* (2010) New insights into changes in corneal thickness in healthy mountaineers during a very-high-altitude climb to Mount Muztagh Ata. *Arch. Ophthalmol.* **128**, 184–9.

Bouchama, A. and De Vol, E.B. (2001) Acid–base alterations in heatstroke. *Intensive Care Med.* **27**, 680–5.

Bouchama, A. and Knochel, J.P. (2002) Medical progress: heat stroke. *New Engl. J. Med.* **346**, 1978–88.

Bouissou, P., Peronnet, F., Brisson, C. *et al.* (1986) Metabolic and endocrine responses to graded exercise under acute hypoxia. *Eur. J. Appl. Physiol.* **55**, 290–4.

Bouissou, P., Guezennec, C.Y., Galen, F.X. *et al.* (1988) Dissociated response of aldosterone from plasma renin activity during prolonged exercise under hypoxia. *Horm. Metab. Res.* **20**, 517–21.

Bouissou, P., Richalet, J.-P., Galen, F.X. *et al.* (1989) Effect of β-adrenoreceptor blockade on renin–aldosterone and σ-ANF during exercise at altitude. *J. Appl. Physiol.* **67**, 141–6.

Boulos, P., Kouroukis, C. and Blake, G. (1999) Superior sagittal sinus thrombosis occurring at high altitude associated with protein C deficiency. *Acta Haematol.* **102**, 104–6.

Boussuges, A., Molenat, F., Burnet, H. *et al.* (2000) Operation Everest III (Comex '97): modifications of cardiac function secondary to altitude-induced hypoxia – An echocardiographic and Doppler study. *Am. J. Resp. Crit. Care Med.* **161**, 264–70.

Boutellier, U., Howald, H., di Prampero, P.E. *et al.* (1983) Human muscle adaptations to chronic hypoxia. *Prog. Clin. Biol. Res.* **136**, 273–85.

Boycott, A.E. and Haldane, J.S. (1908) The effects of low atmospheric pressures on respiration. *J. Physiol. (Lond.)* **37**, 355–77.

Boyer, S.J. (1978) Endurance test on Colorado's 14,000 ft peaks. *Summit Magazine* **24**, 30–5.

Boyer, S.J. and Blume, F.D. (1984) Weight loss and changes in body composition at high altitude. *J. Appl. Physiol.* **57**, 1580–5.

Boyle, R. (1660) *New Experiments Physico-Mechanicall, Touching the Spring of the Air, and its Effects*. H. Hall for Tho. Robinson, Oxford.

Boyle, R. (1662) *New Experiments Physico-Mechanical, Touching the Air: Whereunto is Added a Defence of the Authors Explication of the Experiments, Against the Objections of Franciscus Linus, and, Thomas Hobbes*. H. Hall for T. Robinson, Oxford. Relevant pages reprinted in *High Altitude Physiology* (ed. J.B. West), Hutchinson Ross, Stroudsburg, PA, 1981.

Bozzini, C.E., Barcelo, A.C., Conti, M.C. *et al.* (2005) Enhanced erythropoietin production during hypobaric hypoxia in mice under treatments to keep the erythrocyte mass from rising: implication for the adaptive role for polycythemia. *High Alt. Med. Biol.* **6**, 238–46.

Bradwell, A.R., Dykes, P.W., Coote, J.H. *et al.* (1986) Effect of acetazolamide on exercise performance and muscle mass at high altitude. *Lancet* **1**, 1001–5.

Brasher, C. (1986) Wizard of the peaks. *Observer* (London) 29 June.

Brasher, C. (1988) Ascent of superman. *Observer* (London) 26 June.

Braun, B. (1997) Substrate Utilization During Rest and Exercise at High Altitude, in *Women at Altitude* (eds. C.S. Houston and G. Coates), Queen City Printers, Burlington, VT, pp. 20–34.

Braun, B., Butterfield, G.E., Dominick, S.B. *et al.* (1998) Women at altitude: changes in carbohydrate metabolism at 4,300m elevation and across the menstrual cycle. *J. Appl. Physiol.* **85**, 1966–73.

Braun, B., Mawson, J.T., Muza, S.R. *et al.* (2000) Women at altitude: carbohydrate utilization during exercise at 4300m. *J. Appl. Physiol.* **88**, 246–56.

Braun, B., Rock, P.B., Zamudio, S. *et al.* (2001) Women at altitude: Short-term exposure to hypoxia and/or alpha1-adrenergic blockade reduces insulin sensitivity. *J. Appl. Physiol.* **91**, 623–31.

Braun, P. (1985) Pathophysiology and treatment of hypothermia, in *High Altitude Deterioration* (eds. J. Rivolier, P. Cerretelli, J. Foray and P. Segantini), Karger, Basel, pp. 140–8.

Breen, E.C., Johnson, E.C., Wagner, H. *et al.* (1996) Angiogenic growth factor mRNA responses in muscle to a single bout of exercise. *J. Appl. Physiol.* **81**, 355–61.

Brendel, W. (1956) Anpassung von Atmung, Hämoglobin, Körpertemperatur und Kreislauf bei langfristigem Aufenthalt in grossen Höhen (Himalaya). *Pflügers Arch.* **263**, 227–52.

Brennan, P.J., Greenberg, G., Miall, W.E. and Thompson, S.G. (1982) Seasonal variation in arterial blood pressure. *BMJ* **2**, 919–23.

Brenner, I.K.M., Castellani, J.W., Gabaree, C. *et al.* (1999) Immune changes in humans during cold exposure: effects of prior heating and exercise. *J. Appl. Physiol.* **87**, 699–710.

Brent, P. (1974) *Captain Scott and the Antarctic Tragedy,* Weidenfeld and Nicolson, London.

Brinchmann-Hansen, O. and Myhre, K. (1989) Blood pressure, intraocular pressure, and retinal vessels after high altitude mountain exposure. *Aviat. Space Environ. Med.* **60**, 970–6.

Brito, J., Siques, P., Leon-Velard, F. *et al.* (2007) Chronic intermittent hypoxia at high altitude exposure for over 12 years: assessment of hematological, cardiovascular, and renal effects. *High Alt. Med. Biol.* **8**, 236–44.

Brodal, P., Ingjer, F. and Hermansen, L. (1977) Capillary supply of skeletal muscle fibers in untrained and endurance-trained men. *Am. J. Physiol.* **232**, H705–12.

Brookhart, M.A., Schneeweiss, S., Avorn, J. *et al.* (2008) The effect of altitude on dosing and response to erythropoietin in ESRD. *J. Am. Soc. Nephrol.* **19**, 1389–95.

Brooks, G.A., Butterfield, G.E., Wolfe, R.R. *et al.* (1991) Increased dependence on blood glucose after acclimatization to 4300 m. *J. Appl. Physiol.* **70**, 919–27.

Brooks, G.A., Wolfel, E.E., Butterfield, G.E. *et al.* (1998) Poor relationship between arterial [lactate] and leg net release during exercise at 4,300m altitude. *Am. J. Physiol.* **275**, R1192–201.

Broom, J.R., Stoneham, M.D., Beeley, J.M. *et al.* (1994) High altitude headache: treatment with ibuprofen. *Aviat. Space Environ. Med.* **65**, 19–20.

Brown, J.M. and Page, J. (1952) The effect of chronic exposure to cold or temperature and blood flow of the hands. *J. Appl. Physiol.* **5**, 221–7.

Bruce, C.G. (1923) *The Assault on Mt. Everest*, E. Arnold & Co., London.

Brunt, D. (1952) *Physical and Dynamical Meteorology*, 2nd edn, Cambridge University Press, Cambridge, p. 379.

Brutsaert, T.D., Parra, E.J., Shriver, M.D. *et al.* (2003) Spanish genetic admixture is associated with larger V(O2) max decrement from sea level to 4338m in Peruvian Quechua. *J. Appl. Physiol.* **95**, 519–28.

Bucuk, M., Tomic, Z., Tuskan-Mohar, L. *et al.* (2008) Recurrent transient global amnesia at high altitude. *High Alt. Med. Biol.* **9**, 239–40.

Budd, G.M. (1984) Daily fluid balance. International Biomedical Expedition to the Antarctic. *6th International Symposium on Circum Polar Health,* Anchorage, May 1984, pp. 59–60.

Buettner, K.J.K. (1969) The effect of natural sunlight on human skin, in *The Biologic Effects of Ultraviolet Radiation, with Special Emphasis on the Skin* (ed. F. Urbach), Pergamon Press, Oxford, pp. 237–49.

Buguet, A.G.C., Livingstone, S.D. and Reed, L.D. (1979) Skin temperature changes in paradoxical sleep in man in the cold. *Aviat. Space Environ. Med.* **50**, 567–70.

Buick, F., Gledhill, N., Froese, A. *et al.* (1980) Effects of induced erythrocythemia on aerobic work capacity. *J. Appl. Physiol.* **48**, 636–42.

Bulow, K. (1963) Respiration and wakefulness in man. *Acta Physiol. Scand.* **59** (Suppl. 209), 1–110.

Burch, G.E. (1945) Rate of water loss from the respiratory tract of normal subjects in a subtropical climate. *Arch. Int. Med.* **76**, 315–27.

Burchell, H.B., Pruitt, R.D. and Barnes, A.R. (1948) The stress and the electrocardiogram in the induced hypoxemia test for coronary insufficiency. *Am. Heart J.* **36**, 373–89.

Burgess, K.R., Cooper, J., Rice, A. *et al.* (2006) Effect of simulated altitude during sleep on moderate-severity OSA. *Respirology* **11**, 62–9.

Burgess, K.R., Johnson, P.L. and Edwards, N. (2004) Central and obstructive sleep apnoea during ascent to high altitude. *Respirology* **9**, 222–9.

Burgomaster, K.A., Howarth, K.R., Phillips, S.M. *et al.* (2008) Similar metabolic adaptations during exercise after low volume sprint interval and traditional endurance training in humans. *J. Physiol.* **586**: 151–60.

Burgomaster, K.A., Hughes, S.C., Heigenhauser, G.J. *et al.* (2005) Six sessions of sprint interval training increases muscle oxidative potential and cycle endurance capacity in humans. *J. Appl. Physiol.* **98**, 1985–90.

Buroker, N.E., Ning, X.-H., Zhou, Z.-N. *et al.* (2010) Genetic association with mountain sickness in Han and Tibetan residents in the Qinghai-Tibetan plateau. *Clin. Chim. Acta.* **411**, 10–20.

Burr, R.E. (1993) Trench foot. *J. Wilderness Med.* **4**, 348–52.

Burri, P.H. and Weibel, E.R. (1971) Morphometric estimation of pulmonary diffusion capacity. II. Effect of P_{O2} on the growing lung; adaption of the growing rat lung to hypoxia and hyperoxia. *Respir. Physiol.* **11**, 247–64.

Burton, A.C. and Edholm, O.G. (1955) *Man in a Cold Environment.* Arnold, London.

Burtscher, M., Bachman, O., Hatzl, T. *et al.* (2001) Cardiopulmonary and metabolic responses to healthy elderly humans during a 1 week hiking program at high altitude. *Eur. J. Appl. Physiol.* **84**, 379–86.

Burtscher, M., Brandstätter, E. and Gatterer, H. (2008) Acclimatization in simulated altitudes. *Sleep Breath* **12**, 109–114.

Burtscher, M., Flatz, M. and Faulhaber, M. (2004) Prediction of susceptibility to acute mountain sickness by SaO2 values during short-term exposure to hypoxia. *High Alt. Med. Biol.* **5**, 335–40.

Burtscher, M.B., Likar, R., Nachbauer, W. and Philadelphy, M. (1998) Aspirin for prophylaxis against headache at high altitudes: randomised, double blind, placebo controlled trial. *BMJ* **316**, 1057–8.

Burtscher, M.B., Philadelphy, M., Likar, R. and Nachbauer, W. (1999) Aspirin versus diamox plus aspirin for headache during physical activity at high altitude (abstract), in *Hypoxia: Into the Next Millennium* (eds. R.C. Roach, P.D. Wagner and P.H. Hackett), Plenum/ Kluwer, New York, p. 133.

Burtscher, M., Szubski, C. and Faulhaber, M. (2008) Prediction of the susceptibility to AMS in simulated altitude. *Sleep Breath* **12**, 103–8.

Busch, T., Bartsch, P., Pappert, D. *et al.* (2001) Hypoxia decreases exhaled nitric oxide in mountaineers susceptible to high-altitude pulmonary edema. *Am. J. Respir. Crit. Care. Med.* **345**, 107–14.

Buschke, H. (1973) Selective reminding for analysis of memory and learning. *J. Verb. Learn. Verb. Behav.* **13**, 543–50.

Buskirk, E.R. (1977) Temperature regulation with exercise. *Exerc. Sport Sci. Rev.***5**, 45–88.

Buskirk, E.R. (1978) Work capacity of high-altitude natives, in *The Biology of High Altitude Peoples* (ed. P.T. Baker), Cambridge University Press, Cambridge, pp. 173–87.

Butler, F.K.J. (2007) The eye in the wilderness,*Wilderness Medicine* (ed. P.S. Auerbach), Mosby Elsevier, Philadelphia, pp. 604–24.

Butson, A.R.C. (1949) Acclimatization to cold in Antarctica. *Nature* **163**, 132–3.

Butson, A.R.C. (1975) Effects and prevention of frostbite in wound healing. *Can. J. Surg.* **18**, 145–8.

Butterfield, G.E., Gates, J., Fleming, S. *et al.* (1992) Increased energy intake minimizes weight loss in men at high altitude. *J. Appl. Physiol.* **72**, 1741–8.

Byrne-Quinn, E., Weil, J.V., Sodal, I.E. *et al.* (1971) Ventilatory control in the athlete. *J. Appl. Physiol.* **30**, 91–8.

Cabada, M.M., Maldonado, F., Mozo, K. *et al.* (2010) Pre-travel preparation for Cusco, Peru: a comparison between European and North American travelers. *J. Travel Med.* **17**, 382–6.

Cabanac, M. and LeBlanc, J. (1983) Physiological conflict in humans: fatigue vs. cold discomfort. *Am. J. Physiol.* **244**, R621–8.

Cabrera de Leon, A., Gonzalez, D.A., Mendez, L.I. *et al.* (2004) Leptin and altitude in the cardiovascular diseases. *Obes. Res.* **12**, 1492–8.

Cahoon, R.L. (1972) Simple decision making at high altitude. *Ergonomics* **15**, 157–63.

Cain, S.M. and Dunn, J.E. (1965) Increase of arterial oxygen tension at altitude by carbonic anhydrase inhibition. *J. Appl. Physiol.* **20**, 882–4.

Calbet, J., Radegran, G., Boushel, R. *et al.* (2002) Effect of blood haemoglobin concentration on VO_2max and cardiovascular function in lowlanders acclimatized to 5260 m. *J. Appl. Physiol.* **545**, 715–28.

Calbet, J.A. (2003) Chronic hypoxia increases blood pressure and noradrenalin spillover in healthy subjects. *J. Physiol. (Lond.)* **551**, 379–86.

Calbet, J.A., Radegran, G., Boushel, R. *et al.* (2004) Plasma volume expansion does not increase maximal cardiac ouput or VO_2 max in lowlanders acclimatized to altitude. *Am. J. Physiol Heart Circ. Physiol.* **287**, H1214–24.

Calbet, J.A.L., Radegran, G., Boushel, R. and Saltin, B. (2008a) On the mechanisms that limit oxygen uptake during exercise in acute and chronic hypoxia: role of muscle mass. *J. Physiol.* **587**, 477–90.

Calbet, J.A.L., Robach, P., Lundby, C. and Boushel, R. (2008b) Is pulmonary gas exchange during exercise in hypoxia impaired with an increase in cardiac output? *Appl. Physiol. Nutr. Metab.* **33**, 593–600.

Campbell, R.H.A., Brand, H.L., Cox, J.R. and Howard, P. (1975) Body weight and body water in chronic cor pulmonale. *Clin. Sci. Mol. Med.* **49**, 323–35.

Caplan, C.E. (1999) The big chill: diseases exacerbated by exposure to cold. *Can. Med. Assoc. J.* **160**, 88.

Cargill, R.I., Kiely, D.G., Clark, R.A. and Lipworth, B.J. (1995) Hypoxaemia and release of endothelin-1. *Thorax* **50**, 1308–10.

Carpenter, T.C., Reeves, J.T. and Durmowicz, A.G. (1998) Viral respiratory infection increases susceptibility of young rats to hypoxia-induced pulmonary edema. *J. Appl. Physiol.* **84**, 1048–54.

Carrillo, C. (1996) Pregnancy at high altitude. *Acta Andina* **5**, 67.

Carroll, J.E., Zwillich, C.W. and Weil, J.V. (1977) Ventilatory response in myotonic dystrophy. *Neurology* **27**, 1125–8.

Casa, D.J., McDermott, B.P., Lee, L. *et al.* (2007) Cold water immersion: the gold standard for exertional heatstroke treatment. *Exer. Sports Sci. Rev.* **35**, 141–9.

Cassin, S.R., Gilbert, R.D., Bunnell, C.E. and Johnson, E.M. (1971) Capillary development during exposure to chronic hypoxia. *Am. J. Physiol.* **220**, 448–51.

Castellani, J.W., Young, A.J., Sawka, M.W. *et al.* (1998) Amnesia during cold water immersion. A case report. *Wilderness Environ. Med.* **9**, 153–5.

Castellani, J.W., Young, A.J., Kain, J.E. and Sawka, M.W. (1999a) Thermo regulatory responses to cold water at different times of day. *J. Appl. Physiol.* **87**, 243–6.

Castellani, J.W., Young, A.J., Kain, J.E. *et al.* (1999b) Thermoregulation during cold exposure: effects of prior exercise. *J. Appl. Physiol.* **87**, 247–52.

Castellani, J.W., Muza, S.R., Cheuvront, S.N. *et al.* (2010) Effect of hypohydration and altitude exposure on aerobic exercise performance and acute mountain sickness. *J. Appl. Physiol.* **109**, 1792–800.

Castellini, M.A. and Somero, G.N. (1981) Buffering capacity of vertebrate muscle – correlations with potentials for anaerobic function. *J. Comp. Physiol.* **143**, 191–8.

Castilla, E.E., Lopez-Camelo, J.S. and Campana, H. (1999) Altitude as a risk factor for congenital anomalies. *Am. J. Med. Genet.* **86**, 9–14.

Catron, T.F., Powell, F.L. and West, J.B. (2006) A strategy for determining arterial blood gases on the summit of Mt Everest. *BMC Physiol.* **6**, 3.

Cattermole, T.J. (1999) The epidemiology of cold injury in Antarctica. *Aviat. Space Environ. Med.* **70**, 135–40.

Cauchy, E., Chetaille, E., Marchand, V. and Marsigny, B. (2001) Retrospective study of 70 cases of severe frostbite lesion: a proposed new classification scheme. *Wilderness. Environ. Med.* **12**, 248–55.

Cauchy, E., Chegullaume, B. and Chetalle, E. (2011) A controlled trial of a prostacyclin and rt-PA in the treatment of severe frostbite. *N. Engl. J. Med.* **364**, 189–90.

Cavaletti, G. and Tredici, G. (1993) Long-lasting neuropsychological changes after a single high altitude climb. *Acta Neurol. Scand.* **87**, 103–5.

Cavaletti, G., Moroni, R., Garavaglia, P. and Tredici, G. (1987) Brain damage after high-altitude climbs without oxygen. *Lancet* **1**, 101.

Cerretelli, P. (1976a) Limiting factors to oxygen transport on Mount Everest. *J. Appl. Physiol.* **40**, 658–67.

Cerretelli, P. (1976b) Metabolismo ossidativo ed anaerobico nel soggetto acclimatato all'altitudine. Rilievi sperimentali nel corso della spedizione italiana all'Everest. *Minerva Med.* **67**, 2331–46.

Cerretelli, P. (1980) Gas exchange at high altitude, in *Pulmonary Gas Exchange*, Vol. II (ed. J.B. West), Academic Press, New York, pp. 97–147.

Cerretelli, P. (1987) Extreme hypoxia in air breathers: some problems, in *Comparative Physiology of Environmental Adaptations*, Vol. 2: *Adapatations to Extreme Environments* (ed. P. Dejours), Karger, Basel.

Cerretelli, P. (1992) Energy sources for muscular exercise. *Int. J. Sports Med.* **13**(Suppl. 1), S106–10.

Cerretelli, P. and Hoppeler, H. (1996) Morphologic and metabolic response to chronic hypoxia: the muscle system, in *Handbook of Physiology*, Section 4: *Environmental Physiology*, Vol. II (eds. M.J. Fregly and C.M. Blatteis), American Physiological Society, New York, pp. 1155–81.

Cerretelli, P. and Whipp, B.J. (1980) *Exercise Bioenergetics and Gas Exchange*. Elsevier/ North-Holland Biomedical Press, Amsterdam.

Cerretelli, P., Marconi, C., Dériaz, O. and Giezendanner, D. (1984) After effects of chronic hypoxia on cardiac output and muscle blood flow at rest and exercise. *Eur. J. Appl. Physiol.* **53**, 92–6.

Chan, C., Hoar, H., Pattinson, K. *et al.* (2005) Effect of sildenafil and acclimatization on cerebral oxygenation at altitude. *Clin. Sci.* **109**, 319–24.

Chance, B. (1957) Cellular oxygen requirements. *Fed. Proc.* **16**, 671–80.

Chance, B., Cohen, P., Jobsis, F. and Schoener, B. (1962) Intracellular oxidation-reduction states *in vivo*. *Science* **137**, 499–508.

Chandrashekhar, Y., Anand, I.S., Rao, K.S. and Malhotra, R.M. (1992) Continuous ambulatory electrocardiographic changes after rapid ascent to extreme altitudes. *Indian Heart J.* **44**, 403–5.

Chanutin, A. and Curnish, R.R. (1967) Effect of organic and inorganic phosphates on the oxygen equilibrium of human erythrocytes. *Arch. Biochem. Biophys.* **121**, 96–102.

Chapman, F.S. (1938) *Lhasa. The Holy City*, Chatto and Windus, London, p. 241.

Chapman, J.A., Grant, I.S., Taylor, G. *et al.* (1972) Endemic goitre in the Gilgit Agency, West Pakistan. *Philos. Trans. R. Soc. Lond. Ser. B* **263**, 459–91.

Chapman, K.R. and Cherniack, N.S. (1986) Aging effects on the interaction of hypercapnia and hypoxia as ventilatory stimuli. *Am. Rev. Respir. Dis.* **133**(Suppl. A), 137.

Chapman, R.F., Stray-Gundersen, J. and Levine, B.D. (1998) Individual variation in response to altitude training. *J. Appl. Physiol.* **85**, 1448–56.

Chatterji, J.C., Ohri, V.C., Das, B.K. *et al.* (1982) Platelet count, platelet aggregation and fibrinogen levels following acute induction to high altitude (3200 and 3771 metres). *Thromb. Res.* **26**, 177–82.

Chavez, J.C., Agani, F., Pichiule, P. and LaManna, J.C. (2000) Expression of hypoxia-inducible factor-1alpha in the brain of rats during chronic hypoxia. *J. Appl. Physiol.* **89**, 1937–42.

Chen, Q.H., Ge, R.L., Wang, X.Z. *et al.* (1997) Exercise performance of Tibetan and Han adolescents at altitudes of 3,417 and 4,300 m. *J. Appl. Physiol.* **83**, 661–7.

Chen, Y.C., Wong, L.Z., Mung, Z.H. and Fung, G.Y. (1982) An analysis of 300 cases of high altitude heart disease in adults [in Chinese]. *Zhonghua Xin Xue Guan Bing Za Zhi* **10**, 256–8.

Chen, Y.-F., Feng, J.-A, Li P. *et al.* (2006) Atrial natriuretic peptide-dependent modulation of hypoxia-induced pulmonary vascular remodeling. *Life Sci.* **79**, 1357–65.

Cheng, S., Chng, S.M. and Singh, R. (2009) Cerebral venous infarction during a high altitude expedition. *Sing. Med. J.* **50**, e306–8.

Cherniack, N.S. and Longobardo, G.S. (2006) Mathematical models of periodic breathing and their usefulness in understanding cardiovascular and respiratory disorders. *Exp. Physiol.* **91**, 295–305.

Chernow, B., Lake, C.R., Zaritsky, A. *et al.* (1983) Sympathetic nervous system 'switch off' with severe hypothermia. *Crit. Care Med.* **11**, 677–80.

Chesner, I.M., Small, N.A. and Dykes, P.W. (1987) Intestinal absorption at high altitude. *Postgrad. Med. J.* **63**, 173–5.

Cheyne, J. (1818) A case of apoplexy in which the fleshy part of the heart was converted into fat. *Dublin Hosp. Rep.* **2**, 216–23.

Chiodi, H. (1957) Respiratory adaptations to chronic high altitude hypoxia. *J. Appl. Physiol.* **10**, 81–7.

Choukèr, A., Demetz, F., Martignoni, A. *et al.* (2005) Strenuous physical exercise inhibits granulocyte activation induced by high altitude. *J. Appl. Physiol.* **98**, 640–7.

Chow, T., Browne, V., Heileson, H.L. *et al.* (2005) Ginkgo biloba and acetazolamide prophylaxis for acute mountain sickness: a randomized, placebo-controlled trial. *Arch. Intern. Med.* **165**, 296–301.

Chrenko, F.A. and Pugh, L.G.C.E. (1961) The contribution of solar radiation to the thermal environment of man in Antarctica. *Proc. R. Soc. Lond. Ser. B* **155**, 243–65.

Christensen, C.C., Ryg, M., Refvem, O.K. and Skjonsberg, O.H. (2000) Development of severe hypoxaemia in chronic obstructive pulmonary disease patients at 2,438m (8,000 feet). *Eur. Respir. J.* **15**, 635–9.

Christensen, C.C., Ryg, M.S., Refvem, O.K. and Skjonsberg, O.H. (2002) Effect of hypobaric hypoxia on blood gases in patients with restrictive lung disease. *Eur. Respir. J.* **20**, 300–5.

Christensen, E.H. (1937) Sauerstoffaufnahme und Respiratorische Funktionen in Grossen Höhen. *Skand. Arch. Physiol.* **76**, 88–100.

Christensen, E.H. and Forbes, W.H. (1937) Der Kreislauf in grossen Höhen. *Skand. Arch. Physiol.* **76**, 75–87.

Cibella, F., Cuttitta, G., Romano, S. *et al.* (1999) Respiratory energetics during exercise at high altitude. *J. Appl. Physiol.* **86**, 1785–92.

Clark, C.F., Heaton, R.K. and Wiens, A.N. (1983) Neuropsychological functioning after prolonged high altitude exposure in mountaineering. *Aviat. Space Environ. Med.* **54**, 202–7.

Clark, I.M., Awburn, M.M., Cowden, W.B. and Rockett, K.A. (1999) Can excessive iNOS induction explain much of the illness of acute mountain sickness, in *Hypoxia: Into the Next Millennium* (eds. R.C. Roach, P.D. Wagner and P.H. Hackett), Plenum/Kluwer, New York, p. 373.

Clark, R.T., Criscuolo, D. and Coulson, D.K. (1952) Effects of 20,000 feet simulated altitude on myoglobin content of animals with and without exercise. *Fed. Proc.* **11**, 25.

Clarke, C. and Duff, J. (1976) Mountain sickness, retinal haemorrhages, and acclimatization on Mount Everest in 1975. *BMJ* **2**, 495–7.

Claybaugh, J.R., Wade, C.E., Sato, A.K. *et al.* (1982) Antidiuretic hormone responses to eucapnic and hypocapnic hypoxia in humans. *J. Appl. Physiol. Respir. Environ. Exerc. Physiol.* **53**, 815–23.

Claydon, V.E., Norcliffe, L.J., Moore, J.P. *et al.* (2005) Cardiovascular responses to orthostatic stress in healthy altitude dwellers and altitude residents with chronic mountain sickness. *Exper. Physiol.* **90**, 103–10.

Clegg, E.J. (1978) Fertility and early growth, in *The Biology of High Altitude Peoples* (ed. P.T. Baker), Cambridge University Press, Cambridge, pp. 65–115.

Clini, E., Bianchi, L., Foglio, K. *et al.* (2002) Exhaled nitric oxide and exercise tolerance in severe COPD patients. *Respir. Med.* **96**, 312–16.

Cochand, N.J., Wild, M., Brugniaux, J.V. *et al.* (2011) Sea-level assessment of dynamic cerebral autoregulation predicts susceptibility to acute mountain sickness at high altitude. *Stroke* **42**, 3628–30.

Cochrane, G.M., Prior, J.G. and Wolff, C.B. (1980) Chronic stable asthma and the normal arterial pressure of carbon dioxide in hypoxia. *BMJ* **301**, 705–7.

Cogo, A. and Miserocchi, G. (2011) Pro: most climbers develop subclinical pulmonary interstitial edema. *High Alt. Med. Biol.* **12**, 121–4.

Cogo, A., Basnyat, B., Legnani, D. and Allegra, L. (1997) Bronchial asthma and airway hyperresponsiveness at high altitude. *Respiration* **64**, 444–9.

Cogo, A., Fischer, R. and Schoene, R. (2004) Respiratory diseases and high altitude. *High Alt. Med. Biol.* **5**, 435–44.

Cold hypersensitivity (editorial) (1975) *BMJ* **1**, 643–4.

Colice, C.L. and Ramirez, C. (1986) Aldosterone response to angiotensin II during hypoxemia. *J. Appl. Physiol.* **61**, 150–4.

Collier, D., Wolff, C.B., Nathan, J. *et al.* (1997a) Benzolamide, acidosis and acute mountain sickness, in *Hypoxia: women at altitude* (eds. C.S. Houston and G. Coates), Queen City Printers, Burlington, VT, p. 307.

Collier, D.J., Collier, C.J., Dubowitz, G., and Rosenberg, M. (1997b) Gender and weight loss at altitude (abstract), in *Hypoxia: Women at Altitude* (eds. C.S. Houston and G. Coates), Queen City Printers, Burlington, VT, p. 308.

Collier, D.J., Nickol, A.H., Milledge, J.S. *et al.* (2008) Alveolar PCO_2 oscillations and ventilation at sea level and at high altitude. *J. Appl. Physiol.* **104**, 404–15.

Colquohoun, W.P. (1984) Effects of personality on body temperature and mental efficiency following transmeridian flight. *Aviat. Space Environ. Med.* **55**, 493–6.

Comroe, J.H. (1938) The location and function of the chemoreceptors of the aorta. *Am. J. Physiol.* **127**, 176–91.

Conkin, J. and Wessel, J.H. (2008) Critique of the equivalent air altitude model. *Aviat. Space Environ. Med.* **79**, 975–82.

Conley, K.E., Esselman, P.C., Jubrias, S.A. *et al.* (2000) Ageing, muscle properties and maximal O_2 uptake rate in humans. *J. Physiol.* **526**, 211–17.

Connaughton, J.J., Douglas, N.J., Morgan, A.D. *et al.* (1985) Almitrine improves oxygenation when both awake and asleep in patients with hypoxia and carbon dioxide retention caused by chronic bronchitis and emphysema. *Am. Rev. Respir. Dis.* **132**, 206–10.

Consolazio, C.F., Matoush, L.O., Johnson, H.L. and Daws, T.A. (1968) Protein and water balances of young adults during prolonged exposure to high altitude (4300 m). *Am. J. Clin. Nutr.* **21**, 134–61.

Consolazio, C.F., Matoush, L.O., Johnson, H.L. *et al.* (1969) Effects of high carbohydrate diets on performance and clinical symptomatology after rapid ascent to high altitude. *Fed. Proc.* **28**, 937–43.

Consolazio, C.F., Johnson, H.L., Krzywicki, H.J. and Daws, T.A. (1972) Metabolic aspects of acute altitude exposure (4300 m) in adequately nourished humans. *Am. J. Clin. Nutr.* **25**, 23–9.

Cook, J.D., Boy, E., Flowers, C. and Daroca Mdel, C. (2005) The influence of high-altitude living on body iron. *Blood* **106**, 1441–6.

Coppin, E.G., Livingstone, S.P. and Kuehn, L.A. (1978) Effects on hand grip strength due to arm immersion in a 10°C water bath. *Aviat. Space Environ. Med.* **49**, 1319–26.

Cornolo, J., Brugniaux, J.V., Macarlupu, J.L. *et al.* (2005) Autonomic adaptations in Andean trained participants to a 4220-m altitude marathon. *Med. Sci. Sports Exerc.* **37**, 2148–53.

Cosby, R.L., Sophocles, A.M., Durr, J.A. *et al.* (1988) Elevated plasma atrial natriuretic factor and vasopressin in high-altitude pulmonary edema. *Ann. Intern. Med.* **109**, 796–9.

Costello, M.L., Mathieu-Costello, O. and West, J.B. (1992) Stress failure of alveolar epithelial cells studied by scanning electron microscopy. *Am. Rev. Respir. Dis.* **145**, 1446–55.

Costil, D.L., Coyle, E., Dalsky, G. *et al.* (1977) Effect of elevated plasma FFA and insulin on muscle glycogen usage during exercise. *J. Appl. Physiol.* **43**, 695–9.

Cotes, J.E. (1954) Ventilatory capacity at altitude and its relation to mask design. *Proc. R. Soc. (Lond). Ser. B* **143**, 32–9.

Coward, W.A. (1991) Measurement of energy expenditure: the doubly labelled water method in clinical practice. *Proc. Nutr. Soc.* **50**, 227–37.

Coyle, E.F. (2005) Improved muscle efficiency displayed as Tour de France champion matures. *J. Appl. Physiol.* **98**, 2191–6.

Coyle, E.F., Coggan, A.R., Hopper, M.K. *et al.* (1988) Determinants of endurance in well-trained cyclists. *J. Appl. Physiol.* **64**, 2622–30.

Coyle, E.F., Sidossis, L.S., Horowitz, J.F. *et al.* (1992) Cycling efficiency is related to type 1 muscle fibers. *Med. Sci. Sports Exer.* **24**, 782–8.

Crait, J.R., Prange, H.D., Marshall, N.A. *et al.* (2012) High-altitude diving in river otters: coping with combined hypoxic stresses. *J. Exp. Biol.* **215**, 256–63.

Crawford, J.P. (1979) Endogenous anxiety and circadian rhythms. *BMJ* **1**, 662.

Crawford, R.D. and Severinghaus, J.W. (1978) CSF pH and ventilatory acclimatization to altitude. *J. Appl. Physiol.* **44**, 274–83.

Cremona, G., Asnaghi, R., Baderna, P. *et al.* (2002) Pulmonary extravascular fluid accumulation in recreational climbers: a prospective study. *Lancet* **359**, 303–9.

Crognier, E., Villena, M. and Vargas, E. (2002) Reproduction in high altitude Aymara: physiological stress and fertility planning? *J. Biosoc. Sci.* **34**, 463–73.

Cruden, N.L.M., Newby, D.E., Ross, J.A. *et al.* (1998) Effect of high altitude, cold and exercise on plasma endothelin-1 and markers of endothelial function in man. *Clin. Sci.* **94**, 20.

Cruden, N.L.M., Newby, D.E., Ross, J.A. *et al.* (1999) Effect of cold exposure, exercise and high altitude on plasma endothelin-1 and endothelial cell markers in man. *Scott. Med. J.* **44**, 143–6.

Cruz, J.C., Diaz, C., Marticorena, E. and Hilario, V. (1979) Phlebotomy improves pulmonary gas exchange in chronic mountain polycythemia. *Respiration* **38**, 305–13.

Cruz, J.C., Reeves, J.T., Grover, R.F. *et al.* (1980) Ventilatory acclimatization to high altitude is prevented by CO_2 breathing. *Respiration* **39**, 121–30.

Cudaback, D.M. (1984) Four-km altitude effects on performance and health. *Publ. Astronom. Soc. Pacif.* **96**, 463–77.

Cummings, P. and Lysgaard, M. (1981) Cardiac arrhythmia at high altitude. *West. J. Med.* **135**, 66–8.

Cunningham, D.J.C., Cormack, R.S., O'Riordan, J.L.H. *et al.* (1957) Arrangement for studying the respiratory effect in man of various factors. *Q. J. Exp. Physiol.* **42**, 294–303.

Cunningham, D.J.C., Patrick, J.M. and Lloyd, B.B. (1964) The respiratory response of man to hypoxia, in *Oxygen in the Animal Organism* (eds. F. Dickens and E. Niel), Pergamon, Oxford, pp. 277–93.

Cunningham, W.L., Becker, E.J. and Kreuzer, F. (1965) Catecholamine in plasma and urine at high altitude. *J. Appl. Physiol.* **20**, 607–10.

Curran, L.S., Zhuang, J., Droma, T. and Moore, L.G. (1998) Superior exercise performance in lifelong Tibetan residents of 4,400 m compared with Tibetan residents of 3,658 m. *Am. J. Phys. Anthropol.* **105**, 21–31.

Curran, L.S., Zhuang, J., Droma, T. *et al.* (1995) Hypoxic ventilatory response in Tibetan residents of 4400 m compared with 3658 m. *Respir. Physiol.* **100**, 223–30.

Curran, L.S., Zhuang, J., Sun, S.F. and Moore, L.G. (1997) Ventilation and hypoxic ventilatory responsiveness in Chinese-Tibetan residents at 3,658 m. *J. Appl. Physiol.* **83**, 2098–104.

Dagg, K.D., Thomson, L.J, Clayton, R.A. *et al.* (1997) Effect of acute alterations in inspired oxygen tension on methacholine induced bronchoconstriction. *Thorax* **52**, 453–7.

Dagg, K.D., Thomson, L.J., Clayton, R.A. *et al.* (1997) Effect of acute alterations in inspired oxygen tension on methacholine induced bronchoconstriction in patients with asthma. *Thorax* **52**, 453–7.

Dang, S., Yan, H., Yamamoto, S. *et al.* (2004) Poor nutritional status of younger Tibetan children living at high altitudes. *Eur. J. Clin. Nutr.* **58**, 938–46.

Daniels, J. and Oldridge, N. (1970) The effects of alternate exposure to altitude and sea level on world class middle distance runners. *Med. Sci. Sports Exerc.* **2**, 107–112.

Danzl, D.F., Pozos, R.S. and Hamlet, M.P. (1995) Accidental hypothermia, in *Wilderness Medicine* (ed. P.S. Auerbach), Mosby, St Louis, MO, pp. 51–103.

Das, B.K., Tewari, S.C., Parashar, S.K. *et al.* (1983) Electrocardiographic changes at high altitude. *Indian Heart J.* **35**, 30–3.

Datta, A.K. and Nickol, A. (1995) Dynamic chemoreceptiveness studied in man during moderate exercise breath by breath, in *Modeling and Control of Ventilation* (eds. S.J.G. Semple, L. Adams, and B.J. Whipp), Plenum Press, New York, pp. 235–8.

Davies, A.J., Kalson, N.S., Stokes, S. *et al.* (2009) Determinants of summiting success and acute mountain sickness on Mt Kilimanjaro (5895 m). *Wilderness Environ. Med.* **20**, 311–17.

Davies, R.O., Edwards, M.W. Jr and Lahiri, S. (1982) Halothane depresses the response of carotid body chemoreceptors to hypoxia and hypercapnia in the cat. *Anesthesiology* **57**, 153–9.

Davis, H.A. and Gass, G.C. (1979) Blood lactate concentration during incremental work before and after maximal exercise. *Br. J. Sports Med.* **13**, 165–9.

Dawson, A. (1972) Regional lung function during early acclimatization to 3,100m altitude. *J. Appl. Physiol.* **33**, 218–23.

De Angelis, C., Ferri, C., Urbani, L. and Ferrace, S. (1996) Effect of acute exposure to hypoxia on electrolyes and water metabolism regulatory hormones. *Aviat. Space Environ. Med.* **67**, 746–50.

de Bisschop, C., Martinot, J.-B., Leurquin-Sterk, G. *et al.* (2012) Improvement in lung diffusion by endothelin A receptor blockade at high altitude. *J. Appl. Physiol.* **112**, 20–5.

De Filippi, F. (1912) *Karakoram and Western Himalaya, 1900*, Constable, London.

De Glinsezinski, J., Crampes, F., Harant, I., *et al.* (1999) Decrease in subcutaneous adipose tissue lipolysis after exposure to hypoxia during a simulated ascent of Mt Everest. *Eur. J. Physiol.* **439**, 134–40.

De Jong, G.F. (ed.) (1968) *Demography of High Altitude Populations,* WHO/PAHO/IBP Meeting of Investigators on Population Biology of Altitude, Pan American Health Organization, WashingtonDC.

de Meer, K., Heymans, H.S. and Zijlstra, W.G. (1995) Physical adaptation of children to life at high altitude. *Eur. J. Ped.* **154**, 263–72.

de Mol, P., Krabbe, H.G., de Vries, S.T. *et al.* (2010) Accuracy of handheld blood glucose meters at high altitude. *PLoS One* **5**, e15485.

de Mol, P., de Vries, S.T., de Koning, E.J. *et al.* (2011) Increased insulin requirements during exercise at very high altitude in type 1 diabetes. *Diabetes Care* **34**, 591–5.

De Pay, A.W. (1982) Medical treatment of hypothermic victims, in *Unterkuhlung im Seenotfall*, 2nd Symposium Deutsche Gesellschaft zur Rettung Schiffbruchiger (eds. P. Koch and M. Kohfahl), Cuxhaven, Germany pp. 146–53.

de Saussure, H.-B. (1786–7) *Voyages Dans Les Alpes*, 4 volumes, Barde, Manget, Geneva.

de Vries, S.T., Kleijn, S.A., van't Hof, A.W. *et al.* (2010) Impact of high altitude on echocardiographically determined cardiac morphology and function in patients with coronary artery disease and healthy controls. *Eur. J. Echocardiogr.* **11**, 446–50.

Debevec, T., Amon, M., Keramidas, M.E. *et al.* (2010) Normoxic and hypoxic performance following four weeks of normobaric hypoxic training. *Aviat. Space Environ. Med.* **81**, 387–93.

Decramer, M., De Benedetto, F., Del Ponte, A. and Marinari, S. (2005) Systemic effects of COPD. *Respir. Med.* **99(**Suppl. B**)**, S3–10.

Deem, S., Hedges, R.G., Kerr, M.E. and Swenson, E.R. (2000) Acetazolamide reduces hypoxic pulmonary vasoconstriction in isolated perfused rabbit lungs. *Respir. Physiol.* **123**, 109–19.

DeGraff, A.C., Jr, Grover, R.F., Johnson, R.L., Jr *et al.* (1970) Diffusing capacity of the lung in Caucasians native to 3,100 m. *J. Appl. Physiol.* **29**, 71–6.

Dehnert, C. and Bärtsch, P. (2010) Can patients with coronary heart disease go to high altitude? *High Alt. Med. Biol.* **11**, 183–8.

Dehnert, C., Weymann, J., Montgomery, H.E. *et al.* (2002a) No association between high-altitude tolerance and the ACE I/D gene polymorphism. *Med. Sci. Sports. Exerc.* **34**, 1928–33.

Dehnert, C., Hutler, M., Liu, Y. *et al.* (2002b) Erythropoiesis and performance after two weeks of living high and training low in well trained triathletes. *Int. J. Sports Med.* **23**, 561–6.

Dehnert, C., Grünig, E., Mereles, D. *et al.* (2005) Identification of individuals susceptible to high-altitude pulmonary oedema at low altitude. *Eur. Resp. J.* **25**, 545–51.

Dehnert, C., Berger, M.M., Maibaurl, H. and Bärtsch, P. (2007) High altitude pulmonary edema: a pressure-induced leak. *Respir. Physiol. Neurobiol.* **158**, 266–73.

Dehnert, C., Luks, A.M., Schendler, G. *et al.* (2010) No evidence for interstitial lung edema by extensive pulmonary function testing at 4559 meters. *Eur. Respir. J.* **35**, 812–20.

Dejours, P., Girard, F., Labrousse, Y. and Teillac, A. (1959) Etude de al régulation de la ventilation de repos chez l'homme en haute altitude. *Rev. Franc. Etudes Clin. et Biol.* **4**, 115–27.

Dellasanta, P., Gaillard, S., Loutan, L. and Kayser, B. (2007) Comparing questionnaires for the assessment of acute mountain sickness. *High Alt. Med. Biol.* **8**, 184–91.

Dempsey, J.A. (1983) Ventilatory regulation in hypoxic sleep: introduction, in *Hypoxia, Exercise, and Altitude* (eds. J.R. Sutton, C.S. Houston and N.L. Jones), Liss, New York, pp. 61–3.

Dempsey, J.A. and Forster, H.V. (1982) Mediation of ventilatory adaptations. *Physiol. Rev.* **62**, 262–346.

Dempsey, J.A., Reddan, W.G., Birnbaum, M.L. *et al.* (1971) Effects of acute through life-long hypoxic exposure on exercise pulmonary gas exchange. *Respir. Physiol.* **13**, 62–89.

Dempsey, J.A., Forster, H.V., Chosy, L.W. *et al.* (1978) Regulation of CSF [HCO_3^2] during long-term hypoxic hypocapnia in man. *J. Appl. Physiol.* **44**, 175–82.

Dempsey, J.A., Forster, H.V., Bisgard, G.E. *et al.* (1979) Role of cerebrospinal fluid [H^1] in ventilatory deacclimatization from chronic hypoxia. *J. Clin. Invest.* **64**, 199–204.

Dempsey, J.A., Veasey, S.C., Morgan, B.J. and O'Donnell C.P. (2010) Pathophysiology of sleep apnea. *Physiol. Rev.* **90**, 47–112.

Denison, D.M., Ledwith, F. and Poulton, E.C. (1966) Complex reaction times at simulated cabin altitudes of 5,000 feet and 8,000 feet. *Aerosp. Med.* **37**, 1010–13.

Denjean, A., Roux, C., Herve, P. *et al.* (1988) Mild isocapnic hypoxia enhances the bronchial response to methacholine in asthmatic subjects. *Am. Rev. Respir. Dis.* **138**, 789–93.

Desideri, L. (1712–27) Journey across the great desert of Nguari Giongar, and assistance rendered by a Tartar princess and her followers, in *An Account of Tibet* (ed. F. de Filippi), Routledge, London, 1932, p. 87.

Desplanches, D., Hoppeler, H., Linossier, M.T. *et al.* (1993) Effects of training in normoxia and normobaric hypoxia on human muscle structure. *Pflügers Arch.* **425**, 263–7.

Dickinson, J., Heath, D., Gosney, J. and Williams, D. (1983) Altitude-related deaths in seven trekkers in the Himalayas. *Thorax* **38**, 646–56.

Dickinson, J.G. (1979) Severe acute mountain sickness. *Postgrad. Med. J.* **55**, 454–8.

Dickinson, J.G. (1982) Terminology and classification of acute mountain sickness. *BMJ* **285**, 720–1.

Diffey, B.L. (1991) Solar ultraviolet radiation effects on biological systems. *Phys. Med. Biol.* **36**, 299–328.

Dill, D.B., Edwards, H.T., Fölling, A. *et al.* (1931) Adaptations of the organism to changes in oxygen pressure. *J. Physiol. (Lond.)* **71**, 47–63.

Dill, D.B., Talbott, J.H. and Consolazio, W.V. (1937) Blood as a physiochemical system. XII. Man at high altitudes. *J. Biol. Chem.* **118**, 649–66.

Dill, D.B., Robinson, S., Balke, B. and Newton, J.L. (1964) Work tolerance: age and altitude. *J. Appl. Physiol.* **19**, 483–8.

Dillard, T.A. and Ewald Jr, F.W. (2004) The use of pulmonary function testing in piloting, air travel, mountain climbing, and diving. *Clin. Chest Med.* **22**, 795–816.

Dillard, T.A., Berg, B.W., Rajagopal, K.R. *et al.* (1989) Hypoxemia during air travel in patients with chronic obstructive pulmonary disease. *Ann. Intern. Med.* **111**, 362–7.

Dillard, T.A., Beninati, W.A. and Berg, B.W. (1991) Air travel in patients with chronic obstructive pulmonary disease. *Arch. Intern. Med.* **151**, 1793–5.

Dillard, T.A., Rosenberg, A.P. and Berg, B.W. (1993) Hypoxemia during altitude exposure. A meta-analysis of chronic obstructive pulmonary disease. *Chest* **103**, 422–5.

Dillard, T.A., Rajagopal, K.R., Slivka, W.A. *et al.* (1998) Lung function during moderate hypobaric hypoxia in normal subjects and patients with chronic obstructive pulmonary disease. *Aviat. Space Environ. Med.* **69**, 979–85.

Dillard, T.A., Khosla, S., Ewald, F.W. Jr and Kaleem, M.A. (2005) Pulmonary function testing and extreme environments. *Clin. Chest Med.* (S. Ruoss and R.B. Schoene, eds.) **26**, 485–507.

Dimmig, J.W. and Tabin, G. (2003) The ascent of Mount Everest following laser *in situ* keratomileusis. *J. Refract. Surg.* **19**, 48–51.

Dine, C.J. and Kreider, M.E. (2008) Hypoxia altitude simulation test. *Chest* **133**, 1002–5.

Dinmore, A.J., Edwards, J.S.A., Menzies, I.S. and Travis, S.P.L. (1994) Intestinal carbohydrate absorption and permeability at high altitude (5730m). *J. Appl. Physiol.* **76**, 1903–7.

Dombret, M.C., Rouby, J.J., Smeijan, J.M. *et al.* (1987) Pulmonary oedema during pulmonary embolism. *Br. J. Dis. Chest* **81**, 407–10.

Donaldson, G.C., Tchernjavski, V.E., Ermakov, S.P. *et al.* (1998a) Winter mortality and cold stress in Yekaterinburg, Russia: interview survey. *BMJ* **316**, 514–18.

Donaldson, G.C., Ermakov, S.P., Komarov, Y. *et al.* (1998b) Cold related mortalities and protection against cold in Yakutsk, eastern Siberia: observation and interview study. *BMJ* **317**, 978–82.

Donayre, J., Guerra-Garcia, R., Moncloa, F. and Sobrevilla, L.A. (2003) Endocrine studies at high altitude. *J. Reprod. Fertil.* **16**, 55–8.

Donnelly, D.F. and Carroll, J.L. (2005) Mitochondrial function and carotid body transduction. *High Alt. Med. Biol.* **6**, 121–32.

Donnelly, J., Cowan, D.C., Yeoman, D.J. *et al.*(2011) Exhaled nitric oxide and pulmonary artery pressures during graded ascent to high altitude. *Respir. Physiol. Neurobiol.* **177**, 213–17.

Dor, Y., Porat, R. and Keshet, E. (2001) Vascular endothelial growth factor and vascular adjustments to perturbations in oxygen homeostasis. *Am. J. Physiol. Cell Physiol.* **280**, C1367–74.

Doria, C., Toniolo, L., Verratti, V *et al.* (2011) Improved VO2 uptake kinetics and shift in muscle fiber type in high altitude trekkers. *J. Appl. Physiol.* **111**, 1597–605.

Dosman, J.A., Hodgson, W.C. and Cockcroft, D.W. (1991) Effect of cold air on the bronchial response to inhaled histamine in patients with asthma. *Am. Rev. Respir. Dis.* **144**, 45–50.

Doughty, H.A. and Beardmore, C. (1994) Bleeding time at altitude. *J. R. Soc. Med.* **87**, 317–19.

Douglas, C.G. and Haldane, J.S. (1909) The causes of periodic or Cheyne–Stokes breathing. *J. Physiol. (Lond.)* **38**, 401–19.

Douglas, C.G., Haldane, J.S., Henderson, Y. and Schneider, E.C. (1913) Physiological observations made on Pike's Peak, Colorado, with special reference to adaptation to low barometric pressures. *Phil. Trans. R. Soc. (Lond). Ser. B* **203**, 185–381.

Douglas N.J. (2000) Respiratory physiology: control of ventilation, in *Principles and Practice of Sleep Medicine* (eds. M. Kryger, T. Roth and W.C. Dement), W.B. Saunders, Philadelphia, PA, pp. 221–8.

Douglas, N.J., White, D.P., Weil, J.V. *et al.* (1982a) Hypoxic ventilatory response decreases during sleep in normal men. *Am. Rev. Respir. Dis.* **125**, 286–9.

Douglas, N.J., White, D.P., Weil, J.V. *et al.* (1982b) Hypercapnic ventilatory response in sleeping adults. *Am. Rev. Respir. Dis.* **126**, 758–62.

Drinking and drowning (editorial) (1979) *BMJ* **1**, 70–1.

Droma, Y., Hayano, T., Takabayashi, Y. *et al.* (1996a) Endothelin-1 and interleukin-8 in high altitude pulmonary oedema. *Eur. Respir. J.* **9**, 1947–9.

Droma, Y., Ge, R.L., Tanaka, M. *et al.* (1996b) Acute hypoxic pulmonary vascular response does not accompany plasma endothelin-1 elevation in subjects susceptible to high altitude pulmonary edema. *Intern. Med.* **35**, 257–60.

Droma, Y., Hanaoka, M., Ota, M. *et al.* (2002) Positive association of the endothelial nitric oxide synthase gene polymorphisms with high-altitude pulmonary edema. *Circulation* **106**, 826–30.

Droma, Y., Hanaoka, M., Basnyat, B. *et al.* (2008) Adaptation to high altitude in Sherpas: association with the insertion/deletion polymorphism in the angiotensin-converting enzyme gene. *Wilderness Environ. Med.* **19**, 22–9.

Dubas, F. (1980) Aspects de medicaux de l'accident par avalanche. Hypotherme et gelure. *Z. Unfallmed. Berfskr.* **73**, 164–7.

Dubas, F., Henzwlin, R. and Michelet, J. (1991a) Avalanche prevention and rescue, in *A Colour Atlas of Mountain Medicine* (eds. J. Vallotten and F. Dubas), Wolfe, London, pp. 104–12.

Dubas, F., Henzwlin, R. and Michelet, J. (1991b) Rescue in crevasses, in *A Colour Atlas of Mountain Medicine* (eds. J. Vallotten and F. Dubas), Wolfe, London, pp. 112–16.

Dubowitz, D.J., Dyer, E.A., Theilmann, R.J. *et al.* (2009) Early brain swelling in acute hypoxia. *J. Appl. Physiol.* **107**, 244–52.

Dubowitz, G. (1998) Effect of temazepam on oxygen saturation and sleep quality at high altitude: randomised placebo controlled crossover trial. *BMJ* **21**, 587–9.

Dubowitz, G. and Peacock, A.J. (1999) Pulmonary artery pressure variation measured by Doppler echocardiography in healthy subjects at 4250m (abstract), in *Hypoxia: Into the Next Millennium* (eds. R.C. Roach, P.D. Wagner and P.H. Hackett), Plenum/Kluwer, New York, p. 378.

Dubowitz, G., Bickler, P. and Schiller, N. (2004) Patent foramen ovale at high altitude. *High Alt. Med. Biol.* **5**, 482.

Dudley, G.A., Tullson, P.C. and Terjung, R.L. (1987) Influence of mitochondrial content on the sensitivity of respiratory control. *J. Biol. Chem.* **262**, 9109–14.

Duff, J. (1999a) Observations while treating altitude illness. *Wilderness Environ. Med.* **10**, 274.

Duff, J. (1999b) The Tibetan tuck: a dry land cold condition survival position equivalent to that used in cold water. *Wilderness Environ. Med.* **10**, 206–7.

Duffin, J. (2007) Measuring the ventilatory response to hypoxia. *J. Physiol.* **584**, 285–93.

Duke, H.N. (1954) Site of action of anoxia on the pulmonary blood vessels of the cat. *J. Physiol. (Lond.)* **125**, 373–82.

Dumont, L., Mardirosoff, C. and Tramer, M.R. (2000) Efficacy and harm of pharmacological prevention of acute mountain sickness: quantitative systematic review. *BMJ* **321**, 267–72.

Duplain, H., Vollenweider, L., Delabeys, A. *et al.* (1999a) Augmented sympathetic activation during short-term hypoxia and high-altitude exposure in subjects susceptible to high-altitude pulmonary edema. *Circulation* **99**, 1713–18.

Duplain, H., Lepori, M., Sartori, C. *et al.* (1999b) Inflammation does not contribute to high altitude pulmonary edema. *Am. J. Respir. Crit. Care* **159**, A345 (abstract).

Duplain, H., Sartori, C., Lepori, M. *et al.* (2000) Exhaled nitric oxide in high-altitude pulmonary edema: role in the regulation of pulmonary vascular tone and evidence for a role against inflammation. *Am. J. Respir. Crit. Care Med.* **162**, 221–4.

Durand, F., Kippelen, P., Ceugniet, F. *et al.* (2005) Undiagnosed exercise-induced bronchoconstriction in ski-mountaineers. *Int. J. Sports Med.* **26**, 233–7.

Durand, J. and Martineaud, J.P. (1971) Resistance and capacitance vessels of the skin in permanent and temporary residents at high altitude, in *High Altitude Physiology: Cardiac and Respiratory Aspects,* Ciba Foundation (eds. R. Porter and J. Knight), Churchill Livingstone, London, pp. 159–70.

Durand, J. and Raynaud, J. (1987) Limb blood and heat exchange at altitude, in *Hypoxia and Cold* (eds. J.R. Sutton, C.S. Houston and G. Coates), Praeger, New York, pp. 100–13.

Durig, A. (1911) Ergebnisse der Monte Rosa Expedition vom Jahre 1906 von Prof. Dr. A. Durig. Über den Gaswechsel beim Gehen. *Denkschr. d. Mathem.-Naturw. Kl.* **86**, 293–347.

Durmowicz, A.G. (2001) Pulmonary edema in 6 children with Down syndrome during travel to moderate altitudes. *Pediatrics* **108**, 443–7.

Durmowicz, A.G., Noordeweir, E., Nicholas, R. and Reeves, J.T. (1997) Inflammatory processes may predispose children to high altitude pulmonary edema. *J. Pediatr.* **130**, 838–40.

Duteil, L., Queille-Roussel, C., Lorenz, B. *et al.* (2002) A randomized, controlled study of the safety and efficacy of topical corticosteroid treatments of sunburn in healthy volunteers. *Clin. Exp. Dermatol.* **27**, 314–18.

Eady, R.A.J., Bentley-Phillips, C.B., Keahey, T.M. and Greaves, M.W. (1978) Cold urticaria vasculitis. *Br. J. Dermatol.* **99**(Suppl. 16), 9–10.

Eaton, J.W., Skelton, T.D. and Berger, E. (1974) Survival at extreme altitude: protective effect of increased hemoglobin-oxygen affinity. *Science* **183**, 743–4.

Eckardt, K., Boutellier, U., Kurtz, A. *et al.* (1989) Rate of erythropoietin formation in humans in response to acute hypobaric hypoxia. *J. Appl. Physiol.* **66**, 1785–8.

Edwards, H.T. (1936) Lactic acid in rest and work at high altitude. *Am. J. Physiol.* **116**, 367–75.

Edwards, L.M., Murray, A.J., Tyler, D.J. *et al.* (2010) The effect of high-altitude on human skeletal muscle energetics: 31 P-MRS results from the Caudwell Xtreme Everest expedition. *PLoS ONE* **5**, e10681.

Eger, E.I., Kellogg, R.H., Mines, A.H. *et al.* (1968) Influence of CO_2 on ventilatory acclimatization to altitude. *J. Appl. Physiol.* **24**, 607–14.

Egli-Sinclair. (1893) Sur le mal de montagne. *Annals de Observatoire Météorologique, Physique et Glaciaire du Mont Blanc* **1**, 109–30.

Ekblom, B., Goldbarg, A.N. and Gullbring, B. (1972) Response to exercise after blood loss and reinfusion. *J. Appl. Physiol.* **33**, 175–80.

Ekelund, L.G. (1967) Circulatory and respiratory adaptation during prolonged exercise. *Acta Physiol. Scand.* **292**(Suppl.), 1–38.

Eldridge, M.W., Podolsky, A., Richardson, R.S. *et al.* (1996) Pulmonary haemodynamic response to exercise in subjects with prior high-altitude pulmonary edema. *J. Appl. Physiol.* **81**, 911–21.

Eldridge, W.E., Braun, R.K., Yoneda, K.Y. *et al.* (1998) Lung injury after heavy exercise at altitude. *Chest* **114**, 66S–67S.

Ellerton, J.A., Zuljan, I., Agazzi, G. et al. (2009) Eye problems in mountain and remote areas: prevention and onsite treatment—official Recommendations of the International Commission for Mountain Emergency Medicine (ICAR MEDCOM). *Wild. Environ. Med.* **20**, 169–75.

Elliott, A.R., Fu, Z., Tsukimoto, K. *et al.* (1992) Short-term reversibility of ultrastructural changes in pulmonary capillaries caused by stress failure. *J. Appl. Physiol.* **73**, 1150–8.

Elliott, M.E. and Goodfriend, T.L. (1986) Inhibition of aldosterone synthesis by atrial natriuretic factor. *Fed. Proc.* **45**, 2376–81.

Ellsworth, A.J., Larson, E.B. and Strickland, D. (1987) A randomized trial of dexamethasone and acetazolamide for acute mountain sickness prophylaxis. *Am. J. Med.* **83**, 1024–30.

Ellsworth, A.J., Meyer, E.F. and Larson, E.B. (1991) Acetazolamide or dexamethasone use versus placebo to prevent acute mountain sickness on Mount Rainier. *West. J. Med.* **154**, 289–93.

Elterman, L. (1964) *Atmospheric Attenuation Model, 1964, in the Ultraviolet, Visible, and Infrared Regions for Altitudes to 50km*, Environmental Research Papers No. **46**, L.G. Hanscom Field, MA, Air Force Cambridge Research Laboratories, Office of Aerospace Research, AFCRL-64-740.

Enander, A. (1984) Performance and sensory aspects of work in cold environments – a review. *Ergonomics* **27**, 365–78.

Ennemoser, O., Ambach, W. and Flora, G. (1988) Physical assessment of heat insulation of rescue foils. *Int. J. Sports Med.* **9**, 179–82.

Erba, P., Anastasi, S., Senn, O. *et al.* (2004) Acute mountain sickness is related to nocturnal hypoxemia but not to hypoventilation. *Eur. Respir. J.* **24**, 303–8.

Erdman, J., Sun, K.T., Masar, P. and Niederhauser, H. (1998) Effects of exposure to altitude on men with coronary artery disease and impaired left ventricular function. *Am. J. Cardiol.* **81**, 266–70.

Ersanli, D., Yildiz, S., Sonmez, M. *et al.* (2006) Intraocular pressure at a simulated altitude of 9000 m with and without 100% oxygen. *Aviat. Space Environ. Med.* **77**, 704–6.

Erslev, A. (1987) Erythropoietin coming of age. *N. Engl. J. Med.* **316**, 101–3.

Eversman, T., Gottsman, M., Uhlich, E. *et al.* (1978) Increased secretion of growth hormone, prolactin, antidiuretic hormone and cortisol induced by the stress of motion sickness. *Aviat. Space Environ. Med.* **49**, 53–7.

Facco, M., Zilli, C., Siviero, M. *et al.* (2005) Modulation of immune response by the acute and chronic exposure to high altitude. *Med. Sci. Sports Exerc.* **37**, 768–74.

Faeh, D., Gutzwiller, F. and Bopp, M. (2009) Lower mortality from coronary heart disease and stroke at higher altitudes in Switzerland. *Circulation* **120**, 495–501.

Fagan, K.A. and Weil, J.V. (2001) Potential genetic contribution to control of the pulmonary circulation and ventilation at high altitude. *High Alt. Med. Biol.* **2**, 165–71.

Fagenholz, P.J., Gutman, J.A., Murray, A.F. *et al.* (2007) Arterial thrombosis at high altitude resulting in loss of limb. *High Alt. Med. Biol.* **8**, 340–7.

Fagenholz, P.J., Murray, A.F., Gutman, J.A. *et al.* (2007) New-onset anxiety disorders at high altitude. *Wilderness Environ. Med.* **18**, 312–16.

Fagenolz, P.J., Gutman, J.A., Murray, A.F. *et al.* (2007a) Chest ultrasonography for the diagnosis and monitoring of high altitude pulmonary edema. *Chest* **131**, 1013–18.

Fagenholz, P.J., Gutman, J.A., Murray, A.F. *et al.* (2007b) Evidence for increased intracranial pressure and high altitude pulmonary edema. *High Alt. Med. Biol.* **8**, 331–6.

Fagenholz, P.J., Gutman, J.A., Murray, A.F. *et al.* (2009) Optic nerve sheath diameter correlates with the presence and severity of acute mountain sickness: evidence for increased intracranial pressure. *J. Appl. Physiol.* **106**, 1207–11.

Fâ-Hien (399–414) *A Record of Buddhistic Kingdoms, Being an Account by the Chinese Monk Fâ-Hien of his Travels in India and Ceylon (AD 399–414) in Search of the Buddhist Books of Discipline.* Translated and annotated with a Korean recension of the Chinese text by J. Legge, Dover Publications, New York (1965), pp. 40–1 (p. 12 of the Korean text).

Falk, B., Bar-Or, J., Smolander, J. and Frost, G. (1994) Response to rest and exercise in the cold: the effect of age and aerobic fitness. *J. Appl. Physiol.* **76**, 72–8.

Fan, J.-L, Burgess, K.R. Basnyat, R. *et al.* (2010) Influence of high altitude on cerebrovascular and ventilatory responsiveness to CO_2. *J. Physiol.* **588**, 539–49.

Faoro, V., Boldingh, S., Moreels, M. *et al.* (2009) Bosentan decreases pulmonary vascular resistance and improves exercise capacity in acute hypoxia. *Chest* **135**, 1215–22.

Faoro, V., Fink, B., Taudorf, S. *et al.* (2011) Acute in vitro hypoxia and high-altitude (4,559 m) exposure decreases leukocyte oxygen consumption. *Am. J. Physiol. Regul. Integr. Comp. Physiol.* **300**, R32–9.

Faoaro, V., Lamotte, M., Deboeck, G. *et al.* (2007) Effects of sildenafil on exercise capacity in hypoxic normal subjects. *High Alt. Med. Biol.* **8**, 155–63.

Faraci, F.M. (1986) Circulation during hypoxia in birds. *Comp Biochem Physiol A* **85**, 613–20.

Faraci, F.M. and Fedde, M.R. (1986) Regional circulatory responses to hypocapnia and hypercapnia in bar-headed geese. *Am. J. Physiol.* **250**, (3 Pt 2), R499–504.

Farber, M.O., Bright, T.P., Strawbridge, R.A. *et al.* (1975) Impaired water handling in chronic obstructive lung disease. *J. Lab. Clin. Med.* **85**, 41–9.

Fatemian, M., Nieuwenhuijs, D.J., Teppema, L.J. *et al.* (2003) The respiratory response to carbon dioxide in humans with unilateral and bilateral resections of the carotid bodies. *J. Physiol.* **549**, 965–73.

Feddersen, B., Ausserer, H., Haditsch, B. *et al.* (2009) Brain natriuretic peptide at altitude: relationship to diuresis, natriuresis, and mountain sickness. *Aviat. Space Environ. Med.* **80**, 108–11.

Feldman, K.W. and Herndon, S.P. (1977) Positive expiratory pressure for the treatment of high altitude edema. *Lancet* **1**, 1036–7.

Fencl, V., Miller, T.B. and Pappenheimer, J.R. (1966) Studies on the respiratory response to disturbances of acid–base balance, with deductions concerning ionic composition of cerebral interstitial fluid. *Am. J. Physiol.* **210**, 449–72.

Fencl, V., Gabel, R.A. and Wolfe, D. (1979) Composition of cerebral fluids in goats adapted to high altitude. *J. Appl. Physiol.* **47**, 408–13.

Ferrara, N. and Davis-Smyth, T. (1997) The biology of vascular endothelial growth factor. *Endocr. Rev.* **18**, 4–25.

Ferrazzini, G., Maggiorini, M., Kriemler, S. *et al.* (1987) Successful treatment of acute mountain sickness with dexamethasone. *BMJ* **294**, 1380–2.

Ferri, C., Bellini, C., De Angelis, C. *et al.* (1995) Circulating endothelin-1 concentrations in patients with chronic hypoxia. *J. Clin. Pathol.* **48**, 519–24.

Ferrus, L., Guenard, H., Vardon, G. and Varene, P. (1980) Respiratory water loss. *Respir. Physiol.* **39**, 367–81.

Ferrus, L., Commenges, D., Gire, J. and Varene, P. (1984) Respiratory water loss as a function of ventilatory or environmental factors. *Respir. Physiol.* **56**, 11–20.

Fineman, J.R., Heymann, M.A. and Soifer, S.J. (1991) *N*-nitro-L-arginine attenuates endothelium-dependent pulmonary vasodilation in lambs. *Am. J. Physiol.* **260**, H1299–306.

Finisterer, J. (1999) High altitude illness induced by tooth root infection. *Postgrad. Med. J.* **75**, 227–9.

Fink, K.S., Christensen, D.B. and Ellsworth, A. (2002) Effect of high altitude on blood glucose meter performance. *Diabetes Technol. Ther.* **4**, 627–35.

Fiorenzano, G., Papalia, M.A., Parrivicini, M. *et al.* (1997) Prolonged ECG abnormalities in a subject with high altitude pulmonary edema (HAPE). *J. Sports Med. Phys. Fitness* **37**, 292–6.

Firth, P.G. and Bolay, H. (2004) Transient high altitude neurological dysfunction: an origin in the temporoparietal cortex. *High. Alt. Med. Biol.* **5**, 71–5.

Fischer, A.P., Stumpe, F. and Vallotton, J. (1991) Hypothermia in an avalanche: a case report, in *A Colour Atlas of Mountain Medicine* (eds. J. Vallotton and F. Du Bas), Wolfe, London, pp. 96–7.

Fischer, R., Lang, S.M., Leitl, M. *et al.* (2004) Theophylline and acetazolamide reduce sleep-disordered breathing at high altitude. *Eur. Respir. J.* **23**, 47–52.

Fischer, R., Vollmar, C., Thiere, M. *et al.* (2004) No evidence of cerebral oedema in severe acute mountain sickness. *Cephalalgia* **24**, 66–71.

Fischer, R., Lang, S.M., Bruckner, K. *et al.* (2005) Lung function in adults with cystic fibrosis at altitude: impact on air travel. *Eur. Respir. J.* **25**, 718–24.

Fischer, S., Clauss M., Wiesnet M. *et al.* (1999) Hypoxia induces permeability in brain microvessel endothelial cells via VEGF and NO. *Am. J. Physiol. Cell. Physiol.* **276**, C812–20.

Fischler, M., Maggiorini, M., Dorschner, L. *et al.* (2009) Dexamethasone but not tadalafil improves exercise capacity in adults prone to high altitude pulmonary edema. *Am. J. Respir. Crit. Care Med.* **180**, 346–52.

Fisher, J.W. and Langston, J.W. (1967) The influence of hypoxia and cobalt on erythropoietin production in the isolated perfused dog kidney. *Blood* **29**, 114–25.

Fisher, R., Lang, S.M., Bergner, A. and Huber, R.M. (2005) Monitoring of expiratory flow rates and lung volumes during a high altitude expedition. *Eur. J. Med. Res.* **10**, 469–74.

Fishman, A.P. (1985) Pulmonary circulation, in *Handbook of Physiology,* Section 3: *The Respiratory System,* Vol. 1: *Circulation and Nonrespiratory Functions* (eds. A.P. Fishman and A.B. Fisher), American Physiological Society, Bethesda, MD, pp. 93–165.

Fishman, R.A. (1975) Brain edema. *N. Engl. J. Med.* **293**, 706–11.

Fitch, R.F. (1964) Mountain sickness: a cerebral form. *Ann. Intern. Med.* **60**, 871–6.

Fitzgerald, F.T. and Jessop, C. (1982) Accidental hypothermia. A report of 22 cases and review of the literature. *Adv. Intern. Med.* **27**, 127–50.

FitzGerald, M.P. (1913) The changes in the breathing and the blood at various altitudes.

Philos. Trans. R. Soc. Lond. Ser. B **203**, 351–71.

FitzGerald, M.P. (1914) Further observations on the changes in the breathing and the blood at various high altitudes. *Proc. Roy. Soc. Lond. Ser. B* **88**, 248–58.

Fletcher, E.C., Lesske, J., Behm, R. *et al.* (1992) Carotid chemoreceptors, systemic blood pressure, and chronic episodic hypoxia mimicking sleep apnea. *J. Appl. Physiol.* **72**, 1978–84.

Flora, G. (1985) Secondary treatment of frostbite, in *High Altitude Deterioration* (eds. J. Rivolier, P. Cerretelli, J. Foray and P. Segantini), Karger, Basel, pp. 159–69.

Folsom, A.R., Aleksic, N, Wang, L. *et al.* (2002) Protein C, antithrombin, and venous thromboembolism incidence: a prospective population-based study. *Arterscler. Thromb. Vasc. Biol.* **22**, 1018–22.

Foray, J. and Cahen, C. (1981) Les hypothermies de montagne. *Chirurgie* **107**, 255–310.

Foray, J. and Salon, F. (1985) Casualties with cold injuries: primary treatment, in *High Altitude Deterioration* (eds. J. Rivolier, P. Cerretelli, J. Foray and P. Segantini), Karger, Basel, pp. 149–58.

Forbes, C.B. and Drenick, E.J. (1979) Loss of body nitrogen of fasting. *Am. J. Clin. Nutr.* **32**, 1370–4.

Formenti, F., Constantin-Teodosiub, D., Emmanuela, Y. *et al.* (2010) Regulation of human metabolism by hypoxia-inducible factor. *Proc. Natl. Acad. Sci. USA* **107**, 12722–7.

Forsling, M.L. and Milledge, J.S. (1977) Effect of hypoxia on vasopressin release in man. *J. Physiol.* **267**, 22–23P.

Forsling, M.L. and Milledge, J.S. (1980) The effect of simulated altitude (4000 m) on plasma cortisol and vasopressin concentration in man. *Proc. Int. Union Physiol. Sci.* **14**, 414.

Forster, H.V., Dempsey, J.A. and Chosy, L.W. (1974) Incomplete compensation of CSF [H^1] in man during acclimatization to high altitude (4300 m). *J. Appl. Physiol.* **38**, 1067–72.

Forster, H.V., Bisgard, G.E. and Klein, J.P. (1981) Effect of peripheral chemoreceptor denervation on acclimatization of goats during hypoxia. *J. Appl. Physiol.* **40**, 392–8.

Forster, P. (1984) Reproducibility of individual response to exposure to high altitude. *BMJ* **289**, 1269.

Forster, P. (1986) Telescopes in high places, in *Aspects of Hypoxia* (ed. D. Heath), Liverpool University Press, Liverpool, pp. 217–33.

Forwand, S.A., Landowne, M., Follansbee, J.N. and Hansen, J.E. (1968) Effect of acetazolamide on acute mountain sickness. *N. Engl. J. Med.* **279**, 839–45.

Fox, V.F. (1967) Human performance in the cold. *Hum. Factors* **9**, 203–90.

Franch, J., Madsen, K., Djurhuus, M.S. *et al.* (1998) Improved running economy following intensified training correlates with reduced ventilatory demands. *Med. Sci. Sports Exer.* **30**, 1250–6.

Francis, T.J.R. and Golden, F. St C. (1985) Non-freezing cold injury: the pathogenesis. *J. R. Nav. Med. Serv.* **71**, 3–8.

Franklin, Q.J. and Compeggie, M. (1999) Splenic syndrome in sickle cell trait: four case presentations and a review of the literature. *Mil. Med.* **164**, 230–3.

Franz, D.R., Berberich, J.J., Blake, S. and Mills, W.J. (1978) Evaluation of fasciotomy and vasodilators for the treatment of frostbite in the dog. *Cryobiology* **15**, 659–69.

Frayser, R., Houston, C.S., Bryan, A.C. *et al.* (1970) Retinal hemorrhage at high altitude. *N. Engl. J. Med.* **282**, 1183–4.

Fred, H.L., Schmidt, A.M., Bates, T. and Hecht, H.H. (1962) Acute pulmonary edema of altitude. Clinical and physiologic observations. *Circulation* **25**, 929–37.

Freeman. K., Shalit. M. and Stroh. G. (2004) Use of the Gamow bag by EMT-basic park rangers for treatment of high-altitude pulmonary edema and high-altitude cerebral edema. *Wilderness. Environ. Med.* **15**, 198–201.

Freer, L. and Imray, C.H.E. (2012) Frostbite, in *Wilderness Medicine*, 6th edn. (ed. P.S. Auerbach), Philadelphia, PA, Mosby, pp. 181–200.

Freitas, J., Costa, O., Carvalho, M.J. and Falcao de Freitas, A. (1996) High altitude-related neurocardiogenic syncope. *Am. J. Cardiol.* **77**, 1021.

Freund, B.J., O'Brien, C. and Young, A.J. (1994) Alcohol ingestion and temperature regulation during cold exposure. *J. Wilderness Med.* **5**, 88–98.

Friedman, N.B. (1945) The pathology of trench foot. *Am. J. Pathol.* **21**, 387–433.

Frisancho, A.R. (1978) Human growth and development among high-altitude populations, in *The Biology of High Altitude Peoples* (ed. P.T. Baker), Cambridge University Press, Cambridge, pp. 117–71.

Frisancho, A.R. (1988) Origins of differences in hemoglobin concentration between Himalayan and Andean populations. *Respir. Physiol.* **72**, 13–18.

Frisancho, A.R. and Baker, P.T. (1970) Altitude and growth: a study of the patterns of physical growth of a high altitude Peruvian Quechua population. *Am. J. Phys. Anthropol.* **32**, 279–92.

Froese, G. and Burton, A.C. (1957) Heat loss from the human head. *J. Appl. Physiol.* **10**, 235–41.

Fromm, R.E., Jr., Varon, J., Lechin, A.E. and Hirshkowitz, M. (1995) CPAP machine performance and altitude. *Chest* **108**, 1577–80.

Frostell, C.G., Blomqvist, H., Hedenstierna, G. *et al.* (1993) Inhaled nitric oxide selectively reverses human hypoxic pulmonary vasoconstriction without causing systemic vasodilation. *Anesthesiology* **78**, 427–35.

Fruehauf, H., Erb, A., Maggiorini, M. *et al.* (2010) Unsedated transnasal esophago-gastroduodenoscopy at 4559m – endoscopic findings in healthy mountaineers after rapid ascent to high altitude. *Swiss Med. Wkly* **140** (Suppl. 183): 5S.

Fu, Z., Costello, M.L., Tsukimoto, K. *et al.* (1992) High lung volume increases stress failure in pulmonary capillaries. *J. Appl. Physiol.* **73**, 123–33.

Fudge, B.W., Westerterp, K.R., Kiplamai, F.K. *et al.* (2006) Evidence of negative energy balance using doubly labelled water in elite Kenyan endurance runners prior to competition. *Br. J. Nutr.* **95**, 59–66.

Fuhrer-Haimendorf, C. von (1964) *The Sherpas of Nepal: Bhuddist Highlanders*, John Murray, London.

Fujimaki, T., Matsutani, M. Asai, A. *et al.* (1986) Cerebral venous thrombosis due to high altitude polycythemia. Case report. *J. Neurosurg.* **64**, 148–50.

Fulco, C.S., Rock, P.B. and Cymerman, A. (1998) Maximal and submaximal exercise performance at altitude. *Aviat. Space Environ. Med.* **69**, 793–801.

Fulco, C.S., Muza, S.R., Beidleman, B.A. *et al.* (2011) Effect of repeated normobaric hypoxia exposures during sleep on acute mountain sickness, exercise performance, and sleep during exposure to terrestrial altitude. *Am. J. Physiol. Regul. Integr. Comp. Physiol.* **300**, R428–36.

Gabry, A.L., Ledoux, X., Mozziconacci, M. and Martin, C. (2003) High-altitude pulmonary edema at moderate altitude (2,400 m; 7,870 feet): a series of 52 patients. *Chest* **123**, 49–53.

Gaillard, S., Dellasanta, P., Loutan, L. and Kayser, B. (2004) Awareness, prevalence, medication use, and risk factors of acute mountain sickness in tourists trekking around the Annapurnas in Nepal: a 12-year follow-up. *High Alt. Med. Biol.* **5**, 410–19.

Gale, G.E., Torre-Bueno, J.R., Moon, R.E. *et al.* (1985) Ventilation–perfusion inequality in normal humans during exercise at sea level and simulated altitude. *J. Appl. Physiol.* **58**, 978–88.

Galeotti, G. (1904) Les variations de l'alcalinité du sang sur le sommet du Mont Rosa. *Arch. Ital. Biol.* **41**, 80–92.

Galileo, G. (1638) *Dialogues Concerning Two New Sciences.* English translation of relevant pages in *High Altitude Physiology* (ed. J.B. West), Hutchinson Ross, Stroudsburg, PA, 1981.

Galton, V.A. (1978) Environmental effects, in *The Thyroid*, 4th edn (eds. S.C. Werner and S.H. Ingbar), Harper Row, New York, pp. 247–52.

Gamboa, A., León-Velarde, F., Rivera-Ch, M. *et al.* (2001) Ventilatory and cardiovascular responses to hypoxia and exercise in Andean natives living at sea level. *High Alt. Med. Biol.* **2**, 341–7.

Gamboa, A., León-Velarde, F., Rivera-Ch, M. *et al.* (2003) Acute and sustained ventilatory responses to hypoxia in high-altitude natives living at sea level. *J. Appl. Physiol.* **94**, 1253–62.

Garcia, N., Hopkins, S.R. and Powell, F.L. (1999) Effects of intermittent vs. continuous hypoxia on the isocapnic ventilatory hypoxic response in man. *Am. J. Crit. Care Respir. Med.* **159**, A44.

Garcia, N., Hopkins, S.R. and Powell, F.L. (2000) Effects of intermittent hypoxia on the isocapnic ventilatory hypoxic response and erythropoisesis in humans. *Respir. Physiol.* **123**, 39–49.

Garcia, N., Hopkins, S.R., Elliott, A.R. *et al.* (2001) Ventilatory response to 2-h sustained hypoxia in humans. *Respir. Physiol.* **124**, 11–22.

Garrido, E., Castello, A., Ventura, J.L. *et al.* (1993) Cortical atrophy and other brain magnetic resonance imaging (MRI) changes after extremely high-altitude climbs without oxygen. *Int. J. Sports Med.* **14**, 232–4.

Garrido, E., Rodas, G., Javierre, C. *et al.* (1997) Cardiorespiratory response to exercise in elite Sherpa climbers transferred to sea level. *Med. Sci. Sports Exerc.* **29**, 937–42.

Garrow, J.S. (1987) Are liquid diets (VLCD) safe or necessary? in *Recent Advances in Obesity Research, V* (eds. E.M. Berry, S.H. Blondheim, H.E. Eliahou and E. Shafrir), Food and Nutrition Press, Westport, CT, pp. 312–16.

Gassmann, M., van Patot, M.T. and Soliz, J. (2009) The neuronal control of hypoxic ventilation, erythropoietin and sexual dimorphism. *Ann. New York Acad. Sci.* **1177**, 151–61.

Gautier, H., Peslin, R., Grassino, A. *et al.* (1982) Mechanical properties of the lungs during acclimatization to altitude. *J. Appl. Physiol.* **52**, 1407–15.

Gautier, H., Bonora, M., Schultz, S.A. and Remmers, J.E. (1987) Hypoxia induced changes in shivering and body temperature. *J. Appl. Physiol.* **62**, 2577–81.

Gautier, J.F., Bigard, A.X., Douce, P. *et al.* (1996) Influence of simulated altitude on the performance of five blood glucose meters. *Diabetes Care* **19**, 1430–3.

Ge, R.L. and Helun, G.W. (2001) Current concept of chronic mountain sickness: pulmonary hypertension-related high-altitude heart disease. *Wilderness. Environ. Med.* **12**, 190–4.

Ge, R.L., Chen, Q.H., Wang, L.H. *et al.* (1994) Higher exercise performance and lower VO2max in Tibetan than Han residents at 4,700m altitude. *J. Appl. Physiol.* **77**, 684–91.

Ge, R.L., Matsuzawa, Y., Takeoka, M. *et al.* (1997) Low pulmonary diffusing capacity in subjects with acute mountain sickness. *Chest* **111**, 58–64.

Ge, R.L., Kubo, K., Kobayashi, T. *et al.* (1998) Blunted hypoxic pulmonary vasoconstrictive response to the rodent *Ochotona curzoniae* (pika) at high altitude. *Am. J. Physiol. Heart Circ. Physiol.* **274**, H1792–9.

Ge, R-L., Shai, H-R., Takaoka, M. *et al.* (2001) Atrial natriuretic peptide and red cell 2,3-diphosphoglyceride in patients with chronic mountain sickness. *Wilderness. Environ. Med.* **12**, 2–7.

Ge, R.L., Stone, J.A., Levine, B.D. and Babb, T.G. (2005) Exaggerated respiratory chemosensitivity and association with SaO2 level at 3568 m in obesity. *Respir. Physiol. Neurobiol.* **146**, 47–54.

Ge, R.-L., Mo, V.Y., Januzzi, J.L. *et al.* (2011) B-type natriuretic peptide, vascular endothelial growth factor, endothelin-1, and nitric oxide synthase in chronic mountain sickness. *Am. J. Physiol. Heart Circ. Physiol.* **300**, H1427–H1433.

Gehr, P., Bachofen, M. and Weibel, E.R. (1978) The normal human lung: ultrastructure and morphometric estimation of diffusion capacity. *Respir. Physiol.* **32**, 121–40.

Geiser, J., Vogt, M., Billeter, R. *et al.* (2001) Training high–living low: changes of aerobic performance and muscle structure with training at simulated altitude. *Int. J. Sports Med.* **22**, 579–85.

GeoNames (2010) GeoNames geographical names. Available from: www.geonames.org.

Gerard, A.B., McElroy, M.D., Taylor M.J. *et al.* (2000) Six percent oxygen enrichment of room air at simulated 5000m altitude improves neuropsychological function. *High Alt. Med. Biol.* **1**, 51–61.

Gertsch, J.H., Seto, T.B., Mor, J. and Onopa, J. (2002) Ginkgo biloba for the prevention of severe acute mountain sickness (AMS) starting one day before rapid ascent. *High Alt. Med. Biol.* **3**, 29–37.

Gertsch, J.H., Basnyat, B., Johnson, E.W. *et al.* (2004) Randomised, double blind, placebo controlled comparison of ginkgo biloba and acetazolamide for prevention of acute mountain sickness among Himalayan trekkers: the prevention of high altitude illness trial (PHAIT). *BMJ* **328**, 797.

Gertsch, J.H., Lipman, G.S., Holck, P.S. *et al.* (2010) Prospective, double-blind, randomized, placebo-controlled comparison of acetazolamide versus ibuprofen for prophylaxis against high altitude headache: the Headache Evaluation at Altitude Trial (HEAT). *Wilderness Environ. Med.* **21**, 236–43.

Ghofrani, H.A., Reichenberger, F., Kohstall, M.G. *et al.* (2004) Sildenafil increased exercise capacity during hypoxia at low altitudes and at Mount Everest base camp: a randomized, double-blind, placebo-controlled crossover trial. *Ann. Intern. Med.* **141**, 169–77.

Gibala, M.J., Little, J.P., van Essen, M. *et al.* (2006) Short-term sprint interval versus traditional endurance training: similar initial adaptations in human skeletal muscle and exercise performance. *J. Physiol.* **575**, 901–11.

Giesbrecht, G.E., Goheen, M.S.L., Johnston, C.E. *et al.* (1997) Inhibition of shivering increases core temperature after drop and attenuates rewarming in hypothermic humans. *J. Appl. Physiol.* **83**, 1630–4.

Gilbert, D.L. (1983) The first documented report of mountain sickness: the China or Headache Mountain story. *Respir. Physiol.* **52**, 315–26.

Gilbert, D.L. (1991) The Pariacaca or Tullujoto story: political realism? *Respir. Physiol.* **86**, 147–57.

Gill, M.B. and Pugh, L.G.C.E. (1964) Basal metabolism and respiration in men living at 5,800 m (19000 ft). *J. Appl. Physiol.* **19**, 949–54.

Gill, M.B., Milledge, J.S., Pugh, L.G.C.E. and West, J.B. (1962) Alveolar gas composition at 21,000 to 25,700 ft (6400–7830 m). *J. Physiol. (Lond.)* **163**, 373–7.

Gill, M.B., Poulton, E.C., Carpenter, A. *et al.* (1964) Falling efficiency at sorting cards during acclimatization at 19,000 ft. *Nature* **203**, 436.

Gillman, P. (1993) *Everest*, Little Brown, Boston.

Glazier, J.B. and Murray, J.F. (1971) Sites of pulmonary vasomotor reactivity in the dog during alveolar hypoxia and serotonin and histamine infusion. *J. Clin. Invest.* **50**, 2550–8.

Glazier, J.B., Hughes, J.M.B., Maloney, J.E. and West, J.B. (1969) Measurements of capillary dimensions and blood volume in rapidly frozen lungs. *J. Appl. Physiol.* **26**, 65–76.

Goedhart, P.T., Khalilzada, M., Bezemer, R. *et al.* (2007). Sidestream Dark Field (SDF) imaging: a novel stroboscopic LED ring-based imaging modality for clinical assessment of the microcirculation. *Opt. Express* **15**, 15101–14.

Goerre, S., Wenk, M., Bärtsch, P. *et al.* (1995) Endothelin-1 in pulmonary hypertension associated with high-altitude exposure. *Circulation* **91**, 359–64.

Golan, Y., Onn, A., Villa, Y. *et al.* (2002) Asthma in adventure travelers: a prospective study evaluating the occurrence and risk factors for acute exacerbations. *Arch. Intern. Med.* **162**, 2421–6.

Golden, F. St C. (1973) Recognition and treatment of immersion hypothermia. *Proc. R. Soc. Med.* **66**, 1058–61.

Golden, F. St C. (1983) Rewarming, in *The Nature and Treatment of Hypothermia* (eds. R.S. Pozos and L.E. Wittmers), Croom Helm, London/University of Minnesota Press, Minneapolis, pp. 194–208.

Golden, F. St C. and Hervey, G.R. (1981) The 'after drop' and death after rescue from immersion in cold water, in *Hypothermia Ashore and Afloat* (ed. J.N. Adams), Aberdeen University Press, Aberdeen, pp. 37–56.

Goldenberg, F., Richalet, J.P., Onnen, I., and Antezana, A.M. (1992) Sleep apneas and high altitude newcomers. *Int. J. Sports Med.* **13**, S34–6.

Goldsmith, R. and Minard, D. (1976) Cold, cold work, in *Occupational Health and Safety*, Vol. 1, International Labour Office, Geneva, pp. 319–20.

Goldstein, M.C. and Beall, C.M. (1989) *Nomads of Western Tibet*, Serindia, London.

Golja, P., Flander, P., Klemenc, M. *et al.* (2008) Carbohydrate ingestion improves oxygen

delivery in acute hypoxia. *High Alt. Med. Biol.* **9**, 53–62.
Gollnick, P.D. and Saltin, B. (1982) Significance of skeletal muscle oxidative enzyme enhancement with endurance training. *Clin. Physiol.* **2**, 1–12.
Goñez, C., Villena, A. and Gonzales, G.F. (1993) Serum levels of adrenal androgens up to adrenarche in Peruvian children living at sea level and at high altitude. *J. Endocrinol.* **136**, 517–23.
Gong Jr, H., Tashkin, D.P., Lee, E.Y. and Simmons, M.S. (1984) Hypoxia–altitude simulation test. Evaluation of patients with chronic airway obstruction. *Am. Rev. Respir. Dis.* **130**, 980–6.
Gonzales, G.F. and Salirrosas, A. (2005) Arterial oxygen saturation in healthy newborns delivered at term in Cerro de Pasco (4340 m) and Lima (150 m). *Reprod. Biol. Endocrinol.* **3**, 46.
Gonzales, G.F., Villena, A., Escuderl, F and Coyotupa, J. (1996) Reproduction in the Andes. *Acta Andina* **5**, 68–9.
Gonzales, G.F., Gasco, M., Tapia, V. and Gonzales-Castañeda, C. (2009) High serum testosterone levels are associated with excessive erythrocytosis of chronic mountain sickness in men. *Am. J. Physiol. Endocrinol. Metab.* **296**, E1319–E1325.
Gonzales, G.F., Tapia, V., Gasco, M. *et al.* (2011a) High serum zinc and serum testosterone levels were associated with excessive erythrocytosis in men at high altitudes. *Endocrine* **40**, 472–80.
Gonzales, G.F., Tapia, V., Gasco, M. and Gonzales-Castañeda, C. (2011b) Serum testosterone levels and score of chronic mountain sickness in Peruvian men natives at 4340 m. *Andrologia* **43**, 189–95.
González, A.J., Hernández, D., Vera, A. *et al.* (2006) *ACE* gene polymorphism and erythropoietin in endurance athletes at moderate altitudes. *Med. Sci. Sports Exerc.* **38**, 688–93.
Gonzalez, N.C., Albrecht, T., Sullivan, L.P. and Clancy, R.L. (1990) Compensation of respiratory alkalosis induced after acclimation to simulated altitude. *J. Appl. Physiol.* **69**, 1380–6.
Goodenough, R.D., Royle, G.T., Nadel, E.R. *et al.* (1982) Leucine and urea metabolism in acute human cold exposure. *J. Appl. Physiol.* **53**, 367–72.
Gordon, J.B., Ganz, P., Nabel, E.G. *et al.* (1989) Atherosclerosis influences the vasomotor response of epicardial coronary arteries to exercise. *J. Clin. Invest.* **83**, 1946–52.
Gore, C.J., Hahn, A.G., Watson, D.B. *et al.* (1996) VO_2 max and arterial oxygen saturation at sea level and 610m. *Med. Sci. Sports Exerc.* **27**, Abstract 42.
Gore, C., Craig, N., Hahn, A. *et al.* (1998) Altitude training at 2690m does not increase total haemoglobin mass or sea level VO_2 max in world champion track cyclists. *J. Sci. Med. Sport.* **1**, 156–70.
Gore, C.J., Rodríguez, F.A., Truijens, M.J. *et al.* (2006) Increased serum erythropoietin but not red cell production after 4 wk of intermittent hypobaric hypoxia (4,000–5,500 m). *J. Appl. Physiol.* **101**, 1386–93.
Gorlin, R. (1966) Physiology of the coronary circulation, in *The Heart* (eds. J.W. Hurst and R.B. Logan), McGraw-Hill, New York, pp. 653–8.
Gosney, J. (1986) Histopathology of the endocrine organs in hypoxia, in *Aspects of Hypoxia* (ed. D. Heath), Liverpool University Press, Liverpool, pp. 131–45.
Gosney, J., Heath, D., Williams, D. and Rios-Dalenz, J. (1991) Morphological changes in the pituitary–adrenocortical axis in natives of La Paz. *Int. J. Biometeorol.* **35**, 1–5.
Graham, J. and Potyk, D. (2005) Age and acute mountain sickness: examining the data. *J. Am. Geriatr. Soc.* **53**, 735.
Graham, L.E. and Basnyat, B. (2001) Cerebral edema in the Himalayas: too high, too fast! *Wilderness. Environ. Med.* **12**, 62.
Graham, W.G.B. and Houston, C.S. (1978) Short-term adaptation to moderate altitude. Patients with chronic obstructive pulmonary disease. *JAMA* **240**, 1491–4.
Grahn, D. and Kratchman, J. (1963) Variations in neonatal death rate and birth weight in the United States and possible relations to environmental radiation, geology and altitude. *Am. J. Hum. Genet.* **15**, 329–52.

Gray, D. (1987) Survival after burial in an avalanche. *BMJ* **294**, 611–12.

Gray, G.W. (1983) High altitude pulmonary edema. *Semin. Respir. Med.* **5**, 141–50.

Gray, G.W., Bryan, A.C., Freedman, M.H. *et al.* (1975) Effect of altitude exposure on platelets. *J. Appl. Physiol.* **39**, 648–52.

Green, H.J., Sutton, J.R., Cymerman, A. *et al.* (1989) Operation Everest II: adaptations in human skeletal muscle. *J. Appl. Physiol.* **66**, 2454–61.

Green, R.L., Huntsman, R.G. and Serjeant, G.R. (1971) The sickle-cell and altitude. *BMJ* **4**, 593–5.

Green, S.P.T. (1992) The 1991 Everest marathon and the Namche Bazaar dental clinic. *J. R. Nav. Med. Serv.* **78**, 165–71.

Greene, R. (1934) Observations on the composition of alveolar air on Mt. Everest. *J. Physiol. (Lond.)* **32**, 481–5.

Greene, R. (1943) The immediate vascular changes in true frostbite. *J. Pathol. Bacteriol.* **55**, 259–68.

Gregory, I.C. (1974) The oxygen and carbon monoxide capacities of foetal and adult blood. *J. Physiol.* **236**, 625–34.

Grissom, C.K. and DeLoughery, T.G. (2007) Chronic diseases and wilderness activities, in *Wilderness Medicine* (ed. P.S. Auerbach), Mosby Elsevier, Philadelphia, PA.

Grissom, C.K., Roach, R.C., Sarnquist, F.H. and Hackett, P.H. (1992) Acetazolamide in the treatment of acute mountain sickness: clinical effect on gas exchange. *Ann. Intern. Med.* **116**, 461–5.

Grissom, C.K., Albertinae, K.H. and Elstsda, M.R. (2000) Alveolar haemorrhage in a case of high altitude pulmonary oedema. *Thorax* **55**, 167–9.

Grissom, C.K., Richer, L.D. and Elstad, M.R. (2005) The effects of a 5-lipoxygenase inhibitor on acute mountain sickness and urinary leukotriene E4 after ascent to high altitude. *Chest* **127**, 565–70.

Grocott, M.P. and Johannson, L. (2007) Ketamine for emergency anaesthesia at very high altitude (4243 m above sea-level). *Anaesthesia* **62**, 959–62.

Grocott, M.P., Martin, D.S., Levett, D.Z. *et al.* (2009) Arterial blood gases and oxygen content in climbers on Mount Everest. *New Engl. J. Med.* **360**, 140–9.

Grocott, M.P., Martin, D.S., Wilson, M.H. *et al.* (2010) Caudwell Xtreme Everest Expedition. *High Alt. Med. Biol.* **11**, 133–7.

Groechenig, E. (1994) Treatment of frostbite with iloprost. *Lancet* **394**, 1152–3.

Grollman, A. (1930) Physiological variations of the cardiac output of man. VII. The effect of high altitude on the cardiac output and its related functions: an account of experiments conducted on the summit of Pikes Peak, Colorado. *Am. J. Physiol.* **93**, 19–40.

Gronbeck, C. (1984) Chronic mountain sickness at an elevation of 2000 metres. *Chest* **85**, 577–8.

Groner, W., Winkelman, J.W., Harris, A.G. *et al.* (1999). Orthogonal polarization spectral imaging: a new method for study of the microcirculation. *Nat. Med.* **5**, 1209–12.

Grootendorst, D.C., Dahlen, S.E., Van Den Bos, J.W. *et al.* (2001) Benefits of high altitude allergen avoidance in atopic adolescents with moderate to severe asthma, over and above treatment with high dose inhaled steroids. *Clin. Exp. Allergy* **31**, 400–8.

Grover, R.F. (1980) Speculations on the pathogenesis of high-altitude pulmonary edema. *Adv. Cardiol.* **27**, 1–5.

Grover, R.F., Lufschanowski, R. and Alexander, J.K. (1970) Decreased coronary blood flow in man following ascent to high altitude. *Adv. Cardiol.* **5**, 72–9.

Groves, B.M., Droma, T., Sutton, J.R. *et al.* (1993) Minimal hypoxic pulmonary hypertension in normal Tibetans at 3,658 m. *J. Appl. Physiol.* **74**, 312–18.

Groves, B.M., Reeves, J.T., Sutton, J.R. *et al.* (1987) Operation Everest II: elevated high-altitude pulmonary resistance unresponsive to oxygen. *J. Appl. Physiol.* **63**, 521–30.

Grunig, E., Mereles, D., Hildebrandt, W. *et al.* (2000) Stress Doppler echocardiography for identification of susceptibility to high altitude pulmonary edema. *J. Am. Coll. Cardiol.* **35**, 980–7.

Guerra-Garcia, R. (1971) Testosterone metabolism in men exposed to high altitude. *Acta Endocrinol. Panama* **2**, 55–9.

Guezennec, C.Y. and Pesquies, P.C. (1985) Biochemical basis for physical exercise fatigue, in *High Altitude Deterioration* (eds. J. Rivolier, P. Cerretelli, J. Foray and P. Segantini), Karger, Basel, pp. 79–89.

Guilleminault, C., Connolly, S., Winkle, R. *et al.* (1984) Cyclical variation of the heart rate in sleep apnoea syndrome. Mechanisms, and usefulness of 24 h electrocardiography as a screening technique. *Lancet* **1**, 126–31.

Guleria, J.S., Pande, J.N. and Khanna, P.K. (1969) Pulmonary function in convalescents of high altitude pulmonary edema. *Dis. Chest* **55**, 434–7.

Guleria, J.S., Pande, J.N., Sethi, P.K. and Roy, S.B. (1971) Pulmonary diffusing capacity at high altitude. *J. Appl. Physiol.* **31**, 536–43.

Gunga, H-C., Kirsch, K., Rocker, L., and Schobersberger, W. (1994) Time course of erythropoietin, triiodothyronine, thyroxin, and thyroid-stimulating hormone at 2315 m. *J. Appl. Physiol.* **76**, 1068–72.

Gupta, M.L., Rao, K.S., Andand, I.S. *et al.* (1992) Lack of smooth muscle in the small pulmonary arteries of the native Ladakhi. *Am. Rev. Respir. Dis.* **145**, 1201–4.

Gustafsson, T., Puntschart, A., Kaijser, L. *et al.* (1999) Exercise-induced expression of angiogenesis-related transcription and growth factors in human skeletal muscle. *Am. J. Physiol. Heart Circ. Physiol.* **276**, 679–85.

Guttman, R. and Gross, M.M. (1956) Relationship between electrical and mechanical changes in muscle caused by cooling. *J. Coll. Comp. Physiol.* **48**, 421–30.

Guyton, A.C., Jones, C.E. and Coleman, T.C. (1973) *Cardiac Output and its Regulation,* 2nd edn, Saunders, Philadelphia, PA, p. 396.

Haab, P., Perret, C. and Piiper, J. (1965) La capacité de diffusion pulmonaire pour l'oxygène chez l'homme normal jeune. *Helv. Physiol. Acta* **23**, C23–5.

Haas, J.D. (1976) Prenatal and infant growth and development, in *Man in the Andes* (eds. P.T. Baker and M.A. Little), Dowden, Hutchinson & Ross, Stroudsburg, PA, pp. 161–78.

Habeler, P. (1979) *Everest: Impossible Victory,* Arlington, London.

Haberman, S., Capildeo, R. and Rose, F. (1981) The seasonal variation in mortality from cerebro-vascular disease. *J. Neurol. Sci.* **52**, 25–36.

Hackett, P. (2001) High altitude and common medical conditions, *High Altitude: An Exploration of Human Adaptation* (eds T.F. Hornbein, R.B. Schoene), Marcel Dekker, New York, pp 839–85.

Hackett, P.H. (2000) Subarachnoid cyst and ascent to high altitude – a problem? *High Alt. Med. Biol.* **1**, 337–9.

Hackett, P.H. (2001) High altitude and common medical conditions, in *High Altitude: an Exploration of Human Adaptation* (eds. T.F. Hornbein and R.B. Schoene), Marcel Decker, New York, pp. 839–85.

Hackett, P.H. (2010) Caffeine at high altitude: java at base camp. *High Alt. Med. Biol.* **11**, 13–17.

Hackett, P.H. and Rennie, D. (1979) Râles, peripheral edema, retinal hemorrhage and acute mountain sickness. *Am. J. Med.* **67**, 214–18.

Hackett, P.H. and Rennie, D. (1982) Cotton wool spots: a new addition to high altitude retinopathy, in *High Altitude Physiology and Medicine* (eds. W. Brendel and R.A. Zink), Springer-Verlag, New York, pp. 215–16.

Hackett, P.H. and Roach, R.C. (2001) Current concepts: high-altitude illness. *N. Engl. J. Med.* **345**, 107–14.

Hackett, P.H., Rennie, D. and Levine, H.D. (1976) The incidence, importance and prophylaxis of acute mountain sickness. *Lancet* **2**, 1149–54.

Hackett, P.H., Forsling, M.L., Milledge, J. and Rennie, D. (1978) Release of vasopressin in man at altitude. *Horm. Metab. Res.* **10**, 571.

Hackett, P.H., Creagh, C.E., Grover, R.F. *et al.* (1980a) High altitude pulmonary edema in persons without the right pulmonary artery. *N. Engl. J. Med.* **302**, 1070–3.

Hackett, P.H., Reeves, J.T., Reeves, C.D. *et al.* (1980b) Control of breathing in Sherpas at low and high altitude. *J. Appl. Physiol.* **49**, 374–9.

Hackett, P.H., Rennie, D., Grover, R.F. and Reeves, J.T. (1981) Acute mountain sickness and the edemas of high altitude: a common pathogenesis? *Respir. Physiol.* **46**, 383–90.

Hackett, P.H., Rennie, D., Hofmeister, S.E. *et al.* (1982) Fluid retention and relative hypoventilation in acute mountain sickness. *Respiration* **43**, 321–9.

Hackett, P.H., Schoene, R.B., Winslow, R.M. *et al.* (1985) Acetazolamide and exercise in sojourners to 6,300m – a preliminary study. *Med, Sci. Sports Exerc.* **17**, 593–7.

Hackett, P.H., Bertman, J. and Rodriguez, G. (1986) Pulmonary edema fluid protein in high-altitude pulmonary edema. *JAMA* **256**, 36.

Hackett, P.H., Roach, R.C., Harrison, C.L. *et al.* (1987a) Respiratory stimulants and sleep periodic breathing at high altitude. Almitrine versus acetazolamide. *Am. Rev. Respir. Dis.* **135**, 896–8.

Hackett, P.H., Hollingshead, K.F., Roach, R.B. *et al.* (1987b) Arterial saturation during ascent predicts subsequent acute mountain sickness (abstract), in *Hypoxia and Cold* (eds. J.R. Sutton, C.S. Houston and G. Coates), Praeger, New York, p. 544.

Hackett, P.H., Hollingshead, K.F., Roach, R.B. *et al.* (1987c) Cortical blindness in high altitude climbers and trekkers – a report of six cases (abstract), in *Hypoxia, and Cold* (eds. J.R. Sutton, C.S. Houston and G. Coates), Praeger, New York, p. 536.

Hackett, P.H., Roach, R.C., Wood, R.A. *et al.* (1988) Dexamethasone for prevention and treatment of acute mountain sickness. *Aviat. Space Environ. Med.* **59**, 950–4.

Hackett, P.H., Roach, R.C., Hartig, G.S. *et al.* (1992) The effect of vasodilators on pulmonary hemodynamics in high altitude pulmonary edema: a comparison. *Int. J. Sports Med.* **13**, S68–S71.

Hackett, P.H., Yarnell, P.R., Hill, R. *et al.* (1998) High-altitude cerebral edema evaluated with magnetic resonance imaging. *JAMA* **280**, 1920–5.

Haddad, G.G. and Jiang, C. (1993) O_2 deprivation in the central nervous system: on mechanisms of neuronal response, differential sensitivity and injury. *Progr. Neurobiol.* **40**, 277–318.

Haditch, B., Roessler, A. and Hinghofer-Szalkay, H.G. (2007) Renal adrenomedullin and high altitude diuresis. *Physiol. Res.* **56**, 779–87.

Hahn, A.G., Gore, C.J., Martin, D.T. *et al.* (2001) An evaluation of the concept of living at moderate altitude and training at sea level. *Comp. Biochem. Physiol. A Mol. Integr. Physiol.* **128**, 777–89.

Haight, J.S.J. and Keatinge, W.R. (1973) Failure of thermoregulation in the cold during hypoglycaemia induced by exercise and ethanol. *J. Physiol. (Lond)* **229**, 87–97.

Hainsworth, R. and Drinkhill, M.J. (2007) Cardiovascular adjustments for life at high altitude. *Respir. Physiol. Neurobiol.* **158**, 204–11.

Haldane, J. and Lorrain Smith, J. (1897) The absorption of oxygen by the lungs. *J. Physiol. (Lond.)* **22**, 231–58.

Haldane, J.S. and Priestley, J.G. (1935) *Respiration*, 2nd edn, Yale University Press, New Haven, CT.

Haldane, J.S., Kellas, A.M., and Kennaway, E.L. (1919) Experiments on acclimatisation to reduced atmospheric pressure. *J. Physiol. (Lond.)* **53**, 181–206.

Hall, C. (2005) NT-ProBNP: the mechanism behind the marker. *J. Cardiac Failure* **11**, S81–S83.

Hall, F.G. (1936) The effect of altitude on the affinity of hemoglobin for oxygen. *J. Biol. Chem.* **115**, 485–90.

Hall, F.G., Dill, D.B. and Guzman-Barron, E.S. (1936) Comparative physiology in high altitudes. *J. Cell. Comp. Physiol.* **8**, 301–13.

Halperin, B.D., Sun, S., Zhuang, J. *et al.* (1998) ECG observations in Tibetan and Han residents of Lhasa. *J. Electrocardiol.* **31**, 237–43.

Hamilton, R.S. and Paton, B.C. (1996) The diagnosis and treatment of hypothermia by mountain rescue teams: a survey. *Wilderness Environ. Med.* **7**, 28–37.

Hamilton, S.J.C. (1980) Hypothermia and unawareness of mental impairment. *BMJ* **1**, 565.

Hamlet, M.P. (1983) Fluid shifts in hypothermia, in *The Nature and Treatment of Hypothermia* (eds. R.S. Pozos and L.E. Wittmers), Croom Helm, London/ University of Minnesota Press, Minneapolis, pp. 94–9.

Hamlet, M.P., Veghte, J., Bowers, W.D. and Boyce, J. (1977) Thermographic evaluation of experimentally produced frostbite of rabbit feet. *Cryobiology* **14**, 197–204.

Hammel, H.T. (1964) Terrestrial animals in the cold. Recent studies in primitive man, in *Handbook of Physiology: Adaptation to the Environment,* American Physiological Society, Washington DC, pp. 413–34.

Hammond, M.D., Gale, G.E., Kapitan, K.S. *et al.* (1986) Pulmonary gas exchange in humans during normobaric hypoxic exercise. *J. Appl. Physiol.* **61**, 1749–57.

Hanaoka, M., Tanaka, M., Ge, R.L. *et al.* (2000) Hypoxia-induced pulmonary blood redistribution in subjects with a history of high-altitude pulmonary edema. *Circulation* **101**, 1418–22.

Hanaoka, M., Droma, Y., Ota, M. *et al.* (2009) Polymorphisms of human vascular endothelial growth factor gene and high altitude pulmonary edema susceptible subjects. *Respirology* **14**, 46–52.

Handley, A.J., Golden, F. St C., Keatinge, W.R. *et al.* (1993) *Report of the Working Party on Out of Hospital Management of Hypothermia*, Medical Commission on Accident Prevention, UK.

Hann, J. von (1901) *Lehrbuch der Meteorologie*, Tauchnitz, Leipzig. English translation by R.D.C. Ward, MacMillan, New York, 1903, p. 222.

Hannon, J. (1966) High altitude acclimatization in women, in *The Effects of Altitude on Physical Performance* (ed. R. Goddard), Athletic Institute, Chicago, pp. 37–44.

Hannon, J. (1978) Comparative adaptability of young men and women, in *Environmental Stress: Individual Human Adaptation* (eds. L. Folinsby, J. Wagner, J. Borgia *et al.*) Academic Press, New York, pp. 335–60.

Hannon J.P. (1967) High altitude acclimatization in women, in *Proceedings of International Symposium on the Effects of Altitude on Physical Performance,* Athletic Institute, Chicago, pp. 37–44.

Hannon, J.P., Shields, J.L. and Harris, C.W. (1969) Effects of altitude acclimatization on blood composition of women. *J. Appl. Physiol.* **26**, 540–7.

Hannon, J.P., Klain, G.J., Sudman, D.M. and Sullivan, F.J. (1976) Nutritional aspects of high-altitude exposure in women. *Am. J. Clin. Nutr.* **29**, 604–13.

Hanoka, M., Kubo, K., Yamazaki, Y. *et al.* (1998) Association of high altitude pulmonary edema with the major histocompatibility complex. *Circulation* **97**, 1124–8.

Hansen, J. and Sander, M. (2003) Sympathetic neural overactivity in healthy humans after prolonged exposure to hypobaric hypoxia. *J. Physiol (Lond.)* **546**, 921–9.

Hanson, J.E., Vogel, J.A., Stelter, G.P. and Consolazio, F. (1967) Oxygen uptake in man during exhaustive work at sea level and high altitude. *J. Appl. Physiol.* **23**, 511–22.

Harber, M.J., Williams, J.D. and Morton, J.J. (1981) Antidiuretic hormone excretion at high altitude. *Aviat. Space Environ. Med.* **52**, 38–40.

Harbinson, M.J. (1999) William Harvey, hypothermia and battle injuries. *BMJ* **319**, 1561.

Harms, C.A., Babcock, M.A., McClaran, S.R. *et al.* (1997) Respiratory muscle work compromises leg blood flow during maximal exercise. *J. Appl. Physiol.* **82**, 1573–83.

Harms, C.A., Wetter, T.J., St. Croix, C.M. *et al.* (2000) Effects of respiratory muscle work on exercise performance. *J. Appl. Physiol.* **89**, 131–8.

Harnett, R.M., Pruitt, J.R. and Sias, F.R. (1983) A review of the literature concerning resuscitation from hypothermia, Part II. Selected rewarming protocols. *Aviat. Space Environ. Med.* **54**, 487–95.

Harper, A.M. and Glass, H.I. (1965) Effect of alterations in the arterial carbon dioxide tension on the blood flow through the cerebral cortex at normal and low arterial blood pressures. *J. Neurol. Neurosurg. Psychiatry* **28**, 449–52.

Harris, N.S., Wenzel, R.P. and Thomas, S.H. (2003) High altitude headache: efficacy of acetaminophen vs. ibuprofen in a randomized, controlled trial. *J. Emerg. Med.* **24**, 383–7.

Harris, P. (1986) Evolution, hypoxia and high altitude, in *Aspects of Hypoxia* (ed. D. Heath), Liverpool University Press, Liverpool, pp. 207–16.

Harris, P., Castillo, Y., Gibson, K. *et al.* (1970) Succinic and lactic dehydrogenase activity in myocardial homogenates from animals at high and low altitude. *J. Mol. Cell. Cardiol.* **1**, 189–93.

Harrison, G.A., Kuchemann, C.F., Moore, M.A.S. *et al.* (1969) The effects of altitudinal variation in Ethiopian populations. *Philos. Trans. R. Soc. Lond. Ser. B* **256**, 147–82.

Harrison, M.H. (1985) Effects of thermal stress and exercise on blood volume in humans. *Physiol. Rev.* **65**, 149–208.

Hartinger, S., Tapia, V., Carrillo, C. *et al.* (2006) Birth weights at high altitudes in Peru. *Intern. J. Gyne. Obs.* **93**, 275–81.

Hartung, G.H., Myhre, L.G., Nunnerly, S.A. and Tucker, D.M. (1984) Plasma substrate response in men and women during marathon running. *Aviat. Space Environ. Med.* **55**, 128–31.

Hashmi, M.A., Bokjari, S.A.H., Rashid, M. *et al.* (1998) Frostbite: epidemiology at high altitude in the Karakoram mountains. *Ann. R. Coll. Surg.* **80**, 91–5.

Hatcher, J.D. (1965) Acute anoxic anoxia, in *The Physiology of Human Survival* (eds. O.G. Edholm and A.L. Bacharach), Academic Press, London, pp. 81–120.

Hathorn, M.K.S. (1971) The influence of hypoxia on iron absorption in the rat. *Gastroenterology,* **60**, 76–81.

Hayward, J.S. (1997) Inhibition of shivering increases core temperature after-drop and attenuates rewarming in hypothermic humans. *J. Appl. Physiol.* **83**, 1030–4.

Hayward, J.S., Eckerson, J.D. and Kemna, D. (1984) Thermal and cardiovascular changes during three methods of resuscitation from mild hypothermia. *Resuscitation* **11**, 21–33.

Hayward, M.G. and Keatinge, W.R. (1979) Progressive symptomless hypothermia in water. Possible cause of diving accidents. *BMJ* **1**, 1222.

Heath, D. (1986) Carotid body hyperplasia, in *Aspects of Hypoxia* (ed. D. Heath), Liverpool University Press, Liverpool, pp. 61–74.

Heath, D. and Williams, D.R. (1995) *High-Altitude Medicine and Pathology*. Oxford University Press, Oxford.

Heath, D., Edwards, C., Winson, M. and Smith, P. (1973) Effects on the right ventricle, pulmonary vasculature, and carotid bodies of the rat of exposure to, and recovery from, simulated high altitude. *Thorax* **28**, 24–8.

Heaton, J.M. (1972) The distribution of brown adipose tissue in the human. *J. Anat.* **112**, 35–9.

Hebbel, R.P., Eaton, J.W., Kronenberg, R.S. *et al.* (1978) Human llamas: adaptation to altitude in subjects with high hemoglobin oxygen affinity. *J. Clin. Invest.* **62**, 593–600.

Hecht, H.H., Lang, R.L., Carnes, W.H. *et al.* (1959) Brisket disease. I. General aspects of pulmonary hypertensive heart disease in cattle. *Trans. Assoc. Am. Physiol.* **72**, 157–72.

Hecht, H.H., Kuida, H., Lange, R.L. *et al.* (1962) Brisket disease. III. Clinical features and hemodynamic observations in altitude-dependent right heart failure of cattle. *Am. J. Med.* **32**, 171–83.

Heffner, J.E. and Sahn, S.A. (1981) High-altitude pulmonary infarction. *Arch. Intern. Med.* **141**, 1721.

Heggers, J.P., Phillips, L.G., McAuley, R.L. and Robson, M.C. (1990) Frostbite: experimental and clinical evaluation of treatment. *J. Wilderness Med.* **1**, 27–32.

Hellems, H.K., Ord, J.W., Talmers, F.N. and Christensen, R.C. (1957) Effects of hypoxia on coronary blood flow and myocardial metabolism in normal human subjects. *Circulation* **16**, 893.

Hemmingsson, T. and Linnarsson, D. (2009) Lower exhaled nitric oxide in hypobaric than in normobapic hypoxia. Resp Physiol Neurobiol. **169**, 74–77

Henderson, A.F., Heaton, R.W., Dunlop, L.S. and Costello, J.F. (1983) Effects of nifedipine on antigen-induced bronchoconstriction. *Am. Rev. Respir. Dis.* **127**, 549–53.

Henderson, Y. (1919) The physiology of the aviator. *Science* **49**, 431–41.

Henderson, Y. (1939) The last thousand feet on Everest. *Nature* **143**, 921–23.

Hepple, R.T., Agey, P.J., Szewczak, J.M. *et al.* (1998) Increased capillarity in leg muscle of finches living at altitude. *J. Appl. Physiol.* **85**, 1871–6.

Hepple, R.T., Hogan, M.C., Stary, C. *et al.* (2000) Structural basis of muscle O_2 diffusing capacity: evidence from muscle function *in situ*. *J. Appl. Physiol.* **88**, 560–6.

Hergistad, M. and Robbins, P.A. (2009) Pulmonary vascular response to air-breathing exercise in humans following an 8-hour exposure to hypoxia. *Respir. Physiol. Neurobiol.* **169**, 11–15.

Herman, J.K., O'Halloran, K.D. and Bisgard, G.E. (2001) Effect of 8-OH DPAT and detanserin on the ventilatory acclimatization to hypoxia in awake goats. *Respir. Physiol.* **124**, 95–104.

Hernandez, M.J. (1983) Cerebral circulation during hypothermia, in *The Nature and Treatment of Hypothermia* (eds. R.S. Pozos and L.E. Wittmers), Croom Helm, London/University of Minnesota, Minneapolis, pp. 61–8.

Herschkowitz, M. (1977) Penile frostbite: an unforeseen hazard of jogging. *N. Engl. J. Med.* **296**, 178.

Hertzman, A.B. (1957) Individual differences in regional sweating patterns. *J. Appl. Physiol.* **10**, 242–8.

Hervey, G.R. (1973) Physiological changes encountered in hypothermia. *Proc. R. Soc. Med.* **66**, 1053–7.

Hervey, G.R. and Tobin, G. (1983) Luxuskonsumption. Diet-induced thermogenesis and brown fat: a critical review. *Clin. Sci.* **64**, 7–22.

Hetzel, B.S. (1989) *The Story of Iodine Deficiency*, Oxford Medical Publications, Oxford.

Heyman, A., Patterson, J.L. and Duke, T.W. (1952) Cerebral circulation and metabolism in sickle cell and other chronic anemias, with observations on the effects of oxygen inhalation. *J. Clin. Invest.* **31**, 824–8.

Heymans, J.-F. and Heymans, C. (1925) Sur le mécanisme de l'apnée réflexe ou pneumogastrique. *Comptes Rendus Soc. Biol.* **92**, 1335–8.

Heymans, J.-F. and Heymans, C. (1927) Sur les modifications directes et sur la regulation reflexe de l'activité du centre respiratoire de la tête isolée du chien. *Arch. Intern. Pharmacodyn.* **33**, 273–370.

Hildebrandt, W., Ottenbacher, A., Schuster, M. *et al.* (2000) Diuretic effect of hypoxia, hypocapnia, and hyperpnea in humans: relation to hormones and O_2 chemosensitivity. *J. Appl. Physiol.* **88**, 599–610.

Hildebrandt, W., Alexander, S., Bärtsch, P. and Draöge, W. (2002) Effect of *N*-acetyl-cysteine on the hypoxic ventilatory response and erythropoietin production: linkage between plasma thiol redox state and O_2 chemosensitivity. *Blood* **99**, 1552–6.

Hill, A.V. (1928) The diffusion of oxygen and lactic acid through tissues. *Proc. R. Soc. Lond. Ser. B* **104**, 39–96.

Hill, L. (1934) Foreword, in *Oxygen and Carbon Dioxide Therapy* (eds A. Campbell and E.P. Poulton), Oxford University Press, London.

Hinchliff, T.W. (1876) *Over the Sea and Far Away*, Longmans Green, London.

Hinson, J.P., Kapas, S. and Smith, D.M. (2000) Adrenomedullin, a multifunctional regulatory peptide. *Endo. Rev.* **21**, 138–67.

Hirata, K., Matsuyama, S. and Saito, A. (1989) Obesity as a risk factor for acute mountain sickness. *Lancet* **2**, 1040–1.

Hirvonen, J. (1982) Accidental hypothermia, in Report 30, Nordic Council for Arctic Medical Research, Copenhagen, pp. 15–19.

Hlatky, M.A., Quertermous, T., Boothroyd, D.B. *et al.* (2007) Polymorphisms in hypoxia inducible factor 1 and the initial clinical presentation of coronary disease. *Am. Heart J.* **154**, 1035–42.

Ho, T.Y., Kao, W.F., Lee, S.M. *et al.* (2011) High-altitude retinopathy after climbing Mount Aconcagua in a group of experienced climbers. *Retina* **31**, 1650–5.

Hochachka, P.W., Clark, C.M., Stanley, C. *et al.* (1996) ^{31}P Magnetic resonance spectroscopy of the Sherpa heart: a phosphocreatine/adenosine defence against hypobaric hypoxia. *Proc. Natl. Acad. Sci. USA* **93**, 1215–20.

Hodges, J.R. and Warlow, C.P. (1990) Syndromes of transient amnesia: towards a classification. A study of 153 cases. *J. Neurol. Neurosurg. Psychiatry* **53**, 834–43.

Hoff, C.J. and Abelson, A.E. (1976) Fertility, in *Man in The Andes, A Multidisciplinary Study of High-Altitude Quechua* (eds. P.T. Baker and M.A. Little), Dowden, Hutchinson & Ross, Stroudsburg, PA, pp. 128–46.

Hoffman, R.C. and Wittmers, L.E. (1990) Cold vasodilatation, pain and acclimatization in Arctic explorers. *J. Wilderness Med.* **1**, 225–34.

Hogan, M.C., Roca, J., Wagner, P.D. and West, J.B. (1988a) Limitation of maximal O_2 uptake and performance by acute hypoxia in dog muscle *in situ. J. Appl. Physiol.* **65**, 815–21.

Hogan, M.C., Roca, J., West, J.B., and Wagner, P.D. (1988b) Dissociation of maximal O_2 uptake from O_2 delivery in canine gastrocnemius *in situ. J. Appl. Physiol.* **66**, 1219–26.

Hogan, M.C., Bebout, D.E. and Wagner, P.D. (1991) Effect of increased Hb-O_2 affinity on Vo_{2max} at constant O_2 delivery in dog muscle in situ. *J. Appl. Physiol.* **70**, 2656–62.

Hogan, R.P., Kotchen, T.A., Boyd, A.E. and Hartley, L.H. (1973) Effect of altitude on the renin–aldosterone system and metabolism of water and electrolytes. *J. Appl. Physiol.* **35**, 385–90.

Hohenhaus, E., Niroomand, F.G., Goerre, S. *et al.* (1994) Nifedipine does not prevent acute mountain sickness. *Am. J. Respir. Crit. Care* **150**, 857–60.

Hohenhaus, E., Paul, A., McCullough, R.E. *et al.* (1995) Ventilatory and pulmonary vascular response to hypoxia and susceptibility to high altitude pulmonary oedema. *Eur. Respir. J.* **8**, 1825–33.

Höhne, C., Krebs, M.O., Seiferheld, M. *et al.* (2004) Acetazolamide prevents hypoxic pulmonary vasoconstriction in conscious dogs. *J. Appl. Physiol.* **97**, 515–21.

Höhne, C., Pickerodt, P.A., Francis, R.C.E. *et al.* (2006) Pulmonary vasodilation by acetazolamide during acute hypoxia is not related to carbonic anhydrase inhibition. *Am. J. Physiol. Lung Cell Mol. Physiol.* **292**, L178–84.

Hoit, B.D., Dalton, N.D., Erzurum, S.C. *et al.* (2005) Nitric oxide and cardiopulmonary hemodynamics in Tibetan highlanders. *J. Appl. Physiol.* **99**, 1796–801.

Hoit, B.D., Dalton, N.D., Gebremedhin, A. *et al.* (2011) Elevated pulmonary artery pressure among Amhara highlanders in Ethiopia. *Am. J. Hum. Biol.* **23**, 168–76.

Holden, J.E., Stone, C.K., Clark, M. *et al.* (1995) Enhanced cardiac metabolism of plasma glucose in high-altitude natives: adaptation against chronic hypoxia. *J. Appl. Physiol.* **79**, 222–8.

Holditch, T. (1907) *Tibet the Mysterious,* Alston Rivers, London, pp. 242–3.

Holloszy, J.O. and Coyle, E.F. (1984) Adaptations of skeletal muscle to endurance exercise and their metabolic consequences. *J. Appl. Physiol.* **56**, 831–8.

Holloway, C.J., Montgomery, H.E., Murray, A.J. *et al.* (2011) Cardiac response to hypobaric hypoxia: persistent changes in cardiac mass, function, and energy metabolism after a trek to Mt. Everest Base Camp. *FASEB J.* **25**, 792–6.

Holm, P. (1997) Endothelin in the pulmonary circulation with special reference to hypoxic pulmonary vasoconstriction. *Scand. Cardiovasc. J. Suppl.* **46**, 1–40.

Homik, L.A., Bshouty, Z., Light, R.B. and Younes, M. (1988) Effect of alveolar hypoxia on pulmonary fluid filtration in *in-situ* dog lungs. *J. Appl. Physiol.* **65**, 46–52.

Honda, Y., Watanabe, S., Hashizume, I. *et al.* (1979) Hypoxic chemosensitivity in asthmatic patients two decades after carotid body resection. *J. Appl. Physiol.* **46**, 632–8.

Hong, S.I. and Nadel, E.R. (1979) Thermogenic control during exercise in a cold environment. *J. Appl. Physiol.* **47**, 1084–9.

Hong, S.K. (1973) Pattern of cold adaptation in women divers of Korea. *Fed. Proc.* **32**, 1414–22.

Honig, C.R. and Tenney, S.M. (1957) Determinants of the circulatory response to hypoxia and hypercapnia. *Am. Heart J.* **53**, 687–98.

Honig, C.R., Gayeski, T.E.J. and Groebe, K. (1991) Myoglobin and oxygen gradients, in *The Lung: Scientific Foundations* (eds. R.G. Crystal and J.B. West), Raven Press, New York, pp. 1489–96.

Honigman, B., Theis, M.K., Koziol-McLain, J. *et al.* (1993) Acute mountain sickness in a general tourist population at moderate altitudes. *Ann. Intern. Med.* **118**, 587–92.

Hoon, R.S., Sharma, S.C., Balasubramanian, V. and Chadha, K.S. (1977) Urinary catecholamine excretion on induction to high altitude (3658m) by air and road. *J. Appl. Physiol.* **42**, 728–30.

Hopkins, S.R., Garg, J., Bolar, D.S. *et al.* (2005) Pulmonary blood flow heterogeneity during hypoxia and high-altitude pulmonary edema. *Am. J. Resp. Crit. Care Med.* **171**, 83–7.

Hopkins, S.R. (2010a) Point: pulmonary edema does occur in human athletes performing heavy sea level exercise. *J. Appl. Physiol.* **109**, 1270–2.

Hopkins, S.R. (2010b) Stress failure and high altitude pulmonary edema: mechanistic insights from physiology. *Eur. Respir. J.* **35**, 470–2.

Hopkins, S.R., Olfert, I.M. and Wagner, P.D. (2009) Point–counterpoint: Exercise-induced intrapulmonary shunting is imaginary vs. real. *J. Appl. Physiol.* **107**, 993–4.

Hoppeler, H. (1999) Vascular growth in hypoxic skeletal muscle. *Adv. Exp. Med. Biol.* **474**, 277–86.

Hoppeler, H. and Michael Vogt, M. (2001) Muscle tissue adaptations to hypoxia. *J. Exp. Biol.* **204**, 3133–9.

Hoppeler, H., Kayar, S.R., Claassen, H. *et al.* (1987) Adaptive variation in the mammalian respiratory system in relation to energetic demand: III. Skeletal muscles: setting the demand for oxygen. *Respir. Physiol.* **69**, 27–46.

Hoppeler, H., Howald, H. and Cerretelli, P. (1990) Human muscle structure after exposure to extreme altitude. *Experientia* **46**, 1185–7.

Hoppeler, H., Vogt, M., Weibel, R. and Flück, M. (2003) Response of skeletal muscle mitochondria to hypoxia. *Exp. Physiol.* **88**, 109–19.

Horio, T., Kohno, M., Yokokawa, K. *et al.* (1991) Effect of hypoxia on plasma immunoreactive endothelin-1 concentration in anaesthetized rats. *Metabolism* **40**, 999–1001.

Hornbein, T.F., Townes, B.D., Schoene, R.B. *et al.* (1989) The cost to the central nervous system of climbing to extremely high altitude. *N. Engl. J. Med.* **321**, 1714–19.

Horton, B.T. and Brown, G.E. (1929) Systemic histamine like reactions in allergy due to cold. *Am. J. Med. Sci.* **198**, 191–202.

Horvath, S.M. (1981) Exercise in a cold environment. *Exerc Sport Sci. Rev.* **9**, 191–263.

Hossmann, K.A. (1999) The hypoxic brain. Insights from ischemia research. *Adv. Exp. Med. Biol.* **474**, 155–69.

Hotta, J., Hanaoka, M., Droma, Y. *et al.* (2004) Polymorphisms of renin–angiotensin system genes with high-altitude pulmonary edema in Japanese subjects. *Chest* **126**, 825–30.

Houk, V.N. (1959) Transient pulmonary insufficiency caused by cold. *US Armed Forces Med. J.* **10**, 1354–7.

Houston, C.S. (1960) Acute pulmonary edema of high altitude. *N. Engl. J. Med.* **263**, 478–80.

Houston, C.S. (1987) Transient visual disturbance at high altitude (abstract), in *Hypoxia and Cold* (eds. J.R. Sutton, C.S. Houston and G. Coates), Praeger, New York, p. 536.

Houston, C.S. (1988–9) Operation Everest II – 1985. *Alpine J.* **93**, 196–200.

Houston, C.S. and Bates, R. (1979) *K2, The Savage Mountain*, McGraw-Hill, New York, pp. 180–99.

Houston, C.S. and Dickinson, J. (1975) Cerebral form of high-altitude illness. *Lancet* **2**, 758–61.

Houston, C.S. and Riley, R.L. (1947) Respiratory and circulatory change during acclimatization to high altitude. *Am. J. Physiol.* **149**, 565–88.

Houston, C.S., Sutton, J.R., Cymerman, A. and Reeves, J.T. (1987) Operation Everest II: man at extreme altitude. *J. Appl. Physiol.* **63**, 877–82.

Houston, C.S., Cymerman, A. and Sutton, J.R. (1991) *Operation Everest II: Final Days*, US Army Research Institute of Environmental Medicine, Natick, MA, p. 96.

Howald, H. and Hoppeler, H. (2003) Performing at extreme altitude: muscle cellular and subcellular adaptations. *Eur. J. Appl. Physiol.* **90**, 360–4.

Howald, H., Pette, D., Simoneau, J.A. *et al.* (1990) Effect of chronic hypoxia on muscle enzyme activities. *Int. J. Sports Med.* **11**(Suppl. 1), S10–14.

Howard, L.S.G.E. and Robbins, P.A. (1995) Alterations in respiratory control during 8 h of isocapnic and poikilocapnic hypoxia in humans. *J. Appl. Physiol.* **78**, 1089–107.

Howard-Bury, C.K. (1922) *Mt. Everest: The Reconnaissance, 1921*, Arnold, London.

Howarth, M. (1999) High altitude cerebral oedema – a rescue. *ISMM Newsletter* **9**, 15–17.

Hsu, A.R., Barnholt, K.E., Grundmann, N.K. *et al.* (2006) Sildenafil improves cardiac output and exercise performance during acute hypoxia, but not normoxia. *J. Appl. Physiol.* **100**, 2031–40.

Hu, S.T., Huang, W.Y., Chu, S.C. and Pa, C.F. (1982) Chemoreflexive ventilatory response at sea level in subjects with past history of good acclimatization and severe acute mountain sickness, in *High Altitude Physiology and Medicine* (eds. W. Brendel and R.A. Zink), Springer-Verlag, New York, pp. 28–32.

Huang, S.Y., Ning, X.H., Zhou, Z.N. *et al.* (1984) Ventilatory function in adaptation to high altitude: studies in Tibet, in *High Altitude and Man* (eds. J.B. West and S. Lahiri), American Physiological Society, Bethesda, MD, pp. 173–7.

Huang, S.Y., Moore, L.G., McCullough, R.E. *et al.* (1987) Internal carotid and vertebral arterial flow velocity in men at high altitude. *J. Appl. Physiol.* **63**, 395–400.

Huang, S.Y., Tawney, K.W., Bender, P.R. *et al.* (1991) Internal carotid flow velocity with exercise before and after acclimatization to 4300 m. *J. Appl. Physiol.* **71**, 1469–76.

Huang, S.Y., Sun, S., Droma, T. *et al.* (1992) Internal carotid arterial flow velocity during exercise in Tibetan and Han residents of Lhasa (3,658 m). *J. Appl. Physiol.* **73**, 2638–42.

Hubbard, R.W., Gaffin, S.L. and Squire, D.L. (1995) Heat related illness, in *Wilderness Medicine* (ed. P.S. Auerbach), Mosby, St Louis, pp. 167–212.

Huddleston, B., Ataman, E. and Fè de'Ostiane L (2003) Towards a GIS-based analysis of mountain environments and populations. Working paper #10, UN, FAO, Rome. Available on www. fao.org.

Hüfner, C.G. (1890) Uber das Gesetz der Dissociation des Oxyhämoglobins und über einige daran sich knüpfende wichtige Fragen aus der Biologie. *Arch. Pathol. Anat. Physiol.* 1–27.

Huicho, L. and Niermeyer, S. (2006) Cardiopulmonary pathology among children resident at high altitude in Tintaya, Peru: a cross-sectional study. *High Alt. Med. Biol.* **7**, 168–79.

Hultgren, H. and Spickard, W. (1960) Medical experiences in Peru. *Stanford Med. Bull.* **18**, 97–8.

Hultgren, H., Spickard, W. and Lopez, C. (1962) Further studies of high altitude pulmonary edema. *Br. Heart J.* **24**, 95–102.

Hultgren, H.N. (1969) High altitude pulmonary edema, in *Biomedicine Problems of High Terrestrial Altitude* (ed. A.H. Hegnauer), Springer-Verlag, New York, pp. 131–41.

Hultgren, H.N. (1970) Reduction of systemic arterial blood pressure at high altitude. *Adv. Cardiol.* **5**, 49–55.

Hultgren, H.N. (1978) High altitude pulmonary edema, in *Lung Water and Solute Exchange* (ed. N.C. Staub), Dekker, New York, pp. 437–69.

Hultgren, H.N. (1992) Effect of altitude on cardio-vascular diseases. *J. Wilderness Med.* **3**, 301–8.

Hultgren, H.N. (1997) *High Altitude Medicine*, Hultgren Publications, Stanford, CA, p. 12.

Hultgren, H.N., Spickard, W.B., Hellriegel, K. *et al.* (1961) High altitude pulmonary edema. *Medicine (Baltimore)* **40**, 289–313.

Hultgren, H.N., Lopez, C.E., Lundberg, E. and Miller, H. (1964) Physiologic studies of pulmonary edema at high altitude. *Circulation* **29**, 393–408.

Hultgren, H.N., Robison, M.C. and Wuerflein, R.D. (1966) Over perfusion pulmonary edema. *Circulation* **34**(Suppl. 3), 132–3.

Hultgren, H.N., Wilson, R. and Kosek, J.C. (1997) Lung pathology in high-altitude pulmonary edema. *Wilderness. Environ. Med.* **8**, 218–20.

Hunt, J. (1953) *The Ascent of Everest*, Hodder and Stoughton, London.

Hunter, J. (1781) *Original Cases*, Library of Royal College of Surgeons of England, London.

Hunter, J., Kerr, E.H. and Whillans, M.G. (1952) The relation between joint stiffness upon exposure to cold and the characteristics of synovial fluid. *J. Can. Med. Sci.* **39**, 367–77.

Huonker, M., Schmidt-Trucksass, A., Sorichter, S. *et al.* (1997) Highland mountain hiking and coronary artery disease: exercise tolerance and effects on left ventricular function. *Med. Sci. Sports Exerc.* **29**, 1554–60.

Hupperets, M.D., Hopkins, S.R., Pronk, M.G. *et al.* (2004) Increased hypoxic ventilatory responses during 8 weeks at 3800m altitude. *Respir. Physiol. Neurobiol.* **142**, 145–52.

Hurtado, A. (1942) Chronic mountain sickness. *JAMA* **120**, 1278–82.

Hurtado, A. (1964) Animals in high altitudes: resident man, in *Handbook of Physiology, Section IV, Adaptation to the Environment* (ed. D.B. Dill), American Physiological Society, Washington DC, pp. 843–60.

Hurtado, A. (1971) The influence of high altitude on physiology, in *High Altitude Physiology* (eds. R. Porter and J. Knight), Ciba Foundation Symposium, Churchill Livingstone, Edinburgh, pp. 3–13.

Hurtado, A., Rotta, A., Merino, C. and Pons, J. (1937) Studies of myohemoglobin at high altitude. *Am. J. Med. Sci.* **194**, 708–13.

Hurtado, A., Merino, C. and Delgado, E. (1945) Influence of anoxemia on the hemopoietic activity. *Arch. Intern. Med.* **75**, 284–323.

Hussein, M.M., Bakir, N. and Roujouleh, H. (1992) Low-dose recombinant human erythropoietin in dialysis patients living at high altitude. *Nephrol. Dial. Transplant.* **7**, 173–4.

Hutchinson, S.J. and Litch, J.A. (1997) Acute myocardial infarction at high altitude. *JAMA* **278**, 1661–2.

Hyde, R.W., Forster, R.E., Power, G.G. *et al.* (1966) Measurement of O_2 diffusing capacity of the lungs with a stable O_2 isotope. *J. Clin. Invest.* **45**, 1178–93.

Iaia, F.M., Hellsten, Y., Nielsen, J.J. *et al.* (2009) Four weeks of speed endurance training reduces energy expenditure during exercise and maintains muscle oxidative capacity despite a reduction in training volume. *J. Appl. Physiol.* **106**, 73–80.

Ibbertson, H.K., Tair, J.M., Pearl, M. *et al.* (1972) Himalayan cretinism. *Adv. Exp. Med. Biol.* **30**, 51–69.

ICAO (1964) *Manual of the ICAO Standard Atmosphere*, 2nd edn, International Civil Aviation Organization, Montreal, Canada.

Ignarro, L.J., Buga, GM., Wood, K.S. *et al.* (1987) Endothelium-derived relaxing factor produced and released from artery and vein is nitric oxide. *Proc. Natl. Acad. Sci. USA* **84**, 9265–9.

Ikawa, G., Dos Santos, P.A.L., Yamaguchi, K.T. *et al.* (1986) Frostbite and bone scanning: the use of ^{99}m-labelled phosphates in demarcating the line of viability in frostbite victims. *Orthopaedics* **9**, 1257–61.

Iliff, L.D. (1971) Extra-alveolar vessels and edema development in excised dog lungs. *Circ. Res.* **28**, 524–32.

Imray, C.H., Chesner, I., Winterbourn, M. *et al.* (1992) Fat absorption at altitude: a reappraisal. *Int. J. Sports Med.* **13**, 87.

Imray, C.H., Brearey, S., Clarke, T. *et al.* (2000) Cerebral oxygenation at high altitude and the response to carbon dioxide, hyperventilation and oxygen. *Clin. Sci.* **98**, 159–64.

Imray, C.H., Walsh, S., Clarke, T. *et al.* Birmingham Medical Research Expeditionary Society. (2003) Effects of breathing air containing 3% carbon dioxide, 35% oxygen or a mixture of 3% carbon dioxide/35% oxygen on cerebral and peripheral oxygenation at 150 m and 3459 m. *Clin. Sci. (Lond.)* **104**, 203–10.

Imray, C.H.E., Richards, P., Greeves, J. *et al.* (2011) Non-freezing cold injuries. *J. R. Army Med. Corps* **157**, 79–84.

Ind, P.W., Maxwell, D.L., Causon, R.C. *et al.* (1984) Hypoxia and catecholamine secretion in normal man. *Clin. Sci.* **67**, 58–59P.

Ingjer, F. and Brodal, P. (1978) Capillary supply of skeletal muscle fibers in untrained and endurance-trained women. *Eur. J. Appl. Physiol.* **38**, 291–9.

Ingjer, F. and Myhre, K. (1992) Physiological effects of altitude training on elite male cross-country skiers. *J. Sports Sci.* **10**, 37–47.

Insalaco, G., Romano, S., Salvaggio, A. *et al.* (2000) Blood pressure and heart rate during periodic breathing while asleep at high altitude. *J. Appl. Physiol.* **89**, 947–55.

Irwin, B.C., McCord, J.M., Nozik-Grayck, E. *et al.* (2009) A potential role for reactive oxygen species and the HIF-1 Alpha-VEGF pathway hypoxia-induced pulmonary vascular leak. *Free Rad. Biol. Med.* **47**, 55–61.

Irwin, D.C., Subudhi, A.W., Klopp, L. *et al.* (2008) Pulmonary edema induced by cerebral hypoxic insult in a canine model. *Aviat. Environ. Med.* **79**, 472–8.

Irwin, D.C., McCord, J.M., Nozik-Grayek, E. *et al.* (2009) Potential role for reactive oxygen species in the HIF-1 a-DEGF pathway and hypoxia-induced pulmonary vascular leak. *Free Rad. Biol. Med.* **47**, 55–61.

Irwin, M.S., Thorniley, M.S. and Green, C.J. (1994) An investigation into the aetiology of non-freezing cold injury using infrared spectroscopy. *Biochem. Soc. Trans.* **22**, 418S.

Irwin, M.S., Sanders, R., Gren, C.J. and Terenghi, G. (1997) Neuropathy in non-freezing injuries (trench foot). *J. R. Soc. Med.* **90**, 433–8.

Ishizaki, T., Koizumi, T., Ruan, Z. *et al.* (2005) Nitric oxide inhibitor altitude-dependently elevates pulmonary arterial pressure in high-altitude adapted yaks. *Respir. Physiol. Neurobiol.* **146**, 225–30.

ISMM Newsletter (1998) The combined oral contraceptive (COC) at altitude – is it safe? (10 discussants). *ISMM Newsletter* **8**, 11–13.

Itskovitz, J., LaCamma, E.F. and Rudolph, A.M. (1987) Effects of cord compression on fetal blood flow distribution and O_2 delivery. *Am. J. Physiol. (Heart Circ. Physiol.)* **21**, H100–9.

Iwasaki, K., Zhang, R., Zuckerman, J.H. *et al.* (2011) Impaired dynamic cerebral autoregulation at extreme altitude even after acclimatization. *J. Cereb. Blood Flow Metab.* **31**, 283–92.

Jackson, F. and Davies, H. (1960) The electrocardiogram of the mountaineer at high altitude. *Br. Heart J.* **22**, 671–85.

Jackson, F.S. (1968) The heart at high altitude. *Br. Heart J.* **30**, 291–4.

Jackson, F.S., Turner, R.W.D. and Ward, M.P. (1966) *Report on IBP Expedition to North Bhutan*, Royal Society, London.

Jackson, J.A. (1975) Avoidance of cold injury. Outline of basic principles, in *Mountain Medicine and Physiology* (eds. C. Clarke, M.P. Ward and E.S. Williams), Alpine Club, London, pp. 28–30.

Jafarian, S., Gorouhi, F., Salimi, S. and Lotfi, J. (2007) Sumatriptan for prevention of acute mountain sickness: Randomized clinical trial. *Ann. Neurol.* **62**, 273–7.

Jain, S.C., Singh, M.V., Sharma, V.M. *et al.* (1986) Amelioration of acute mountain sickness: comparative study of acetazolamide and spironolactone. *Int. J. Biometeorol.* **30**, 293–300.

James, M.F., Manson, E.D. and Dennett, J.E. (1982) Nitrous oxide analgesia and altitude. *Anaesthesia* **37**, 285–8.

Jansen, G.F., Krins, A. and Basnyat, B. (1999) Cerebral vasomotor reactivity at high altitude in humans. *J. Appl. Physiol.* **86**, 681–6.

Jansson, E., Sylven, C. and Nordevang, E. (1982) Myoglobin in the quadriceps femoris muscle of competitive cyclists and untrained men. *Acta Physiol. Scand.* **114**, 627–9.

Jean, D. and Moore, L.G. (2012) Travel to high altitude during pregnancy: frequently asked questions and recommendations for clinicians. *High Alt. Med. Biol.* **13**, 73–81.

Jean, D., Leal, C., Kriemler, S. *et al.* (2005) Medical recommendations for women going to altitude. *High Alt. Med. Biol.* **6**, 22–31.

Jedlickova, K., Stockton, D.W., Chen, H. *et al.* (2003) Search for genetic determinants of individual variability of the erythropoietin response to high altitude. *Blood Cells Mol. Dis.* **31**, 175–82.

Jefferson, J.A., Escudero, E., Hertardo, M.E. *et al.* (2002a) Hyperuricemia, hypertension and proteinuria associated with high-altitude polycythemia. *Am. J. Kidney Dis.* **39**, 1135–42.

Jefferson, J.A., Escudero, E., Hurtado, M.-E. *et.al.* (2002b) Excessive erythrocytosis, chronic mountain sickness, and serum cobalt levels. *Lancet* **359**, 407–8.

Jehle, D., Moscati, R., Frye, J. and Reich, N. (1994) The incidence of spontaneous subarachnoid hemorrhage with change in barometric pressure. *Am. J. Emerg. Med.* **12**, 90–1.

Jelkmann, W. and Lundby, C. (2011) Blood doping and its detection. *Blood* **118**, 2395–404.

Jensen, G.M. and Moore, L.G. (1997) The effect of high altitude and other risk factors on birthweight: independent or interactive effect. *Am. J. Public Health* **87**, 1003–7.

Jensen, J.B., Wright, A.D., Lassen, N.A. *et al.* (1990) Cerebral blood flow in acute mountain sickness. *J. Appl. Physiol.* **69**, 430–3.

Jenzer, G. and Bärtsch, P. (1993) Migraine with aura at high altitude: case report. *J. Wilderness. Med.* **4**, 412–15.

Jequier, E., Gygax, P-H., Pittet, P. and Vannotti, A. (1974) Increased thermal body insulation: relationship to the development of obesity. *J. Appl. Physiol.* **36**, 674–8.

Jessen, K. and Hagelstein, J.O. (1978) Peritoneal dialysis in the treatment of profound accidental hypothermia. *Aviat. Space Environ. Med.* **49**, 424–9.

Jha, S.K., Anand, A.C., Sharma, V. *et al.* (2002) Stroke at high altitude: Indian experience. *High Alt. Med. Biol.* **3**, 21–7.

Jiang, C., Liu, F., Luo, Y. *et al.* (2012) Gene expression profiling of high altitude polycythemia in Han Chinese migrating to the Qinghai-Tibetan plateau. *Mol. Med. Rep.* **5**, 287–93.

Jiménez, D. (1995) High altitude intermittent chronic exposure: Andean miners, in *Hypoxia and the Brain* (eds. J.R. Sutton, C.S. Houston and G. Coates), Queen City Printers, Burlington, VT, pp. 284–91.

Joern, A.T., Shurley, J.T., Brooks, R.E. *et al.* (1970) Short-term changes in sleep patterns on arrival at the South Polar Plateau. *Arch. Inern. Med.* **125**, 649–54.

Johnson, B.D., Babcock, M.A., Suman, O.E. and Dempsey, J.A. (1993) Exercise-induced diaphragmatic fatigue in healthy humans. *J. Physiol.* **460**, 385–405.

Johnson, P.L., Popa, D.A., Prisk, G.K. *et al.* (2010) Non-invasive positive pressure ventilation during sleep at 3800 m: Relationship to acute mountain sickness and sleeping oxyhaemoglobin saturation. *Respirology* **15**, 277–82.

Johnson, P.L., Edwards, N., Burgess, K.R. and Sullivan, C.E. (2010a) Sleep architecture changes during a trek from 1400 to 5000 m in the Nepal Himalaya. *J.Sleep Res.* **9**, 148–56.

Johnson, P.L., Popa, D.A., Prisk, G.K. *et al.* (2010b) Non-invasive positive pressure ventilation during sleep at 3800 m: Relationship to acute mountain sickness and sleeping oxyhaemoglobin saturation. *Respirology* **15**, 277–82.

Johnson, R.L. Jr, Cassidy, S.S., Grover, R.E. *et al.* (1985) Functional capacities of lungs and thorax in beagles after prolonged residence at 3,100 m. *J. Appl. Physiol.* **59**, 1773–82.

Johnson, T.S., Rock, P.B., Fulco, C.S. *et al.* (1984) Prevention of acute mountain sickness by dexamethasone. *N. Engl. J. Med.* **310**, 683–6.

Jones, J.E., Muza, S.R., Fulco, C.S. *et al.* (2008) Intermittent hypoxic exposure does not improve sleep at 4300 m. *High Alt. Med. Biol.* **9**, 281–7.

Jones, N.M. and Bergeron, M. (2001) Hypoxic preconditioning induces changes in HIF-1 target genes in neonatal rat brain. *J. Cereb. Blood Flow. Metab.* **21**, 1105–14.

Jones, R.M., Terhaard, J., Zullo, J. and Tenney, S.M. (1981) Mechanism of reduced water intake in rats at high altitude. *Am. J. Physiol.* **240**, R187–91.

Joseph, V., Soliz, J., Pequignot, J. *et al.* (2000) Gender differentiation of the chemoreflex during growth at high altitude: functional and neurochemical studies. *Am. J. Physiol. Regul. Integr. Comp. Physiol.* **278**, R806–16.

Joseph, V., Pequignot, J.M. and Van Reeth, O. (2002) Neurochemical perspectives on the control of breathing during sleep. *Respir. Physiol. Neurobiol.* **130**, 253–63.

Josephson, M.E. and Wellens, H.J. (eds.) (1984) *Tachycardia: Mechanisms, Diagnosis, Treatment,* Lea and Febiger, Philadelphia, PA.

Jourdanet, D. (1875) *Influence de la Pression de l'Air sur la Vie de l'Homme*, Masson, Paris.

Julian, C.G., Gore, C.J., Wilber, R.L. *et al.* (2004) Intermittent normobaric hypoxia does not alter performance or erythropoietic markers in highly trained distance runners. *J. Appl. Physiol.* **96**, 1800–7.

Julian, C.G., Galan, H.L., Wilson, M.J. *et al.* (2008) Lower uterine artery blood flow and higher endothelin relative to nitric oxide metabolite levels are associated with reductions in birth weight at high altitude.

Am. J. Physiol. Regul. Integr. Comp. Physiol. **295**, R906–15.

Julian, C.G., Subudhi, A.W., Wilson, M.J. *et al.* (2011) Acute mountain sickness, inflammation, and permeability: new insights from a blood biomarker study. *J. Appl. Physiol.* **111**, 392–9.

Juniper, E.F. and Hargreave, F.E. (1986) Airway responsiveness assessed by aerosol inhalation tests: variability in results due to unexpected differences between calibrated nebulizers. *J. Allergy Clin. Immunol.* **78**, 387–91.

Kacimi, R., Richalet, J.-P., Corsin, A. *et al.* (1992) Hypoxia-induced downregulation of β-adrenergic receptors in rat heart. *J. Appl. Physiol.* **73**, 1377–82.

Kallenberg, K., Bailey, D.M., Christ, S. *et al.* (2007) Magnetic resonance imaging evidence of cytotoxic cerebral edema in acute mountain sickness. *J. Cereb. Blood Flow Metab.* **27**, 1064–71.

Kallenberg, K., Dehnert, C., Dorfler, A. *et al.* (2008) Microhemorrhages in non-fatal high-altitude cerebral edema. *J. Cereb. Blood Flow Metab.* **28**, 1635–42.

Kalson, N.S., Davies, A.J., Stokes, S. *et al.* (2007) Climbers with diabetes do well on Mount Kilimanjaro. *Diabet. Med.* **24**, 1496.

Kalson, N.S., Thompson, J., Davie, A.J. *et al.* (2009) The effect of angiotensin-converting enzyme genotype on acute mountain sickness and summit success in trekkers attempting the summit of Mt. Kilimanjaro (5,895 m). *Eur. J. Appl. Physiol.* **105**, 373–9.

Kalson, N.S., Hext, F., Davies, A,J. and Chan, C.W. (2010) Do changes in gastro-intestinal blood flow explain high-altitude anorexia? *Eur. J. Clin. Invest.* **40**, 735–41.

Kamat, S.R. and Banerji, B.C. (1972) Study of cardiopulmonary function on exposure to high altitude. I. Acute acclimatization to an altitude of 3,500 to 4,000 meters in relation to altitude sickness and cardiopulmonary function. *Am. Rev. Respir. Dis.* **106**, 404–13.

Kamin, W., Fleck, B., Rose, D.M. *et al.* (2006) Predicting hypoxia in cystic fibrosis patients during exposure to high altitudes. *J. Cyst. Fibros.* **5**, 223–8.

Kaminsky, D.A., Irvin, C.G., Gurka, D.A. *et al.* (1995) Peripheral airways responsiveness to cool, dry air in normal and asthmatic individuals. *Am. J. Respir. Crit. Care Med.* **152**, 1784–90.

Kapanci, Y., Assimacopoulos, A., Irle, C. *et al.* (1974) 'Contractile interstitial cells' in pulmonary alveolar septa: a possible regulator of ventilation–perfusion ratio? Ultrastructural, immunofluorescence, and in vitro studies. *J. Cell Biol.* **60**, 375–92.

Kaplan, L.A. (1992) Suntan, sunburn and sun protection. *J. Wilderness Med.* **3**, 173–96.

Kapoor, A.K., Kshatriya, G.K. and Kapoor, S. (2003) Fertility and mortality differentials among the population groups of the Himalayas. *Hum Biol.* **75**, 729–47.

Kapoor, S.C. (1984) Changes in electrocardiogram among temporary residents at high altitude. *Defence Sci. J.* **34**, 389–95.

Kappes, B.W. and Mills, W.J. (1984) Thermal biofeedback training with frostbite patients (abstract). *Sixth International Symposium on Circumpolar Health*, 13–18 May, Anchorage, Alaska, p. 100.

Karinen, H., Peltonen, J. and Tikkanen, H. (2008) Prevalence of acute mountain sickness among Finnish trekkers on Mount Kilimanjaro, Tanzania: an observational study. *High Alt. Med. Biol.* **9**, 301–6.

Karinen, H.M., Peltonen, J.E., Kahonen, M. and Tikkanen, H.O. (2010) Prediction of acute mountain sickness by monitoring arterial oxygen saturation during ascent. *High Alt. Med. Biol.* **11**, 325–32.

Karliner, J., Sarnquist, F.H., Graber, D.J. *et al.* (1985) The electrocardiogram at extreme altitude: experience on Mt. Everest. *Am. Heart J.* **109**, 505–13.

Kasch, F.W., Boyer, J.L., Van Camp, S. *et al.* (1995) Cardiovascular changes with age and exercise. A 28-year longitudinal study. *Scan. J. Med. Sci. Sports.* **5**, 147–51.

Katayama, K., Amann, M., Pegelow, D.F. *et al.* (2007) Effect of arterial oxygenation on quadriceps fatiguability during isolated muscle exercise. *Am. J. Physiol. Regul. Integ. Comp. Physiol.* **292**, R1279–R1286.

Katayama, K., Matsuo, H., Ishida, K. *et al.* (2003) Intermittent hypoxia improves endurance performance and submaximal exercise efficiency. *High Alt. Med. Biol.* **4**, 291–304.

Katayama, K., Sato, K. and Hotta, N. (2007) Intermittent hypoxia does not increase exercise ventilation at simulated moderate altitude. *Int. J. Sports Med.* **28**, 480–7.

Kato, M. and Staub, N.C. (1966) Response of small pulmonary arteries to unilobar hypoxia and hypercapnia. *Circ. Res.* **19**, 426–40.

Kaufmann, P.A., Schirlo, C., Pavlicek, V. *et al.* (2001) Increased myocardial blood flow during acute exposure to simulated altitudes. *J. Nucl. Cardiol.* **8**, 158–64.

Kawashima, A., Kubo, K., Matsuwara, Y. *et al.* (1992) Hypoxia-induced ANP secretion in subjects susceptible to high-altitude pulmonary edema. *Respir. Physiol.* **89**, 309–17.

Kay, J.M. and Edwards, F.R. (1973) Ultrastructure of the alveolar-capillary wall in mitral stenosis. *J. Pathol.* **111**, 239–45.

Kay, J.M., Waymire, J.C. and Grover, R.F. (1974) Lung mast cell hyperplasia and pulmonary histamine-forming capacity in hypoxic rats. *Am. J. Physiol.* **226**, 178–84.

Kayser, B. (1991) Acute mountain sickness in Western tourists around the Thorong pass (5400m) in Nepal. *J. Wilderness Med.* **2**, 110–17.

Kayser, B. (1996) Lactate during exercise at high altitude. *Eur. J. Appl Physiol. Occup. Physiol.* **74**, 195–205.

Kayser, B., Hoppeler, H., Desplances, H. and Cerretelli, P. (1991) Muscle ultrastructure and biochemistry of lowland Tibetans. *J. Appl. Physiol.* **70**, 1938–42.

Kayser, B., Acheson, K., Decombaz, J. *et al.* (1992) Protein absorption and energy digestibility at high altitude. *J. Appl. Physiol.* **73**, 2425–31.

Kayser, B., Binzoni, T., Hoppeler, H. *et al.* (1993a) A case of severe frostbite on Mt Blanc: a multi-technique approach. *J. Wilderness Med.* **4**, 167–74.

Kayser, B., Narici, M.V. and Cibella, F. (1993b) Fatigue and performance at high altitude, in *Hypoxia and Molecular Medicine* (eds. J.R. Sutton, C.S. Houston and G. Coates), Queen City Printers, Burlington, VT, pp. 222–34.

Kayser, B., Hoppeler, H., Claassen, C. *et al.* (1996) Muscle structure and performance capacity of Himalayan Sherpas. *J. Appl. Physiol.* **81**, 419–25.

Kayser, B., Hulsebosch, R. and Bosch, F. (2008) Low-dose acetylsalicylic acid analog and acetazolamide for prevention of acute mountain sickness. *High Alt. Med. Biol.* **9**, 15–23.

Kayser, B., Aliverti, A., Pellegrino, R. *et al.* (2010) Comparison of a visual analogue scale and Lake Louise symptom scores for acute mountain sickness. *High Alt. Med. Biol.* **11**, 69–72.

Kayser, B., Dumont, L., Lysakowski, C. *et al.* (2012) Reappraisal of acetazolamide for the prevention of acute mountain sickness: A systematic review and meta-analysis. *High Alt. Med. Biol.* **13**, 82–92.

Kearney, M.S. (1973) Ultrastructural changes in the heart at high altitude. *Pathol. Microbiol.* **39**, 258–65.

Keatinge, W.R. and Cannon, P. (1960) Freezing point of human skin. *Lancet* **1**, 11–14.

Keatinge, W.R., Hayward, M.G. and McIver, N.K.I. (1980) Hypothermia during saturation diving in the North Sea. *BMJ* **1**, 291.

Keatinge, W.R., Coleshaw, S.R.K., Cotter, F. *et al.* (1984) Increases in platelet and red cell counts, blood viscosity and arterial pressure during mild surface cooling: factors in mortality from coronary and cerebral thrombosis in winter. *BMJ* **2**, 1405–8.

Keatinge, W.R., Coleshaw, S.R.K., Millard, C.E. and Axelsson, J. (1986) Exceptional case of survival in cold water. *BMJ* **292**, 171–2.

Keighley, J.H. and Steele, G. (1981) The functional and design requirements of clothing. *Alpine J.* **86**, 138–45.

Kellas, A.M. (1912) The mountains of Northern Sikkim and Garwal. *Alpine J.* **26**, 113–42.

Kellas, A.M. (2001) A consideration of the possibility of ascending Mount Everest. *High Alt. Med. Biol.* **2**, 431–61.

Kellogg, R.H. (1963) The role of CO_2 in altitude acclimatization, in *The Regulation of Human Respiration* (eds. D.J.C. Cunningham and B.B. Lloyd), Blackwell Scientific Publications, Oxford, pp. 379–94.

Kellogg, R.H. (1980) Acid–base balance in high altitude: historical perspective, in *Environmental Physiology: Aging, Heat and*

Altitude (eds. S.M. Horvath and M.K. Yousef), Elsevier, New York, pp. 295–308.

Kelly, K.R., Williamson, D.L., Early, C.E. *et al.* (2010) Acute altitude-induced hypoxia suppresses plasma glucose and leptin in healthy humans. *Metabolism* **57**, 200–5.

Kelly, T.E. and Hackett, P.H. (2010) Acetazolamide and sulfonamide allergy: a not so simple story. *High Alt. Med. Biol.* **11**, 319–23.

Kelman, C.R. (1966a) Digital computer subroutine for the conversion of oxygen tension into saturation. *J. Appl. Physiol.* **21**, 1375–6.

Kelman, C.R. (1966b) Calculation of certain indices of cardio-pulmonary function using a digital computer. *Respir. Physiol.* **1**, 335–43.

Kelman, C.R. (1967) Digital computer procedure for the conversion of Pco_2 into blood CO_2 content. *Respir. Physiol.* **3**, 335–43.

Kennedy, B.C. and Gentle, D.A. (1995) Children in the wilderness, in *Wilderness Medicine* (ed. P.S. Auerbach), Mosby, St Louis, pp. 466–89.

Kennedy, R.S., Dunlap, W.P., Banderet, L.E. *et al.* (1989) Cognitive performance deficits in a simulated climb of Mount Everest: Operation Everest II. *Aviat. Space Environ. Med.* **60**, 99–104.

Kerem, D. and Elsner, R. (1973) Cerebral tolerance to asphyxial hypoxia in the harbor seal. *Respir. Physiol.* **19**, 188–200.

Kerendi, F., Halkos, M.E., Kin, H. *et al.* (2005) Upregulation of hypoxia inducible factor is associated with attenuation of neuronal injury in neonatal piglets undergoing deep hypothermic circulatory arrest. *J. Thorac. Cardiovasc. Surg.* **130**, 1079.

Kety, S.S. (1950) Circulation and metabolism of the human brain in health and disease. *Am. J. Med.* **8**, 205–17.

Keyes, L.E., Armaza, J.F., Niermeyer, S. *et al.* (2003) Intrauterine growth restriction, preeclampsia, and intrauterine mortality at high altitude in Bolivia. *Pediatr. Res.* **54**, 20–5.

Keynes, R.J., Smith, G.W., Slater, J.D.H. *et al.* (1982) Renin and aldosterone at high altitude in man. *J. Endocrinol.* **92**, 131–40.

Keys, A. (1936) The physiology of life at high altitude: the International High Altitude Expedition to Chile 1935. *Sci. Mon.* **43**, 289–312.

Keys, A., Hall, F.G. and Guzman Barron, E.S. (1936) The position of the oxygen dissociation curve of human blood at high altitude. *Am. J. Physiol.* **115**, 292–307.

Keys, A., Stapp, J.P. and Violante, A. (1943) Responses in size, output and efficiency of the human heart to acute alteration in the composition of inspired air. *Am. J. Physiol.* **138**, 763–71.

Khanna, P.K., Dham, S.K. and Hoon, R.S. (1976) Exercise in an hypoxic environment as a screening test for ischaemic heart disease. *Aviat. Space Environ. Med.* **47**, 1114–17.

Khoo, M.C., Anholm, J.D., Ko, S.W. *et al.* (1996) Dynamics of periodic breathing and arousal during sleep at extreme altitude. *Respir. Physiol.* **103**, 33–43.

Khoo, M.C.K., Kronauer, R.E., Strohl, K.P. and Slutsky, A.S. (1982) Factors inducing periodic breathing in humans: a general model. *J. Appl. Physiol.* **53**, 644–59.

Khoury, G.H. and Hawes, C.R. (1963) Primary pulmonary hypertension in children living at high altitude. *J. Pediatrics* **62**, 177–85.

Kim, J.-W., Tchernyshyov, I., Semenza, G.L. *et al.* (2006) HIF-1-mediated expression of pyruvate dehydrogenase kinase: a metabolic switch required for cellular adaptation to hypoxia. *Cell. Metab.* **3**, 177–85.

King, B.R., Goss, P.W., Paterson, M.A. *et al.* (2011) Changes in altitude cause unintended insulin delivery from insulin pumps: mechanisms and implications. *Diabetes Care* **34**, 1932–3.

Klausen, K. (1966) Cardiac output in man in rest and work during and after acclimatization to 3800m. *J. Appl. Physiol.* **21**, 609–16.

Kleger, G.-R., Bärtsch, P., Vock, P. *et al.* (1996) Evidence against an increase in capillary permeability in subjects exposed to high altitude. *J. Appl. Physiol.* **81**, 1917–23.

Kline, D.D., Peng, Y.J., Manalo, J. *et al.* (2002) Defective carotid body function and impaired ventilatory response to chronic hypoxia in mice partially deficient for hypoxia-inducible factor 1α. *Proc. Natl. Acad. Sci. USA* **99**, 821–6.

Klokker, M., Kharazmi, A., Galbo, H. *et al.* (1993) Influence of *in vivo* hypobaric hypoxia on function of lymphocytes, natural killer cells, and cytokines. *J. Appl. Physiol.* **74**, 1100–6.

Klyce, S.D. (1981) Stromal lactate accumulation can account for corneal oedema osmotically following epithelial hypoxia in the rabbit. *J. Physiol.* **321**, 49–64.

Knaupp, W., Khilnani, S., Sherwood, J. *et al.* (1992) Erythropoietin response to acute normobaric hypoxia in humans. *J. Appl. Physiol.* **73**, 837–40.

Knill, R.L. and Celb, A.W. (1978) Ventilatory responses to hypoxia and hypercapnia during halothane sedation and anaesthesia in man. *Anesthesiology* **49**, 244–51.

Knochel, J.P. (1989) Heat stroke and related heat stress disorders. *Dis. Mon.* **35**, 301–77.

Kobrick, J.L. (1972) Effects of hypoxia on voluntary response time to peripheral stimuli during central target monitoring. *Ergonomics* **15**, 147–56.

Kobrick, J.L. (1975) Effects of hypoxia on peripheral visual response to dim stimuli. *Percept. Mot. Skills* **41**, 467–74.

Kobza, R., Duru, F. and Erne, P. (2008) Leisure-time activities of patients with ICDs: findings of a survey with respect to sports activity, high altitude stays, and driving patterns. *Pacing Clin. Electrophysiol.* **31**, 845–9.

Koehle, M.S., Wang, P., Guenette, J.A. and Rupert, J.L. (2006) No association between variants in the ACE and angiotensin II receptor 1 genes and acute mountain sickness in Nepalese pilgrims to the Janai Purnima Festival at 4380 m. *High Alt. Med. Biol.* **7**, 281–9.

Koehle, M.S., Guenette, J.A. and Warburton, D.E. (2010) Oximetry, heart rate variability, and the diagnosis of mild-to-moderate acute mountain sickness. *Eur. J. Emerg. Med.* **17**, 119–22.

Kohlendorfer, U., Kiechl, S. and Sperl. W (1998) Living at high altitude and risk of sudden infant death syndrome. *Arch. Dis. Child.* **79**, 506–9.

Kohler, M., Kriemler, S., Wilhem, E.M. *et al.* (2008) Children at high altitude have less nocturnal periodic breathing than adults. *Eur. Respir. J.* **32**, 189–97.

Koistinen, P., Takala, T., Martikkala, V. and Leppalouto, J. (1995) Aerobic fitness influences the response of maximal oxygen uptake and lactate threshold in acute hypobaric hypoxia. *Int. J. Sports Med.* **26**, 78–81.

Koistinen, P.Q., Rusko, H., Irjala, K. *et al.* (2000) EPO, red cells, and serum transferring receptor in continuous and intermittent hypoxia. *Med. Sci. Sports Exerc.* **32**, 800–4.

Koizumi, T., Kawashima, A., Kubo, K. *et al.* (1994) Radiographic and hemodynamic changes during recovery from high-altitude pulmonary edema. *Intern Med.* **33**, 525–8.

Koizumi, T., Ruan, Z., Sakai, A. *et al.* (2004) Contribution of nitric oxide to adaptation of Tibetan sheep to high altitude. *Respir. Physiol. Neurobiol.* **140**, 189–96.

Kong, F.-Y., Li, Q. and Liu, S.-X. (2011) Poor sleep quality predicts decreased cognitive function independently of chronic mountain sickness score in young soldiers with polycythemia stationed in Tibet. *High Alt. Med. Biol.* **12**, 237–42.

Kontos, H.A. and Lower, R.R. (1963) Role of beta-adrenergic receptors in the circulatory response to high altitude hypoxia. *Am. J. Physiol.* **217**, 756–63.

Kontos, H.A., Levasseur, J.E., Richardson, D.W. *et al.* (1967) Comparative circulatory responses to systemic hypoxia in man and in unanesthetized dog. *J. Appl. Physiol.* **23**, 381–6.

Kosunen, K.J. and Pakarinen, A.J. (1976) Plasma renin, angiotensin II, and plasma and urinary aldosterone in running exercise. *J. Appl. Physiol.* **41**, 26–9.

Kotchen, T.A., Mougey, E.H., Hogan, R.P. *et al.* (1973) Thyroid responses to simulated altitude. *J. Appl. Physiol.* **34**, 145–8.

Koyama, S., Kobayashi, T., Kubo, K. *et al.* (1984) Catecholamine metabolism in patients with high altitude pulmonary edema (HAPE). *Jpn. J. Mount. Med.* **4**, 119.

Krarup, N. and Larsen, J.A. (1972) The effect of slight hypothermia on liver function as measured by the elimination rate of ethanol, the hepatic uptake and excretion of indocyanine green and bile formation. *Acta Physiol. Scand.* **84**, 396–407.

Kreuzer, F. and van Lookeren Campagne, P. (1965) Resting pulmonary diffusing capacity for CO and O_2 at high altitude. *J. Appl. Physiol.* **20**, 519–24.

Kristensen, C., Drenk, N.E. and Jordening, H. (1986) Simple system for central rewarming of hypothermic patients. *Lancet* **2**, 1467–8.

Krogh, A. (1910) On the mechanism of the gas-exchange in the lungs. *Skand. Arch. Physiol.* **23**, 248–78.

Krogh, A. (1919) Number and distribution of capillaries in muscles with calculations of the oxygen pressure head necessary to supplying the tissue. *J. Physiol. (Lond.)* **52**, 409–15.

Krogh, A. (1929) *The Anatomy and Physiology of Capillaries*, Yale University Press, New Haven, CT.

Krogh, A. and Krogh, M. (1910) On the tensions of gases in the arterial blood. *Skand. Archiv. Physiol.* **23**, 179–92.

Krogh, M. (1915) The diffusion of gases through the lungs of man. *J. Physiol. (Lond.)* **49**, 271–96.

Kronenberg, R.S. and Drage, C.W. (1973) Attenuation of the ventilatory and heart rate responses to hypoxia and hypercapnia with ageing in normal men. *J. Clin. Invest.* **52**, 1812–19.

Kronenberg, R.S., Safar, P., Lee, J. *et al.* (1971) Pulmonary artery pressure and alveolar gas exchange in man during acclimatization to 12,470 ft. *J. Clin. Invest.* **50**, 827–37.

Kryger, M., McCullough, R., Doekel, R. *et al.* (1978a) Excessive polycythemia of high altitude: role of ventilatory drive and lung disease. *Am. Rev. Respir. Dis.* **118**, 659–66.

Kryger, M., McCullough, R.E., Collins, D. *et al.* (1978b) Treatment of excessive polycythemia of high altitude with respiratory stimulant drugs. *Am. Rev. Respir. Dis.* **117**, 455–64.

Kubo, K., Hanaoka, M., Hayano, T. *et al.* (1998) Inflammatory cytokines in BAL fluid and pulmonary hemodynamics in high-altitude pulmonary edema. *Respir. Physiol.* **111**, 301–10.

Kuepper, T. Hoefer, M., Gieseler, U. and Netzer, N. (1999) Prevention of acute mountain sickness with theophylline (abstract), in *Hypoxia: Into the Next Millennium* (eds. R.C. Roach, P.D. Wagner and P.H. Hackett), Plenum/Kluwer, New York, p. 400.

Kumar, N., Folger, W.N. and Bolton, C.F. (2004) Dyspnea as the predominant manifestation of bilateral phrenic neuropathy. *Mayo Clin. Proc.* **79**, 1563–5.

Kumar, R., Pasha, Q., Khan, A.P. and Gupta, V. (2004) Renin angiotensin aldosterone system and ACE I/D gene polymorphism in high-altitude pulmonary edema. *Aviat. Space Environ. Med.* **75**, 981–3.

Kumar, V.N. (1982) Intractable foot pain following frostbite. *Arch. Phys. Med. Rehabil.* **63**, 284–5.

Kupper, T.E., Strohl, K.P., Hoefer, M. *et al.* (2008) Low-dose theophylline reduces symptoms of acute mountain sickness. *J. Travel Med.* **15**, 307–14.

Kuwahira, I., Moue, Y., Urano, T. *et al.* (2001) Redistribution of pulmonary blood flow during hypoxic exercise. *Int. J. Sports. Med.* **22**, 393–9.

Lahiri, S. (1972) Dynamic aspects of regulation of ventilation in man during acclimatization to high altitude. *Respir. Physiol.* **16**, 245–58.

Lahiri, S. (1977) Physiological responses and adaptations to high altitude, in *International Review of Physiology Environmental Physiology II, Vol. 14* (ed. D. Robertshaw), University Park Press, Baltimore, MD, pp. 217–51.

Lahiri, S. and Barnard, P. (1983) Role of arterial chemoreflexes in breathing during sleep at high altitude, in *Hypoxia, Exercise and Altitude* (eds. J.S. Sutton, C.S. Houston and N.L. Jones), Liss, New York, pp. 75–85.

Lahiri, S. and Cherniack, N.S. (2001) Cellular and molecular mechanisms of O_2 sensing with special reference to the carotid body, in *High Altitude, Lung Biology in Health and Disease, Vol. 161* (eds. T.F. Hornbein and R.B. Schoene), Marcel Dekker, New York, pp. 101–30.

Lahiri, S. and Delaney, R.G. (1975) Stimulus interaction in the response of carotid body chemoreceptor single afferent fibres. *Respir. Physiol.* **24**, 267–86.

Lahiri, S. and Milledge, J.S. (1967) Acid–base in Sherpa altitude residents and lowlanders at 4880 m. *Respir. Physiol.* **2**, 323–34.

Lahiri, S., Milledge, J.S., Chattopadhyay, H.P. *et al.* (1967) Respiration and heart rate of

Sherpa highlanders during exercise. *J. Appl. Physiol.* **23**, 545–54.

Lahiri, S., Kao, F.F., Velasquez, T. *et al.* (1969) Irreversible blunted sensitivity to hypoxia in high altitude natives. *Respir. Physiol.* **6**, 360–7.

Lahiri, S., Delaney, R.G., Brody, J.S. *et al.* (1976) Relative role of environmental and genetic factors in respiratory adaptation to high altitude. *Nature* **261**, 133–5.

Lahiri, S., Edelman, N.H., Cherniack, N.S. and Fishman, A.P. (1981) Role of carotid chemoreflex in respiratory acclimatization to hypoxemia in goat and sheep. *Respir. Physiol.* **46**, 367–82.

Lahiri, S., Maret, K. and Sherpa, M.G. (1983) Dependence of high altitude sleep apnea on ventilatory sensitivity to hypoxia. *Respir. Physiol.* **52**, 281–301.

Lahiri, S., Maret, K.H., Sherpa, M.G. and Peters, R.M. Jr (1984) Sleep and periodic breathing at high altitude: Sherpa natives versus sojourners, in *High Altitude and Man* (eds. J.B. West and S. Lahiri), American Physiological Society, Bethesda, MD, pp. 73–90.

Lahiri, S., Rozanov, C. and Cherniack, N.S. (2000) Altered structure and function of the carotid body at high altitude and associated chemoreflexes. *High Alt. Med. Biol.* **1**, 63–74.

Lahti, A. (1982) Cutaneous reactions to cold, in Report 30, Nordic Council for Arctic Medical Research, Copenhagen, pp. 32–5.

Lakshminarayan, S. and Pierson, D.J. (1975) Recurrent high altitude pulmonary edema with blunted chemosensitivity. *Am. Rev. Respir. Dis.* **111**, 869–72.

La Manna, J.C., Chavez, J.C. and Pichiule, P. (2004) Structural and functional adaptation to hypoxia in the rat brain. *J. Exp. Biol.* **207**, 3163–9.

Lander, E.S., Linton, L.M., Birren, B. *et al.* (2001) Initial sequencing and analysis of the human genome. *Nature* **409**, 860–921.

Lanfranchi, P.A., Colombo, R., Cremona, G. *et al.* (2005) Autonomic cardiovascular regulation in subjects with acute mountain sickness. *Am. J. Physiol. Heart Circ. Physiol.* **289**, H2364–72.

Lang, S.D.R. and Lang, A. (1971) The Kunde Hospital and a demographic survey of the Upper Khumbu, Nepal. *N.Z. Med. J.* **74**, 1–8.

Laragh, J.H. (1985) Atrial natriuretic hormone, the renin–aldosterone axis, and blood pressure–electrolyte homeostasis. *N. Engl. J. Med.* **313**, 1330–40.

Larsen, E.B., Roach, R.C., Schoene, R.B. and Hornbein, T.F. (1982) Acute mountain sickness and acetazolamide. Clinical efficacy and effect on ventilation. *JAMA* **248**, 328–32.

Larsen, J.J., Hansen, J.M., Olsen, N.V. *et al.* (1997) The effect of altitude hypoxia on glucose homeostasis in men. *J. Physiol.* **504**, 241–9.

Larsson, K., Ohlsen, P., Larsson, L. *et al.* (1993) High prevalence of asthma in cross country skiers. *BMJ* **307**, 1326–9.

Lassvik, C. and Areskog, N.H. (1980) Angina pectoris during inhalation of cold air. Reactions to exercise. *Br. Heart J.* **43**, 661–7.

Laufmann, H. (1951) Profound accidental hypothermia. *JAMA* **147**, 1201–12.

Lawler, J., Powers, S.K., Thompson, D. *et al.* (1988) Linear relationship between VO_2 max and VO_2 maximum decrement during exposure to acute hypoxia. *J. Appl. Physiol.* **64**, 1486–92.

Lawrence, D.L. and Shenker, Y. (1991) Effect of hypoxic exercise on atrial natriuretic factor and aldosterone regulation. *Am. J. Hypertens.* **4**, 341–7.

Lawrence, D.L., Skatrud, J.B. and Shenker, Y. (1990) Effect of hypoxia on atrial natriuretic factor and aldosterone regulation in humans. *Am. J. Physiol.* **258**, E243–8.

Lawrie, R.A. (1953) Effect of enforced exercise on myoglobin concentration in muscle. *Nature* **171**, 1069–70.

Leaf, D.E. and Goldfarb, D.S. (2007) Mechanisms of action of acetazolamide in the prophylaxis and treatment of acute mountain sickness. *J. Appl. Physiol.* **102**, 1313–22.

Leal, C. (2005) Going high with type 1 diabetes. *High Alt. Med. Biol.* **6**, 14–21.

Lechner, A.J., Grimes, M.J., Aquin, L. and Banchero, N. (1982) Adapative lung growth during chronic cold plus hypoxia is age-dependent. *J. Exp. Zool.* **219**, 285–91.

Ledingham, I. McA. (1983) Clinical management of elderly hypothermic patients, in *The Nature and Treatment of Hypothermia* (eds. R.S. Pozos and L.E. Wittmers), Croom Helm, London/University of Minnesota Press, Minneapolis, pp. 165–81.

Ledingham, I. McA. and Mone, J.G. (1980) Treatment of accidental hypothermia: a prospective clinical study. *BMJ* **1**, 1102–5.

Lee, W.C., Chen, J.J., Ho, H.Y. *et al.* (2003) Short-term altitude mountain living improves glycemic control. *High Alt. Med. Biol.* **4**, 81–91.

Lehman, T., Mairbaurl, H., Pleisch, B. *et al.* (2006) Platelet count and function at high altitude and in high-altitude pulmonary edema. *J. Appl. Physiol.* **100**, 690–4.

Lehmann, J.F. (1971) Diathermy, in *Handbook of Physical Medicine and Rehabilitation,* 2nd edn, Saunders, Philadelphia, pp. 1397–442.

Lehmann, T., Mairbaurl, H., Pleisch, B. *et al.* (2006) Platelet count and function at high altitude and in high-altitude pulmonary edema. *J. Appl. Physiol.* **100**, 690–4.

Lehmuskallio, E. (1999) Cold protecting ointment and frostbite: a questionnaire study of 830 conscripts in Finland. *Acta Derm. Venereol.* **79**, 67–70.

Lehmuskallio, E. and Anttonen, H. (1999) Thermal physical effects of ointments in cold: an experimental study with a skin model. *Acta Derm. Venereol.* **79**, 33–6.

Lehmuskallio, E., Linholm, H., Koskenvvo, K. *et al.* (1995) Frostbite of the face and ears: an epidemiological study of risk factors in Finnish conscripts. *BMJ* **311**, 1661–3.

Leiberman, P., Protopapas, A. and Kanki, B.G. (1995) Speech production and cognitive defects on Mt. Everest. *Aviat. Space Environ. Med.* **66**, 857–64.

Leigh-Smith, S. (2004) Blood boosting: a review. *Br. J. Sports Med.* **38**, 99–101.

Leissner, K.B. and Mahmood, F.U. (2009) Physiology and pathophysiology at high altitude: considerations for the anesthesiologist. *J. Anesth.* **23**, 543–53.

Lejeune, P., Brimioulle, S., Leeman, M. *et al.* (1990) Enhancement of hypoxic pulmonary vasoconstriction by metabolic acidosis in dogs. *Anesthesiology* **73**, 256–64.

Lenfant, C. and Sullivan, K. (1971) Adaptation to high altitude. *N. Engl. J. Med.* **284**, 1298–309.

Lenfant, C., Torrance, J., English, E. *et al.* (1968) Effect of altitude on oxygen binding by hemoglobin and on organic phosphate levels. *J. Clin. Invest.* **47**, 2652–6.

Lenfant, C., Ways, P., Aucutt, C. and Cruz, J. (1969) Effect of chronic hypoxic hypoxia on the O_2–Hb dissociation curve and respiratory gas transport in man. *Respir. Physiol.* **7**, 7–29.

Lenfant, C., Torrance, J.D. and Reynafarje, C. (1971) Shift of the O_2–Hb dissociation curve at altitude: mechanism and effect. *J. Appl. Physiol.* **30**, 625–31.

Leonard, W.R., DeWalt, K.M., Stansbury, J.P. and McCaston, M.K. (1995) Growth differences between children of highland and coastal Equador. *Am. J. Phys. Anthropol.* **98**, 47–57.

León-Velarde, F. (1998) First International Group on Chronic Mountain Sickness (CMS) in Matsumoto, in *Progress in Mountain Medicine and High Altitude* (eds. H. Ohno, T. Kobayashi, S. Masuyama and M. Nakashima), Press Committee of the 3rd Congress on Mountain Medicine and High Altitude Physiology, Matsumoto, p. 166.

León-Velarde, F. and Arregui, A. (1993) Hipoxia: Investigacionas Basicas y Clinicias. *Homenajie a Carlos Monge Cassinelli*, Instituto Frances de Estudios Andinos Universidad Peruana Cayetano Heredia, Lima, Peru.

León-Velarde, F. and Richalet, J.P. (2006) Respiratory control in residents at high altitude: physiology and pathophysiology. *High Alt. Med. Biol.* **7**, 125–37.

León-Velarde, F. and Villafuerte, F.C. (2011) High-altitude pulmonary hypertension. *Textbook Pulmon. Vasc. Dis.* **4**, 1211–21.

León-Velarde, F., Monge, C.C., Vidal, A. *et al.* (1991) Serum immunoreactive erythropoietin in high altitude natives with and without excessive erythrocytosis. *Exp. Hematol.* **19**, 257–60.

León-Velarde, F., Arregui, A., Monge C.C. and Ruiz, H. (1993) Ageing at high altitude and the risk of chronic mountain sickness. *J. Wilderness Med.* **4**, 183–8.

León-Velarde, F., Arregui, A., Vargas, M. *et al.* (1994) Chronic mountain sickness and chronic lower respiratory tract disorders. *Chest* **106**, 151–5.

León-Velarde, F., Ramos, M.A., Hermandez, J.A. *et al.* (1997) The role of menopause in the development of chronic mountain sickness. *Am. J. Physiol.* **272**, R90–4.

León-Velarde, F., Gamboa, A., Chuquiza, J.A. *et al.* (2000) Hematological parameters in high altitude residents living at 4,355, 4,660, and 5,500 meters above sea level. *High Alt. Med. Biol.* **1**, 97–104.

León-Velarde, F., Maggiorini, M., Reeves, J.T. *et al.* (2005) Consensus statement on chronic and sub-acute high altitude disease. *High Alt. Med. Biol.* **6**, 147–57.

León-Velarde, F., Villafuerte, F.C. and Richalet, J.-P. (2010) Chronic mountain sickness and the heart. *Prog. Cardiovasc. Dis.* **52**, 540–9.

Lepori, M., Hummler, E., Feihl, F. *et al.* (1999) Amiloride sensitive sodium transport dysfunction augments susceptibility to hypoxia induced lung edema (abstract), in *Hypoxia: Into the Next Millennium* (eds. R.C. Roach, P.D. Wagner and P.H. Hackett), Plenum/Kluwer, New York, p. 403.

Leuthold, E., Hartmann, G., Buhlman, R. *et al.* (1975) Medical and physiological investigations on mountaineers. A field study during a winter climb in the Bernese Oberland, in *Mountain Medicine and Physiology* (eds. C. Clarke, M. Ward and E. Williams), Alpine Club, London, pp. 32–7.

Levett, D.Z, Fernandez, B.O., Riley, H.L. *et al.* (2011) The role of nitrogen oxides in human adaptation to hypoxia. *Sci. Rep.* **1**, 109.

Levett, D.Z., Radford, E.J., Menassa, D.A. *et al.* (2012) Acclimatization of skeletal muscle mitochondria to high-altitude hypoxia during an ascent of Everest. *FASEB J.* **26**, 1431–41.

Levin, E.R. (1995) Endothelins. *N. Engl. J. Med.* **333**, 356–61.

Levine, B.D. (2005) Point: Positive effects of intermittent hypoxia (live high:train low) on exercise performance are mediated primarily by augmented red cell volume. *J. Appl. Physiol.* **99**, 2053–5.

Levine, B.D. and Stray-Gundersen, J. (1992) A practical approach to altitude training: where to live and train for optimal performance enhancement. *Int. J. Sports Med.* **13**, 5209–12.

Levine, B.D. and Stray-Gundersen, J. (1997) 'Living high–training low': effect of moderate altitude acclimatization with low altitude training on performance. *J. Appl. Physiol.* **83**, 102–12.

Levine, B.D. and Stray-Gundersen, J. (2006) Dose-response of altitude training: how much altitude is enough? *Adv. Exp. Med. Biol.* **588**, 233–47.

Levine, B.D., Yoshimura, K., Kobayashi, T. *et al.* (1989) Dexamethasone in the treatment of acute mountain sickness. *N. Engl. J. Med.* **321**, 1707–13.

Levine, B.D., Zuckerman, J.H. and deFilippi, C.R. (1997) Effect of high-altitude exposure in the elderly: the Tenth Mountain Division study. *Circulation* **96**, 1224–32.

Lewin, S., Brittman, L.R. and Holzman, R.S. (1981) Infections in hypothermic patients. *Arch. Intern. Med.* **141**, 920–5.

Lewis, R.B. and Moen, P.W. (1952) Further studies on the pathogenesis of cold induced muscle necrosis. *Surg. Gynecol. Obstet.* **95**, 543–51.

Lewis, R.F. and Rennick, P.M. (1979) *Manual for the Repeatable Cognitive–Perceptual–Motor Battery*, Axon, Grosse Pointe Park, MI.

Lexow, K. (1991) Severe accidental hypothermia: survival after 6 hrs 30 min of cardio-pulmonary resuscitation. *Arctic Med. Res.* **50**(Suppl. 6), 112–14.

Li, X., Pei, T., Xu, H. *et al.* (2012) Ecological study of community-pevel factors associated with chronic mountain sickness in the young male Chinese immigrant population in Tibet. *J. Epidemiol.* **22**, 136–43.

Li, Y.Z. (1985) The birth weight, distribution of new born (in percentile) in high altitude (abstract), 2nd High Altitude Symposium, Qinghai, China (unpublished proceedings).

Lichty, J.A., Ting, R.Y., Bruns, P.D. and Dyar, E. (1957) Studies of babies born at high altitude. *Am. Med. Assoc. J. Dis. Child.* **93**, 666–7.

Lilja, G.P. (1983) Emergency treatment of hypothermia, in *The Nature and Treatment of Hypothermia* (eds. R.S. Pozos and L.E. Wittmers), Croom Helm, London/ University of Minnesota Press, Minneapolis, pp. 143–51.

Lim, T.P.K. (1960) Central and peripheral control mechanisms of shivering and its effect on respiration. *J. Appl. Physiol.* **15**, 567–74.

Lindgarde, F., Ercilla, M.B., Correa, L.R. and Ahren, B. (2004) Body adiposity, insulin, and leptin in subgroups of Peruvian Amerindians. *High Alt. Med. Biol.* **5**, 27–31.

Lipman, G.S., Kanaan, N.C., Holck, P.S., *et al.* (2012) PAINS Group. Ibuprofen prevents altitude illness: a randomized control trial for prevention of altitude illness with nonsteroidal anti-inflammatories. *Ann Emerg Med.*, Jun; **59**(6): 484–90.

Lippl, F.L., Neubauer, S., Schipfer, S. *et al.* (2010) Hypobaric hypoxia causes body weight reduction in obese subjects. *Obesity* **18**, 675–81.

Litch, J.A. and Bishop, R.A. (1999) Transient global amnesia at high altitude. *N. Engl. J. Med.* **340**, 1444.

Litch, J.A. and Bishop, R.A. (2000) High altitude global amnesia. *Wilderness Exp. Med.* **11**, 25–8.

Liu, L., Cheng, H., Chin, W. *et al.* (1989) Atrial natriuretic peptide lowers pulmonary arterial pressure in patients with high altitude disease. *Am. J. Med. Sci.* **298**, 397–401.

Liu, C., Zhang, L.F., Song, M.L. *et al.* (2009) Highly efficient dissociation of oxygen from hemoglobin in Tibetan chicken embryos compared with lowland chicken embryos incubated in hypoxia. *Poult. Sci.* **88**, 2689–94.

Liu, L.S. (1986) Highlights from the national meeting on hypertension: held by the Chinese Medical Association. *Chin. J. Cardiol.* **14**, 2–3.

Liu, Y., Steinacker, J.M., Dehnert, C. *et al.* (1998) Effect of 'living high-training low' on the cardiac functions at sea level. *Int. J. Sports Med.* **19**, 380–4.

Lloyd, B.B., Jukes, M.G.M. and Cunningham, D.J.C. (1958) The relation of alveolar oxygen pressure and the respiratory response to carbon dioxide in man. *Q. J. Exp. Physiol.* **42**, 214–27.

Lloyd, E.L. (1972) Diagnostic problems and hypothermia. *BMJ* **3**, 417.

Lloyd, E.L. (1973) Accidental hypothermia treated by central re-warming through the airway. *Br. J. Anaesth.* **45**, 41–8.

Lloyd, E.L. (1979) Temperature sensations in veins. *Anaesthesia* **34**, 919.

Lloyd, E.L. (1986) *Hypothermia and Cold Stress,* Croom Helm, London.

Lloyd, E.L. (1996) Accidental hypothermia. *Resuscitation* **32**, 111–24.

Lloyd, E.L. and Mitchell, B. (1974) Factors affecting the onset of ventricular fibrillation in hypothermia: a hypothesis. *Lancet* **2**, 1294–6.

Lloyd, T.C. (1965) Pulmonary vasoconstriction during histotoxic hypoxia. *J. Appl. Physiol.* **20**, 488–90.

Lobenhoffer, H.P., Zink, R.A. and Brendel, W. (1982) High altitude pulmonary edema: analysis of 166 cases, in *High Altitude Physiology and Medicine* (eds. W. Brendel and R.A. Zink), Springer-Verlag, New York, pp. 219–31.

Lockhart, A., Zelter, M., Mensch-Dechene, M. *et al.* (1976) Pressure–flow–volume relationships in pulmonary circulation of normal highlanders. *J. Appl. Physiol.* **41**, 449–56.

Loeppky, J.A., Scotto, P., Charlton, G.C. *et al.* (2001) Ventilation is greater in women than men, but the increase during acute altitude hypoxia is the same. *Respir. Physiol.* **125**, 225–37.

Loeppky, J.A., Icenogle, M.V., Maes, D. *et al.* (2003) Body temperature, autonomic responses and acute mountain sickness. *High Alt. Med. Biol.* **4**, 267–73.

Loeppky, J.A., Icenogle, M.V., Maes, D. *et al.* (2005a) Early fluid retention and severe acute mountain sickness. *J. Appl. Physiol.* **98**, 591–7.

Loeppky, J.A., Roach, R.C., Maes, D. *et al.* (2005b) Role of hypobaria in fluid balance response to hypoxia. *High Alt. Med. Biol.* **6**, 60–71.

Loewy, A. and Gerhartz, H. (1914) Uber de Termperatur de Expirationsluft und der Lungemluft. *Pflüger's Arch. Ges. Physiol.* **155**, 231–44.

Lomax, P., Thinney, R. and Mondino, B.J. (1991) The effects of solar radiation, in *A Colour Atlas of Mountain Medicine* (eds. J. Vallotton and F. Dubas), Wolfe, London, pp. 67–71.

Longmuir, I.S. and Betts, W. (1987) Tissue acclimation to altitude. *Fed. Proc.* **46**, 794.

Lopes, A.A., Bandeira, A.P., Flores, P.C. and Santana, M.V.T. (2010) Pulmonary hypertension in Latin America: pulmonary vascular disease: the global perspective. *Chest* **137**, 78s–84s.

Lorenzo, F., Yang, Y., Simonson, T.S. *et al.* (2009) Genetic adaptation to extreme hypoxia: study at high altitude pulmonary edema in a 3-generation Han Chinese family. *Blood Cell. Mol. Dis.* **43**, 221–5.

Louie, D. and Pare, P.D. (2004) Physiological changes at altitude in nonasthmatic and asthmatic subjects. *Can. Respir. J.* **11**, 197–9.

Lovering, A.T., Eldridge, M.W. and Stickland, M.K. (2009) Counterpoint: Exercise-induced intrapulmonary shunting is real. *J. Appl. Physiol.* **107**, 994–7.

Lovering, A.T., Romer, L.M., Haverkamp, H.C. *et al.* (2008) Intrapulmonary shunting and pulmonary gas exchange during normoxic and hypoxic exercise in healthy subjects. *J. Appl. Physiol.* **104**, 1418–25.

Lugaresi, E., Coccagna, G., Cirignotta, R. *et al.* (1978) Breathing during sleep in man in normal and pathological conditions, in *The Regulation of Respiration during Sleep and Anesthesia* (eds. R.S. Fitzgerald, H. Cautier and S. Lahiri), Plenum, New York, pp. 35–45.

Luks, A.M. (2008) Do we have a 'best practice' for treating high altitude pulmonary edema? *High Alt. Med. Biol.* **9**, 111–14.

Luks, A.M. (2008) Which medications are safe and effective for improving sleep at high altitude? *High Alt. Med. Biol.* **9**, 195–8.

Luks, A.M. (2009a) Do lung disease patients need supplemental oxygen at high altitude? *High Alt. Med. Biol.* **10**, 321–7.

Luks, A.M. (2009b) Should travelers with hypertension adjust their medications when traveling to high altitude? *High Alt. Med. Biol.* **10**, 11–15.

Luks, A.M. and Swenson, E.R. (2007) Travel to high altitude with pre-existing lung disease. *Eur. Respir. J.* **29**, 770–92.

Luks, A.M. and Swenson, E.R. (2008) Medication and dosage considerations in the prophylaxis and treatment of high-altitude illness. *Chest* **133**, 744–55.

Luks, A.M., van Melick, H., Batarse, R. *et al.* (1998) Room oxygen enrichment improves sleep and subsequent day-time performance at high altitude. *Respir. Physiol.* **113**, 247–58.

Luks, A.M., Henderson, W.R. and Swenson, E.R. (2007) Leukotriene receptor blockade does not prevent acute mountain sickness induced by normobaric hypoxia. *High Alt. Med. Biol.* **8**, 131–8.

Luks, A.M., Johnson, R.J. and Swenson, E.R. (2008) Chronic kidney disease at high altitude. *J. Am. Soc. Nephrol.* **19**, 2262–71.

Luks, A.M., Grissom, C.K., Jean, D. and Swenson, E.R. (2009) Can people with Raynaud's phenomenon travel to high altitude? *Wilderness Environ. Med.* **20**, 129–38.

Luks, A.M., McIntosh, S.E., Grissom, C.K. *et al.* (2010) Wilderness Medical Society consensus guidelines for the prevention and treatment of acute altitude illness. *Wilderness Environ. Med.* **21**, 146–55.

Luks, A.M., Stout, K. and Swenson, E.R. (2010) Evaluating the safety of high-altitude travel in patients with adult congenital heart disease. *Congenit Heart Dis* **5**, 220–32.

Lundberg, E. (1952) Edema agudo del pulmon en el soroche. Conferencia sustentada en la ascociacion medica de Yauli, Oroya. (Quoted in Hultgren, H.N., Spickard, W.B., Hellriegel, K. and Houston, C.S. (1961) High altitude pulmonary edema. *Medicine* **40**, 289–313.)

Lundby, C. and Damsgaard, R. (2006) Exercise performance in hypoxia after novel erythropoiesis stimulating protein treatment. *Scand. J. Med. Sci. Sports* **16**, 35–40.

Lundby, C. and van Hall, G. (2001) Peak heart rate at extreme altitudes. *High Alt. Med. Biol.* **2**, 41–5.

Lundby, C and van Hall, G. (2002) Substrate utilization in sea level residents during exercise in acute hypoxia and after 4 weeks acclimatization to 4100 m. *Acta. Physiol. Scand.* **176**, 195–201.

Lundby, C., Boushel, R., Robach, P. *et al.* (2008) During hypoxic exercise some vasoconstriction is needed to match O_2 delivery to O_2 demand at the microcirculatory level. *J. Physiol.* **586**, 123–30.

Lundby, C., Saltin, B. and van Hall, G. (2000) The 'lactate paradox', evidence for a transient change in the course of acclimatization to severe hypoxia in lowlanders. *Acta Physiologica* **170**, 265–9.

Lundby, C., Araoz, M. and van Hall, G. (2001a) Peak heart rate decreases with increasing severity of acute hypoxia. *High Alt. Med. Biol.* **2**, 369–76.

Lundby, C., Moller, P., Kanstrup, I.-L. and Olsen, N.V. (2001b) Heart rate response to hypoxic exercise: role of dopamine D_2-receptors and effect of oxygen supplementation. *Clin. Sci. (Lond.)* **101**, 377–83.

Lundby, C., Calber, J.A., van Hall, G. *et al.* (2004a) Pulmonary gas exchange at maximal exercise in Danish lowlanders during 8 weeks of acclimatization to 4,100m and in high-altitude Aymara natives. *Am. J. Physiol.* **287**, R1202–8.

Lundby, C., Pilegaard, H., Andersen, J.L. *et al.* (2004b) Acclimatization to 4100m does not change capillary density or mRNA expression of potential angiogenesis regulatory factors in human skeletal muscle. *J. Exp. Biol.* **207**, 3865–71.

Lundby, C., Nielsen, T.K., Dela, F. and Damsgaard, R. (2005) The influence of intermittent altitude exposure to 4100 m on exercise capacity and blood variables. *Scand. J. Med. Sci. Sports* **15**, 182–7.

Lundby, C., Sander, M., van Hall, G. *et al.* (2006) Determinants of maximal exercise and muscle oxygen extraction in acclimatizing lowlanders and in high altitude natives. *J. Physiol.* **573**, 535–43.

Luo, F.M., Liu, X.J., Li, S.Q. *et al.* (2005) Circulating Ghrelin in patients with chronic obstructive pulmonary disease. *Nutrition* **21**, 793–8.

Lynch, T.F. (1990) Glacial-age man in South America? A critical review. *Am. Antiquity* **55**, 12–36.

Lyons, T.P., Muza, S.R., Rock, P.B. and Cymerman, A. (1995) The effect of altitude pre-acclimatization on acute mountain sickness during reexposure. *Aviat. Space Environ. Med.* **66**, 957–62.

Maa, E.H. (2011) How do you approach seizures in the high altitude traveler? *High Alt. Med. Biol.* **12**, 13–19.

MacDougall, J.D., Green, H., Sutton, J.R. *et al.* (1991) Operation Everest II: structural adaptations in skeletal muscle in response to extreme altitude. *Acta Physiol. Scand.* **142**, 421–7.

Maceluso, A., Young, A., Gibb, K.S. *et al.* (2003) Cycling as a novel approach to resistance training increases muscle strength, power and selected functional abilities in healthy older women. *J. Appl. Physiol.* **95**, 2544–53.

MacInnes, C. (1971) Steroids in mountain rescue. *Lancet* **1**, 599.

MacInnes, C. (1979) Treatment of accidental hypothermia. *BMJ* **1**, 130–1.

MacInnis, M.J., Koehle, M.S., and Rupert, J.L. (2010) Evidence for a genetic basis for altitude illness: 2010 update. *High Alt. Med. Biol.* **11**, 349–68.

MacInnis, M.J., Wang, P., Koehle, M.S. *et al.* (2011) The genetics of altitude tolerance: the evidence for inherited susceptibility to acute mountain sickness. *J. Occup. Environ. Med.* **53**, 159–68.

MacIntyre, B. (1994) Ice-cream comforts girl who survived big freeze. *The Times* (London), 4 March, p. 15.

MacKinnon, P.C.B., Monk-Jones, M.E. and Fotherby, K. (1963) A study of various indices of adrenocortical activity during 23 days at high altitude. *J. Endocrinol.* **26**, 555–6.

MacNeish, R.S. (1971) Early man in the Andes. *Sci. Am.* **224**, 36–46.

Mader, T.H. and Tabin, G. (2003) Going to high altitude with preexisting ocular conditions. *High Alt. Med. Biol.* **4**, 419–30.

Mader, T.H. and White, L.J. (1995) Refractive changes at extreme altitude after radial keratotomy. *Am. J. Ophthalmol.* **119**, 733–7.

Mader, T.H., Blanton, C.L., Gilbert, B.N. *et al.* (1996) Refractive changes during 72-hour exposure to high altitude after refractive surgery. *Ophthalmology* **103**, 1188–95.

Magalhaes, J., Ascensao, A., Viscor, G. *et al.* (2004) Oxidative stress in humans during and after 4 hours of hypoxia at a simulated altitude of 5500 m. *Aviat. Space Environ. Med.* **75**, 16–22.

Maggiorini, M. (2006) High altitude-induced pulmonary oedema. *Cardiovasc. Res.* **72**, 41–50.

Maggiorini, M., Buhler, B., Walter, M. and Oelz, O. (1990) Prevalence of acute mountain sickness in the Swiss Alps. *BMJ* **301**, 853–5.

Maggiorini, M., Bärtsch, P. and Oelz, O. (1997) Association between body temperature and acute mountain sickness: cross sectional study. *BMJ* **315**, 403–4.

Maggiorini, M., Muller, A., Hofstetter, D. *et al.* (1998) Assessment of acute mountain sickness by different score protocols in the Swiss Alps. *Aviat. Space Environ. Med.* **69**, 1186–92.

Maggiorini, M., Melot, C., Pierre, S. *et al.* (2001) High-altitude pulmonary edema is initially caused by an increase in capillary pressure. *Circulation* **103**, 2078–83.

Maggiorini, M., Brunner-La Rocca, H.-P. and Peth, S. *et al.* (2006) Both tadalafil and dexamethasone may reduce the incidence of high-altitude pulmonary edema: a randomized trial. *Ann. Intern. Med.* **145**, 497–506.

Maher, J.T., Jones, L.G. and Hartley, L.H. (1974) Effects of high-altitude exposure on submaximal endurance capacity of men. *J. Appl. Physiol.* **37**, 895–8.

Maher, J.T., Jones, L.G., Hartley, L.H. *et al.* (1975a) Aldosterone dynamics during graded exercise at sea level and high altitude. *J. Appl. Physiol.* **39**, 18–22.

Maher, J.T., Manchanda, S.C., Cymerman, A. *et al.* (1975b) Cardiovascular responsiveness to β-adrenergic stimulation and blockade in chronic hypoxia. *Am. J. Physiol.* **228**, 477–81.

Maher, J.T., Cymerman, A., Reeves, J.T. *et al.* (1975c) Acute mountain sickness: increased severity in eucapnic hypoxia. *Aviat. Space Environ. Med.* **46**, 826–9.

Maher, J.T., Denniston, J.C., Wolfe, D.L. and Cymerman, A. (1978) Mechanism of the attenuated cardiac response to β-adrenergic stimulation in chronic hypoxia. *J. Appl. Physiol. Respir. Environ. Exerc. Physiol.* **44**, 647–51.

Maher, J.T., Levine, P.H. and Cymerman, A. (1976) Human coagulation abnormalities during acute exposure to hypobaric hypoxia. *J. Appl. Physiol.* **41**, 702–7.

Mahfouz, AA., El-Aid, R.M.M., Alakija, W. and Al-Erian, R.A.G. (1994) Altitude and socio-biological determinants of pregnancy-associated hypertension. *Int. J. Obstet. Gynecol.* **44**, 135–8.

Mahony, B.S. and Githens, J.H. (1979) Sickling crises and altitude. Occurrence in the Colorado patient population. *Clin Pediatr (Phila)* **18**, 431–8.

Maignan, M., Rivera-Ch, M., Privat, C. *et al.* (2009) Pulmonary pressure and cardiac function in chronic mountain sickness patients. *Chest* **135**, 499–504.

Mairbaurl, H. (2006) Role of alveolar epithelial sodium transport in high altitude pulmonary edema (HAPE). *Respir. Physiol. Neurobiol.* **151**, 178–91.

Mairbaurl, H., Schobersberger, W., Hasibeder, W. *et al.* (1989a) Increase in Hb-O2-affinity at moderate altitude (2000 m) in patients on maintenance hemodialysis. *Clin. Nephrol.* **31**, 198–203.

Mairbaurl, H., Schobersberger, W., Hasibeder, W. *et al.* (1989b) Exercise performance of hemodialysis patients during short-term and prolonged exposure to altitude. *Clin. Nephrol.* **32**, 31–9.

Mairbaurl, H., Schwobel, F., Hoschele, S. *et al.* (2003) Altered ion transporter expression in bronchial epithelium in mountaineers with high-altitude pulmonary edema. *J. Appl. Physiol.* **95**, 1843–50.

Malconian, M.K., Rock, P.B., Hultgren, H.N. *et al.* (1990) The electrocardiogram at rest and exercise during a simulated ascent of Mt. Everest (Operation Everest II). *Am. J. Cardiol.* **65**, 1475–80.

Malconian, M.K., Rock, P.B., Reeves, J.T. and Houston, C.S. (1993) Operation Everest II: gas tensions in expired air and arterial blood at extreme altitude. *Aviat. Space Environ. Med.* **64**, 37–42.

Malik, M.T., Peng, Y.J., Kline, D.D. *et al.* (2005) Impaired ventilatory acclimatization to hypoxia in mice lacking the immediate early gene fos B. *Respir. Physiol. Neurobiol.* **145**, 23–31.

Malik, R.A., Masson, E.A., Sharma, A.K. *et al.* (1990) Hypoxic neuropathy: relevance to human diabetic neuropathy. *Diabetologia* **33**, 311–18.

Maloiy, G.M.O., Heglund, G.M., Prager, N.C. *et al.* (1986) Energetic cost of carrying loads: have African women discovered an economic way? *Nature* **319**, 668–9.

Manier, C., Guenard, H., Castaing, Y. *et al.* (1988) Pulmonary gas exchange in Andean natives with excessive polycythemia – effect of hemodilution. *J. Appl. Physiol.* **65**, 2107–17.

Mannucci, P.M., Gringeri, A., Peyvandi, F. *et al.* (2002) Short-term exposure to high altitude cause coagulation activation and inhibits fibrinolysis. *Thromb. Haemost.* **87**, 342–3.

Mansell, A., Powles, A. and Sutton, J. (1980) Changes in pulmonary PV characteristics of human subjects at an altitude of 5366m. *J. Appl. Physiol.* **49**, 79–83.

Marciniuk, D., McKim, D., Sanii, R. and Younes, M. (1994) Role of central respiratory muscle fatigue in endurance exercise in normal subjects. *J. Appl. Physiol.* **76**, 236–41.

Marconi, C., Marzorati, M., Grassi, B. *et al.* (2004) Second generation Tibetan lowlanders acclimatize to high altitude more quickly than Caucasians. *J. Physiol.* **556**, 661–71.

Marconi, C., Marzorati, M., Sciuto, D. *et al.* (2005) Economy of locomotion in high-altitude Tibetan migrants exposed to normoxia. *J. Physiol.* **569**, 667–75.

Marconi, C., Marzorati, M. and Cerretelli, P. (2006) Work capacity of permanent residents of high altitude. *High Alt. Med. Biol.* **7**, 105–15.

Marcora, S. (2010) Counterpoint: Afferent feedback from fatigued locomotor muscles is not an important determinant of endurance exercise performance. *J. Appl. Physiol.* **108**, 454–6.

Marcus, P. (1979) The treatment of acute accidental hypothermia. Proceedings of a Symposium held at the RAF Institute of Aviation Medicine. *Aviat. Space Environ. Med.* **50**, 834–43.

Maresh, C.M., Kreamer, W.J., Judelson, A. *et al.* (2004) Effects of high altitude and water deprivation on arginine vasopressin release in man. *Am. J. Physiol Endocrinol. Metab.* **286**, E20–4.

Maret, K.H., Billups, J.O., Peters, R.M. and West, J.B. (1984) Automatic mechanical alveolar gas sampler for multiple sample collection in the field. *J. Appl. Physiol.* **56**, 1435–8.

Margaria, R. (1957) The contribution of hemoglobin to acid-base equilibrium of the blood in health and disease. *Clin. Chem.* **3**, 306–18.

Margaria, R. (ed.) (1967) *Exercise at Altitude*, Excerpta Medica Foundation, Amsterdam.

Marine, D. and Kimball, O.P. (1920) Prevention of simple goiter in man. *Arch. Intern. Med.* **25**, 661–72.

Marinelli, M., Roi, G.S., Giacometti, M. *et al.* (1994) Cortisol, testosterone and free testosterone in athletes performing a marathon at 4,000m altitude. *Horm. Res.* **41**, 225–9.

Marsh, A.R. (1983) A short but distant war: the Falklands Campaign. *J. R. Soc. Med.* **76**, 972–82.

Marshall, H.C. and Goldman, R.F. (1976) Electrical response of nerve to freezing injury, in *Circumpolar Health* (eds. R.J. Shephard and S. Itoh), University Press, Toronto, p. 77.

Marsigny, B. (1998) Mountain frostbite. *ISSM Newsletter* **8**, 8–10.

Marti, H.J.H., Bernaudin, M., Bellail, M. *et al.* (2000) Hypoxia-induced vascular endothelial growth factor expression precedes neovascularization after cerebral ischemia. *Am. J. Pathol.* **156**, 965–76.

Marticorena, E., Severino, J., Peñaloza, A.D. and Neuriegel, K. (1959) Influencia de las grandes alturas en la determinacion de la persistencia del canal arteral. Observaciones realizadas en 3500 escolares de altura a 4300 m. Sombre el niuel dez mar. Primeros resultados operatorios. *Rev. Asoc. Med. Prov. Yauli* Nos 1–2, La Oroya.

Marticorena, E., Tapia, F.A., Dyer, J. *et al.* (1964) Pulmonary edema by ascending to high altitudes. *Dis. Chest* **45**, 273–83.

Marticorena, E., Ruiz, L., Severino, J. *et al.* (1969) Systemic blood pressure in white men born at sea level: changes after long residence in high altitudes. *Am. J. Cardiol.* **23**, 364–8.

Martin, B.J., Wiel, J.V., Sparks, K.E. *et al.* (1978) Exercise ventilation corresponds positively with ventilatory chemoresponsiveness. *J. Appl. Physiol.* **44**, 447–84.

Martin, D. and Pyne, D. (1998) Altitude training at 2690m does not increase total haemoglobin mass or sea level VO_2max in world champion track cyclists. *J. Sci. Med. Sport* **1**, 156–70.

Martin, D.S., Ince, C., Goedhart, P. *et al.* (2009) Abnormal blood flow in the sublingual microcirculation at high altitude. *Eur. J. Appl. Physiol.* **106**, 473–8.

Martin, D.S., Goedhart, P., Vercueil, A. *et al.* (2010) Changes in sublingual microcirculatory flow index and vessel density on ascent to altitude. *Exp. Physiol.* **95**, 880–91.

Martin, D.S., Levett, D.Z.H., Grocott, M.P.W. and Montgomery, H.E. (2010) Variation of human performance in the hypoxic mountain environment. *Exp. Physiol.* **95**, 463–70.

Mason, N.P. and Barry, P.W. (2007) Altitude-related cough. *Pulm. Pharmacol. Ther.* **20**, 388–95.

Mason, N.P., Barry, P.W., Despiau, G. *et al.* (1999) Cough frequency and cough receptor sensitivity to citric acid challenge during a simulated ascent to extreme altitude. *Eur. Respir. J.* **13**, 508–13.

Mason, N.P., Petersen, M., Melot, C. *et al.* (2003) Serial changes in nasal potential difference and lung electrical impedance tomography at high altitude. *J. Appl. Physiol.* **94**, 2043–50.

Mason, N.P., Petersen, M., Melot, C. *et al.* (2009) Changes in plasma bradykinin concentration and citric acid cough threshold at high altitude. *Wilderness Environ. Med.* **20**, 353–8.

Masuda, A., Kobayashi, T., Honda, Y. *et al.* (1992) Effect of high altitude on respiratory chemosensitivity. *Jpn. J. Mount. Med.* **12**, 177–81.

Mathew, J., Basheeruddin, K. and Prabhakar, S. (2001) Differences in frequency of the deletion polymorphism of the angiotensin-converting enzyme gene in different ethnic groups. *Angiology* **52**, 375–9.

Mathews, C.E. (1898) *Annals of Mont Blanc,* T. Fisher Unwin, London, p. 82.

Mathieu-Costello, O. (1987) Capillary tortuosity and degree of contraction or extension of skeletal muscle. *Microvasc. Res.* **33**, 98–117.

Mathieu-Costello, O. (1989) Muscle capillary tortuosity in high altitude mice depends on sarcomere length. *Respir. Physiol.* **76**, 289–302.

Mathieu-Costello, O. (2001) Muscle adaptation to altitude: tissue capillarity and capacity for aerobic metabolism. *High Alt. Med. Biol.* **2**, 413–25.

Mathieu-Costello, O., Agey, P.J., Wu, L. *et al.* (1998) Increased fiber capillarization in flight muscle of finch at altitude. *Respir. Physiol.* **111**, 189–99.

Matsuyama, S., Kimura, H., Sugita, T. *et al.* (1986) Control of ventilation in extreme altitude climbers. *J. Appl. Physiol.* **61**, 400–6.

Matsuyama, S., Kohchiyama, S., Shinozaki, T. *et al.* (1989) Periodic breathing at high altitude and ventilatory responses to O_2 and CO_2. *Jpn. J. Physiol.* **39**, 523–35.

Matsuzawa, Y., Fujimoto, K., Kobayashi, T. *et al.* (1989) Blunted hypoxic ventilatory drive in subjects susceptible to high-altitude pulmonary edema. *J. Appl. Physiol.* **66**, 1152–7.

Matthews, B. (1954) Discussion on physiology of man at high altitudes; limiting factors at high altitude. *Proc. R. Soc. Lond. Ser. B* **143**, 1–4.

Matthews, B.H.C. (1932) Loss of heat at high altitudes. *J. Physiol. (Lond.)* **77**, 28-9P (Abstr.).

Maugham, R.J. (1984) Temperature regulation during marathon competition. *Br. J. Sports Med.* **22**, 257–60.

Mawson, J.T., Braun, B., Rock, P.B. *et al.* (2000) Women at altitude: energy requirement at 4,300 m. *J. Appl. Physiol.* **88**, 272–81.

Mayhew, T. (1986) Morphometric diffusing capacity for oxygen of the human term placenta at high altitude, in *Aspects of Hypoxia* (ed. D. Heath), Liverpool University Press, Liverpool, pp. 181–90.

Mayhew, T.M. (1991) Scaling placental oxygen diffusion to birthweight: studies on placentae from low- and high-altitude pregnancies. *J. Anat.* **175**, 187–94.

Mayhew, T.M. (2003) Changes in fetal capillaries during preplacental hypoxia: growth, shape remodelling and villous capillarization in placentae from high-altitude pregnancies. *Placenta* **24**, 191–8.

Mazzeo, R.S. (2005) Altitude, exercise and immune function. *Exerc. Immunol. Rev.* **11**, 6–16.

Mazzeo, R.S. and Reeves, J.T. (2003) Adrenergic contribution during acclimatization to high altitude: perspectives from Pikes Peak. *Exerc Sport Sci. Rev.* **31**, 13–18.

Mazzeo, R.S., Bender, P.R., Brooks, G.A. *et al.* (1991) Arterial catecholamine responses during exercise with acute and chronic high-altitude exposure. *Am. J. Physiol.* **261**, E419–24.

Mazzeo, R.S., Child, A., Butterfield, G.E. *et al.* (1998) Catecholamine response during 12 days of high-altitude exposure (4,300 m) in women. *J. Appl. Physiol.* **84**, 1151–7.

Mazzeo, R.S., Carroll, J.D., Butterfield, G.E. *et al.* (2001) Catecholamine responses to alpha-adrenergic blockade during exercise in women acutely exposed to altitude. *J. Appl. Physiol.* **90**, 121–6.

Mazzeo, R.S., Dubay, A., Kirsch, J. *et al.* (2003) Influence of α-adrenergic blockade on the catecholamine response to exercise at 4,300 meters. *Metabolism* **52**, 1471–7.

McAuliffe, F., Kameta, N., Ratterty, G.F. *et al.* (2003) Pulmonary diffusing capacity in pregnancy at sea level and at high altitude. *Respir. Physiol. Neurobiol.* **134**, 85–92.

McCarrison, R. (1908) Observations on endemic cretinism in the Chitral and Gilgit valleys. *Lancet* **2**, 1275–80.

McCarrison, R. (1913) *The Pathology of Endemic Goitre (Milroy Lectures 1913),* Bale Sons and Danielson, London.

McCauley, R.C., Smith, D.J., Robson, M.C. and Heggers, J.P. (1995) Frostbite and other cold related injuries, in *Wilderness Medicine* (ed. P.S. Auerbach), Mosby, St Louis, MO, pp. 129–40.

McClung, J.P. (1969) *Effects of High Altitude on Human Birth,* Harvard University Press, Cambridge, MA.

McCormack, P.D., Thomas, J., Malik, M. and Staschen, C. (1998) Cold stress, reverse T3 and lymphocyte function. *Alaska Med.* **40**, 55–62.

McDonough, P., Merrill Dane, D., Hsia, C.C.W. *et al.* (2006) Long-term enhancement of pulmonary gas exchange after high-altitude residence during maturation. *J. Appl. Physiol.* **100**, 474–81.

McElroy, M.K., Gerard, A., Powell, F.L. *et al.* (2000) Nocturnal O_2 enrichment of room air at high altitude increases daytime O_2 saturation without changing control of ventilation. *High Alt. Med. Biol.* **1**, 197–206.

McFadden, D.M., Houston, C.S., Sutton, J.R. *et al.* (1981) High-altitude retinopathy. *J. Am Med. Assoc.* **245**, 581–6.

McFarland, R.A. (1937a) Psycho-physiological studies at high altitude in the Andes. I. The effects of rapid ascents by aeroplane and train. *Comp. Psychol.* **23**, 191–225.

McFarland, R.A. (1937b) Psycho-physiological studies at high altitude. II. Sensory and motor responses during acclimatization. *Comp. Psychol.* **23**, 227–58.

McFarland, R.A. (1938a) Psycho-physiological studies at high altitude in the Andes. III. Mental and psycho-somatic responses during gradual adaptation. *Comp. Psychol.* **24**, 147–88.

McFarland, R.A. (1938b) Psycho-physiological studies at high altitude. IV. Sensory and circulatory responses of the Andean residents at 17500 feet. *Comp. Psychol.* **24**, 189–220.

McIntyre, L. (1987) The high Andes. *Natl. Geogr.* **171**, 422–59.

McKendry, R.J.R. (1981) Frostbite arthritis. *Can. Med. Assoc. J.* **125**, 1128–30.

Mecham, R.P., Whitehouse, L.A., Wrenn, D.S. *et al.* (1987) Smooth muscle-mediated connective tissue remodeling in pulmonary hypertension. *Science* **237**, 423–6.

Meehan, R., Duncan, U., Neal, L. *et al.* (1988) Operation Everest II: alterations in the immune system at high altitudes. *J. Clin. Immunol.* **8**, 397–406.

Meehan, R.T. (1987) Immune suppression at high altitude. *Ann. Emerg. Med.* **16**, 974–9.

Meerson, F.Z., Ustinova, E.E. and Orlova, E.H. (1987) Prevention and elimination of heart arrhythmias by adaptation to intermittent high altitude hypoxia. *Clin. Cardiol.* **10**, 783–9.

Megirian, D.A., Ryan, A.T. and Sherrey, J.H. (1980) An electrophysiological analysis of sleep and respiration of rats breathing different gas mixtures: diaphragmatic muscle function. *Electroencephalogr. Clin. Neurophysiol.* **50**, 303–13.

Meir, J.U. and Ponganis, P.J. (2009) High-affinity hemoglobin and blood oxygen saturation in diving emperor penguins. *J. Exp. Biol.* **212**, 3330–8.

Mejia, O.M., Prchal, J.T., León-Velarde, F. *et al.* (2005) Genetic association analysis of chronic mountain sickness in an Andean high-altitude population. *Haematologica* **90**, 13–19.

Melin, A., Fauchier, L., Dubuis, E. *et al.* (2003) Heart rate variability in rats acclimatized to high altitude. *High Alt. Med. Biol.***4**, 375–87.

Menon, N.D. (1965) High altitude pulmonary edema: a clinical study. *N. Engl. J. Med.* **273**, 66–73.

Menzies, I.S. (1984) Transmucosal passage of inert molecules in health and disease, in *Intestinal Absorption and Secretion,* Falk Symposium 36 (eds. E. Skadhauge and K. Heintze), MTP Press, Lancaster, pp. 527–43.

Mercker, H. and Schneider, M. (1949) Uber capillarveranderungen des gehirns bei hohenanpassung. *Pflügers Arch.* **251**, 49–55.

Merino, C.F. (1950) Studies on blood formation and destruction in the polycythaemia of high altitude. *Blood* **5**, 1–31.

Messner, R. (1979) The mountain, in *Everest: Expedition to the Ultimate*, Kaye & Ward, London, pp. 47–217.

Messner, R. (1981) At my limit. *Natl. Geogr.* **160**, 553–66.

Meyrick, B. and Reid, L. (1978) The effect of continued hypoxia on rat pulmonary arterial circulation. An ultrastructural study. *Lab. Invest.* **38**, 188–200.

Meyrick, B. and Reid, L. (1980) Hypoxia-induced structural changes in the media and adventitia of the rat hilar pulmonary artery and their regression. *Am. J. Pathol.* **100**, 151–78.

Michel, C.C. and Milledge, J.S. (1963) Respiratory regulation in man during acclimatization to high altitude. *J. Physiol.* **168**, 631–43.

Milledge, J.S. (1963) Electrocardiographic changes at high altitude. *Br. Heart J.* **25**, 291–8.

Milledge, J.S. (1968) The control of breathing at high altitude, MD thesis, University of Birmingham.

Milledge, J.S. (1972) Arterial oxygen desaturation and intestinal absorption of xylose. *BMJ* **2**, 557–8.

Milledge, J.S. (1992) Respiratory water loss at altitude. *ISMM Newsletter* **2**, 5–7.

Milledge, J.S. and Catley, D.M. (1982) Renin, aldosterone and converting enzyme during exercise and acute hypoxia in humans. *J. Appl. Physiol.* **52**, 320–3.

Milledge, J.S. and Catley, D.M. (1987) Angiotensin converting enzyme activity and hypoxia. *Clin. Sci.* **72**, 149.

Milledge, J.S. and Cotes, P.M. (1985) Serum erythropoietin in humans at high altitude and its relation to plasma renin. *J. Appl. Physiol.* **59**, 360–4.

Milledge, J.S. and Lahiri, S. (1967) Respiratory control in lowlanders and Sherpa highlanders at altitude. *Respir. Physiol.* **2**, 310–22.

Milledge, J.S. and Sorensen, S.C. (1972) Cerebral arteriovenous oxygen difference in man native to high altitude. *J. Appl. Physiol.* **32**, 687–9.

Milledge, J.S. and Stott, F.D. (1977) Inductive plethysmography – a new respiratory transducer. *J. Physiol. (Lond)* **267**, 4p–5p.

Milledge, J.S., Iliff, L.D. and Severinghaus, J.W. (1968) The site of vascular leakage in hypoxic pulmonary edema, in *Proceedings of the International Union of Physiological Sciences, Abstracts,* vol. 44, *International Congress,* p. 883.

Milledge, J.S., Halliday, D., Pope, C. *et al.* (1977) The effects of hypoxia on muscle glycogen resynthesis in man. *Q. J. Exp. Physiol.* **62**, 237–45.

Milledge, J.S., Catley, D.M., Ward, M.P. *et al.* (1983a) Renin–aldosterone and angiotensin-converting enzyme during prolonged altitude exposure. *J. Appl. Physiol.* **55**, 699–702.

Milledge, J.S., Catley, D.M., Blume, F.D. and West, J.B. (1983b) Renin, angiotensin-converting enzyme, and aldosterone in humans on Mount Everest. *J. Appl. Physiol.* **55**, 1109–12.

Milledge, J.S., Ward, M.P., Williams, E.S. and Clarke, C.R. (1983c) Cardiorespiratory response to exercise in men repeatedly exposed to extreme altitude. *J. Appl. Physiol.* **55**, 1379–85.

Milledge, J.S., Catley, D.M., Williams, E.S. *et al.* (1983d) Effect of prolonged exercise at altitude on the renin–aldosterone system. *J. Appl. Physiol.* **55**, 413–18.

Milledge, J.S., Thomas, P.S., Beeley, J.M. and English, J.S.C. (1988) Hypoxic ventilatory response and acute mountain sickness. *Eur. Respir. J.* **1**, 948–51.

Milledge, J.S., Beeley, J.M., McArthur, S. and Morice, A.H. (1989) Atrial natriuretic peptide, altitude and acute mountain sickness. *Clin. Sci.* **77**, 509–14.

Milledge, J.S., Beeley, J.M., Broom, J. *et al.* (1991a) Acute mountain sickness susceptibility, fitness and hypoxic ventilatory response. *Eur. Respir. J.* **4**, 1000–3.

Milledge, J.S., McArthur, S., Morice, A. *et al.* (1991b) Atrial natriuretic peptide and exercise-induced fluid retention in man. *J. Wilderness Med.* **2**, 94–101.

Miller, D. (1999) Menstrual cycle abnormalities and the oral contraceptive pill at high altitude (abstract), in *Hypoxia: Into the Next Millennium* (eds. R.C. Roach, P.D. Wagner and P.H. Hackett), Plenum/Kluwer, New York, p. 412.

Mills, W.J. (1973a) Frostbite and hypothermia. Current concepts. *Alaska Med.* **15**, 26–59.

Mills, W.J. (1973b) Frostbite. A discussion of the problem and a review of an Alaskan experience. *Alaska Med.* **15**, 27–47.

Mills, W.J. (1983a) General hypothermia. *Alaska Med.* **25**, 29–32.

Mills, W.J. (1983b) Frostbite. *Alaska Med.* **25**, 33–8.

Mills, W.J. and Rau, D. (1983) University of Alaska, Anchorage. Section of high latitude study, and the Mount McKinley Project. *Alaska Med.* **25**, 21–8.

Mines, A.H. (1981) *Respiratory Physiology*, Raven Press, New York.

Minetti, A.E., Formenti, F. and Ardigo, L.A. (2006) Himalayan porter's specialization: metabolic power, economy and skill. *Proc. Roy. Soc. Ser. B* **273**, 2791–7.

Mirrakhimov, M.M. (1978) Biological and physiological characteristics of high altitude natives of Tien Shan and the Pamirs, in *The Biology of High Altitude Peoples* (ed. P.T. Baker), Cambridge University Press, Cambridge, p. 313.

Mirrakhimov, M.M. and Meimanaliev, T.S. (1981) Heart rhythm disturbances in the inhabitants of mountainous regions. *Cor. Vasa.* **23**, 359–65.

Misset, B., De Jonghe, B., Bastuji-Garin, S. *et al.* Mortality in patients with heatstroke admitted to intensive care units during the 2003 heat wave in France: a national multiple-center risk-factor study. *Crit. Care Med.* **34**, 1087–92.

Mitchell, I.R. and Rodway, G.W. (2011) *Prelude to Everest*. Luath Press, Edinburgh.

Mitchell, R.A. (1963) The role of the medullary chemoreceptors in acclimatization to high altitude, in *Proceedings: International Symposium Cardiovascular Respiration*, Karger, Basel, pp. 124–44.

Miyamoto, O. and Auer, R.N. (2000) Hypoxia, hyperoxia, ischemia, and brain necrosis. *Neurology* **54**, 362–71.

Mizuno, M., Savard, G., Areskog, N.-H. *et al.* (2008) Skeletal muscle adaptations to prolonged exposure to extreme altitude: a role of physical activity? *High Alt. Med. Biol.* **9**, 311–17.

Modesti, P.A., Vanni, S., Morabito, M. *et al.* (2006) Role of endothelin-1 in exposure to high altitude: Acute Mountain Sickness and Endothelin-1 (ACME-1 Study). *Circulation* **114**, 1410–16.

Møller, K., Strauss, G.I., Thomsen, G. *et al.* (2002) Cerebral blood flow, oxidative metabolism and cerebrovascular carbon dioxide reactivity in patients with acute bacterial meningitis. *Acta Anaes. Scand.* **46**, 567.

Molnar, G.W., Hughes, A.L., Wilson, O. and Goldman, R.F. (1973) Effect of wetting skin on finger cooling and freezing. *J. Appl. Physiol.* **35**, 205–7.

Moncada, S.R., Palmer, M.J. and Higgs, E.A. (1991) Nitric oxide physiology, pathophysiology, and pharmacology. *Pharmacol. Rev.* **43**, 109–42.

Moncloa, F., Donayre, J., Sobrevilla, L.A. and Guerra-Garcia, R. (1965) Endocrine studies at high altitude: I. Adrenal cortical function in sea level natives exposed to high altitudes (4300 m) for two weeks. *J. Clin. Endocrinol. Metab.* **25**, 1640–2.

Monge, C.C. and Whittembury, J. (1976) Chronic mountain sickness. *Johns Hopkins Med. J.* **139**, 87–9.

Monge, C.C., Bonavia, D., León-Velarde, F. and Arregui, A. (1990) High altitude populations in Nepal and the Andes, in *Hypoxia: the Adaptations* (eds. J.R. Sutton, G. Coates and J.E. Remmers), Decker, Toronto, pp. 53–8.

Monge, M.C. (1925) Sobre el primer caso del policitemia encontrado en el Peru. *Bull. Acad. Méd. Lima.*

Monge, M.C. (1928) *La Enfermedad de los Andes*, Imp. Americana, Lima.

Monge, M.C. (1948) *Acclimatization in the Andes: Historical Confirmations of 'Climatic Aggression' in the Development of Andean Man*, Johns Hopkins University Press, Baltimore, MD.

Montgomery, H., Clarkson, P., Barnard, M. *et al.* (1999) Angiotensin-converting-enzyme gene insertion/deletion polymorphism and response to physical training. *Lancet* **253**, 1884–5.

Montgomery, H.E., Marshal, R., Hemingway, S. *et al.* (1998) Human gene for physical performance. *Nature* **393**, 221.

Mooi, W., Smith, P. and Heath, D. (1978) The ultrastructural effects of acute decompression on the lung of rats: the influence of frusemide. *J. Pathol.* **126**, 189–96.

Moore, G.W.K. and Semple J.L. (2011) Freezing and frostbite on Mount Everest: new insights into wind chill and freezing times at extreme altitude. *High Alt. Med. Biol.* **12**, 271–5.

Moore, K., Vizzard, N., Coleman, C. *et al.* (2001) Extreme altitude mountaineering and Type 1 diabetes; the Diabetes Federation of Ireland Kilimanjaro Expedition. *Diabet. Med.* **18**, 749–55.

Moore, L.G. (2000) Comparative human ventilatory adaptation to high altitude. *Respir. Physiol.* **121**, 257–76.

Moore, L.G. (2001) Human genetic adaptation to high altitude. *High Alt. Med. Biol.* **2**, 257–79.

Moore, L.G., Cymerman, A., Huang, S.Y. *et al.* (1987) Propranolol blocks the metabolic rate increase but not ventilatory acclimatization to 4300 m. *Respir. Physiol.* **70**, 195–204.

Moore, L.G., Niermeyer, S. and Zamudio, S. (1998a) Human adaptation to high altitude: regional and life cycle perspectives. *Am. J. Physical. Anthropol. Ybk.* **41**, 25–64.

Moore, L.G., Asmus, I. and Curran, L. (1998b) Chronic mountain sickness: gender and geographical variation, in *Progress in Mountain Medicine and High Altitude* (eds. H. Ohno, T. Kobayashi, S. Masuyama and M. Nakashima), Press Committee of the 3rd Congress on Mountain Medicine and High Altitude Physiology, Matsumoto, pp. 114–19.

Moore, L.G., Young, D., McCullough, R.E. *et al.* (2001a) Tibetan protection from intrauterine growth restriction (IUGR) and reproductive loss at high altitude. *Am. J. Hum. Biol.* **13**, 635–44.

Moore, L.G., Zamudio, S., Zhuang, J. *et al.* (2001b) Oxygen transport in Tibetan women during pregnancy at 3,658 m. *Am. J. Phys. Anthropol.* **114**, 42–53.

Moore, L.G., Zamudio, S., Zhuang, J. *et al.* (2002) Analysis of the myoglobin gene in Tibetans living at high altitude. *High. Alt. Med. Biol.* **3**, 39–47.

Moore, L.G., Shriver, M., Bemis, L. *et al.* (2004) Maternal adaptation to high-altitude pregnancy: an experiment of nature–a review. *Placenta* **25(**Suppl. A**)**, S60–71.

Moore, L.G., Niermeyer, S. and Vargas, E. (2007) Does chronic mountain sickness (CMS) have perinatal origins? *Respir. Physiol. Neurobiol.* **158**, 180–9.

Moraga, F.A., Flores, A., Serra, J. *et al.* (2007) Ginkgo biloba decreases acute mountain sickness in people ascending to high altitude at Ollague (3696 m) in northern Chile. *Wilderness Environ. Med.* **18**, 251–7.

Mordes, J.P., Blume, F.D., Boyer, S. *et al.* (1983) High-altitude pituitary–thyroid dysfunction on Mount Everest. *N. Engl. J. Med.* **308**, 1135–8.

Moret, P.R. (1971) Coronary blood flow and myocardial metabolism in man at high altitude, in *High Altitude Physiology: Cardiac and Respiratory Aspects* (eds. R. Porter and J. Knight), Churchill Livingstone, Edinburgh, pp. 131–44.

Morgan, J., Wright, A., Hoar, H. *et al.* (1999) Near-infrared spectroscopy to assess cerebral oxygenation at high altitude (abstract), in *Hypoxia: Into the Next Millennium* (eds. R.C. Roach, P.D. Wagner and P.H. Hackett), Plenum/Kluwer, New York, p. 413.

Morganti, A., Giussani, M., Sala, C. *et al.* (1995) Effects of exposure to high altitude on plasma endothelin-1 levels in normal subjects. *J. Hyperten.* **13**, 859–65.

Morice, A., Pepke-Zaba, J., Loysen, E. *et al.* (1988) Low dose infusion of atrial natriuretic peptide causes salt and water excretion in normal man. *Clin. Sci.* **74**, 359–63.

Morocz, I.A., Zientara, G.P., Gudbjartsson, H. *et al.* (2001) Volumetric quantification of brain

swelling after hypobaric hypoxia exposure. *Exp. Neurol.* **168**, 96–104.
Morote-Garcia, J.C., Rosenberger, P., Kuhlicke, J. *et al.* (2008) HIF-1-dependent repression of adenosine kinase attenuates hypoxia-induced vascular leak. *Blood* **111**, 5571–80.
Morpurgo, G., Arese, P., Bosia, A. *et al.* (1976) Sherpas living permanently at high altitude: a new pattern of adaptation. *Proc. Natl. Acad. Sci. USA* **73**, 747–51.
Morrell, N.W., Sarybaev, A.S., Alikhan, A. *et al.* (1999) ACE genotype and risk of high altitude pulmonary hypertension in Kyrghyz highlanders. *Lancet* **353**, 814.
Morris, D.S., Somner, J.E., Scott, K.M. *et al.* (2007) Corneal thickness at high altitude. *Cornea* **26**, 308–11.
Mortensen, S.P., Dawson, E.A., Yoshiga, S.C. *et al.* (2005) Limitations to systemic and locomotor limb muscle oxygen delivery and uptake during maximal exercise in adults. *J. Physiol.* **566**, 273–85.
Mortola, J.P., Rezzonico, R., Fisher, J.T. *et al.* (1990) Compliance of the respiratory system in infants born at high altitude. *Am. Rev. Respir. Dis.* **142**, 43–8.
Morton, J.P. and Cable, N.T. (2005) Effects of intermittent hypoxic training on aerobic and anaerobic performance. *Ergonomics* **48**, 1535–46.
Mosso, A. (1897) *Fisiologia Dell'uomo Sulle Alpi: Studii Fatti Sul Monte Rosa*, Treves, Milan.
Mosso, A. (1898) *Life of Man on the High Alps.* T. Fisher Unwin, London.
Motley, H.L., Cournand, A., Werko, L. *et al.* (1947) Influence of short periods of induced acute anoxia upon pulmonary artery pressure in man. *Am. J. Physiol.* **150**, 315–20.
Moudgil, R., Michelakis, E.D. and Archer, S.L. (2005) Hypoxic pulmonary vasoconstriction. *J. Appl. Physiol.* **98**, 390–403.
Mounier, R., Amonchot, A., Caillot, N. *et al.* (2011) Pulmonary arterial systolic pressure and susceptibility to high altitude pulmonary edema. *Respir. Physiol. Neurobiol.* **179**, 294–9.
Muelleman, R.L., Grandstaff, P.M. and Robinson, W.A. (1997) The use of pegorgotein in the treatment of frostbite. *Wilderness Environ. Med.* **8**, 17–19.
Mulligan, E., Lahiri, S. and Storey, B.T. (1981) Carotid body O_2 chemoreception and mitochondrial oxidative phosphorylation. *J. Appl. Physiol.* **51**, 438–46.
Murata, T., Hori, M., Sakamoto, K. *et al.* (2004) Dexamethasone blocks hypoxia-induced endothelial dysfunction in organ-cultured pulmonary arteries. *Am. J. Respir. Crit. Care. Med.* **170**, 647–55.
Murdoch, D. (1995a) Altitude illness among tourists flying to 3740 meters elevation in the Nepal Himalayas. *J. Travel Med.* **2**, 255–6.
Murdoch, D.R. (1994) Lateral rectus palsy at high altitude. *J. Wilderness Med.* **5**, 179–81.
Murdoch, D.R. (1995) Focal neurological deficits and migraine at high altitude. *J. Neurol. Neurosurg. Psychiatry* **58**, 637.
Murdoch, D.R. (1995) Symptoms of infection and altitude illness among hikers in the Mount Everest region of Nepal. *Aviat. Space Environ. Med.* **66**, 148–51.
Murdoch, D.R. (1995b) Focal neurological defects and migraine at high altitude. *J. Neurol. Neurosurg. Psychiatry* **58**, 637.
Murdoch, D.R. (1996) Focal neurological deficits associated with high altitude. *Wilderness Environ. Med.* **7**, 79–82.
Murdoch, D.R. (1999) How fast is too fast? Attempts to define a recommended ascent rate to prevent acute mountain sickness. *ISMM Newsletter* **9**, 3–6.
Mustafa, S., Thulesius, O. and Ismael, H.N. (2003) Hyperthermia-induced vasoconstriction of the carotid artery, a possible causative factor of heatstroke. *J. Appl. Physiol.* **96**, 1875–8.
Muza, S.R., Rock, P.B., Fulco, C.S. *et al.* (2001) Women at altitude: ventilatory acclimatization at 4,300 m. *J. Appl. Physiol.* **91**, 1791–9.
Muza, S.R., Kaminsky, D., Fulco, C.S. *et al.* (2004) Cysteinyl leukotriene blockade does not prevent acute mountain sickness. *Aviat. Space Environ. Med.* **75**, 413–19.
Muza, S.R., Beidleman, B.A. and Fulco, C.S. (2010) Altitude preexposure recommendations for inducing acclimatization. *High Alt. Med.Biol.* **11**, 87–92.
Myerson, S., Hemingway, H., Budget, R. *et al.* (1999) Human angiotensin I-converting

enzyme gene and endurance performance. *J. Appl. Physiol.* **87**, 1313–16.

Myres, J.E., Malan, M., Shumway, J.B. *et al.* (2000) Haplogroup-associated differences in neonatal death and incidence of low birth weight at elevation: a preliminary assessment. *Am. J. Obstet. Gynecol.* **182**, 1599–605.

Naeije, R. (2010) Physiological adaptation of the cardiovascular system to high altitude. *Prog. Cardiovasc. Dis.* **52**, 456–66.

Naeije, R. (2011) Pro: Hypoxic pulmonary vasoconstriction is a limiting factor of exercise at high altitude. *High Alt. Med.Biol.* **12**, 309–12.

Naeije, R., De Backer, D., Vachiery, J.L. and De Vuyst, P. (1996) High-altitude pulmonary edema with primary pulmonary hypertension. *Chest* **110**, 286–9.

Naeije, R., Huez, S., Lamotte, M. et al. (2010) Pulmonary artery pressure limits exercise capacity at high altitude. *Eur. Resp. J.* **36**, 1049–55.

Nahum, G.G. and Stanislaw, H. (2004) Hemoglobin, altitude and birth weight: does maternal anemia during pregnancy influence fetal growth? *J. Reprod. Med.* **49**, 297–305.

Nair, C.S., Malhotra, M.S. and Gopinarth, P.M. (1971) Effect of altitude and cold acclimatization on the basal metabolism in man. *Aerosp. Med.* **42**, 1056–9.

Nakagawa, S., Kubo, K., Koizumi, T. *et al.* (1993) High-altitude pulmonary edema with pulmonary thromboembolism. *Chest* **103**, 948–50.

Nakashima, M. (1983) High altitude medical research in Japan. *Jpn. J. Mount. Med.* **3**, 19–27.

Nanduri, J., Wang, N., Yuan, G. *et al.* (2009) Intermittent hypoxia degrades HIF-2α via calpains resulting in oxidative stress: implications for recurrent apnea-induced morbidities. *Proc. Natl. Acad. Sci. USA* **106**, 1199–1204.

National Fire Protection Association (1993) *Standard for Hypobaric Facilities*, Quincy, MA, NFPA Code 99B.

National Oceanic and Atmospheric Administration (1976) *US Standard Atmosphere*, 1976, NOAA, Washington, DC.

Nattie, E.E. (2002) Central chemosensitivity, sleep and wakefulness. *Respir. Physiol.* **129**, 257–68.

Nayak, N.C., Roy, S. and Narayanan, T.K. (1964) Pathologic features of altitude sickness. *Am. J. Pathol.* **45**, 381–7.

Newhouse, M.T., Becklake, M.R., Macklem, P.T. and McGregor, M. (1964) Effect of alterations in end-tidal CO_2 tension on flow resistance. *J. Appl. Physiol.* **19**, 745–9.

NHS (1974) *Accidental Hypothermia.* NHS Memorandum No. 1974 (Gen.) 7, Scottish Home and Health Department.

Niazi, S.A. and Lewis, F.J. (1958) Profound hypothermia in man: report of a case. *Ann. Surg.* **147**, 254–6.

Nicholas, M., Thullier-Lestienne, F., Bouquet, C. *et al.* (2000) A study of mood changes and personality during a 31-day period of chronic hypoxia in a hypobaric chamber (Everest-Comex '97). *Psychol. Reports* **86**, 119–26.

Nicholas, R., O'Meara P.D. and Calonge, N. (1992) Is syncope related to moderate altitude exposure? *JAMA* **268**, 904–6.

Nickol, A.H., Leverment, J., Richards, P. *et al.* (2006) Temazepam at high altitude reduces periodic breathing without impairing next-day performance: a randomized cross-over double-blind study. *J. Sleep Res.* **15**, 445–54.

Niermeyer, S. (2003) Cardiopulmonary transition in the high altitude infant. *High Alt. Med. Biol.* **4**, 225–39.

Niermeyer, S. (2007) Going to high altitude with a newborn infant. *High Alt. Med. Biol.* **8**, 117–23.

Niermeyer, S., Yang, P., Shanmina, D. *et al.* (1995) Arterial oxygen saturation in Tibetan and Han infants born in Lhasa, Tibet. *N. Engl. J. Med.* **333**, 1248–52.

Noda, M., Suzuki, S., Tsubochi, H. *et al.* (2003) Single dexamethasone injection increases alveolar fluid clearance in adult rats. *Crit. Care Med.* **4**, 1183–9.

Norboo, T., Saiyed, H.N., Angchuk, P.T. *et al.* (2004) Mini review of high altitude health problems in Ladakh. *Biomed. Pharmacother.* **58**, 220–5.

Norese, M.F., Lezon, C.E., Alippi, R.M. *et al.* (2002) Failure of polycythemia-induced increase in arterial oxygen content to suppress the anorexic effect of simulated high altitude in the adult rat. *High Alt. Med. Biol.* **3**, 49–57.

Normand, H., Barragan, M., Benoit, O. *et al.* (1990) Periodic breathing and O_2 saturation in relation to sleep stages in normal subjects. *Am. J. Respir. Crit. Care Med.* **149**, 229–35.

Norton, E.F. (1925) Norton and Somervell's attempt, in *The Fight for Everest* (ed. E.F. Norton), Arnold, London, pp. 90–119.

Nugent, S.K. and Rogers, M.C. (1980) Resuscitation and intensive care monitoring following immersion hypothermia. *J. Trauma* **20**, 814–15.

Nukada, H., Pollock, M. and Allpress, S. (1981) Experimental cold injury to nerve. *Brain* **104**, 779–813.

Nummela, A. and Rusko, H. (2000) Acclimatization to altitude and normoxic training improve 400-m running performance at sea level. *J. Sports Sci.* **18**, 411–19.

Nussbaumer-Ochsner, Y., Schuepfer, N., Ulrich, S. and Bloch, K.E. (2010) Exacerbation of sleep apnoea by frequent central events in patients with the obstructive sleep apnoea syndrome at altitude: a randomised trial. *Thorax* **65**, 429–35.

Nussbaumer-Ochsner, Y., Latshang, T.D., Ulrich, S. *et al.* (2012a) Patients with obstructive sleep apnea syndrome benefit from acetazolamide during an altitude sojourn: a randomized, placebo-controlled, double-blind trial. *Chest* **141**, 131–8.

Nussbaumer-Ochsner, Y., Ursprung, J., Siebenmann, C. *et al.* (2012b) Effect of short-term acclimatization to high altitude on sleep and nocturnal breathing. *Sleep* **35**, 419–23.

Nusshag, W. (1954) *Hygiene der Haustiere*, Hirzel, Leipzig, p. 86.

Nygaard, E. and Nielsen, E. (1978) Skeletal muscle fibre capillarization with extreme endurance training in man, in *Swimming Medicine IV* (eds. B. Eriksson and B. Furberg), University Park Press, Baltimore, MD.

O'Brien, C., Young, A.J. and Sawka, M.N. (1998) Hypothermia and thermoregulation in cold air. *J. Appl. Physiol.* **83**, 185–9.

O'Brodovich, H., Andrew, M., Gray, G.W. and Coates, G. (1984) Hypoxia alters blood coagulation during acute decompression in humans. *J Appl Physiol* **56**, 666–70.

O'Connor, T., Dubowitz, G. and Bickler, P.E. (2004) Pulse oximetry in the diagnosis of acute mountain sickness. *High Alt. Med. Biol.* **5**, 341–8.

O'Donnell, W.J., Rosenberg, M., Niven, R.W. *et al.* (1992) Acetazolamide and furosemide attenuate asthma induced by hyperventilation of cold, dry air. *Am. Rev. Respir. Dis.* **146**, 1518–23.

Oades, P.J., Buchdahl, R.M. and Bush, A. (1994) Prediction of hypoxaemia at high altitude in children with cystic fibrosis. *BMJ* **308**, 15–18.

Oberg, D. and Ostenson, C.G. (2005) Performance of glucose dehydrogenase- and glucose oxidase-based blood glucose meters at high altitude and low temperature. *Diabetes Care* **28**, 1261.

Oelz, O., Howald, H., di Prampero, P.E. *et al.* (1986) Physiological profile of world-class high-altitude climbers. *J. Appl. Physiol.* **60**, 1734–42.

Oelz, O., Maggiorini, M., Ritter, M. *et al.* (1989) Nifedipine for high altitude pulmonary oedema. *Lancet* **2**, 1241–4.

Ogilvie, J. (1977) Exhaustion and exposure. *Climber Rambler* Sept., 34–9; Oct., 52–5.

Ohkuda, K., Nakahara, K., Weidner, W.J. *et al.* (1978) Lung fluid exchange after uneven pulmonary artery obstruction in sheep. *Circ. Res.* **43**, 152–61.

Okumura, A., Fuse, H., Kawauchi, Y. *et al.* (2003) Changes in male reproductive function after high altitude mountaineering. *High Alt. Med. Biol.* **4**, 349–53.

Olfert, I.M., Breen, E.C., Mathieu-Costello, O. and Wagner, P.D. (2001) Chronic hypoxia attenuates resting and exercise-induced VEGF, flt-1, and flk-1 mRNA levels in skeletal muscle. *J. Appl. Physiol.* **90**, 1532–8.

Oliver, S.J., Golija, P. and Macdonald, J.H. (2012) Carbohydrate supplementation and exercise performance at high altitude: a randomized controlled trial. *High Alt. Med. Biol.* **13**, 22–31.

Olsen, N.V., Hansen, J.-M., Kanstrup, I. *et al.* (1993) Renal hemodynamics, tubular function, and the response to low-dose dopamine during acute hypoxia in humans. *J. Appl. Physiol.* **74**, 2166–73.

Omura, A., Roy, R. and Jennings, T. (2000) Inhaled nitric oxide improves survival in the rat model of high-altitude pulmonary edema. *Wilderness Environ. Med.* **11**, 251–6.

Onywera, V.O., Kiplamai, F.K., Boit, M.K. and Pitsiladis, Y.P. (2004) Food and macronutrient intake of elite Kenyan distance runners. *Int. J. Sport Nutr. Exerc. Metab.* **14**, 709–19.

Oort, A.H. and Rasmusson, E.M. (1971) *Atmospheric Circulation Statistics*, US Department of Commerce, NOAA, Rockville, MD, pp. 84–5.

Opitz, E. (1951) Increased vascularization of the tissue due to acclimatization to high altitude and its significance of oxygen transport. *Exp. Med. Surg.* **9**, 389–403.

Orem, J. and Kubin, L. (2000) Respiratory physiology: central neural control, in *Principles and Practice of Sleep Medicine* (eds. M. Kryger, T. Roth and W.C. Dement), W.B. Saunders, Philadelphia, PA, pp. 205–20.

Orr, K.D. and Fainer, D.C. (1951) *Cold Injuries in Korea During Winter 1950–51*, Army Medical Research Laboratory, Fort Knox, KY.

Osborne, J.J. (1953) Experimental hypothermia: respiratory and blood pH changes in relation to cardiac function. *Am. J. Physiol.* **175**, 389–98.

Ou, L.C. and Tenney, S.M. (1970) Properties of mitochondria from hearts of cattle acclimatized to high altitude. *Respir. Physiol.* **8**, 151–9.

Pace, N., Griswold, R.L. and Grunbaum, B.W. (1964) Increase in urinary norepinephrine excretion during 14 days sojourn at 3800m elevation. *Fed. Proc.* **23**, 521.

Palatini, P., Businaro, R., Berton, G. *et al.* (1989) Effects of low altitude exposure on 24-hour blood pressure and adrenergic activity. *Am. J. Cardiol.* **64**, 1379–82.

Palmer, S.K., Moore, L.G., Young, D. *et al.* (1999) Altered blood pressure course during normal pregnancy and increased preeclampsia at high altitude (3100 meters) in Colorado. *Am. J. Obstet. Gynecol.* **180**, 1161–8.

Pandolf, K.B., Young, A.J., Sawka, M.N. *et al.* (1998) Does erythrocyte infusion improve 3.2km run performance at high altitude? *Eur. J. Appl. Physiol.* **79**, 1–6.

Pappenheimer, J. (1988) Physiological regulation of transepithelial impedance in the intestinal mucosa of rats and hamsters. *J. Membr. Biol.* **100**, 137–48.

Pappenheimer, J.R. (1977) Sleep and respiration of rats during hypoxia. *J. Physiol. (Lond.)* **266**, 191–207.

Pappenheimer, J.R., Fencl, V., Heisey, S.R. and Held, D. (1964) Role of cerebral fluids in control of respiration as studied in unanesthetized goats. *Am. J. Physiol.* **208**, 436–40.

Parker, J.C., Breen, E.C. and West, J.B. (1997) High vascular and airway pressures increase interstitial protein mRNA expression in isolated rat lungs. *J. Appl. Physiol.* **83**, 1697–705.

Parkins, K.J., Poets, C.F., O'Brien, L.M. *et al.* (1998) Effect of exposure to 15% oxygen on breathing patterns and oxygen saturation in infants: interventional study. *BMJ* **316**, 887–91.

Pascal, B. (1648) *Story of the Great Experiment on the Equilibrium of Fluids.* English translation of relevant pages in *High Altitude Physiology* (ed. J.B. West), Hutchinson Ross, Stroudsburg, PA, 1981.

Paschen, W. (1996) Disturbances of calcium homeostasis within the endoplasmic reticulum may contribute to the development of ischemic cell damage. *Med. Hypotheses* **47**, 283–8.

Pasha, Q. and Gassmann, M. (2010) Taskforce: pulmonary hypertension associated with high altitude and hypoxia – annual report 2009. *PVRI Rev.* **2**, 36–41.

Passino, C., Bernardi, L., Spadacini, G. *et al.* (1996) Autonomic regulation of heart rate and peripheral circulation: comparison of high altitude and sea level residents. *Clin. Sci.* **91**, 81–3.

Patel, S., Woods, D.R., Macleod, N.J. *et al.* (2003) Angiotensin-converting enzyme genotype and the ventilatory response to exertional hypoxia. *Eur. Resp. J.* **22**, 755–60.

Paton, B.C. (1983) Accidental hypothermia. *Pharmacol. Ther.* **22**, 331–77.

Paton, B.C. (1987) Pathophysiology of frostbite, in *Hypoxia and Cold* (eds. J.R. Sutton, C.S. Houston and G. Coates), Praeger, New York, pp. 329–39.

Paton, B.C. (1991) Hypothermia, in *A Colour Atlas of Mountain Medicine* (eds. J. Vallotton and F. Dubas), Wolfe, London, pp. 92–6.

Pattengale, P.K. and Holloszy, J.O. (1967) Augmentation of skeletal muscle myoglobin by a program of treadmill running. *Am. J. Physiol.* **213**, 783–5.

Pattinson, K., Myers, S. and Gardner-Thorpe, C. (2004) Problems with capnography at high altitude. *Anaesthesia* **59**, 69–72.

Patton, J.F. and Doolittle, W.H. (1972) Core rewarming by peritoneal dialysis following induced hypothermia in the dog. *J. Appl. Physiol.* **33**, 800–4.

Patz, D.S., Swihart, B. and White, D.P. (2010) CPAP pressure requirements for obstructive sleep apnea patients at varying altitudes. *Sleep* **33**, 715–18.

Paul, M.A. and Fraser, W.D. (1994) Performance during mild acute hypoxia. *Aviat. Space. Environ. Med.* **65**, 891–9.

Pavan, P., Sarto, P., Merlo, L. *et al.* (2003) Extreme altitude mountaineering and type 1 diabetes: the Cho Oyu alpinisti in Alta Quota expedition. *Diabetes Care* **26**, 3196–7.

Pavan, P., Sarto, P., Merlo, L. *et al.* (2004) Metabolic and cardiovascular parameters in type 1 diabetics at extreme altitude. *Med. Sci. Sports Exerc.* **36**, 1283–9.

Pawson, I.G. (1977) Growth characteristics of populations of Tibetan origin in Nepal. *Am. J. Phys. Anthropol.* **47**, 473–82.

Peacock, A.J. and Jones, P.L. (1997) Gas exchange at extreme altitude: results from the British 40th Anniversary Everest Expedition. *Eur. Respir. J.* **10**, 1439–44.

Pearn, J.H. (1982) Cold injury complicating trauma in sub-zero environments. *Med. J. Aust.* **1**, 505–7.

Pecchio, O., Maule, S., Migliardi, M. *et al.* (2000) Effects of exposure at an altitude of 3,000 m on performance of glucose meters. *Diabetes Care* **23**, 129–31.

Pedlar, C., Whyte, G., Emegbo, S. *et al.* (2005) Acute sleep responses in a normobaric hypoxic tent. *Med. Sci. Sports Exerc.* **37**, 1075–9.

Pei, S.X., Chen, X.J., Si Ren, B.Z. *et al.* (1989) Chronic mountain sickness in Tibet. *Q. J. Med.* **71**, 555–74.

Peñaloza, D. (1971) Discussion, in *High Altitude Physiology: Cardiac and Respiratory Aspects* (eds. R. Porter and J. Knight), Churchill Livingstone, Edinburgh, p. 169.

Peñaloza, D. (2007) High altitude pulmonary hypertension. Reappraisal of the Consensus Statement on Chronic and Subacute High Altitude Diseases, *Problems of High Altitude Medicine and Biology* (eds A. Aldashev and R. Naeije). Actas del Taller en Investigaciones Avanzadas Sobre Medicina y Biología Aplicada a la Altura, Organizada por la OTAN. Springer, Berlin, 2007, 11–37.

Peñaloza, D. and Arias-Stella, J. (2007) The heart and pulmonary circulation at high altitudes healthy highlanders and chronic mountain sickness. *Circulation* **115**: 1132–46.

Peñaloza, D. and Echevarria, M. (1957) Electrocardiographic observations on ten subjects at sea level and during one year of residence at high altitudes. *Am. Heart J.* **54**, 811–22.

Peñaloza, D. and Sime, F. (1969) Circulatory dynamics during high altitude pulmonary edema. *Am. J. Cardiol.* **23**, 369–78.

Peñaloza, D. and Sime, F. (1971) Chronic cor pulmonale due to loss of altitude acclimatization (chronic mountain sickness). *Am. J. Med.* **50**, 728–43.

Peñaloza, D., Sime, F., Banchero, N. and Gamboa, R. (1962) Pulmonary hypertension in healthy man born and living at high altitudes. *Med. Thorac.* **19**, 449–60.

Peñaloza, D., Sime, F., Banchero, N. *et al.* (1963) Pulmonary hypertension in healthy men born and living at high altitudes. *Am. J. Cardiol.* **11**, 150–7.

Peñaloza, D., Arias-Stella, J., Sime, F. *et al.* (1964) The heart and pulmonary circulation in children at high altitudes: physiological, anatomical, and clinical observations. *Pediatrics* **34**, 568–82.

Peñaloza, D., Sime, F., Ruiz. L. (2008) Pulmonary hemodynamics and children living at high altitudes. *High Alt. Med. Biol.* **9**, 199–207.

Peng, Y.-J., Yuan, G., Ramakrishnan, D. *et al.* (2006) Heterozygous HIF-1α deficiency impairs carotid body-mediated systemic responses and reactive oxygen species generation in mice exposed to intermittent hypoxia. *J. Physiol.* **577**, 705–16.

Peng, Y., Yang, Z., Zhang, H. *et al.* (2011) Genetic variations in Tibetan populations and high altitude adaptation at the Himalayas. *Mol. Biol. Evol.* **28**, 1075–81.

Perez-Pinzon, M.A., Chan, C.Y., Rosenthal, M. and Sick, T.J. (1992) Membrane and synaptic activity during anoxia in the isolated turtle cerebellum. *Am. J. Physiol.* **263**, R1057–63.

Peroni, D.G., Boner, A.L., Vallone, G. *et al.* (1994) Effective allergen avoidance at high altitude reduces allergen-induced bronchial hyperresponsiveness. *Am. J. Respir. Crit. Care Med.* **149**, 1441–6.

Perrill, C.V. (1993) High-altitude sycope: history repeats itself. *JAMA* **269**, 587.

Pesce, C., Leal, C., Pinto, H. *et al.* (2005) Determinants of acute mountain sickness and success on Mount Aconcagua (6962 m). *High Alt. Med. Biol.* **6**, 158–66.

Petetin, D. (1991) Eye protection at high altitude, in *A Colour Atlas of Mountain Medicine* (eds. J. Vallotton and F. Dubas), Wolfe, London, pp. 71–2.

Petit, J.M., Milic-Emili, J. and Troquet, J. (1963) Travail dynamique pulmonaire et altitude. *Rev. Med. Aerosp.* **2**, 276–9.

Peyronnard, J.M., Pednault, M. and Aquayo, A.J. (1977) Neuropathies due to cold. Quantitative studies of structural changes in human and animal nerves, in *Proceedings of the 11th World Congress of Neurology*, Amsterdam, pp. 308–29.

Pham, I., Uchida, T., Planes, C. *et al.* (2002) Hypoxia upregulates VEGF expression in alveolar epithelial cells in vitro and in vivo. *Am. J. Physiol., Lung Cell. Mol. Physiol.* **283**, L1133–42.

Pham, I., Wuerzner, G., Richaler, J.-P. *et al.* (2010) Endothelin receptors blockade blunts hypoxia-induced increase in PAP in humans. *Eur. J. Clin.* **40**, 195–202.

Phillipson, E.A., Sullivan, C.E., Read, D.J.C. *et al.* (1978) Ventilatory and waking responses to hypoxia in sleeping dogs. *J. Appl. Physiol. Respir. Environ. Exerc. Physiol.* **44**, 512–20.

Pialoux, V., Hanly, P.J. and Foster, G.E. (2009) Effects of exposure to intermittent hypoxia on oxidative stress and acute hypoxic ventilatory response in humans. *Am. J. Respir. Crit. Care Med.* **180**, 1002–9.

Pichiule, P. and LaManna, J.C. (2002) Angiopoietin-2 and rat brain capillary remodeling during adaptation and deadaptation to prolonged mild hypoxia. *J. Appl. Physiol.* **93**, 1131–9.

Pickering, B.G., Bristow, G.K. and Craig, D.B. (1977) Core rewarming by peritoneal irrigation in accidental hypothermia. *Anesth. Analg.* **56**, 574–7.

Picon-Reategui, E. (1961) Basal metabolic rate and body composition at high altitudes. *J. Appl. Physiol.* **16**, 431–4.

Pierre, B. and Aulard, C. (1985) *Escalades et Randonnés du Hoggar et dans les Tassilis*, Arthaud, Paris, p. 153.

Piiper, J. and Scheid, P. (1980) Blood–gas equilibration in lungs, in *Pulmonary Gas Exchange*, vol. 1, *Ventilation, Blood Flow, and Diffusion* (ed. J.B. West), Academic Press, New York, pp. 131–71.

Piiper, J. and Scheid, P. (1986) Cross-sectional P_{O2} distributions in Krogh cylinder and solid cylinder models. *Respir. Physiol.* **64**, 241–51.

Pines, A. (1978) High altitude acclimatization and proteinuria in East Africa. *Br. J. Dis. Chest* **72**, 196–8.

Pines, A., Slater, J.D.H. and Jowett, T.P. (1977) The kidney and aldosterone in acclimatization at altitude. *Br. J. Dis. Chest* **71**, 203–7.

Pison, U., López, F.A., Heidelmeyer, C.F. *et al.* (1993) Inhaled nitric oxide reverses hypoxic pulmonary vasoconstriction without impairing gas exchange. *J. Appl. Physiol.* **74**, 1287–92.

Pitsiou, G., Kyriazis, G., Hatzizisi, O. *et al.* (2002) Tumor necrosis factor-alpha serum levels, weight loss and tissue oxygenation in chronic obstructive pulmonary disease. *Respir. Med.* **96**, 594–8.

Pitt, P. (1970) *Surgeon in Nepal*, Murray, London, p. 135.

Planes, C., Escoubet, B., Blot-Chabaud, M. *et al.* (1997) Hypoxia downregulates expression and activity of epithelial sodium channels in rat alveolar epithelial cells. *Am. J. Respir. Cell. Mol. Biol.* **17**, 508–18.

Plata, R., Cornejo, A., Arratia, C. *et al.* (2002) Angiotensin-converting-enzyme inhibition therapy in altitude polycythemia: a prospective randomized trial. *Lancet* **359**, 663–6.

Plutarch (46–120) Alexander and Caesar. *Loeb Classics,* vol. 7. (1971) Heinemann, London, p. 389.

Podolsky, A., Eldridge, M.W., Richardson, R.S. *et al.* (1996) Exercise-induced VA/Q inequality in subjects with prior high-altitude pulmonary edema. *J. Appl. Physiol.* **81**, 922–32.

Pohjantahti, H., Laitinen, J. and Parkkari, J. (2005) Exercise-induced bronchospasm among healthy elite cross country skiers and non-athletic students. *Scand. J. Med. Sci. Sports* **15**, 324–8.

Poiani, G.J., Tozzi, C.A., Yohn, S.E. *et al.* (1990) Collagen and elastin metabolism in hypertensive pulmonary arteries of rats. *Circ. Res.* **66**, 968–78.

Pollard, A.J. and Murdoch, D.R. (1997) Children at altitude, in *The High Altitude Medicine Handbook*, 2nd edn, Radcliffe Medical Press, Oxford, pp. 39–49.

Pollard, A.J., Mason, N.P., Barry, P.W. *et al.* (1996) Effect of altitude on spirometric parameters and the performance of peak flow meters. *Thorax* **51**, 175–8.

Pollard, A.J., Murdoch, D.R. and Bärtsch, P. (1998) Children at altitude. *BMJ* **316**, 874–5.

Pollard, A.J., Niermeyer, S., Barry, P. *et al.* (2001) Children at altitude: an international consensus statement by an *ad hoc* committee of the International Society for Mountain Medicine. *High Alt. Med. Biol.* **2**, 389–403.

Poole, D.C. and Mathieu-Costello, O. (1990) Effects of hypoxia on capillary orientation in anterior tibialis muscle of highly active mice. *Respir. Physiol.* **82**, 1–10.

Porter, M.M., Vandervoort, A.A. and Lexell, J. (1995) Aging of the human muscle: structure, function and adaptability. *Scan. J. Med. Sci. Sports.* **5**, 127–8.

Potter, R.F. and Groom, A.C. (1983) Capillary diameter and geometry in cardiac and skeletal muscle studied by means of corrosion casts. *Microvasc. Res.* **25**, 68–84.

Poulin, M.J., Cunningham, D.A., Paterson, D.H. *et al.* (1993) Ventilatory sensitivity to CO_2 in hyperoxia and hypoxia in older humans. *J. Appl. Physiol.* **75**, 2209–16.

Poulsen, T.D., Klausen, T., Richalet, J.P. *et al.* (1998) Plasma volume in acute hypoxia: comparison of a carbon monoxide rebreathing method and dye dilution with Evans' blue. *Eur. J. Appl. Physiol.* **77**, 457–61.

Povea, C., Schmitt, L., Brugniaux, J. *et al.* (2005) Effects of intermittent hypoxia on heart rate variability during rest and exercise. *High Alt. Med. Biol.* **6**, 215–25.

Powell, F.L. and Garcia, N. (2000) Physiological effects of intermittent hypoxia. *High Alt. Med. Biol.* **1**, 125–36.

Prabhakar, H.R. (2000) Oxygen sensing by the carotid body chemoreceptors. *J. Appl. Physiol.* **88**, 2287–95.

Prabhakar, H.R. and Jacono, F.J. (2005) Cellular and molecular mechanisms associated with carotid body adaptations to chronic hypoxia. *High Alt. Med. Biol.* **6**, 112–120.

Prabhakar, H.R. and Overholt, J.L. (2000) Cellular mechanisms of oxygen sensing at the carotid body: haem and ion channels. *Respir. Physiol.* **122**, 209–21.

Pradhan, S., Yadav, S., Neupane, P. and Subedi, P. (2009) Acute mountain sickness in children at 4380 meters in the Himalayas. *Wilderness Environ. Med.* **20**, 359–63.

Pratali, L., Cavana, M., Sicarir, R. and Picano, E. (2010) Frequent subclinical high-altitude pulmonary edema detected by chest sonography as ultrasound lung comets in recreational climbers. *Crit. Care Med.* **38**, 1818–23.

Pratali, L., Rimoldi, S.F., Rexhaj, E. *et al.* (2012) Exercise induces rapid interstitial lung water accumulation in patients with chronic mountain sickness. *Chest* **141**, 953–8.

Pretorius, H.A. (1970) Effect of oxygen on night vision. *Aerospace Med.* **41**, 560–2.

Prisk, G.K., Elliott, A.R. and West J.B. (2000) Sustained microgravity reduces the human ventilatory response to hypoxia but not to hypercapnia. *J. Appl. Physiol.* **88**, 1421–30.

Pritchard, J.S. and Lane, D.J. (1974) Intestinal absorption studied in patients with chronic obstructive airways disease. *Thorax* **29**, 609.

Pugh, L.G.C.E. (1950) Physiological studies on HMS *Vengeance*: Royal Navy cold weather cruise 1994, *MRC Royal Naval Personnel Research Committee RNP* 49/561.

Pugh, L.G.C.E. (1955) Report on Cho Oyu 1952 and Everest 1953 expeditions. (Unpublished archival material held in the Archival Collection in High Altitude Medicine and Physiology at University of California, San Diego, USA.)

Pugh, L.G.C.E. (1957) Resting ventilation and alveolar air on Mount Everest: with remarks on the relation of barometric pressure to altitude in mountains. *J. Physiol. (Lond.)* **135**, 590–610.

Pugh, L.G.C.E. (1958) Muscular exercise on Mt. Everest. *J. Physiol. (Lond.)* **141**, 233–61.

Pugh, L.G.C.E. (1959) Carbon monoxide hazard in Antarctica. *BMJ* **1**, 192–6.

Pugh, L.G.C.E. (1962a) Physiological and medical aspects of the Himalayan Scientific and Mountaineering Expedition, 1960–61. *BMJ* **2**, 621–33.

Pugh, L.G.C.E. (1962b) Solar heat gain by man in the high Himalaya: UNESCO Symposium on Environmental Physiology and Psychology, Lucknow, India, pp. 325–9.

Pugh, L.G.C.E. (1963) Tolerance to extreme cold at altitude in a Nepalese pilgrim. *J. Appl. Physiol.* **18**, 1234–8.

Pugh, L.G.C.E. (1964a) Man at high altitude. *Scientific Basis of Medicine, Annual Review* 32–54.

Pugh, L.G.C.E. (1964b) Blood volume and haemoglobin concentration at altitudes above 18000 ft (5500 m). *J. Physiol.* **170**, 344–54.

Pugh, L.G.C.E. (1964c) Animals in high altitudes: man above 5000 m mountain exploration, in *Handbook of Physiology, Adaptation to the Environment*, section 4 (eds. D.B. Dill, E.F. Adolph and C.C. Wilber), Washington, DC, pp. 861–8.

Pugh, L.G.C.E. (1964d) Cardiac output in muscular exercise at 5800 m (19,000 ft). *J. Appl. Physiol.* **19**, 441–7.

Pugh, L.G.C.E. (1965) Altitude and athletic performance. *Nature* **207**, 1397–8.

Pugh, L.G.C.E. (1966) Clothing insulation and accidental hypothermia in youth. *Nature* **209**, 1281–6.

Pugh, L.G.C.E. (1967) Cold stress and muscular exercise with special reference to accidental hypothermia. *BMJ* **2**, 333–7.

Pugh, L.G.C.E. (1969) Blood volume changes in outdoor exercise of 8–10 h duration. *J. Physiol. (Lond.)* **200**, 345–51.

Pugh, L.G.C.E. and Band, G. (1953) Appendix VI: Diet, in *The Ascent of Everest* (ed. J. Hunt), Hodder and Stoughton, London, pp. 263–9.

Pugh, L.G.C.E. and Ward, M.P. (1956) Some effects of high altitude on man. *Lancet* **2**, 1115–21.

Pugh, L.G.C.E., Gill, M.B., Lahiri, S. *et al.* (1964) Muscular exercise at great altitudes. *J. Appl. Physiol.* **19**, 431–40.

Pulfery, S.M. and Jones, P.L. (1996) Energy expenditure and requirement while climbing above 6,000 m. *J. Appl. Physiol.* **81**, 1306–11.

Puri, G.D., Jayant, A., Dorje, M. and Tashi, M. (2008) Propofol-fentanyl anaesthesia at high altitude: anaesthetic requirements and haemodynamic variations when compared with anaesthesia at low altitude. *Acta Anaesthesiol. Scand.* **52**, 427–31.

Purkayastha, S.S., Bhaumik, G., Sharma, R.P. *et al.* (2000) Effects of mountaineering training at high altitude (4,350 m) on physical work performance of women. *Aviat. Space Environ. Med.* **71**, 685–91.

Puthucheary, Z., Skipworth, J.R.A., Rawal, J. *et al.* (2011) The *ACE* gene and human performance: 12 years on. *Sports Med.* **41**, 433–48.

Pyne, D.B., Gleeson, M., McDonald, W.A. *et al.* (2000) Training strategies to maintain immunocompetence in athletes. *Int. J. Sports Med.* **21**(Suppl. 1), S51–60.

Qi, Y., Niu, W., Zhu, T. *et al.* (2008) Synergistic effect of the genetic polymorphisms of the renin-angiotensin, aldosterone system on high altitude pulmonary edema. A study from Qinghai–Tibet altitude. *Eur. J. Epidemiol.* **22**, 143–52.

Qi, Y., Niu, W., Zhu, T. *et al.* (2009) Genetic interaction of Hsp70 family genes polymorphisms with high altitude pulmonary edema among Chinese railway constructors at altitudes exceedingly 4000 meters. *Clin. Chim. Acta* **405**, 17–22.

Qi, Y., Sun, J., Zhu, T. *et al.* (2011) Association of angiotensin-converting enzyme gene insertion/deletion polymorphism with high altitude pulmonary edema: meta-analysis. *J. Renin-Angiotensin-Aldosterone Syst.* **12**, 617–23

Quick, J., Eichenberger, A. and Binswanger, U. (1992) Stimulation of erythropoietin in renal insufficiency by hypobaric hypoxia. *Nephrol. Dial. Transplant.* **7**, 1002–6.

Radomski, M.N. and Boutelier, C. (1982) Hormone response of normal and intermittent cold pre-adapted humans to continuous cold. *J. Appl. Physiol.* **53**, 610–16.

Raff, H. and Kohandarvish, S. (1990) The effect of oxygen on aldosterone release from bovine adrenocortical cells *in vitro. Endocrinology* **127**, 682–7.

Raff, H., Jankowski, B.M., Engeland, W.C. and Oaks, M.K. (1996) Hypoxia *in vivo* inhibits aldosterone and aldosterone synthase mRNA in rats. *J. Appl. Physiol.* **81**, 604–10.

Raguso, C.A., Guinot, S.L., Janssens, J-P. *et al.* (2004) Chronic hypoxia: common traits between chronic obstructive pulmonary disease and altitude. *Curr. Opin. Clin. Nutr. Metab. Care* **7**, 411–17.

Rahn, H. and Fenn, W.O. (1955) *A Graphical Analysis of the Respiratory Gas Exchange*, American Physiological Society, Washington, DC.

Rahn, H. and Otis, A.B. (1949) Man's respiratory response during and after acclimatization to high altitude. *Am. J. Physiol.* **157**, 445–62.

Rai, R.M., Malhotra, M.S., Dimri, G.P. and Sampathkumar, T. (1975) Utilization of different quantities of fat at high altitude. *Am. J. Clin. Nutr.* **28**, 242–5.

Raichle, M.E. and Hornbein, T.F. (2001) The high-altitude brain, in *High Altitude: An Exploration of Human Adaptation* (eds. T.F. Hornbein and R.B. Schoen), Marcel Dekker, New York, pp. 377–423.

Raifman, M.A., Berant, M. and Levarsky, C. (1978) Cold weather and rhabdomyolysis. *J. Paediatr.* **93**, 970–1.

Raja, K.B., Pippard, M.J., Simpson, R.J. and Peters, T.J. (1986) Relationship between erythropoiesis and the enhanced intestinal uptake of ferric iron in hypoxia in the mouse. *Br. J. Haematol.* **64**, 587–93.

Ramanathan, V., Li, F., Ramana, M.V. *et al.* (2007) Atmospheric brown clouds: Hemispherical and regional variations in long-range transport, absorption, and radiative forcing. *J. Geophys. Res.* **112**, D22S21, 26 PP.

Ramirez, G., Bittle, P.A., Hammond, M. *et al.* (1988) Regulation of aldosterone secretion during hypoxemia at sea level and moderately high altitude. *J. Clin. Endocrinol. Metab.* **67**, 1162–5.

Ramirez, G., Hammon, M., Agousti, S.J. *et al.* (1992) Effects of hypoxemia at sea level and high altitude on sodium excretion and hormonal levels. *Aviat. Space Environ. Med.* **63**, 891–8.

Ramirez, G., Herrera, R., Pineda, D. *et al.* (1995) The effects of high altitude on hypothalamic–pituitary secretory dynamics in men. *Clin. Endocrinol.* **43**, 11–18.

Ramirez, G., Pineda, D., Bittle, P.A. *et al.* (1998) Partial renal resistance to arginine vasopressin as an adaptation to high altitude living. *Aviat. Space Environ. Med.* **69**, 58–65.

Ramos, D.A., Kruger, H., Muro, M. and Arias-Stella, J. (1967) Patologica del hombre nativo de las grande alturas: investigacion de las causes de muerte en 300 autopsias. *Bon. Sanit. Panam.* **62**, 497–507.

Rankinen, T., Pérusse, L., Gagnon, J. *et al.* (2000a) Angiotensin-converting enzyme ID polymorphism and fitness phenotype in the HERITAGE Family Study. *J. Appl. Physiol.* **88**, 1029–35.

Rankinen, T., Wolfarth, B., Simoneau, J.-A. *et al.* (2000b) No association between the angiotensin-converting enzyme ID polymorphism and elite endurance athlete status. *J. Appl. Physiol.* **88**, 1571–5.

Rassler, B., Marx, G., Reissig, C. *et al.* (2007) Time course of hypoxia-induced lung injury in rats. *Respir. Physiol. Neurobiol.* **159**, 45–54.

Rastogi, C.K., Malholtra, M.S., Srivastava, M.C. *et al.* (1977) Study of the pituitary–thyroid functions at high altitude in man. *J. Clin. Endocrinol. Metab.* **44**, 447–52.

Ratan, R.R., Siddiq, A., Aminova, L. *et al.* (2004) Translation of ischemic preconditioning to the patient: prolyl hydroxylase inhibition and hypoxia inducible factor-1 as novel targets for stroke therapy. *Stroke* **35**, 2687.

Rathat, C., Richalet, J.-P., Herry, J.-P. and Largmighat, P. (1992) Detection of high-risk

subjects for high altitude diseases. *Int. J. Sports Med.* **13**, S76–8.
Ravenhill, T.H. (1913) Some experience of mountain sickness in the Andes. *J. Trop. Med. Hyg.* **16**, 313–20.
Raynaud, J., Drouet. L., Martineaud, J.P. *et al.* (1981) Time course of plasma growth hormone during exercise in humans at altitude. *J. Appl. Physiol.* **50**, 229–33.
RCP (1966) *Report of Committee on Accidental Hypothermia,* Royal College of Physicians, London.
Read, J. and Fowler, K.T. (1964) Effect of exercise on zonal distribution of pulmonary blood flow. *J. Appl. Physiol.* **19**, 672–8.
Rebuck, A.S. and Campbell, E.J.M. (1974) A clinical method for assessing the ventilatory response to hypoxia. *Am. Rev. Respir. Dis.* **109**, 345–50.
Recavarren, S. and Arias-Stella, J. (1964) Right ventricular hypertrophy in people born and living at high altitudes. *Br. Heart J.* **26**, 806–12.
Reed, D.J.C. (1967) A clinical method of assessing the ventilatory response to carbon dioxide. *Australas. Ann. Med.* **16**, 20–32.
Reeves, J.A. (2004) Is increased hematopoiesis needed at altitude? *J. Appl. Physiol.* **96**, 1579–80.
Reeves, J.T. and Grover, R.F. (1975) High-altitude pulmonary hypertension and pulmonary edema. *Prog. Cardiol.* **4**, 99–118.
Reeves, J.T. and Grover, R.F. (2005) Insights by Peruvian scientists into the pathogenesis of human chronic hypoxic pulmonary hypertension. *J. Appl. Physiol.* **98**, 384–9.
Reeves, J.T. and Weil, J.V. (2001) Chronic mountain sickness. A view from the crows nest. *Ad. Exper. Med. Biol.* **542**, 419–37.
Reeves, J.T., Moore, L.G., McCullough, R.E. *et al.* (1985) Headache at high altitude is not related to internal carotid arterial blood velocity. *J. Appl. Physiol.* **59**, 909–15.
Reeves, J.T., Groves, B.M., Sutton, J.T. *et al.* (1987) Operation Everest II: preservation of cardiac function at extreme altitude. *J. Appl. Physiol.* **63**, 531–9.
Reeves, J.T., Wagner, J., Zafren, K. *et al.* (1994) Seasonal variation in barometric pressure and temperature: effect on altitude illness, in *Hypoxia and Molecular Medicine* (eds. J.R. Sutton, C.S. Houston and G. Coates), Queen City Printers, Burlington, VT, pp. 275–81.
Regard, M., Oelz, O., Brugger, P. and Landis, T. (1989) Persistent cognitive impairment in climbers after repeated exposure to extreme altitude. *Neurology* **39**, 210–13.
Reichl, M. (1987) Neuropathy of the feet due to running on cold surfaces. *BMJ* **294**, 348–9.
Reinhart, W.H., Kayser, B., Singh, A. *et al.* (1991) Blood rheology and acute mountain sickness and high-altitude pulmonary edema. *J. Appl. Physiol.* **71**, 934–8.
Reitan, R.M. and Davison, L.A. (eds.) (1974) *Clinical Neuropsychology: Current Status and Applications,* Winston, Washington DC.
Reite, M., Jackson, D., Cahoon, R.L. and Weil, J.V. (1975) Sleep physiology at high altitude. *Electroencephalogr. Clin. Neurophysiol.* **38**, 463–71.
Remillard, C.V. and Yuan, J.X. (2005) High altitude pulmonary hypertension: role of K^+ and Ca^{2+} channels. *High Alt. Med. Biol.* **6**, 133–46.
Remmers, J.E. and Mithoefer, J.C. (1969) The carbon monoxide diffusing capacity in permanent residents at high altitudes. *Respir. Physiol.* **6**, 233–44.
Ren, Y., Fu, Z., Shen, W. *et al.* (2010). Incidence of high altitude illnesses among unacclimatized persons who acutely ascended to Tibet. *High Alt. Med. Biol.* **11**, 39–42.
Rennie, D. (1973) Field studies in hypoxia and the kidney, in *Cornell Seminars in Nephrology* (ed. E.L. Becker), Wiley, New York, pp. 193–206.
Rennie, D. (1989) Will mountain trekkers have heart attacks? *JAMA* **261**, 1045–6.
Rennie, D. and Morrissey, J. (1975) Retinal changes in Himalayan climbers. *Arch. Ophthalmol.* **93**, 395–400.
Rennie, D. and Wilson, R. (1982) Who should not go high, in *Hypoxia: Man at Altitude* (eds. J.R. Sutton, N.L. Jones, and C.S. Houston), Thieme-Stratton, New York, pp. 186–90.
Rennie, D., Lozano, R., Monge, C. *et al.* (1971a). Renal oxygenation in male Peruvian natives living permanently at high altitude. *J. Appl. Physiol.* **30**, 450–6.
Rennie, D., Marticorena, E., Monge, C. and Sirotzky, L. (1971b) Urinary protein excretion

in high altitude residents. *J. Appl. Physiol.* **31**, 257–9.
Rennie, D., Frayser, R., Gray, G. and Houston, C. (1972) Urine and plasma proteins in men at 5,400 m. *J. Appl. Physiol.* **32**, 369–73.
Rennie, I.D.B. and Joseph, B.L. (1970) Urinary protein excretion in climbers at high altitude. *Lancet* **1**, 1247–51.
Rennie, M.J., Babij, P., Sutton, J.R. *et al.* (1983) Effects of acute hypoxia on forearm leucine metabolism, in *Hypoxia, Exercise and Altitude* (eds. J.R. Sutton, C.S. Houston and N.L. Jones), Liss, New York, pp. 317–24.
Resar, J.R., Roguin, A., Voner, J. *et al.* (2005) Hypoxia-inducible factor 1alpha polymorphism and coronary collaterals in patients with ischemic heart disease. *Chest* **128**, 787–91.
Reshetnikova, O.S., Burton, G.J. and Milovanov, A.P. (1994) Effects of hypobaric hypoxia on the fetoplacental unit: the morphometric diffusing capacity of the villous membrane at high altitude. *Am. J. Obstet. Gynecol.* **171**, 1560–5.
Rexhaj, E., Garcin, S., Rimoldi, S.F. *et al.* (2011) Reproducibility of acute mountain sickness in children and adults: a prospective study. *Pediatrics* **127**, e1145–8.
Reynafarje, B. (1962) Myoglobin content and enzymatic activity of muscle and altitude adaptation. *J. Appl. Physiol.* **17**, 301–5.
Reynolds, R.D., Lickteig, J.A., Deuster, P.A. *et al.* (1999) Energy metabolism increases and regional body fat decreases while regional muscle mass is spared in humans climbing Mt. Everest. *J. Nutr.* **129**, 1307–14.
Rhodes, J. (2005) Comparative physiology of hypoxic pulmonary hypertension: historical clues from brisket disease. *J. Appl. Physiol.* **98**, 1092–100.
Ricart, A., Maristany, J., Fort, N. *et al.* (2005) Effects of sildenafil on the human response to acute hypoxia and exercise. *High Alt. Med. Biol.* **6**, 43–9.
Rice, L., Ruiz, W., Driscoll, T. *et al.* (2001) Neocytolysis on descent from altitude: a newly recognised mechanism for the control of red cell mass. *Ann. Intern. Med.* **134**, 652–6.
Richalet, J.-P. (1990) The heart and adrenergic system, in *Hypoxia: the Adaptations* (eds. J.R. Sutton, G. Coates and J.E. Remmers), Dekker, Philadelphia, pp. 231–40.
Richalet, J.-P. (2010) Operation Everest III: COMEX '97. *High Alt. Med. Biol.* **11**, 121–32.
Richalet, J.-P., Keromes, A., Dersch, B. *et al.* (1988) Caractéristiques physiologiques des alpinistes de haute altitude. *Sci. Sports* **3**, 89–108.
Richalet, J.-P., Rutgers, V., Bouchet, P. *et al.* (1989) Diurnal variation of acute mountain sickness, colour vision, and plasma cortisol and ACTH at high altitude. *Aviat. Space Environ. Med.* **60**, 105–11.
Richalet, J.-P., Hornych, A., Rathat, C. *et al.* (1991) Plasma prostaglandins, leukotrienes and thromboxane in acute high altitude hypoxia. *Respir. Physiol.* **85**, 205–15.
Richalet, J.-P., Bittel, J. and Herry, J.P. (1992) Use of a hypobaric chamber for preacclimatization before climbing Mount Everest. *Int. J. Sports Med.* **13**(Suppl. 1), 216–20.
Richalet, J.-P., Souberbielle, J.C., Antezana, A.M. *et al.* (1994) Control of erythropoiesis in humans during prolonged exposure to the altitude of 6542 m. *Am. J. Physiol.* **266**, R756–64.
Richalet, J.-P., Dechaux, M., Bienvenu, A. *et al.* (1995) Erythropoiesis and renal function at the altitude of 6,542 m. *Jpn. J. Mount. Med.* **15**, 135–50.
Richalet, J.-P., Vargas Donoso M., Jiménez D. *et al.* (2002) Chilean miners commuting from sea level to 4500m: a prospective study. *High Alt. Med. Biol.* **3**, 159–66.
Richalet, J.-P., Gratadour, P., Robach, P. *et al.* (2005a) Sildenafil inhibits altitude-induced hypoxemia and pulmonary hypertension. *Am. J. Respir. Crit. Care Med.* **171**, 275–81.
Richalet, J.-P., Rivera, M., Bouchet, P. *et al.* (2005b) Acetazolamide: a treatment for chronic mountain sickness. *Am. J. Resp. Crit. Care Med.* **172**, 1427–33.
Richalet, J.-P., Rivera, M., Maignan, M. *et al.* (2008) Acetazolamide for Monge's disease: efficiency and tolerance of 6-month treatment. *Am. J. Respir. Crit. Care Med.* **177**, 1370–6.
Richalet, J.-P., Rivera, M., Maignan, M. *et al.* (2009) Pulmonary hypertension and Monge's disease. *PVRI Rev.* **1**, 114–9.

Richalet, J.-P., Letournel, M. and Souberbielle, J.-C. (2010) Effects of high-altitude hypoxia on the hormonal response to hypothalamic factors. *Am. J. Physiol. Regul. Integr. Comp. Physiol.* **299**, R1685–92.

Richalet, J.-P., Larmignat, P., Poitrine, E. *et al.* (2011) Physiological risk factors of severe high altitude illness: a prospective cohort study. *Am. J. Respir. Crit. Care Med.* **185**, 192–8.

Richalet, J.-P., Letournel, M. and Salama, J. (2011) Holmes-AD syndrome associated with high altitude pulmonary edema and low chemo-responsiveness to hypoxia. *Clin. Auton. Res.* **21**, 55–6.

Richalet, J.-P., Larmignat, P., Poitrine, E. *et al.* (2012) Physiological risk factors for severe high-altitude illness: a prospective cohort study. *Am. J. Respir. Crit. Care Med.* **185,** 192–8.

Richardson, A., Watt, P. and Maxwell, N. (2009) Hydration and the physiological responses to acute normobaric hypoxia. *Wilderness Environ. Med.* **20**, 212–20.

Richardson, R.S., Noyszewski, E.A., Kendrick, K.F. *et al.* (1995) Myoglobin O_2 desaturation during exercise. Evidence of limited O_2 transport. *J. Clin. Invest.* **96**, 1916–26.

Richardson, R.S., Tagore, K., Haseler, L.J. *et al.* (1998) Increased $\dot{V}O_{2,max}$ with right-shifted Hb–O_2 dissociation curve at a constant O_2 delivery in dog muscle in situ. *J. Appl. Physiol.* **84**, 995–1002.

Richardson, R.S., Newcomer, S.C. and Noyszewski, E.A. (2001) Skeletal muscle intracellular Po_2 assessed by myoglobin desaturation: response to graded exercise. *J. Appl. Physiol.* **91**, 2679–85.

Richardson, T.Q. and Guyton, A.C. (1959) Effects of polycythemia and anemia on cardiac output and other circulatory factors. *Am. J. Physiol.* **197**, 1167–79.

Riley, D.J. (1991) Vascular remodeling, in *The Lung: Scientific Foundations* (eds. R.C. Crystal and J.B. West), Raven Press, New York, pp. 1189–98.

Riley, R.L. and Houston, C.S. (1951) Composition of alveolar air and volume of pulmonary ventilation during long exposure to high altitude. *J. Appl. Physiol.* **3**, 526–34.

Riley, R.L., Shephard, R.H., Cohn, J.E. *et al.* (1954) Maximal diffusing capacity of the lungs. *J. Appl. Physiol.* **6**, 573–87.

Ri-Li, G., Chase, P.J., Witkowski, S. *et al.* (2003) Obesity: associations with acute mountain sickness. *Ann Intern Med* **139**, 253–7 (first author, Ge R.L.)

Rios, B., Driscoll, D.J. and McNamara, D.G. (1985) High-altitude pulmonary edema with absent right pulmonary artery. *Pediatrics* **75**, 314–17.

Rios, E.J., Fallon, M., Wang, J. *et al.* (2005) Chronic hypoxia elevates intracellular pH and activates Na^+/H^+ exchange in pulmonary arterial smooth muscle cells. *Am. J. Physiol. Lung Cell. Mol. Physiol.* **289**, L867–74.

Risso, A., Turello, M., Biffoni, F. and Antonutto, G. (2007) Red blood cell senescence and neocytolysis in humans after high altitude acclimatization. *Blood Cells Mol. Dis.* **38**, 83–92.

Rivera, M., Huicho, L., Bouchet, P. *et al.* (2008) Effect of acetazolamide on ventilatory response in subjects with chronic mountain sickness. *Respir. Physiol. Neurobiol.* **162**, 184–9.

Roach, R.C. and Hackett, P.H. (1992) Hyperbaria and high altitude illness, in *Hypoxia and Mountain Medicine* (eds. J.R. Sutton, C.S. Houston and G. Coates), Queen City Printers, Burlington, VT, pp. 266–73.

Roach, R.C. and Hackett, P.H. (2001) Frontiers of hypoxia research: acute mountain sickness. *J. Exp. Biol.* **204**, 3161–70.

Roach, R.C., Bärtsch, P., Hackett, P.H. and Oelz, O. (1993) The Lake Louise acute mountain sickness scoring system, in *Hypoxia and Mountain Medicine* (eds. J.R. Sutton, C.S. Houston and G. Coates), Queen City Printers, Burlington, VT, pp. 272–4.

Roach, R.C., Houston, C.S., Hogigman, B. *et al.* (1995) How do older persons tolerate moderate altitude? *West. J. Med.* **162**, 32–6.

Roach, R.C., Loeppky, J.A. and Icenogle, M.V. (1996) Acute mountain sickness: Increased severity during simulated altitude compared with normobaric hypoxia. *J. Appl. Physiol.* **81**, 1908–10.

Roach, R.C., Greene, E.R., Schoene, R.B. and Hackett, P.H. (1998) Arterial oxygen saturation for prediction of acute mountain sickness. *Aviat. Space Environ. Med.* **69**, 1182–5.

Roach, R.C., Maes, D., Sandoval, D. *et al.* (2000) Exercise exacerbates acute mountain sickness at simulated high altitude. *J. Appl. Physiol.* **88**, 581–5.

Roach, R.C, Kayser, B. and Hackett, P. (2011) Pro: Headache should be a required symptom for the diagnosis of acute mountain sickness. *High Alt. Med. Biol.* **12**, 21–2; discussion 29.

Robach, P., Déchaux, M., Jarrot, S. *et al.* (2000) Operation Everest III: role of plasma volume expansion on VO_2max during prolonged high-altitude exposure. *J. Appl. Physiol.* **89**, 29–37.

Robach, P., Lafforgue, E., Olsen, N.V. *et al.* (2002) Recovery of plasma volume after 1 week of exposure at 4,350 m. *Pflügers Arch.* **444**, 821–8.

Robach, P., Schmitt, L., Brugniaux, J.V. *et al.* (2006) 'Living high–training low': Effect on erythropoiesis and aerobic performance in highly-trained swimmers. *Eur. J. Appl. Physiol.* **96**, 423–33.

Robach, P., Schmitt, L., Brugniaux, J.V. *et al.* (2006) Living high-training low: effect on erythropoiesis and maximal aerobic performance in elite Nordic skiers. *Eur. J. Appl. Physiol.* **97**, 695–705.

Roberovsky, V. (1896) The Central Asian Expedition of Capt. Roberovsky and Lt. Kozloff. *Geogr. J.* **8**, 161.

Roberts, A.C., Butterfield, G.E., Cymerman, A. *et al.* (1996) Acclimatization to 4,300m altitude decreases reliance on fat as a substrate. *J. Appl. Physiol.* **81**, 1762–71.

Roberts, A.D., Clark, S.A., Townsend, N.E. *et al.* (2003) Changes in performance, maximal oxygen uptake and maximal accumulated oxygen deficit after 5, 10 and 15 days of live high:train low altitude exposure. *Eur. J. Appl. Physiol.* **88**, 390–5.

Roberts, D., Smith, D.J., Donnelly, S. and Simard, S. (2000) Plasma-volume contraction and exercise-induced hypoxaemia modulate erythropoietin production in healthy humans. *Clin. Sci.* **98**, 39–45.

Robertson, E., Saunders, P.U., Pyne, D.B. *et al.* (2010) Effectiveness in intermittent training in hypoxia combined with live high/train low. *Eur. J. Appl. Physiol.* **110**, 379–87.

Robertson, J.A. and Shlim, D.R. (1991) Treatment of moderate acute mountain sickness with pressurization in a portable hyperbaric (Gamow) bag. *J. Wilderness Med.* **2**, 268–73.

Robin, E.D. and Gardner, F.H. (1953) Cerebral metabolism and hemodynamics in pernicious anemia. *J. Clin. Invest.* **32**, 598.

Roca, J.M., Hogan, M.C., Storey, D. *et al.* (1989) Evidence for tissue limitation of $Vo_{2,max}$ in normal man. *J. Appl. Physiol.* **67**, 291–9.

Rock, P.B., Johnson, T.S., Larsen, R.F. *et al.* (1989) Dexamethasone prophylaxis for acute mountain sickness. Effect of dose level. *Chest* **95**, 568–73.

Röggla, G., Röggla, M., Wagner, A. and Laggner, A.N. (1995) Poor ventilatory response to mild hypoxia may inhibit acclimatization at moderate altitude in elderly patients after carotid surgery. *Br. J. Sports Med.* **29**, 110–12.

Röggla, G., Röggla, M., Podolsky, A. *et al.* (1996) How can acute mountain sickness be quantified at moderate altitude? *J. R. Soc. Med.* **89**, 141–3.

Roels, B., Bentley, D.J., Coste, O. *et al.* (2007) Effects of intermittent hypoxic training on cycling peformance in well-trained athletes. *Eur. J. Appl. Physiol.* **101**, 359–68.

Rogers, T.A. (1971) The clinical course of survival in the Arctic. *Hawaii Med. J.* **30**, 31–4.

Röggla, G. and Moser, B. (2006) The function of metered dose inhalers at moderate altitude. *J. Travel Med.* **13**, 248; author reply 248–9.

Röggla, G., Röggla, M., Wagner, A. *et al.* (1994) Effect of low dose sedation with diazepam on ventilatory response at moderate altitude. *Wien Klin. Wochenschr.* **106**, 649–51.

Röggla, G., Röggla, M., Podolsky, A. *et al.* (1996) How can acute mountain sickness be quantified at moderate altitude? *J. R. Soc. Med.* **89**, 141–3.

Röggla, G., Moser, B. and Röggla, M. (2000) Effect of temazepam on ventilatory response at moderate altitude. *BMJ* **320**, 56.

Roi, G.S., Giacometti, M. and Von Duvillard, S.P. (1999) Marathons in altitude. *Med. Sci. Sports Exerc.* **31**, 723–8.

Romer, L.M., Haverkamp, H.C., Amann, M. *et al.* (2007) Effect of acute severe hypoxia on peripheral fatigue and endurance capacity in healthy humans. *Am. J. Physiol: Reg. Integ. Comp. Physiol.* **292**, R598–R606.

Roncin, J.P., Schwartz, F. and D'Arbigny, P. (1996) EGb 761 in control of acute mountain sickness and vascular reactivity to cold exposure. *Aviat. Space Environ. Med.* **67**, 445–52.

Roscoe, C., Baker, E., Johnston, E. *et al.* (2008) Carbon monoxide exposure on Denali: comparing the 2004 and 2005 climbing seasons. *Wilderness Environ. Med.* **19**, 15–21.

Rose, D.M., Fleck, B., Thews, O. and Kamin, W.E. (2000) Blood gas-analyses in patients with cystic fibrosis to estimate hypoxemia during exposure to high altitude. *Eur. J. Med. Res.* **26**, 9–12.

Rose, M.S., Houston, C.S., Fulco, C.S. *et al.* (1988) Operation Everest II: nutrition and body composition. *J. Appl. Physiol.* **65**, 2545–51.

Roskamm, F., Londry, F.K., Samek, L.L. *et al.* (1969) Effects of standardised ergometer training produced at three different altitudes. *J. Appl. Physiol.* **27**, 840–7.

Ross, J.H. and Attwood, E.C. (1984) Severe repetitive exercise and haematological status. *Postgrad. Med. J.* **60**, 454–7.

Ross, R.T. (1985) The random nature of cerebral mountain sickness. *Lancet* **1**, 990–1.

Rossis, C.G., Yiacoumettis, A.M. and Elemenoglou, J. (1982) Squamous cell carcinoma of the heel developing at site of previous frostbite. *J. R. Soc. Med.* **75**, 715–18.

Roth, W.T., Gomolla, A., Meuret, A.E. *et al.* (2002) High altitudes, anxiety, and panic attacks: is there a relationship? *Depress. Anxiety* **16**, 51–8.

Rothwell, N.J. and Stock, M.J. (1983) Luxuskonsumption. Diet-induced thermogenesis and brown fat: the case in favour. *Clin. Sci.* **64**, 19–23.

Rotta, A., Canepa, A., Hurtado, A. *et al.* (1956) Pulmonary circulation at sea level and at high altitudes. *J. Appl. Physiol.* **9**, 328–36.

Roughton, F.J. (1945) Average time spent by blood in human lung capillary and its relation to the rates of CO uptake and elimination in man. *Am. J. Physiol.* **143**, 621–33.

Roughton, F.J.W. (1964) Transport of oxygen and carbon dioxide, in *Handbook of Physiology*, Section 3, *Respiration*, Vol. 1 (eds. W.O. Fenn and H. Rahn), American Physiological Society, Washington, DC, pp. 767–825.

Roughton, F.J.W. and Forster, R.E. (1957) Relative importance of diffusion and chemical reaction rates in determining rate of exchange of gases in the human lung, with special reference to true diffusing capacity of pulmonary membrane and volume of blood in the lung capillaries. *J. Appl. Physiol.* **11**, 291–302.

Roussel, B., Dittmar, A., Delhomm, C. *et al.* (1982) Normal and pathological aspects of skin blood flow measurements by thermal clearance method, in *Biomedical Thermology* (eds. M. Guthrie, E. Albert and R. Alar), Liss, New York, pp. 421–9.

Rowell, G. (1982) High altitude pulmonary oedema during rapid ascent, in *Hypoxia: Man at High Altitude* (eds. J.R. Sutton, N.L. Jones and C.S. Houston), Thieme Stratton, New York, pp. 168–71.

Roy, S.B., Guleria, J.S., Khanna, P.K. *et al.* (1969) Haemodynamic studies in high altitude pulmonary oedema. *Br. Heart J.* **31**, 52–8.

Ruiz, L. and Peñaloza, D. (1977) Altitude and hypertension. *Mayo Clin. Proc.* **52**, 442–5.

Rupert, J.L. and Koehle, M.S. (2006) The evidence for a genetic basis for altitude-related illness. *High Alt. Med. Biol.* **7**, 150–67.

Russell, E. (1975) A multiple scoring method for the assessment of complex memory functions. *J. Consult. Clin. Psychol.* **43**, 800–9.

Ruttledge, H. (1937) *Everest: the Unfinished Adventure,* Hodder and Stoughton, London, p. 212.

Ruttman, E., Weissenbacher, A., Ulmar, U. *et al.* (2007) Prolonged extracorporeal membrane oxygenation-assisted support provides improved survival in hypothermic patients with cardiocirculatory arrest. *J. Thorac. Cardiovasc. Surg.* **134**, 594–600.

Ryn, Z. (1970) Mental disorders in alpinists under conditions of stress at high altitudes, Doctoral thesis, University of Cracow, Poland.

Ryn, Z. (1971) Psychopathology in alpinism. *Acta Med. Pol.* **12**, 453–67.

Ryujin, D.T., Mannebach, S.C., Samuelson, W.M. and Marshall, B.C.(2001) Oxygen saturation in

adult cystic fibrosis patients during exercise at high altitude. *Pediatr. Pulmonol.* **32**, 437–41.
Sadikali, F. and Owor, R. (1974) Hypothermia in the tropics. A review of 24 cases. *Trop. Geogr. Med.* **26**, 265–70.
Sahn, S.A., Lakshminarayan, S., Pierson, D.J. and Weil, J.V. (1974) Effect of ethanol on the ventilatory responses to oxygen and carbon dioxide in man. *Clin. Sci. Mol. Med.* **49**, 33–8.
Saito, S., Tobe, K., Harada, N. *et al.* (2002) Physical condition among middle altitude trekkers in an ageing society. *Am. J. Emerg. Med.* **20**, 291–4.
Sakaguchi, E. and Yurugi, R. (1983) Retinal haemorrhages at simulated high altitude. *Jpn. J. Mount. Med.* **3**, 107–8.
Saldana, M. and Arias-Stella, J. (1963a) Studies on the structure of the pulmonary trunk. I. Normal changes in the elastic configuration of the human pulmonary trunk at different ages. *Circulation* **27**, 1086–93.
Saldana, M. and Arias-Stella, J. (1963b) Studies on the structure of the pulmonary trunk. II. The evolution of the elastic configuration of the pulmonary trunk in people native to high altitudes. *Circulation* **27**, 1094–100.
Saldana, M. and Arias-Stella, J. (1963c) Studies on the structure of the pulmonary trunk. III. The thickness of the media of the pulmonary trunk and ascending aorta in high altitude natives. *Circulation* **27**, 1101–4.
Saldana, M.J., Salem, L.E. and Travezan, R. (1973) High altitude hypoxia and chemodectoma. *Hum. Pathol.* **4**, 251–63.
Saldeen, T. (1976) The microembolism syndrome. *Microvasc. Res.* **11**, 187–259.
Salimi, Z. (1985) Assessment of tissue viability by scintigraphy. *Postgrad. Med.* **17**, 133–4.
Salisbury, R. and Hawley, E. (2007) The Himalaya by the Numbers: A Statistical Analysis of Mountaineering in the Nepal Himalaya. Available from: www.himalayandatabase.com/downloads/HimalayaByNbrs.pdf.
Saltin, B. (1967) Aerobic and anaerobic work capacity at 2300 m. *Med. Thorac.* **24**, 205–10.
Saltin, B. and Gollnick, P.D. (1983) Skeletal muscle adaptability: significance for metabolism and performance, in *Handbook of Physiology*, Section 10 (ed. L.D. Peachey), American Physiological Society, Bethesda, MD, pp. 555–631.
Salvaggio, A., Insalaco, G., Marrone, O. *et al.* (1998) Effects of high-altitude periodic breathing on sleep and arterial oxyhaemoglobin saturation. *Eur. Respir. J.* **12**, 408–13.
Samaja, M., Veicsteinas, A. and Cerretelli, P. (1979) Oxygen affinity of blood in altitude Sherpas. *J. Appl. Physiol.* **47**, 337–41.
Samaja, M., Mariani, C., Prestini, A. and Cerretelli, P. (1997) Acid–base balance and O_2 transport at high altitude. *Acta Physiol. Scand.* **159**, 249–56.
Samaja, M., Crespi, T., Guazzi, M. and Vandergriff, K.D. (2003) Oxygen transport in blood at high altitude: role of the hemoglobin–oxygen affinity and impact of the phenomena related to hemoglobin allosterism and red cell function. *Eur. J. Appl. Physiol.* **90**, 351–9.
Sampson, J.B., Cymerman, A., Burse, R.J. *et al.* (1983) Procedures for the measurement of acute mountain sickness. *Aviat. Space Environ. Med.* **54**, 1063–73.
San Miguel, J.L., Spielvogel, H., Berger, J. *et al.* (2002) Effect of high altitude on protein metabolism in Bolivian children. *High Alt. Med. Biol.* **3**, 377–86.
Sanchez, C., Merino, C. and Figallo, M. (1970) Simultaneous measurement of plasma volume and cell mass in polycythemia of high altitude. *J. Appl. Physiol.* **30**, 775–8.
Sandham, J.D., Shaw, D.T. and Guenter, C.A. (1977) Acute supine respiratory failure due to bilateral diaphragmatic paralysis. *Chest* **72**, 96–8.
Santolaya, R.B., Lahiri, S., Alfaro, R.T. and Schoene, R.B. (1989) Respiratory adaptation in the highest inhabitants and highest Sherpa mountaineers. *Respir. Physiol.* **77**, 253–62.
Santos, J.L., Perez-Bravo, F., Carrasco, E. *et al.* (2001) Low prevalence of type 2 diabetes despite a high average body mass index in the Aymara natives from Chile. *Nutrition* **17**, 305–9.
Sarnquist, F.H., Schoene, R.B., Hackett, P.H. and Townes, B.D. (1986) Hemodilution of polycythemic mountaineers: effect on exercise

and mental function. *Aviat. Space Environ. Med.* **57**, 313–17.

Sartori, C., Allemann, Y., Trueb, L. *et al.* (1999a) Augmented vaso-reactivity in adult life associated with perinatal vascular insult. *Lancet* **353**, 2205–7.

Sartori, C., Vollenweider, L., Löffler, B-M. *et al.* (1999b) Exaggerated endothelin release in high-altitude pulmonary edema. *Circulation* **99**, 2665–8.

Sartori, C., Allemann, Y., Duplain, H. *et al.* (2002) Salmeterol for the prevention of high-altitude pulmonary edema. *N. Engl. J. Med.* **346**, 1631–6.

Sartori, C., Duplain, H., Lepori, M. *et al.* (2004) High altitude impairs nasal transepithelial sodium transport in HAPE-prone subjects. *Eur. Respir. J.* **23**, 916–20.

Sato, M., Severinghaus, J.W., Powel, F.L. *et al.* (1992) Augmented hypoxic ventilatory response in men at altitude. *J. Appl. Physiol.* **73**, 101–7.

Sato, M., Severinghaus, J.W. and Bickler, P. (1994) Time course of augmentation and depression of hypoxic ventilatory response at altitude. *J. Appl. Physiol.* **77**, 313–16.

Saunders, P.U., Telford, R.D., Pyne, D.B. *et al.* (2004) Improved running economy in elite runners after 20 days of simulated moderate-altitude exposure. *J. Appl. Physiol.* **96**, 931–7.

Saunders, R. (1789) Some account of the vegetable and mineral productions of Boutan and Tibet. *Philos. Trans. R. Soc.* **79**, 79–111.

Savard, G.K., Cooper, K.E., Veal, W.L. and Malkinson, T.J. (1985) Peripheral blood flow during rewarming from mild hypothermia in humans. *J. Appl. Physiol.* **58**, 4–13.

Savonitto, S., Cardellino, G., Doveri, G. *et al.* (1992) Effects of acute exposure to altitude (3460 m) on blood pressure response to dynamic and isometric exercise in men with systemic hypertension. *Am. J. Cardiol.* **70**, 1493–7.

Savourey, B., Launay, J.-C., Besnard, Y. *et al.* (2003) Normo- and hypobaric hypoxia: are there any physiological differences? *Eur. J. Appl. Physiol.* **89**, 122–6.

Savourey, G., Moirant, C., Eterradossi, J. and Bittel, J. (1995) Acute mountain sickness relates to sea-level partial pressure of oxygen. *Eur. J. Appl. Physiol.* **70**, 469–76.

Savourey, G., Garcia, N., Caravel, C. *et al.* (1998) Pre-adaptation, adaptation and de-adaptation to high altitude in humans: hormonal and biochemical changes at sea level. *Eur. J. Appl. Physiol.* **77**, 37–43.

Sawhney, R.C. and Malhotra, A.S. (1991) Thyroid function in sojourners and acclimatized low landers at high altitude in man. *Horm. Metab. Res.* **23**, 81–4.

Sawhney, R.C., Chabra, P.C., Malhotra, A.S. *et al.* (1985) Hormone profiles at high altitude in man. *Andrologia* **17**, 178–84.

Sawhney, R.C., Malhotra, A.S., Singh, T. *et al.* (1986) Insulin secretion at high altitude in man. *Int. J. Biometeorol.* **30**, 23–8.

Saxena, S., Kumar, R., Madan, T. *et al.* (2005) Association of polymorphisms in pulmonary surfactant protein A1 and A2 genes with high-altitude pulmonary edema. *Chest* **128**, 1611–19.

Schaefer, O., Eaton, R.D.P., Timmermans, F.J.W. and Hildes, J.A. (1980) Respiratory function impairment and cardiopulmonary consequences in long term residents of the Canadian Arctic. *Can. Med. Assoc. J.* **119**, 997–1004.

Scheinfeldt, L.B., Soi, S., Thompson, S. *et al.* (2012) Genetic adaptation to high altitude in the Ethiopian highlands. *Genome Biol.* **13**, R1.

Scherrer, U., Vollenweider, L., Delabays, A. *et al.* (1996) Inhaled nitric oxide for high-altitude pulmonary edema. *N. Engl. J. Med.* **334**, 624–9.

Scheult, R.D., Ruh, K., Dada, L. *et al.* (2009) Endothelin does not improve exercise capacity or lower pulmonary artery systolic pressure at high altitude. *Respir. Physiol. Neurobiol.* **165**, 123–30.

Schirlo, C., Pavlicek, V., Jacomet, A. *et al.* (2002) Characteristics of the ventilatory response in subjects susceptible to high altitude pulmonary edema during acute and prolonged hypoxia. *High Alt. Med. Biol.* **3**, 267–76.

Schmid, J.P., Noveanu, M., Gaillet, R. *et al.* (2006) Safety and exercise tolerance of acute high altitude exposure (3454m) among patients with coronary artery disease. *Heart* **92**, 921–5.

Schmid-Schonbein, H. and Neumann, F.J. (1985) Pathophysiology of cutaneous frost injury: disturbed microcirculation as a consequence of abnormal flow behaviour of the blood. Application of new concepts of blood rheology, in *High Altitude Deterioration* (eds. J. Rivolier, P. Cerretelli, J. Foray and P. Segantini), Karger, Basel, pp. 20–38.

Schmidt, W. (2002) Effects of intermittent exposure to high altitude on blood volume and erythropoietic activity. *High Alt. Med. Biol.* **3**, 167–76.

Schmidt, W., Brabant, C., Kröger, C. *et al.* (1990) Atrial natriuretic peptide during and after maximal and submaximal exercise under normoxic and hypoxic conditions. *Eur. J. Appl. Phsyiol.* **61**, 398–407.

Schmidt, W., Eckhart, K.U., Hilgendorf, A. *et al.* (1991) Effects of maximal and submaximal exercise under normoxic and hypoxic condition on serum erythropoietin level. *Int. J. Sports Med.* **12**, 457–61.

Schmidt, W., Heinicke, K., Rojas, J. *et al.* (2002) Blood volume and hemoglobin mass in endurance athletes from moderate altitude. *Med. Sci. Sports Exerc.* **34**, 1934–40.

Schneider, M., Bernasch, D., Weymann, J. *et al.* (2002) Acute mountain sickness: influence of susceptibility, preexposure, and ascent rate. *Med. Sci. Sports Exerc.* **34**, 1886–91.

Schoch, H.J., Fischer, S. and Marti, H.H. (2002) Hypoxia-induced vascular endothelial growth factor expression causes vascular leakage in the brain. *Brain* **125**, 2549–57.

Schoeller, D.A. and Van Santen, E. (1982) Measurement of energy expenditure in humans by doubly labelled water method. *J. Appl. Physiol.* **53**, 955–9.

Schoene, R.B. (1982) Control of ventilation in climbers to extreme altitude. *J. Appl. Physiol.* **43**, 886–90.

Schoene, R.B. (2001) Limits of human lung function at high altitude. *J. Exp. Biol.* **204**, 3121–7.

Schoene, R.B., Lahiri, S., Hackett, P.H. *et al.* (1984) Relationship of hypoxic ventilatory response to exercise performance on Mount Everest. *J. Appl. Physiol.* **56**, 1478–83.

Schoene, R.B., Roach, R.C., Hackett, P.H. *et al.* (1985) High altitude pulmonary edema and exercise at 4400m on Mount McKinley. Effect of expiratory positive airway pressure. *Chest* **87**, 330–3.

Schoene, R.B., Hackett, P.H. and Roach, R.C. (1987) Blunted hypoxic chemosensitivity at altitude and sea level in an elite high altitude climber, in *Hypoxia and Cold* (eds. J.R. Sutton, C.S. Houston and G. Coates), Praeger, New York, p. 532.

Schoene, R.B., Robertson, H.T., Pierson, D.J. and Peterson, A.P. (2001) Respiratory drives and exercise in menstrual cycles of athletic and nonathletic women. *J. Appl. Physiol.* **50**, 1300–5.

Scholander, P. (1960) Oxygen transport through hemoglobin solution. *Science* **131**, 585–90.

Schoonman, G.G., Sandor, P.S., Nirkko, A.C. *et al.* (2008) Hypoxia-induced acute mountain sickness is associated with intracellular cerebral edema: a 3 T magnetic resonance imaging study. *J. Cereb. Blood Flow Metab.* **28**, 198–206.

Schuler, B., Thomsen, J.J., Gassman, M. and Lundby, C. (2007) Timing the arrival at 2340 m altitude for aerobic performance. *Scand. J. Med. Sci. Sports.* **17**, 588–94.

Schwandt, H-J., Heyduck, B., Gunga, H-C. and Röcker, L. (1991) Influence of prolonged physical exercise on the erythropoietin concentration in blood. *Eur. J Appl. Physiol.* **63**, 463–6.

Schwarcz, T.H., Hogan, L.A., Endean, E.D. *et al.* (1993) Thromboembolic complications of polycythemia: polycythemia vera versus smokers' polycythemia. *J. Vasc. Surg.* **17**, 518–22; discussion 522–3.

Scoggin, C.H., Hyers, T.M., Reeves, J.T. and Grover, R.F. (1977) High-altitude pulmonary edema in the children and young adults of Leadville, Colorado. *N. Engl. J. Med.* **297**, 1269–72.

Scott, G.R., Schulte, P.M., Eddington, S. *et al.* (2011) Molecular evolution of cytochrome C oxidase underlies high-altitude adaptation in the bar-headed goose. *Mol. Biol. Evol.* **28**, 351–63.

Scrase, E., Laverty, A., Gavlak, J.C.D. *et al.* (2009) The Young Everest Study: Effects of hypoxia at high altitude on cardiorespiratory function and general well-being in healthy children. *Arch. Dis. Child.* **94**, 621–6.

Seccombe, L.M., Kelly, P.T., Wong, C.K. *et al.* (2004) Effect of simulated commercial flight on oxygenation in patients with interstitial lung disease and chronic obstructive pulmonary disease. *Thorax* **59**, 966–70.

Sediame, S., Zerah-Lancner, F., d'Ortho, M.P. *et al.* (1999) Accuracy of the i-STAT bedside gas analyzer. *Eur. Respir. J.* **14**, 214–17.

Seheult, R.D., Ruh, K., Foster, G.P. and Anholm, J.D. (2009) Prophylactic bosentan does not improve exercise capacity or lower pulmonary artery systolic pressure at high altitude. *Respir. Physiol. Neurobiol.* **165**, 123–30.

Selkon, J. and Gould, J.C. (1966) Bacteriology, in *Report on IBP Expedition to North Bhutan* (eds. F.S. Jackson, R.W.D. Turner and M.P. Ward), Royal Society, London, pp. 88–98.

Sellassie, S.H. (1972) *Ancient and Medieval Ethiopian History to 1270,* United Printers, Addis Ababa, Ethiopia.

Semenza, G.L. (2000) Surviving ischemia: adaptive responses mediated by hypoxia-inducible factor 1. *J. Clin. Invest.* **106**, 809–12.

Semenza, G.L. (2009) Involvement of oxygen-sensing pathways in physiologic and pathologic erythropoiesis. *Blood* **114**, 2015–19.

Semenza, G.L. (2012) Hypoxia-inducible factors in physiology and medicine. *Cell* **143**, 399–408.

Semenza, G.L. and Wang, G.L. (1992) A nuclear factor induced by hypoxia via de novo protein synthesis binds to the human erythropoietin gene enhancer at a site required for transcriptional activation. *Mol. Cell. Biol.* **12**, 5447–54.

Semenza, G.L., Agani, F., Iyer, N. *et al.* (1998) Hypoxia-inducible factor-1: from molecular biology to cardiopulmonary physiology. *Chest* **114**, 40S–45S.

Semple, J.L. and Moore, G.W.K. (2008) First observations of surface ozone concentration from the summit region of Mount Everest. *Geophys. Res. Lett.* **35**, L20818, 5PP.

Semple, J.L. and Moore, G.W.K (2009) Ozone exposure and mortality. *N. Eng. J. Med.* **360**, 2786–9.

Semple, P. d'A. (1986) The clinical endocrinology of hypoxia, in *Aspects of Hypoxia* (ed. D. Heath), Liverpool University Press, Liverpool, pp. 147–61.

Serebrovskaya, T., Karaban, I., Monskovskaya, I. *et al.* (1998) Hypoxic ventilatory responses and gas exchange in patient with Parkinson's disease. *Respiration* **65**, 28–33.

Serebrovskaya, T.V. and Ivashkevich, A.A. (1992) Effects of a 1-yr stay at altitude on ventilation, metabolism and work capacity. *J. Appl. Physiol.* **73**, 1749–55.

Serebrovskaya, T.V., Karaban, I.N., Kolesnikova, T.M. *et al.* (1999) Human hypoxic ventilatory response with blood dopamine content under intermittent hypoxic training. *Can. J. Physiol. Pharmcol. Rev.* **77**, 967–73.

Serebrovskaya, T.V., Karaban, I.N., Kolesnikova, E.E. *et al.* (2000) Geriatric men at altitude: hypoxic sensitivity and blood dopamine changes. *Respiration* **67**, 253–60.

Sergeyeva, A., Gordeuk, V.R., Tokarev, Y.N. *et al.* (1997) Congenital polycythemia in Chuvashia. *Blood* **89**, 2148–54.

Severinghaus, J.W. (1977) Pulmonary vascular function. *Am. Rev. Respir. Dis.* **115**(Suppl.), 149–58.

Severinghaus, J.W. (1995) Hypothetical roles of angiogenesis, osmotic swelling, and ischemia in high-altitude cerebral edema. *J. Appl. Physiol.* **79**, 375–9.

Severinghaus, J.W. (2008) History of measuring O_2 and CO_2 responses. *Adv. Exp. Med. Biol.* **605**, 3–8.

Severinghaus, J.W. and Carcelen, A. (1964) Cerebrospinal fluid in man native to high altitude. *J. Appl. Physiol.* **19**, 319–21.

Severinghaus, J.W., Mitchell, R.A., Richardson, B.W. and Singer, M.M. (1963) Respiratory control at high altitude suggesting active transport regulation of CSF pH. *J. Appl. Physiol.* **18**, 1155–66.

Severinghaus, J.W., Bainton, C.K. and Carcelen, A. (1966a) Respiratory insensitivity to hypoxia in chronically hypoxic man. *Respir. Physiol.* **1**, 308–34.

Severinghaus, J.W., Chiodi, H., Eger, E.I. *et al.* (1966b) Cerebral blood flow in man at high altitude. *Circ. Res.* **19**, 274–302.

Shapiro, C.M., Goll, C.C., Cohen, G.R. and Oswald, I. (1984) Heat production during sleep. *J. Appl. Physiol.* **56**, 671–7.

Sharma, S.C. (1980) Platelet count in temporary residents of high altitude. *J. Appl. Physiol.* **49**, 1047–8.

Sharma, S.C. (1980) Platelet count on acute induction to high altitude. *Thromb. Haemost.* **43**, 24.

Sharma, S.C., Balasubramanian, V. and Chadha, K.S. (1980) Platelet adhesiveness in permanent residents of high altitude. *Thromb. Haemost.* **42**, 1508–12.

Sharma, V.M. and Malhotra, M.S. (1976) Ethnic variations in psychological performance under altitude stress. *Aviat. Space Environ. Med.* **47**, 248–51.

Sharma, V.M., Malhotra, M.S. and Baskaran, A.S. (1975) Variations in psychomotor efficiency during prolonged stay at high altitude. *Ergonomics* **18**, 511–16.

Sharp, C.R. (1978) Hypoxia and hyperventilation, in *Aviation Medicine Physiology and Human Factors* (ed. J. Ernsting), Tir-Med Books, London, p. 78.

Sharp, F.R., Bergeron, M. and Bernaudin, M. (2001) Hypoxia-inducible factor in brain. *Adv. Exp. Med. Biol.* **502**, 273–91.

Shepard, R.H., Varnauskas, E., Martin, H.B. *et al.* (1958) Relationship between cardiac output and apparent diffusing capacity of the lung in normal men during treadmill exercise. *J. Appl. Physiol.* **13**, 205–10.

Shephard, R.J. (1985) Adaptation to exercise in the cold. *Sports Med.* **2**, 59–71.

Sheridan, R.L., Goldstein, M.A., Stoddard, F.J. and Walker, T.G. (2009) Case 41-2009: a 16-year-old boy with hypothermia and frostbite. *N Engl. J. Med.* **361**, 2645–62.

Sherrer, U. and Sciler, C. (2006) High altitude pulmonary edema and patent foramen ovale. *JAMA* **296**, 2954–58.

Shi, Z.Y., Ning, X.H., Huang, P.G. *et al.* (1979) Comparison of physiological responses to hypoxia at high altitudes between highlanders and lowlanders. *Sci. Sin.* **22**, 1446–69.

Shigeoka, J.W., Colice, G.L. and Ramirez, G. (1985) Effect of normoxemic and hypoxemic exercise on renin and aldosterone. *J. Appl. Physiol.* **59**, 142–8.

Shih, W.J., Riley, C., Magoun, S. and Ryo, U.Y. (1988) Intense bone imaging agent uptake in the soft tissues of the lower legs and feet relating to ischemia and cold exposure. *Eur. J. Nucl. Med.* **14**, 419–21.

Shimoda, L.A. and Semenza, G.L. (2011) HIF and the lung: role of hypoxia-inducible factors in pulmonary development and disease. *Am.J Respir.Crit. Care Med.* **183**, 152–6.

Shimoda, L.A., Manalo, D.J., Sham, J.S.K. *et al.* (2001) Partial HIF-1α deficiency impairs pulmonary arterial myocyte electrophysiological responses to hypoxia. *Am. J. Physiol. Lung Cell. Mol. Physiol.* **281**, L202–8.

Shipton, E. (1938) *Blank on the Map,* Hodder and Stoughton, London, p. 265.

Shlim, D.R. and Papenfus, K. (1995) Pulmonary embolism presenting as high-altitude pulmonary edema. *Wilderness Environ. Med.* **6**, 220–4.

Shlim, D.R., Nepal, K. and Meijer, H.J. (1991) Suddenly symptomatic brain tumors at altitude. *Ann. Emerg. Med.* **20**, 315–16.

Shlim, D.R., Hackett, P., Houston, C. *et al.* (1995) Diplopia at high altitude. *Wilderness Environ. Med.* **6**, 341.

Shrestha, P., Basnyat, B., Kupper, T. and van der Giet, S. (2012) Cerebral venous sinus thrombosis at high altitude. *High Alt. Med. Biol.* **13**, 60–2.

Shukitt-Hale, B., Banderet, L.E. and Lieberman, H.R. (1991) Relationships between symptoms, moods, performance, and acute mountain sickness at 4700 meters. *Aviat. Space Environ. Med.* **62**, 865–9.

Shukla, D., Saxena, S., Purushothman, J. *et al.* (2011) Hypoxic preconditioning with cobalt ameliorates hypobaric hypoxia-induced pulmonary edema in rats. *Eur. J. Pharmacol.* **656**, 101–9.

Shukla, V., Singh, S.N., Vats, P. *et al.* (2005) Ghrelin and leptin levels of sojourners and acclimatized lowlanders at high altitude. *Nutr. Neurosci.* **8**, 161–5.

Shults, W.T. and Swan, K.C. (1975) High altitude retinopathy in mountain climbers. *Arch. Ophthalmol.* **93**, 404–8.

Siebenmann, C., Bloch, K.E., Lundby, C. *et al.* (2010) Dexamethasone improves maximum exercise capacity of individuals susceptible to high altitude pulmonary edema at 4559 m. *High Alt. Med. Biol.* **12**, 169–77.

Siebenmann, C., Robach, P., Jacobs, R.A. *et al.* (2012) 'Live high–train low' using normobaric hypoxia: a double-blind, placebo-controlled study. *J. Appl. Physiol.* **112**, 106–17.

Siebkhe, H., Breivik, H., Rod, T. and Lind, B. (1975) Survival after 40 minutes' submersion without cerebral sequelae. *Lancet* **1**, 1275–9.

Sierra-Johnson, J., Romero-Corral, A., Vierend, K.S. and Johnson, B.D. (2008) Viewpoint: Effect of altitude on leptin levels, does it go up or down? *J. Appl. Physiol.* **105**, 1684–5.

Siesjo, B.K. (1992a) Pathophysiology and treatment of focal cerebral ischemia. Part I. Pathophysiology. *J. Neurosurg.* **77**, 169–84.

Siesjo, B.K. (1992b) Pathophysiology and treatment of focal cerebral ischemia. Part II. Mechanisms of damage and treatment. *J. Neurosurg.* **77**, 337–54.

Siesjo, B.K. and Kjallquist, A. (1969) A new theory for the regulation of extra-cellular pH in the brain. *Scand. J. Clin. Lab. Invest.* **24**, 1–9.

Silber, E., Sonnenberg, P., Collier, D.J *et al.* (2003) Clinical features of headache at altitude: a prospective study. *Neurology* **60**, 1167–71.

Sime, F., Peñaloza, D., Ruiz, L. *et al.* (1974) Hypoxemia, pulmonary hypertension, and low cardiac output in newcomers at low altitude. *J. Appl. Physiol.* **36**, 561–65.

Simonson, T.S., Yang, Y., Huff, C.D. *et al.* (2010) Genetic evidence for high-altitude adaptation in Tibet. *Science* **329**, 72–5.

Singh, I., Kapila, C.C., Khanna, P.K. *et al.* (1965) High-altitude pulmonary oedema. *Lancet* **1**, 229–34.

Singh, I., Khanna, P.K., Srivastava, M.C. *et al.* (1969) Acute mountain sickness. *N. Engl. J. Med.* **280**, 175–84.

Singh, I., Malhotra, M.S., Khanna, P.K. *et al.* (1974) Changes in plasma cortisol, blood antidiuretic hormone and urinary catecholamine in high altitude pulmonary oedema. *Int. J. Biometeorol.* **18**, 211–21.

Sirén, A.-L., Fratelli, M., Brines, M. *et al.* (2001) Erythropoietin prevents neuronal apoptosis after cerebral ischemia and metabolic stress. *Proc. Natl Acad. Sci. USA* **98**, 4044–9.

Siri, W.E., Van Dyke, D.C., Winchell, H.S. *et al.* (1966) Early erythropoietin, blood, and physiological responses to severe hypoxia in man. *J. Appl. Physiol.* **21**, 73–80.

Siri, W.E., Cleveland, A.S. and Blanche, P. (1969) Adrenal gland activity in Mount Everest climbers. *Fed. Proc.* **28**, 1251–6.

Slater, J.D.H., Tuffley, R.E., Williams, E.S. *et al.* (1969) Control of aldosterone secretion during acclimatization to hypoxia in man. *Clin. Sci.* **37**, 327–41.

Slutsky, A.S. and Strohl, K.P. (1980) Quantification of oxygen saturation during episodic hypoxemia. *Am. Rev. Respir. Dis.* **121**, 893–5.

Smith, C. (1999) Blood pressures of Sherpa men in modernizing Nepal. *Am. J. Hum. Biol.* **11**, 469–79.

Smith, C.A., Bisgard, G.E., Nielsen, A.M. *et al.* (1986) Carotid bodies are required for ventilatory acclimatization to chronic hypoxia. *J. Appl. Physiol.* **60**, 1003–10.

Smith, C.A., Dempsey, J.A. and Hornbein, T.F. (2001) Control of breathing at high altitude, in *High Altitude* (eds. T.F. Hornbein and R.B. Schoene), Lung Biology in Health and Disease, vol 161, Marcel Dekker, New York, pp. 140–8.

Smith, J.D., Cianflone, K., Martin, J. *et al.* (2011) Plasma adipokine and hormone changes in mountaineers on ascent to 5300 meters. *Wilderness Environ. Med.* **22**, 107–14.

Smith, T.G., Brooks, J.T., Balanos, G.M. *et al.* (2006) Mutation of von Hippel–Lindau tumour suppressor and human cardiopulmonary physiology. *PLoS Med.* **3**, e290.

Smith, T.G., Talbot, N.P., Privat, C. *et al.* (2009) Effects of iron supplementation and depletion on hypoxic pulmonary hypertension. Two randomized controlled trials. *JAMA* **302**, 1444–50.

Smyth, R. (1988) Alpine runners racing danger. *Observer* (London), 7 August.

Snellgrove, D. (1961) *Himalayan Pilgrimage*, Cassirer, Oxford.

Snodgrass, A.M. (1993) The early history of the Alps. *Alpine J.* **98**, 213–22.

Snyder, L.R.G., Born, S. and Lechner, A.L. (1982) Blood oxygen affinity in high- and low-altitude populations of the deer mouse. *Respir. Physiol.* **48**, 89–105.

Sobrevilla, L.A., Romero, L., Moncloa, F. *et al.* (1967) Endocrine studies of high altitude. III. Urinary gonadotrophins in subjects native to and living at 14000 feet and during acute exposure of men living at sea level to high altitude. *Acta Endocrinol.* **56**, 369–75.

Somers, V.K., Anderson, J.V., Conway, J. *et al.* (1986) Atrial natriuretic peptide is released by dynamic exercise in man. *Horm. Metab. Res.* **18**, 871–2.

Somers, V.K., Mark, A.L. and Abboud, F.M. (1991) Interaction of baroreceptor and chemoreceptor reflex control of sympathetic nerve activity in normal humans. *J. Clin. Invest.* **87**, 1953–7.

Somervell, T.H. (1925) Note on the composition of alveolar air at extreme heights. *J. Physiol. (Lond.)* **60**, 282–5.

Somervell, T.H. (1936) *After Everest,* Hodder and Stoughton, London, p. 132.

Somner, J.E., Morris, D.S., Scott, K.M. *et al.* (2007) What happens to intraocular pressure at high altitude? *Invest. Ophthalmol. Vis. Sci.* **48**, 1622–6.

Song, S.Y., Asaji, T., Tanizaki, Y. *et al.* (1986) Cerebral thrombosis at altitude. Its pathogenesis and the problems of prevention and treatment. *Aviat. Space Environ. Med.* **57**, 71–6.

Sorensen, S.C. (1970) Ventilatory acclimatization to hypoxia in rabbits after denervation of peripheral chemoreceptors. *J. Appl. Physiol.* **28**, 836–9.

Sorensen, S.C. and Milledge, J.S. (1971) Cerebrospinal fluid acid–base composition at high altitude. *J. Appl. Physiol.* **31**, 28–30.

Sorensen, S.C. and Mines, A.H. (1970) Ventilatory responses to acute and chronic hypoxia in goats after sinus nerve section. *J. Appl. Physiol.* **28**, 832–4.

Sorensen, S.C. and Severinghaus, J.W. (1968) Respiratory sensitivity to acute hypoxia in man at sea level and at high altitude. *J. Appl. Physiol.* **24**, 211–16.

Southard, A., Niermeyer, S. and Yaron, M. (2007) Language used in Lake Louise Scoring System underestimates symptoms of acute mountain sickness in 4- to 11-year-old children. *High Alt. Med. Biol.* **8**, 124–30.

Specht, H. and Fruhmann, G. (1972) Incidence of periodic breathing in 2000 subjects without pulmonary or neurological disease. *Bull. Physio-Pathol. Respir.* **98**, 1075–83.

Speechley-Dick, M.E., Rimmer, S.J. and Hodson, M.E. (1992) Exacerbations of cystic fibrosis after holidays at high altitude – a cautionary tale. *Respir. Med.* **86**, 55–6.

Spicuzza, L., Casiraghi, N., Gamboa, A. *et al.* (2004) Sleep-related hypoxaemia and excessive erythrocytosis in Andean high-altitude natives. *Eur. Resp. J.* **23**, 41–6.

Spieksma, F.T., Zuidema, P. and Leupen, M.J. (1971) High altitude and house-dust mites. *BMJ* **1**, 82–4.

Spriet, L.L., Cledhill, N., Froese, A.B. and Wilkes, D.L. (1986) Effect of graded erythrocythemia on cardiovascular and metabolic responses to exercise. *J. Appl. Physiol.* **61**, 1942–8.

Stathokostas, L., Jacob-Johnson, S., Petrella, R.J. and Paterson, D.H. (2004) Longitudinal changes in aerobic power in older men and women. *J. Appl. Physiol.* **97**, 781–9.

Steele, P. (1971) Medicine on Mount Everest. *Lancet* **ii**, 32–9.

Stefano, F., Rimoldi, M.D., Rexhaj, E. *et al.* (2012) Systemic vascular dysfunction in patients with chronic mountain sickness. *Chest* **141**, 139–46.

Stein, R.A. (1972) *Tibetan Civilization,* Faber, London, pp. 26–37.

Steinacker, J.M., Liu, Y., Boning, D. *et al.* (1996) Lung diffusion capacity, oxygen uptake, cardiac output and oxygen transport during exercise before and after a Himalayan expedition. *Eur. J. Appl. Physiol. Occup. Physiol.* **74**, 187–93.

Steinacker, J.M., Tobias, P., Menold, E. *et al.* (1998) Lung diffusing capacity and exercise in subjects with previous high altitude pulmonary edema. *Eur. Respir. J.* **11**, 643–50.

Steinbrook, R.A., Donovan, J.C., Gabel, R.A. *et al.* (1983) Acclimatization to high altitude in goats with ablated carotid bodies. *J. Appl. Physiol.* **44**, 16–21.

Stelzner, T.J., O'Brien, R.F., Sato, K. and Weil, J.V. (1988) Hypoxia-induced increases in pulmonary transvascular protein escape in rats. Modulation by glucocorticoids. *J. Clin. Invest.* **82**, 1840–7.

Stephens, D.H. (1982) Sleeping snugly in damp bedrooms. *J. R. Soc. Health* **6**, 272–5.

Stewart, A.G., Bardsley, P.A., Baudouin, S.V. *et al.* (1991a) Changes in atrial natriuretic peptide concentrations during intravenous saline infusion in hypoxic cor pulmonale. *Thorax* **46**, 829–34.

Stewart, A.G., Thompson, J.S., Rogers, T.K. and Morice, A.H. (1991b) Atrial natriuretic peptide-induced relaxation of pre-constricted isolated rat perfused lungs: a comparison in control and hypoxia-adapted animals. *Clin. Sci.* **81**, 201–8.

Stock, M.J., Norgan, N.G., Ferro-Luzzi, A. and Evans, E. (1978a) Effect of altitude on dietary-induced thermogenesis at rest and during light exercise in man. *J. Appl. Physiol. Respir. Environ. Exerc. Physiol.* **45**, 345–9.

Stock, M.J., Chapman, C., Stirling, J.L. and Campbell, I.T. (1978b) Effects of exercise, altitude, and food on blood hormone and metabolite levels. *J. Appl. Physiol: Respir. Environ. Exerc. Physiol.* **45**, 350–4.

Stohl, A., Spichtinger-Rakowsky, N., Bonasoni, P. *et al.* (2000) The influence of stratospheric intrusions on alpine ozone concentrations. *Atmos. Environ.* **34**, 1323–54.

Stokes, S., Kalson, N., Earl, M. *et al.* (2008) Bronchial asthma on Mount Kilimanjaro is not a disadvantage. *Thorax* **63**, 936–7.

Stokes, S., Kalson, N.S., Earl, M. *et al.* (2010) Age is no barrier to success at very high altitudes. *Age. Ageing* **39**, 262–5.

Stokes, W. (1854) *The Diseases of the Heart and Aorta*, Hodges and Smith, Dublin, p. 320.

Stoneham, M.D. (1995) Anaesthesia and resuscitation at altitude. *Eur. J. Anaesthesiol.* **12**, 249–57.

Storz, J.F., Natarajan, C., Cheviron, Z.A. *et al.* (2012) Altitudinal variation at duplicated β-globin genes in deer mice: effects of selection, recombination, and gene conversion. *Genetics.* **190**, 203–216.

Strauss, R.H., McFadden, E.R., Ingram, R.H. *et al.* (1978) Influence of heat and humidity on the airway obstruction induced by exercise in asthma. *J. Clin. Invest.* **61**, 433–40.

Stray-Gundersen, J., Chapman, R.F. and Levine, B.D. (2001) 'Living high–training low' altitude training improves sea level performance in male and female elite runners. *J. Appl. Physiol.* **91**, 1113–20.

Stream, J.O., Luks, A.M. and Grissom, C.K. (2009) Lung disease at high altitude. *Exp. Rev. Respir. Med.* **3**, 635–50.

Strong, L.H., Gin, G.K. and Goldman, R.F. (1985) Metabolic and vasomotor insulative responses occurring on immersion in cold water. *J. Appl. Physiol.* **58**, 964–77.

Stuber, T., Sartori, C., Schwab, M. *et al.* (2010) Exaggerated pulmonary hypertension during mild exercise I chronic mountain sickness. *Chest* **137**, 388–92.

Sturdy, S.W. (1988) Biology as a social theory: John Scott Haldane and physiological regulation. *Br. J. Hist. Sci.* **21**, 315–40.

Suarez, J., Alexander, J.K. and Houston, C.S. (1987) Enhanced left ventricular systolic performance at high altitude during Operation Everest II. *Am. J. Cardiol.* **60**, 137–42.

Subedi, B.H., Pokharel, J., Goodman, T.L. *et al.* (2010) Complications of steroid use on Mt. Everest. *Wilderness Environ. Med.* **21**, 345–8.

Subudhi, A.W., Dimmen, A.C., Julian, C.G. *et al.* (2011) Effects of acetazolamide and dexamethasone on cerebral hemodynamics in hypoxia. *J. Appl. Physiol.* **110**, 1219–25.

Sui, G.J., Lui, Y.H., Cheng, X.S. *et al.* (1988) Subacute infantile mountain sickness. *J. Pathol.* **155**, 161–70.

Sumner, D.S., Boswick, J.A. and Doolittle, W.H. (1971) Prediction of tissue loss in human frostbite with xenon-133. *Surgery* **69**, 899–903.

Sumner, D.S., Criblez, T. and Doolittle, W. (1974) Host factors in human frostbite. *Mil. Med.* **139**, 454–61.

Sun, J.H., Lin, Z.P. and Hu, X.L. (1985) An observation on the development of normal children age between 7–17 years at three elevations (abstract), 2nd High Altitude

Symposium, Qinghai, China (unpublished proceedings).
Sun, S.F. (1985) Epidemiology of hypertension on the Tibetan plateau (abstract), 2nd High Altitude Symposium, Qinghai, China (unpublished proceedings).
Sun, S.F., Droma, T.S., Zhang, J.G. *et al.* (1990) Greater maximal O_2 uptake and vital capacities in Tibetan than Han residents of Lhasa. *Respir. Physiol.* **79**, 151–62.
Sun, Y., Fang, M., Uniu, W. *et al.* (2010) Endothelial nitric oxide synthase gene polymorphisms associated with susceptibility to high altitude pulmonary edema in Chinese railway construction workers at Qinjhai–Tibet over 4500 meters above sea level. *Chin. Med. Sci. J.* **25**, 215–21.
Suri, M.L., Vijayan, G.P., Puri, H.C. *et al.* (1978) Neurological manifestations of frostbite. *Indian J. Med. Res.* **67**, 292–9.
Surks, M.I. (1966) Elevated PBI, free thyroxine, and plasma protein concentration in man at high altitude. *J. Appl. Physiol.* **21**, 1185–90.
Suslov, F.P. (1994) Basic principles of training at high altitude. *New Studies in Athletes IAAF Quart. Mag.* **2**, 45–9.
Sutton, J.R. (1977) Effect of acute hypoxia on the hormonal response to exercise. *J. Appl. Physiol. Respir. Environ. Exerc. Physiol.* **42**, 587–92.
Sutton, J.R. (1987) Energy substrates and hypoglycaemia, in *Hypoxia and Cold* (eds. J.R. Sutton, C.S. Houston and G. Coates), Prager, New York, pp. 487–92.
Sutton, J.R., Bryan, A.C., Gray, G.W. *et al.* (1976) Pulmonary gas exchange in acute mountain sickness. *Aviat. Space Environ. Med.* **47**, 1032–7.
Sutton, J.R., Viol, G.W., Gray, G.W. *et al.* (1977) Renin, aldosterone, electrolyte, and cortisol responses to hypoxic decompression. *J. Appl. Physiol. Respir. Environ. Exerc. Physiol.* **43**, 421–4.
Sutton, J.R., Houston, C.S. and Jones, N.L. (1983) *Hypoxia, Exercise, and Altitude,* Liss, New York.
Sutton, J.R., Houston, C.S. and Coates, G. (1987) *Hypoxia: the Tolerable Limits,* Benchmark Press, Indianapolis, IN.
Sutton, J.R., Reeves, J.T., Wagner, P.D. *et al.* (1988) Operation Everest II: oxygen transport during exercise at extreme simulated altitude. *J. Appl. Physiol.* **64**, 1309–21.
Svedenhag, J., Henriksson, J. and Sylven, C. (1983) Dissociation of training effects on skeletal muscle mitochondrial enzymes and myoglobin in man. *Acta Physiol. Scand.* **117**, 213–18.
Swenson, E.R. (1998) Carbonic anhydrase inhibitors and ventilation: a complex interplay of stimulation and suppression. *Eur. Respir. J.* **12**, 1242–7.
Swenson, E.R. (2001) Renal function and fluid homeostasis, in *High Altitude: An Exploration of Human Adaptation* (eds. T.F. Hornbein and R.B. Schoene), Marcel Dekker, New York, pp. 525–68.
Swenson, E.R. (2006) Carbonic anhydrase inhibitors and hypoxic pulmonary vasoconstriction. *Respir. Physiol. Neurobiol.* **151**, 209–16.
Swenson, E.R. (2011a) Con: most climbers do not develop subclinical interstitial pulmonary edema. *High Alt. Med. Biol.* **12**, 125–8.
Swenson, E.R. (2011b) Con: rebuttal. *High Alt. Med. Biol.* **12**, 131–2.
Swenson, E.R. and Teppema, L.J. (2007) Prevention of acute mountain sickness by acetazolamide: as yet an unfinished story. *J. Appl. Physiol.* **102**, 1305–7.
Swenson, E.R., Leatham, K.L., Roach, R.C. *et al.* (1991) Renal carbonic anhydrase inhibition reduces high altitude sleep periodic breathing. *Respir. Physiol.* **86**, 333–43.
Swenson, E.R., MacDonald, A., Vatheuer, M. *et al.* (1997) Acute mountain sickness is not altered by a high carbohydrate diet nor associated with elevated circulating cytokines. *Aviat. Space Environ. Med.* **68**, 499–503.
Swenson, E.R., Mongovin, S., Gibbs, S. *et al.* (2000) Stress failure in high altitude pulmonary edema (HAPE). *Am. J. Respir. Crit. Care Med.* **161**, A418.
Swenson, E.R., Maggiorini, M., Mongovin, S. *et al.* (2002) Pathogenesis of high-altitude pulmonary edema: inflammation is not an etiologic factor. *JAMA* **287**, 2228–35.

Taber, R. (1994) A child in the pressure bag: a case. *ISMM Newsletter* **4**, 4–5.

Takeno, Y., Kamijo, Y.I. and Nose, H. (2001) Thermoregulatory and aerobic changes after endurance training in a hypobaric hypoxic and warm environment. *J. Appl. Physiol.* **91**, 1520–8.

Talbott, J.H. and Dill, D.B. (1936) Clinical observations at high altitude. *Am. J. Med. Sci.* **192**, 626–39.

Tannheimer, M., Thomas, A. and Gerngross, H. (2002) Oxygen saturation course and altitude symptomatology during an expedition to broad peak (8047 m). *Int. J. Sports Med.* **23**, 329–35.

Tannheimer, M., Albertini, N., Ulmer, H.V. *et al.* (2009) Testing individual risk of acute mountain sickness at greater altitudes. *Mil. Med.* **174**, 363–9.

Tansey, W.A. (1973) Medical aspects of cold water immersion: a review. *US Navy Submarine Medical Research Laboratory Report* NSMRL, 763, NTIS Document AD-775–687.

Tansley, J.G., Fatmian, M., Howard, L.S.G.E. *et al.* (1998) Changes in respiratory control during and after 48h of isocapnic and poikilocapnic hypoxia in humans. *J. Appl. Physiol.* **85**, 2125–34.

Tappan, D.V. and Reynafarje, B.D. (1957) Tissue pigment manifestation of adaptation to high altitude. *Am. J. Physiol.* **190**, 99–103.

Tasker, J. (1981) *Everest the Cruel Way*, Eyre Methuen, London.

Tatsumi, K., Pickett, C.K. and Weil, J.V. (1991) Attenuated carotid body hypoxic sensitivity after prolonged hypoxic exposure. *J. Appl. Physiol.* **70**, 748–55.

Taylor, M.S. (1999) Lumbar sympathectomy for frostbite injuries of the foot. *Mil. Med.* **164**, 566–7.

Tek, D. and Mackey, S. (1993) Non-freezing cold injury in a marine infantry battalion. *J. Wilderness Med.* **4**, 353–7.

Tenney, S.M. and Ou, L.C. (1970) Physiological evidence for increased tissue capillarity in rats acclimatized to high altitude. *Respir. Physiol.* **8**, 137–50.

Tenney, S.M. and Ou, L.C. (1977) Ventilatory response of decorticate and decerebrate cats to hypoxia and CO_2. *Respir. Physiol.* **29**, 81–2.

Teppema, L.J. and Dahan, A. (2010) The ventilatory response to hypoxia in mammals: mechanisms, measurement, and analysis. *Physiol. Rev.* **90**, 675–754.

Tewari, S.C., Jayaswal, R., Kasturi, A.S. *et al.* (1991) Excessive polycythaemia of high altitude. Pulmonary function studies including carbon monoxide diffusion capacity. *J. Assoc. Physicians India* **39**, 453–5.

The Times (1999) Queen Victoria's Gurkha was a trailblazer extraordinary, 8 July, p. 50.

Theis, M.K., Honigman, B., Yip, R. *et al.* (1993) Acute mountain sickness in children at 2835 metres. *Am. J. Dis. Child.* **147**, 143–5.

Thews, O., Fleck, B., Kamin, W.E.S. and Rose, D.-M. (2004) Respiratory function and blood gas variables in cystic fibrosis patients during reduced environmental pressure. *Eur. J. Appl. Physiol.* **92**, 493–7.

Thomas, D.J., Marshall, J., Ross Russell, R.W. *et al.* (1977) Cerebral blood-flow in polycythaemia. *Lancet* **2**, 161–3.

Thomas, P.K., King, R.H.M., Feng, S.F. *et al.* (2000) Neurological manifestations in chronic mountain sickness: the burning feet-burning hands syndrome. *J. Neurol. Neurosurg. Psychiatry* **69**, 447–52.

Thomas, P.S., Harding, R.M. and Milledge, J.S. (1990) Peak expiratory flow at altitude. *Thorax* **45**, 620–2.

Thomas, P.W. (1894) Rocky Mountain sickness. *Alpine J.* **17**, 140–9.

Thompson, A.A., Baillie, J.K., Bates, M.G. *et al.* (2009) The citric acid cough threshold and the ventilatory response to carbon dioxide on ascent to high altitude. *Respir. Med.* **103**, 1182–8.

Thompson, A.A.R., Baillie, J.K., Sutherland, A.I. *et al.* (2011) Sildenafil citrate for the prevention of high altitude hypoxic pulmonary hypertension: double blind, randomized, placebo-controlled trial. *High Alt. Med. Biol.* **12**, 207–14.

Thompson, D.G., Richelson, E. and Malagelada, J.R. (1983) A perturbation of upper gastro-intestinal function by cold stress. *Gut* **24**, 277–83.

Thompson, J., Raitt, J., Hutchings, L. *et al.* (2007) Angiotensin-converting enzyme genotype and successful ascent to extreme high altitude. *High Alt. Med. Biol.* **8**, 278–85.

Thompson, R.L. and Hayward, J.S. (1996) Wet cold exposure and hypothermia: thermal and metabolic responses to prolonged exercise in rain. *J. Appl. Physiol.* **81**, 1128–37.

Thompson, W.O., Thompson, P.K. and Dailey, M.M. (1928) The effect of posture on the composition and volume of the blood in man. *J. Clin. Invest.* **5**, 573–604.

Tierman, C.J. (1999) Splenic crisis at high altitude in two white men with sickle cell trait. *Ann. Emerg. Med.* **33**, 230–3.

Tikusis, P., Ducharme, M.B., Moroz, D. and Jacobs, I. (1999) Physiological responses on exercise fatigued individuals exposed to wet cold conditions. *J. Appl. Physiol.* **86**, 1319–25.

Tilman, H.W. (1948) *Mount Everest 1938,* Cambridge University Press, Cambridge, pp. 93–4.

Tilman, H.W. (1952) *Nepal Himalaya*, Cambridge University Press, Cambridge.

Tilman, H.W. (1975) Practical problems of nutrition, in *Mountain Medicine and Physiology* (eds. C. Clarke, M. Ward and E. Williams), Alpine Club, London, pp. 62–6.

Timmons, B.A., Ararujo, J. and Thomas, T.R. (1985) Fat utilization in a cold environment. *Med. Sci. Sports Exerc.* **17**, 673–8.

Ting, S. (1984) Cold induced urticaria in infancy. *Pediatrics* **73**, 105–6.

Tiollier, E., Schmitt, L., Burnat, P. *et al.* (2005) Living high–training low altitude training: effects on mucosal immunity. *Eur. J. Appl. Physiol.* **94**, 298–304.

Tissandier, G. (1875) Le voyage à grande hauteur du ballon 'Le Zenith'. *La Nature Paris* **3**, 337–44.

Tissot van Patot, M., Grill, A., Chapman, P. *et al.* (2003) Remodelling of uteroplacental arteries is decreased in high altitude placentae. *Placenta* **24**, 326–30.

Tissot van Patot, M.C., Leadbetter, G., Keyes, L.E. *et al.* (2005) Greater free plasma VEGF and lower soluble VEGF receptor-1 in acute mountain sickness. *J. Appl. Physiol.* **98**, 1626–9.

Toepfer, M., Hartmann, G., Schlosshauer, M. *et al.* (1998) Adrenomedullin: a player at high altitude? *Chest* **113**, 1428.

Toff, N.J. (1993) Hazards of air travel for the obese: Miss Pickwick and the Boeing 747. *J. R. Coll. Phys. Lond.* **27**, 375–6.

Tolman, K.G. and Cohen, A. (1970) Accidental hypothermia. *Can. Med. Assoc. J.* **103**, 1357–61.

Tomashefski, J.F., Feeley, D.R. and Shillito, F.H. (1966) Effects of altitude on emphysematous blebs and bullae. *Aerosp. Med.* **37**, 1158–62.

Tomiyama, Y., Brian Jr., J.E. and Tod, M.M. (2000) Plasma viscosity and cerebral blood flow. *Am. J. Physiol. Heart Circ. Physiol.* **279**, H1949–54.

Torgovicky, R., Azaria, B., Grossman, A. *et al.* (2005) Sinus vein thrombosis following exposure to simulated high altitude. *Aviat. Space Environ. Med.* **76**, 144–6.

Torrington, K.G. (1989) Recurrent high-altitude illness associated with right pulmonary artery occlusion from granulomatous mediastinitis. *Chest* **96**, 1422–4.

Toshner, M.R., Thompson, A.A.R., Irving, J.B. *et al.* (2008) NT-proBNP does not rise on acute ascent to high altitude. *High Alt. Med. Biol.* **9**, 307–310.

Townes, B.D., Hornbein, T.F., Schoene, R.B. *et al.* (1984) Human cerebral function at extreme altitude, in *High Altitude and Man* (eds. J.B. West and S. Lahiri), American Physiological Society, Bethesda, MD, pp. 32–6.

Townsend, N.E., Gore, C.J., Hahn, A.G. *et al.* (2002) Living high–training low: increased hypoxic ventilatory response of well-trained endurance athletes. *J. Appl. Physiol.* **93**, 1498–505.

Townsend, N.E., Gore, C.J., Hahn, A.G. *et al.* (2004) Hypoxic ventilatory response is correlated with increased submaximal exercise ventilation after live high, train low. *Eur. J. Appl. Physiol.* **94**, 207–15.

Tozzi, C.A., Poiani, G.J., Harangozo, A.M. *et al.* (1989) Pressure-induced connective tissue synthesis in pulmonary artery segments is dependent on intact endothelium. *J. Clin. Invest.* **84**, 1005–12.

Travis, S.P.L. and Menzies, I.S. (1992) Intestinal permeability: functional assessment and significance. *Clin. Sci.* **82**, 471–88.
Travis, S.P.L., A'Court, C., Menzies, I.S. *et al.* (1993) Intestinal function at altitudes above 5000m. *Gut* **34**, T165.
Treating accidental hypothermia (editorial). (1978) *BMJ* **2**, 1383–4.
Tripathy, V. and Gupta, R. (2005) Birth weight among Tibetans at different altitudes in India: are Tibetans better protected from IUGR? *Am. J. Hum. Biol.* **17**, 442–50.
Truijens, M.J., Toussaint, H.M., Dow, J. and Levine, B.D. (2003) Effect of high-intensity hypoxic training on sea-level swimming performances. J. Appl. Physiol. **94**, 733–43.
Truijens, M.J., Rodriquez, F.A., Townsend, N.E. *et al.* (2008) The effect of intermittent hypoxic exposure and sea level training on submaximal economy in well-trained swimmers and runners. *J. Appl. Physiol.* **104**, 328–37.
Tsianos, G., Eleftheriou, K.I., Hawe, E. *et al.* (2005) Performance at altitude and angiotensin I-converting enzyme genotype. *Eur. J. Appl. Physiol.* **93**, 630–5.
Tsukimoto, K., Mathieu-Costello, O., Prediletto, R. *et al.* (1991) Ultrastructural appearances of pulmonary capillaries at high transmural pressures. *J. Appl. Physiol.* **71**, 573–82.
Tsukimoto, K., Yoshimura, N., Ichioka, M. *et al.* (1994) Protein, cell, and leukotriene B4 concentrations of lung edema fluid produced by high capillary transmural pressures in rabbit. *J. Appl. Physiol.* **76**, 321–67.
Tucker, A. and Rhodes, J. (2001) Role of vascular smooth muscle in the development of high altitude pulmonary hypertension: an interspecies evaluation. *High Alt. Med. Biol.* **2**, 349–60.
Tuffley, R.E., Rubenstein, D., Slater, J.D.H. and Williams, E.S. (1970) Serum renin activity during exposure to hypoxia. *J. Endocrinol.* **48**, 497–510.
Turek, Z., Kreuzer, F. and Hoofd, L.J.C. (1973) Advantage or disadvantage of a decrease of blood oxygen affinity for tissue oxygen supply at hypoxia; a theoretical study comparing man and rat. *Pflügers Arch.* **342**, 185–97.
Turek, Z., Kreuzer, F. and Ringnalda, B.E.M. (1978) Blood gases at several levels of oxygenation in rats with a left shifted blood oxygen dissociation curve. *Pflügers Arch.* **376**, 7–13.
Turino, C.M., Bergofsky, E.H., Goldring, R.M. and Fishman, A.P. (1963) Effect of exercise on pulmonary diffusing capacity. *J. Appl. Physiol.* **18**, 447–56.
Unger, C., Weiser, J.K., McCullough, R.E. *et al.* (1988) Altitude, low birth weight, and infant mortality in Colorado. *JAMA* **259**, 3427–32.
Ungley, G.G., Channell, G.D. and Richards, R.L. (1945) The immersion foot syndrome. *Br. J. Surg.* **33**, 17–31.
Vachiery, J.L., McDonald, T., Moraine, J.J. *et al.* (1995) Doppler assessment of hypoxic pulmonary vasoconstriction and susceptibility to high altitude pulmonary oedema. *Thorax* **50**, 22–7.
Valdivia, E. (1958) Total capillary bed in striated muscle of guinea pigs native to the Peruvian mountains. *Am. J. Physiol.* **194**, 585–9.
Valletta, E.A., Comis, A., Del Col, G. *et al.* (1995) Peak expiratory flow variation and bronchial hyperresponsiveness in asthmatic children during periods of antigen avoidance and reexposure. *Allergy* **50**, 366–9.
Valletta, E.A., Piacentini, G.L., Del Col, G. and Boner, A.L. (1997) FEF25-75 as a marker of airway obstruction in asthmatic children during reduced mite exposure at high altitude. *J. Asthma.* **34**, 127–31.
van den Elshout, F.J., van Herwaarden, C.L. and Folgering, H.T. (1991) Effects of hypercapnia and hypocapnia on respiratory resistance in normal and asthmatic subjects. *Thorax* **46**, 28–32.
van Hall, G. (2007) Counterpoint: The lactate paradox does not occur during exercise at high altitude. *J. Appl. Physiol.* **102**, 2399–401.
Van Osta, A., Moraine, J.J., Melot, C. *et al.* (2005) Effects of high altitude exposure on cerebral hemodynamics in normal subjects. *Stroke* **36**, 557–60.
Van Patot, M.C., Hill, A.E., Dingmann, C. *et al.* (2006) Risk of impaired coagulation in warfarin patients ascending to altitude (>2400 m). *High Alt. Med. Biol.* **7**, 39–46.

van Patot, M.C., Leadbetter, G., 3rd, Keyes, L.E. *et al.* (2008) Prophylactic low-dose acetazolamide reduces the incidence and severity of acute mountain sickness. *High Alt. Med. Biol.* **9**, 289–93.

Van Ruiten, H.J.A. and Daanen, H.A.M. (1999) Cold induced vasodilatation at altitude (abstract), in *Hypoxia: Into the Next Millennium* (eds. R.C. Roach, P.D. Wagner and P.H. Hackett), Plenum/Kluwer, New York, p. 436.

van Velzen, E., van den Bos, J.W., Benckhuijsen, J.A. *et al.* (1996) Effect of allergen avoidance at high altitude on direct and indirect bronchial hyperresponsiveness and markers of inflammation in children with allergic asthma. *Thorax* **51**, 582–4.

Vardy, J., Vardy, J. and Judge, K. (2005) Can knowledge protect against acute mountain sickness? *J. Public Health (Oxford)* **27**, 366–70.

Vargas, M., León-Velarde, F., Monge, C.C. *et al.* (1998) Similar hypoxic ventilatory response in sea-level natives and Andean natives living at sea level. *J. Appl. Physiol.* **84**, 1024–9.

Vargas, M., Vargas, E., Julian, C.G. *et al.* (2007) Determinants of blood oxygenation during pregnancy in Andean and European residents of high altitude. *Am. J. Physiol. Regul. Physiol.* **293**, R1303–12.

Vasquez, R. and Villena, M. (2001) Normal hematological values for healthy persons living at 4000 meters in Bolivia. *High Alt. Med .Biol.* **2**, 361–7.

Vats, P., Singh, S.N., Shyam, R. *et al.* (2004) Leptin may not be responsible for high altitude anorexia. *High Alt. Med. Biol.* **5**, 90–2.

Vaughan, B.E. and Pace, N. (1956) Changes in myoglobin content of the high altitude acclimatized rat. *Am. J. Physiol.* **185**, 549–56.

Vaughn, P.B. (1942) Local cold injury – menace to military operations. A review. *Mil. Med.* **145**, 305–11.

Velásquez, M.T. (1956) *Maximal Diffusing Capacity of the Lungs at High Altitudes.* Report 56–108, USAF School of Aviation Medicine, Randolph Air Force Base, TX.

Velasquez, T. (1976) Pulmonary function and oxygen transport, in *Man in the Andes: a Multidisciplinary Study of High-altitude Quechua* (eds. P.T. Baker and M.A. Little), Dowden, Hutchinson & Ross, Stroudsburg, PA, pp. 237–60.

Vella, M.A., Jenner, C., Betteridge, D.J. and Jowett, N.I. (1988) Hypothermia induced thrombocytopenia. *J. R. Soc. Med.* **81**, 228–9.

Venter, J.C., Adams, M.D., Myers, E.W. *et al.* (2001) The sequence of the human genome. *Science* **291**, 1304–51.

Ventura, N., Hoppeler, H., Seiler, R. *et al.* (2003) The response of trained athletes to six weeks of endurance training in hypoxia or normoxia. *Int. J. Sports Med.* **24**, 166–72.

Verratti, V., Berardinelli, F. and Di Giulio, C. (2008) Evidence that chronic hypoxia causes reversible impairment on male fertility. *Asian J. Androl.* **10**, 602–6.

Viault, F. (1890) Sur l'augmentation considerable de nombre des globules rouges dans le sang chez les habitants des haut plateaux de l'Amérique du Sud. *Comptes Rendus, Hebdomaire Des Seances de l'Academie Des Sciences (Paris)*, **III**, 917–18. English translation (1981) in *High Altitude Physiology* (ed. J.B. West), Hutchinson Ross, Stroudsburg, PA, 1981, pp. 333–4.

Viault, F. (1891) Sur la quantité d'oxygène contenue dans le sang des animaux des hauts plateaux de l'Amérique du Sud. *C. R. Acad. Sci. (Paris)* **112**, 295–8.

Vij, A.G. (2009). Effect of prolonged stay at high altitude on platelet aggregation and fibrinogen levels. *Platelets* **20**, 421–7.

Villafuerte, F.C., Cardenas, R., and Monge-C.C. (2004) Optimal hemoglobin concentration and high altitude: a theoretical approach for Andean men at rest. *J. Appl. Physiol.* **96**, 1579–8.

Vinnikov, D., Brimlulov, N., Redding-Jones, R. and Jumabaeva, K. (2010) Exhaled nitric oxide is reduced upon chronic intermittent hypoxia exposure in well-acclimatized mine workers. *Respir. Physiol. Neurobiol.* **175**, 261–4.

Virmani, S.K. and Swamy, A.S. (1993) Cranial nerve palsy at high altitude. *J. Assoc. Physicians India* **41**, 460.

Virokannas, H. and Anttonen, H. (1993) Risk of frostbite in vibration-induced finger cases. *Arctic Med. Res.* **52**, 69–72.

Viswanathan, R., Subramanian, S. and Radha, T.C. (1979) Effect of hypoxia on regional lung perfusion, by scanning. *Respiration* **37**, 142–7.

Vitzthum, V.J. (2001) The home team advantage: reproduction in women indigenous to high altitude. *J. Exp. Biol.* **204(Pt 18)**, 3141–50.

Vitzthum, V.J. and Wiley, A.S. (2003) The proximate determinants of fertility in populations exposed to chronic hypoxia. *High Alt. Med. Biol.* **4**, 125–39.

Vitzthum, V.J., Ellison, P.T., Sukalich, S. *et al.* (2000a) Does hypoxia impair ovarian function in Bolivian women indigenous to high altitude? *High Alt. Med. Biol.* **1**, 39–49.

Vitzthum, V.J., Spielvogel, H., Caceres, E. and Gaines, J. (2000b) Menstrual patterns and fecundity among non-lactating and lactating cycling women in rural highland Bolivia: implications for contraceptive choice. *Contraception* **62**, 181–7.

Vitzthum, V.J., Bentley, G.R., Spielvogel, H. *et al.* (2002) Salivary progesterone levels and rate of ovulation are significantly lower in poorer than in better-off urban-dwelling Bolivian women. *Hum. Reprod.* **17**, 1906–13.

Vivona, M.L., Matthay, M., Chabaud, M.B. *et al.* (2001) Hypoxia reduces alveolar epithelial sodium and fluid transport in rats: reversal by beta-adrenergic agonist treatment. *Am. J. Respir. Cell. Mol. Biol.* **25**, 554–61.

Vock, P., Fretz, C., Franciolli, M. and Bärtsch, P. (1989) High-altitude pulmonary edema: findings at high-altitude chest radiography and physical examination. *Radiology* **170**, 661–6.

Vock, P., Brutsche, M.H., Nanzer, A. and Bärtsch, P. (1991) Variable radiomorphologic data of high altitude pulmonary edema. Features from 60 patients. *Chest* **100**, 1306–11.

Voelkel, N.F., Hegstrand, L., Reeves, J.T. *et al.* (1981) Effects of hypoxia on density of β-adrenergic receptors. *J. Appl. Physiol.* **50**, 363–6.

Vogel, J.A. and Harris, C.W. (1967) Cardiopulmonary responses of resting man during early exposure to high altitude. *J. Appl. Physiol.* **22**, 1124–8.

Vogel, J.A., Hansen, J.E. and Harris, C.W. (1967) Cardiovascular responses in man during exhaustive work at sea level and high altitude. *J. Appl. Physiol.* **23**, 531–9.

Vogel, J.A., Hartley, L.H. and Cruz, J.C. (1974) Cardiac output during exercise in altitude natives at sea level and high altitude. *J. Appl. Physiol.* **36**, 173–6.

Vogt, M., Puntschart, A., Geiser, J. *et al.* (2001) Molecular adaptations in human skeletal muscle to endurance training under simulated hypoxic conditions. *J. Appl. Physiol.* **91**, 173–82.

Von Euler, U.S. and Liljestrand, G. (1946) Observations on the pulmonary arterial blood pressure in the cat. *Acta Physiol.* **22**, 1115–23.

Vonmoos, S., Nussberger, J., Waeber, J. *et al.* (1990) Effect of metoclopramide on angiotensin, aldosterone and atrial peptide during hypoxia. *J. Appl. Physiol.* **69**, 2072–9.

Vovk, A., Smith, W.D.F., Paterson, N.D. *et al.* (2004) Peripheral chemoreceptor control of ventilation following sustained hypoxia in young and older adult humans. *Exp. Physiol.* **86**, 647–56.

Vuolteenaho, O., Koistinen, P., Martikkala, V. *et al.* (1992) Effect of physical exercise in hypobaric conditions on atrial natriuretic peptide secretion. *Am. J. Physiol.* **263**, R647–52.

Wagenvoort, C.A. and Wagenvoort, N. (1973) Hypoxic pulmonary vascular lesions in man at high altitude and in patients with chronic respiratory disease. *Pathol. Microbiol.* **39**, 276–82.

Wagenvoort, C.A. and Wagenvoort, N. (1976) Pulmonary venous changes in chronic hypoxia. *Virchows Arch. [A]* **372**, 51–6.

Waggener, T.B., Brusil, P.J., Kronauer, R.E. *et al.* (1984) Strength and cycle time of high-altitude ventilatory patterns in unacclimatized humans. *J. Appl. Physiol.* **56**, 576–81.

Wagner, D.R., Fargo, J.D., Parker, D. *et al.* (2006) Variables contributing to acute mountain sickness on the summit of Mt Whitney. *Wilderness Environ. Med.* **17**, 221–8.

Wagner, D.R., Tatsugawa, K., Parker, D. and Young, T.A. (2007) Reliability and utility of a visual analog scale for the assessment of acute mountain sickness. *High Alt. Med. Biol.* **8**, 27–31.

Wagner, P.D. (1988) An integrated view of the determinants of maximum oxygen uptake, in *Oxygen Transfer from Atmosphere to Tissues,* vol. 227 (eds. N.C. Gonzalez and M.R. Fedde), Plenum, New York, pp. 246–56.

Wagner, P.D. (1996) A theoretical analysis of factors determining $Vo_{2,max}$ at sea level and altitude. *Respir. Physiol.* **106**, 329–43.

Wagner, P.D. and West, J.B. (1972) Effects of diffusion impairment of O_2 and CO_2 time courses in pulmonary capillaries. *J. Appl. Physiol.* **33**, 62–71.

Wagner, P.D., Saltzman, H.A. and West, J.B. (1974) Measurement of continuous distributions of ventilation–perfusion ratios: theory. *J. Appl. Physiol.* **36**, 588–99.

Wagner, P.D., Sutton, J.R., Reeves, J.T. *et al.* (1987) Operation Everest II. Pulmonary gas exchange during a simulated ascent of Mt. Everest. *J. Appl. Physiol.* **63**, 2348–59.

Wagner, P.D., Hedenstierna, G. and Rodriguez-Roisin, R. (1996) Gas exchange, expiratory flow obstruction and the clinical spectrum of asthma. *Eur. Respir. J.* **9**, 1278–82.

Wagner, P.D., Araoz, M., Boushel, R. *et al.* (2002) Pulmonary gas exchange and acid-base status at 5,260m in high-altitude Bolivians and acclimatized lowlanders. *J. Appl. Physiol.* **92**, 1393–400.

Waller, D. (1990) *The Pundits: British Exploration of Tibet and Central Asia*, University Press of Kentucky, Lexington, KY.

Walter, R., Maggiorini, M., Scherrer, U. *et al.* (2001) Effects of high-altitude exposure on vascular endothelial growth factor levels in man. *Eur. J. Appl. Physiol.* **85**, 113–17.

Wanderer, A.A. (1979) An 'allergy' to cold. *Hosp. Pract.* **14**, 136–7.

Wang, J., Weigand, L., Lu, W. *et al.* (2006) Hypoxia inducible factor 1 mediates hypoxia-induced TRPC expression and elevated intracellular Ca^{2+} in pulmonary arterial smooth muscle cells. *Circ. Res.* **98**, 1528–37.

Wang, L.C.H. (1978) Factors limiting maximum cold induced heat production. *Life Sci.* **23**, 2089–98.

Wang, P., Koehle, M.S. and Rupert, J.L. (2010) No association between alleles of the bradykinin receptor-B2 gene and acute mountain sickness. *Exp. Biol. Med.* **235**, 737–40.

Ward, M.P. (1954) High altitude deterioration, in: A discussion on the physiology of man at high altitude. *Proc. R. Soc., Series B, London* **143**, 40–2.

Ward, M.P. (1968) Diseases occurring at altitudes exceeding 17500 ft. MD thesis, University of Cambridge, pp. 66–9.

Ward, M.P. (1973) Periodic respiration. *Am. R. Coll. Surg. Engl.* **52**, 330–4.

Ward, M.P. (1974) Frostbite. *BMJ* **1**, 67–70.

Ward, M.P. (1975) *Mountain Medicine, a Clinical Study of Cold and High Altitude*, Crosby Lockwood Staples, London.

Ward, M.P. (1987) Cold, hypoxia and dehydration, in *Hypoxia and Cold* (eds. J.R. Sutton, C.S. Houston and G. Coates), Prager, New York, pp. 475–86.

Ward, M.P. (1990) Tibet: human and medical geography. *J. Wilderness Med.* **1**, 36–46.

Ward, M.P. (1991) Medicine in Tibet. *J. Wilderness Med.* **2**, 198–205.

Ward, M.P. (1993) The first ascent of Mount Everest, 1953: the solution of the problem of the 'last thousand feet'. *J. Wilderness Med.* **4**, 312–18.

Ward, M.P. and Jackson, F.S. (1965) Medicine in Bhutan. *Lancet* **1**, 811–13.

Warren, C.B.M. (1939) Alveolar air on Mount Everest. *J. Physiol. (Lond.)* **96**, 34–5.

Washburn, B. (1962) Frostbite. What it is – and how to prevent it – emergency treatment. *N. Engl. J. Med.* **266**, 974–89.

Watson, J.D. and Crick, F.H. (1953) Molecular structure of nucleic acids; a structure for deoxyribose nucleic acid. *Nature* **171**, 737–38.

Waypa, G.B. and Schumacker, P.T. (2008) Oxygen sensing in hypoxic pulmonary vasoconstriction: using new tools to answer an age-old question. *Exp. Physiol.* **93**, 133–8.

Webb, P. (1951) Air temperature in respiratory tracts of resting subjects in cold. *J. Appl. Physiol.* **4**, 378–82.

Webb, P. (1986) After drop of body temperature during re-warming – an alternative explanation. *J. Appl. Physiol.* **60**, 385–90.

Weber, R.E. (2007) High-altitude adaptations in vertebrate hemoglobins. *Respir. Physiol. Neurobiol.* **158**, 132–42.

Wedin, B., Vanggaard, L. and Hirvonen, J. (1979) 'Paradoxical undressing' in fatal hypothermia. *J. Forensic Sci.* **24**, 543–53.

Wedzicha, J.A., Cotes, P.M., Empey, D.W. *et al.* (1985) Serum immunoreactive erythropoietin in hypoxic lung disease with and without polycythaemia. *Clin. Sci.* **69**, 413–22.

Weeke, J. and Gundersen, H.J.G. (1983) The effect of heating and cold cooling on serum TSH, GH and norepinephrine in resting normal man. *Acta Physiol. Scand.* **47**, 33–9.

Wehrlin, J.P. and Hallen, J. (2006) Linear decrease in VO2 max and performance with increasing altitude in endurance athletes. *Eur. J. Appl. Physiol.* **96**, 404–12.

Wehrlin, J.P. and Marti, B. (2006) Live high–train low associated with increased haemoglobin mass as preparation for the 2003 World Championships in two native European world class runners. *Br. J. Sports Med.* **40**, e3; discussion e3.

Wehrlin, J.P., Zuest, P., Hallen, J. and Marti, B. (2006) Live high - train low for 24 days increases hemoglobin mass and red cell volume in elite endurance athletes. *J. Appl. Physiol.* **100**, 1938–45.

Weibel, E.R. (1970) Morphometric estimation of pulmonary diffusion capacity. *Respir. Physiol.* **11**, 54–75.

Weil, J.V. (2004) Sleep at high altitude. *High Alt. Med. Biol.* **5**, 180–9.

Weil, J.V. and White, D.P. (2001) Sleep, in *High Altitude* (eds. T.F. Hornbein and R.B. Schoene), Marcel Dekker, New York, pp. 707–76.

Weil, J.V., Byrne-Quinn, E., Sodal, I.E. *et al.* (1970) Hypoxic ventilatory drive in normal man. *J. Clin. Invest.* **49**, 1061–72.

Weil, J.V., Byrne-Quinn, E., Ingvar, E. *et al.* (1971) Acquired attenuation of chemoreceptor function in chronically hypoxic man at high altitude. *J. Clin. Invest.* **50**, 186–95.

Weil, J.V., Kryger, M.H. and Scoggin, C.H. (1978) Sleep and breathing at high altitude, in *Sleep Apnea Syndromes* (eds. C. Guilleminault and W. Dement), Liss, New York, pp. 119–36.

Weilenmann, D., Duru, F., Schonbeck, M. *et al.* (2000) Influence of acute exposure to high altitude and hypoxemia on ventricular stimulation thresholds in pacemaker patients. *Pacing Clin. Electrophysiol.* **23**, 512–15.

Weiss, E.A. (1991) Environmental heat illness, in *Proceedings of the First World Congress on Wilderness Medicine,* Wilderness Medical Society, Point Reyes Station, CA, pp. 347–57.

Weiss, R.G., Bottomley, P.A., Hardy, C.J. and Gerstenblith, G. (1990) Regional myocardial metabolism of high-energy phosphates during isometric exercise in patients with coronary artery disease. *N. Engl. J. Med.* **323,** 1593–1600.

Weisse, A.B., Moschos, C.B., Frank, M.L. *et al.* (1975) Haemodynamic effects of staged haematocrit reduction in patients with stable cor pulmonale and severely elevated haematocrit. *Am. J. Med.* **58**, 92–8.

Weitz, C.A. and Garruto, R.M. (2004) Growth of Han migrants at high altitude in central Asia. *Am. J. Hum. Biol.* **16**, 405–19.

Weller, A.S., Millard, C.E., Stroud, M.A. *et al.* (1997) Physiological responses to a cold, wet and windy environment during prolonged intermittent walking. *Am. J. Physiol.* **272,** R226–33.

Welsh, C.H., Wagner, P.D., Reeves, J.T. *et al.* (1993) Operation Everest II: spirometric and radiographic changes in acclimatized humans at simulated high altitudes. *Am. Rev. Respir. Dis.* **147**, 1239–44.

Wen, T.C., Sadamoto, Y., Tanaka, J. *et al.* (2002) Erythropoietin protects neurons against chemical hypoxia and cerebral ischemic injury by up-regulating Bcl-xL expression. *J. Neurosci. Res.* **67**, 795–803.

West, J.B. (1962a) Diffusing capacity of the lung for carbon monoxide at high altitude. *J. Appl. Physiol.* **17**, 421–6.

West, J.B. (1962b) Regional differences in gas exchange in the lung of erect man. *J. Appl. Physiol.* **17**, 893–8.

West, J.B. (1981) *High Altitude Physiology: Benchmark Papers in Physiology,* vol. 15,

Hutchinson Ross, Stroudsburg, PA, p. 328.
West, J.B. (1982) Diffusion at high altitude. *Fed. Proc.* **41**, 2128–30.
West, J.B. (1983) Climbing Mt. Everest without oxygen: an analysis of maximal exercise during extreme hypoxia. *Respir. Physiol.* **52**, 265–79.
West, J.B. (ed.) (1985b) *Best and Taylor's Physiological Basis of Medical Practice*, 11th edn, Williams and Wilkins, Baltimore, MD.
West, J.B. (1986a) Highest inhabitants in the world. *Nature* **324**, 517.
West, J.B. (1986b) Lactate during exercise at extreme altitude. *Fed. Proc.* **45**, 2953–7.
West, J.B. (1987) Alexander M. Kellas and the physiological challenge of Mount Everest. *J. Appl. Physiol.* **63**, 3–11.
West, J.B. (1988a) Rate of ventilatory acclimatization to extreme altitude. *Respir. Physiol.* **74**, 323–33.
West, J.B. (1988b) Tolerable limits to hypoxia on high mountains, in *Hypoxia: the Tolerable Limits* (eds. J.R. Sutton, C.S. Houston and G. Coates), Benchmark Press, Indianapolis, IN, pp. 353–62.
West, J.B. (1988c) *High Life: A History of High-altitude Physiology and Medicine*. Oxford University Press, Oxford, pp. 358–63.
West, J.B. (1990) *Ventilation/Blood Flow and Gas Exchange*, 5th edn, Blackwell Scientific, Oxford.
West, J.B. (1993a) Acclimatization and tolerance to extreme altitude. *J. Wilderness Med.* **4**, 17–26.
West, J.B. (1993b) The Silver Hut expedition, high-altitude field expeditions, and low-pressure chamber simulations, in *Hypoxia and Molecular Medicine* (eds. J.R. Sutton, C.S. Houston and G. Coates), Queen City Printers, Burlington, VT, pp. 190–202.
West, J.B. (1995) Oxygen enrichment of room air to relieve the hypoxia of high altitude. *Respir. Physiol.* **99**, 225–32.
West, J.B. (1996a) Prediction of barometric pressures at high altitudes with the use of model atmospheres. *J. Appl. Physiol.* **81**, 1850–4.
West, J.B. (1996b) T.H. Ravenhill and his contributions to mountain sickness. *J. Appl. Physiol.* **80**, 715–24.
West, J.B. (1997) Fire hazard in oxygen-enriched atmospheres at low barometric pressures. *Aviat. Space Envir. Med.* **68**, 159–62.
West, J.B. (1998) *High Life: A History of High-Altitude Physiology and Medicine*, Oxford University Press, New York.
West, J.B. (1999a) Barometric pressures on Mt. Everest: new data and physiological significance. *J. Appl. Physiol.* **86**, 1062–6.
West, J.B. (1999b) The original presentation of Boyle's law. *J. Appl. Physiol.* **87**, 1543–5.
West J.B. (2001) Safe upper limits for oxygen enrichment of room air at high altitude. *High Alt Med Biol* **2**, 47–51.
West, J.B. (2002a) Highest permanent human habitation. *High Alt. Med. Biol.* **3**, 401–7.
West, J.B. (2002b) Potential use of oxygen enrichment of room air in mountain resorts. *High Alt. Med. Biol.* **3**, 59–64.
West, J.B. (2004a) Gulmuf–Lhasa rail link: an enormous challenge in high altitude medicine. *High Alt. Med. Biol.* **5**, 3.
West, J.B. (2004b) The physiologic basis of high-altitude disease. *Ann. Intern. Med.* **141**, 789–800.
West, J.B. (2005a) *Respiratory Physiology – The Essentials*, 7th edn, Williams & Wilkins, Baltimore, MD.
West J.B. (2005b) Robert-Boyle's landmark book of 1660 with the first experiments on rarified air. *J. Appl. Physiol.* **98**, 31–9.
West, J.B. (2007) Point: The lactate paradox does occur during exercise at high altitude. *J. Appl. Physiol.* **102**, 2398–9.
West, J.B. (2009) Arterial blood measurements in climbers on Mount Everest. *Lancet* **373**, 1589–90.
West, J.B. (2011) Con: Headache should not be a required symptom for the diagnosis of acute mountain sickness. *High Alt. Med. Biol.* **12**, 23–5; discussion 27.
West, J.B. and Mathieu-Costello, O. (1992a) High altitude pulmonary edema is caused by stress failure of pulmonary capillaries. *Intl. J. Sports Med.* **13**(Suppl. 1), S54–8.
West, J.B. and Mathieu-Costello, O. (1992b) Strength of the pulmonary blood–gas barrier. *Respir. Physiol.* **88**, 141–8.

West, J.B. and Mathieu-Costello, O. (1992c) Stress failure of pulmonary capillaries: role in lung and heart disease. *Lancet* **340**, 762–7.

West, J.B. and Readhead, A. (2004) Working at high altitude: medical problems, misconceptions, and solutions. *Observatory* **124**, 1–14.

West, J.B. and Wagner, P.D. (1977) Pulmonary gas exchange, in *Bioengineering Aspects of the Lung* (ed. J.B. West), Dekker, New York, pp. 361–457.

West, J.B. and Wagner, P.D. (1980) Predicted gas exchange on the summit of Mt Everest. *Respir. Physiol.* **42**, 1–16.

West, J.B., Lahiri, S., Gill, M.B. *et al.* (1962) Arterial oxygen saturation during exercise at high altitude. *J. Appl. Physiol.* **17**, 617–21.

West, J.B., Lahiri, S., Maret, K.H. *et al.* (1983a) Barometric pressures at extreme altitudes on Mt. Everest: physiological significance. *J. Appl. Physiol.* **54**, 1188–94.

West, J.B., Hackett, P.H., Maret, K.H. *et al.* (1983b) Pulmonary gas exchange on the summit of Mount Everest. *J. Appl. Physiol.* **55**, 678–87.

West, J.B., Boyer, S.J., Graber, D.J. *et al.* (1983c) Maximal exercise at extreme altitudes on Mount Everest. *J. Appl. Physiol.* **55**, 688–98.

West, J.B., Peters, R.M., Aksnes, G. *et al.* (1986) Nocturnal periodic breathing at altitudes of 6300 and 8050 m. *J. Appl. Physiol.* **61**, 280–7.

West, J.B., Tsukimoto, K., Mathieu-Costello, O. and Prediletto, R. (1991) Stress failure in pulmonary capillaries. *J. Appl. Physiol.* **70**, 1731–42.

West, J.B., Mathieu-Costello, O., Jones, J.H. *et al.* (1993) Stress failure of pulmonary capillaries in racehorses with exercise-induced pulmonary hemorrhage. *J. Appl. Physiol.* **75**, 1097–109.

West, J.B., Colice, G.L., Lee, Y.-J. *et al.* (1995) Pathogenesis of high-altitude pulmonary edema: direct evidence of stress failure of pulmonary capillaries. *Eur. Respir. J.* **8**, 523–9.

West, J.P. (1985a) *Everest – the Testing Place.* McGraw-Hill, New York.

Westendorp, R.G., Blauw, G.J., Frolich, M. and Simons, R. (1997) Hypoxic syncope. *Aviat. Space Environ. Med.* **68**, 410–4.

Westendorp, R.G.J., Frölich, M. and Meinders, A.E. (1993) What to tell steroid substituted patients about the effects of high altitude? *Lancet* **342**, 310–11.

Westerterp, K.R. (2001) Limits to sustainable human metabolic rate. *J. Exp. Biol.* **204**, 3183–7.

Westerterp, K.R., Kayser, B., Brouns, F. *et al.* (1992) Energy expenditure climbing Mt. Everest. *J. Appl. Physiol.* **73**, 1815–19.

Westerterp, K.R., Kayser, B., Wouters, L. *et al.* (1994) Energy balance at high altitude of 6,542 m. *J. Appl. Physiol.* **77**, 862–6.

Westerterp, K.R., Meijer, E.P., Rubbens, M. *et al.* (2000) Operation Everest III: energy and water balance. *Eur. J. Physiol.* **439**, 483–8.

Westerterp-Plantegna, M.S., Westerterp, K.R., Rubbens, M. *et al.* (1999) Appetite at high altitude [(Operation Everest III Comex-97)]: A simulated ascent of Mount Everest. *J. Appl. Physiol.* **87**, 391–9.

Weston, A.R., Karamizrak, O., Smith, A. *et. al* (1999) African runners who lived at sea level exhibited greater fatigue resistance, lower lactate accumulation and higher oxidative activity. *J. Appl. Physiol.* **86**, 915–23.

Wetter, T.J., Harms, C.A., Nelson, W.B. *et al.* (1999) Influence of respiratory muscle work on Vo_2 and leg blood flow during submaximal exercise. *J. Appl. Physiol.* **87**, 643–51.

Whayne, T.F. and Severinghaus, J.W. (1968) Experimental hypoxic pulmonary edema in the rat. *J. Appl. Physiol.* **25**, 729–32.

White, D.P., Gleeson, K., Pickett, C.K. *et al.* (1987) Altitude acclimatization: influence on periodic breathing and chemoresponsiveness during sleep. *J. Appl. Physiol.* **63**, 401–12.

Whittembury, J., Lozano, R. and Monge, C.C. (1968) Influence of cell concentration in the electrometric determination of blood pH. *Acta Physiol. Lat. Am.* **18**, 263–5.

Whymper, E. (1891–1892) *Travels among the Great Andes of the Equator.* John Murray, London.

Wickramasinghe, H. and Anholm, J.D. (1999) Sleep and breathing at high altitude. *Sleep Breath.* **3**, 89–102.

Wickwire, J. (1982) Pulmonary embolus and/or pneumonia on K2, in *Hypoxia, Man at Altitude* (eds. J.R. Sutton, N.L. Jones and C.S. Houston), Thieme Stratton, New York, pp. 173–6.

Wiedman, M. and Tabin, G.C. (1999) High-altitude retinopathy and altitude illness. *Ophthalmology* **106**, 1924–6.

Wielicki, K. (1985) Broad peak climbed in one day. *Alpine J.* **90**, 61–3.

Wilber, R.L., Holm, P.L., Morris, D.M. *et al.* (2003) Effect of F(I)O(2) on physiological responses and cycling performance at moderate altitude. *Med. Sci. Sports Exerc.* **35**, 1153–9.

Wiles, P.G., Grant, P.J., Jones, R.G. *et al.* (1986) Lowered skin blood flow at exhaustion. *Lancet* **2**, 295.

Wilkerson, J.A., Bangs, C.C. and Hayward, J.S. (1986) *Hypothermia, Frostbite and Other Cold Injuries,* The Mountaineers, Seattle, p. 45.

Wilkins, D.C. (1973) Acclimation to heat in the Antarctic, in *Polar Human Biology* (eds. O.G. Edholm and E.K.E. Gunderson), Heinemann Medical, London, pp. 171–81.

Wilkinson, R., Milledge, J.S. and Landon, M.J. (1993) Microalbuminuria in chronic obstructive lung disease. *BMJ* **307**, 239–40.

Will, D.H., McMurty, I.F., Reeves, T.J. *et al.* (1978) Cold-induced pulmonary hypertension in cattle. *J. Appl. Physiol.* **45**, 469–73.

Williams, E.S. (1961) Salivary electrolyte composition at high altitude. *Clin. Sci.* **21**, 37–42.

Williams, E.S. (1975) Mountaineering and the endocrine system, in *Mountain Medicine and Physiology* (eds. C. Clarke, M. Ward and E. Williams), Proceedings of a Symposium for Mountaineers, Expedition Doctors and Physiologists, Alpine Club, London, pp. 38–44.

Willison, J.R., Thomas, D.J., DuBoulay, G.H. *et al.* (1980) Effects of high haematocrit on alertness. *Lancet* **1**, 846–8.

Wilson, D.F., Erecińska, M., Drown, C. and Silver, I.A. (1977) Effect of oxygen tension on cellular energetics. *Am. J. Physiol.* **233**, C135–40.

Wilson, D.F., Roy, A. and Lahiri, S. (2005) Immediate and long-term responses of the carotid body to high altitude. *High Alt. Med. Biol.* **6**, 97–111.

Wilson, M.H. and Milledge, J. (2008) Direct measurement of intracranial pressure at high altitude and correlation of ventricular size with acute mountain sickness: Brian Cummins' results from the 1985 Kishtwar expedition. *Neurosurgery* **63**, 970–4; discussion 974–5.

Wilson, M.H., Levett, D.Z., Dhillon, S. *et al.* (2010) Stroke at high altitude diagnosed in the field using portable ultrasound. *Wilderness Environ. Med.* **22**, 54–7.

Wilson, M.H., Imray, C.H.E. and Hargens, A.R. (2011) The headache of high altitude and microgravity – similarities with clinical syndromes of cerebral venous hypertension. *High Alt. Med. Biol.* **12**, 379–86.

Wilson, M.J., Lopez, M., Vargas, M. *et al.* (2007) Greater uterine artery blood flow during pregnancy in multigenerational (Andean) than shorter-term (European) high-altitude residents. *Am. J. Physiol. Regul. Physiol.* **293**, R1313–24.

Winkle, R.K., Mader, T.H., Parmley, V.C. *et al.* (1998) The etiology of refractive changes at high altitude following radial keratotomy: hypoxia versus hypobaria. *Ophthalmology* **105**, 282–6.

Winslow, R.M. and Monge, C.C. (1987) *Hypoxia, Polycythemia, and Chronic Mountain Sickness*, Johns Hopkins University Press, Baltimore, MD, pp. 182–4 and 64–74.

Winslow, R.M., Monge, C.C., Statham, N.J. *et al.* (1981) Variability of oxygen affinity of blood: human subjects native to high altitude. *J. Appl. Physiol.* **51**, 1411–16.

Winslow, R.M., Samaja, M. and West, J.B. (1984) Red cell function at extreme altitude on Mount Everest. *J. Appl. Physiol.* **56**, 109–16.

Winslow, R.M., Monge, C.C., Brown, E.G. *et al.* (1985) Effects of hemodilution on O_2 transport in high-altitude polycythemia. *J. Appl. Physiol.* **59**, 1495–502.

Winslow, R.M., Chapman, K.W., Gibson, C.C. *et al.* (1989) Different haematologic response to hypoxia in Sherpas and Quechua Indians. *J. Appl. Physiol.* **66**, 1561–9.

Winter, R.J.D., Melaegros, L., Pervez, S. *et al.* (1987a) Plasma atrial natriuretic factor and ultrastructure of atrial specific granules following chronic hypoxia in rats. *Clin. Sci.* **72**, 26P.

Winter, R.J.D., Davidson, A.C., Treacher, D.F. *et al.* (1987b) Plasma atrial natriuretic factor in chronically hypoxaemic patients with pulmonary hypertension. *Clin. Sci.* **73**, 51P.

Winter, R.J.D., Meleagros, L., Pervez, S. *et al.* (1989) Atrial natriuretic peptide levels in plasma and in cardiac tissues after chronic hypoxia in rats. *Clin. Sci.* **76**, 95–101.

Winterstein, H. (1911) Die Regulierung der Atmung durch das Blut. *Pflügers Arch. Ges. Physiol.* **138**, 167–84.

Winterstein, H. (1915) Neue Untersuchungen über die physikalisch-chemische Regulierung der Atmung. *Biochem. Z.* **70**, 45–73.

Withey, W.R., Milledge, J.S., Williams, E.S. *et al.* (1983) Fluid and electrolyte homeostasis during prolonged exercise at altitude. *J. Appl. Physiol.* **55**, 409–12.

Wittenberg, J.B. (1959) Oxygen transport: a new function proposed for myoglobin. *Biol. Bull.* **117**, 402–3.

Wohns, R.N. (1986) Transient ischemic attacks at high altitude. *Crit. Care Med.* **14**, 517–18.

Wohns, R.N.W. (1987) Transient ischemic attacks at high altitude, in *Hypoxia and Cold* (eds. J.R. Sutton, C.S. Houston and G. Coates), Praeger, New York, p. 536.

Wolde-Gebriel, Z., Demeke, T., West, C.E. and Van der Haar, F. (1993) Goitre in Ethiopia. *Br. J. Nutr.* **69**, 257–68.

Wolfel, E.E., Groves, B.M., Brooks, G.A. *et al.* (1991) Oxygen transport during steady state submaximal exercise in chronic hypoxia. *J. Appl. Physiol.* **70**, 1129–36.

Wolfel, E.E., Selland, M.A., Mazzeo, R.S. and Reeves, J.T. (1994) Systemic hypertension at 4,300m is related to sympathoadrenal activity. *J. Appl. Physiol.* **76**, 1643–50.

Wolff, C.B. (1980) Normal ventilation in chronic hypoxia. *J. Physiol.* **308**, 118–19P.

Wolff, C.B. (2000) Cerebral blood flow and oxygen delivery at high altitude. *High Alt. Med. Biol.* **1**, 33–8.

Wood, S., Norboo, T., Lilly, M. *et al.* (2003) Cardiopulmonary function in high altitude residents of Ladakh. *High Alt. Med. Biol.* **4**, 445–54.

Woods, D., Hickman, M., Jamshidi,Y. *et al.* (2001) Elite swimmers and the D allele of the ACE I/D polymorphism. *Hum. Genet.* **108**, 230–2.

Woods, D., Hooper, T., Hodkinson, P. *et al.* (2011) Effect of altitude exposure on brain natriuretic peptide in humans. *Eur. J. Appl. Physiol.* **111**, 2687–93.

Woods, D.R., Brull, D. and Montgomery, H.E. (2000) Endurance and the ACE gene. *Sci. Prog.* **83**, 317–36.

Woods, D.R. and Montgomery, H.E. (2001) Angiotensin-converting enzyme and genetics at high altitude. *High Alt. Med. Biol.* **2**, 201–10.

Woods, D.R., Pollard, A.J., Collier, D.J. *et al.* (2002) Insertion/deletion polymorphism of the angiotensin I-converting enzyme gene and arterial oxygen saturation at high altitude. *Am. J. Respir. Crit. Care Med.* **166**, 362–6.

Woods, D.R., Allen, S., Betts, T.R. *et al.* (2008) High altitude arrhythmias. *Cardiology* **111**, 239–46.

Woods, D.R., Begley, J., Stacey, M. *et al.* (2012a) Severe acute mountain sickness, brain natriuretic peptide and NT–proBNF in humans. *Acta Physiol.* **205**, 349–55.

Woods, D.R., Davidson, A., Stacey, M. *et al.* (2012b) The cortisol response to hypobaric hypoxia at rest and post-exercise. *Horm. Metab. Res.* **44**, 1–4.

Woolcott, O.O., Castillo, O.A., Torres, J. *et al.* (2002) Serum leptin levels in dwellers from high altitude lands. *High Alt. Med. Biol.* **3**, 245–6.

World Health Organization. 2. Introduction to mountain regions, WHO Publication Available from: www.searo.who.int/LinkFiles/Publications_and_Documents_healthImapctsC2.pdf

Wren, A.M., Seal, L.J., Cohen, M.A. *et al.* (2001) Ghrelin enhances appetite and increases food intake in humans *J. Clin. Endocrinol. Metabol.* **86**, 5992–5.

Wright, A.D., Imray, C.H., Morrissey, M.S. *et al.* (1995) Intracranial pressure at high altitude

and acute mountain sickness. *Clin. Sci. (Lond)* **89**, 201–4.
Wu, T. (1994b) Children on the Tibetan plateau. *ISMM Newsletter* **4**, 5–6.
Wu, T., Li, S., and Ward, M.P. (2005) Tibetans at extreme altitude. *Wilderness Environ. Med.* **16**, 47–54.
Wu, T., Wang, X., Wei, C. *et al.* (2005) Hemoglobin levels in Qinghai-Tibet: different effects of gender for Tibetans versus Han. *J. Appl. Physiol.* **98**, 598–604.
Wu, T.Y. (1994a) Low prevalence of systemic hypertension in Tibetan native highlanders. *ISMM Newsletter* **4**, 5–7.
Wu, T.Y. (2000) Take note of altitude gastrointestinal bleeding. *ISMM Newsletter* **10**, 9–10.
Wu, T.Y. (2005) Chronic mountain sickness on the Qinghai–Tibetan plateau. *Chin. Med. J.* **118**, 161–8.
Wu, T.Y., Ding, S.Q., Liu, J.L. *et al.* (2007a) High-altitude gastrointestinal bleeding: an observation in Qinghai–Tibetan railroad construction workers on Mountain Tanggula. *World J. Gastroenterol.* **13**, 774–80.
Wu, T.Y., Ding, S.Q., Liu, J.L. *et al.* (2007b) Who should not go high: chronic disease and work at altitude during construction of the Qinghai–Tibet railroad. *High Alt. Med. Biol.* **8**, 88–107.
Wu, T.Y., Ding, S.Q., Liu, J.L. *et al.* (2009) Reduced incidence and severity of acute mountain sickness in Qinghai–Tibet railroad construction workers after repeated 7-month exposures despite 5-month low altitude periods. *High Alt. Med. Biol.* **10**, 221–32.
Wu, T.Y., Ding, S.Q., Zhang, S.L. *et al.* (2010) Altitude illness in Qinghai–Tibet railroad passengers. *High Alt. Med. Biol.* **11**, 189–98.
Wu, T-Y. and Liu, Y.R. (1995) High altitude heart disease. *Chin. J. Pediatr.* **6**, 348–50.
Wu, T-Y., Zhang, Q., Jin, B. *et al.* (1992) Chronic mountain sickness (Monge's disease): an observation in Quinghai–Tibet plateau, in *High Altitude Medicine* (eds. G. Ueda, J.T. Reeves and M. Sekiguchi), Sinshu University Press, Matsumoto, pp. 314–24.
Wyss, C.A., Koepfli, P., Fretz, G. *et al.* (2003) Influence of altitude exposure on coronary flow reserve. *Circulation* **108**, 1202–7.
Xing, G., Qualls, C., Huicho, L. *et al.* (2008) Adaptation and maladaptation to ambient hypoxia: Andean, Ethiopian, and Himalayan patterns. *PLoS* **3**, e2342.
Xu, F. and Severinghaus, J.W. (1998) Rat brain VEGF expression in alveolar hypoxia: possible role in high-altitude cerebral edema. *J. Appl. Physiol.* **85**, 53–7.
Xu, K. and Lamanna, J.C. (2006) Chronic hypoxia and the cerebral circulation. *J. Appl. Physiol.* **100**, 725–30.
Xu, S., Li, S., Yang, Y. *et al.* (2011) A genome-wide search for signals of high altitude adaptation in Tibetans. *Mol. Biol. Evol.* **28**, 1003–11.
Xu, X.-Q. and Jing, Z.-C. (2009) High-altitude pulmonary hypertension. *Eur. Respir. Rev.* **18**, 13–17.
Yagi, H., Yamada, H., Kobayashi, T. and Sekiguchi, M. (1990) Doppler assessment of pulmonary hypertension induced by hypoxic breathing in subjects susceptible to high altitude pulmonary edema. *Am. Rev. Respir. Dis.* **142**, 796–801.
Yamaguchi, S., Matsuzawa, S., Yoshikawa, S. *et al.* (1991) Effect of acclimatization and deacclimatization on hypoxic ventilatory response. *Jpn. J. Mount. Med.* **11**, 77–84.
Yamamoto, W.S. and Edwards, M.W. (1960) Homeostasis of carbon dioxide during intra-venous infusion of carbon dioxide. *J. Appl. Physiol.* **15**, 807–18.
Yanagidaira, Y., Sakai, A., Kashimura, O. *et al.* (1994) The effects of prolonged exposure to cold on hypoxic pulmonary hypertension in rats. *J. Wilderness Med.* **5**, 11–19.
Yanda, R.L. and Herschensohn, H.L. (1964) Changes in lung volumes of emphysema patients upon short exposures to simulated altitude of 18,000 feet. *Aerosp. Med.* **35**, 1201–3.
Yang, S.P., Bergo, G.W., Krasney, E. and Krasney, J.A. (1994) Cerebral pressure-flow and metabolic responses to sustained hypoxia: effect of CO2. *J. Appl. Physiol.* **76**, 303–13.

Yarnell, P.R., Heit, J. and Hackett, P.H. (2000) High-altitude cerebral edema (HACE): the Denver/Front Range experience. *Semin. Neurol.* **20**, 209–17.

Yaron, M. and Niermeyer, S. (2008) Travel to high altitude with young children: an approach for clinicians. *High Alt. Med. Biol.* **9**, 265–9.

Yaron, M., Waldman, N., Niermeyer, S. *et al.* (1998) The diagnosis of acute mountain sickness in preverbal children. *Arch. Pediatr. Adolesc. Med.* **152**, 683–7.

Yaron, M., Niermeyer, S., Lindgren, K.N. and Honigman, B. (2002) Evaluation of diagnostic criteria and incidence of acute mountain sickness in preverbal children. *Wilderness Environ. Med.* **13**, 21–6.

Yaron, M., Niermeyer, S., Lindgren, K.N. *et al.* (2003) Physiologic response to moderate altitude exposure among infants and young children. *High Alt. Med. Biol.* **4**, 53–9.

Yaron, M., Lindgren, K.N., Halbower, A.C. *et al.* (2004) Sleep disturbance after rapid ascent to moderate altitude among infants and preverbal young children. *High Alt. Med. Biol.* **5**, 314–20.

Yi, X., Liang, Y., Huerta-Sanchez, E. *et al.* (2010). Sequencing of 50 human exomes reveals adaptation to high altitude. *Science* **329**, 75–8.

Yoneda, I. and Watanabe, Y. (1997) Comparison of altitude tolerance and hypoxia symptoms between non-smokers and habitual smokers. *Aviat. Space Environ. Med.* **68**, 807–11.

Young, A.J., Muza, S.R., Sawka, M.N. *et al.* (1986) Human thermo-regulatory responses to cold air are altered by repeated cold water immersion. *J. Appl. Physiol.* **60**, 1542–8.

Young, A.J., Sawka, M.N., Muza, S.R. *et al.* (1996) Effects of erythrocyte infusion on $\dot{V}o_{2max}$ at high altitude. *J. Appl. Physiol.* **81**, 252–9.

Young, A.J., Castellani, J.W., O'Brian, C. *et al.* (1998) Exertional fatigue, sleeplessness and negative energy balance increases susceptibility to hypothermia. *J. Appl. Physiol.* **85**, 1210–17.

Young, P.M., Rose, M.S., Sutton, J.R. *et al.* (1989) Operation Everest II: plasma lipid and hormonal responses during a simulated ascent of Mt Everest. *J. Appl. Physiol.* **66**, 1430–5.

Zacarian, S.A. (1985) Cryogenics: the cryolesions and the pathogenesis of cryonecrosis, in *Cryosurgery for Skin and Cutaneous Diseases* (ed. S.A. Zacarian), Mosby, St Louis, MO.

Zaccaria, M., Rocco, S., Noventa, D. *et al.* (1998) Sodium regulating hormones at high altitude: basal and post-exercise levels. *J. Clin. Endocrinol. Metab.* **83**, 570–4.

Zaccaria, M., Ermolao, A., Bonvicini, P. *et al.* (2004) Decreased serum leptin levels during prolonged high altitude exposure. *Eur. J. Appl. Physiol.* **92**, 249–53.

Zafren, K. (1998) Hyponatremia in a cold environment. *Wilderness Environ. Med.* **9**, 54–5.

Zafren, K., Reeves, J.T. and Schoene, R. (1996) Treatment of high-altitude pulmonary edema by bed rest and supplemental oxygen. *Wilderness Environ. Med.* **7**, 127–32.

Zafren, K., Feldman, J., Becker, R.J. *et al.* (2011) D-dimer is not elevated in asymptomatic high altitude climbers after descent to 5340 m: the Mount Everest Deep Venous Thrombosis Study (Ev-DVT). *High Alt. Med. Biol.* **12**, 223–7.

Zamudio, S. (2003) The placenta at high altitude. *High Alt. Med. Biol.* **4**, 171–91.

Zamudio, S. (2007) High-altitude hypoxia and preeclampsia. *Front. Biosci.* **12**, 2967–77.

Zamudio, S., Baumann, M.U. and Illsley, N.P. (2006) Effects of chronic hypoxia in vivo on the expression of human placental glucose transporters. *Placenta* **27**, 49–55.

Zhai, Z., Wang, J., Zhao, L. *et al.* (2010) Pulmonary hypertension in China: pulmonary vascular disease: the global perspective. *Chest* **137**, 69s–77s.

Zhang, E.G., Burton, G.J., Smith, S.K. and Charnock-Jones, D.S. (2002) Placental vessel adaptation during gestation and to high altitude: changes in diameter and perivascular cell coverage. *Placenta* **23**, 751–62.

Zhang, H., Wu, C.X., Chamba, Y., and Ling, Y. (2007) Blood characteristics for high altitude adaptation in Tibetan chickens. *Poult. Sci.* **86**, 1384–9.

Zhang, Y.B. (1985) *An Introduction to Medical Research in Qinghai*, High Altitude Medical Research Institute, Qinghai, China.

Zhao, L., Mason, N.A., Morrell, N.W. *et al.* (2001) Sildenafil inhibits hypoxia-induced pulmonary hypertension. *Circulation* **104**, 424–8.

Zhao, X., Li, S., He, F. *et al.* (2012) Prevalence, awareness, treatment, and control of hypertension among herdsmen living at 4,300 m in Tibet. *Am. J. Hypertens.* **5**, 583–9.

Zhongyuan, S., Xuehan, N., Shoucheng, Z. *et al.* (1980) Electrocardiogram made on ascending the mount Qomolangma from 50 m A.S.L. *Sci. Sin.* **23**, 1316–25.

Zhongyuan, S., Deming, Z., Changming, L. and Miaoshen, Q. (1983) Changes of electroencephalogram under acute hypoxia and relationship between tolerant ability to hypoxia and adaptation ability to high altitudes. *Sci. Sin.* **26**, 58–69.

Zhou, Q., Tan, X., Wang, J. *et al.* (2011) Increased permeability of the blood–brain barrier caused by inflammatory mediators is involved in high-altitude cerebral edema. *Sci. Res. Essays.* **6**, 607–15.

Zhu, T., Lin, W., Song, Y. *et al.* (2006) Downward transport of ozone-rich air near Mt. Everest. *Geophys. Res. Lett.* **33**, L23809, 4PP.

Zhuang, J., Droma, T., Sun, S. *et al.* (1993) Hypoxic ventilatory responsiveness in Tibetan compared with Han residents of 3,658 m. *J. Appl. Physiol.* **74**, 303–11.

Zielinski J., Koziej, M., Mankowski, M. *et al.* (2000) The quality of sleep and periodic breathing in healthy subjects at an altitude of 3200 metres: sleep at high altitude. *High Alt. Med. Biol.* **1**, 331–6.

Zimmerman, G.A. and Crapo, R.O. (1980) Adult respiratory distress syndrome secondary to high altitude pulmonary edema. *West. J. Med.* **133**, 335–7.

Zoll, J., Ponsot, F., Dufour, S. *et al.* (2006) Exercise training in normobaric hypoxia in endurance runners: muscular adjustments of selected gene transcripts. *J. Appl. Physiol.* **100**, 1258–66.

Zuntz, N., Loewy, A., Müller, F. and Caspari, W. (1906) *Höhenklima und Bergwanderungen in ihrer Wirkung auf den Menschen*, Bong, Berlin. An English translation of the relevant passages can be found in *High Altitude Physiology* (ed. J.B. West), Hutchinson Ross, Stroudsburg, PA, 1981.